Kiechle
Gynäkologie und Geburtshilfe

Liebe Dr. Kalista,
dieses Buch kommt
vom Herzen!
Ihre
Melanie Meyer

HH 26.10.2010

Kiechle

Gynäkologie und Geburtshilfe

2., überarbeitete Auflage

Mit 325 Abbildungen und über 237 Tabellen

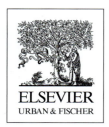

URBAN & FISCHER München

Zuschriften und Kritik an:
Elsevier GmbH, Urban & Fischer Verlag, Hackerbrücke 6, 80335 München

Wichtiger Hinweis für den Benutzer
Die Erkenntnisse in der Medizin unterliegen laufendem Wandel durch Forschung und klinische Erfahrungen. Herausgeber und Autoren dieses Werkes haben große Sorgfalt darauf verwendet, dass die in diesem Werk gemachten therapeutischen Angaben (insbesondere hinsichtlich Indikation, Dosierung und unerwünschten Wirkungen) dem derzeitigen Wissensstand entsprechen. Das entbindet den Nutzer dieses Werkes aber nicht von der Verpflichtung, anhand weiterer schriftlicher Informationsquellen zu überprüfen, ob die dort gemachten Angaben von denen in diesem Buch abweichen und seine Verordnung in eigener Verantwortung zu treffen.
Geschützte Warennamen (Warenzeichen) werden in der Regel besonders kenntlich gemacht (®). Aus dem Fehlen eines solchen Hinweises kann jedoch nicht automatisch geschlossen werden, dass es sich um einen freien Warennamen handelt.

Bibliografische Information der Deutschen Nationalbibliothek
Die Deutsche Nationalbibliothek verzeichnet diese Publikation in der Deutschen Nationalbibliografie; detaillierte bibliografische Daten sind im Internet über http://dnb.d-nb.de abrufbar.

Alle Rechte vorbehalten
2. Auflage 2011
© Elsevier GmbH, München
Der Urban & Fischer Verlag ist ein Imprint der Elsevier GmbH.

10 11 12 13 14   5 4 3 2 1

Für Copyright in Bezug auf das verwendete Bildmaterial siehe Abbildungsnachweis.

Das Werk einschließlich aller seiner Teile ist urheberrechtlich geschützt. Jede Verwertung außerhalb der engen Grenzen des Urheberrechtsgesetzes ist ohne Zustimmung des Verlages unzulässig und strafbar. Das gilt insbesondere für Vervielfältigungen, Übersetzungen, Mikroverfilmungen und die Einspeicherung und Verarbeitung in elektronischen Systemen.

Titelbild: ©The Yorck Project/Sammlung Gianni Mattioli, Amadeo Modigliani ca 1917
Planung: Christina Nussbaum
Lektorat: Alexander Gattnarzik, Sabine Hennhöfer
Redaktion: Verena Pilger, Rimsting
Herstellung: Renate Hausdorf, Elisabeth Märtz
Satz: abavo GmbH, Buchloe; TnQ, Chennai/Indien
Druck und Bindung: Grafos SA, Barcelona/Spanien
Zeichnungen: Helmut Holtermann
Umschlaggestaltung: SpieszDesign, Büro für Gestaltung, Neu-Ulm

ISBN 978-3-437-42407-6
Aktuelle Informationen finden Sie im Internet unter www.elsevier.de und www.elsevier.com

Adressen

Herausgeberin

Prof. Dr. med. Marion Kiechle
Klinikum rechts der Isar
Frauenklinik und Poliklinik
Ismaninger Straße 22
81675 München

Autoren

Prof. Dr. med. Ernst Beinder
UniversitätsSpital Zürich, Dept. für Frauenheilkunde
Klinik für Geburtshilfe
Frauenklinikstraße 10
CH-8091 Zürich

Prof. Dr. med. Hartmut A.G. Bosinski
Sektion für Sexualmedizin
Universitätsklinikum Schleswig-Holstein
Campus Kiel
Arnold-Heller-Straße 12
24105 Kiel

Prof. Dr. med. Cosima Brucker
Klinik für Frauenheilkunde
Klinikum Nürnberg Nord
Prof.-Ernst-Nathan-Straße 1
90419 Nürnberg

Dr. med. Astrid Bühren
Hagenerstraße 31
82418 Murnau

Prof. Dr. med. Rabih Chaoui
Praxis für Pränataldiagnostik
Friedrichstraße 147
10117 Berlin

Dr. med. Dirk Emmerich
Kaiser-Joseph-Str. 248
79098 Freiburg

Prof. Dr. med. Günter Emons
Universitätsfrauenklinik Göttingen
Robert-Koch-Straße 40
37075 Göttingen

Prof. Dr. med. Thorsten Fischer
Frauenklinik mit Perinatalzentrum Niederbayern
Brustzentrum Landshut
Krankenhaus Landshut Achdorf
Achdorfer Weg 3
D-84036 Landshut

Prof. Dr. med. Robert R. Greb
Kinderwunschzentrum Dortmund
Dres. med. Dieterle, Neuer & Greb
Olpe 19
44135 Dortmund

Prof. Dr. med. Nadia Harbeck
Brustzentrum
Universitätsklinikum Köln (AöR)
Klinik und Poliklinik für Frauenheilkunde und Geburtshilfe
Kerpener Straße 34
50931 Köln

Prof. Dr. med. Sylvia H. Heywang-Köbrunner
Referenzzentrum Mammographie München
Einsteinstraße 3
81675 München

Prof. Dr. med. Dr. Bernd Hinney
Universitätsfrauenklinik Göttingen
Robert-Koch-Straße 40
37075 Göttingen

Prof. Dr. med. Irene Hösli
Universitätsfrauenklinik
Spitalstrasse 21
CH-4031 Basel

Priv.-Doz. Dr. med. Volker R. Jacobs
Ltd. Ärztlicher Klinikmanager
Frauenklinik der Uniklinik Köln
Kerpener Straße 34
50924 Köln

Prof. Dr. med. Franz Kainer
Klinik und Poliklinik für Frauenheilkunde und Geburtshilfe
Klinikum Innenstadt, LMU München
Maistraße 11
80337 München

Prof. Dr. med. Christoph Keck
PAN Institut für Endokrinologie und Reproduktionsmedizin
Zeppelinstraße 1
50667 Köln

Prof. Dr. med. Ludwig Kiesel
Universitätsklinikum Münster
Klinik und Poliklinik für Frauenheilkunde und
Geburtshilfe
Albert-Schweitzer-Straße 33
48149 Münster

Dr. med. Christine Kissel
Kinderwunsch-Zentrum Stuttgart
Im Königsbau
Friedrichstraße 45
70174 Stuttgart

Prof. Dr. med. Walter Klockenbusch
Universitätsklinikum Münster
Klinik und Poliklinik für Frauenheilkunde und
Geburtshilfe
Albert-Schweitzer-Straße 33
48149 Münster

Prof. Dr. med. Dr. h.c. Heinz Kölbl
Klinik und Poliklinik für Geburtshilfe und
Frauenkrankheiten
Klinikum der Johannes-Gutenberg-Universität Mainz
Langenbeckstraße 1
55101 Mainz

Dr. med. Gert Naumann
Ltd. Oberarzt der Klinik
Klinik und Poliklinik für Geburtshilfe und
Frauenkrankheiten
Universitätsmedizin der Johannes-Gutenberg-Universität Mainz, AöR
Langenbeckstraße 1
55101 Mainz

Prof. Dr. med. Dr. rer. nat. Mechthild Neises
Lemierser Berg 119
52074 Aachen

Dr. Anna Munte
Klinikum rechts der Isar
Frauenklinik und Poliklinik
Ismaninger Straße 22
81675 München

Prof. Dr. med. Joseph Neulen
Universitätsklinikum Aachen
Klinik für gynäkologische Endokrinologie und
Reproduktionsmedizin
Pauwelsstraße 30
52074 Aachen

Dr. med. Stefan Paepke
Klinikum rechts der Isar
Frauenklinik und Poliklinik
Ismaninger Straße 22
81675 München

Prof. Dr. med. Eiko E. Petersen
Eichbergstraße 18
79117 Freiburg

Prof. Dr. med. Jacobus Pfisterer
Klinik für Frauenheilkunde und Geburtshilfe
Städtisches Klinikum Solingen gemeinnützige GmbH
Gotenstraße 1
42653 Solingen

Dr. med. Stephanie Pildner von Steinburg
Klinikum rechts der Isar
Frauenklinik und Poliklinik
Ismaninger Straße 22
81675 München

Dr. med. Natalie Reeka
Kinderwunschzentrum Ulm
Einsteinstraße 59
89077 Ulm

PD Dr. med. Frank Reister
Universitätsfrauenklinik Ulm
Prittwitzstraße 43
89073 Ulm

Prof. Dr. med. Ekkehard Schleußner
Klinik für Frauenheilkunde und Geburtshilfe
Klinikum der Friedrich-Schiller-Universität Jena
Bachstraße 18
07740 Jena

Prof. Dr. med. Barbara Schmalfeldt
Klinikum rechts der Isar
Frauenklinik und Poliklinik
Ismaninger Straße 22
81675 München

Dr. med. Vanadin Seifert-Klauss
Klinikum rechts der Isar
Frauenklinik und Poliklinik
Ismaninger Straße 22
81675 München

Prof. Dr. med. Holger Stepan
Universitätsklinikum Leipzig AöR
Department für Frauen- und Kindermedizin
Abteilung Geburtsmedizin
Liebigstraße 20 a
04103 Leipzig

Prof. Dr. med. Daniel Surbek
Universitäts-Frauenklinik
Inselspital Bern
Effingerstrasse 102
CH-3010 Bern

PD Dr. med. habil. Kerstin Weidner
Klinik und Poliklinik für Psychotherapie und Psychosomatik
Universitätsklinikum Carl Gustav Carus
an der Technischen Universität Dresden
Fetscherstraße 74
01307 Dresden

Prof. Dr. med. Juliane Wilmanns †

Abkürzungen

ACE	angiotensin converting enzyme	DEXA	dual-energy x-ray absorptiometry
ACOG	American College of Obstetricians and Gynecologists	DGHO	Deutsche Gesellschaft für Hämatologie und Onkologie
ACTH	adrenokortikotropes Hormon	DHEA	Dehydroepiandrosteron
ADH	antidiuretisches Hormon	DHEAS	Dehydroepiandrosteronsulfat
AFI	amniotic fluid index	DHT	Dihydrotestosteron
AFP	Alpha-Fetoprotein	DIC	disseminated intravasal coagulation
AGO	Arbeitsgemeinschaft Gynäkologische Onkologie	DIG	disseminierte intravasale Gerinnung
AGS	adrenogenitales Syndrom	DIN	Deutsche Industrienorm
AGUB	Arbeitsgemeinschaft für Urogynäkologie und plastische Beckenbodenrekonstruktion	DKG	Deutsche Krankenhausgesellschaft
		DMP	disease management program
AIDS	acquired immune deficiency syndrome	DNA	desoxyribonucleinacid
AIS	Amnioninfektionssyndrom, androgen insufficiency syndrome	DRG	diagnosis related groups
		DSM	diagnostic and statistical manual of mental disorders
AKF	Arbeitskreis Frauengesundheit	DVT	deep vein thrombosis
ALH	atypische lobuläre Hyperplasie	DXA	dual-energy-x-ray-absorptiometry
ALL	akute lymphatische Leukämie	EBM	einheitlicher Bewertungsmaßstab
AMG	Arzneimittelgesetz	EBV	Epstein-Barr-Virus
AMH	Anti-Müller-Hormon	EDTA	ethylene diamine tetraacetic acid
AML	akute myeloische Leukämie	EGF	epidermal growth factor
ANA	antinukleäre Antikörper	EKG	Elektrokardiographie/-gramm
APA	American Psychiatric Association	ELISA	enzyme-linked immuno sorbent assay
APC	aktiviertes Protein C, anaphase promoting complex, antigenpräsentierende Zellen	EMG	Elektromyographie/-myogramm
		ER	estrogen receptor
ARDS	acute (adult) respiratory distress syndrome	ERCP	endoskopische retrograde Cholangiopankreatikographie
ASA	Aminosalizylsäure	ERV	exspiratorisches Reservevolumen
ASD	atrialer Septumdefekt (Vorhofseptumdefekt)	EUG	Extrauteringravidität
ASS	Acetylsalicylsäure	FBA	Fetalblutanalyse
ATP	Adenosintriphosphat	FDA	Food and Drug Administration
AWMF	Arbeitsgemeinschaft der wissenschaftlichen medizinischen Fachgesellschaften	FFP	fresh frozen plasma
		FFTS	fetofetales Transfusionssyndrom
AZV	Atemzugvolumen	FIGO	Fédération internationale de gynécologie et d'obstétrique
BA	Beckenausgang		
BCG	Bacillus Calmette-Guerin	FISH	Fluoreszenz-in-situ-Hybridisierung
BEL	Beckenendlage	FRC	funktionelle Residualkapazität
BET	brusterhaltende Therapie	FSH	follikelstimulierendes Hormon
BG	Berufsgenossenschaft	FSME	Frühsommer-Meningoenzephalitis
BIRADS	Breast Imaging Reporting and Data System	GE	Gradienten-Echo
BMI	Body-Mass-Index	GFR	glomeruläre Filtrationsrate
BMP	bone morphogenetic protein	GHRH	growth-Hormon releasing-Hormone
BPD	biparietaler Kopfdurchmesser, bronchopulmonale Dysplasie	GKV	gesetzliche Krankenversicherung
		GOT	Glutamat-Oxalazetat-Transaminase
BRCA	breast cancer gene	GPT	Glutamat-Pyruvat-Transaminase
BSG	Blutkörperchensenkungsgeschwindigkeit	GTP	Guanosintriphosphat
BTK	Basaltemperaturkurve	HAV	Hepatitis-A-Virus
CAH	chronisch aggressive Hepatitis	HBV	Hepatitis-B-Virus
CF	cystic fibrosis (Mukoviszidose)	HCV	Hepatitis-C-Virus
CMV	Zytomegalievirus	HDL	high density lipoproteins
CO2	Kohlendioxid	HDV	Hepatitis-D-Virus
COPD	chronic obstructive pulmonary disease	HELLP	hemolysis, elevated liver enzymes, low platelet count
COX	Zyklooxygenase	HER2	human epidermal growth factor receptor 2
CPAP	continuous positive airway pressure	HHL	Hypophysenhinterlappen
CRH	corticotropin releasing hormone	HIT	heparininduzierte Thrombozytopenie
CRP	C-reaktives Protein	HIV	human immunodeficiency virus
CTG	Kardiotokographie	HLA	human leucocyte antigen
CUP	cancer of unknown primary	HNO	Hals-Nasen-Ohren
CVS	chorionic villous sampling (Chorionzottenbiopsie)	HNPCC	hereditäres nonpolypöses Kolonkarzinom
DÄB	Deutscher Ärztinnenbund	HPV	human papilloma virus
DAG	Diacylglyzerin	HSK	Hysteroskopie
DCIS	duktales Carcinoma in situ	HSV1	Herpes-simplex-Virus Typ 1
DD	Differentialdiagnose	HSV2	Herpes-simplex-Virus Typ 2
DEGUM	Deutsche Gesellschaft für Ultraschall in der Medizin	HUS	hämolytisch-urämisches Syndrom
DES	Diethylstilbestrol	HVL	Hypophysenvorderlappen

Abkürzungen

HWI	Harnwegsinfekt
HZV	Herzzeitvolumen
ICD	international classification (code) of diseases
ICSI	intrazytoplasmatische Spermieninjektion
IE	internationale Einheit(ein)
IGF1	insulin-like-growth-faktor 1
IGF2	insulin-like-growth-faktor 2
IP3	Inositoltriphosphat
IPPV	intermittent positive pressure ventilation
ITP	idiopathische thrombozytopenische Purpura (Morbus Werlhof)
IUD	intrauterine device (Intrauterinpessar)
IUFT	intrauteriner Fruchttod
IUGR	intrauterine growth retardation
IUI	intrauterine Insemination
IUP	Intrauterinpessar
IVF	In-vitro-Fertilisation
KHK	koronare Herzkrankheit
KOF	Körperoberfläche
KOH	Kaliumhydroxid
LAVH	laparoskopisch assistierte vaginale Hysterektomie
LCIS	lobuläres Karzinoma in situ
LDH	Laktatdehydrogenase
LDL	low-density-lipoproteins
LH	luteinisierendes Hormon
LHRH	luteinizing hormone releasing hormone
LMP	low malignant potential
LWS	Lendenwirbelsäule
MAK	Mamillen-Areola-Komplex
MBU	Mikroblutuntersuchung
MCH	mittleres korpuskuläres Hämoglobin
MCV	mittleres korpuskuläres Volumen
MDK	medizinischer Dienst der Krankenversicherer
MEP	motorisch evozierte Potentiale
MIT	medikamenteninduzierte Thrombozytopenie
MM	malignes Melanom
MPA	Medroxyprogesteronazetat
MRM	Magnetresonanzmammographie
MRT	Magnetresonanztomograph(ie), -tomogramm
MSH	melanozytenstimulierendes Hormon
NETA	Norethisteronazetat
NIHF	nicht immunologisch bedingter Hydrops fetalis
NNR	Nebennierenrinde
NSAR	nichtsteroidale Antirheumatika
NST	Non-Stress-Test (CTG unter Ruhebedingungen)
NT	Nackentransparenz (sonographische Screening-Methode auf Down-Syndrom)
NW	Nebenwirkung(en)
NYHA	New York Heart Association
OAT	orale Antikoagulantien
OGTT	oraler Glukosetoleranztest
OH	Ovulationshemmer
OHS(S)	ovarian hyperstimulation syndrome
OMIM	online mendelian inheritance of man
PAI	Plasminogenaktivator-Inhibitor
PAPP	schwangerschaftsassoziiertes Plazentaprotein
PCCL	Patient Clinical Complexity Level
PCO	polyzystisches Ovar
PCR	polymerase chain reaction
PDA	Periduralanästhesie
PDE	Phosphodiesterase
PET	Positronenemissionstomographie
PGE2	Prostaglandin E2
PGF2	Prostaglandin F2
PGI2	Prostazyklin
PID	pelvic inflammatory disease (Adnexitis)
PLGF	plazental growth factor
PMS	prämenstruelles Syndrom
(P)PROM	preterm premature rupture of membranes (früher vorzeitiger Blasensprung)
PTH	Parathormon
PTT	partielle Tromboplastinzeit (= APTT)
QCT	quantitative Computertomographie
RCOG	Royal College of Obstetrics and Gynaecologists
RDS	respiratory distress syndrome
RIA	Radioimmunoassay
RNA	Ribonukleinsäure
RR	Blutdruck nach Riva-Rocci
RSA	Risikostrukturausgleich
SERMS	selektive Östrogenrezeptor-Modulatoren
SFA	Symphysen-Fundus-Abstand
SGA	small for gestational age
SGB	Sozialgesetzbuch
SHGB	sexualhormonbindendes Globulin
SIRS	systemic inflammatory response syndrome
SLE	systemischer Lupus erythematodes
SLNB	Sentinel-Lymphknoten-Biopsie
SRY	geschlechtsbestimmende Region des Y-Chromosoms
SSC	systemische Sklerodermie
SSEP	somatosensorisch evozierte Potentiale
SSL	Scheitel-Steiß-Länge
SSRI	selektive Serotoninwiederaufnahmehemmer
SSW	Schwangerschaftswoche(n)
STD	sexually transmitted diseases
T_3	Triiodthyreonin
T_4	Tetraiodthyronin (Thyroxin)
TAM	Tamoxifen
TBG	thyroxinbindendes Globulin
TDF	testis determining factor
TFM	testicular feminization syndrome
TGF	transforming growth factor
TNF	Tumornekrosefaktor
TORCH(L)	Akronym für Toxoplasmose, Others, Röteln, Zytomegalie, Herpes simplex, (Lues) (Infektionskrankheiten, die zu einer prä- und perinatalen Schädigung des Kindes führen können)
TPHA	Treponema-pallidum-Hämagglutinationstest
TPO	Thrombopoietin
TRAK	TSH-Rezeptor-Antikörper
TRH	Thyreotropin-Releasing-Hormon
TRS	testikuläres Regressionssyndrom
TSG	Transsexuellengesetz
TSH	thyreoidea stimulating hormone
TSHR	TSH-Rezeptor
TSI	thyreoideastimulierendes Immunglobulin
TSLS	toxic shock like syndrom
TTP	thrombotisch thrombozytopenische Purpura
TTTS	twin-to-twin transfusion syndrome
TVT	tiefe Beinvenenthrombose
TZ	Thrombinzeit
UDP	Urethradruckprofilmessung
UICC	Union International Contre Cancer
UTI	urinärer Trypsininhibitor
VAIN	vaginale intraepitheliale Neoplasie
VDRL	Veneral Disease Research Laboratory (Lues-Test)
VEGF	vascular endothelial growth factor
VIN	vulväre intraepitheliale Neoplasie
VSD	Ventikelseptumdefekt
VZV	Varicella-Zoster-Virus
WHO	World Health Organisation
ZNS	zentrales Nervensystem
ZVK	zentraler Venenkatheter

Erforschen Sie die Online-Welt

Zu diesem Buch erhalten Sie zahlreiche zusätzliche Online-Inhalte. Diese sind im Buchtext jeweils an einem Plussymbol mit einer Ziffer zu erkennen.

Schalten Sie mithilfe Ihrer PIN-Nummer (im Innenumschlag) die Online-Inhalte zum Buch frei.

Über das Eintragen der blauen Ziffern neben dem Plussymbol in das Online-Suchfeld gelangen Sie dann zum jeweiligen Online-Extra.

Sie können auf diese Weise zusätzliche Bilder, informative PDFs, Videos und Animationen sowie IMPP-Fragen und interaktive Lerntrainer zum jeweiligen Thema nutzen.

Viel Spaß beim interaktiven Lernen

Inhaltsübersicht

057 Geschichte der Gynäkologie (nur online)

I	Allgemeine Gynäkologie	1
1	Anatomie der weiblichen Geschlechtsorgane J. Pfisterer	3
2	Sexuelle Differenzierung und ihre Störungen C. Keck, D. Emmerich	13
3	Fehlbildungen der weiblichen Geschlechtsorgane J. Pfisterer	27
4	Diagnostische und therapeutische Methoden M. Kiechle	31
5	Leitsymptome M. Kiechle	57
II	Endokrinologie	67
6	Weibliches Hormonsystem R. Greb, L. Kiesel	69
7	Entwicklung in der Pubertät und ihre Störungen C. Kissel, C. Keck	81
8	Menstrueller Zyklus B. Hinney, G. Emons	95
9	Störungen des menstruellen Zyklus V. Seifert-Klauss	105
10	Peri- und Postmenopause V. Seifert-Klauss	117
11	Kontrazeption und Familienplanung C. Brucker, N. Reeka	127
12	Infertilität und Sterilität – Reproduktionsmedizin J. Neulen, M. Neises	145
III	Geburtshilfe	163
13	Entstehung und Entwicklung einer Schwangerschaft F. Reister	165
14	Störungen bei der Entstehung und Entwicklung einer Schwangerschaft D. Surbek	183
15	Veränderungen des mütterlichen Organismus während der Schwangerschaft W. Klockenbusch	199
16	Ärztliche Betreuung in der Schwangerschaft F. Kainer	209
17	Pränatale Medizin R. Chaoui	225
18	Erkrankungen der Mutter in der Schwangerschaft S. Pildner von Steinburg	239
19	Risikoschwangerschaft, Notfälle in der Schwangerschaft T. Fischer	285
20	Normale Geburt E. Schleußner	311
21	Leitung und Überwachung der Geburt I. Hösli	321
22	Risikogeburt E. Beinder	339
23	Mutter und Kind im Wochenbett H. Stepan	375
IV	Spezielle Gynäkologie	395
24	Entzündliche Erkrankungen E.E. Petersen	397
25	Endometriose B. Hinney, G. Emons	423
26	Tumorartige Veränderungen und Tumoren M. Kiechle, S. Paepke, B. Schmalfeldt, N. Harbeck, S. Heywang-Köbrunner, M. Neises	431
27	Urogynäkologie G. Naumann, H. Kölbl	509
28	Notfallsituationen in der Gynäkologie M. Kiechle	531

29 058 Psychosomatik in der Frauenheilkunde (nur online)
M. Neises, K. Weidner

30 059 Sozialmedizin (nur online)
A. Bühren, V.R. Jacobs, T. Fischer

31 060 Sexualmedizinische Störungsbilder (nur online)
H.A.G. Bosinski

32 054 Operationstechniken (nur online)
M. Kiechle, A. Munte

I Allgemeine Gynäkologie

1 Anatomie der weiblichen Geschlechtsorgane 3

2 Sexuelle Differenzierung und ihre Störungen 13

3 Fehlbildungen der weiblichen Geschlechtsorgane 27

4 Diagnostische und therapeutische Methoden 31

5 Leitsymptome 57

KAP. 1

J. Pfisterer

Anatomie der weiblichen Geschlechtsorgane

1.1	Becken und Beckenorgane	3	1.1.4 Äußeres weibliches Genitale	6
1.1.1	Knöcherner Beckenring	3	1.1.5 Inneres weibliches Genitale	6
1.1.2	Beckenboden	3		
1.1.3	Halteapparat der Genitalorgane	6	1.2 Weibliche Brust	11

> **Zur Orientierung**
>
> Der weibliche Genitaltrakt muss vielfältig wechselnde Aufgaben wahrnehmen, er ist auch zahlreichen Veränderungen im Laufe des Lebens unterworfen, am stärksten während einer Schwangerschaft. Diese u.U. wiederkehrenden Veränderungen sorgen für eine große Variabilität im anatomischen Aufbau.

1.1 Becken und Beckenorgane

1.1.1 Knöcherner Beckenring

Das knöcherne Becken ist aus 3 großen Knochen zusammengesetzt. Es sind die beiden Hüftbeine, Ossa coxae, die ventral an der Symphysis pubica zusammenstoßen, und das Kreuzbein, Os sacrum, das dorsal zwischen den beiden Hüftbeinen liegt und mit ihnen über die Iliosakralgelenke verbunden ist. Funktionell muss das weibliche Becken 2 völlig gegensätzliche Aufgaben wahrnehmen:
- Zum einen muss es stabil genug sein, um das Gewicht der oberen Körperhälfte abzustützen und unter Wahrung größtmöglicher Bewegungsfreiheit auf die unteren Extremitäten zu übertragen.
- Zum anderen muss es genügend Platz bieten, damit die Geburt möglich ist (➤ Abb. 1-1, ➤ Tab. 1-1).

1.1.2 Beckenboden

Der Bindegewebsapparat bildet ein aktiv elastisches Stützpolster, welches sich lateral und kaudal im knöchernen Beckenring ausspannt und stark weitenvariable Durchtrittsöffnungen gewährleistet. Die Funktion des Beckenbodens wird durch ein in 3 Etagen angeordnetes Bindegewebe-Muskel-System ermöglicht (➤ Abb. 1-2, ➤ Abb. 1-3). Man unterscheidet

- das Diaphragma pelvis,
- das Diaphragma urogenitale und
- die sog. Schließmuskelschicht als untere Etage des Beckenbodens.

Diaphragma pelvis Das Diaphragma pelvis als innerste Schicht wird vom M. levator ani mit seinen vom knöchernen Becken schräg zur Mitte hin abfallenden Zügen zusammen mit dem M. coccygeus gebildet. Median lässt er einen dreieckigen Spalt frei, welcher als Hiatus genitalis bzw. Hiatus recti bezeichnet wird.

Diaphragma urogenitale Die mittlere Schicht, das Diaphragma urogenitale, ist eine derbe Platte von faserigem Bindegewebe, die den Winkel zwischen den Schambeinästen ausfüllt. Durch Muskelbündel des M. transversus perinei profundus ist die Achse elastisch verstärkt, wobei ein willkürlich verschließbarer Durchlass für die Harnröhre ausgespart bleibt.

Schließmuskelschicht In der untersten Etage des Beckenbodens, der Schließmuskelschicht, umfassen die willkürlich innervierten M. sphincter ani externus und M. bulbospongiosus den Anus bzw. den Introitus vaginae in Achtertouren. Unwillkürlich innerviert sind die Mm. transversus perinei superficialis und ischiocavernosus, die das Diaphragma urogenitale unterpolstern.

> **MERKE**
>
> Der weibliche Beckenboden besteht von innen nach außen aus den 3 Schichten Diaphragma pelvis, Diaphragma urogenitale und Schließmuskelschicht.

> **PRAXISTIPP**
> **Belastung des Beckenbodens**
>
> Der Beckenboden wird während der Austreibungsperiode unter der Geburt am stärksten belastet und zum „Weichteilansatzrohr" ausgewalzt. Diese mechanische Belastung kann Ursache für eine später auftretende statische Insuffizienz des Beckenbodens einschließlich einer Senkung des Genitales sein. Die Vermeidung von Verletzungen und Überbeanspruchungen des Beckenbodens in Zusammenhang mit Schwangerschaft, Geburt und Wochenbett gehört zum Aufgabenbereich einer präventiven Gynäkologie und Geburtshilfe.

1 Anatomie der weiblichen Geschlechtsorgane

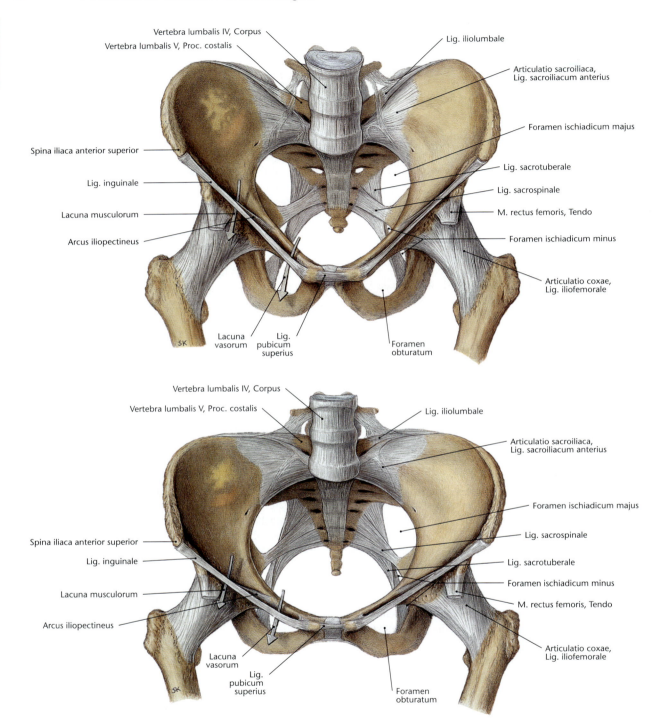

Abb. 1-1 Männliches und weibliches Becken im Vergleich. Das weibliche Becken (unten) hat einen querovalären Beckeneingang, die Beckenhöhle ist rund und weit, das Kreuzbein ausgehöhlt, der Schambogenwinkel (Angulus subpubicus) ist stumpf und damit weit [19].

Tab. 1-1 Beckenmaße der Frau. Als Promontorium ist der am meisten nach vorn vorspringende Punkt des Kreuzbeins definiert.

Maße	Von	Bis	Distanz (cm)
Conjugata vera obstetrica	Rückseite Symphyse	Promontorium	10–11
Conjugata vera anatomica	Oberrand Symphyse	Promontorium	11–11,5
Conjugata diagonalis	Unterrand Symphyse	Promontorium	12,5–13
Diameter sagittalis	Rückseite Symphyse	Facies pelvina des Kreuzbeins	12

1.1 Becken und Beckenorgane

Tab. 1-1 Beckenmaße der Frau. Als Promontorium ist der am meisten nach vorn vorspringende Punkt des Kreuzbeins definiert. (Forts.)

Maße	Von	Bis	Distanz (cm)
Distantia spinarum	Abstand der beiden Spinae iliacae anteriores superiores		23,8–27,6
Distantia cristarum	größte Entfernung zwischen den Kämmen der beiden Darmbeine		27,3–30,8
Conjugata externa	Symphyse	5. Lendenwirbeldorn	19,3–22,1

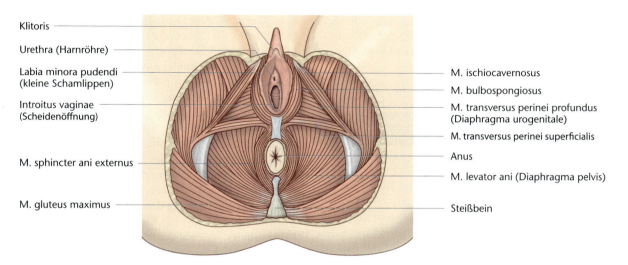

Abb. 1-2 Weiblicher Beckenboden von unten. Der Beckenboden bildet ein elastisches Polster, das sich im knöchernen Becken ausspannt und das Becken nach unten hin abschließt.

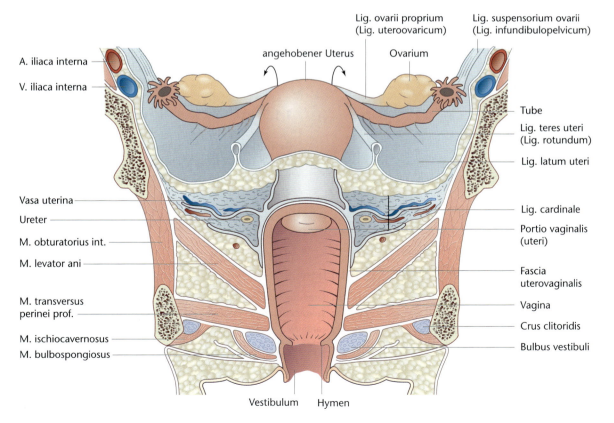

Abb. 1-3 Weiblicher Beckenboden frontal geschnitten. Der Beckenboden besteht aus 3 Schichten, dem oberen Diaphragma pelvis, dem mittleren Diaphragma urogenitale und der unteren Schließmuskelschicht.

1.1.3 Halteapparat der Genitalorgane

Die inneren Genitalorgane werden durch parametrane Gewebezüge und sog. Bänder im kleinen Becken elastisch befestigt (➤ Tab. 1-2, ➤ Abb. 1-4).

Der gesamte Muskel-Band-Apparat des Beckeninnenraums ist ein aktives Halterungssystem, das einerseits Uterus und beide Adnexe stabilisiert, andererseits aber auch eine erhebliche Mobilität gewährleistet, wie sie durch wechselnden Raumbedarf (z.B. während der Schwangerschaft) entsteht. Als Stützapparat gegenüber Senkungen des Genitales spielt es keine Rolle, diese Funktion fällt allein dem Beckenboden zu.

1.1.4 Äußeres weibliches Genitale

Definition Das äußere Genitale einer Frau wird als Vulva bezeichnet (➤ Abb. 1-5). Dazu gehören der Mons pubis (Schamberg), die Labia majora (große Schamlippen), die Labia minora (kleine Schamlippen), die Klitoris (Kitzler) und die Bartholin-Drüsen (Glandulae vestibulares majores).

Mons pubis Als Mons pubis wird das prä- und suprasymphysär gelegene, behaarte, Schweiß- und Talgdrüsen enthaltende Fettpolster bezeichnet.

Labia majora Die Labia majora sind sagittal verlaufende, haarige Hautwülste, die ventral in den Mons pubis übergehen. Sie treffen sich im Bereich des Dammes (Perineum) in der hinteren Kommissur (Commissura labiorum posterior). Histologisch sind die großen Labien fettreiche Bindegewebswülste, welche eine typische Epidermis mit Hautanhangsgebilden (Haarfollikel, Schweiß- und Talgdrüsen) aufweisen.

Labia minora Medial der Labia majora liegen die Labia minora, welche sich dammwärts im Frenulum labiorum pudendi vereinigen. Sie sind aus einem nicht verhornenden Plattenepithel aufgebaut, freie Talgdrüsen gibt es hier nur noch spärlich, Schweißdrüsen dagegen reichlich.

Bartholin-Drüsen Die Bartholin-Drüsen (Glandulae vestibulares majores) liegen im hinteren Anteil der Labien. Sie sind in die großen Schamlippen eingebettet und münden in die Fossa vestibuli vaginae. Insbesondere bei sexueller Erregung sondern sie ein schleimiges Sekret ab.

1.1.5 Inneres weibliches Genitale

Definition Zu den inneren Geschlechtsorganen der Frau gehören die Vagina (Scheide), der Uterus (Gebärmutter), die Tuben (Eileiter) und die Ovarien (Eierstöcke).

Tab. 1-2 Halteapparat der Genitalorgane. Als Lig. cardinale uteri wird der untere Teil des Lig. latum uteri bezeichnet.

Band/Gewebezug	Verlauf	Funktion
Parametrien		
Lig. sacrouterinum	vom Os sacrum zum Uterus	dorsale Fixierung des Uterus
Lig. pubovesicale	von der Symphyse zur Harnblase	ventrale Fixierung des Uterus
Lig. vesicouterinum	von der Harnblase zum Uterus	ventrale Fixierung des Uterus
Lig. cardinale uteri (Mackenrodt-Band)	von der seitlichen Beckenwand zum Uterus	laterale Fixierung des Uterus, beherbergt die A. uterina
Kraniale Bänder		
Lig. latum uteri	von der seitlichen Beckenwand zum Uterus	laterale Fixierung des Uterus, Gewebe unterhalb des Bandes wird als Parametrium bezeichnet
Lig. teres uteri (Lig. rotundum)	vom Tubenwinkel durch den Leistenkanal zur großen Schamlippe	bewirkt die Anteversio des Uterus
Lig. ovarii proprium	vom Tubenwinkel zum Ovar	fixiert die Adnexe in ihrer Position
Lig. suspensorium ovarii (Lig. infundibulopelvicum)	von der Tube/vom Ovar zur seitlichen Beckenwand	fixiert die Adnexe in ihrer Position, beherbergt die A. ovarica

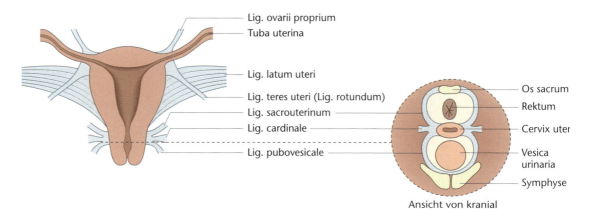

Abb. 1-4 Halteapparat der weiblichen Genitalorgane. Der Muskel-Band-Apparat des Beckeninnenraums stabilisiert Uterus und Adnexe und gewährleistet gleichzeitig die z.B. während einer Schwangerschaft notwendige Mobilität.

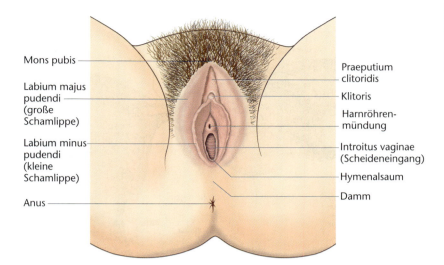

Abb. 1-5 Äußeres Genitale (Vulva) einer Frau, die geboren hat. Die Vulva besteht aus Mons pubis, großen und kleinen Schamlippen, Klitoris und Bartholin-Drüsen.

Vagina

Anatomie

Die Vagina (Scheide) ist ein etwa 8–12 cm langes, etwa 2–3 cm breites muskulär-bindegewebiges Hohlorgan, das bei der Kohabitation gedehnt werden und sich als Geburtskanal dem Umfang des kindlichen Kopfes anpassen kann. Normalerweise liegen Vorder- und Hinterwand aufeinander, sodass im Querschnitt das Scheidenlumen einen quer gestellten Spalt bildet. Das Scheidengewölbe, Fornix vaginae, ragt über die Einmündung der Cervix uteri in das Becken hinein und erreicht die Excavatio rectouterina, den **Douglas-Raum.** Am Introitus vaginae wird sie bei der Virgo durch das Hymen (Jungfernhäutchen) verschlossen, das eine kleine zentrale Öffnung aufweist. Bei der ersten Kohabitation reißt es meist ein. Zwischen Vagina und Nachbarorganen bestehen sehr feste Verbindungen durch Bindegewebe, das **Parakolpium.** Besonders straff ist die Verbindung zwischen vorderer Scheidenwand und der davor liegenden Harnröhre und Harnblase. Diese quer stehende Bindegewebsschicht wird als Septum vesicourethrovaginale bezeichnet. Zwischen hinterer Scheidenwand und Rektum verläuft eine etwas lockerere Bindegewebsschicht, das Septum rectovaginale.

Histologie

Histologisch ist die Scheidenhaut durch ein mehrschichtiges, nicht verhornendes Plattenepithel begrenzt. Es besteht aus 4 Schichten:
- Basalschicht (Stratum basale)
- Parabasalschicht (Stratum spinosum profundum)
- Intermediärschicht (Stratum spinosum superficiale)
- Superfizialschicht (Stratum superficiale).

In der Vagina der geschlechtsreifen Frau finden sich physiologischerweise Laktobakterien (Döderlein-Bakterien). Sie verarbeiten das Glykogen und vergären es zu Milchsäure. Dadurch entsteht ein pH-Wert von etwa 4,0. Dieser saure pH-Wert hemmt andere Bakterien, die physiologischerweise im Darm oder an der Haut vorkommen in ihrem Wachstum.

Drüsen sind nicht vorhanden, weshalb man auch nicht von einer Schleimhaut sprechen kann. Dennoch besteht die Möglichkeit der Sekretion durch Transsudation. Muskulär wird die Vagina aus einem Bündel glatter Muskelfasern, welche in ihrer Anordnung einen Verlauf in Querrichtung aufweisen, gebildet. In der Hinterwand findet sich mehr eine Anordnung der Fasern in Längsrichtung. Dieses Muskelgeflecht kann zusammen mit der Beckenbodenmuskulatur kräftige Kontraktionen ausüben.

> **PRAXISTIPP**
> **Östrogen-/Gestageneinfluss auf das Plattenepithel**
> Östrogene sorgen für eine stärkere Durchblutung der Scheide und für eine Proliferation und Differenzierung des Plattenepithels.

Gefäß- und Nervenversorgung

Die Vagina wird durch die A. vaginalis, einen Ast der A. uterina, und die Rr. vaginales aus der A. pudenda interna und der A. vesicalis inferior versorgt (➤ Abb. 1-6). Die zugehörigen Venen bilden den Plexus venosus vaginalis. Der Abfluss erfolgt zu den Vv. iliacae internae. Die Lymphabflüsse der oberen 2 Drittel führen zu den Nodi lymphatici iliaci interni und Nodi lymphatici inferiores (➤ Abb. 1-7). Der Lymphabfluss aus dem unteren Drittel erfolgt zu den Nodi lymphatici inguinales.

Die nervöse Versorgung erfolgt über den Plexus uterovaginalis.

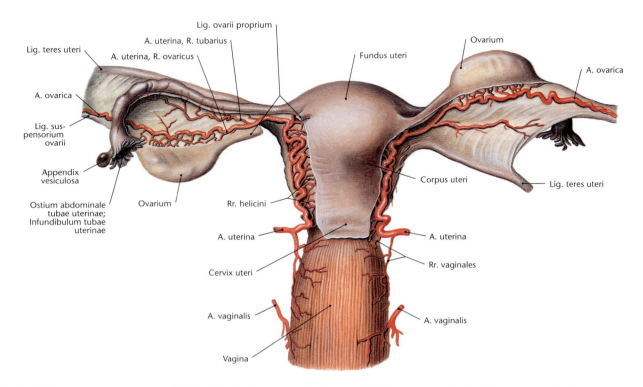

Abb. 1-6 Gefäßversorgung der weiblichen Geschlechtsorgane. Der Uterus wird im Wesentlichen durch die A. uterina aus der A. iliaca interna versorgt. Die Vagina wird durch Äste aus der A. uterina, der A. pudenda interna und der A. vesicalis inferior versorgt, wobei der stärkste dieser Äste als A. vaginalis bezeichnet wird [19].

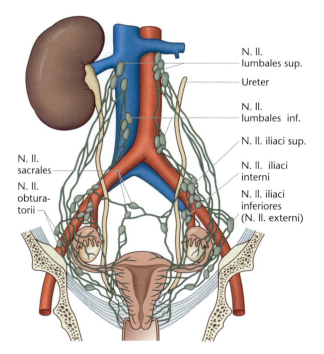

Abb. 1-7 Lymphabfluss der weiblichen Genitalorgane. Nicht eingezeichnet ist der Lymphabfluss der Vulva und des unteren Vaginadrittels, der zu den Nodi lymphatici (N. ll) inguinales superficiales verläuft.

Uterus

Anatomie

Der Uterus (Gebärmutter) der geschlechtsreifen Frau ist etwa 7–9 cm lang und birnenförmig. Beim jungen Mädchen hat er ein Gewicht von etwa 44–66 g, bei der erwachsenen Frau von 80–120 g. In der Schwangerschaft wird das Gewicht mehr als verzehnfacht.

Die oberen 2 Drittel werden dem Körper, Corpus uteri, das untere Drittel dem Gebärmutterhals, Cervix uteri, zugerechnet (> Abb. 1-8). Der oberste Teil des Korpus über der Tubenmündung wird als Fundus uteri bezeichnet. Ein Teil der Cervix uteri ragt in die Vagina hinein, Portio vaginalis, der andere Teil liegt oberhalb der Vagina, Portio supravaginalis. Die Längsachse des Uterus bildet mit der Längsachse der Vagina einen nach vorn offenen, stumpfen Winkel (Anteversio uteri). Das Corpus ist gegen die Cervix uteri ebenfalls nach vorn abgeknickt (Anteflexio uteri). Vom Corpus wird der dreieckige Spalt des Cavum uteri umschlossen. In die beiden oberen Zipfel münden die Tuben ein. Im Bereich der Cervix uteri findet sich ein kleiner Kanal, Canalis cervicis uteri; seine äußere Mündung auf der Portio vaginalis cervicis wird als äußerer Muttermund, Ostium uteri externum, seine innere Mündung, d.h. sein Übergang in das Cavum uteri, wird als innerer Muttermund, Ostium uteri internum, bezeichnet.

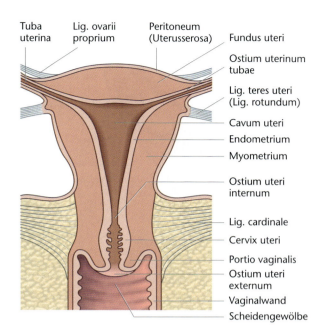

Abb. 1-8 Frontalschnitt durch den Uterus. Das Myometrium ist in der Cervix uteri schwächer ausgebildet als im sonstigen Uterus. Nur das Endometrium des Corpus uteri, und dabei nur das Stratum basale endometrii, ist an den zyklischen Veränderungen beteiligt.

MERKE

Versio = Lage des Uterus in Beziehung zur **V**agina, Flexio = Lage des Corpus uteri zur Cervix uteri.

Die Masse des Uterus besteht aus glatter Uterusmuskulatur, dem **Myometrium.** Sie ist im Bereich des Fundus und der oberen Korpusabschnitte sehr stark, im Zervixanteil schwächer ausgebildet. Innen ist der Uterus mit der Schleimhaut, dem **Endometrium,** ausgekleidet, wobei nur der Korpusanteil an den zyklischen Veränderungen beteiligt ist. Vorn und hinten ist der Uterus vom Peritoneum, dem **Perimetrium,** überzogen.

Seitlich vom Uterus, insbesondere im Zervixbereich, findet sich Bindegewebe, **Parametrium,** in dem Nerven und Gefäße an den Uterus herantreten. Der größte Bindegewebszug wird als Lig. cardinale bezeichnet. Andere Bandzüge ziehen nach ventral und dorsal und sind jeweils nach ihrem Ansatz benannt (z.B. Lig. rectouterinum). Alle diese Bänder fixieren den Uterus im kleinen Becken. Das am Uterus-Tuben-Winkel vom Uterus abgehende Lig. teres uteri oder Lig. rotundum hat keine Haltefunktion.

Histologie

Das Endometrium des Corpus uteri wird durch ein einschichtiges, hochprismatisches Zylinderepithel, stellenweise Zilien tragend, gebildet. Dieses Epithel senkt sich in das darunter liegende Bindegewebe in Form von Drüsen ein, deren Ausbildung zyklusabhängig ist. Bei der Abstoßung der Schleimhaut bleiben die tiefen Drüsenanteile, das Stratum basale endometrii, zurück, d.h., nur die darüber liegenden Schleimhautanteile, das Stratum functionale endometrii, nehmen an den zyklischen Veränderungen teil und werden schließlich auch abgestoßen. Die Zervixschleimhaut hingegen weist keine wesentlichen Veränderungen während des Zyklus auf.

Gefäß- und Nervenversorgung

Arteriell wird der Uterus (➤ Abb. 1-6) durch die Aa. uterinae aus den Aa. iliacae internae versorgt. Sie ziehen in den Ligg. cardinalia zum isthmischen Teil des Uterus. Dort geben sie absteigende Rr. vaginales zur Mitversorgung der Vagina und stark geschlängelt verlaufende aufsteigende Äste ab, die mit Ästen der Gegenseite anastomosieren. Kranial des Uterus verlaufen die Äste der A. uterina weiter entlang der Tube (R. tubarius) bzw. zum Ovar (R. ovarius), wo sie mit Ästen der aus der Aorta (rechts) bzw. der Nierenarterie (links) stammenden A. ovarica anastomosieren.

MERKE

Uterus und Ovarien werden sowohl über die Aa. uterinae als auch über die Aa. ovaricae mit Blut versorgt.

Die venösen Abflüsse bilden ein ausgeprägtes Netz klappenloser Venen, welche über die parametranen Bindegewebszüge zu den Vv. iliacae internae bzw. über die Vv. ovaricae zur V. cava bzw. V. renalis abgeleitet werden.

Die Lymphe des Uterus (➤ Abb. 1-7) fließt aus dem Bereich der Cervix uteri in die Nodi lymphatici iliaci interni und die Nodi lymphatici sacrales ab. Aus dem Bereich des Corpus uteri finden sich auch direkte Lymphabflusswege in die Nodi lymphatici lumbales direkt über die Vasa ovarica. Insbesondere aus dem Bereich der Cervix uteri findet sich eine Verbindung zu den Nodi lymphatici inguinales superficiales.

Die sympathische nervöse Versorgung erfolgt über das Ganglion mesentericum inferius, die Fasern ziehen zum sog. Plexus uterovaginalis, welcher seitlich zwischen Zervix und Scheidengewölbe gelegen ist und Ganglien enthält (Frankenhäuser-Plexus). Hier strahlen auch parasympathische Fasern ein, welche als N. pelvinus aus S3 und S4 stammen.

Tuben

Anatomie

Die Tuben (Tubae uterinae, Eileiter) sind etwa 10–18 cm lange muskuläre Schläuche mit einer freien Öffnung in die Bauchhöhle (➤ Abb. 1-9). Das Lumen nimmt von proximal (vom Uterus) nach distal (zum Ovar hin) zu. Die Tuben verlaufen am kranialen freien Rand einer vom Uterus aufgeworfenen Peritonealduplikatur (also intraperitoneal), welche nach kaudal die Mesosalpinx bildet. Man unterscheidet mehrere Abschnitte:
- proximaler Anteil, Pars uterina tubae: ist in die obere Ecke der Uteruswand eingelassen und die engste Stelle des Kanals

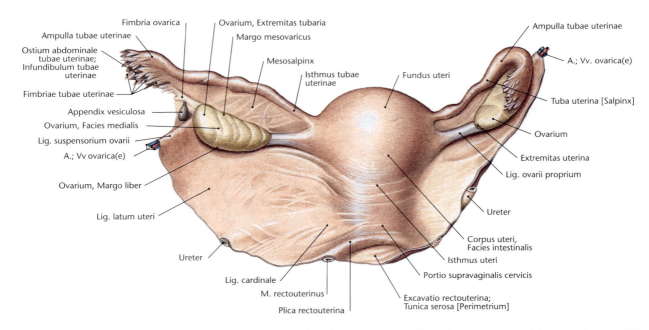

Abb. 1-9 Uterus und Adnexe von dorsal. Als Adnexe werden die Anhänge der Gebärmutter bezeichnet, die aus den Tuben und den Ovarien bestehen [19].

- Isthmus tubae uterinae: zunehmend weiter werdend
- Ampulla tubae: stark gewunden, etwa 4–10 mm weit. Das distale Eileiterende bildet das Infundibulum tubae uterinae, welches Fimbrien besitzt.

Histologie

Die Wand einer Tube besteht aus 3 Schichten, der Tunica Mukosa, der Tunica muscularis und der Tunica serosa. Die Tunica muscularis besteht aus einer inneren und äußeren Längs- und einer mittleren Ringmuskelschicht. Die Tunica Mukosa besteht aus einem einschichtigen, in der Regel hochzylindrischen Epithel und einer Schicht lockeren Bindegewebes. Dieses Epithel setzt sich aus Kinozilien tragenden Zellen zusammen.

Gefäß- und Nervenversorgung

Die Gefäßversorgung (➤ Abb. 1-6) erfolgt aus dem R. tubarius der A. uterina sowie der mit dem R. tubarius anastomosierenden A. ovarica, welche aus der Aorta über das Lig. infundibulopelvicum einzieht. Die ableitenden Venen münden in den venösen Plexus des Uterus ein. Die Lymphgefäße (➤ Abb. 1-7) führen entlang der A. ovarica hin zu den paraaortalen Lymphknoten und zu den Nodi lymphatici iliaci interni.

Die Innervation erfolgt sowohl sympathisch als auch parasympathisch, wobei die Tuben über die Plexus ovaricus und hypogastricus inferior erreicht werden.

Ovarien

Anatomie

Das Ovar (➤ Abb. 1-9) ist bei der geschlechtsreifen Frau etwa pflaumengroß, mit einer durchschnittlichen Größe von 4 × 2 × 1 cm. Mit dem Uterus sind die Ovarien durch das Lig. ovarii proprium verbunden, mit der Beckenwand durch das Lig. suspensorium ovarii (Lig. infundibulopelvicum), durch das auch die versorgenden Gefäße eintreten. Der größte Teil der Ovarien liegt intraperitoneal, ist also nicht vom Peritoneum bedeckt. Der kleine intraligamentäre Teil des Ovars (Hilus ovarii) liegt extraperitoneal und nimmt die Ovarialgefäße auf.

Histologie

Der intraperitoneal gelegene Ovaranteil (➤ Abb. 1-9) ist von einem einschichtigen kubischen Epithel bedeckt, dem sog. Keimepithel. Darunter finden sich die Tunica albuginea und das eigentliche Keimparenchym, das die Eizellen enthält. Das gesamte Keimparenchym wird zwischen Geburt und Senium aufgebraucht. Eine Neubildung an Eizellen findet nicht statt.

Gefäß- und Nervenversorgung

Die Blutversorgung des Ovars (➤ Abb. 1-6) erfolgt durch die der Aorta bzw. der A. renalis entspringende A. ovarica, welche durch das Lig. infundibulopelvicum an den Hilus ovarii herantritt. Zusätzlich finden sich Anastomosen mit dem R. ovaricus der A. uterina. Die Venen sammeln sich im Plexus ovaricus und münden schließlich in die benachbarten Beckenve-

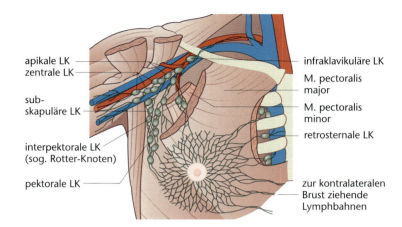

Abb. 1-10 Lymphabflussgebiete der Mamma. Der axilläre Lymphabfluss wird entsprechend der Lage der Lymphknoten (LK) in Bezug zum M. pectoralis minor in 3 Level eingeteilt.

nen. Die Lymphgefäße (> Abb. 1-7) erreichen über den Hilus die Nodi lymphatici lumbales. Die sympathischen und parasympathischen Nervenfasern lassen sich in eine obere Gruppe, aus dem Plexus mesentericus superior und Plexus renales stammend, und eine untere Gruppe, aus dem Plexus rectalis, unterteilen.

1.2 Weibliche Brust

Anatomie

Die voll ausgereifte weibliche Brustdrüse reicht von der 3.–6. Rippe sowie vom Brustbein bis zur vorderen Axillarlinie. Die Basis der Brustdrüse liegt der Faszie des M. pectoralis major und dem M. serratus lateralis auf.

Die Mamma ist aus Brustdrüse und Bindegewebsapparat zusammengesetzt. Die Brustdrüse geht aus dem nicht zurückgebildeten Rest einer auch beim Menschen angelegten Milchleiste zwischen den Abgangsstellen der Extremitäten hervor. Sie setzt sich aus etwa 15–20 verzweigten tubuloalveolären Einzeldrüsen zusammen, die mit ihren Ausführungsgängen auf der Brustwarze und dem sie umgebenden Warzenhof münden. Jede Einzeldrüse wird von einem lockeren, zellreichen Bindegewebsmantel umhüllt und von den Nachbardrüsen durch ein straffes, septenartiges Bindegewebe voneinander getrennt. Ferner ist reichlich Fettgewebe vorhanden.

Die weibliche Brustdrüse unterliegt von der Pubertät an Veränderungen. Sie ist während der Gravidität und der Laktation vollständig entfaltet. Nach dem Abstillen bildet sie sich zurück, nach Einstellung der Keimdrüsentätigkeit kommt es zur Altersinvolution.

Histologie

Jede Einzeldrüse gliedert sich in Milchgänge, Ductuli lactiferi, Milchsäckchen, Sinus lactiferi, und einen Ausführungsgang, Ductus lactifer colligens. Sie haben ein ein- bis zweischichtiges Epithel. Prämenstruell kann es zu einer reversiblen Vergrößerung der Brustdrüse durch Sprossung und Längenwachstum der Gänge kommen. Während der Schwangerschaft bilden sich alveoläre Endstücke aus, welche von einem einschichtigen kubischen Epithel ausgekleidet werden. Die Milchsäckchen, Sinus lactiferi, liegen in Höhe der Warzenbasis und sind bei der ruhenden Mamma 1–2 mm, bei der laktierenden Mamma etwa 8 mm weit. Die Ausführungsgänge münden auf der Brustwarze.

Gefäßversorgung

Die Blutversorgung erfolgt aus der A. thoracica interna, der zweiten und der dritten A. interkostalis sowie aus der A. thoracica lateralis.

Die Lymphe wird über 3 Hauptabflusswege drainiert (> Abb. 1-10):
- Axillärer Lymphabfluss: Hier finden sich Lymphgefäße parallel zum Unterrand des M. pectoralis major, die Nodi lymphatici axillares mit Verbindung zur Fossa supraclavicularis, Nodi lymphatici zervikales sowie Nodi lymphatici subscapulares.
- Parasternaler Lymphabfluss: Der mediale Lymphabfluss führt zu interkostalen parasternalen Lymphknoten entlang der V. thoracica interna mit Verbindung zur V. subclavia sowie zum kontralateralen Lymphsystem.
- Interpektoraler Lymphabfluss: Diese Abflussbahn verläuft zwischen beiden Mm. pectorales und mündet direkt in die tiefen axillären oder infraklavikulären Lymphknoten.

> **PRAXISTIPP**
> **Lymphknotenlevel**
> Klinischerseits werden die Lymphknoten der Axilla in 3 Level eingeteilt, wobei sich die Einteilung am Verlauf des M. pectoralis minor orientiert (> Abb. 1-10):

- Level I (kaudale Axilla): Lymphknoten lateral des lateralen Randes des M. pectoralis minor
- Level II (mittlere Axilla): Lymphknoten zwischen medialem und lateralem Rand des M. pectoralis minor und die interpektoralen (Rotter-)Lymphknoten
- Level III (apikale Axilla): Lymphknoten medial und kranial des M. pectoralis minor, einschließlich der als infraklavikulär und/oder apikal bezeichneten Lymphknoten.

Diese Leveleinteilung erlaubt dem Operateur eine kurze, prägnante Beschreibung der Gebiete, aus denen er bei einer axillären Lymphonodektomie die Lymphknoten entfernt hat.

048 Literatur Kap. 1

049 Praxisfragen Kap. 1

061 IMPP-Fragen Kap. 1

KAP. 2

C. Keck, D. Emmerich

Sexuelle Differenzierung und ihre Störungen

2.1 Normale Geschlechtsentwicklung 13
2.1.1 Oogenese 13
2.1.2 Chromosomales Geschlecht 14
2.1.3 Normale Entwicklung der
       Geschlechtsorgane 15

2.2 Störungen der
    Geschlechtsentwicklung 16
2.2.1 Chromosomenanomalien 16
2.2.2 Gonadendysgenesie 17
2.2.3 Intersexualität 19

Zur Orientierung

Die normale Geschlechtsentwicklung findet auf verschiedenen Ebenen statt (➤ Kap. 2.1). Auf jeder dieser Ebenen ist eine Störung der Geschlechtsentwicklung möglich, deren Kenntnis z.B. dann relevant ist, wenn ein Kind mit intersexuellem Genitale geboren wird oder eine Patientin die Ursache ihrer primären Amenorrhö abklären lassen möchte.

2.1 Normale Geschlechtsentwicklung

MERKE

Folgende Ebenen der Geschlechtsdeterminierung und -differenzierung können unterschieden werden:
- die chromosomale Ebene (XX = weiblich, XY = männlich)
- die molekulargenetische Ebene
- die gonadale Ebene (Ovarien = weiblich, Tests = männlich, gemischte Keimdrüsen = intersexuell)
- die genitale oder somatische Ebene (äußeres Genitale und sekundäre Geschlechtsmerkmale)
- die psychische Ebene.

Die physische Geschlechtsentwicklung verläuft in 3 Stufen:
- durch Festlegung des chromosomalen Geschlechts bei der Befruchtung
- durch Differenzierung der bipotenten Gonade in Testis bzw. Ovar dem chromosomalen Geschlecht entsprechend (gonadales Geschlecht, sog. Geschlechtsdeterminierung)
- durch Differenzierung der inneren und äußeren Genitalien dem gonadalen Geschlecht entsprechend (phänotypisches Geschlecht, sog. Geschlechtsdifferenzierung).

Da der weibliche Phänotyp auch ausgeprägt wird, wenn die Gonaden fehlen, kann man das weibliche Geschlecht als das konstitutive, das männliche Geschlecht als das induzierte Geschlecht betrachten.

2.1.1 Oogenese

Definition Die Bildung und Reifung der Keimzellen bezeichnet man als Gametogenese, die Gametogenese beim weiblichen Geschlecht als Oogenese, beim männlichen Geschlecht als Spermatogenese (➤ Abb. 2-1).

Entwicklung bis zur Geburt Die Urkeimzellen (primordiale Keimzellen) sind diploid und bereits in der 4. Embryonalwoche in der Wand des Dottersacks nahe der Allantois zu finden. Sie wandern amöboid in Richtung der noch indifferenten Gonadenanlage (Genitalleiste) und erreichen diese in der 5.–6. Woche.

Die indifferente Gonadenanlage entwickelt sich aus mesenchymalen Anteilen und aus dem Zölomepithel in der Nähe der mesonephrischen Nieren. Aus diesen Geweben bilden sich die primären Keimstränge, welche die Urkeimzellen allmählich umgeben.

Aus den Urkeimzellen entstehen in der 5./6. Woche die **Oogonien**, die sich bis etwa zur 24. Schwangerschaftswoche durch Mitose auf bis zu 7 Millionen vermehren. Zwischen 3. und 7. Schwangerschaftsmonat tritt ein Anteil dieser Oogonien in die Prophase der Meiose I ein, in der sie als primäre Oozyten im Ruhestadium verharren. Aus dem Mesenchym differenzieren sich in dieser Zeit flache Follikelepithelzellen, welche die Oozyten umgeben und so **Primordialfollikel** bilden.

Mit 5 Monaten wird das Maximum von etwa 7 Millionen Primordialfollikeln in den Ovarien erreicht, wovon die meisten durch Apoptose im weiteren Verlauf degenerieren. Bei Geburt liegen ca. 700.000 bis 2 Millionen Primordialfollikel vor, bis zur Pubertät reduziert sich die Zahl auf etwa 400.000 Primordialfollikel.

Zum Zeitpunkt der Geburt befinden sich die primären Oozyten in einer Ruhephase zwischen Prophase und Metaphase der Meiose I (sog. Diktyotän). Diese Ruhephase endet für die entsprechende Eizelle erst mit der Ovulation, d.h., sie kann 12–50 Jahre dauern. So verbleibt der Großteil der primären Oozyten in der Ruhephase.

2 Sexuelle Differenzierung und ihre Störungen

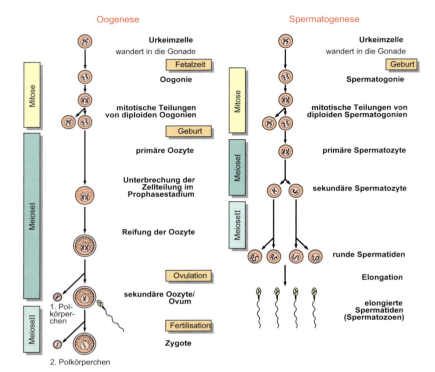

Abb. 2-1 Gametogenese. Die erste Phase der Reifungsteilung (Meiose I) in der Oogenese wird erst während der Ovulation beendet. Dabei entstehen eine sekundäre Oozyte und ein Polkörperchen, das nachfolgend degeneriert oder wie die Oozyte in die 2. Phase der Reifungsteilung (Meiose II) eintritt. Die Meiose II mit Trennung der Chromatiden (DNA-Doppelstrang) wird nur vollendet, wenn es zur Befruchtung kommt [8].

Entwicklung nach der Ovulation Mit der Ovulation wird die Meiose I abgeschlossen, wobei eine sekundäre Oozyte und ein Polkörperchen entstehen (jeweils haploid):
- Für die Oozyte schließt sich die 2. Phase der Reifungsteilung (Meiose II) mit Trennung der Chromatiden (DNA-Doppelstrang) an, wird jedoch nur vollendet, wenn es zur Befruchtung kommt. Bei der Meiose II entsteht ein weiteres Polkörperchen. Nach Abschluss der Meiose II liegen in der Oozyte 23 einzelfädige Chromatiden vor.
- Das Polkörperchen degeneriert entweder oder tritt ebenfalls in die Meiose II ein (es entstehen insgesamt 3 Polkörperchen).

Spermatogenese Die Spermatogenese läuft prinzipiell genauso ab. Unterschiedlich sind nur der Zeitrahmen (Beginn in der Pubertät und kontinuierlicher Ablauf innerhalb von ca. 74 Tagen) sowie das Endresultat mit 4 funktionstüchtigen Spermien anstelle einer Oozyte mit 2–3 Polkörperchen.

2.1.2 Chromosomales Geschlecht

Der normale Chromosomensatz des Menschen (Karyotyp) besteht aus 22 Autosomenpaaren (je ein strukturell gleiches väterliches und mütterliches Chromosom) sowie 2 Geschlechtschromosomen (Gonosomen), X- und Y-Chromosom. Hat ein Individuum 2 intakte X-Chromosomen, ist es weiblich. Hat es je ein intaktes X- und Y-Chromosom, ist es männlich, da das SRY-Gen, welches für den testisdeterminierenden Faktor (TDF) kodiert, auf dem kurzen Arm des Y-Chromosoms lokalisiert ist.

MERKE
Das chromosomale Geschlecht wird dadurch festgelegt, dass die Eizelle durch ein X- oder Y-tragendes Spermium befruchtet wird.

Diagnostik
Durch die **Chromosomenanalyse** können detaillierte Informationen zur Anzahl und Struktur aller Chromosomen, der Gonosomen und Autosomen gewonnen werden. Hierzu werden teilungsfähige Zellen, meist Lymphozyten aus peripherem Blut (evtl. auch Zellen aus anderen Geweben wie z.B. Fibroblasten), in Kultur gebracht. In dieser Kultur wird die Mitose zunächst stimuliert und dann durch Zugabe eines Colchicinderivates im Stadium der Metaphase unterbrochen. Nach weiterer Präparation wird die Zellsuspension auf Objektträger aufgebracht, fixiert und gefärbt. Die Analyse erfolgt mikroskopisch, wobei je nach Fragestellung zwischen 5 und 100 Metaphasen beurteilt werden (meist 10–15). Zur Abklärung eines chromosomalen Mosaiks (➤ Kap. 2.2.1) müssen mindestens 50 Metaphasen untersucht werden.

Einige Metaphasen werden fotografiert, die Chromosomen danach ausgeschnitten und zu einem sog. **Karyogramm** in Paaren angeordnet (➤ Abb. 2-2). Für die Charakterisierung eines Chromosoms werden dabei die Gesamtlänge, das Bandenmuster und die Lage des Zentromers genutzt (➤ Abb. 2-3). Die Anordnung erfolgt nach der Größe und der Position

2.1 Normale Geschlechtsentwicklung

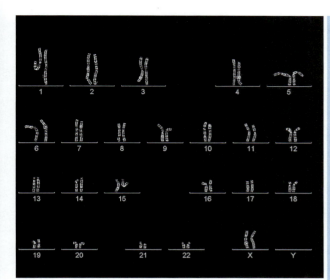

Abb. 2-2 Normales Karyogramm (46, XX). Beim normalen Karyogramm einer chromosomal männlichen Person würde sich an der Stelle des unteren X-Chromosoms ein Y-Chromosom befinden.

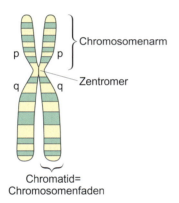

Abb. 2-3 Morphologie eines Chromosoms. Das Chromosom wird durch Gesamtlänge, Bandenmuster und Lage des Zentromers charakterisiert. Die beiden kurzen Arme des Chromosoms werden mit p, die beiden langen Arme mit q bezeichnet.

des Zentromers, wobei die Chromosomen in Gruppen (A–G) zusammengefasst werden. Diese Art der standardisierten Darstellung geht auf die sog. Denver-Nomenklatur (1960) zurück, die regelmäßig überarbeitet und modernen Entwicklungen angepasst wird. Eine Chromosomenanalyse nimmt aufgrund der Zellkultur etwa 2 Wochen in Anspruch.

Für eine rasche Information über numerische Aberrationen können unkultivierte Zellen mit der Technik der **Fluoreszenz-In-situ-Hybridisierung** (FISH) untersucht werden. Hierbei werden für einzelne Chromosomen spezifische, mit Fluoreszenzfarbstoff markierte Oligonukleotidmarker eingesetzt. Ein Untersuchungsergebnis liegt nach 1–2 Arbeitstagen vor. Nachteil der Methode ist, dass lediglich eine Aussage über die Anzahl der untersuchten Chromosomen (meist Chromosom 13, 18, 21, X und Y) möglich ist. Es wird dabei nicht auf die Anzahl anderer Chromosomen und nicht auf strukturelle Auffälligkeiten aller Chromosomen untersucht.

2.1.3 Normale Entwicklung der Geschlechtsorgane

Das Genitalsystem entwickelt sich bis zur 7. Embryonalwoche indifferent. Bis dahin zeigen weder Gonaden noch Embryonalanlagen morphologische Unterschiede. Die bipotente Gonadenanlage differenziert sich – unter dem Einfluss verschiedener Gene (➤ Abb. 2-4) – in der 7.–8. Embryonalwoche zum Hoden, wenn ein Y-Chromosom mit SRY-Gen und dem von ihm kodierten testisdeterminierenden Faktor (TDF) vorhanden ist. Sie differenziert sich zum Ovar, wenn das Y-Chromosom fehlt. Dabei ist die in ➤ Abbildung 2-4 angegebene Reihenfolge der Gene an einem bestimmten Schritt willkürlich; SRY ist jedoch sehr wahrscheinlich SOX9 vorgeschaltet. Mutationen in SRY und heterozygote Mutationen in SOX9, WT1 und SF1 können zu XY-Geschlechtsumkehr führen, wie auch die Duplikation von DAX1.

Gemeinsame Entwicklung Grundstrukturen der Genitalentwicklung sind das Müller- und Wolff-Gangsystem, das in der 6. Entwicklungswoche paarig angelegt im freien Rand der Urogenitalfalte verläuft. Die **Wolff-Gänge** („mesonephric ducts") verlaufen dabei von der Urniere (Mesonephros) nach kaudal und münden im Bereich der Hinterwand des primitiven Sinus urogenitalis. Die **Müller-Gänge** („paramesonephric ducts") formen sich parallel der Wolff-Gänge im freien Rand der Urogenitalfalte. Sie besitzen kranial eine trichterförmige Öffnung in die Zölomhöhle, wachsen dann lateral der Wolff-Gänge nach kaudal und überkreuzen diese auf Höhe des Beckens, nach kaudomedial weiterwachsend. Die Spitzen der Müller-Gänge bekommen medial Kontakt zueinander und legen sich an die Hinterwand des Sinus urogenitalis an, beidseits lateral flankiert von den beiden Wolff-Gängen. Mit diesem Entwicklungsstand am Ende der 6. Embryonalwoche endet die indifferente Phase der Genitalentwicklung.

Männliche Entwicklung Im Gegensatz zum Ovar wird der embryonale Hoden sehr früh endokrin aktiv. Die Sertoli-Zellen sezernieren das Anti-Müller-Hormon (AMH), das eine Rückbildung der Müller-Gangstrukturen bewirkt. Die Leydig-Zwischenzellen des embryonalen bzw. fetalen Hodens sezernieren primär unter dem Einfluss von hCG große Mengen an Testosteron. Etwa ab dem 4. Schwangerschaftsmonat wird diese Steuerung vom hypophysären LH (LH) des Feten übernommen. Testosteron führt zur Stabilisierung des Wolff-Gangsystems, aus dem Nebenhoden, Ductus deferens und Samenblasen hervorgehen, und bewirkt damit die Virilisierung des inneren Genitales. 5α-Dihydrotestosteron (DHT), das in der Peripherie durch die 5α-Reduktase aus Testosteron entsteht, bewirkt die Virilisierung des äußeren Genitales. Unter seiner Wirkung entwickelt sich der Genitalhöcker zum Penis, die Urethralfalten schließen sich, und die Genitalwülste entwickeln sich zum Skrotum.

Weibliche Entwicklung In Anwesenheit eines Ovars entwickelt sich das Müller-Gangsystem zu Tuben, Uterus und oberem Drittel der Vagina. Die Müller-Gänge verschmelzen dabei von der 7. Entwicklungswoche an von kaudal nach kranial, wo-

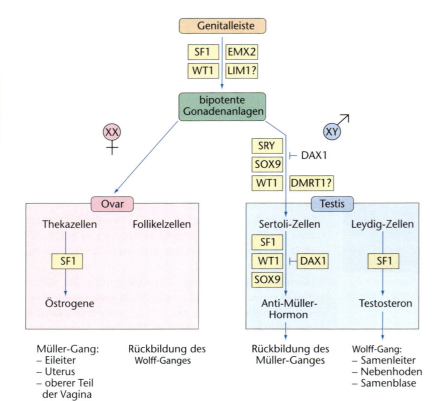

Abb. 2-4 Entwicklung des weiblichen und männlichen Geschlechts. SF1 = „steroidogenic factor-1", SOX9 = „SRY-related HMG-box-gene 9", DAX1 = „DSS-AHC critical region on the X-Chromosome, gene 1", WT1 = „Wilms tumor 1 gene"; SRY = „sex-determining region Y" [17].

bei der sog. Genitalstrang entsteht. Aus diesem bilden sich im Verlauf der Uterus und der obere Anteil der Vagina. Aus dem unfusionierten oberen Anteil der Müller-Gänge entstehen die Tuben. Eine gestörte Verschmelzung der Müller-Gänge kann zu Fehlbildungen des Uterus (z.B. Uterus bicornis) und im Bereich der Vagina führen. Die Wolff-Gangstrukturen bilden sich zurück, da Testosteron als stabilisierender Faktor fehlt. In Einzelfällen können Residuen des Wolff-Gangsystems zur Bildung von Paraovarialzysten oder zu Gartner-Gang-Zysten führen. Da aufgrund der fehlenden bzw. geringen Testosteronproduktion kaum DHT entsteht, unterbleibt die Virilisierung des äußeren Genitales: Der Genitalhöcker wird zur Klitoris, die Urethralfalten verschmelzen nicht, sondern bleiben als Labia minora erhalten; die Genitalwülste entwickeln sich zu den Labia majora; der Sinus urogenitalis bleibt offen und wird zum distalen Ende der Vagina.

> **MERKE**
> Die männliche Geschlechtsdifferenzierung ist ein aktiver Vorgang, der die zeitlich abgestimmte Wirkung von TDF, AMH und Androgenen erfordert. Die Entwicklung des weiblichen Phänotyps ist eher als passiver Prozess zu verstehen, der sich in Abwesenheit dieser Faktoren einstellt.

2.2 Störungen der Geschlechtsentwicklung

Ätiologisch gibt es folgende Störungen der Geschlechtsdifferenzierung:
- numerische (z.B. 45,X0; 47,XXX; 47,XXY) oder strukturelle Chromosomenanomalien (z.B. Deletionen, Translokationen, Isochromosomen)
- Genmutationen, die zur Expression funktionsloser Enzyme, Wachstumsfaktoren oder Rezeptoren führen
- endogene oder exogene Hormoneinflüsse (z.B. androgenproduzierende Tumoren, Hormoneinnahme)
- psychogene Intersexualität (Transsexualität).

2.2.1 Chromosomenanomalien

Numerische Chromosomenanomalien

Numerische Chromosomenanomalien oder -aberrationen entstehen durch Fehlverteilung (Non-Disjunction) entweder in der Meiose I oder in der Meiose II. Es entsteht dabei sowohl ein Gamet, der ein zusätzliches Chromosom hat, als auch ein Gamet, dem ein Chromosom fehlt. Nach der Befruchtung enthält die Zygote dann ein Chromosom dreifach (Trisomie) bzw. ein Chromosom nur einfach (Monosomie). Bei meiotischer Non-Disjunction findet sich die Aberration in sämtlichen Zellen eines Organismus. Wenn es zur Fehlverteilung während der postzygotischen Teilungen kommt (mitotische Non-Disjunction), findet sich die Chromosomenaberration nur in einem Teil der Zellen des Organismus (chromosomales Mosaik).

> **MERKE**
> Die meisten Aberrationen der Autosomen und das komplette Fehlen des X-Chromosoms sind nicht mit dem Leben vereinbar. Die einzige mit dem Leben vereinbare Monosomie ist die eines X-Chromosoms (X0-Karyotyp).

Bei Chromosomenaberrationen kommt es in den meisten Fällen zu gravierenden Störungen der embryonalen Entwicklung. So sind bei ca. 50% der Spontanaborte im 1. Trimenon Chromosomenstörungen nachweisbar. Abhängig vom Alter der Eltern, insbesondere der Mutter, steigt die Wahrscheinlichkeit für das Auftreten von Chromosomenstörungen. Zwischen 20 und 30 Jahren ist sie konstant niedrig und steigt danach kontinuierlich an (➤ Tab. 2-1).

Strukturelle Chromosomenanomalien

Strukturelle Chromosomenanomalien entstehen, wenn chromosomales Material in einem oder mehreren Chromosomen bricht und umgeordnet wird. Dies geschieht am häufigsten während des Crossing-over in der Prophase der Meiose I. Man spricht von balancierter Umordnung, wenn kein chromosomales Material verloren geht und die Anomalie keine Auswirkung auf den Phänotyp hat, und von unbalancierter Umordnung, wenn entweder chromosomales Material hinzukommt (partielle Duplikation) oder verloren geht (partielle Defizienz). Wesentliche Strukturanomalien der Chromosomen sind:

- Deletion: Verlust eines Chromosomenabschnitts am Ende (terminal) oder im mittleren Anteil (interstitiell) eines Chromosoms
- Translokation: Austausch von Chromosomenteilen, der zwischen 2 Chromosomen als reziproke Translokation erfolgen kann oder zur zentrischen Fusion zweier akrozentrischer Chromosomen führen kann (Robertson-Translokation). Diese Translokationen sind meist balanciert, d.h., es kommt nicht zu klinischen Symptomen.
- Isochromosom: Entsteht, wenn ein Chromosom sich quer teilt (und nicht longitudinal), sodass es aus 2 langen oder 2 kurzen Armen besteht.

Tab. 2-1 Wahrscheinlichkeit von numerischen Chromosomenanomalien.

Alter der Mutter	Lebendgeborene mit Chromosomenstörung
20–30 Jahre	2–3/1.000
35 Jahre	6/1.000
40 Jahre	15/1.000

2.2.2 Gonadendysgenesie

Praxisfall

❙❙ Eine 16-Jährige wird von ihrer Mutter wegen primärer Amenorrhö beim Frauenarzt vorgestellt. Die Patientin ist 153 cm groß und wiegt 55 kg. Pubertätszeichen sind nur geringfügig ausgeprägt, die Brust ist kaum entwickelt, eine Axillär- und Schambehaarung so gut wie nicht vorhanden.

Die Hormondiagnostik ergibt eine sehr niedrige Konzentration von Estradiol, einen normalen Wert für Prolaktin und deutlich erhöhte Werte für LH und FSH. Weil diese Konstellation eines hypergonadotropen Hypogonadismus für eine Gonadendysgenesie typisch ist, wird eine Chromosomenanalyse veranlasst. Hierbei wird der Karyotyp 45,X0 festgestellt.

Eine Substitutionstherapie mit Östrogen und Gestagen wird begonnen, die im weiteren Verlauf zur Brustentwicklung, stärkeren Ausprägung der Schambehaarung und Menstruation führt. ❙❙

Definition Gonadendysgenesie ist die Bezeichnung für eine genetisch bedingte Fehlbildung der Gonaden, unabhängig von ihrer Ursache. Sie ist charakterisiert durch das Fehlen von Keimzellen in den rudimentär angelegten Gonaden, die lediglich aus Bindegewebe und Hiluszellen bestehen (sog. Streak-Gonaden).

Bei weiblichem Phänotyp sind Tuben, Uterus, Vagina und Vulva normal angelegt, bleiben aufgrund des Östrogenmangels jedoch auf dem Entwicklungsstand der Präpubertät. Es kommt zur primären Amenorrhö (➤ Kap. 9.1.1) und Sterilität. Daneben gibt es Gonadendysgenesien mit männlichem Phänotyp und im Rahmen von syndromatischen Erkrankungen.

Ätiologie und Pathogenese Die Gonadendysgenesie ist Symptom bei einer heterogenen Gruppe von Krankheitsbildern, die durch Chromosomenaberrationen und/oder Mutationen in einzelnen Genen verursacht werden. Pathogenetisch ist folgende Einteilung möglich:

- reine Gonadendysgenesie: Es liegt kein Hodengewebe vor (z.B. Ullrich-Turner-Syndrom, XY- und XX-Gonadendysgenesie).
- gemischte Gonadendysgenesie: Es liegt Hodengewebe vor, welches einseitig normal und kontralateral dysgenetisch, beidseits dysgenetisch oder einseitig dysgenetisch mit kontralateraler Stranggonade ausgeprägt sein kann (meist durch Mosaik bedingt: 46,XY/45,X0).
- Gonadendysgenesie als Teilsymptom: Ursächlich sind Mutationen in Genen, die u.a. für die frühe Gonadenentwicklung bedeutsam sind (z.B. kampomele Dysplasie [SOX9-Gen], Frasier-Syndrom und Denys-Drash-Syndrom [WT1-Gen], ➤ Abb. 2-4).

Nachstehende Gonadendysgenesien mit weiblichem Phänotyp können unterschieden werden:

- X0-Gonadendysgenesie: Ullrich-Turner-Syndrom (mit Kleinwuchs und Fehlbildungen)
- XX-Gonadendysgenesie (ohne Kleinwuchs und Fehlbildungen)
- XY-Gonadendysgenesie: Swyer-Syndrom (ohne Kleinwuchs und Fehlbildungen)

Tab. 2-2 Differentialdiagnose der Gonadendysgenesie.

Differentialdiagnose	Maßnahme zum Ausschluss
Pubertas tarda (➤ Kap. 7.2.2)	LH, FSH im Serum (hypogonadotroper Hypogonadismus)
Hypophysärer Minderwuchs	hGH im Serum, Beurteilung der Geschlechtsentwicklung und Bestimmung des Knochenalters, spezifische Stimulationstests (GHRH-Stimulationstest, Arginin-Belastungstest, Insulin-Hypoglykämie-Test) mit ungenügendem hGH-Anstieg im Serum
Genitalfehlbildungen (➤ Kap. 3.1)	gynäkologische Untersuchung, Ultraschall, ggf. Laparoskopie
Uterus- und Vaginalaplasie (Rokitansky-Küster-Meyer-Hauser-Syndrom, ➤ Kap. 3.1.4)	
Atresien von Zervix, Vagina, Hymen	
Androgeninsensitivität (➤ Kap. 2.2.3)	gynäkologische Untersuchung (Uterus fehlt), Chromosomenanalyse (46,XY), Hormonbestimmung (Testosteron und DHT erhöht)
Hyperprolaktinämie	Prolaktin im Serum
Extragenitale endokrine Erkrankungen	Hormondiagnostik

Symptome

Leitsymptom ist die primäre Amenorrhö (➤ Kap. 9.1.1), der in bis zu 50% der Fälle eine Gonadendysgenesie zugrunde liegt.

Diagnostik und Differentialdiagnose

Laborchemisch ist ein hypergonadotroper Hypogonadismus mit stark erniedrigten peripheren Östrogenspiegeln charakteristisch. Mit der Chromosomenanalyse werden evtl. vorhandene Aberrationen abgeklärt, bei konkretem Verdacht wird ggf. mit molekulargenetischen Methoden gezielt auf Mutationen in einzelnen Genen untersucht.

Mögliche Differentialdiagnosen der Gonadendysgenesie sind in ➤ Tab. 2-2 zusammengestellt. Zusätzlich ist das Triplo-X-Syndrom zu berücksichtigen, bei dem es sich um eine Geschlechtschromosomenaberration (Karyotyp 47,XXX) ohne Gonadendysgenesie handelt: Sie findet sich bei ca. 1 : 1.500 Frauen. Ursache ist meist eine Non-Disjunction in der mütterlichen Meiose I. Konsistentes Charakteristikum ist eine größere Körperlänge (> 80. Perzentile des Normalkollektivs). Die Intelligenzentwicklung ist nicht wesentlich eingeschränkt, die Sprachentwicklung kann verzögert sein. Zyklusstörungen wie Oligo-/Amenorrhö können ebenso wie ein Climacterium praecox häufiger vorkommen. In den meisten Fällen ist die Ovarialfunktion jedoch ungestört. Die Fertilität scheint nicht reduziert.

Ullrich-Turner-Syndrom

Epidemiologie Das Ullrich-Turner-Syndrom kommt bei 1 : 2.500 lebend geborenen Mädchen vor und ist damit die häufigste Chromosomenanomalie bei Frauen. Etwa 3% der weiblichen Embryonen sind betroffen, wobei nur etwa 1% der Betroffenen bis zur Geburt überlebt.

Ätiologie und Pathogenese Ursachen sind:
- das Fehlen eines X-Chromosoms (ca. 50%)
- ein strukturell auffälliges X-Chromosom
- Mosaike, die eine 45,X-Zelllinie und eine andere Zelllinie mit 46,XX oder 46,XY beinhalten.

Zum Verlust eines X- oder Y-Chromosoms kommt es meistens in den postmeiotischen Teilungsschritten, wobei es sich bei über 70% um das väterliche Chromosom handelt. Bei sehr frühem Verlust kommt es zum durchgehenden 45,X0-Karyotyp. Bei Verlust in späteren Zellteilungsschritten entstehen chromosomale Mosaike, die eine unauffällige Zelllinie (46,XX oder 46,XY) und die auffällige Zelllinie (45,X0) beinhalten.

Die Gonaden differenzieren sich bis zum 3. Schwangerschaftsmonat normal, danach degenerieren die Oozyten, und das ovarielle Stroma fibrosiert (**Streak-Gonaden**). Es kommt zum funktionellen Ovarversagen innerhalb der ersten Lebensmonate oder -jahre. Bei chromosomalen Mosaiken kann die Symptomatik abgeschwächt sein, wobei u.a. eine spontane Pubertätsentwicklung bei bis zu 16% der vom Ullrich-Turner-Syndrom Betroffenen beobachtet werden kann. Die Ursache des Kleinwuchses ist noch nicht vollständig aufgeklärt; möglicherweise ist eine veränderte Expression von Genen daran beteiligt, die für das Knochenwachstum mitverantwortlich sind.

Symptome

Charakteristisch sind Kleinwuchs (ca. 98%) mit einer Körpergröße zwischen 143 und 147 cm und primäre Amenorrhö (ca. 95%). Weitere Symptome sind kurzer Hals (ca. 94%), tiefer Nackenhaaransatz (ca. 83%), Cubiti valgi (ca. 44%), fassförmiger Thorax, Pterygium colli (Flügelfell am Hals, ca. 40%), multiple Nävi und Lymphödeme an Hand- und Fußrücken. Es besteht eine erhöhte Wahrscheinlichkeit für kongenitale Herzfehler (23–40%) wie biskupide Aortenklappe, Aortenisthmusstenose, Anomalien der Pulmonalvenen und für Nierenfehlbildungen.

Pränatal können betroffene Embryonen bzw. Feten durch eine vermehrte Wasseransammlung im Halsbereich (Hygroma colli) oder einen frühmanifesten Hydrops fetalis auffallen.

✚ 114 Abbildung eines Kindes mit Turner-Syndrom

Diagnostik

Mit Hilfe der Chromosomenanalyse aus Lymphozyten kann die Diagnose meist gestellt werden. Besonderes Augenmerk ist dabei auf Mosaike zu richten, insbesondere mit einer Zelllinie, die ein Y-Chromosom enthält (z.B. 45X/46,XY bei 6%), da in diesen Fällen das Risiko eines Gonadoblastoms erhöht ist.

Therapie

Eine im Kindesalter beginnende Therapie mit Wachstumshormon kann die Endgröße der Patientinnen um durchschnittlich 10 cm steigern.

Vom Pubertätsalter an ist die zyklische Gabe von Östrogenen und Gestagenen notwendig (z.B. Zweiphasenpräparate):
- Östrogene sollen einerseits die Ausbildung der sekundären Geschlechtsmerkmale fördern, andererseits sollen Osteoporose verhindert und Risikofaktoren für Atherosklerose reduziert werden. Angewendet werden Estradiolvalerat (1–2 mg/d) oder equine konjugierte Östrogene (0,625–1,25 mg/d).
- Um das Endometrium nicht dauerhaft zu stimulieren, d.h., um eine Hyperplasie und letztlich ein Endometriumkarzinom zu vermeiden, sollte mindestens an 10 Tagen im Monat ein Gestagen gegeben werden.

Verlauf und Prognose Mädchen mit Ullrich-Turner-Syndrom zeigen in der Regel eine normale Intelligenzentwicklung mit erhöhter Wahrscheinlichkeit für Teilleistungsschwächen.

Bei < 5% der Betroffenen kommt es zu einer Schwangerschaft, wobei hier ein erhöhtes Risiko für Spontanaborte, Chromosomenstörungen und kongenitale Fehlbildungen besteht.

Bei Frauen mit Ullrich-Turner-Syndrom sind Herz-Kreislauf-Erkrankungen (u.a. Aortendissektion), Schilddrüsenerkrankungen (Hypothyreose), Diabetes mellitus und entzündliche Darmerkrankungen wahrscheinlicher als in der Normalbevölkerung. Die durchschnittliche Lebenserwartung ist um bis zu 13 Jahre reduziert.

XX-Gonadendysgenesie

Epidemiologie Die XX-Gonadendysgenesie ist selten, eine Inzidenz von < 1 : 10.000 Frauen kann angenommen werden.

Ätiologie und Pathogenese Die XX-Gonadendysgenesie ist heterogen bedingt und kann sporadisch oder familiär vorkommen. Eine familiäre Form ist autosomal rezessiv erblich und wird durch Mutationen im FSH-Rezeptor-Gen auf Chromosom 2 verursacht. FSH ist ein antiapoptotischer Faktor für Granulosazellen. Bei defektem FSH-Rezeptor gehen die die Oozyten umgebenden Granulosazellen beschleunigt zugrunde, was zur konsekutiven Degeneration der Oozyten führt.

Symptome

Bei normalem Längenwachstum kommt es zu primärer Amenorrhö und Ausbleiben der Brustentwicklung.

Diagnostik

Die Abklärung und Therapie entsprechen dem bei der XY-Gonadendysgenesie geschilderten Vorgehen mit dem Unterschied, dass keine prophylaktische Entfernung der Stranggonaden notwendig ist.

XY-Gonadendysgenesie (Swyer-Syndrom)

Epidemiologie Die XY-Gonadendysgenesie ist selten, exakte Daten zur Inzidenz fehlen.

Ätiologie und Pathogenese Die XY-Gonadendysgenesie ist ebenfalls heterogen bedingt. Bei ca. 30% sind Mutationen des SRY-genes nachweisbar, bei ca. 70% sind die ursächlichen Gendefekte nicht bekannt, es werden auch Mutationen in autosomalen Genen vermutet.

Symptome

Bei normalem Längenwachstum kommt es zu primärer Amenorrhö und Ausbleiben der Brustentwicklung.

Diagnostik

Laborchemisch besteht ein hypergonadotroper Hypogonadismus. Die Chromosomenanalyse deckt den zugrunde liegenden Karyotyp auf; mit verfeinerten zyto- oder molekulargenetischen Verfahren kann gezielt auf entsprechende Genmutationen untersucht werden. Mittels Laparoskopie sind die Inspektion des inneren Genitales und die histologische Abklärung der Stranggonaden möglich.

Therapie

Vom Pubertätsalter an ist wie beim Ullrich-Turner-Syndrom die zyklische Östrogen-Gestagensubstitution indiziert. Aufgrund eines Entartungsrisikos der Stranggonaden von 20–30% bei Patientinnen mit XY-Gonadendysgenesie sollten diese entfernt werden. Dieser Eingriff wird typischerweise in der 3. Lebensdekade vorgenommen, da die Entwicklung eines Gonadoblastoms zu einem früheren Zeitpunkt nicht zu erwarten ist.

2.2.3 Intersexualität

Praxisfall

Eine 17-Jährige stellt sich wegen primärer Amenorrhö beim Frauenarzt vor.

Bei der Untersuchung zeigt sich ein normales postpubertäres Erscheinungsbild mit guter Brustentwicklung, jedoch kaum vorhandener Axillär- und Schambehaarung bei einer Körpergröße von 175 cm und einem Gewicht von 60 kg. Beidseits im Bereich des Inguinalkanals sind Raumforderungen von 2 × 2 × 3 cm tastbar. Bei der Hormondiagnostik zeigen sich eine sehr niedrige Konzentration von Estradiol, normale Werte für LH, FSH und Prolaktin und ein Testosteronwert im normalen männlichen Bereich. Bei der Ultraschalluntersuchung des kleinen Beckens kann kein Uterus dargestellt werden. Eine Chromosomenanalyse wird veranlasst, die den Karyotyp 46,XY ergibt. Bei der Mutationsanalyse im Androgenrezeptor-Gen wird eine Deletion festgestellt, die zu einem Aminosäurenaustausch im Rezeptorprotein führt. Es kann die Diagnose einer vollständigen Androgeninsensitivität gestellt werden.

Nach Beratung der Patientin werden eine Gonadektomie der Leistenhoden veranlasst und eine hormonelle Substitutionstherapie mit Östrogenen und Gestagen begonnen. ■

Definition Unter Intersexualität versteht man das Vorhandensein von Merkmalen beider Geschlechter bei einem Individuum. Dabei besteht eine mehr oder weniger ausgeprägte Diskrepanz zwischen dem chromosomalen bzw. gonadalen Geschlecht und der Entwicklung der Geschlechtsorgane, dem Phänotyp oder der psychischen Geschlechtsdifferenzierung (> Kap. 2.1). Beobachtet wird dabei, dass die Entwicklung der Genitalorgane nicht dem Gonadenbefund entspricht oder dass Zwischenformen von männlichem und weiblichem Phänotyp ausgebildet werden.

Epidemiologie Intersexualität ist sehr heterogen. Die Wahrscheinlichkeit für alle Formen wird mit bis zu 1 : 1.000 angegeben. Bei etwa 1 : 4.500 Neugeborenen wird ein intersexuelles Genitale beobachtet.

Ätiologie und Einteilung Aus ätiologischer Sicht gilt die in > Kap. 2.2.1 dargestellte Einteilung. Nach symptomatischen Gesichtspunkten können 3 Gruppen unterschieden werden:
- Pseudohermaphroditismus femininus: Individuen mit weiblichem Karyotyp und intersexuellem oder männlichem Genitale
- Pseudohermaphroditismus masculinus: Individuen mit männlichem Karyotyp sowie Gonaden und intersexuellem oder weiblichem Genitale
- Hermaphroditismus verus: Individuen mit sowohl testikulärem als auch ovariellem Gewebe, das im Körper getrennt vorliegt oder ein gemeinsames Organ bildet, die sog. Ovo-Tests. Die Gonaden liegen intrabdominal oder labioskrotal. Der Karyotyp ist variabel.

Diagnostik und Differentialdiagnose
Das diagnostische Vorgehen umfasst:
- Erhebung der Familienanamnese (Indexfälle? Konsanguinität?)
- Untersuchung auf dysplastische Stigmata
- gynäkologische Untersuchung
- Ultraschall (Gonaden? Uterus?)
- Chromosomenanalyse
- Hormonanalyse
- gezielte Mutationsdiagnostik.

Nach Geburt eines Kindes mit intersexuellem Genitale ist ein sehr sensibles **Vorgehen bei der Geschlechtszuordnung** notwendig. Vor Abschluss der kompletten Diagnostik sollte eine Geschlechtszuweisung vermieden werden. Diese sollte unter Berücksichtigung von Anatomie, Karyotyp und Labordiagnostik in einem multidisziplinären Team (Gynäkologe, Urologe, Endokrinologe, Kinderpsychiater und Psychologe) mit den Eltern erfolgen. Dies ist von besonderer Bedeutung beim Pseudohermaphroditismus masculinus, da durch Androgenwirkung eine schon pränatal beginnende Prägung der Geschlechtsidentität in männliche Richtung vermutet wird.

Die **Differentialdiagnosen** des Pseudohermaphroditismus femininus und masculinus sind in > Tab. 2-3 zusammengestellt.

Hermaphroditismus verus

Definition Individuen mit sowohl testikulärem als auch ovariellem Gewebe, das im Körper getrennt vorliegt oder ein gemeinsames Organ bildet, die sog. Ovotestis. Die Gonaden liegen intraabdominal oder labioskrotal.

Epidemiologie Ein echter Hermaphroditismus kommt außerordentlich selten vor, exakte Daten zur Inzidenz fehlen.

Ätiologie und Pathogenese Es handelt sich um eine genetisch heterogene Störung. Bei einem Teil der Betroffenen konnten Mutationen im SRY-Gen nachgewiesen werden. Zytogenetisch gibt es 3 Formen:
- 46,XX (in ca. 60%)
- 46,XX/46,XY (in ca. 33%)
- 46,XY (ca. 7%).

Symptome
Im äußerlichen Erscheinungsbild überwiegen weibliche Merkmale mit Ausbildung der Mammae bei etwa ⅔ der Betroffenen. Meist erscheint das äußere Genitale intersexuell (> Abb. 2-5). Urethra und Vagina münden in einen gemeinsamen Sinus urogenitalis. Der Uterus ist oft hypoplastisch, bei ⅔ der Betroffenen kommt es zu Menstruationsblutungen. Leistenhernien treten vermehrt auf.

Diagnostik und Differentialdiagnose
Die Chromosomenanalyse dient dem Nachweis des zugrunde liegenden Karyotyps. Bei der histologischen Untersuchung finden sich in den Gonaden alle Reifegrade des Keimparenchyms bis zum Corpus luteum und zur Spermiogenese. Die Diagnose kann gestellt werden, wenn histologisch sowohl Keimelemente des Hodens als auch des Ovars nachgewiesen wurden.

Differentialdiagnostisch abzuklären sind Pseudohermaphroditismus masculinus und femininus.

Therapie
Die Geschlechtszuordnung richtet sich nach dem vorherrschenden Phänotyp. Von der Pubertät an ist eine entsprechende Substitution mit Östrogenen oder Testosteron notwendig.

> **MERKE**
> Aufgrund des erhöhten Risikos einer malignen Entartung sollte ein Testis bei Kryptorchismus oder ein Ovotestis entfernt werden.

2.2 Störungen der Geschlechtsentwicklung

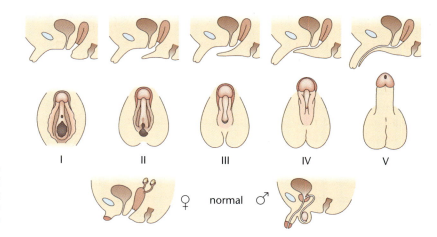

Abb. 2-5 Grundtypen intersexueller Urogenitalsysteme (nach Prader). Bei den Typen I und V erscheint zwar das äußere Genitale rein weiblich bzw. rein männlich, das jeweilige Urogenitalsystem ist aber im Vergleich zum Normalzustand verändert.

Tab. 2-3 Differentialdiagnosen des Pseudohermaphroditismus femininus und masculinus.

Typ der Intersexualität	Differentialdiagnosen
Pseudohermaphroditismus femininus	• XX-Mann- und X0-Mann-Syndrom • adrenogenitales Syndrom • exogener Hormoneinfluss • virilisierende Tumoren

Pseudohermaphroditismus masculinus	• XY-Gonadendysgenesie
	• Turner-Mosaik mit einer Y-chromosomalen Zelllinie
	• strukturelle Anomalien des Y-Chromosoms
	• Störungen des Steroidstoffwechsels
	  – 5α-Reduktase-Defekt
	  – 3β-Hydroxysteroid-Dehydrogenase-Defekt
	  – 17α-Hydroxylase-Defekt
	  – 20,22-Desmolase-Defekt
	  – 17,20-Desmolase-Defekt
	  – 17-Ketosteroidreduktase-Defekt
	• Androgeninsensitivität
	• testikuläre Regressionssyndrome
	• Defekt des AMH oder seines Rezeptors
	• gonadale LH-Resistenz (LH-Rezeptor-Defekt)
	• Zufuhr von Östrogenen oder Progesteron in der Schwangerschaft

Tab. 2-4 Charakteristische Laborbefunde in der Differentialdiagnostik des Pseudohermaphroditismus masculinus.

Labor	Diagnose
Testosteron erniedrigt	
LH (FSH)	testikuläre Dysfunktion
LH (FSH) ↓	hypogonadotr. Hypogonadismus
Testosteron-Präkursoren normal + Anti-Müller-Hormon normal	Leydig-Zell-Hypoplasie/-Agenesie
Anti-Müller-Hormon ↓	gonadale Dysgenesie
Testosteron-Präkursoren	Testosteronbiosynthesedefekt
Testosteron normal	
Dihydrotestosteron ↓	5α-Reduktase-Defekt
Anti-Müller-Hormon ↓	gonadale Dysgenesie
Testosteron erhöht	
LH	Androgeninsensitivität

Pseudohermaphroditismus masculinus

Definition Männliche Scheinzwitter sind Individuen mit männlichem Karyotyp und Gonaden und infolge einer inkompletten Virilisierung intersexuellem oder weiblichem Genitale.

Ätiologie und Pathogenese Es handelt sich um eine heterogene Gruppe von Störungen (➤ Tab. 2-3), die verschiedene Ursachen haben kann:
- Chromosomenanomalien
- Beeinträchtigung der Androgenbiosynthese
- Androgeninsensitivität (s.u.)
- fehlende Wirkung von AMH, LH
- testikuläre Regression
- Hormoneinnahme in der Schwangerschaft

Diagnostik

Die Chromosomenanalyse ist Basis der Diagnostik. Dabei sollten mindestens 50 Metaphasen untersucht werden, um evtl. vorhandene Mosaike entdecken zu können. Bis der komplette Karyotyp vorliegt, kann mittels PCR auf das Vorhandensein des SRY-Gens untersucht werden.

Beim Neugeborenen können im Serum Testosteron, Dihydrotestosteron (DHT) und Präkursoren der Steroidbiosynthese (z.B. Progesteron, Dehydroepiandrosteron) bestimmt werden, um entsprechende Synthesestörungen zu erkennen. Nach der 2. Lebenswoche ist es hilfreich, die basalen Spiegel von Testosteron, LH, FSH und Anti-Müller-Hormon zu bestimmen, da in den ersten 2 Lebensmonaten eine Aktivierung der hypothalamisch-hypophysär-gonadalen Achse mit spontaner Sekretion von Androgenen besteht (➤ Tab. 2-4). Fehlen hormonale Anomalien, sind exogene Faktoren (z.B. maternale Östrogeneinnahme) zu erwägen.

Ein hCG-Stimulationstest ist notwendig, um die Leydig-Zellfunktion zu erfassen. Mit der Untersuchung von Testosteron, seinen Präkursoren und DHT vor und nach hCG-Stimulation können Testosteronbiosynthesedefekte in jedem Lebensalter abgeklärt werden.

Die Bestimmung von Anti-Müller-Hormon und Inhibin B im Serum ist hilfreich, um das Vorhandensein von Sertoli-Zellen nachzuweisen. Abnorm niedrige AMH-Werte weisen auf eine testikuläre Dysgenesie hin. In diesen Fällen ist sonographisch oft ein Uterus nachzuweisen.

Nach Einengung der Diagnose kann der ursächliche Gendefekt abgeklärt werden.

Therapie
Die Geschlechtszuordnung hängt entscheidend vom Vorhandensein eines ausreichend hormonproduzierenden Hodens, vom Wachstumspotential und vom Aspekt des äußeren Genitales ab. Die Zuordnung zum männlichen Geschlecht sollte vorgenommen werden, wenn eine plastische Rekonstruktion möglich ist. Kryptorche Hoden, die sich operativ nicht in das Skrotum verlagern ließen, sollten wegen eines erhöhten Tumorrisikos entfernt werden. Bei hormonellen Störungen müssen ab dem Zeitpunkt der Pubertät die entsprechenden Hormone substituiert werden.

Androgeninsensitivität

Epidemiologie Die vollständige Androgeninsensitivität kommt bei chromosomal männlichen Individuen mit einer Häufigkeit von 1 : 20.000 bis 1 : 64.000 vor.

Ätiologie und Pathogenese Ursache der **vollständigen Androgeninsensitivität** sind Mutationen im Androgenrezeptor-Gen, das auf dem X-Chromosom lokalisiert ist (X-chromosomal-rezessiv erbliche Störung). Aufgrund des resultierenden Androgenrezeptordefekts können Androgene wie Testosteron oder 5α-Dihydrotestosteron nicht wirksam werden. Dadurch kommt es bei den Betroffenen zur Ausprägung eines weiblichen Phänotyps mit normaler Brustentwicklung, spärlicher bis fehlender Achsel- und Schambehaarung sowie kurz endender Vagina. Uterus und Tuben sind nicht angelegt. Aufgrund der fehlenden Androgenwirkung ist die sexuelle Identität weiblich, man spricht daher von testikulärer Feminisierung.

Abzugrenzen ist die **unvollständige Androgeninsensitivität** mit variabler Ausprägung des äußeren Genitales von intersexuell bis männlich ohne Fertilität. Hierzu zählen u.a. das Reifenstein- und das Gilbert-Dreyfus-Syndrom. Ursächlich sind Mutationen im Androgenrezeptor-Gen.

Symptome
Charakteristisch ist das Fehlen von Axillar- und Schambehaarung („hairless women") bei sonst unauffälligem äußerem weiblichem Phänotyp mit normaler Brustentwicklung und eher überdurchschnittlicher Körpergröße. Meist ist es die primäre Amenorrhö, die erstmals zum Arzt führt. Die Vagina ist verkürzt und endet blind, die Tests liegen intraabdominal, inguinal oder labial.

Diagnostik
Die Befunde erlauben meist eine direkte Diagnosestellung. Bei der Hormonanalyse findet man Testosteronwerte im normalen männlichen Bereich, ein leicht erhöhtes LH und Estradiolwerte, die der frühen Follikelphase entsprechen. Vervollständigt wird die Diagnostik mittels Chromosomenanalyse (Karyotyp 46,XY). Ggf. kann eine gezielte DNA-Diagnostik zur Mutationsabklärung im Androgenrezeptor-Gen erfolgen.

Therapie
Bei kompletter Feminisierung berät man die Patientin darüber, dass keine Menstruationsblutung und auch keine Schwangerschaft eintreten werden. Man sollte die Patientin darauf hinweisen, dass ihre „Keimdrüsen" vermehrt männliche Hormone bilden, die aber in ihrem Körper nicht wirksam werden können. In der Regel ist die Kohabitation möglich. Wenn der Sinus urogenitalis zu kurz ist, kann er durch einen plastischen Eingriff verlängert werden.

Da intraabdominal gelegene Hoden ein erhöhtes Risiko zur neoplastischen Entartung aufweisen, stellt sich die Frage, ob und wann eine Gonadektomie sinnvoll ist. Dies ist im Einzelfall mit der Patientin zu erörtern. Allgemein wird empfohlen, die Organe bis zum Abschluss der „Pubertät" zu belassen und sie danach zu entfernen, da es vor diesem Zeitpunkt nur extrem selten zur Entwicklung von Gonadoblastomen kommt. Danach ist eine langfristige Östrogensubstitution notwendig.

Störungen des Steroidstoffwechsels

Ätiologie und Pathogenese Testosteron wird in den Leydig-Zellen über 5 enzymatische Schritte aus Cholesterin synthetisiert. Eine unzureichende Expression bestimmter Enzyme des Steroidstoffwechsels (➤ Abb. 2-6) führt dazu, dass die Leydig-Zwischenzellen in der kritischen Phase der sexuellen Differenzierung (zwischen der 8. und 14. Schwangerschaftswoche) zu wenig Testosteron sezernieren. Abhängig vom Ausmaß des Androgendefizits ist das äußere Genitale entweder rein weiblich oder intersexuell. Da die Sertoli-Zellen das Anti-Müller-Hormon sezernieren, gehen die Strukturen des Müller-Gang-Systems zugrunde, es finden sich also weder Tuben noch Uterus. Die Enzyme der Androgenbiosynthese stimmen in Hoden und Nebennierenrinde (NNR) überein, sodass sich Enzymdefekte auf den gesamten Steroidstoffwechsel auswirken (➤ Tab. 2-5). Je nach Lage des Enzymdefekts (➤ Abb. 2-6) kommt es zu

- einer begleitenden NNR-Insuffizienz (bei P450SCC-Defekt, 3β-HSD-Defekt; P450C17/Hydroxylase-Defekt),
- einem Salzverlustsyndrom (bei P450SCC-Defekt und 3β-HSD-Defekt),
- einer hypokaliämischen Alkalose und Hypertonie aufgrund einer gesteigerten Aldosteronproduktion (bei P450C17/Hydroxylase-Defekt).

Abhängig vom Schweregrad des Enzymmangels ist auch die Virilisierung während der Pubertät beeinträchtigt.

2.2 Störungen der Geschlechtsentwicklung

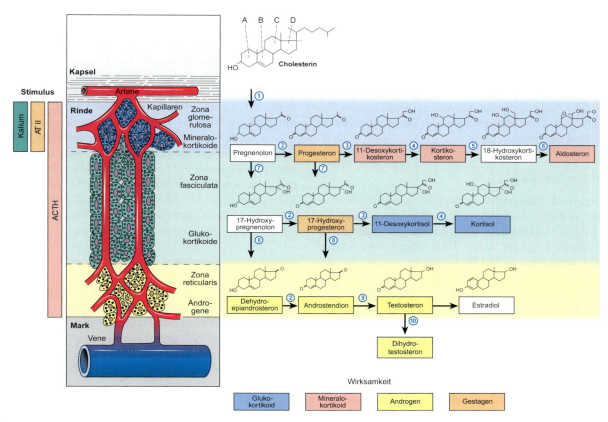

Abb. 2-6 Biosynthese der Steroidhormone. Dehydroepiandrosteron und Androstendion haben nur schwache androgene Wirksamkeit. Sie werden in der Peripherie zu Sexualhormonen umgewandelt. Die NNR synthetisiert nur sehr geringe Konzentrationen an Testosteron und Estradiol. Enzyme (neuere Bezeichnungen in Klammern):
1 = 20,22-Desmolase (Side-Chain-Cleavage-Enzym; P450SCC; CYP11A1);
2 = 3β-Hydroxysteroid-Dehydrogenase (3β-HSD);
3 = 21-Hydroxylase (P450C21; CYP21B);
4 = 11β-Hydroxylase (P450C11; CYPB11B1);
5 = 18-Hydroxylase (Aldosteronsynthase; P450aldo; CYP11B2);
6 = 18-Oxidase (Aldosteronsynthase; P450aldo; CYPB11B2);
7 = 17α-Hydroxylase (P450C17; CYP17);
8 = 17,20-Lyase (P450C17; CYP17);
9 = 17-Reduktase (17β-HSD3);
10 = 5α-Reduktase (Umwandlung in der Peripherie);
HSD = Hydroxysteroid-Dehydrogenase, CYP = Enzym aus der Cytochrom-P450-Gruppe [8].

Tab. 2-5 Laborbefunde in der Differentialdiagnostik der Androgenbiosynthesestörungen; 5α-Reduktase bewirkt Testosteronmetabolimus (modifiziert nach [61]).

Enzymdefizienz	Position in > Abb. 2-6	Steroidmarker	Testosteron
20,22-Desmolase	1	alle Steroide erniedrigt	erniedrigt
3β-Hydroxysteroid-Dehydrogenase	2	17α-Hydroxypregnenolon, Dehydroepiandrosteron	erniedrigt
17α-Hydroxylase	7	Progesteron, Kortikosteron	erniedrigt
17,20-Desmolase	8	17α-Hydroxyprogesteron, Dehydroepiandrosteron ↓, Androstendion ↓	erniedrigt
17β-Hydroxysteroid-Dehydrogenase 3	9	Androstendion	erniedrigt
5α-Reduktase	10	Dihydrotestosteron ↓, Testosteron/Dehydroepiandrosteron	normal

Die Androgensekretion der Leydig-Zwischenzellen ist vor der Pubertät gering und steigt erst mit dem Einsetzen der Pubertät an. Obwohl beim Pseudohermaphroditismus masculinus LH- und FSH-Konzentrationen im peripheren Blut erhöht sind, reicht die intratestikuläre Androgenbildung nicht aus, um eine normale Spermatogenese anzuregen oder zu unterhalten. Da der Hoden aufgrund des Androgendefizits nicht deszendiert, geht das Hodengewebe wegen des Kryptorchismus weitgehend zugrunde.

5α-Reduktase-Defekt

Ätiologie und Pathogenese Ursächlich sind Mutationen im Steroid-5α-Reduktase-Gen, das auf dem kurzen Arm von Chromosom 5 lokalisiert ist. Die Erkrankung ist autosomal rezessiv erblich. Bei einem 5α-Reduktase-Mangel ist die Konversion von Testosteron zu 5α-Dihydrotestosteron (DHT) gestört (> Abb. 2-6). Die Folge ist eine mangelhafte oder ausbleibende externe Virilisierung: Penis und Skrotum wachsen nicht, und die Hoden liegen im Leistenkanal oder intraabdominal. Abkömmlinge des Müller-Gangsystems sind aufgrund der testikulären AMH-Sekretion zurückgebildet. Da Testosteron das Wolff-Gangsystem stabilisiert, sind Nebenhoden, Ductus deferens und Samenblasen vorhanden.

Symptome
Neugeborene zeigen ein weibliches äußeres Genitale oder eine Virilisierung mit Klitorishypertrophie und eine kurze, blind endende Vaginaltasche. Im Gegensatz zur testikulären Feminisierung führt Testosteron im Rahmen der Pubertät zu einer Stimmvertiefung und wirkt deutlich anabol auf Muskelmasse und Muskelkraft. Aufgrund der herabgesetzten 5α-Reduktase-Aktivität bleiben Akne und Bartwuchs aus. Haarausfall oder Glatzenbildung sind bei diesem Syndrom nie beschrieben.

Diagnostik
Die Diagnose ist durch einen hCG-Test möglich, wobei Testosteron ansteigt, während DHT niedrig bleibt. Beweisend ist die Bestimmung der Aktivität der 5α-Reduktase in Genitalfibroblasten oder die Mutationsanalyse.

Verlauf und Prognose Bei der Geburt wird das Kind aufgrund der Beschaffenheit des äußeren Genitales meist dem weiblichen Geschlecht zugeordnet. Mit Beginn der Pubertät setzt sich jedoch oft die männliche sexuelle Identität durch. Falls eine Korrektur in weiblicher Richtung erfolgt, ist nach Gonadenexstirpation und Neovaginabildung vom Pubertätsalter an eine Östrogensubstitution notwendig.

Leydig-Zell-Hypoplasie

Ätiologie und Pathogenese Ein intakter LH-Rezeptor ist bei der Frau Voraussetzung für eine Ovulation und Schwangerschaft und beim Mann für eine normale Geschlechtsdifferenzierung erforderlich. Während der Embryonalentwicklung bindet hCG an den LH-Rezeptor und setzt die fetale Testosteronbildung in Gang (> Kap. 2.1.3). Inaktivierende Mutationen im LH-Rezeptor-Gen führen zu einer gestörten Testosteronbiosynthese mit der Folge einer fehlenden oder inkompletten Virilisierung des Genitales. Dabei korreliert der Phänotyp mit dem Grad der Inaktivierung des LH-Rezeptors. Die AMH-Produktion der Sertoli-Zellen verläuft unabhängig, sodass die Müller-Gangstrukturen ungestört zurückgebildet werden (autosomal rezessiv vererbte Störung).

Symptome
Es findet sich ein variabler Phänotyp von unauffällig weiblich über ein intersexuelles Genitale unterschiedlicher Ausprägung bis zu einem nahezu unauffälligen Jungen mit Mikropenis und/oder Hypospadie. Beim Neugeborenen können Leistenhernien mit palpablen Gonaden auffallen. Im Rahmen der Pubertät fallen eine ausbleibende Brustentwicklung und Menarche auf. Die Vagina ist verkürzt und endet blind.

Diagnostik und Differentialdiagnose
Sonographisch sind Uterus und Ovarien nicht darstellbar; die Gonaden liegen in der Regel inguinal. Laborchemisch kommt es postpubertär zu einem hypergonadotropen Hypogonadismus. Im hCG-Test ist bei niedrigem basalem Testosteron ein fehlender Anstieg nach Stimulation nachzuweisen.

Differentialdiagnostisch ist eine Testosteronbiosynthesestörung auszuschließen. Die gezielte DNA-Diagnostik kann die Mutation nachweisen.

Therapie
Bei 46,XY-Mädchen und -Frauen mit nachgewiesenem LH-Rezeptor-Defekt ist wegen des Entartungsrisikos die Entfernung der Gonaden zu empfehlen. Vom Pubertätsalter an ist eine Hormonersatztherapie mit Östrogenen und Gestagenen indiziert.

Testikuläres Regressionssyndrom

Ätiologie und Pathogenese Das testikuläre Regressionssyndrom (TRS) ist sehr selten. Ursache ist eine Rückbildung der Tests in der 8.–14. Schwangerschaftswoche, wobei der Zeitpunkt den Phänotyp der Patienten bestimmt:
- Bei Regression in der 8.–10. Woche der Schwangerschaft kommt es zu einem weiblichen äußeren Genitale (normal oder intermediär), fehlenden Gonaden, einem hypoplastischen Uterus und rudimentären Eileitern.

- Regression der Tests in Woche 12–14 führt zu phänotypisch männlichen Individuen mit Anorchie oder Stranggonaden (rudimentäre Tests).

Die Ursache des TRS ist nicht bekannt.

Symptome
Charakteristisch ist ein variables Spektrum von Anomalien, welches vom weiblichen Phänotyp bis zu Männern ohne Hoden reicht.

Diagnostik und Therapie
Es handelt sich um eine Ausschlussdiagnose. Laborchemisch sind erniedrigtes Testosteron und erniedrigtes AMH zu erwarten. Bei der chirurgischen Exploration findet sich ein blind endender Samenstrang mit fibrösem Gewebe am Ende. Das therapeutische Procedere ist symptomabhängig und sollte interdisziplinär u.a. unter Einbeziehung eines pädiatrischen Urologen erfolgen.

Pseudohermaphroditismus femininus

Definition Weibliche Scheinzwitter sind Individuen mit weiblichem Karyotyp und meist auch Gonaden und aufgrund übermäßiger Androgeneinwirkung intersexuellem oder männlichem Genital.

Ätiologie und Pathogenese Es handelt sich um eine heterogene Gruppe von Störungen, die entweder durch Chromosomenanomalien, Störungen der Kortisolbiosynthese oder vermehrten exogenen oder endogenen Hormoneinfluss bedingt sind (➤ Tab. 2-3). Die häufigste Ursache des Pseudohermaphroditismus femininus ist das adrenogenitale Syndrom (AGS).

Geschlechtszuordnung Da Karyotyp und inneres Genitale weiblich sind, erfolgt in der Regel eine Angleichung des virilisierten Genitales an das weibliche Geschlecht.

Adrenogenitales Syndrom (AGS)

Epidemiologie Das AGS ist die häufigste Ursache eines intersexuellen Genitales (über 50%). Es wird durch Enzymdefekte in der Kortisolbiosynthese verursacht. In 95% der Fälle besteht ein Defekt der 21-Hydroxylase, in den anderen Fällen sind die 11β-Hydroxylase, 3β-Hydroxysteroid-Dehydrogenase oder 17α-Hydroxylase betroffen. In Abhängigkeit von der Art der Mutation bzw. dem zugrunde liegenden Enzymdefekt variiert dabei die Symptomatik.

> **MERKE**
> Ein AGS durch 21-Hydroxylase-Defekt kommt in der europäischen Bevölkerung bei ca. 1 : 5.000 Neugeborenen vor. Damit handelt es sich um eine der häufigsten angeborenen Stoffwechselerkrankungen. Es ist autosomal rezessiv erblich.

Ätiologie und Pathogenese Beim **21-Hydroxylase-Defekt** wird entweder gar kein oder nur sehr wenig Kortisol gebildet (➤ Abb. 2-6). Hierdurch bleibt die negative Rückkopplung auf die Funktionen von Hypothalamus und Hypophysenvorderlappen aus. Die Folge ist eine verstärkte hypophysäre Freisetzung von ACTH, welches eine Nebennierenrindenhyperplasie und verstärkte Bildung von Androgenen aus den sich anhäufenden Stoffwechselprodukten bewirkt.

Beim eher seltenen **11β-Hydroxylase-Defekt** kommt es zur Anhäufung von Desoxykortisol und dem stark mineralokortikoid wirkenden Desoxykortikosteron, sodass eine Hypertonie resultiert.

Beim **3β-Hydroxysteroid-Dehydrogenase-Mangel** werden nur schwach wirksame Androgene gebildet, während Glukokortikoid- und Mineralokortikoidsynthese gestört sind. Bei männlichen Betroffenen führt dies zu einem intersexuellem Genitale im Sinne eines Pseudohermaphroditismus masculinus. Weibliche Betroffene zeigen nur eine milde Virilisierung.

Beim **17α-Hydroxylase-Mangel** sind die Glukokortikoid- und Sexualsteroidsynthese gestört, die Mineralokortikoide sind erhöht. Weibliche Neugeborene sind meist unauffällig, in der Pubertät unterbleibt aufgrund des Östrogenmangels die Entwicklung der sekundären Geschlechtsmerkmale. Bei männlichen Betroffenen kommt es aufgrund des Androgenmangels zu einem intersexuellen Genitale sowie zu Hypertonie.

Symptome
Beim weiblichen Neugeborenen kommt es zu einer mehr oder weniger ausgeprägten Virilisierung des äußeren Genitales, mit alleiniger Klitorishypertrophie oder zusätzlicher Verschmelzung der Labioskrotalfalten. In Extremfällen kann sich eine männliche Urethra bilden. Bei ausgeprägten Fehlbildungen des äußeren Genitales kann es sein, dass das Geschlecht als männlich bestimmt wird.

Die Virilisierung schreitet im Kindesalter fort, Achsel- und Schambehaarung wachsen vorzeitig, die sekundären weiblichen Geschlechtsmerkmale und die Menarche bleiben aus. Präpuberal kommt es durch die Androgenwirkung zwar zum beschleunigten Wachstum, aber auch zum vorzeitigen Epiphysenschluss, was zu einer reduzierten Körpergröße führt.

In etwa der Hälfte der Fälle eines 21-Hydroxylase-Defekts ist die Aldosteronbiosynthese so gestört, dass ein Salzverlustsyndrom mit Exsikkose, Azidose, Erbrechen, Hyponatriämie und Hypokaliämie resultiert. Diese Symptomatik setzt meist zwischen der 3. und 5. Lebenswoche ein.

Mildere Formen des 21-Hydroxylase-Mangels werden häufig erst mit Einsetzen der Pubertät klinisch erkennbar und als Late-Onset-Form bezeichnet. Dabei finden sich verstärkte Virilisierungserscheinungen wie Seborrhö, Akne, Hirsutismus und Zyklusirregularitäten mit anovulatorischen Zyklen.

Diagnostik

Zunächst sollte das chromosomale Geschlecht bestimmt werden. Bei der Hormonanalyse sollten im Serum 17β-Hydroxyprogesteron, DHEA und 11-Desoxykortisol bestimmt werden. Ersteres ist bei 21-Hydroxylase-Mangel deutlich erhöht.

Im Urin werden Pregnantriol, Tetrahydro11-desoxykortisol und Pregnentriol bestimmt. Bei konkretem Verdacht kann die spezifische Mutationsdiagnostik erfolgen, die in einer weiteren Schwangerschaft die gezielte Pränataldiagnostik ermöglicht.

MERKE
Seit dem Jahr 2000 beinhaltet das Neugeborenen-Screening mit dem Guthrie-Test die Untersuchung auf 21-Hydroxylase-Mangel!

Therapie

Die Therapie des AGS besteht in einer Substitution mit Glukokortikoiden, beim Salzverlustsyndrom zusätzlich mit Mineralokortikoiden. Die Behandlung sollte so früh wie möglich einsetzen.

Bei der Late-Onset-Form des AGS ist lediglich eine leichte Suppression der Hypophyse mit einem Glukokortikoid erforderlich. Androgenisierungserscheinungen können mit einer antiandrogenen Pille behandelt werden.

Unter einer adäquaten Therapie sind eine normale weibliche Entwicklung mit ovulatorischen Zyklen, Menstruation und auch Schwangerschaften möglich.

Pränatale Prophylaxe einer Virilisierung Nach Geburt eines Kindes mit AGS besteht aufgrund der autosomal rezessiven Vererbung eine Wiederholungswahrscheinlichkeit von 25%. Mit einer im 1. Trimenon, nach Bekanntwerden der Schwangerschaft, beginnenden Einnahme von Dexamethason (1–1,5 mg/d) durch die Mutter ist es möglich, Virilisierungserscheinungen bei einem erneut betroffenen weiblichen Fetus zu verhindern. Die Behandlung sollte bis zur Geburt fortgesetzt werden. Falls nach Pränataldiagnostik (DNA-Diagnostik nach Chorionzottenbiopsie 12./13. Schwangerschaftswoche) ein AGS ausgeschlossen oder ein männliches Geschlecht nachgewiesen wird, kann Dexamethason abgesetzt werden.

XX- und X0-Mann

Ätiologie und Pathogenese Beim XX- und X0-Mann findet man trotz eines unauffälligen weiblichen Karyotyps einen eindeutig männlichen Phänotyp. Erklärbar ist dies durch Translokation von Y-chromosomalem Material, welches das SRY-Gen beinhaltet, auf das X-Chromosom. Die Inzidenz für den XX-Mann beträgt etwa 1 : 20.000 männliche Individuen.

Symptome

Ähnlich dem Klinefelter-Syndrom bestehen ein eher weiblicher Behaarungstyp und eine Gynäkomastie. Die Hoden sind atrophisch. Die peripheren Testosteronspiegel liegen meist im unteren männlichen Bereich.

031 Literatur Kap. 2

032 Praxisfragen Kap. 2

064 IMPP-Fragen Kap. 2

KAP. 3

J. Pfisterer

Fehlbildungen der weiblichen Geschlechtsorgane

3.1 Genitalfehlbildungen 27
3.1.1 Hymenalatresie 27
3.1.2 Fehlbildungen der Vagina 27
3.1.3 Fehlbildungen des Uterus 28
3.1.4 Rokitansky-Küster-Meyer-Hauser-Syndrom ... 29

3.2 Fehlbildungen der Mamma 29

Zur Orientierung

Anatomische Entwicklungsstörungen der Genitalien sind häufig mit Fehlbildungen im harnableitenden System kombiniert, da die embryonale Entwicklung des Urnieren- oder auch Wolff-Gangsystems und des Müller-Gangsystems eng miteinander verbunden sind. Bei den Fehlbildungen der Mamma sind insbesondere die Größenänderungen klinisch relevant.

3.1 Genitalfehlbildungen

Die Fehlbildungen ziehen entweder Abflussbehinderungen des Menstrualblutes nach der Menarche oder eine primäre Amenorrhö nach sich. Eine Abflussbehinderung kann ein akutes Abdomen verursachen.

3.1.1 Hymenalatresie

Pathogenese Das Hymen ist während der Entwicklung das Gewebe, das die Vagina vom Sinus urogenitalis trennt. Diese Gewebeplatte wird physiologischerweise durchbrochen, was bei der Hymenalatresie unterbleibt.

Symptome
Bis zur Pubertät sind die Patientinnen in der Regel beschwerdefrei. Nach der „Menarche" treten in monatlichen Intervallen zunehmende Unterbauchbeschwerden auf (Molimina menstrualia), die sich bis zum akuten Abdomen steigern können.

Diagnostik
Die Diagnose wird durch die klinische Untersuchung (> Abb. 3-1) und eine Ultraschalluntersuchung gestellt. Bei der gynäkologischen Untersuchung fällt ein gespanntes Hymen auf, hinter dem das angesammelte Blut bläulich schimmert. Bei der rektalen Untersuchung und im Ultraschall ist ein großer Tumor zu tasten bzw. sichtbar, der Hämatokolpos. Bei längerer Persistenz staut sich das Blut weiter zurück, dann sind eine Hämatometra oder eine Hämatosalpinx nachweisbar.

Therapie
Das Hymen wird quer inzidiert und digital gedehnt. Anschließend entfernt man das angesammelte teerartige Blut.

3.1.2 Fehlbildungen der Vagina

Fehlbildungsformen Die Vagina entwickelt sich aus dem unteren Teil des Uterovaginalkanals, der die Verschmelzung der kaudalen Abschnitte der Müller-Gänge darstellt, und der Vaginalplatte, die aus 2 Knospen des Sinus urogenitalis entsteht. Beide müssen fusionieren, und die beiden Anteile der

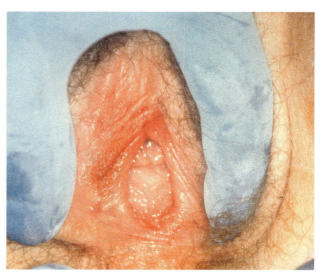

Abb. 3-1 **Hymenalatresie.** Eine Hymenalöffnung ist bei der gynäkologischen Untersuchung nicht zu erkennen.

Vaginalplatte müssen verschmelzen. Bei Störungen dieses Vorgangs entstehen Fehlbildungen der Vagina. Am häufigsten sind die Aplasie, Stenosen und Längs- und Quersepten.

> **MERKE**
> Die Vaginalaplasie ist in bis zu 90% mit anderen Störungen der Genitaldifferenzierung kombiniert, nach denen immer gesucht werden muss.

Symptome
Eine primäre Amenorrhö oder Schwierigkeiten bei der Kohabitation sind oft die ersten Symptome.

Diagnostik und Therapie
Die gynäkologische Spiegel- und Tastuntersuchung ergibt die Verdachtsdiagnose, diese wird ergänzt durch eine sonographische Untersuchung und ggf. eine Laparoskopie.

Störende Septierungen der Vagina werden operativ entfernt. Ist die Vagina nicht angelegt bzw. atretisch, kann sie operativ angelegt werden. Ein Verfahren hierfür ist die Operation nach Vecchietti. Dabei werden mittels Laparoskopie oder Laparotomie Zugfäden eingebracht. Diese treten kranial oberhalb der Symphyse durch die Bauchdecke aus und ziehen einen Dilatator von der Hymenalmembran innerhalb von einigen Tagen so weit nach oben, dass eine durch mitgezogene Perinealhaut ausgekleidete Neovagina entsteht.

3.1.3 Fehlbildungen des Uterus

Fehlbildungsformen   Der Uterus entwickelt sich normalerweise, indem die kaudalen Anteile der Müller-Gänge miteinander verschmelzen. Ist diese Fusion der Müller-Gänge gestört, entstehen Doppelbildungen eines Teils oder des gesamten Uterus (> Abb. 3-2). Die leichteste Form ist der Uterus arcuatus, bei der der Fundus uteri in der Mitte etwas eingezogen ist, die schwerste Form ist der Uterus duplex. Ist ein Müller-Gang teilweise oder ganz verschlossen, entwickelt sich der Uterus auf dieser Seite nur rudimentär, wobei das Rudiment keine Verbindung zur Vagina hat. Entwickeln sich die Müller-Gänge auf beiden Seiten nur unvollständig, kann eine Zervixatresie entstehen. Mit den Fehlbildungen des Uterus gehen häufig auch Fehlbildungen der Vagina einher.

> **MERKE**
> Hat der Uterus äußerlich eine normale Form, spricht man vom Uterus septus, sonst vom Uterus bicornis.

Symptome und Diagnostik
Der Uterus septus oder subseptus führt häufig zu Aborten, Frühgeburten, Lageanomalien des Feten und Sterilität. Die Diagnose wird oft erst bei einer Abrasio oder Hysteroskopie gestellt. (> Abb. 3-3).

> **MERKE**
> Da bei Fehlbildungen der Scheide und des Uterus häufig auch die Nieren und ableitenden Harnwege fehlgebildet sind, ist eine sorgfältige zusätzliche urologische Diagnostik notwendig.

Therapie
Bei einer geringgradigen und symmetrischen Doppelbildung des Uterus besteht eine Therapiemöglichkeit darin, die beiden Hälften des Uterus bicornis nach Spaltung des vorhandenen Septums zu vereinigen (Operation nach Straßmann). Unter günstigen Bedingungen kann ein Uterusseptum auch hysteroskopisch reseziert werden.

Uterus subseptus

Uterus septus

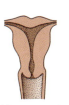
Uterus arcuatus

Uterus bicornis unicollis

Uterus duplex mit doppelter Vagina

Uterus duplex bicornis (evtl. mit Vaginalseptum)

Uterus unicollis mit einem rudimentären Horn (bicornis)

Abb. 3-2 Fehlbildungen der Genitalorgane. Doppelbildungen entstehen durch unvollständige Fusion der kaudalen Anteile der Müller-Gänge.

3.2 Fehlbildungen der Mamma

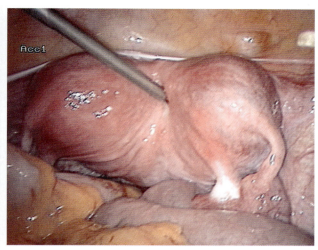

Abb. 3-3 Uterus bicornis unicollis. Laparoskopisches Bild.

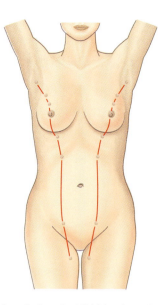

Abb. 3-4 Milchleiste. Entlang der Milchleiste kann eine Polymastie oder Polythelie entstehen.

3.1.4 Rokitansky-Küster-Meyer-Hauser-Syndrom

Definition Eine besondere Form der Dysgenesie ist das Rokitansky-Küster-Meyer-Hauser-Syndrom. Es wird familiär autosomal vererbt. Hierbei sind normale Ovarien mit einem rudimentären Uterus, rudimentären Tuben und einer Vaginalaplasie gekoppelt. Zusätzlich finden sich urologische Anomalien wie einseitige Nierenaplasie und Fehlbildungen im Bereich des Skelettsystems. Weil die Ovarien unverändert sind, entwickeln sich die Patientinnen normal.

Symptome
Bis zur Pubertät haben die Patientinnen in der Regel keine Beschwerden. Leitsymptome der Erkrankung sind dann die in der Pubertät auftretende primäre Amenorrhö und die Unfähigkeit zur Kohabitation.

Therapie
Die Behandlung besteht in der Herstellung einer Neovagina. Aufgrund der Aplasie des Uterus kommt es nicht zu einer Schwangerschaft.

3.2 Fehlbildungen der Mamma

Bei der **Polythelie** handelt es sich um zusätzliche Brustwarzen, die sich im Bereich der sog. Milchleiste finden können (> Abb. 3-4). Sie sind meist einseitig und haben keine klinische Relevanz. Bei der **Polymastie** liegen rudimentäre Mammae im Bereich der ursprünglichen Milchleiste vor. Auch diese sind in der Regel ohne klinische Relevanz.

Bei der **Anisomastie** sind die Mammae unterschiedlich groß entwickelt (> Abb. 3-5). Therapeutisch müssen hier plastisch

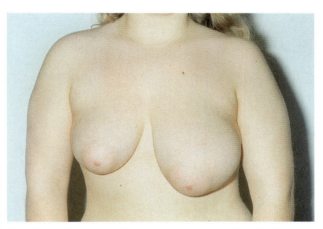

Abb. 3-5 Anisomastie. Ein gewisser Seitenunterschied der Brüste ist physiologisch.

operative Korrekturen vorgenommen werden. **Makromastie** bezeichnet eine übermäßig vergrößerte Brust. Dies kann zu schweren körperlichen (Rückenbeschwerden) und zu psychischen Beeinträchtigungen führen. Als Therapie wird die operative Verkleinerung (Reduktionsplastik) durchgeführt. Als **Mikromastie** wird eine unzureichende Brustentwicklung bezeichnet. Die Therapie erfolgt hier nach Abschluss der Pubertät durch eine chirurgische Vergrößerung (Augmentationsplastik), meist mit Einbringung von Prothesen.

✚ 050 Literatur Kap. 3

✚ 051 Praxisfragen Kap. 3

✚ 065 IMPP-Fragen Kap. 3

KAP. 4

M. Kiechle

Diagnostische und therapeutische Methoden

4.1	Gynäkologische Untersuchung	31	4.3	Untersuchungen der Mamma	42
4.1.1	Ablauf der Untersuchung	31	4.3.1	Klinische Untersuchung	42
4.1.2	Untersuchung des Unterkörpers	32	4.3.2	Apparative Untersuchung	44
4.1.3	Befunddokumentation	37	4.3.3	Interventionelle Diagnostik	47
4.1.4	Spezielle Untersuchungen	37	4.4	Apparative Diagnostik	49
4.1.5	Gynäkologische Untersuchung beim Kind	40	4.5	Operative Standardverfahren in Diagnostik und Therapie	50
4.2	Krebsfrüherkennungsuntersuchung	41	4.5.1	Operationen am Genitale	50
4.2.1	Zytodiagnostik	41	4.5.2	Endoskopische Verfahren	51
4.2.2	Kolposkopie	41	4.5.3	Mammaeingriffe	53

Zur Orientierung

Die gynäkologische Untersuchung sollte bei jeder Patientin in einer systematischen Reihenfolge durchgeführt werden, wobei nicht vergessen werden darf, dass sich die Patientin dabei in einer für sie unangenehmen Situation befindet.

PRAXISTIPP

Falls Prolaktin bestimmt werden soll (z.B. bei sezernierenden Mammae oder bei Zyklusanomalien), muss das dafür notwendige Blut unbedingt vor der Brustuntersuchung abgenommen werden, weil sich sonst falsch positive, d.h. zu hohe Prolaktinwerte ergeben.

4.1 Gynäkologische Untersuchung

4.1.1 Ablauf der Untersuchung

Die klinische gynäkologische Untersuchung sollte in der in ➤ Tab. 4-1 genannten Reihenfolge durchgeführt werden. So kann im ersten Gespräch eine Vertrauensbasis geschaffen werden und die Patientin ist während der Untersuchung niemals vollständig entkleidet.

Arzt-Patientin-Gespräch, Anamnese Die Anamnese ist eines der wichtigsten Werkzeuge zur Diagnosefindung (➤ Tab. 4-2).

Untersuchung des Oberkörpers Die Patientin wird gebeten, ihren Oberkörper zu entkleiden. Begonnen wird mit der Inspektion und Tastuntersuchung der Brust (➤ Kap. 4.3.1). Dann folgt eine Tastuntersuchung der axillären, supra- und infraklavikulären Lymphknotenstationen mit Beschreibung der Größe, Konsistenz und Verschieblichkeit der Lymphknoten. Falls indiziert, kann auch die Mammasonographie zum jetzigen Zeitpunkt oder aber im Kontext einer Mammographie erfolgen (➤ Kap. 4.3.2).

Tab. 4-1 Ablauf der gynäkologischen Untersuchung.

Untersuchungsschritt	Details
Arzt-Patientin-Gespräch	unter vier Augen
Anamneseerhebung	
Untersuchung des Oberkörpers	• Inspektion und Palpation der Brust und Lymphknotenstationen • Sonographie der Brust
Untersuchung des Abdomens	• Inspektion • Palpation
Untersuchung des Unterkörpers	• Inspektion des äußeren Genitales • Spekulumuntersuchung (Syn. Spiegeleinstellung) • Abstrichentnahmen (Zytologie, Abstriche zur Erregersuche, hormonelle Funktionsdiagnostik) • Kolposkopie • Palpationsuntersuchungen
Befunderhebung und -dokumentation	
Spezielle Untersuchungen	• gynäkologische Ultraschalluntersuchung • Biopsie • laborchemische Untersuchungen • hormonelle Funktionstests

Untersuchung des Abdomens Das Abdomen kann entweder auf einer Untersuchungsliege oder bereits nach Lagerung auf dem gynäkologischen Stuhl untersucht werden. In beiden Fällen steht der Untersucher seitlich neben der Patientin. Bei der **Inspektion** des Abdomens ist besonders auf Veränderungen des Nabels (Hernien, Tumorabsiedelungen), auf Narben (vorangegangene Operationen) und Vorwölbungen des Abdomens (Tumor, Aszites) zu achten. Auch können pathologisch erweiterte Venen der Bauchdecke und der Behaarungstyp festgestellt werden. Dann wird das Abdomen mit beiden Händen systematisch **palpiert.** Raumforderungen werden mit Größe, Konsistenz und Mobilität beschrieben. Schmerzäußerungen der Patientin und das Punctum maximum des Schmerzes werden dokumentiert. Durch die Palpation können bei einem aufgetriebenen Leib Luftansammlungen als Zeichen einer Darmimmotilität meist gut von Wasseransammlungen (Aszites) unterschieden werden. Anschließend werden die Nierenlager und die Leistenlymphknoten palpiert, wobei Schmerzhaftigkeit, Größe, Konsistenz und Verschieblichkeit dokumentiert werden. Bei den Leisten sollte auch auf die Bildung von Leistenhernien geachtet werden.

> **PRAXISTIPP**
> Vor der Untersuchung des Abdomens und des Unterkörpers wird die Patientin gebeten, die Harnblase zu entleeren. Sonst könnte eine gefüllte Harnblase einen pathologischen Befund vortäuschen, die Untersuchung verfälschen und schmerzhaft machen. Eine Ausnahme ist gegeben, wenn z.B. bei einer Virgo eine Vaginalsonographie nicht gewünscht wird. In diesem Fall ist es sinnvoll, zunächst eine Abdominalsonographie mit gefüllter Harnblase durchzuführen, da sich dann die Genitalorgane besser beurteilen lassen.

Tab. 4-2 Anamnese.

Anamnese	Parameter
Spezielle Krankheitsanamnese (aktuelle Beschwerden)	• Unterbauchschmerzen • Zyklusanomalien • Senkungsbeschwerden • Kinderwunsch • Brustbeschwerden
Gynäkologische Anamnese	• Blutungsanamnese • Antikonzeption • Fluoranamnese • Schwangerschafts- und Geburtenanamnese • letzte gynäkologische Untersuchung • gynäkologische Vorerkrankungen • gynäkologische Operationen • Miktion, Stuhlgang
Eigenanamnese	• nichtgynäkologische Erkrankungen • Allergien • nichtgynäkologische Operationen (Baucheingriffe) • Medikamenteneinnahme • Suchtanamnese (Nikotin, Alkohol)
Psychosoziale Anamnese	• familiäres Umfeld • Beruf
Familienanamnese	• erbliche Erkrankungen (Krebs, Thrombosen, Blutungsneigung)

Untersuchung des Unterkörpers Dann erfolgen die Entkleidung des Unterkörpers und die Untersuchung auf dem gynäkologischen Stuhl (➤ Kap. 4.1.2). Dabei ist es für die Patientin sehr angenehm, wenn der Arzt ihr beim Platznehmen auf dem Untersuchungsstuhl behilflich ist und sie nicht in dieser für sie unangenehmen Situation warten lässt.

> **PRAXISTIPP**
> Bei der Untersuchung sollte eine Helferin dabei sein, nicht nur zur Assistenz, sondern auch aus forensischen Gründen.

Weitere Untersuchungen Nachdem die bisherigen Befunde dokumentiert sind (➤ Kap. 4.1.3), werden je nach Indikation spezielle Untersuchungen durchgeführt (➤ Kap. 4.1.4).

4.1.2 Untersuchung des Unterkörpers

Lagerung

Für die klinische Untersuchung des Unterkörpers ist die Lagerung auf dem gynäkologischen Untersuchungsstuhl in Steinschnittlage notwendig. Man sollte darauf achten, dass die Patientin bequem liegt. Der Oberkörper sollte dabei leicht erhöht positioniert werden, ein Nackenkissen sollte die Halswirbelsäule entlasten. Das Becken sollte etwas über die untere Kante hinaus gelagert werden, damit das Einführen der Spekulae problemlos möglich ist und auch der Lendenwirbelbereich flach und locker auf der Unterlage zu liegen kommt. Somit kann eine Abwehrhaltung mit Ausbildung einer Lendenlordose vermieden werden (➤ Abb. 4-1). Zur Entspannung kann es auch hilfreich sein, wenn man die Patientin auffordert, tief durchzuatmen und das Becken schwer auf die Unterlage fallen zu lassen.

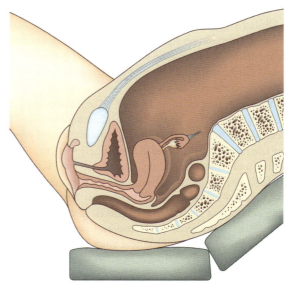

Abb. 4-1 Lagerung bei der gynäkologischen Untersuchung.

4.1 Gynäkologische Untersuchung   33

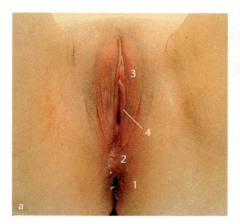
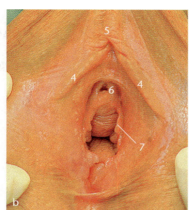

Abb. 4-2 Inspektion des äußeren Genitales. 1 = Anus, 2 = Damm, 3 = große Labien, 4 = kleine Labien, 5 = Klitoris, 6 = Urethralöffnung, 7 = Hymenalsaum.
a Äußeres weibliches Genitale bei der Inspektion.
b Spreizen der großen Labien zur Inspektion.

> **PRAXISTIPP**
> Um der Patientin die Angst vor der Untersuchung zu nehmen, ist es wichtig, dass man die einzelnen Untersuchungsschritte kurz erläutert und sie erst dann ausführt.

Inspektion des äußeren Genitales

Bei der Inspektion des äußeren Genitales achtet man auf Hautveränderungen der Vulva, betrachtet auch den Damm und den Anus (➤ Abb. 4-2a). Danach spreizt man mit 2 Fingern die großen Schamlippen, um auch die Klitoris, die kleinen Labien und die Urethralöffnung zu inspizieren (➤ Abb. 4-2b). Danach lässt man die Frau die Bauchpresse betätigen, um zu sehen, ob es zum Austritt von Urin kommt (Harninkontinenz) und ob Teile der Vagina oder auch der Uterus in oder vor die Vulvaebene treten (Deszensus).

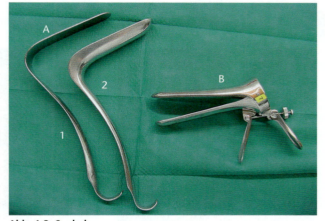

Abb. 4-3 Spekula.
A = getrennte Spekula (1 = vorderes, 2 = hinteres Blatt).
B = Entenschnabelspekulum.

Spekulumuntersuchung

Die Spekulumuntersuchung, die im klinischen Alltag oft auch als Spiegeleinstellung bezeichnet wird, hat zum Ziel, die Vaginalwände zu inspizieren und die Portio darzustellen und zu beurteilen. Darüber hinaus ist sie Voraussetzung für eine gezielte Abstrichentnahme bei der Krebsvorsorgeuntersuchung und für die Kolposkopie.

Es stehen geteilte Spekula oder auch das sog. Entenschnabelspekulum in unterschiedlichen Breiten und Längen zur Verfügung (➤ Abb. 4-3):

- Das **Entenschnabelspekulum** hat den Nachteil, dass die Vaginalwände nicht zu beurteilen sind. Vorteil ist aber, dass es selbsthaltend ist, d.h., man benötigt keine helfende Hand bei der Abstrichentnahme oder der Kolposkopie.
- Bei den **geteilten Spekula** unterscheidet man ein hinteres Blatt (dammwärts positioniert) mit einer Rinne zum Abfluss von Sekret und ein vorderes, glattes Blatt (symphysenwärts positioniert) zum Entfalten der Vaginalwände.

Damit die Untersuchung nicht schmerzhaft und verletzend ist, geht man wie folgt vor (➤ Abb. 4-4):

- Spreizen der großen Schamlippen und Darstellung des Introitus vaginae (➤ Abb. 4-4a)
- schräges Einführen des hinteren Spekulums bis zur Mitte der Vagina, um eine Verletzung der Portio zu vermeiden (➤ Abb. 4-4a)
- Drehen des hinteren Spekulums in die senkrechte Position (➤ Abb. 4-4b)
- Einführen des vorderen Spekulums und Anheben der Portio durch Entfaltung der vorderen Vaginalwand (➤ Abb. 4-4c)
- Einführen des hinteren Spekulums in das hintere Scheidengewölbe, wodurch die Portio zentriert und optimal dargestellt wird (➤ Abb. 4-4c–e)
- Entfernen des hinteren Spekulums und Inspektion der hinteren Vaginalwand (➤ Abb. 4-4f).

> **PRAXISTIPP**
> Die Spekula werden vor der Untersuchung in einem Wärmeschrank auf Körpertemperatur gebracht. Falls kein Wärmeschrank zur Verfügung steht, sollte man die Spekula in der Hand anwärmen und/oder die Patientin zumindest vorwarnen. Zum leichteren Einführen sollten die Spekula angefeuchtet werden. Gleitgel sollte, wenn möglich, vor der Abstrichentnahme nicht verwendet werden, da dies die Beurteilung des Zellabstrichs negativ beeinflussen kann.

4 Diagnostische und therapeutische Methoden

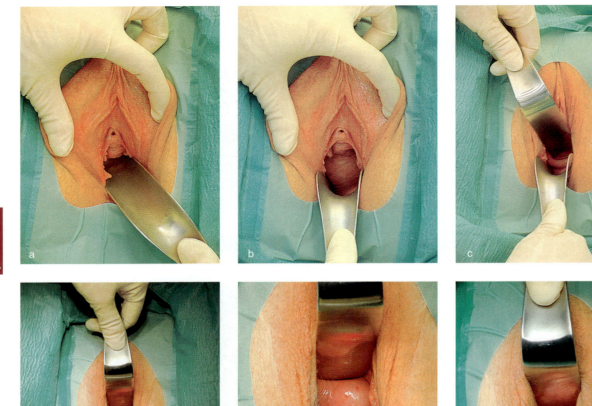

Abb. 4-4 Spiegeleinstellung.
  a Spreizen der großen Schamlippen und Darstellung des Introitus vaginae.
  b Drehen des hinteren Spekulums in die senkrechte Position.
c–e Einführen des vorderen und des hinteren Spekulums.
  f Entfernen des hinteren Spekulums und Inspektion der hinteren Vaginalwand.

 115 Audio Erklärung der Abb. 4-4

Abstrichentnahmen

Zytologischer Abstrich Dieser Abstrich wird bei allen gynäkologischen Erstuntersuchungen im Rahmen der Krebsvorsorgeuntersuchung (➤ Kap. 4.2) und bei auffälligen Befunden der Portio, Vagina oder Vulva durchgeführt. Um einen aussagekräftigen Abstrich zu erhalten, ist es wichtig, dass Manipulationen an der Portio innerhalb der letzten 24 Stunden ausgeschlossen sind, keine vaginalen Zäpfchen verwendet wurden und auch keine Periodenblutung besteht. Es werden grundsätzlich 2 Abstriche entnommen, einer von der **Ektozervix** unter Einschluss der Plattenepithel-Zylinderepithel-Grenze (hier entstehen die meisten malignen Läsionen) und einer von der **Endozervix.** Dabei geht man in den folgenden Schritten vor:
- Der Abstrich von der Ektozervix wird mit einem Wattestäbchen oder einem Holzspatel entnommen (➤ Abb. 4-5a).
- Der Abstrich von der Endozervix wird mit einem Wattestäbchen oder einer Bürste (Cytobrush) vorgenommen (➤ Abb. 4-5b). Gelegentlich verspürt die Frau dabei einen Schmerz, weshalb sie vorgewarnt wird.
- Derartige Abstriche werden auch von anderen makroskopisch auffälligen Regionen im Bereich der Vulva und Vagi-

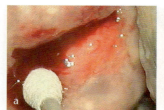
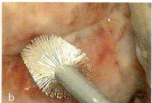

Abb. 4-5 Abstrichuntersuchung.
a Abstrich Ektozervix mit Watteträger.
b Abstrich Endozervix mit Bürste.

na in gleicher Weise meist mit einem Watteträger entnommen.
- Anschließend werden die Zellen auf einen trockenen, sauberen Objektträger dünn ausgestrichen, auf den zuvor mit Bleistift Patientinnendaten, Abstrichdatum und -ort geschrieben wurden.
- Danach wird der Objektträger sofort zur Zellfixation in 96%igen Alkohol eingebracht und bleibt dort mindestens 15 Minuten (eine Lufttrocknung des Abstrichs führt dazu, dass keine Auswertung möglich ist).
- Nach der Fixation werden die Präparate in zytologischen Labors nach Papanicolaou gefärbt und ausgewertet (> Kap. 4.2).

Hormonelle Funktionsdiagnostik Mit der Vaginalzytologie kann die Hormonwirkung auf das Vaginalepithel analysiert werden. Hierzu werden Abstriche entweder mit dem Holzspatel oder dem Watteträger von den seitlichen Vaginalwänden entnommen, und es wird in gleicher Weise mit den Präparaten verfahren, wie es beim zytologischen Abstrich beschrieben ist.

Abstriche zur Erregersuche Besteht der Verdacht auf eine entzündliche Erkrankung (Kolpitis, Zervizitis, Endomyometritis, Adnexitis), ist ein Nativabstrich oder ein spezifischer Keimnachweis möglich:
- Beim **Nativabstrich** wird mit einem sterilen Holzstäbchen (umgedrehtes Einführen des Watteträgers) etwas Vaginalsekret aufgenommen und auf einem Objektträger mit einem Tropfen 0,1%iger Methylenblaulösung verrührt. Der Abstrich wird mit einem Deckplättchen versehen und anschließend unter dem Mikroskop beurteilt. Damit können Leukozyten, Trichomonaden, Pilzhyphen und -sporen, Clue Cells (Schlüsselzellen für eine Aminkolpitis) und auch normale Döderlein-Bakterien diagnostiziert werden (> Kap. 24.1).
- Zum **spezifischen Keimnachweis** wird mit einem sterilen Watteträger Sekret aufgenommen und in ein spezielles Röhrchen mit Nährmedium (Port-A-Cul) gebracht. In den mikrobiologischen Labors wird der Keim angezüchtet und antibiotisch ausgetestet (Antibiogramm). Bestehen eine Zervizitis und/oder Adnexitis, muss geklärt werden, ob sie auf eine Chlamydieninfektion oder eine Gonorrhö zurückzuführen sind. Hierzu sind zusätzliche Abstriche aus der Zervix und Urethra notwendig, wobei aufgrund der Empfindlichkeit der Erreger spezielle Watteträger und Transportmedien verwendet werden müssen. Besteht durch den Nachweis von Clue Cells im Nativpräparat der Verdacht auf eine Aminkolpitis, kann die Diagnose durch den **Amintest** erhärtet werden. Hierzu wird das Scheidensekret mit einem Tropfen 10%iger Kalilauge auf einem Objektträger vermischt, wodurch sich der für diese Infektion typisch fischartige Geruch verstärken lässt.

> **PRAXISTIPP**
> Typischerweise ist bei Infektionen und vorzeitigem Blasensprung (> Kap. 19.2) auch der üblicherweise saure pH-Wert der Scheide von 4,0 nach oben verändert, was mit Hilfe von pH-Indikatorblättchen objektiviert werden kann.

Kolposkopie

Die Kolposkopie bezeichnet eine lupenvergrößerte (6–40fach) Betrachtung der mit Spekula eingestellten Portio. Das Kolposkop ist ein flexibles Mikroskop, welches mit einer starken Lichtquelle versehen ist. Die Portiooberfläche und entsprechende Veränderungen der Portio oder der Vagina werden beschrieben und evtl. gezielte Abstriche oder auch Biopsien entnommen. Die wichtigsten kolposkopischen Befunde sind in > Kap. 4.2 aufgeführt.

Durch die Betupfung der Portiooberfläche mit 3%iger Essigsäure und anschließend mit 4%iger Lugol-Jod-Lösung können pathologische Befunde besser dargestellt und abgegrenzt werden:
- Bei der Betupfung mit **Essigsäure** stellen sich nach ca. 30 Sekunden atypisch veränderte Epithelien weißlich dar (> Abb. 4-6a).
- Bei der anschließenden Betupfung mit **Jodlösung** (Allergie ausschließen!) können das Ausmaß und die Grenze pathologischer Befunde besser dargestellt werden: Unverändertes Epithel enthält Glykogen, welches sich durch Jod braunrot verfärbt, verändertes Epithel enthält kein Glykogen und nimmt daher die braunrote Farbe nicht an (> Abb. 4-6b).

Palpationsuntersuchungen

Die gynäkologischen Tastuntersuchungen sollten in der aufgeführten Reihenfolge durchgeführt werden.

Vaginale Austastung Bei der vaginalen Austastung werden die großen Labien gespreizt und zunächst ein (Zeigefinger), dann 2 Finger (Zeige- und Mittelfinger) über den Damm und unter Verwendung von Gleitgel in die Vagina eingeführt. Bei einer normalen Anatomie ist die Scheide in der Regel mit 2 Fingern gut passierbar. Der Untersucher hat bei der Verwendung von 2 Fingern außerdem ein besseres taktiles Gefühl. Man beginnt mit der Abtastung am Scheideneingang und beurteilt durch kreisartige Bewegung der Finger zunächst die unteren Abschnitte, dann die oberen Abschnitte der Vagina und schließlich die Portio. Die Gewebeelastizität, Resistenzen, Fluktuationen und evtl. die Schmerzhaftigkeit der Untersuchung werden beschrieben.

Bei einem **normalen Befund** tastet man glatte Scheidenwände. Die Portio ist als ein 2–3 cm großer derber kugeliger Knoten tastbar. Durch seitliches Hin- und Herschieben der

4 Diagnostische und therapeutische Methoden

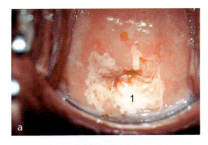
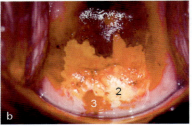

Abb. 4-6 Kolposkopie.
a, b Kolposkopisches Bild einer CIN II (CIN = zervikale intraepitheliale Neoplasie, ➤ Tab. 4-8) mit „essigweißem Epithel" (1). Der gleiche Befund wurde anschließend mit Jodlösung betupft und stellt sich jodnegativ (2) dar. Das unauffällige Scheidenepithel ist braunrot angefärbt und somit jodpositiv (3). Abb. mit freundlicher Genehmigung von Prof. Dr. Achim Schneider, Universitätsfrauenklinik Berlin.

Portio kann der Portioschiebeschmerz ausgelöst werden, der typischerweise bei einer Adnexitis vorhanden ist.

> **PRAXISTIPP**
> Besonderes Augenmerk sollte auf die Beurteilung der unteren Vaginalabschnitte gelegt werden, da Veränderungen in diesem Bereich bei einer Spekulumuntersuchung leicht übersehen werden können.

Bimanuelle Tastuntersuchung Die vaginale Austastung wird anschließend durch die Hinzunahme der zweiten (beim Rechtshänder linken) Hand als bimanuelle Untersuchung fortgeführt (➤ Abb. 4-7). Der bereits vaginal palpierenden (inneren) Hand werden durch das Aufbringen der äußeren Hand auf die Bauchdecke die Genitalorgane entgegengebracht, sodass diese zwischen den beiden Händen getastet und hinsichtlich Lage, Größe, Konsistenz, Beweglichkeit und Druckschmerzhaftigkeit beurteilt werden können. Die äußere Hand wird dabei flach auf die Bauchdecke gelegt und bewegt die Genitalorgane symphysenwärts gegen die innere Hand. Mit der inneren Hand werden durch Eingehen in das hintere Scheidengewölbe die Cervix uteri angehoben und der Uterus gegen die Bauchwand und somit die äußere Hand geführt. Bei der Beurteilung des Uterus und der Adnexe ist es wichtig, systematisch vorzugehen:
- Uterus beurteilen
- rechte Adnexe und rechtes Parametrium beurteilen
- Hände wechseln (mit der Fingerrückseite beim Rechtshänder können die linken Adnexe nicht gut palpiert werden)
- linke Adnexe und linkes Parametrium beurteilen

Im Normalfall tastet sich der **Uterus** als ein derbes, gut mobiles, birnen- bis eiförmiges Gebilde mit glatter Oberfläche. Er ist nach vorn gekippt (anteflektiert), in sich nach vorn geknickt

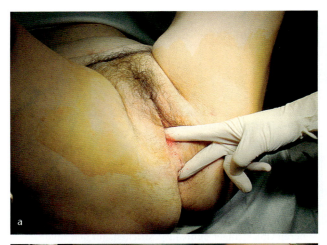
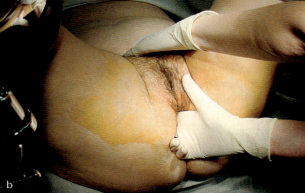
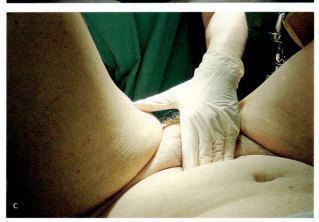

Abb. 4-7 Bimanuelle, rektovaginale Palpationsuntersuchungen beim Rechtshänder.
a Einführen des Zeigefingers der rechten Hand in die Vagina und gleichzeitig des Mittelfingers in das Rektum.
b, c Hinzunahme der linken Hand, welche die Genitalorgane nach unten und der rechten Hand entgegendrückt.

 116 Audio Erklärung der Abb. 4-7

(antevertiert) und normalerweise nicht druckdolent (Ausnahme: bei der Periodenblutung). Die **Ovarien** können bei schlanken, geschlechtsreifen Frauen als fingergliedgroße, 3 cm³ große, mobile Strukturen von härterer Konsistenz getastet werden. Viele Frauen empfinden die Abtastung der Ovarien als schmerzhaft; dieser „Ovarialschmerz" wird gelegentlich auch beim Eisprung von den Frauen verspürt („Mittelschmerz"). Bei postmenopausalen Frauen sind die atrophierten Ovarien meist nicht zu tasten. Die zarten **Tuben** sind im Normalfall unabhängig vom Menopausenstatus nicht zu tasten.

Rektale Tastuntersuchung Sie dient bei Virgines oder Frauen mit engen Vaginalverhältnissen oder gar Vaginalaplasie als Ersatz, sonst zur Ergänzung der vaginalen Palpation. Hierdurch können die Hinterwand des Uterus, die sakrouterinen Anteile der Parametrien, das Septum rectovaginale, die Kreuzbeinhöhle und der Douglas-Raum beurteilt werden. Darüber hinaus können auch pathologische Veränderungen des Rektums und Anus (Karzinom, Polyp, Endometriose, Sphinkterschluss) beurteilt werden, weshalb diese Untersuchung vor allem bei Frauen über 45 Jahren im Rahmen der Krebsfrüherkennung zu empfehlen ist. Man führt üblicherweise den mit Gleitgel benetzten Zeigefinger in den Anus ein, wobei man die Frau wie zum Stuhlgang pressen lässt, damit sich der M. sphincter ani externus öffnet und das Einführen erleichtert ist. Im **Normalfall** sind die Uterushinterwand, die Parametrien und die Rektumwand glatt. Beim Kneifen spürt man die Anspannung des M. sphincter ani externus.

Rektovaginale Tastuntersuchung Bei dieser Tastuntersuchung (> Abb. 4-7) sind der hintere Anteil des kleinen Beckens (Douglas-Raum), das Septum rectovaginale und auch die Parametrien am besten zu beurteilen. Sie sollte immer in Ergänzung zur bimanuellen Tastuntersuchung durchgeführt werden. Bei einer Retroflexio uteri kann der Uterus nur durch diese Art der Untersuchung palpatorisch beurteilt werden. Man führt hierbei den Zeigefinger in die Vagina und den Mittelfinger in den Anus ein. Die äußere Hand verhält sich wie bei der bimanuellen Tastuntersuchung.

4.1.3 Befunddokumentation

Die systematische und sorgfältige Befunddokumentation ist ein wichtiger Bestandteil jeder gynäkologischen Untersuchung (> Tab. 4-3). Hierdurch ist es möglich, Veränderungen (Tumorwachstum, Deszensus) des inneren Genitales im Verlauf zu erkennen. Wichtig ist, dass der Name des Untersuchers mit Datum und Uhrzeit vermerkt wird. Hilfreich sind Zeichnungen oder eine Photodokumentation pathologischer Befunde.

4.1.4 Spezielle Untersuchungen

Gynäkologische Ultraschalluntersuchung

Indikation Die Ultraschalluntersuchung sollte sich an jede gynäkologische Untersuchung anschließen, hat aber eine besondere Bedeutung bei der Abklärung von auffälligen Tastbefunden, zur Abklärung einer Postmenopausenblutung, Feststellung einer Frühschwangerschaft, Bestimmung des Gestationsalters und zum Ausschluss von Fehlbildungen und Anoma-

Tab. 4-3 Befunddokumentation bei der gynäkologischen Untersuchung.

Organ/Region	Details der Dokumentation
Brust	Größe, Form, Seitengleichheit, Einziehung, Vorbuckelung, Rötung, Brustwarze, Sekret, Knoten, Ulkus
Axilla, supra-, infraklavikuläre Region, Halsregion, Arme	vergrößerte Lymphknoten, Struma, Lymphödem
Abdomen	Narben, Nabel, gestaute Venen, Resistenzen, Aszites, Leber, Nierenlager, Schmerzpunkte
Leisten	Lymphknoten, Hernien
Äußeres Genitale	Behaarung, Hautveränderungen, Läsionen, Pigmentierung, Urethralmündung, Harnabgang beim Pressen, Klitoris
Vagina	Descensus vaginae, Entzündung, Läsionen, Knoten, Elastizität, Weite, Länge, Fluor
Portio/Zervix	Größe, Oberfläche, Muttermund, Entzündung, Fluor, Kolposkopie, Konsistenz, Schiebeschmerz
Uterus	Größe, Lage, Deszensus, Mobilität, Druckdolenz, Konsistenz, Oberfläche
Adnexregionen	Ovar, Größe, Oberfläche, Mobilität, Resistenz, Druckschmerzhaftigkeit
Parametrien	Infiltrationen, Knoten, Konsistenz
Beckenwände	Oberflächenbeschaffenheit, Knoten
Douglas-Raum/retrozervikale Region	Knoten, Vorwölbung, Druckdolenz
Rektum	Oberflächenbeschaffenheit, Knoten, Polypen, Ulkus, Blut am Finger

lien des Fetus, der Plazenta und der Nabelschnur. Sie ist ein wesentlicher Bestandteil der fetalen Diagnostik (> Kap. 17.1). Sie ist außerdem Voraussetzung für invasive diagnostische Maßnahmen in der Geburtshilfe und Gynäkologie, die unter sonographischer Sicht durchgeführt werden (Amniozentese, Chorionzottenbiopsie, Nabelschnurpunktion, Fruchtwasserauffüllung, Zystenpunktion, Stanzbiopsien der Mamma, Lagekontrolle eines Intrauterinpessars).

Verfahren Grundsätzlich werden 2 verschiedene Sonographieverfahren zur Beurteilung des inneren Genitales eingesetzt (> Tab. 4-4):
- abdominaler Ultraschall (> Abb. 4-8a–d)
- Vaginalsonographie.

Sonderformen der Sonographie sind:
- die Kontrastmittelsonographie zum Ausschluss von Uterusfehlbildungen und Überprüfung der Tubendurchgängigkeit
- die Doppler-Sonographie zur Perfusionsmessung der A. uterina, der Nabelschnurgefäße und der fetalen Gefäße als Überwachungsmaßnahme in der Schwangerschaft (> Kap. 17.1.1)
- der dreidimensionale Ultraschall zur Fehlbildungsdiagnostik.

Befunde Im Normalfall lässt sich der Uterus gut abgrenzen, wobei sich das **Endometrium** je nach Zyklus- und Lebenspha-

Tab. 4-4 Gynäkologische Ultraschalluntersuchung. Indikation und Kriterien der Durchführung.

Kriterium	Vaginalsonographie	Abdominaler Ultraschall
Indikation	• nicht schwangere Frauen • Schwangere bis zur 12. Schwangerschaftswoche	• Kinder, Virgines • Frauen ohne Vagina • Frauen mit Tumoren (Ovarialtumor, Uterus myomatosus), die über das kleine Becken hinausragen • Schwangere jenseits der 13. Schwangerschaftswoche
Relation des Schallkopfs zu den Genitalorganen	• nah an den Organen • bessere Auflösung	• weiter weg von den Organen • teilweiser Ausgleich durch die Füllung der Harnblase
Blase	entleert	gefüllt (bringt insbesondere den Uterus näher zur Bauchdecke, verdrängt störende Darmschlingen)
Durchführung	auf dem gynäkologischen Untersuchungsstuhl	im Liegen

se der Frau unterschiedlich darstellt: Präovulatorisch ist das Endometrium mindestens 8 mm dick und dreischichtig: Zum Myometrium hin grenzt sich das Endometrium durch eine echoreiche, also weiße Schicht ab; darauf folgt eine dunkle Schicht, die das östrogeninduzierte Stromaödem darstellt; zum Cavum hin liegt eine echogene helle Schicht. Postovulatorisch bildet sich das Stromaödem zurück, und das Endometrium erscheint als echodichter, unterschiedlich dicker Strich (➤ Abb. 4-8a). Das **Myometrium** zeigt ein fein strukturiertes Echomuster, ist aber weniger echodicht als das Endometrium. Die **Harnblase** mit Abgang der Urethra (➤ Abb. 4-8a) stellt sich als ein echofreies glatt begrenztes Gebilde mit einer echodichten Wand dar. Die **Tuben** sind im Normalfall nicht darstellbar. Die **Ovarien** imponieren bei der geschlechtsreifen Frau als ca. 20 × 30 × 30 mm große, ovale echodichte Gebilde, die je nach Zyklusphase unterschiedlich große Follikelzysten aufweisen (➤ Abb. 4-8c). Bei Frauen unter 20 Jahren sind die Ovarien oft deutlich größer, bei postmenopausalen Frauen sind sie atrophiert. Pathologische Veränderungen des Ovars sind oft gut zu erkennen (➤ Abb. 4-9a–d). ➤ Tab. 4-5 summiert die wichtigsten pathologischen Ultraschallbefunde.

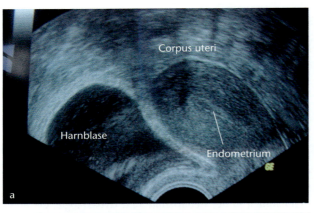
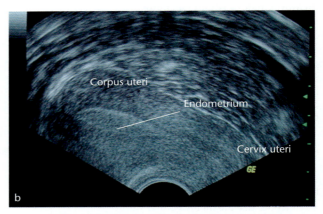
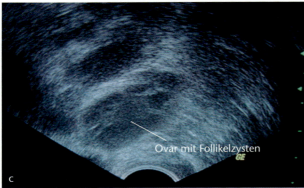
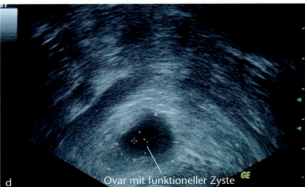

Abb. 4-8 Normale Ultraschallbefunde.
a Darstellung von Harnblase und Uterus. Am Uterus sind Corpus uteri und das Endometrium gut erkennbar.
b Darstellung des Uterus mit Corpus und Cervix uteri sowie dem Endometrium.
c Darstellung des Ovars mit Follikelzysten.
d Darstellung des Ovars mit funktioneller Zyste.

 117 Audio Erklärung der Abb. 4-8

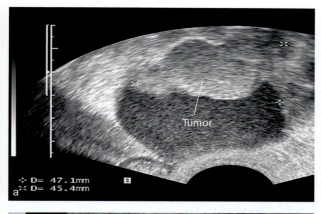
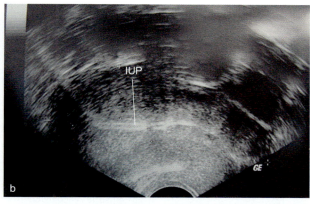
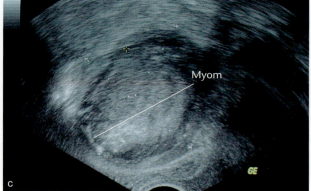
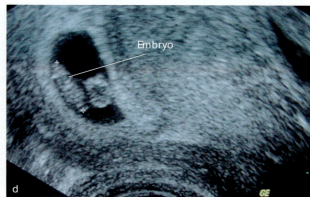

Abb. 4-9 Häufige sonographische Auffälligkeiten.
a Zystisch solider Adnextumor bei einem Ovarialkarzinom.
b Uterus mit liegendem Intrauterinpessar (IUP).
c Myom.
d Frühgravidität mit 9 mm großem Embryo.

Biopsie

Falls bei der gynäkologischen Untersuchung auffällige Läsionen (Polyp, Ulkus, Leukoplakie, Tumor) im Bereich der Vulva, Vagina oder der Portio festgestellt werden, muss die Dignität des Befundes in vielen Fällen durch eine Gewebeprobe überprüft werden. In schmerzempfindlichen Regionen (Vulva, Vagina) wird das Gewebe in lokaler Anästhesie entnommen, an der Portio wird dies in der Regel ohne Anästhesie toleriert. Die Biopsie besteht darin, ein kleines Gewebestück mit einer Knipsbiopsiezange gezielt aus dem auffälligen Bereich herauszustanzen. Gestielte Polypen können auch mit einer Kornzange abgedreht werden.

Laborchemische Untersuchungen

Je nach Beschwerdebild ist nach der gynäkologischen Untersuchung (bei einer Prolaktinbestimmung auch vor der Untersuchung, s.o.) eine venöse Blutabnahme notwendig. Die häufigsten **biochemischen Parameter** sind:
- Blutbild
- Hormonstatus (➤ Tab. 4-6)
- Schilddrüsenwerte
- Infektionsparameter
- Tumormarker.

> **PRAXISTIPP**
> Falls die axillären Lymphknoten aufgrund eines Mammakarzinoms reseziert sind, sollte dieser Arm nicht gestaut werden, um die Lymphbahnen zu schonen.

Bei Zyklusanomalien der geschlechtsreifen Frau, im Rahmen der Sterilitätsabklärung, bei sezernierenden Mammae und Virilisierungserscheinungen kann eine **Hormonanalyse** indiziert sein. Die wichtigsten Hormone und deren Normalwerte sind in ➤ Tab. 4-6 zusammengefasst.

Zur Überprüfung der Ovarial- und Hypophysenfunktion stehen außerdem verschiedene hormonelle Funktionstests (➤ Kap. 9.3.2) zur Verfügung, mit denen sich verschiedene Formen der nicht schwangerschaftsbedingten Amenorrhö und die Hypophysenfunktion überprüfen lassen:
- Ovarialfunktion: Gestagen-, Östrogentest, Clomifentest
- Hypophysenfunktion: GnRH-Test, Prolaktinbestimmung.

Tab. 4-5 Pathologische Ultraschallbefunde in der Gynäkologie.

Pathologie	Diagnose	Ultraschallbefund
Fehlbildung	Hymenalatresie	Hämatokolpos
	Vaginal-/Zervixatresie	Hämatometra
	Uterus duplex	doppeltes Endometrium
Tumor	Myome	glatt begrenzter Tumor mit Beziehung zum Uterus
	Karzinome	zystisch-solider Ovarialtumor, unscharf begrenzt, Aszites; verdicktes unregelmäßig begrenztes Endometrium
	Dermoide	inhomogener Tumor des Ovars
	Kystome	zystisch-solider Tumor
	Endometriose	glatt begrenzte echoarme Tumoren
	PCO-Syndrom	perlschnurartige kleine Zysten in den Ovarien
Entzündung	Hydrosalpinx	länglich aufgetriebene, echoarme, glatt begrenzte Tumoren
	Tuboovarialabszess	zystisch-solider Ovarialtumor, glatt begrenzt, verdickte Wand
Gestörte Frühschwangerschaft	Missed Abortion	Schwangerschaftsanlage mit fehlender Herzaktion
	Extrauteringravidität	Trophoblast außerhalb des Uterus, freie Flüssigkeit
	Blasenmole	Schneegestöber im Uterus

Tab. 4-6 Normalwerte von Hormonen. Die Werte einiger Hormone variieren in Abhängigkeit von der Lebens- und Zyklusphase.

Hormone	Lebensphasen	Zyklusphasen	Normalwerte
FSH	Kind	–	niedrig
	Geschlechtsreife	Follikelphase	1,5–8,5 IU/l
		Ovulationsphase	8–20 IU/l
		Lutealphase	1,5–8,5 IU/l
	Postmenopause	–	30–100 IU/l
LH	Kind	–	niedrig
	Geschlechtsreife	Follikelphase	1–15 IU/l
		Ovulationspeak	30–110 IU/l
		Lutealphase	1–15 IU/l
	Postmenopause	–	20–60 IU/l
Prolaktin	–	–	< 30 ng/ml
Estradiol	Kind	–	niedrig
	Geschlechtsreife	Follikelphase	30–120 pg/ml
		Ovulationsphase	150–300 pg/ml
		Lutealphase	100–210 pg/ml
	Postmenopause	–	10–35 pg/ml
Progesteron	Geschlechtsreife	Follikelphase	0,2–0,9 ng/ml
		Lutealphase	3,0–30,0 ng/ml
	Postmenopause	–	0,1–0,3 ng/ml
SHBG	–	–	20–110 µmol/l
DHEAS	15–34 Jahre	–	0,67–4,12 µg/ml
	35–54 Jahre	–	0,36–3,38 µg/ml
	> 54 Jahre	–	0,10–1,54 µg/ml
Testosteron	–	–	0,2–0,8 ng/ml

4.1.5 Gynäkologische Untersuchung beim Kind

Indikation Die gynäkologische Untersuchung eines Kindes ist nur bei Beschwerden indiziert. Sie wird meist wegen rezidivierender Vulvovaginitiden, Verdacht auf Fremdkörper oder auch sexuellen Missbrauch, selten wegen Verdacht auf ein malignes Geschehen durchgeführt.

Hilfsmittel Als Hilfsmittel für die gynäkologische Untersuchung des Kindes werden ein dünner Blasenkatheter und ein Vaginoskop verwendet. Bei älteren Mädchen können ggf. auch (kleinere) Spekula eingesetzt werden. Der Blasenkatheter dient dazu, die Vagina zu sondieren und dadurch Fremdkörper aufzuspüren. Gleichzeitig kann damit auch Vaginalsekret zur mikrobiologischen Untersuchung oder Nativuntersuchung gewonnen werden. Das Vaginoskop ist ein starres, schmales Rohr, welches mit einer Kaltlichtquelle, einer Optik und einem Arbeitskanal versehen ist (➤ Abb. 4-10). Damit sind die Inspektion der Vagina und Portio, aber auch die Entfernung von Fremdkörpern und Probeexzisionen möglich. Alternativ kann auch ein Hysteroskop (➤ Kap. 4.5) verwendet werden.

Durchführung Nach einer allgemeinen Untersuchung und Registrierung der sekundären Geschlechtsmerkmale und des Entwicklungsstands des Kindes folgt eine Palpation des Abdomens. Eine Abdominalsonographie kann über Tumoren im kleinen Becken Aufschluss geben. Dann werden Kinder auf einer Liege wie beim Windelwechseln gelagert, größere Mädchen auch in Steinschnittlage auf dem gynäkologischen Untersuchungsstuhl. Das äußere Genitale wird inspiziert. Die Vagina wird mit dem Blasenkatheter sondiert, und evtl. wird Vaginalsekret gewonnen. Vagina und Portio werden dann mit Hilfe des angewärmten Vaginoskops beurteilt. Abschließend wird die bimanuelle Tastuntersuchung durchgeführt, wobei meist der kleine Finger rektal eingeführt wird. In vielen Fällen gelingt es, das Kind durch Zureden oder Ablenken so weit zu bringen, dass die Untersuchung toleriert wird. Falls dies nicht gelingt, ist für diese Untersuchung eine Kurznarkose notwendig.

PRAXISTIPP
Die Mutter oder eine dem Kind vertraute Person ist bei der Untersuchung selbstverständlich anwesend.

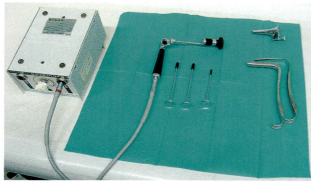

Abb. 4-10 Vaginoskop mit Lichtquelle und Kinderspekula.

Alter/Frequenz	Maßnahmen
Ab 20 Jahre/jährlich	• Tumoranamnese (Familien- und Eigenanamnese) • Inspektion der Haut • Inspektion des äußeren Genitales • Spekulumeinstellung mit Zellabstrichen zur Zytodiagnostik • Kolposkopie bei auffälligen Befunden • bimanuelle Tastuntersuchung • rektale Untersuchung • Vaginalsonographie • Palpation der Mammae und der regionalen Lymphabflusswege • Anleitung zur Selbstuntersuchung der Brust
Ab 45 Jahre/jährlich	Haemoccult®-Test (besser Koloskopie)
Ab 50 Jahre/alle 1–2 Jahre	Mammographie

Tab. 4-7 Gynäkologische Krebsvorsorgeuntersuchungen.

4.2 Krebsfrüherkennungsuntersuchung

Die Früherkennung von Krebserkrankungen hat zum Ziel, die Erkrankung in einem frühen oder präinvasiven Stadium zu entdecken, um so die Heilungschancen zu verbessern. Nur Zervix-, Vulva- und Mammakarzinome sind einer Früherkennung zugänglich. Durch die Einführung des jährlichen Zervixabstrichs im Rahmen des gesetzlichen Früherkennungsprogramms ist die Inzidenz des Zervixkarzinoms um 60% gefallen (➤ Kap. 26.3). Durch umfangreiche Studien an mehreren hunderttausend Frauen ist belegt, dass durch qualitätsgesicherte Screeningmammographie, die bei Frauen zwischen 50 und 70 mindestens alle 2 Jahre durchgeführt wird, die Sterblichkeit an Brustkrebs um ca. 35% reduziert werden kann. In Deutschland steht seit dem 1.4.2003 für Frauen zwischen 50–69 Jahren ein derartiges Programm zur Verfügung. Die Inhalte der Krebsvorsorgeuntersuchungen sind in ➤ Tab. 4-7 zusammengefasst.

> **MERKE**
> Für das Ovarialkarzinom gibt es keine erfolgreichen Vorsorgeuntersuchungen. Das Endometriumkarzinom macht sich meist frühzeitig durch eine Postmenopausenblutung bemerkbar.

4.2.1 Zytodiagnostik

Für die Zytodiagnostik werden getrennte Abstriche von der Ekto- und Endozervix entnommen (➤ Kap. 4.1.2) und auf einen Objektträger aufgebracht. Nach Fixierung und Färbung nach Papanicolaou werden die Abstriche mikroskopisch beurteilt. Hierbei kann man die 4 Schichten des Plattenepithels (Basal-, Parabasal-, Intermediär- und Superfizialzellen), welches Vagina und Portio auskleidet, differenzieren. Die Malignitätsbeurteilung richtet sich danach, aus welcher Schicht die Zellen mit atypischen Veränderungen stammen. Je tiefer die Schicht ist, desto höher ist der Malignitätsgrad. Malignitätsverdächtige Zellveränderungen am Zellkern sind Polymorphie, Verschiebung der Kern-Plasma-Relation zugunsten des Kerns, Hyper- und Hypochromasie, atypische Chromatinstrukturen, Mito-

sen, Mehrkernigkeit und Vergrößerung der Nucleoli. Am Zellplasma sind Zellpolymorphie (Anisozytose), Veränderungen der Anfärbbarkeit, Vakuolisation und Phagozytose malignitätsverdächtig. Die Klassifizierung wird nach der Münchner Nomenklatur unter Einbeziehung der Einteilung nach Papanicolaou in Gruppen I–V vorgenommen. Bei pathologischen Befunden wird unter Berücksichtigung des zu erwartenden histologischen Ergebnisses eine weiterführende Diagnostik und Therapie empfohlen (➤ Tab. 4-8).

4.2.2 Kolposkopie

Die kolposkopische Beurteilung der Portio ermöglicht eine bessere Beurteilung auffälliger Befunde und auch eine gezielte Gewebe- oder Abstrichentnahme. Die Wertigkeit der kolposkopischen Portiobeurteilung steigt weiter, wenn die Transformationszone (Syn. Umwandlungszone) sichtbar ist. Sie bezeichnet das Grenzgebiet zwischen Plattenepithel und Zylinderepithel, in dem metaplastische Reifungsprozesse stattfinden.

> **MERKE**
> Im Bereich der Transformationszone entstehen 90% aller malignen Veränderungen der Cervix uteri.

Bei Mädchen vor der Pubertät und Frauen nach der Menopause befindet sich die Transformationszone intrazervikal und ist bei der kolposkopischen Betrachtung nicht einsehbar. Nach der Pubertät kommt es unter dem Einfluss der Geschlechtshormone zu einer mehr oder weniger ausgeprägten Ektropionierung des Drüsenepithels. Unter dem Einfluss des Scheidenmilieus wandeln sich die Drüsenzellen im Sinne einer Metaplasie in Plattenepithelzellen um (➤ Abb. 4-11).

Die kolposkopische Nomenklatur richtet sich nach der 2003 modifizierten Einteilung von Rom 1990 (➤ Tab. 4-9). Auf Dysplasie verdächtige Befunde sind essigweißes Epithel, jod-

Tab. 4-8 **Münchner Nomenklatur.** PAP-Einteilung, erwartete Histologie und klinisches Vorgehen; CIN = zervikale intraepitheliale Neoplasie.

Zytologischer Befund	PAP	Verdacht auf histologische Veränderungen	Vorgehen
Unauffälliges Zellbild	I		• Kontrolle in einem Jahr
Leichte entzündliche, regenerative, metaplastische, degenerative Hyper-, Parakeratosezellen	II		• Kontrolle in einem Jahr • bei stark entzündlichen Veränderungen Kontrolle nach lokaler antientzündlicher Therapie
Schwere entzündliche oder degenerative Zellen, unklares Zellbild	III		• kurzfristige Abstrichkontrolle • je nach Kolposkopiebefund auch sofortige histologische Klärung
Dyskaryosen in oberflächlichen und Intermediärzellen, Verdacht auf leichte bis mittlere Dysplasie, HPV-Infektion	IIId	• CIN I (leichte Dysplasie) • CIN II (mittelschwere Dysplasie)	• Kolposkopie • Kolposkopie und Abstrichkontrolle in 3 Monaten • bei Persistenz > ein Jahr oder Nachweis von High-Risk-HPV: histologische Klärung
Dyskaryosen von Zellen aus tieferen Schichten	IVa	CIN II (mittelschwere Dysplasie) CIN III (schwere Dysplasie)	• histologische Klärung durch Biopsie unter kolposkopischer Kontrolle oder • Konisation und Abrasio • falls CIN III bestätigt: Konisation oder Hysterektomie
Dyskaryosen von Zellen aus tiefen Schichten, Invasion nicht auszuschließen	IVb	CIN III (Karzinoma in situ); invasives Karzinom nicht auszuschließen	
Zellen eines invasiven Zervixkarzinoms oder anderen Malignoms	V	invasives Karzinom	• histologische Sicherung • stadienadaptierte Behandlung (> Kap. 26)
Technisch unbrauchbar, keine Beurteilung möglich	0		• umgehende Wiederholung des Abstrichs

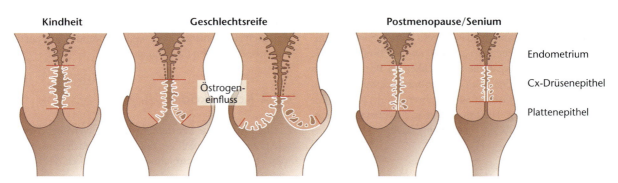

Abb. 4-11 **Physiologische Veränderungen der Portio.**

negative Bezirke, atypische Gefäße, Punktierung und Mosaik (> Abb. 4-12). Malignitätsverdächtig sind papilläre Wucherungen und ulzeröse Krater.

> **PRAXISTIPP**
> Die Hyperämie, Größenzunahme und Vermehrung der Blut- und Lymphgefäße sowie die deziduale Reaktion des Stromas in der Schwangerschaft können zu kolposkopisch auffälligen Veränderungen der Zervix führen. Die Mutterschaftsrichtlinien schreiben die zytologische Kontrolluntersuchung bei Feststellung der Schwangerschaft vor.

4.3 Untersuchungen der Mamma

4.3.1 Klinische Untersuchung

Der Ablauf der gynäkologischen Untersuchung ist in > Kap. 4.1.1 dargestellt. Brust und lokoregionäre Lymphabflussgebiete sollten dabei zu Beginn untersucht werden.
Inspektion Die Brust sollte im Stehen am vollständig entkleideten Oberkörper inspiziert werden, und zwar zunächst mit herabhängenden und anschließend mit erhobenen Armen, da Hauteinziehungen oder Veränderungen in der Submammarfalte oft nur bei erhobenen Armen zu sehen sind (> Abb. 4-13). Folgende Gegebenheiten müssen beachtet werden:
- Größe, Form, Seitendifferenzen der Mammae und des Mamillen-Areola-Komplexes (MAK)

4.3 Untersuchungen der Mamma

Tab. 4-9 Internationale kolposkopische Terminologie.

Kolposkopische Klassifikation	Kolposkopische Befunde	Histologisches Korrelat
Normalbefunde		
Normalbefunde	• originäres (= primäres) Plattenepithel, unauffällige Transformationszone, Ektopie • außerhalb der Transformationszone: Adenosis	glykogenhaltiges Plattenepithel, reife Metaplasie, Zylinderepithel
Veränderungen		
Gruppe 0 (veränderte, unverdächtige Transformationszone)	jodnegatives Areal ohne essigpositive Reaktion	nicht glykogenhaltiges, akanthotisches Epithel
Gruppe I (zweifelhaft)	• flache Leukoplakie, flaches, essigpositives jodpositives Areal, regelmäßige Punktierung oder Mosaik, Erosion • keine Niveaudifferenz	nicht glykogenhaltiges, akanthotisches Epithel, CIN I oder CIN II/III, zarte Para-/Hyperkeratose
Gruppe II (verdächtig)	• erhabene Leukoplakie • opakes ausgeprägt essigweißes Epithel • grobe, unregelmäßige Punktierung/Mosaik • Niveaudifferenzen • atypische Gefäße • Ulkus	• CIN I–III • mikroinvasives Karzinom, Karzinom, Para-/Hyperkeratose
Verdacht auf Invasion	pathologische Gefäße	Karzinom
Invasives Karzinom	pathologische Gefäße	Karzinom
HPV-Läsionen		
Gruppe M (sonstige Befunde)	A: kondylomatöse Läsionen • exophytisches oder flaches Kondylom • essigpositive Punktierung B: Entzündungen, Zervizitis C: Atrophie D: Endometriose E: Adenose, Ovula Nabothi, Polypen, andere	kondylomatöse oder virustypische Läsionen
Gruppe U (ungenügende kolposkopische Beurteilung)	A: Plattenepithel-Zylinderepithel-Grenze nicht sichtbar B: schwere Entzündung C: Portio nicht einstellbar	

- Hautveränderungen: Einziehung, Vorwölbung, „peau d'orange" (Hautödem), Ulzeration, Ekzem der Mamille, Rötung, Mamillenretraktion
- Sekretion: blutig oder serös auf einer oder beiden Seiten
- Inspektion der Arme: Lymphödem, Verletzungen.

Palpation Die Tastuntersuchung der Brust wird im Stehen oder im aufrechten Sitzen und im Liegen durchgeführt. Man palpiert bimanuell und systematisch (quadrantenweise), wobei die Thoraxwand als Widerlager fungiert. Durch leichten Druck auf den MAK wird geprüft, ob Sekret austritt. Anschließend werden die Achselhöhlen, die Supra- und Infraklavikularregionen abgetastet. Bei tastbaren Gewebeverdichtungen werden folgende Befunde dokumentiert:
- Lokalisation (Seite, Quadrant, Abstand zum MAK)
- Größe in cm
- Konsistenz
- Abgrenzbarkeit
- Verschieblichkeit gegenüber der Unterlage und der Haut
- Druckschmerzhaftigkeit
- Hauteinziehung über Tastbefund provozierbar
- Zur Palpation der Achselhöhle muss der Arm locker herunterhängen oder auf der Liege leicht abgespreizt gelagert sein. Bei den Lymphknoten werden Größe, Konsistenz, Verschieblichkeit und Druckschmerzhaftigkeit dokumentiert.

Selbstuntersuchung Der Arzt sollte die Frau darüber hinaus zur monatlichen Selbstuntersuchung anleiten. Diese besteht aus Inspektion vor dem Spiegel und Tastuntersuchung.

 118 Abb. zur Selbstuntersuchung der Brust

Bei der geschlechtsreifen Frau ist die Zeit unmittelbar nach der Periodenblutung am besten für die Untersuchung geeignet. Wichtig ist, dass die Brüste systematisch palpiert und quadrantenweise mäanderförmig untersucht werden (> Abb. 4-14). Es besteht neuerdings die Möglichkeit, die Selbstuntersuchung der Brust an Silikonmodellen in Kursen zu erlernen (Mammacare).

Zytologie Mögliche zytologische Untersuchungen sind:
- **Sekretzytologie:** Bei einer Mamillensekretion wird das Sekret direkt von der Mamille auf einen Objektträger aufgebracht und in 96%igem Alkohol fixiert, gefärbt und analysiert.
- **Exfoliativzytologie:** Bei ekzemartigen Veränderungen des MAK oder der Mamma können Zellen mit einem Watteträger oder Holzspatel abgestrichen und auf einen Objektträger zur Analyse gebracht werden.
- **Punktionszytologie:** Bei der diagnostischen oder therapeutischen Punktion von Zysten wird das gewonnene Material zur Zytodiagnostik auf einen Objektträger ausgestrichen und analog zur Sekretzytologie verfahren.

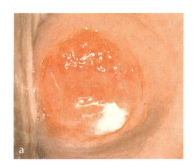
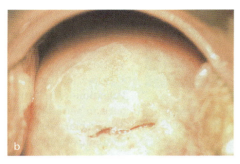

Abb. 4-12 Dysplastische Portioveränderungen.
a Mosaik.
b Leukoplakie.

4.3.2 Apparative Untersuchung

Mammographie

Indikation Die Mammographie ist die beste Methode in der **Brustkrebsfrüherkennung.** Unter Screeningmammographie versteht man dabei eine Mammographie bei symptomlosen Frauen zur Brustkrebsfrüherkennung. Während die durchschnittliche Größe des ertasteten Mammakarzinoms bei ca. 2,3 cm liegt, beträgt die Durchschnittsgröße des im mammographischen Screening entdeckten Mammakarzinoms bei jährlichem Screening ca. 1,1 cm. Allerdings sind ca. 15% der tastbaren Mammakarzinome mammographisch nicht sichtbar. Die Treffsicherheit der Mammographie hängt stark vom Brusttyp ab: In der fettreichen Brust beträgt sie annähernd 100%, in der dichten Brust kann sie dagegen nur ca. 50% betragen. Die Mammographie ist dennoch bei jedem Brusttyp sinnvoll, da auch in sehr dichtem Gewebe Karzinome, die Mikroverkalkungen enthalten, sehr frühzeitig erkannt werden können.

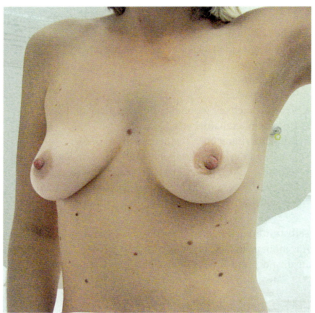

Abb. 4-13 Hauteinziehung nach Elevation des Arms.

> **PRAXISTIPP**
> Bei jeglichem Symptom kann nur nach direkter Korrelation von Klinik und Mammographie entschieden werden, ob ein Mammakarzinom sicher ausgeschlossen werden kann (z.B. in fettreichen Arealen oder bei typisch benignen Befunden) oder ob weitere Methoden (z.B. Zusatzaufnahmen, Sonographie) bzw. eine histologische Klärung hierfür erforderlich sind.

Die Indikation für die Screeningmammographie besteht:
- bei allen Frauen ab dem 50. Lebensjahr im 2-Jahres-Intervall
- bei Frauen mit familiärer Belastung und BRCA1/2 Genmutationen ab dem 25. Lebensjahr im 1-Jahres-Intervall nach einer klinisch-genetischen Beratung in spezialisierten Zentren zusammen mit halbjährlichen Sonographien und jährlichem MRM.

Medizinisch ist der Beginn einer Screeningmammographie ab dem 40. Lebensjahr genauso sinnvoll wie ein 1-Jahres-Intervall und wird in verschiedenen Ländern bereits empfohlen.

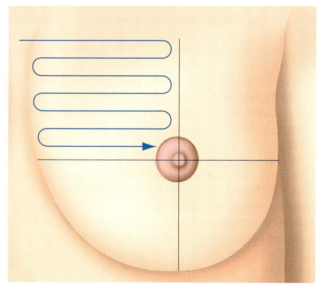

Abb. 4-14 Selbstuntersuchung der Brust. Schema zum quadrantenweisen mäanderförmigen Vorgehen bei der Selbstuntersuchung.

> **MERKE**
> Durch eine qualitätsgesicherte Screeningmammographie, die bei Frauen zwischen 50 und 70 Jahren mindestens alle 2 Jahre durchgeführt wird, kann die Sterblichkeit am Brustkrebs um ca. 35% reduziert werden.

Ab dem 40. Lebensjahr ist die Mammographie die erste Methode zur **Abklärung von Symptomen.** Ab dem 25.–30. Lebensjahr ist sie ergänzend zur Sonographie anzuwenden, es sei denn, die Symptome lassen sich sonographisch eindeutig als benigne einstufen (z.B. einfache Zyste). Bei Symptomen stellen Schwangerschaft und Laktation keine Kontraindikation für die Mammographie dar. Allerdings ist dann die Beurteilbarkeit der Mammographie durch das dichte Drüsengewebe erschwert.

Technik Röntgentechnisch kann die Mammographie als konventionelle Film- oder digitale Mammographie durchgeführt werden. Die digitale Technik bietet die Vorteile der sicheren Archivierung, der vereinfachten Verschickung und Doppelbefundung. Die für eine Mammographie notwendige **Strahlendosis** wurde durch moderne Technik und regelmäßige Qualitätssicherung im Vergleich zu früher deutlich gesenkt. Die mittlere Strahlendosis einer Mammographie liegt unter 2 mGy. Ab dem 40. Lebensjahr ist das Risiko, durch diese Strahlung einen Brustkrebs auszulösen, zu vernachlässigen. Vor dem 40. Lebensjahr, insbesondere aber im jugendlichen Alter, sollte die Indikation für eine Mammographie mit Sorgfalt gestellt werden: Bei jüngeren Frauen ist die Brust strahlenempfindlicher, und die Mammographie nicht so treffsicher.

Vorgehen Die Mammographie wird routinemäßig in 2 Ebenen (kraniokaudal = cc und mediolateral = ml) durchgeführt. Gelegentlich sind ergänzende Aufnahmen (Vergrößerung, schräger Strahlengang) notwendig. Die **Kompression der Brust,** welche von einigen Frauen als schmerzhaft empfunden wird, ist dabei unerlässlich (➤ Abb. 4-15). Der Grund ist, dass sich gesundes Drüsengewebe auseinanderspreizen lässt, während ein kleiner Brustkrebs bestehen bleibt und somit erst zwischen den Drüsenläppchen sichtbar wird. Außerdem verbessern sich Kontrast und geometrische Auflösung durch die geringere Dicke (z.B. für die Erkennung von Mikroverkalkungen), und die Röntgendosis kann um den Faktor 2 und mehr reduziert werden. Die Kompression ist nicht schädlich und löst keinen Brustkrebs aus. Der günstigste **Zeitpunkt** zur Durchführung der Mammographie ist bei der geschlechtsreifen Frau der 7.–17. Zyklustag, da die Kompression zu diesem Zeitpunkt weniger schmerzhaft ist und die Brust in dieser Phase am besten beurteilbar ist.

Auswertung Bei der Auswertung der Mammographie ist zu beachten, dass Tumoren und Zysten röntgendicht sind. Die Röntgenstrahlen auf dem Film werden abgeschwächt und führen somit zu einer Aufhellung (Verschattung) des Röntgenbildes. Bei der seitenvergleichenden Beurteilung der Mammographieaufnahmen ist auf die Aufnahmequalität, die Dichte der Brust, die Symmetrie der Aufnahmen sowie auf Verkalkungen (➤ Abb. 4-16) und Herdbefunde zu achten (➤ Tab. 4-10).

Die Beurteilung der Mammographie sollte durch Verwendung der BI-RADS-Klassifikation (➤ Tab. 4-11) des Breast Imaging Reporting and Data System standardisiert werden.

Präparateradiographie

Diese Maßnahme dient der operativen Qualitätssicherung und wird bei den Markierungsmethoden beschrieben.

Pneumozystogramm

Definition Das Pneumozystogramm ist die mammographische Abbildung einer Zyste, welche durch Punktion entleert und mit Luft aufgefüllt wurde.

Indikation Mit zunehmendem Einsatz der Sonographie und der perkutanen Nadelbiopsie haben die Indikationen für diese Untersuchung stark abgenommen. Sie kann aber noch indiziert sein, wenn ein zystischer Befund durch die Sonographie nicht eindeutig als solcher identifiziert werden kann.

Auswertung Die Luftfüllung stellt sich im Mammogramm schwarz dar, sodass die Randkontur der Zyste gut beurteilt werden kann. Intrazystische Proliferationsprozesse können somit ausgeschlossen oder diagnostiziert werden.

Galaktographie

Definition Die Galaktographie ist die röntgenologische Kontrastmitteldarstellung der Milchgänge der Brust.

Indikation Die Galaktographie ist zur Abklärung und Lokalisierung intraduktaler Prozesse eine wichtige, ergänzende Maßnahme. Sie ist bei einseitiger Sekretion indiziert.

Vorgehen Der sezernierende Milchgang wird sondiert und mit röntgendichtem Kontrastmittel aufgefüllt. Anschließend wird eine Mammographie in 2 Ebenen durchgeführt.

Auswertung Papillome und umschriebene, intraduktale Karzinome imponieren als dunkle Aussparungen in den mit Kontrastmittel (hell) gefüllten Gängen (➤ Abb. 4-16).

Sonographie

Indikation Die Sonographie ist die wichtigste ergänzende Untersuchung zur Palpation und Mammographie. Sie kann ge-

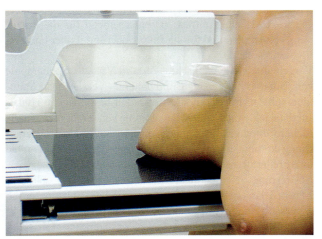

Abb. 4-15 Durchführung der Mammographie. Mammographie der rechten Mamma im kraniokaudalen Strahlengang.

4 Diagnostische und therapeutische Methoden

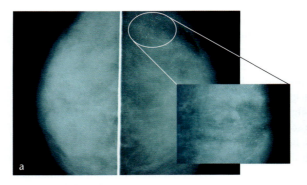
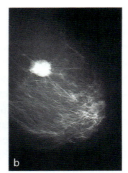
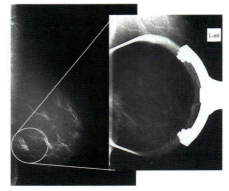
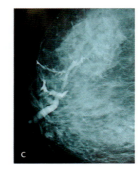

Abb. 4-16 Pathologische Befunde in der Mammographie und Galaktographie.
a Suspekter polymorpher Mikrokalk in der Mammographie mit Ausschnittsvergrößerungen.
b Suspekte unscharfe Verdichtung in der mediolateralen Aufnahme mit Krebsfüßchen.
c Auffällige Galaktographie mit erweiterten Gängen und Gangabbrüchen, die auf einen intraduktalen Prozess hinweisen.

Tab. 4-10 Kriterien zur Beurteilung der Mammographie.
Neben den genannten Kriterien ist zusätzlich auf die Aufnahmequalität und die Dichte der Brust zu achten.

Kriterien	Verdächtig	Unverdächtig
Symmetrie	Asymmetrie	Symmetrie
Verkalkungen	polymorph, heterogen, Mikrokalk	grob, popcornartig, ringförmig, Gefäßkalk
Herdbefunde	unscharf begrenzt, radiäre Ausläufer („Krebsfüßchen")	glatt begrenzt

Tab. 4-11 BI-RADS-Einteilung.

BI-RADS	Beurteilung
0	weitere bildgebende Abklärung notwendig
1	unauffällig
2	benigne
3	wahrscheinlich benigne
4	verdächtig
5	hochverdächtig

rade in mammographisch dichtem Gewebe wichtige Zusatzinformationen liefern. Indiziert ist die Sonographie:
- bei Frauen unter 40 Jahre zur Abklärung klinischer Befunde (ab dem 25.–30. Lebensjahr ergänzende Mammographie, wenn das klinische Symptom durch die Sonographie nicht eindeutig als eine benigne Veränderung, z.B. eine typische Zyste, erklärt ist),
- bei Frauen über 40 Jahre als Ergänzung zur Mammographie, wenn das klinische Symptom durch die Mammographie nicht eindeutig durch eine benigne oder maligne Veränderung erklärbar ist,
- bei Frauen mit familiärer Belastung und BRCA1/2 Genmutationen als Früherkennungsmaßnahme alle 6 Monate.

MERKE
Vorteile hat die Sonographie, wenn tastbare Karzinome in mammographisch dichtem Gewebe dargestellt werden sollen oder einfache Zysten von nichtzystischen Herdbefunden abgegrenzt werden müssen (➤ Abb. 4-17).

Technik Die Mammasonographie sollte nur mit hochwertigen Geräten und speziell hierfür ausgestatteten Schallköpfen durchgeführt werden. Die richtige Bildeinstellung (Tiefenausgleich; Helligkeit; Kontrast) ist entscheidend für die Erkennung von Herden und für die Differenzierung solider und zystischer Läsionen.
Vorgehen Als dynamisches Verfahren ist die Sonographie vom Untersucher abhängig und daher im Vergleich zur Mammographie nicht zu standardisieren. Für bestmögliche Treffsicherheit sollte die Mammasonographie von erfahrenen Untersuchern durchgeführt, immer mit einer klinischen Untersuchung kombiniert und zusammen mit der Mammographie interpretiert werden, sofern diese indiziert ist.
Auswertung Herde müssen exakt lokalisiert und sollen in 2 Ebenen dargestellt werden. Für die Befundinterpretation stehen die Beschreibung der Randkontur, die Echodichte, die Echostruktur und das dorsale Schallverhalten zu Verfügung (➤ Tab. 4-12).

119 Bilder-Quiz Mammographie und Mammasono

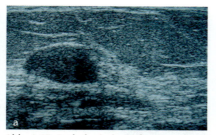 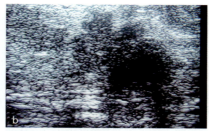 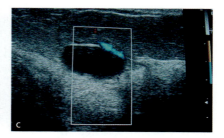

Abb. 4-17 Pathologische Befunde in der Mammasonographie.
a Fibroadenom (glatt begrenzt, homogen).
b Mammakarzinom (unscharf begrenzt, inhomogen, dorsaler Schallschatten).
c Einkammrige Zyste (glatt begrenzt, echoarm, homogen) mit Gefäßvermehrung im Randbereich (Doppler-Sonographie).

Tab. 4-12 Ultraschallkriterien in der Mammasonographie.

Kriterien	Maligne	Benigne
Randkontur	unscharf gezackt	glatt, scharf
Echodensität	echoarm	echoreich
Echostruktur	inhomogen	keine oder homogen
Dorsaler Schall	dorsaler Schallschatten	zentrale Schallverstärkung

Magnetresonanzmammographie (MRM)

Definition Die MRM ist eine magnetresonanztomographische Aufnahmetechnik, bei der die Mammae in Dünnschichttechnik und mit geeigneten Pulssequenzen vor sowie mehrfach nach intravenöser Kontrastmittelgabe abgebildet werden.

Indikation Die KM-MRM ist die sensitivste Methode für den Nachweis invasiver Karzinome. Sie ist wegweisend in der operativen Therapieplanung, wenn eine Multizentrizität ausgeschlossen werden soll. Darüber hinaus ist sie in der Nachsorge die sicherste Methode zur Differenzierung zwischen einer postoperativ-narbigen Veränderung und einem intramammären Rezidiv. Auch bei jungen Frauen aus Hochrisikofamilien ist sie die derzeit beste Methode in der Früherkennung. Sie ist indiziert:

- zur Differenzierung von Narbengewebe und Rezidiv nach brusterhaltender Therapie,
- nach Wiederaufbauplastik mit Silikonimplantat,
- zur Primärtumorsuche bei lokoregionärem Lymphknotenbefall, wenn klinisch, mammographisch und sonographisch kein Primärtumor identifizierbar ist,
- vor einer brusterhaltenden Therapie zum Ausschluss einer Multizentrizität und eines kontralateralen Mammakarzinoms, insbesondere bei mammographisch und sonographisch schwer beurteilbarem Drüsengewebe und Vorliegen eines invasiv lobulären Mammakarzinoms,
- in der Früherkennung von Tumoren bei Frauen aus Hochrisikofamilien.

Technik Die Geräte für die MRM sollten eine ausreichende Feldstärke von 1 oder 1,5 Tesla haben und mit einer speziellen Mammaspule ausgestattet sein. Eine hohe Auflösung und die Eliminierung von störenden Fettsignalen wird durch die Subtraktionstechnik gewährleistet.

Vorgehen Hormonelle Einflüsse sind durch zyklusgerechte Terminierung der Untersuchung (7.–17. Zyklustag) und Ab-

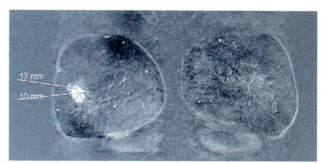

Abb. 4-18 Magnetresonanzmammographie mit Mammakarzinom (Frontalebene). In der rechten Brust befindet sich ein 17 × 10 mm großer Herdbefund, welcher Kontrastmittel anreichert und histologisch als invasives Mammakarzinom eingeordnet wurde.

setzen der postmenopausalen Substitutionstherapie (4 Wochen vor der Untersuchung) weitgehend zu vermeiden.

Auswertung Tumoren zeigen ein anderes Kontrastmittelaufnahmeverhalten als das normale Mammagewebe. Stark anreichernde Herdbefunde erscheinen auf den Bildern hell und heben sich durch die Subtraktionstechnik gut vom Normalgewebe (dunkel) ab (➤ Abb. 4-18). Dabei ist zu berücksichtigen, dass die Sensitivität der MRM in der Karzinomentdeckung sehr hoch, aber nicht hundertprozentig ist (invasive Karzinome reichern Kontrastmittel zu mehr als 95% an, In-situ-Karzinome zu ca. 80%). Problematisch dabei ist, dass die Sensitivität der Entdeckung benigner anreichernder Veränderungen (Fibroadenome, Adenoseherde), die z.T. aber nicht sicher von Malignomen zu differenzieren sind, ebenso sehr hoch ist. Um mit der MRM eine ausreichende Spezifität zu erzielen, ist daher die Interpretation zusammen mit den konventionellen Methoden obligatorisch.

4.3.3 Interventionelle Diagnostik

Durch die minimalinvasiven Maßnahmen der interventionellen Diagnostik kann die Dignität von Herdbefunden beurteilt werden. Interventionelle Maßnahmen setzen voraus, dass die bildgebende Basisdiagnostik abgeschlossen ist (2-Ebenen-Mammographie, ggf. Sonographie, ggf. mammographische Zusatzaufnahmen). Kann ein Malignom mit der Basisbildgebung nicht sicher ausgeschlossen werden, wird die histologi-

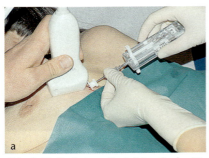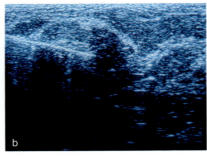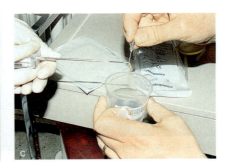

Abb. 4-19 Perkutane Nadelbiopsie der Mamma.
a, b Darstellung des Herdbefundes im Ultraschall und Durchführung der Stanzbiopsie unter Ultraschallkontrolle.
c Fixierung der Gewebezylinder in Formalin.

sche Klärung mit Hilfe von minimalinvasiven Verfahren (Stanzbiopsie oder Vakuumbiopsie) empfohlen. Für eine optimale Therapieplanung sollten gemäß den europäischen Leitlinien (EUSOMA) mindestens 70%, optimal 90% der zur Operation kommenden Mammakarzinome histologisch gesichert sein.

Biopsie

Stanzbiopsie, Vakuumbiopsie Die wichtigsten Methoden für die minimalinvasive Abklärung sind die perkutane Stanzbiopsie und die Vakuumbiopsie. Beide Methoden können unter mammographisch-stereotaktischer, sonographischer oder magnetresonanztomographischer Steuerung eingesetzt werden.

Die für beide Verfahren verwendeten Hohlnadeln werden in Lokalanästhesie nach einer kleinen Hautinzision unter Sicht in den Herdbefund eingebracht. Bei der Stanzbiopsie werden durch ein Hochgeschwindigkeitsschussgerät Gewebezylinder ausgestanzt. Bei der Vakuumbiopsie können bis zu 20 mm große Gewebeareale abgetragen werden, da die Nadel im Gewebe verbleibt und die durch rotierende Schneidevorrichtung abgetrennten Gewebezylinder durch ein Vakuum einschließlich des Blutes abgesaugt werden (➤ Abb. 4-19).

➕ 154 Video Hochgeschwindigkeitsstanze

Feinnadelbiopsie, Feinnadelaspirationszytologie Mit einer Punktionsnadel werden durch fächerförmiges Aspirieren Zellen aus einem soliden Herdbefund aufgenommen, auf einen Objektträger gebracht und nach Fixation und Färbung beurteilt. Diese Methode wurde weitgehend von den perkutanen Stanzbiopsien abgelöst, da die Sensitivität der Beurteilung einzelner Zellen deutlich schlechter ist als die histologische Beurteilung eines Gewebezylinders.

Zystenpunktion

Mit einer Punktionsnadel werden Mammazysten, wenn sie groß und schmerzhaft sind, entweder aus therapeutischen Gründen oder aber zu diagnostischen Zwecken punktiert. Ziel ist es, das gewonnene Sekret zytologisch nach Fixation auf einem Objektträger und Färbung analysieren zu können.

Tab. 4-13 Wichtigste bildgebende Verfahren in der Gynäkologie.

Verfahren	Indikation	Besonderheiten
Thoraxaufnahme	• präoperative Diagnostik (Ausschluss kardialer und pulmonaler Erkrankungen) • Tumor-Staging (Metastasen)	
Abdomenübersicht	• DD akutes Abdomen (Darmperforation, Ileus) • Fremdkörpersuche („lost IUP")	
Ausscheidungsurogramm	• Ausscheidungsfunktion der Nieren • Ausschluss von Fehlbildungen und Pathologien sowie Lage der Nieren und Harnleiter • Verlauf der Harnleiter (OP-Gebiet in der Karzinomchirurgie) • Genitalfehlbildungen • Ausschluss von Fisteln	• nüchtern • Kontrastmittel (Allergie)
Oberbauchsonographie	• Ausschluss von Pathologien der Leber, Galle und Pankreas • Tumor-Staging (Lebermetastasen)	• nüchtern
Kolonkontrasteinlauf	• Ausschluss von Kolonpathologien (Karzinome, Polypen, Divertikel) • Ausschluss von Stenosen und Darmbeteiligungen von Genitalkarzinomen	• Darmreinigung • nicht bei Darmperforationen, akuter Divertikulitis
Magen-Darm-Passage	• Ausschluss von Stenosen und Darmbeteiligungen von Genitalkarzinomen	
Computertomographie (CT)	• Abdomen-CT: Staging von Tumorerkrankungen • Leber-CT, Lungen-CT: Abklärung unklarer Befunde im Rö-Thorax und Sono • Schädel-CT, Knochen-CT: Metastasenverdacht, Abklärung unklarer Befunde im Röntgen • CT-gesteuerte Feinnadelpunktion (Abszesse, Metastasen) • Bestrahlungsplanung	• nüchtern • Kontrastmittel (Allergie)

Tab. 4-13 Wichtigste bildgebende Verfahren in der Gynäkologie. (Forts.)

Verfahren	Indikation	Besonderheiten
Magnetresonanztomographie (MRT)	• Tumorausdehnung • gut geeignet zur Beurteilung pathologischer Prozesse im kleinen Becken • dynamisches MRT bei Beckenbodeninsuffizienz	
Positronenemissionstomographie (PET), PET-CT	• Tumor-Staging • Nachsorge, Verdacht auf Rezidiv • topographische Zuordnung von Tumoren (Planung der Therapie)	
Szintigraphie	• Skelettszintigraphie (Tumor-Staging) • Lungenperfusionsszintigraphie (Lungenembolie) • Nierenfunktion	
Nierensonographie	• Genitalfehlbildung • Stauung bei Tumoren des kleinen Beckens • Forensik (prä- und postoperative Kontrolle bei retroperitonealen Eingriffen im kleinen Becken)	
Retrogrades Pyelogramm	• Ausschluss von Blasen- und Ureterläsionen sowie Fisteln	HWI ausschließen
Miktionszysturethrogramm	• Lageveränderungen von Blase und Urethra bei Inkontinenz • Klärung des vesikorenalen Refluxes	HWI ausschließen
Kolpographie	Fehlbildungsausschluss	
Fisteldarstellung	Darstellung des Fistelverlaufs zur Therapieplanung	
Phlebographie	Ausschluss von Thrombosen	Kontrastmittel (Allergie)

Drahtmarkierung

Indikation Diese Methode der Markierung eines Befunds ist bei allen Herden indiziert, die nicht tastbar oder einer minimalinvasiven Diagnostik nicht zugänglich sind. Auch wenn durch perkutane Stanzbiopsie ein nicht tastbares Mammakarzinom gesichert wurde, was durch offene Biopsie entfernt werden muss, ist die Drahtmarkierung indiziert.

Vorgehen In Lokalanästhesie wird ein nicht tastbarer Brustbefund mit Hilfe eines Drahtes unter Sicht markiert. Hierbei wird die Drahtspitze in den Herd vorgetrieben und dort fixiert, indem bei exakter Positionierung 2 Widerhaken ausgefahren werden. Prinzipiell ist die Steuerungsmethode einzusetzen, mit der die Veränderung oder der Herd sicher erkennbar ist. Für Herdbefunde größer 1 cm ist dies meist die Sonographie, für kleine, nur mammographisch sichtbare Herde und Mikroverkalkungen ist dies die mammographische Stereotaxie. Die magnetresonanztomographische Steuerung ist die komplizierteste Methode und lediglich bei Herden einzusetzen, die nur mit Mamma-MR sichtbar sind.

Auswertung Wird ein Herdbefund mammographisch gesteuert markiert (z.B. Mikrokalk, ➤ Abb. 4-20a), ist nach Exstirpation des Herdes mit der Drahtmarkierung ein Präparateradiogramm (Röntgenaufnahme des Operationspräparats) durchzuführen (➤ Abb. 4-20b). Somit kann gezeigt werden, dass der Herd anteilig oder vollständig entfernt wurde.

4.4 Apparative Diagnostik

Neben den speziellen gynäkologischen Untersuchungen und den Untersuchungen der Brust müssen oft weitere Verfahren aus der Radiologie und Nuklearmedizin eingesetzt werden, um eine Diagnose zu erhärten. Sie dienen u.a. zur präoperativen Bestimmung der Tumorausdehnung, Bestimmung des Therapieansprechens in der Onkologie und zur differentialdiagnosti-

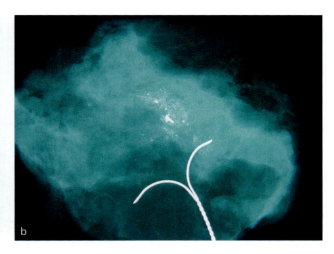

Abb. 4-20 Drahtmarkierung und Präparateradiographie.
a Ein nicht palpabler Mikrokalkherd wird mammographisch gesteuert drahtmarkiert.
b Nach Entfernung des Herdes wird eine Präparateradiographie angefertigt, in der die vollständige Entfernung des Herdes nachgewiesen wird.

schen Abklärung von Beschwerden. Bei der Anforderung dieser Maßnahmen müssen immer die Verdachtsdiagnose, die Indikation und die Fragestellung sowie die relevante Vorgeschichte (z.B. Z.n. Hysterektomie) vermerkt werden. Dies ist für die Beurteilung der bildgebenden Verfahren von entscheidender Bedeutung. In ➤ Tab. 4-13 sind die wichtigsten bildgebenden Verfahren in der Gynäkologie mit den häufigsten Indikationen dargestellt.

4.5 Operative Standardverfahren in Diagnostik und Therapie

4.5.1 Operationen am Genitale

Abrasio

Definition Die Abrasio oder Kürettage (Ausschabung) ist der häufigste gynäkologische Eingriff. Sie dient der Gewinnung von Korpus- und Zervixschleimhaut. Werden diese beiden Fraktionen hierbei getrennt abgenommen, so bezeichnet man den Eingriff als fraktionierte Abrasio oder Kürettage. Dabei kann zwischen pathologischen zervikalen und endometrialen Prozessen differenziert werden.

Indikation Typische Indikationen sind:
- Abklärung von Zyklusstörungen
- Abklärung einer Postmenopausenblutung (die Zeichen eines Endometriumkarzinoms sein kann)
- Abtragung von Polypen.

Vorgehen Nach Lagerung in Steinschnittlage wird der Eingriff in einer kurzen Vollnarkose oder Spinalanästhesie durchgeführt. Er beginnt mit der Entleerung der Harnblase und einer gynäkologischen Untersuchung (➤ Kap. 4.1), bei der schließlich die Portio dargestellt wird (➤ Kap. 4.1.2). Diese wird mit 2 Kugelzangen angehakt. Dann wird der Zervikalkanal zunächst mit einer Messsonde sondiert, um die Länge des Uterus zu bestimmen (Normalwert 7 cm), und anschließend mit einer kleinen scharfen Kürette ausgekratzt. Das gewonnene Gewebe wird in Formalin fixiert. Anschließend wird der innere Muttermund über den Zervikalkanal mit Hegar-Stiften (Metallstifte unterschiedlichen Durchmessers) dilatiert, sodass eine größere Kürette zur Ausschabung des Corpus uteri eingeführt werden kann (➤ Abb. 4-21). Je nach Zyklus und Lebensphase der Frau wird mehr oder weniger Korpusschleimhaut gewonnen. Bei der Auskratzung ist das Cavum glatt. Um die diagnostische Sicherheit zu erhöhen, wird dieser Eingriff meist mit einer diagnostischen Hysteroskopie (HSK) kombiniert. Darüber hinaus kann durch eine abschließende HSK eine Uterusperforation weitgehend ausgeschlossen werden.

 120 Video Fraktionierte Abrasio

Nachräumung

Mit der instrumentellen Nachräumung oder stumpfen Kürettage bezeichnet man die Entleerung des Uterus bei Störungen der Frühschwangerschaft oder im Rahmen eines Schwangerschaftsabbruchs.

Indikation Typische Indikationen hierfür sind eine Missed Abortion, ein Abortus incompletus oder auch eine Blasenmole.

Vorgehen Bei der stumpfen Kürettage wird analog zur Abrasio verfahren, wobei der Muttermund durch stumpfe Klemmen angehakt und die Ausschabung mit Hilfe von stumpfen Küretten durchgeführt wird. Durch die Schwangerschaft ist die Uterusmuskulatur aufgelockert, weshalb der Gebrauch der traumatischeren, scharfen Küretten nicht geeignet ist. Je nach in utero verbliebenem Gewebevolumen bzw. Schwangerschaftsalter kann dieser Eingriff auch als Saugkürettage durchgeführt werden. Hierbei wird der Uterus durch das Einbringen eines speziellen Saugers in das Cavum schonend entleert.

Konisation

Definition Eine Konisation ist die kegelförmige Ausschneidung der Portio, die entweder zu therapeutischen oder diagnostischen Zwecken durchgeführt wird.

Indikation Die Indikation für diesen Eingriff ist bei einem auffälligen PAP-Abstrich (persistierender IIId, PAP IV) und bei einer durch Biopsie gesicherten zervikalen intraepithelialen Neoplasie (CIN) gegeben.

Vorgehen Nach Spekulumeinstellung und Darstellung der auffälligen Bezirke (essigweiße, jodnegative Bezirke) wird die Portio angehakt. Dann wird mit einem Messer ein Kegel ausgeschnitten, welcher diesen Teil der Portiooberfläche, aber auch die Transformationszone enthalten sollte. Bei Frauen im geschlechtsreifen Alter wird daher eher ein flacher, bei Frauen in der Postmenopause eher ein spitzer Konus ausgeschnitten (➤ Abb. 4-22).

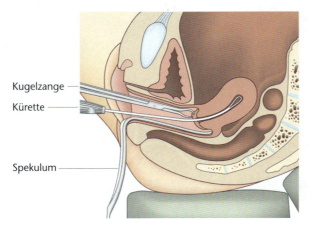

Abb. 4-21 Prinzip der Abrasio.

Hysterektomie

Definition Die Hysterektomie ist die operative Entfernung des Uterus, die auch die Adnexe (Tuben und Ovarien) einschließen kann.

Indikation Die Indikationen hierfür sind weit gefächert und reichen von der Entfernung benigner oder maligner Tumoren über konservativ nicht beherrschbare Blutungsstörungen bis hin zu Senkungsbeschwerden (> Tab. 4-14).

Vorgehen Eine Hysterektomie ist über einen vaginalen oder einen abdominalen Zugang möglich. Der vaginale Zugang ist dabei zu bevorzugen, weil damit ein Bauchschnitt vermieden wird und die postoperativen Schmerzen geringer sind. Wenn der Uterus zu groß ist oder ein invasives Uteruskarzinom vorliegt, muss der abdominale Zugang gewählt werden: Beim Uteruskarzinom geschieht dies in Form einer Längsschnittlaparotomie, um das Abdomen suffizient inspizieren, ggf. die Parametrien beckenwandnah absetzen (radikale Hysterektomie) und ggf. auch eine pelvine und paraaortale Lymphonodektomie anschließen zu können (> Abb. 1-7). Bei einem benignen Geschehen ist ein Unterbauchquerschnitt möglich. Die vaginale Hysterektomie kann durch eine laparoskopisch assistierte Präparation der Adnexe und des kranialen Bandapparats unterstützt werden. Man bezeichnet diesen Eingriff als laparoskopisch assistierte vaginale Hysterektomie (**LAVH**).

121 Zusatzbilder Hysterektomie

4.5.2 Endoskopische Verfahren

Hysteroskopie

Definition Eine Hysteroskopie ist die endoskopische Betrachtung der Zervix und des Cavum uteri, wobei man eine diagnostische und eine operative Hysteroskopie (HSK) unterscheidet.

Indikation Diese Eingriffe haben in erster Linie das Ziel, intrauterine Pathologien im Rahmen der Sterilitätsdiagnostik (intrauterine Synechien, Septen, Uterusfehlbildungen, „lost IUP") oder der Abklärung von Blutungsstörungen (Karzinom, submuköse Myome, Polypen) zu diagnostizieren und zu therapieren (> Abb. 4-23). Die diagnostische HSK wird je nach Indikation mit einer fraktionierten Abrasio kombiniert.

Vorgehen Die Eingriffe werden ohne Anästhesie nicht toleriert und meist in einer Kurznarkose durchgeführt. Bei der **diagnostischen HSK** wird nach Dilatation des Zervikalkanals mit Hegar-Stiften das starre Endoskop mit einem Durchmesser von 5 Charr. eingeführt, und die Uteruswände werden durch das Einbringen von Ringer-Lösung entfaltet. Nun werden die Schleimhaut, das Cavum uteri, die Cervix uteri und die Tubenostien beurteilt. Bei der **operativen HSK** werden Operationshysteroskope mit einem Durchmesser von 10 Charr verwendet, die einen zusätzlichen Arbeitskanal haben. Über diesen können mit Hilfe eines Resektoskops Tumoren (Myome, Polypen) abgetragen oder über Hochfrequenzelektrochirurgie (Rollerball) auch Koagulationen (z.B. Endometriumablationen) durchgeführt werden. Im letzteren Fall müssen elektrolytfreie (und damit nicht stromleitende) Dilatations- und Spüllösungen verwendet werden (z.B. Purisole).

155 Video Hysteroskopie

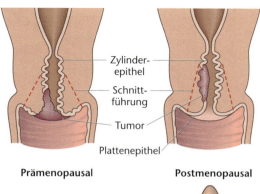

Abb. 4-22 Prinzip der Konisation. Bei geschlechtsreifen Frauen ist die Transformationszone ektropioniert, also an der Portio sichtbar. Der Konus ist dementsprechend flach und breit. Im Alter liegt die Transformationszone im Zervikalkanal. Der Konus muss daher hoch und schmal sein.

Tab. 4-14 Hysterektomie (HE). Zugänge und Indikationen.

	Einfache HE (± Adnexe)	Radikale HE (Parametrien, Lymphknoten, Adnexe)
Zugang	vaginal oder abdominal (meist Unterbauchquerschnitt)	abdominaler, medianer Längsschnitt
Indikationen	• Descensus uteri (vaginaler Zugang) • Uterus myomatosus • Adenomyosis uteri interna mit Dysmenorrhö • konservativ nicht beherrschbare Blutungsstörungen • schwere Infektion des inneren Genitales • Karzinoma in situ der Cervix uteri bei abgeschlossener Familienplanung • atypische adenomatöse Hyperplasie des Endometriums	stadienadaptiert bei (> Kap. 26) • Zervixkarzinom • Korpuskarzinom • Ovarialkarzinom

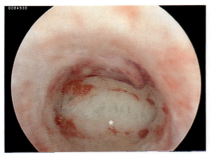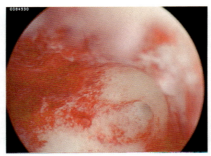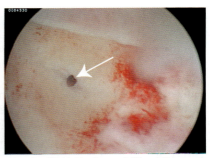

Abb. 4-23 Hysteroskopie. Hysteroskopische Bilder in der Postmenopause mit einem atrophen Endometrium (weißlich), Fundus uteri (*) und Tubenostium (Pfeil).

Laparoskopie

Definition Die gynäkologische Bauchspiegelung wird auch als Pelviskopie bezeichnet, wobei man hierunter die endoskopische Betrachtung der Organe im kleinen Becken versteht.

Indikation Die Indikation zur Pelviskopie kann entweder diagnostisch oder therapeutisch sein, z.B.:
- Überprüfung der Tubendurchgängigkeit (Chromopertubation)
- Abklärung von Unterbauchschmerzen (Adhäsionen, Endometriose, Adnexitis)
- Exstirpation einer Tubargravidität
- Ausschälung benigner Adnextumoren oder Adnexektomie
- Sterilisation
- Myomenukleationen
- Ausschluss oder Therapie einer iatrogenen Uterusperforation.

Vorgehen Dieser Eingriff erfordert eine Vollnarkose. Über einen transumbilikalen Zugang wird ein Endoskop, welches mit einer Kamera und einem Insufflationskanal versehen ist, in die Bauchhöhle eingebracht. Über den Kanal wird ein Pneumoperitoneum mit CO_2 angelegt, damit sich die Bauchdecke von den Darmschlingen abheben kann. Dann werden 2–3 weitere Arbeitskanäle im Unterbauch angelegt, über welche endoskopische Instrumente (Scheren, Koagulationszangen, Fasszangen) eingeführt und Saugspülungen durchgeführt werden können (➤ Abb. 4-24). Die Kopftieflagerung (Trendelenburg-Lagerung) und das Herauslagern der Darmschlingen aus dem kleinen Becken lassen dann eine Sicht auf die Organe im kleinen Becken zu (➤ Abb. 4-25).

Urethrozystoskopie

Definition Die Urethrozystoskopie bezeichnet die endoskopische Betrachtung der Urethra und der Harnblase.

Indikation Die Methode ist gut geeignet, um Erkrankungen der Harnblase und der Urethra auszuschließen (Tumorinfiltration, Divertikel, Konkremente, Entzündung). Sie ist außerdem integraler Bestandteil bei der Abklärung einer Harninkontinenz (➤ Kap. 27.2.1).

Vorgehen Diese Untersuchung wird in der Regel ohne Anästhesie gut toleriert. Urethra und Harnblase werden mit körperwarmer physiologischer Kochsalzlösung aufgefüllt und endoskopisch inspiziert.

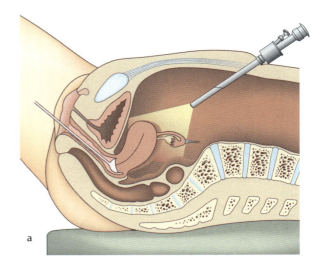

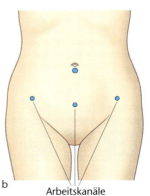

Abb. 4-24 Pelviskopie.
a Prinzip.
b Lokalisation der Einstichstellen für Trokare.

Rektoskopie

Definition Die Rektoskopie bezeichnet eine endoskopische Darstellung des Rektums mit einem starren Rohr, welches mit einer Lichtquelle und Optik versehen ist.

4.5 Operative Standardverfahren in Diagnostik und Therapie

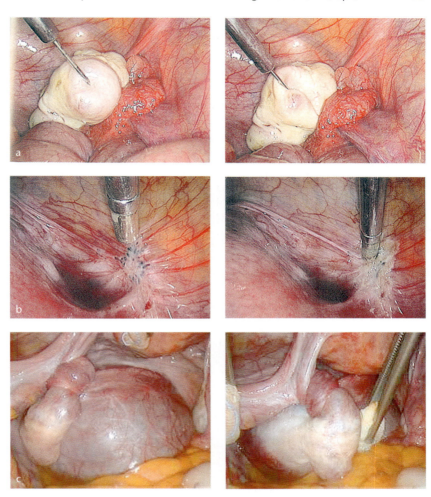

Abb. 4-25 Pelviskopiebefunde.
a Punktion einer einfachen Ovarialzyste.
b Koagulation eines Endometrioseherdes des Beckenperitoneums.
c Entdrehung einer Adnextorquierung.

Indikation Die Rektoskopie dient in erster Linie zur Beurteilung der Tumorausdehnung bei Genitalkarzinomen und zum Ausschluss einer Enddarmbeteiligung bei Endometriose und Kondylomerkrankung.

Vorgehen Der Enddarm muss vor der Untersuchung durch ein Klistier entleert werden. Die Untersuchung erfolgt in Steinschnittlage und wird in der Regel gut ohne Narkose toleriert. Zur Entfaltung der Rektalwände wird über eine Handpumpe Luft insuffliert.

4.5.3 Mammaeingriffe

Segmentresektion (Tumorektomie, „wide excision")

Definition Als Segmentresektion bezeichnet man die Entfernung eines Mammatumors einschließlich eines gesunden Geweberandsaums sowie eine Defektrekonstruktion der Entnahmeregion.

Indikation Die Indikation zu dieser Operation ist gegeben:

- bei allen benignen Mammatumoren,
- bei umschriebenen duktalen Karzinomata in situ (DCIS),
- als Teil der brusterhaltenden Therapie (BET) bei umschriebenen invasiven Mammakarzinomen.

Vorgehen Der Hautschnitt folgt stets den bogenförmig verlaufenden Langer-Linien (➤ Abb. 4-26). Dabei verläuft er bei einem tastbaren Mammakarzinom direkt über dem Tumor, damit lange Zugangswege vermieden werden, während er bei benignen Befunden (z.B. Fibroadenomen) kosmetisch günstiger, z.B. periareolär oder submammär, gesetzt werden kann. Der Tumor wird segment- bzw. kuchenstückartig ausgeschnitten, der restliche Brustdrüsenkörper wird subkutan und ggf. präpektoral mobilisiert und in den Defekt eingeschwenkt und vernäht (➤ Abb. 4-27). Sollte die Dignität des Befundes unklar sein oder es sich um einen malignen Befund handeln, ist eine Schnellschnittuntersuchung notwendig, um die Resektionsränder zu beurteilen. Falls diese nicht frei sind, muss nachreseziert werden. Bei einem nicht tastbaren, mit Draht markierten Tumor verläuft die Operation analog, wobei man sich dann am Draht orientiert, dessen Stichkanal immer mit ausgeschnitten werden sollte. Im Bereich der Drahtspitze wird die

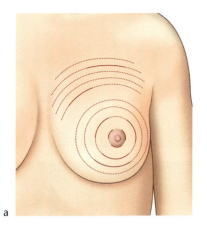
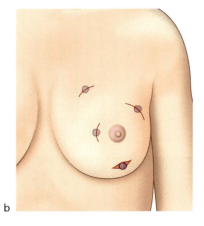

Abb. 4-26 Schnittführung bei Segmentresektion.
a Der Hautschnitt folgt stets den bogenförmig verlaufenden Langer-Linien.
b Standardinzisionen, die sich an der Lokalisation des Tumors orientieren.

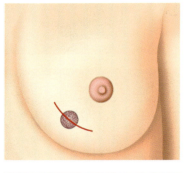
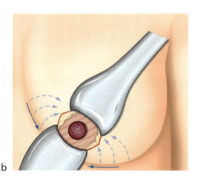
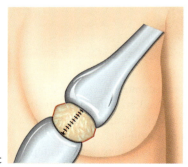
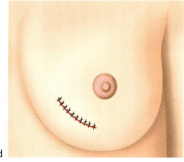

Abb. 4-27 Segmentresektion mit Defektrekonstruktion.
a Hautschnitt über dem Tumor.
b Keilförmige Exzision des Tumors. Gesundes Brustdrüsengewebe um den Tumor herum wird subkutan und präpektoral mobilisiert und in den Defekt eingeschwenkt.
c Die intramammären Verschiebelappen werden durch Naht vereinigt.
d Zustand nach der Segmentresektion und Hautnaht.

„wide excision" durchgeführt. Falls es sich um einen mammographisch oder sonographisch markierten Befund handelt, schließt sich an die Operation eine Präparateradiographie zur operativen Qualitätssicherung an.

BET (brusterhaltende Therapie) beim invasiven Mammakarzinom

Definition Hierunter versteht man die Segmentresektion des Tumors und eine axilläre Lymphonodektomie zum Tumor-Staging als Alternative zur Brustamputation.
Indikation Bei rund 70% aller invasiven Mammakarzinomerkrankungen kann diese Form der operativen Therapie gewählt werden. Sie ist für die Krankheitsbewältigung naturgemäß die bessere Therapievariante als die Brustamputation. Folgende Voraussetzungen müssen jedoch gegeben sein:

- günstige Tumorgröße in Relation zur Brustgröße
- Ausschluss einer Multizentrizität
- keine Kontraindikation zur Strahlentherapie
- kein inflammatorisches Karzinom.

Vorgehen Die Operation beinhaltet die Segmentresektion (s.o.) und die Abklärung der Lymphknoten in der Achselhöhle (s.u.). Diese beiden Eingriffe können über jeweils einen eigenen Zugang oder, wenn es die Lokalisation des Tumors erlaubt, über einen gemeinsamen Zugang durchgeführt werden (➤ Abb. 4-28). Postoperativ gehört zum Therapiekonzept zwingend eine Strahlentherapie der Brust (➤ Kap. 26.8.2).

Mastektomie

Definition Unter Mastektomie versteht man die komplette Resektion des Brustdrüsenkörpers einschließlich der Pektora-

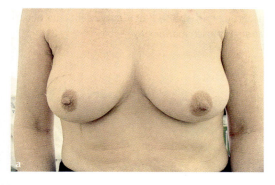
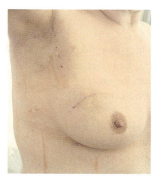
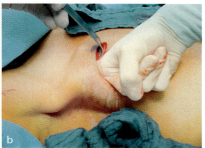
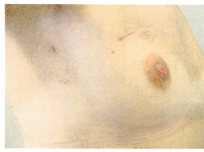

Abb. 4-28 Brusterhaltende Therapie (BET).
a Gesonderter Schnitt in der Axilla.
b Zugang zur Axilla über den Hautschnitt des Tumors intraoperativ und postoperativ.

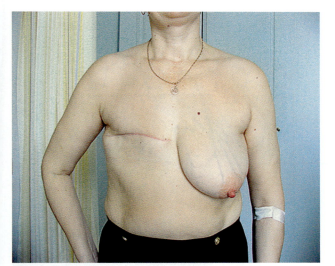

Abb. 4-29 Mastektomie.
Patientin nach Ausheilung der Mastektomiewunden.

lisfaszie. Bei der modifiziert radikalen Mastektomie gehört definitionsgemäß auch die axilläre Lymphonodektomie (s.u.) dazu.
Indikation Die Indikation wird gestellt bei einem invasiven Mammakarzinom, bei dem keine BET möglich ist, oder als einfache Mastektomie (ohne axilläre Lymphonodektomie) bei einem ausgedehnten DCIS oder intramammären invasiven Rezidiv nach BET.
Vorgehen Die Resektion des Brustdrüsenkörpers und die Lymphonodektomie werden über den gleichen Hautschnitt vorgenommen (➤ Abb. 4-29). In gleicher Sitzung (simultan) oder zu einem späteren Zeitpunkt kann die Brust plastisch rekonstruiert werden (Wiederaufbau). Grundsätzlich stehen hier folgende Maßnahmen zur Verfügung:

- autologe Rekonstruktion durch
  - TRAM-Lappen (tranverser Rektus-abdominis-Muskulokutanlappen)
  - Latissimus-dorsi-Muskulokutanlappen
- prothetische Rekonstruktion (Silikonimplantate)
- Kombination (Latissimuslappen + Implantat).

Axilläre Lymphonodektomie

Definition Die axilläre Lymphonodektomie ist die Exstirpation des axillären Fett-Lymphknoten-Gewebes. Durch die Resektion tumorös befallener Lymphknoten in der Axilla wird das Überleben der Patientinnen verbessert.
Indikation Die axilläre Lymphonodektomie ist indiziert:
- zur Resektion befallener Lymphknoten (Entfernung der Level-I- und Level-II-Lymphknoten, ➤ Abb. 1-10)
- zum Staging des Mammakarzinoms (selten zusätzliche Entfernung der Level-III-Lymphknoten erforderlich).

Eine axilläre Lymphonodektomie ist nicht erforderlich bei DCIS oder invasiven Mammakarzinomen unter 2 mm.
Vorgehen Der axilläre Zugang erfolgt entweder über die Mastektomiewunde oder als getrennter Schnitt über eine bogenförmige Inzision dorsal des M.-pectoralis-major-Randes bei der BET. Mögliche Komplikationen sind die Läsion von Nerven (N. intercostobrachialis, N. pectoralis medialis, N. thoracicus longus, N. thoracodorsalis), was zu sensiblen und motorischen Ausfällen führen kann, und das Auftreten eines Lymphödems des Arms.

> **PRAXISTIPP**
> Als operatives Gütekriterium gilt die Exstirpation von mindestens 10 Lymphknoten.

Sentinel-Lymphknoten-Biopsie (SLNB)

Definition Unter dem Sentinel- oder Wächter-Lymphknoten versteht man den/die ersten Lymphknoten, die in der axillären, lymphatischen Abflussbahn eines Tumors liegen.

Indikation Indikation und Kontraindikation sind in ➤ Tab. 4-15 zusammengefasst.

Die SLNB ermöglicht eine repräsentative Aussage über den (axillären) Lymphknotenstatus. Die Entfernung der axillären lokoregionären Lymphknoten ist nur dann mit einer Verbesserung des klinischen Outcome verbunden, wenn durch die Lymphonodektomie tumorös befallene Lymphknoten entfernt werden. Sonst handelt es sich um eine reine Stagingmaßnahme.

Vorgehen Die Sentinel-Lymphknoten werden durch eine radioaktive Lymphszintigraphie (➤ Abb. 4-30a–c) oder Blaufarbstoffmarkierung (➤ Abb. 4-30d–f) dargestellt oder neuerdings auch sonographisch markiert.

✚ 052 Literatur Kap. 4

✚ 053 Praxisfragen Kap. 4

✚ 066 IMPP-Fragen Kap. 4

Tab. 4-15 Indikationen und Kontraindikationen der SLNB.

Indikationen	Kontraindikationen
• Klinisch-bildgebend negative Axilla (cN0) • T1 und T2 • Uni-/Multifokalität • Vor/nach primärer Chemotherapie möglich	• multizentrische Tumoren • Voroperationen in der Axilla • klinisch-bildgebender Verdacht auf Lymphknotenbefall (cN+) • ausgedehnte Voroperation in der Brust • inflammatorisches Mammakarzinom

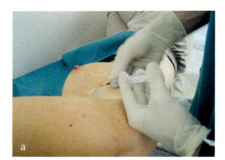
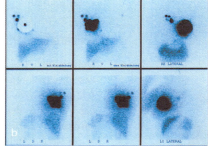
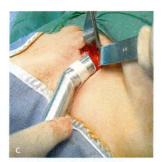
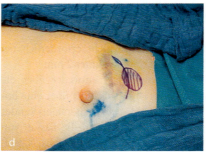
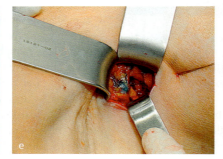
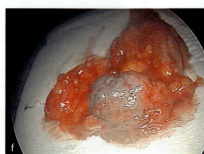

Abb. 4-30 Sentinel-Lymphknoten-Biopsie.
a–c Markierung mit 150 MBq 99mTc-Nanocoll.
　a Umspritzen des Tumors.
　b Lymphszintigramm.
　c Intraoperativer Nachweis mit der Gammasonde.
d–f Markierung mit Blaufarbstoff.
　d Umspritzen des Tumors und der Periareolarregion mit Blau.
　e Präparation des Sentinel-Lymphknotens.
　f Exstirpierter, blau angefärbter Sentinel-Lymphknoten.

KAP. 5

M. Kiechle

Leitsymptome

5.1	**Leitsymptome in der Gynäkologie**	57	5.2.3	Fluor/Abgang von Flüssigkeit in der Schwangerschaft ... 65
5.1.1	Unterbauchschmerzen	57	5.2.4	Fieber im Wochenbett/Puerperalfieber/Kindbettfieber ... 65
5.1.2	Blutungen	58		
5.1.3	Fluor	59		
5.1.4	Weitere Leitsymptome	60		
5.2	**Leitsymptome in der Geburtshilfe**	62		
5.2.1	Unterbauchschmerzen	62		
5.2.2	Blutungen in der Schwangerschaft, in der Nachgeburtsperiode und im Wochenbett	63		

> **Zur Orientierung**
>
> Die wichtigsten Leitsymptome in der Frauenheilkunde sind Unterbauchschmerzen, genitale Blutungen und Fluor genitalis. Dabei gilt es zunächst zu klären, ob eine Schwangerschaft besteht (➤ Kap. 5.2) oder nicht (➤ Kap. 5.1).

5.1 Leitsymptome in der Gynäkologie

5.1.1 Unterbauchschmerzen

Praxisfall

❚❚ Eine 32-jährige Frau kommt, gestützt von ihrem Partner, in die Ambulanz. Sie berichtet über ziehende Schmerzen im Unterbauch, die seit einigen Tagen bestünden und jetzt so stark geworden seien, dass sie kaum noch aufrecht gehen könne. Auch vaginale Blutungen seien aufgetreten. Die letzte Periode habe sie vor ca. 7 Wochen gehabt. Die Periodenblutung sei meist regelmäßig, jedoch habe sie in der letzten Zeit sehr großen beruflichen Stress gehabt. Verhütungsmittel verwende das Paar keine.

Bei der klinischen Untersuchung ist der Unterbauch diffus druckdolent. In der Vaginalsonographie ist freie Flüssigkeit im Douglas-Raum zu sehen. Der Schwangerschaftsschnelltest aus dem Urin ist positiv. Daraufhin wird die Patientin notfallmäßig pelviskopiert und ein Liter Blut aus dem Bauchraum abgesaugt. Ursache ist eine rupturierte Extrauteringravidität in der rechten Tube. Das Schwangerschaftsmaterial wird entfernt, die Blutung der Tube lässt sich nicht stoppen, sodass der Eileiter schließlich entfernt werden muss. ❚❚

Unterbauchschmerzen sind ein sehr häufiges Symptom. Wichtig ist es zu unterscheiden, ob es sich um akute oder chronische Schmerzen handelt.

> **MERKE**
>
> Akut auftretende Bauchschmerzen erfordern eine rasche diagnostische Abklärung, da es sich meist um Notfälle handelt (➤ Kap. 28.1).

Ätiologie Abdominale Schmerzen können intra- und extraabdominale Ursachen haben. Intraabdominal liegen die Ursachen z.B. am inneren Genitale, im Darm oder im retroperitonealen Raum, mögliche gynäkologische Ursachen sind in ➤ Tab. 5-1 dargestellt. Als wichtigste nichtgynäkologische abdominale Schmerzursachen sind differentialdiagnostisch zu beachten:
- Appendizitis
- Erkrankungen der ableitenden Harnwege (Steine, Entzündungen)
- entzündliche Dickdarmerkrankungen (Sigmadivertikulitis)
- Ileus.

Die Abklärung kann somit mehrere Fachgebiete (Gynäkologie, Chirurgie, Innere Medizin, Urologie, Orthopädie) betreffen.

Symptome

Akut auftretende Unterbauchschmerzen sind meist heftig. Oft entsteht ein akutes Abdomen mit einer abdominalen Abwehrspannung und einer erheblichen Beeinträchtigung des Allgemeinzustands. Dabei sind Fieber, Übelkeit, Erbrechen und selbst ein Schock möglich.

Chronische Schmerzen sind weniger stark ausgeprägt. Sie können im Zusammenhang mit dem Menstruationszyklus stehen (z.B. bei Endometriose) oder unabhängig davon nach einer Operation (Adhäsionen) oder als Folgeerkrankung einer akuten Adnexitis (chronisch rezidivierende Adnexitis) auftreten. Bestehen chronische Entzündungen oder Tumoren des inneren Genitales, sind die Schmerzen meist von Fluor oder Blutungen begleitet.

Diagnostik

Zur Klärung der Ursachen abdominaler Schmerzen dienen Anamnese, körperliche und gynäkologische Untersuchung und Sonographie. Dabei gilt es zu beachten:

- Anamnese
  - Schmerzcharakter, Schmerzbeginn
  - Alter, Verhütung, Zyklusphase, letzte Periode
- Schwangerschaft
  - hCG-Schnelltest aus Urin, hCG-Bestimmung im Blut
  - Sonographie
- entzündlicher Prozess
  - Temperatur messen
  - Fluor, Ausfluss, Blutungen
  - Blutbild, CRP-Bestimmung
  - Portioschiebeschmerz
  - Urinuntersuchung
- innere Blutung
  - Blutdruck, Puls, Schockzeichen, klinische Anämie
  - Schwindel, Schulterschmerzen
  - freie Flüssigkeit im Ultraschall
  - Hämoglobinbestimmung
- chronische Schmerzen diagnostische Laparoskopie.

Bei 50 % der Frauen mit chronischen Unterbauchschmerzen lässt sich keine organische Schmerzursache finden. Hier liegt nicht selten eine Somatisierung psychischer Probleme zugrunde (Pelvipathie-Syndrom). Dies bedarf einer speziellen psychosomatischen Therapie.

Therapie

Die Therapieprinzipien bei wichtigen gynäkologischen Krankheitsbildern sind in ➤ Tab. 5-2 zusammengefasst.

Tab. 5-1 Ursache abdominaler Schmerzen in der Gynäkologie.

Schmerzereignis	Ursache
Akut	• Stieldrehung • Extrauteringravidität • postoperative intraabdominale Nachblutung • septischer Abort • akute Adnexitis • Mittelschmerz • Zystenruptur • Hymenalatresie, Vaginalatresie mit Hämatokolpos und Hämatometra • Einkeilung eines gestielten Myoms oder Ovarialtumors
Chronisch	• chronische Adnexitis • Endometriose • Adhäsionen • genitale Tumoren • nekrotisiertes Myom • Lageveränderungen des Genitales • Zystitis • psychosomatisch

5.1.2 Blutungen

Definition Irreguläre vaginale Blutungen (➤ Kap. 9.1) sind Blutungen, die sich in Dauer, Rhythmus, Zeitpunkt oder Stärke von der normalen Menstruationsblutung (Eumenorrhö) unterscheiden.

> **MERKE**
> Alle Blutungen nach der Menopause oder vor der Menarche – außer der Abbruchblutung bei neugeborenen Mädchen – sind irregulär (➤ Kap. 28.2) und immer abklärungsbedürftig.

Ätiologie Bei den Blutungen sind
- organische Blutungen von
- dysfunktionellen Blutungen

zu unterscheiden (➤ Tab. 5-3). Organische Blutungen gehen auf Tumoren, Verletzungen oder Entzündungen zurück, dysfunktionelle Blutungen sind Ausdruck einer gestörten Endometriumsfunktion, bei gestörter Hormonregulation und Ovarialfunktion (➤ Kap. 9.1).

> **MERKE**
> Jede irreguläre genitale Blutung muss abgeklärt und eine organische Ursache ausgeschlossen werden.

Symptome

Die genitale Blutung kann je nach Intensität und Dauer zur Anämie und auch zum Schock führen.

Tab. 5-2 Therapieprinzipien bei wichtigen gynäkologischen Krankheitsbildern.

Operation	Nichtoperative Therapie
Notfallmäßige Operation • Stieldrehung (Ovarialtumor, -zyste, Hydrosalpinx, gestieltes Myom, Adnexe) • Extrauteringravidität • Hymenalatresie, Vaginalatresie mit Hämatokolpos und Hämatometra • Einkeilung eines Myoms oder Ovarialtumors • intraabdominale Blutungen (postoperativ, Zystenruptur mit Blutung, Ovulationsblutung, Karzinomblutung) **Operation und Antibiose** • akute/chronische Adnexitis mit Tuboovarialabszessen oder Pyosalpinx • infiziertes, nekrotisches Myom • septischer Abort **Operation ohne Zusatzmaßnahmen** • genitale Tumoren • Endometriose • Adhäsionen • Lageveränderungen des Genitales	Antibiose • akute/chronische Adnexitis ohne Organveränderung • Zystitis Ovulationshemmer • Ovulationsschmerz • Dysmenorrhö • Ovulationsblutung • Ovarialzysten

Tab. 5-3 Genitale Blutungen. Ursachen und Therapieprinzipien.

Blutungstyp	Ursachen	Therapieprinzip

Organische Blutung	• benigne Veränderungen
	  – Myome, insbesondere submuköse Myome
	  – Polypen
	  – Adenomyosis uteri
	  – Portioektopie
	• Malignome der Genitalorgane
		Operation; bei einem Karzinom evtl. auch verschorfende Strahlentherapie oder gezielte Gefäßembolisation

	• Infektionen der Genitalorgane	gezielte Antibiose
	• Verletzungen der Genitalorgane	blutstillende Nähte
	• Intrauterinpessar	Pessarentfernung
	• Ulzerationen der Genitalorgane bei Prolaps, Deszensus, auch pessarbedingt	Östrogensalben, Operation der Grundkrankheit im Intervall
	• Gerinnungsstörungen, hämatologische Erkrankungen, Leber-, Nieren-, Herz-Kreislauf-Erkrankungen	Behandlung der Grundkrankheit
	• Medikamente	Absetzen der Medikamente

Dysfunktionelle Blutung	• Zyklusstörungen mit vermehrtem Blutverlust
	  – Hypermenorrhö
	  – Metrorrhagie
	  – Polymenorrhö
	  – Ovulationsblutung
	  – Postmenopausenblutung
		Hormonsubstitution

Diagnostik

Durch die gynäkologische Untersuchung und die Sonographie der Genitalorgane muss eine organische Ursache nachgewiesen werden. Dabei sollte unbedingt geklärt werden, ob die Blutungen von den Genitalorganen kommen oder ob sie aus dem Enddarm oder der Blase stammen. Falls der Verdacht auf eine pathologische Veränderung des Endometriums besteht, muss eine fraktionierte Abrasio und Hysteroskopie (> Kap. 4.5) erfolgen. Die Abrasio kann dabei auch einen therapeutischen, blutstillenden Effekt haben (z.B. Polypabtragung).

Für die Klärung dysfunktioneller Blutungsursachen sind eine genaue Zyklusanamnese, die Messung der Basaltemperatur und eine Hormonanalyse wichtig (> Kap. 9.3). Findet sich keine gynäkologische Ursache für die irregulären Blutungen, müssen Gerinnungsstörungen und andere hämatologische Erkrankungen ausgeschlossen werden. Hierbei ist die Medikamentenanamnese unerlässlich (z.B. Marcumar®).

Therapie

Neubildungen der Genitalorgane werden in der Regel operiert, wobei Abrasio, eine hysteroskopische Resektion oder Laparotomie in Frage kommen. Lebensbedrohliche Genitalblutungen, die durch **Karzinome** bedingt sind, können auch durch eine verschorfende Strahlentherapie oder gezielte Gefäßembolisation behandelt werden. **Verletzungen** der Genitalorgane werden durch blutstillende Nähte versorgt. **Infektiös** bedingte Blutungen werden durch gezielte Antibiose therapiert. Liegt der Blutung und Infektion ein **Intrauterinpessar** zugrunde, so muss dieses entfernt werden. Lästige **Ektopieblutungen**, die oft auch als Kontaktblutungen imponieren, können durch Elektrokoagulation, Laser oder durch chemische Hämoptyse behandelt werden. Ulzerationen der Genitalorgane, die durch einen **Prolaps** oder **Deszensus** bedingt sind, können durch die konsequente Anwendung von Östrogensalben zur Abheilung gebracht werden, wobei dann die Grundkrankheit durch eine Operation im Intervall behandelt werden sollte. Bei **internistischen** Ursachen der genitalen Blutungen (z.B. Thrombozytopenie) wird die Grunderkrankung therapiert.

Dysfunktionelle Blutungsstörungen können durch Hormonsubstitutionen behandelt werden (> Kap. 9.2.4).

5.1.3 Fluor

Definition Unter genitalem Fluor versteht man einen vermehrten Ausfluss oder Flüssigkeitsabgang aus der Vagina.

Ätiologie Ursächlich hierfür können Veränderungen der Vagina, der Zervix oder des Corpus uteri und auch der Tuben sein (> Tab. 5-4).

Symptome

Die Farbe, die Konsistenz und der Geruch des Fluors können Hinweise auf dessen Ursache geben. Der Fluor kann weißlich, gelblich, bräunlich, dünnflüssig, cremig, bröcklig, stark riechend und geruchlos sein. Zusammen mit dem Nativabstrich kann in vielen Fällen die Ursache des Fluors geklärt werden (> Tab. 5-5).

Diagnostik

Im Vordergrund steht die Gewinnung des Fluors (Farbe, Konsistenz, Geruch) zur mikroskopischen Beurteilung (Nativpräparat, Methylenblaufärbung) und zur Erregerisolierung und -anzüchtung. Beim Nachweis von empfindlichen Keimen (Viren, Gonokokken, Chlamydien) müssen spezielle Abnahmetechniken und Transportmedien beachtet werden. Die pH-Messung des Scheidensekretes kann als ein indirektes diagnostisches Mittel genutzt werden (z.B. alkalischer pH bei Pilzinfektionen, Blasensprung). Darüber hinaus stehen für diverse Infektionen auch serologische Nachweisverfahren zur Verfügung (Lues, Chlamydien).

Tab. 5-4 Ursachen und Therapie des Fluor genitalis.

Fluor genitalis	Ursachen	Therapie
Vulvärer/vestibulärer Fluor	funktionell aus Schweiß- und Duftdrüsen bei sexueller Erregung	keine
	Zersetzung von Fluor höherer Genitalabschnitte, die zu einer sekundären, unspezifischen Vulvitis führen	Therapie der Grundkrankheit
Vaginaler Fluor	funktionelle Transsudation aus dem Venenplexus bei sexueller Erregung und Schwangerschaft	keine
	Infektionen: Soor-, Trichomonaden-, Aminkolpitis, bakterielle Vaginose	Antibiotika, Antimykotika
	Zersetzung von Fluor höherer Genitalabschnitte, die zu einer sekundären, unspezifischen Kolpitis führen	Therapie der Grundkrankheit
	Östrogenmangelkolpitis (Colpitis senilis)	lokal Östrogene
	mechanische Irritation durch Fremdkörper (z.B. Pessar, Tampon, Portiokappe, Diaphragma) und Masturbation	Entfernung des Fremdkörpers, Milchsäurezäpfchen
	chemische Irritationen durch Scheidenspülungen und Überwaschungen	Irritationen abstellen, Milchsäurezäpfchen, Östrogene
	Desquamationsfluor durch vermehrte Zytolyse bei vermehrter Östrogen- und Progesteronproduktion, z.B. in der Schwangerschaft	keine
Zervikaler Fluor	physiologische Sekretion der Zervixdrüsen, präovulatorisch verstärkt	keine
	psychogene Überproduktion von Zervixschleim	Psychotherapie
	Infektionen: Chlamydien, Gonorrhö	Tetrazykline bei Chlamydien, Penicillin bei Gonorrhö
	organische Zervixveränderungen: Polyp, Ektopie, Emmet-Riss, Karzinom	Operation
Korporaler Fluor	Infektion: Endomyometritis, Pyometra	Antibiose, Abrasio
	organische Veränderungen: Karzinom, Polyp, Myom	Operation
Tubarer Fluor	organisch bei Tubenkarzinom mit Hydrops tubae	Operation
	Infektion (Adnexitis)	Antibiotika
Nichtgenitale Ursache	Harninkontinenz, Stuhlinkontinenz	Beckenbodengymnastik, Östrogenisierung, medikamentös, operativ

Tab. 5-5 Klinische Beurteilung des Fluors.

Ursache	Fluorbeschaffenheit	Nativabstrich
Funktionelle Sekretion/Transsudationsfluor	dünnflüssig, weiß-grau, Feuchtigkeitsgefühl	unauffällig
Bakterielle Vaginose (Gardnerella-Infektion)	dünnflüssig, wässrig, fischartig riechend	Clue Cells
Colpitis senilis	weißlich, blutig-bräunlich	Vaginalepithelien verdünnt
Zervikaler Fluor (physiologisch, Hypersekretion, organisch)	glasig, nicht riechend	unauffällig
Zervizitis, bakterielle Kolpitis	eitrig-gelblich, riechend	Bild einer Kolpitis
Desquamationsfluor	weißlich, nicht riechend: Fluor albus	unauffällig
Soorkolpitis	weißlich, cremig bis krümelig mit Juckreiz	Pilzfäden, Sprosszellen
Trichomonadenkolpitis	gelblich-grünlich, schaumig, riechend	bewegliche Geißeltiere im Phasenkontrast
Malignom der Zervix oder des Corpus uteri, Endomyometritis	fleischfarben, bräunlich, blutig, riechend	Bild einer Kolpitis
Tubenkarzinom	größere, dünnflüssige Mengen, stoßweise auftretend	Bild einer Kolpitis
Gonorrhö	gelb-grün	gramnegative, intrazelluläre Diplokokken

Therapie

Funktionelle Ursachen bedürfen keiner Therapie. Infektionen werden spezifisch lokal und oder systemisch mit Antibiotika und/oder Antimykotika behandelt. Organische Ursachen werden operativ behandelt.

5.1.4 Weitere Leitsymptome

Tastbefunde, Schwellungen und Tumoren im Unterbauch

Ätiologie Die häufigsten Ursachen für Schwellungen und Tumoren sind in ➤ Tab. 5-6 zusammengefasst.

Symptome

Die Vorwölbung des Unterleibs stellt das Hauptsymptom dar. Je nach Ursache treten zusätzlich Fieber, Miktionsstörungen und Veränderungen des Stuhlgangs bis zum Ileus auf. Bei Neubildungen ist die Vorwölbung des Unterleibes nicht selten mit vaginalen Blutungen vergesellschaftet.

Tab. 5-6 Differentialdiagnosen eines palpablen Unterbauchtumors.

Ursachen	Formen
Volle Harnblase	
Schwangerer Uterus	• intakte Schwangerschaft • Trophoblasterkrankungen
Uterustumor	• benigne: Myome • maligne: Sarkome, Karzinome
Ovarialtumor	• benigne: Zyste, Fibrom, Dermoid • entzündlich: Tuboovarialabszess • maligne: Karzinom
Tubentumor	• benigne: Hydrosalpinx • Eileiterschwangerschaft • maligne: Karzinom
Darmtumor	• maligne • entzündlich
Beckenniere	

Diagnostik
Bei der Diagnostik stehen die Anamnese, die gynäkologische Untersuchung und die Sonographie des Unterbauchs im Vordergrund. Hilfreich sind auch ein Schwangerschaftsschnelltest und/oder eine hCG-Bestimmung im Blut. Zur Abklärung von Darmprozessen sind eine Koloskopie und/oder ein Kolonkontrasteinlauf sinnvoll. Besteht der Verdacht auf eine maligne Neubildung, ist zur Ausdehnung und Therapieplanung ein CT des Abdomens oder auch eine Kernspinuntersuchung des Beckens angezeigt.

Therapie
Die Behandlung richtet sich nach der Grundkrankheit:
- Bei Neubildungen ist in der Regel eine operative Intervention notwendig.
- Bei der Extrauteringravidität ist ebenfalls die Operation Therapie der Wahl.
- Bei entzündlichen Prozessen ist eine spezifische systemische Antibiotikabehandlung notwendig.
- Eine Beckenniere bedarf meist keiner Behandlung.
- Bei einer vollen Harnblase muss geklärt werden, worauf sich die Miktionsstörung begründet. Bei jungen Frauen ist die häufigste Ursache eines akuten Harnverhalts eine akute Zystitis. In seltenen Fällen kann der Harnverhalt aber auch als Erstsymptom einer neurodegenerativen Erkrankung wie der multiplen Sklerose auftreten.

Tastbefunde, Schwellungen und Tumoren in der Mamma

Ätiologie Ursachen für raumfordernde Prozesse in der Brust sind:

- benigne Veränderungen/Neubildungen
  - Parenchyminsel
  - Zyste
  - Mastopathie
  - Narbe
  - Fibroadenom
  - Phylloidestumor (➤ Kap. 26.8.2)
- entzündliche Veränderungen
  - Mastitis
  - Abszess
  - Fremdkörper (Piercing)
- maligne Neubildungen
  - Karzinom
  - Lymphom, Sarkom.

Symptome
Die Raumforderung der Brust kann als Verhärtung oder prallelastischer Tumor palpatorisch auffallen. Handelt es sich um eine große Raumforderung (z.B. Phylloidestumor), ist die betroffene Brust vergrößert und in ihrer Form verändert. Bei einer Entzündung in der Brust fällt zuerst eine Hautrötung auf, die umschrieben sein kann oder die ganze Mamma auf einer oder beiden Seiten betrifft. Diese ist meist mit Schmerzen verbunden. Entwickelt sich die Raumforderung intraduktal, kann es zu einer Sekretion aus der Mamille kommen.

Diagnostik
Hier steht zunächst die klinische Untersuchung der Brust einschließlich der Lymphabflusswege im Vordergrund, gefolgt von der Mammasonographie und der Mammographie. Weitere bildgebende Verfahren sind die MRT der Mamma oder die Galaktographie. Um die Dignität einer Neubildung zu klären, ist eine invasive Diagnostik (Stanzbiopsie, ➤ Kap. 4.3.3) erforderlich.

Therapie
Neubildungen werden operiert, entweder minimalinvasiv (z.B. Vakuumstanzbiopsie), wenn es sich um benigne Tumoren handelt, oder als offene Biopsie oder Mastektomie bei malignen Neubildungen. Einfache Zysten können durch eine Nadelpunktion entlastet werden. Entzündliche, nichttumoröse Prozesse werden mit Antibiotika, Prolaktinhemmern und lokal antiseptischen/kühlenden Maßnahmen therapiert.

Sekretion aus der Mamille

Ätiologie Die Sekretion aus der Mamille kann physiologisch sein oder aber auf eine Erkrankung der Milchgänge oder Hypophyse hinweisen (➤ Tab. 5-7).

Symptome

Im Vordergrund steht der ein- oder beidseitige Flüssigkeitsabgang aus der Mamille. Gleichzeitig kann es bei einer Mastitis oder einem Abszess, aber auch bei einem Karzinom zu einer Rötung der Haut und Schmerzen kommen. Bei einer ausgedehnten Inflammation tritt meist Fieber auf. Anhand der Sekretbeschaffenheit kann die Ursache näher eingegrenzt werden (➤ Tab. 5-7). Ein größeres Hypophysenadenom kann auch zu Einschränkung des Gesichtsfeldes und sek. Amenorrhö führen.

Diagnostik

Zur Klärung der Ursache dienen neben der klinischen Tastuntersuchung bildgebende Verfahren. Auch sollte das Sekret insbesondere bei einseitigem Auftreten und blutig-bräunlicher Farbe immer zytologisch und bakteriologisch untersucht werden. Laborchemisch sind die Entzündungsparameter und Prolaktin von Interesse. Bei Verdacht auf ein Hypophysenadenom sollten eine CT des Kopfes und eine augenärztliche Untersuchung mit Bestimmung des Gesichtsfeldes veranlasst werden.

Therapie

Oft ist eine Operation erforderlich (➤ Tab. 5-7).

5.2 Leitsymptome in der Geburtshilfe

5.2.1 Unterbauchschmerzen

Definition In der Schwangerschaft steht die Unterscheidung zwischen akuten und chronischen Schmerzen an erster Stelle. Akute Schmerzen müssen rasch abgeklärt werden, da es sich meist um geburtshilfliche Notfälle handelt (➤ Kap. 19.1).

Ätiologie Je nach Schwangerschaftsalter kommen verschiedene Ursachen in Frage (➤ Tab. 5-8). Man unterscheidet genitale Ursachen oder schwangerschaftsbedingte Ursachen, von extragenitalen Befunden oder Ursachen, die nichts mit der Schwangerschaft zu tun haben.

Symptome

Bauchschmerzen bei Schwangeren gleichen denen nicht schwangerer Frauen (➤ Kap. 5.1.1). Je nach Krankheitsbild und Schwangerschaftsalter können ein bretthartard, druckdolenter oder ein Uteruskantenschmerz auftreten. Nicht selten liegt der Hauptschmerz im Oberbauch (z.B. HELLP-Syndrom oder Appendizitis im 3. Trimenon). Als weitere Symptome können Wehen, CTG-Veränderungen und genitale Blutungen auftreten oder aber eine Beeinträchtigung des Allgemeinzustands, begleitet von Schock, Fieber, Übelkeit und Erbrechen.

Tab. 5-7 Mamillensekretion. Ursachen, Klinik und Therapie.

Ursachen		Klinik, Sekret	Therapie
Physiologisch	• Hexenmilch beim Neugeborenen • Milcheinschuss, Stillphase	• beidseits • klar, milchig	keine
Hyperprolaktinämie	• Prolaktinom • medikamentös	• beidseits • klar-gelblich, milchig	• Bromocriptin • Operation beim Makroprolaktinom
Intraduktale Prozesse	• Papillom • Karzinom	• meist einseitig • blutig, bräunlich	Operation
Entzündung	• Abszess • Mastitis	• meist einseitig • eitrig, schmerzhaft	Antibiose und Operation bei Abszess

Tab. 5-8 Häufigste Ursachen von Unterbauchschmerzen in der Schwangerschaft. Die schwangerschaftsbedingten Ursachen unterscheiden sich je nach Schwangerschaftsalter.

Ursachen	1. Trimenon	2. Trimenon	3. Trimenon
Schwangerschaftsbedingte Ursachen	• Wachstums- und Dehnungsschmerz des Uterus • Frühabort • extrauterine Schwangerschaft • Corpus-luteum-Blutung • eingekeilter schwangerer, retroflektierter Uterus	• Wachstums- und Dehnungsschmerz des Uterus • Spätabort • vorzeitige Plazentalösung • Hydramnion • Amnioninfektionssyndrom • intraabdominale Blutung bei Plazenta percreta oder Penetration eines Chorionkarzinoms	• Wehentätigkeit • Wachstums- und Dehnungsschmerz des Uterus • vorzeitige Plazentalösung • HELLP-Syndrom • Uterusruptur • Hydramnion • Amnioninfektionssyndrom • Symphysen-/Beckenringlockerung • intraabdominale Blutung bei Placenta percreta
Genitale Ursachen	• Ovarialtumor • Uterusmyom		
Extragenitale und nicht schwangerschaftsbedingte Ursachen	• Erkrankungen der ableitenden Harnwege • Appendizitis • entzündliche Darmerkrankungen • Ileus		

Diagnostik

Neben den diagnostischen Maßnahmen, die bei nicht schwangeren Frauen durchgeführt werden (➤ Kap. 5.1.1), stehen Maßnahmen im Vordergrund, welche die Intaktheit der Schwangerschaft, den fetalen Zustand und die Wehentätigkeit überprüfen (CTG, Sonographie, hCG-Bestimmung).

Therapie

Die Schmerztherapie richtet sich nach der Ursache, d.h., Extrauteringravidität, Abort oder Appendizitis werden operiert, vorzeitige Wehen medikamentös behandelt. Die spezifische Therapie ist unter den jeweiligen Krankheitsbildern beschrieben.

5.2.2 Blutungen in der Schwangerschaft, in der Nachgeburtsperiode und im Wochenbett

Praxisfall

Eine 28-jährige schwangere Frau wird in der Nacht vom Notarzt zum Kreißsaal gebracht, der Partner ist auch dabei. Das Ehepaar kommt aus Pakistan und ist auf der Durchreise. Unmittelbar nach dem Geschlechtsverkehr haben sehr starke vaginale Blutungen eingesetzt. Beide sprechen gut Englisch und berichten, dass zuvor auch schon Blutungen nach dem GV eingetreten seien, die aber niemals so stark gewesen seien wie jetzt. Nach Angaben der Frau sei die Schwangerschaft – ihre erste – bisher unauffällig gewesen. Entbindungstermin sei in ca. 8 Wochen. Eine Ultraschalluntersuchung sei in Pakistan nur ganz zu Beginn der Schwangerschaft durchgeführt worden, regelmäßige Vorsorgeuntersuchungen hätten stattgefunden.

Die Vitalparameter der Frau sind normal. Die Ultraschalluntersuchung zeigt ein der 32. Schwangerschaftswoche entsprechendes Kind in II. Beckenendlage und eine Placenta praevia partialis. Im Verlauf der Nacht kommt es trotz der Gabe von Tokolytika und absoluter Bettruhe nicht zu einem Sistieren der Blutung. Das Hämoglobin ist auf 8 g% abgefallen, sodass die notfallmäßige Kaiserschnittentbindung durchgeführt werden muss.

Definition Eine Schwangerschaft ist normalerweise von einer sekundären, passageren Amenorrhö begleitet. Blutungen in der Schwangerschaft sind daher abnormal und müssen immer abgeklärt werden. In der Nachgeburtsperiode gelten Blutungen mit einem Blutverlust von weniger als 500 ml dagegen als physiologisch, sodass hier nur die Ursachen für stärkere Blutungen geklärt werden müssen. In den ersten 4 Wochen danach zeigt der Wochenfluss einen charakteristischen Verlauf und eine typische Färbung (➤ Kap. 23.1). Alle Abweichungen sind abklärungsbedürftig.

> **MERKE**
> Die postpartale Blutung stellt zusammen mit den puerperalen Infektionen die häufigste Ursache der geburtsbedingten mütterlichen Mortalität dar. 50% aller tödlichen Blutungen treten postpartal auf.

Ätiologie Blutungen in der Schwangerschaft können entweder durch eine gynäkologische Erkrankung (Tumoren, Verletzungen oder Entzündungen, ➤ Kap. 5.1.2) hervorgerufen werden oder in Zusammenhang mit der Schwangerschaft selbst stehen. Differentialdiagnostisch ist an Blutungen aus dem Enddarmbereich oder der Harnblase zu denken (➤ Tab. 5-9). Die häufigsten Blutungsursachen in der Nachgeburtsperiode und im Wochenbett sind in ➤ Tab. 5-10 und ➤ Tab. 5-11 zusammengestellt.

Tab. 5-9 Blutungen in der Schwangerschaft. Häufigste Ursachen und Therapie.

Ursachen	Therapie
Frühschwangerschaft/1. Schwangerschaftshälfte	
Abort	Bettruhe beim Abortus imminens, sonst Kürettage und Entleerung des Uterus
Nidationsblutung	keine
Pseudomenstruation	keine
Abbruchblutung bei Extrauterinschwangerschaft	operative und/oder medikamentöse Therapie, evtl. Kürettage
Blasenmole	Kürettage, hCG-Kontrollen
Spätschwangerschaft/2. Schwangerschaftshälfte	
Plazentablutungen	je nach Stärke der Blutung, mütterlicher oder kindlicher Situation, fetaler Reife sofortige Entbindung anstreben oder Bettruhe, Wehenhemmung und Induktion der kindlichen Lungenreife; bei lebensbedrohlicher Placenta-praevia-Blutung Notsectio
Placenta praevia	
Plazentarandsinusblutung	
Plazentalösungsblutung	
Vasa-praevia-Blutung bei Blasensprung	
Zervixblutung	je nach Stärke der Blutung, kindlicher Reife und kindlichen Vitalitätszeichen: Wehenhemmung und Induktion der kindlichen Lungenreifung oder Entbindung anstreben
Muttermunderöffnung	
vorzeitige Wehentätigkeit	
Zeichnungsblutung	
Nicht schwangerschaftsbedingte, genitale Blutung	
Ektopie	keine Therapie oder lokale Verödung
Entzündung (Vulvitis, Kolpitis, Zervizitis)	lokale und/oder systemische Antibiose
Verletzung	operative Versorgung
Tumor (Vagina, Vulva, Zervix)	spezifische, meist operative Behandlung nach Dignität und Schwangerschaftsalter
Nicht schwangerschaftsbedingte, extragenitale Blutung	
Blase (Zystitis, Tumor)	Antibiose, Operation
Enddarm (Hämorrhoide, Mariske, Tumor)	symptomatische oder operative Therapie

Tab. 5-10 Blutungen in der Nachgeburtsperiode. Ursachen, Symptome und Therapie.

Ursache	Symptome	Therapie
Verstärkte Lösungsblutung	• Plazenta nicht geboren • Uterus weich	Uterotonika
Plazentaretention bei • Placenta accreta bis increta • Placenta incarcerata		• Uterotonika • manuelle Plazentalösung • ggf. Hysterektomie
Uterusruptur		• manuelle Plazentalösung und Austastung • Naht der Ruptur • Ultima Ratio: Hysterektomie
Atonie	• Plazenta geboren • Uterus weich	• Uterotonika • Handgriffe zur Blutstillung • Ultima Ratio: Hysterektomie
Plazentarest in utero		manuelle oder instrumentelle Nachräumung
Uterusruptur		• manuelle Plazentalösung und Austastung • Naht der Ruptur • Ultima Ratio: Hysterektomie
Geburtstrauma • Zervixriss • vaginale Schürfung	Uterus kontrahiert	blutstillende Naht
Gerinnungsstörung: • Verlustkoagulopathie: starker Blutverlust, schwere Entbindung mit Geburtstrauma • Verbrauchskoagulopathie: HELLP-Syndrom, Eklampsie, Fruchtwasserembolie, vorzeitige Plazentalösung, Sepsis/Amnioninfektionssyndrom	• starke Blutung • Blut gerinnt nicht (Clot-Observation-Test negativ)	Substitution von Gerinnungsfaktoren und Erythrozyten
Inversio uteri	• Uterus nicht durch die Bauchdecke zu tasten • Uterus vor den Introitus gestülpt	• Versuch der Reposition • Ultima Ratio: Hysterektomie
Hämatome der Vulva und Vagina	livide Verfärbung und Schwellung von Vulva und Vagina	• operative Ausräumung • Eis

Tab. 5-11 Blutungen im Wochenbett. Ursachen, Symptome und Therapie.

Ursache	Symptome	Therapie
Plazentaretention Plazentapolyp	• verstärkte und/oder anhaltende Blutungen • Subinvolutio uteri • Abgang von Gewebe	• Uterotonika • instrumentelle Nachräumung (stumpfe Kürettage)
Geburtstrauma (Zervixriss, Verletzung der Vagina)	hellrote anhaltende Blutung	Naht
Nahtinsuffizienz der Episiotomie oder einer Geburtsverletzung		Nahtrevision, Sekundärnaht
Subinvolutio uteri/verzögerte Rückbildung des Uterus	• vermehrter Wochenfluss • nicht zeitgerechter Fundusstand des Uterus	Uterotonika
Endometritis, Myometritis	• vermehrter, übel riechender Wochenfluss • ggf. Fieber, Funduskantenschmerz	• Uterotonika • Antibiotika • Eisblase

Symptome

Blutungen können zu Anämie oder zum Schock führen. Während der Schwangerschaft ist davon auch das Kind bedroht, im schwersten Fall mit intrauterinem Fruchttod. Zusätzlich können Gerinnungsstörungen auftreten, die klinisch durch anhaltend starke Blutung ohne Ausbildung von Blutkoageln zu erkennen ist (negativer Clot-Observation-Test). Im Wochenbett kann zusätzlich Fieber auftreten.

Diagnostik

Klinisch kann die Blutungsstärke durch den Verbrauch von Binden quantifiziert werden. Darüber hinaus ist die Beschaffenheit des Uterus (kontrahiert, weich, Fundusstand) wegweisend. Laborchemisch sollten bei Blutungen immer Hämoglobin, ein Blutbild und die Gerinnungsfaktoren bestimmt werden. Blutdruck- und Pulsmessung sind ebenso essenziell wie Temperaturbestimmung.

> **MERKE**
> Durch die gynäkologische Untersuchung inkl. Sonographie der Genitalorgane muss eine organische Blutungsursache ausgeschlossen werden.

In der **Frühschwangerschaft** ist eine Sonographie des Schwangerschaftsprodukts (Sitz intrauterin, Herzaktion) durchzuführen. Außerdem kann die hCG-Bestimmung hilfreich sein: Ist der hCG-Wert niedriger, als er in der Frühschwangerschaft eigentlich sein darf, spricht dies z.B. für einen verhaltenen Abort (Missed

Abortion) oder Abortus incompletus. Ist er vergleichsweise erhöht, könnte eine Trophoblasterkrankung die Ursache sein.

In der **Spätschwangerschaft** müssen Plazenta (Sitz, Lösung) und Fetus (Herzaktion) sonographisch untersucht werden. Ab der 24. Schwangerschaftswoche können die Vitalparameter des Kindes zusätzlich durch das CTG überwacht werden. Eine vorzeitige Wehentätigkeit kann ab der 20. Schwangerschaftswoche auch durch ein Tokogramm festgestellt werden.

Therapie
Die Behandlung richtet sich nach der Ursache der Blutungen, der mütterlichen und kindlichen Vitalsituation und der Lebensreife des Kindes (➤ Tab. 5-9 bis ➤ Tab. 5-11). Besteht eine ausgeprägte Anämie, ein Schockzustand oder eine Gerinnungsstörung, müssen Erythrozytenkonzentrate und Gerinnungsfaktoren verabreicht und Volumen substituiert werden.

5.2.3 Fluor/Abgang von Flüssigkeit in der Schwangerschaft

Ätiologie Ursächlich für Fluor können Veränderungen der Vagina, der Zervix oder des Corpus uteri und auch der Tuben sein (➤ Tab. 5-4). In der Schwangerschaft, insbesondere im 3. Trimenon kommt als wichtigste Differentialdiagnose der vorzeitige Blasensprung (PROM: „preterm rupture of the membranes") in Frage.

Symptome
Beim vorzeitigen Blasensprung gehen in der Regel größere Mengen an nicht riechender Flüssigkeit ab. Wichtig ist dabei zu klären, ob Risikofaktoren für einen PROM vorliegen (kürzliche Amniozentese, vorzeitige Wehen, Infektionen). Bei Harninkontinenz steht der Flüssigkeitsabgang meist mit verstärkter körperlicher Belastung (Husten, Niesen, Treppensteigen) in Zusammenhang. Entzündliche Genese ist meist mit Fluor, Juckreiz oder Brennen im Genitalbereich vergesellschaftet.

Diagnostik
Die Fluordiagnostik ist in ➤ Kap. 5.1.3 beschrieben. Zur Verifizierung eines Blasensprungs bietet sich neben der Messung des Scheiden-pHs mit Lackmusstreifen (7,5) die ultrasonographische Beurteilung der Fruchtwassermenge an. Neuerdings stehen auch spezifische Schnelltests (z.B. PROM-Test) zur Verfügung, mit denen Fruchtwasser identifiziert werden kann.

Therapie
Funktionelle Ursachen bedürfen keiner Therapie. Infektionen werden spezifisch lokal und/oder systemisch mit Antibiotika und/oder Antimykotika behandelt, organische Ursachen werden operiert (➤ Tab. 5-4).

Die Behandlung des vorzeitigen Blasensprungs hängt vor allem vom Schwangerschaftsalter und von der kindlichen Reife ab. Die größte Gefahr für Mutter und Kind besteht in einer aszendierenden Infektion und dem damit verbundenen Amnioninfektionssyndrom (➤ Kap. 19.9).

5.2.4 Fieber im Wochenbett/Puerperalfieber/Kindbettfieber

Definition Das Puerperalfieber ist eine postpartale Infektion, welche von den Genitalorganen ausgeht und bei 8–10% aller Entbindungen vorkommt.

Ätiologie Ursächlich unterscheidet man Infektionen des Genitaltrakts, Harnwegsinfektionen und Infektionen der Mamma (➤ Tab. 5-12). Das Keimspektrum umfasst Staphylokokken, Streptokokken, E. coli, Chlamydien, Mykoplasmen, Clostridien und Bacterioides. Besonders gefährlich sind Infektionen mit Streptokokken der Gruppe A, die zu einer Sepsis mit einem uncharakteristischen Verlauf ohne Fieber und Leukozytose führen können.

Tab. 5-12 Puerperalfieber. Ursachen und Symptome.

Ursachen	Symptome
Genitaltrakt	
Lochialstau	• druckdolenter Uterus • Subinvolutio uteri
Endometritis, Endomyometritis	verstärkte, übel riechende Lochien
Parametritis, Adnexitis, Peritonitis	Bauchschmerzen, u.U. bretthartes Abdomen
Puerperalsepsis	körperlicher Verfall, Schock
Infektionen der Episiotomie, Infektionen der Sectiowunde	Rötung und Schmerzen im Bereich der Wunden
Mamma	
Milcheinschuss	2.–4. Tag postpartal, ca. 38 °C für 1–2 Tage
Milchstau	schmerzende Mammae, hart
Mastitis puerperalis	• Rötung der Mammae • eitrige Sekretion
Ableitende Harnwege	
Zystitis	• Schmerzen beim Wasserlassen • Hämaturie
Pyelonephritis	Flankenschmerzen

Symptome

Das Leitsymptom ist Fieber über 38 °C, rektal gemessen. Es geht mit Adynamie, einer deutlichen Verschlechterung des Allgemeinzustands und einem allmählichen körperlichen Verfall einher. Hinzu kommen meist Schmerzen und Rötung im Bereich des entzündlich veränderten Organs.

> **MERKE**
> Die puerperale Infektion stellt zusammen mit Blutungen die häufigste Ursache der geburtsbedingten mütterlichen Mortalität dar.

Diagnostik

Bei der gynäkologischen Untersuchung (inkl. Sonographie der Genitalorgane) mit einem besonderen Augenmerk auf Mammae (Rötung, Schmerzen) und Abdomen (Fundusstand, Lochien, Nierenlager) wird versucht, den Infektionskeim zu sichern, indem Abstriche angefertigt (z.B. Wunde, Zervikalkanal), der Mittelstrahlurin untersucht und Blutkulturen abgenommen werden (bei Fieber von mehr als 39 °C).

Therapie

Die Behandlung richtet sich nach Art und Schwere der Infektion. Eine gezielte Antibiotikatherapie steht im Vordergrund. Bei einem Lochialstau sollten zusätzlich Uterotonika verabreicht werden. Lokal kühlende Maßnahmen (Eis) bei einer Mastitis oder infizierten Wunde wirken schmerzlindernd und abschwellend. Bei einer puerperalen Mastitis sollten auch abstillende Medikamente mit Prolaktinhemmstoffen zur endokrinen Ruhigstellung der Brust verabreicht werden. Bei einer schweren Sepsis sind vielfältige intensivmedizinische Maßnahmen zur Schockbekämpfung erforderlich. Bildet sich ein Mammaabszess, so wird dieser inzidiert.

✚ 055 Literatur Kap. 5

✚ 056 Praxisfragen Kap. 5

✚ 067 IMPP-Fragen Kap. 5

II Endokrinologie

6 Weibliches Hormonsystem 69

7 Entwicklung in der Pubertät und ihre Störungen 81

8 Menstrueller Zyklus 95

9 Störungen des menstruellen Zyklus 105

10 Peri- und Postmenopause 117

11 Kontrazeption und Familienplanung 127

12 Infertilität und Sterilität – Reproduktionsmedizin 145

KAP. 6

R. Greb, L. Kiesel

Weibliches Hormonsystem

6.1	Was sind Hormone?	69	6.4	Sexualsteroide und ovarielle Hormone	75
6.2	Klassifizierung nach Wirkungsmechanismen	70	6.5	Wirkungen von Hormonen an den Erfolgsorganen	76
6.2.1	Signalwege	70			
6.2.2	Modulation von Hormonwirkungen über Bindungsproteine	71	6.6	Veränderungen des Sexualhormonstatus in den einzelnen Lebensphasen der Frau	77
6.2.3	Mechanismen gewebespezifischer Effekte von Steroidhormonen	72			
6.3	Hypothalamisch-hypophysär-ovarieller Regelkreis	72			
6.3.1	Hypothalamus	72			
6.3.2	Hormone der Hypophyse	74			

Zur Orientierung

Hormone sind im Organismus für Kommunikation und Regulation zuständig. Gleichzeitig können sie deutlich mehr, d.h., neben den „hormonellen Aufgaben" wirken sie z.B. auch als Zytokin oder als Neurotransmitter. So regulieren Sexualhormone zwar die Fortpflanzung, haben aber auch zahlreiche andere wichtige Wirkungen, sodass man sie eher als Stoffwechselhormone bezeichnen sollte.

6.1 Was sind Hormone?

Konzept des Endokriniums

Hormone sind Signalbotenstoffe zur Aufrechterhaltung der Homöostase des Organismus. Der Begriff „Endokrinium" beschreibt die innere Sekretion von Hormonen, welche biologische Prozesse zur Anpassung an die Erfordernisse der Umwelt auslösen.

Klassischerweise werden dabei
- die Signalmoleküle (Hormone) in einem spezialisierten Drüsensystem synthetisiert und sezerniert,
- zirkulieren dann systemisch im Blutgefäßsystem,
- um abschließend ihre Wirkung über spezifische Rezeptoren an den jeweiligen Zielorganen und Zellen zu entfalten.

Das klassische Endokrinium kann aufgrund der signifikanten Überlappungen mit den anderen biologischen Informationssystemen (z.B. Nervensystem, Immunsystem) nicht mehr als klar abgegrenzte eigenständige Entität betrachtet werden.

MERKE

Ein und dasselbe Molekül kann im Organismus u.U. als endokrines Hormon, als immunmodulatorisches Zytokin oder auch als lokaler Wachstumsfaktor oder Neurotransmitter wirken. Auch kann eine Substanz je nach Organsystem endokrine, autokrine (= Zelle sezerniert Botenstoff, Rezeptoren auf der Zelle selbst) oder parakrine (= Zelle sezerniert Botenstoff, Rezeptoren auf benachbarten Zellen) Wirkungen entfalten.

Beispiel Östrogene: Sexualhormon und Transmitter

Die klassischen Sexualhormone werden in vielen Organsystemen gebildet und verstoffwechselt.

Weibliche Sexualhormone regulieren nicht nur die Fortpflanzungsfunktion, sondern auch viele andere Bereiche des Organismus und sind auch bei Männern vorhanden. So wird die Fortpflanzungsfunktion u.a. durch die Synthese des Östrogens Estradiol geregelt, welche abhängig vom Menstruationszyklus unmittelbar im dominanten Follikel des Ovars stattfindet (➤ Kap. 8.3). Daneben entstehen auch in peripheren Geweben, wie Muskel- und Fettgewebe, östrogene Steroide über enzymatische Konversion anderer Steroidhormone. Sie wirken, indem sie entweder über das Blut Östrogenrezeptoren in anderen Organen erreichen, oder lokal zu benachbarten Zellen diffundieren.

Es existieren verschiedene Typen von Östrogenrezeptoren (> Kap. 6.2), deren Effekte auch von der Interaktion mit anderen Botenstoffen abhängen (> Kap. 5.2.3). Deshalb können im Gesamtorganismus mannigfaltige und noch nicht im Detail verstandene biologische Wirkungen beobachtet werden:
- Sexualorgane: Steuerung von Wachstum, Blutfluss und Wassergehalt
- Leber: Synthese von LDL-Rezeptoren, Senkung von Serum-LDL-Spiegeln, Synthese von Gerinnungsfaktoren (z.B. Thromboseneigung in der Schwangerschaft und unter hormonalen Kontrazeptiva)
- Gastrointestinaltrakt: Reduktion des Kolonkarzinomrisikos (Mechanismus noch unklar)
- Gehirn: Steuerung der GnRH- und Gonadotropinsekretion, Effekte auf neuronale Remodellierung, kognitive Funktionen (z.B. Abhängigkeit vom Menstruationszyklus, Veränderungen nach der Menopause [> Kap. 10.2])
- Blutgefäßsystem: kurzfristige Vasodilatation, Hemmung der Plaqueformation in den Koronarien, Begünstigung von Herzinfarkten bei menopausalen Frauen mit vorgeschädigten Koronararterien (nur in Kombination mit Gestagenen)
- Knochen: Inhibition der Osteoklastenfunktion, Verhinderung von Knochenmasseverlust und Frakturraten
- Krebszellen: mögliche Beteiligung bei der Entwicklung/Progression von Mammakarzinomen und Endometriumkarzinomen.

6.2 Klassifizierung nach Wirkungsmechanismen

6.2.1 Signalwege

Hormone wirken auf Zellen, indem sie entweder an Rezeptoren an der Zellmembran binden oder an Rezeptoren, die im Inneren der Zelle liegen.

Wirkungen über Membranrezeptoren

Prinzip Hormone, die über membranständige Rezeptoren wirken, sind meist hydrophil. Sie binden an Rezeptoren an der Außenseite der Zellmembran, welche die Signalübertragung in das Zellinnere übernehmen. Im Hormonsystem der Frau binden z.B. die neuroendokrinen Hormone (z.B. GnRH, Oxytocin) oder die Gonadotropine FSH und LH (s.u.) an Membranrezeptoren.

Membranrezeptoren unterscheiden sich untereinander in der Art, wie sie das Signal der Hormonbindung an das Zellinnere weiterleiten:
- G-Protein-gekoppelte Rezeptoren haben intrazelluläre Anteile (Domänen), die bei Bindung eines Hormons in Wechselwirkung mit einem speziellen Proteinkomplex (GTP bindendes Protein = G-Protein) treten und dieses dabei aktivieren – was dann wiederum weitere, über verschiedene Signalstoffe (= Second Messenger) vermittelte Wirkungen auslösen kann.
- Bei ionenkanalgekoppelten Rezeptoren ist der Rezeptor selbst Bestandteil eines Ionenkanals (meist Kalziumkanals). Bindet das Hormon, ändert sich die Konformation des Rezeptors, und der Kanal öffnet sich sofort.
- Bei enzymgekoppelten Rezeptoren haben die intrazellulären Anteile entweder selbst Enzymaktivität oder binden Proteine mit Enzymfunktion.

Gonadotropinrezeptoren Die Gonadotropinrezeptoren für FSH und LH sind typische G-Protein-gekoppelte Rezeptoren. Die Hormonbindung führt zu einer Dissoziation des G-Protein-Komplexes, was einerseits das Second-Messenger-System des cAMP, andererseits der Proteinkinase C aktiviert (> Abb. 6-1).

Wirkungen über intrazelluläre Rezeptoren

Die Sexualhormone der Frau sind wie alle Steroide lipophil und können die Zellmembran leicht passieren. Sie wirken über strukturell sehr ähnliche intrazelluläre Proteine (Familie der

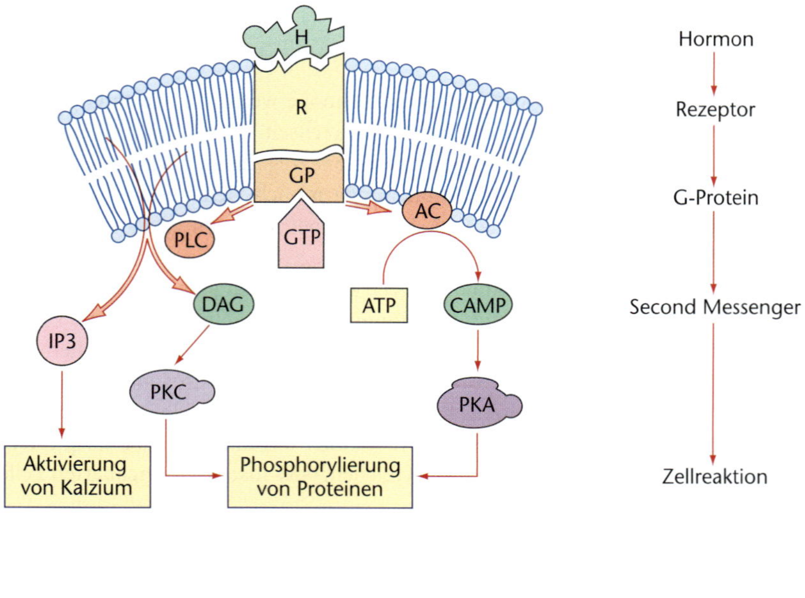

Abb. 6-1 Hormonwirkung über Membranrezeptoren. Das Hormon (H) bindet an den Membranrezeptor (R), was zu einer Dissoziation des G-Protein-Komplexes (GP) führt. Dies bewirkt einerseits die Umwandlung von ATP in cAMP über die Adenylatzyklase (AC). cAMP aktiviert die Proteinkinase A (PKA), die viele Proteine phosphorylieren, also aktivieren kann. Andererseits wird durch den G-Protein-Komplex auch die Phospholipase C (PLC) aktiviert, die Membranphospholipide in Inositoltriphosphat (IP3) und Diazylglyzerol (DAG) spaltet. IP3 führt zur intrazellulären Freisetzung von Kalziumionen aus dem endoplasmatischen Retikulum, und DAG aktiviert die Proteinkinase C, die ähnlich wie die Proteinkinase A wiederum intrazelluläre Proteine phosphoryliert.

Steroidhormonrezeptoren). Diese Moleküle können als „Schalter" an der DNA aufgefasst werden: Durch spezifische Wechselwirkungen mit der DNA werden bestimmte Gene funktionell an- oder abgeschaltet. Sie werden daher als Transkriptionsfaktoren bezeichnet (> Abb. 6-2). Die Anlagerung des Hormonrezeptor-Komplexes an die DNA und die Anschaltung der Transkription für bestimmte Gene können durch Koaktivatoren begünstigt und durch Korepressoren gehemmt werden. Damit ergibt sich ein zellspezifisches Arsenal an Proteinen, die bestimmte Hormonwirkungen modulieren können. So kann das gleiche Hormon gewebespezifisch zu unterschiedlichen Effekten führen (> Kap. 6.2.3).

Interaktion von Signalwegen

Schnelle Steroidwirkungen Die Wirkung der Gonadotropine wird über Membranrezeptoren, die der Steroide über intrazelluläre Rezeptoren vermittelt. Das ist die klassische Einteilung, die sich so allerdings nicht aufrechterhalten lässt, weil damit z.B. schnelle Wirkungen von Steroidhormonen nicht erklärbar sind:

Die Regulation von Steroidwirkungen über intrazelluläre Rezeptoren, die im Kern die Gentranskription modulieren (genomische Wirkung), ist ein Vorgang, der einige Stunden benötigt. Daneben kann man aber in vielen zellulären Systemen Wirkungen von Steroiden innerhalb von Sekunden bis Minuten beobachten. Vermutlich existieren auch für Steroide bislang noch nicht genau identifizierte Membranrezeptoren, die über Second-Messenger-Systeme (z.B. Proteinkinase A, Proteinkinase C, IP_3) schnelle Wirkungen in den Zellen erzielen können.

Phosphorylierung von Hormonrezeptoren Die Bindung von Botenstoffen an die Zellmembran kann zur Phosphorylierung von intrazellulären Steroidhormonrezeptoren führen, obwohl diese Rezeptoren noch gar kein dafür zuständiges Hormon gebunden haben. So können in Mammakarzinomzellen östrogene Effekte in Abwesenheit von Östrogenen erzielt werden, wenn Wachstumsfaktoren, wie EGF („epidermal growth factor"), an die Zellmembran binden und Östrogenrezeptoren phosphorylieren und damit aktivieren. Zumindest partiell können damit bestimmte Gene an der DNA abgelesen werden, ohne dass der dafür vorgesehene Ligand (Östrogen) an den Rezeptor gebunden ist.

> **MERKE**
> Steroidhormonrezeptoren sind als Bausteine und Modulatoren innerhalb eines komplexen Netzwerks an Kofaktoren und intrazellulären Funktionskaskaden aufzufassen. Organspezifische Wirkungen von Hormonen für die jeweilige Frau oder Patientin sind also nicht immer mit Bestimmtheit vorhersagbar.

Exemplarisch sei hier auf die Problematik der Wirkung von Östrogenen und Gestagenen auf das Herz-Kreislauf-System (> Kap. 6.5) und die Wirkungen einer endokrinen Therapie auf hormonabhängige Tumoren (> Kap. 26) verwiesen.

6.2.2 Modulation von Hormonwirkungen über Bindungsproteine

Hormone sind im Blut meist an bestimmte Serumproteine (vor allem SHBG = sexualhormonbindendes Globulin) gebunden und nur zu einem geringen Prozentsatz frei (> Tab. 6-1). Die biologische Potenz hängt entscheidend von der Menge der freien Moleküle ab, die sehr gering ist (einige Nanomol bis Pikomol/Liter). Verändert sich der Spiegel des SHBG und der ande-

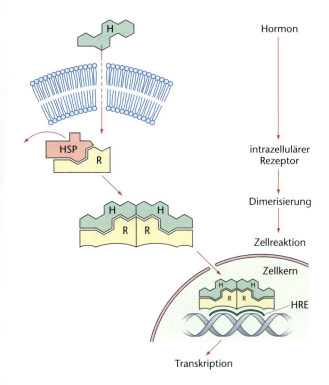

Abb. 6-2 Hormonwirkung über intrazelluläre Rezeptoren. Das Sexualhormon passiert die Zellmembran und bindet an den intrazellulären Rezeptor (R), der im Ruhezustand durch ein an den Rezeptor gebundenes Konglomerat von Proteinen (z.B. sog. Hitzeschockproteine [HSP]) weitgehend von der DNA-Bindung abgehalten bzw. in einem inaktiven Zustand stabilisiert wird. Durch die Bindung des Hormons wird das Proteinkonglomerat abgespalten, und 2 Untereinheiten des Rezeptors lagern sich zusammen (Dimerisierung). Das entstandene Dimer lagert sich im Zellkern an bestimmte DNA-Abschnitte (hormonresponsible Elemente [HRE], es gibt z.B. ERE [östrogenresponsible Elemente] und PRE [progesteronresponsible Elemente]) und induziert die Transkription von mRNA, die für Proteine kodiert, die letztendlich durch die Steroidhormone reguliert werden.

Tab. 6-1 Hormonbindung. Verhältnis von gebundenen und freien Sexualsteroidhormonen bei der Frau; SHBG = sexualhormonbindendes Globulin.

Hormon	Frei, nicht gebunden	Gebunden an		
		Albumin	Transkortin	SHBG
Estradiol	1–3%	30%		69%
Progesteron	2%	80%	18%	< 1%
Testosteron	1%	30%		69%

ren hormonbindenden Proteine, so ändern sich auch Hormonaktivität und -wirkung.

> **PRAXISTIPP**
>
> **Hypothyreose**
>
> Schilddrüsenhormone stimulieren die Synthese von SHBG in der Leber. Nach Ausgleich der Schilddrüsenhormone verbessern sich bei Frauen mit einer Hypothyreose störende Androgenisierungserscheinungen der Haut (Akne, Behaarung), da mehr Androgene an SHBG gebunden werden und damit ihre Bioverfügbarkeit abnimmt (➤ Kap. 9.2.4).
>
> **Kombinierte hormonale Kontrazeptiva**
>
> Kombinierte hormonale Kontrazeptiva sind die effizienteste Therapie einer Akne bei Patientinnen in der Adoleszenz, da über das Ethinylestradiol in der „Antibabypille" die SHBG-Synthese in der Leber massiv stimuliert wird und die Bioverfügbarkeit der Androgene abnimmt (➤ Kap. 11.3).
>
> **Adipositas**
>
> Insulin hemmt die Synthese des SHBG in der Leber. Dadurch haben adipöse Frauen mit Hyperinsulinismus hohe Konzentration an freiem, bioverfügbarem Testosteron. Eine Gewichtsreduktion kann deshalb über die Senkung der Insulinspiegel zu einer deutlichen Verbesserung von Akne und Hirsutismus führen (➤ Kap. 9.2).

6.2.3 Mechanismen gewebespezifischer Effekte von Steroidhormonen

Rezeptoren Für die Östrogen- und Progesteronrezeptoren existieren folgende Subtypen:
- Östrogenrezeptoren: ERα und ERβ mit jeweils unterschiedlicher Aminosäuresequenz
- Progesteronrezeptoren A- und B-Form. Der A-Form fehlt ein Abschnitt am karboxyterminalen Ende des Proteins.

Verschiedene Liganden binden an die Östrogenrezeptor-Subtypen mit unterschiedlicher Affinität. Estron hat z.B. höhere Affinität zum α-Rezeptor, während Phytoöstrogene (Nahrungsbestandteile) und Alkylphenole (z.B. aus umweltbelastenden Tensiden) den β-Rezeptor bevorzugen. Klassische Östrogenzielgewebe, wie das Endometrium oder Brustkrebszellen, enthalten vorwiegend ERα. Niere, Darmmukosa, Lungenparenchym, Knochenmark, Gehirn und Endothelzellen, aber auch das Ovar sind v.a. mit ERβ ausgestattet. Dadurch können Wirkungsstärke und biologische Effekte von Östrogenrezeptor-Liganden in den Zielorganen je nach Affinität zu den ER-Subtypen variieren. Das Gleiche gilt für Progesteronrezeptor-Liganden.

> **PRAXISTIPP**
>
> **Selektive Östrogenrezeptor-Modulatoren (SERMs)**
>
> Selektive Östrogenrezeptor-Modulatoren (SERMs) sollen durch möglichst spezifische Wirkung unerwünschte Nebenwirkungen vermeiden. Raloxifen ist ein für den klinischen Einsatz zugelassener SERM: In der Brust und im Endometrium wirkt es antiöstrogen, und damit wachstumshemmend. Im Knochen entfaltet das Steroid östrogene, und damit anabole Aktivität. Postmenopausale Frauen mit Osteoporose können also Raloxifen zum Knochenaufbau einnehmen, ohne dass eine Proliferation des Endometriums mit uterinen Blutungen auftritt oder eine Erhöhung der Brustkrebswahrscheinlichkeit zu befürchten ist. (➤ Kap. 10.2).

6.3 Hypothalamisch-hypophysär-ovarieller Regelkreis

6.3.1 Hypothalamus

Zyklussteuerung Der Hypothalamus ist die Transformationsstation zur Verarbeitung der Signale aus Großhirn und Sinnesorganen einerseits und Steuerung des endokrin-ovariellen Systems andererseits. Der Rhythmus des ovariellen Zyklus (im Mittel 28 Tage) wird dort zentral im Zusammenspiel mit dem Ovar determiniert:
- **GnRH-Pulsgenerator:** Im Hypothalamus bilden die GnRH (Gonadotropin-Releasing-Hormon) produzierenden Neuronen des Nucleus arcuatus und benachbarter Gebiete den sog. GnRH-Pulsgenerator (➤ Abb. 6-3), die für den gesamten menstruellen Zyklus entscheidende zentrale Steuereinheit. Dieser Pulsgenerator wird durch zahlreiche Substanzen moduliert, z.B. Dopamin (dopaminerge Substanzen wie Bromocriptin), Serotonin, adrenerge Substanzen, Opioide, CRH (Corticotropin-Releasing-Hormon) oder Progesteron.
- **Modulierende Feedback-Funktion des Ovar:** Das Ovar ist zunächst „nur" Befehlsempfänger, hat aber eine modulierende Feedbackfunktion: Die von Graaf-Follikel und Corpus luteum aus dem Ovar sezernierten Hormone tragen entscheidend zur Steuerung des zentralen hypothalamisch-hypophysären Systems bei. Unter dem Einfluss von Progesteron in der Lutealphase verlangsamt sich z.B. die Frequenz des Pulsgenerators, während die Amplitude der GnRH-Ausschüttung erhöht wird. Entsprechend reagieren die von der Hypophyse ausgeschütteten LH-Pulse.

> **PRAXISTIPP**
>
> Bei intensivem körperlichem Training, Hungerzuständen und Anorexie wird die pulsatile GnRH-Sekretion gehemmt oder fehlt vollständig, was zu anovulatorischen ovariellen Zyklen und sogar zum Ausbleiben einer Follikelreifung im Eierstock führen kann. Letztlich entsteht ein Östrogenmangel, und die Menstruationsblutung bleibt aus.

GnRH Das vom GnRH-Pulsgenerator gebildete GnRH wird in Sekretgranula verpackt und über die Synapsen der GnRH-Neurone in die Kapillaren des hypophysären Portalvenensystems sezerniert. Dabei wird GnRH je nach Zyklusstadium in ca. stündlichen bis wenige Stunden andauernden Intervallen ausgeschüttet. Diese Pulsatilität ermöglicht der Hypophyse die GnRH-Sekretion adäquat zu interpretieren und in eine entsprechende Gonadotropinsekretion umzusetzen. Würde GnRH kontinuierlich ausgeschüttet, könnte die Hypophyse keine Gonadotropine mehr freisetzen. Man spricht dann auch von Desensitivierung der Hypophyse, bei der durch Down-Regulation die GnRH-Rezeptoren in der Hypophyse im Laufe von 1–2 Wochen verschwinden.

6.3 Hypothalamisch-hypophysär-ovarieller Regelkreis

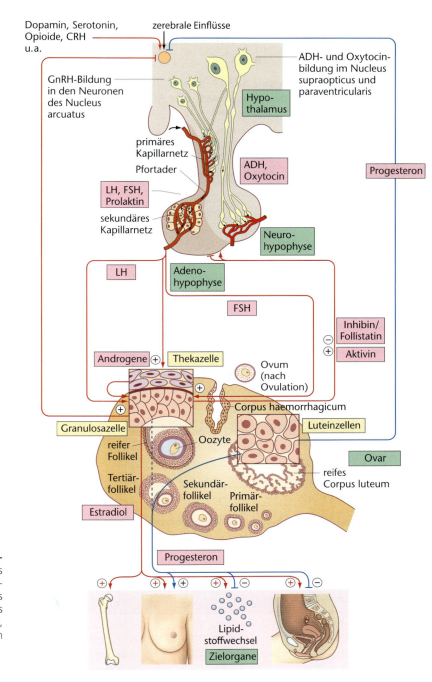

Abb. 6-3 **Hypothalamisch-hypophysär-ovarieller Regelkreis.** GnRH wird in Neuronen des Nucleus arcuatus und benachbarter Gebiete (Pulsgenerator) gebildet und pulsatil in die Kapillaren des hypophysären Portalvenensystems sezerniert. Das in der Hypophyse gebildete LH wirkt auf das Ovar, das seinerseits in der Lutealphase über Progesteron die Frequenz des Pulsgenerators beeinflusst.

 097 Audio Erklärung zur Abb. 6-3

PRAXISTIPP
GnRH-Analoga

Substituiert man im GnRH bestimmte Aminosäuren, entstehen Peptide (GnRH-Analoga), die an den GnRH-Rezeptor mit größerer Affinität binden als natürliches GnRH. Auch werden diese Peptide langsamer proteolytisch abgebaut. Durch die kontinuierliche Gabe dieser GnRH-Analoga ist es möglich, die hypophysäre Gonadotropinsekretion ruhigzustellen (➤ Kap. 12.3, ➤ Kap. 25). Man unterscheidet (➤ Tab. 6-2)
- agonistische GnRH-Analoga, die zunächst die GnRH-Rezeptoren stimulieren, nach der Down-Regulation aber die Hypophyse quasi ausschalten,
- antagonistisch wirkende GnRH-Analoga, die das natürliche GnRH kompetitiv am Rezeptor verdrängen, ohne eine intrinsische Wirkung zu entfalten, und damit innerhalb von Stunden wirken, aber nicht zu einer längerfristigen Blockade der Hypophyse führen. Beide Substanzgruppen kommen z.B. bei der ovariellen Stimulationsbehandlung zur In-vitro-Fertilisation zum Einsatz (➤ Kap. 12.3).

Oxytocin Das zweite gynäkologisch relevante Hormon des Hypothalamus ist das Oxytocin (➤ Tab. 6-4). Im Unterschied zum GnRH gelangt es durch axonalen Transport in den Hypophysenhinterlappen.

6.3.2 Hormone der Hypophyse

Hypophysenvorderlappen

Da der Hypophysenvorderlappen (HVL) entwicklungsgeschichtlich kein Bestandteil des ZNS, sondern eine Ausstülpung des Rachendachs (Rathke-Tasche) ist, besteht hier über ein Portalvenensystem eine einzigartige neuroendokrine Schnittstelle mit dem Hypothalamus. GnRH-Pulse in diesem Portalvenensystem bewirken eine pulsatile Sekretion der Hormone des HVL, vorwiegend des LHs (LH). Die Hormone des HVL sind in > Tab. 6-3 zusammengestellt.

LH und FSH Neben der Kontrolle durch den Hypothalamus sind LH- und FSH-Sekretion entscheidend von der Rückkopplung durch das Ovar abhängig (> Abb. 6-3):

- **LH-Steuerung:** Das nahezu ausschließlich vom Graaf-Follikel produzierte 17β-Estradiol spielt eine wichtige Rolle zur Vorbereitung des mittzyklischen LH-Anstiegs. Präovulatorisch steigt die Konzentration von 17β-Estradiol stark an und veranlasst die Hypophyse dazu, LH verstärkt zu synthetisieren und zu speichern. Somit entsteht ein Reservoir für die spätere forcierte Freisetzung. Die LH-Sekretion nimmt in der Follikelphase zunächst nur gering zu. Ab einer Estradiolkonzentration von 150–200 pg/ml in Zyklusmitte wird dann das im HVL gespeicherte LH im Sinne eines positiven Feedbacks plötzlich und massiv ausgeschüttet.
- **FSH-Steuerung:** Die Steuerung der FSH-Sekretion ist weit weniger klar, obwohl beide Gonadotropine offensichtlich in den gleichen Neuronen gebildet werden. Wichtig ist hier das negative Feedback in der ersten Zyklushälfte, z.B. über Estradiol und Inhibine aus den Granulosazellen reifender Follikel. Dies führt nach der Menstruation zu einem langsamen Abfall der FSH-Spiegel als Mechanismus für die Selektion des dominanten Follikels, der aufgrund seiner erhöhten FSH-Sensitivität auch unter niedrigen FSH-Konzentrationen wachsen und reifen kann. Parallel zum mittzykli-

Tab. 6-2 GnRH-Analoga im klinischen Einsatz.

Synthetisches GnRH-Analogon		Dosis	Applikation
Agonisten			
Triptorelin		0,1–0,5 mg	subkutan
	oder	3,75 mg/Monat	subkutan oder intramuskulär
	oder	11,25 mg/3 Monate	intramuskulär
Leuprorelin		1,0 mg/d	subkutan
	oder	3,75–7,5 mg/Monat	subkutan oder intramuskulär
	oder	11,25–22,5 mg/3 Monate	subkutan oder intramuskulär
Buserelin		1,2 mg/d	nasal
	oder	1,5 mg/d	subkutan
	oder	6,3 mg/2 Monate	subkutan
	oder	9,45 mg/3 Monate	subkutan
Nafarelin		0,4–0,8 mg/d	nasal
Antagonisten			
Cetrorelix		0,25 mg/d	subkutan
	oder	3 mg/4 Tage	subkutan
Ganirelix		0,25 mg/d	subkutan

Tab. 6-3 Hormone des Hypophysenvorderlappens und der Intermediärzone. Die α-Untereinheit der Gonadotropine, einschließlich des in der Plazenta gebildeten hCG und des TSH sind identisch, während die β-Untereinheiten die spezifische biologische Funktion bestimmen. Aufgrund der Ähnlichkeit existieren allerdings Kreuzreaktionen. So hat z.B. das im 1. Trimenon der Schwangerschaft in hoher Konzentration vorhandene hCG eine schilddrüsenstimulierende Wirkung mit „spiegelbildlichem" TSH-Abfall in dieser Phase. Die biologische Wirkung der Glykoproteine wird durch die kovalent gebundenen Zuckeranteile bestimmt, die einen erheblichen Anteil der Molekülmasse ausmachen.

Name	Art und chemische Klassifikation	Struktur	Rezeptortyp	Rezeptorvorkommen
FSH	Glykoprotein	α-Kette: 89 AS β-Kette: 115 AS	G-Protein-gekoppelter Membranrezeptor	Granulosazellen Ovar
LH	Glykoprotein	α-Kette: 89 AS β-Kette: 115 AS	G-Protein-gekoppelter Membranrezeptor	Ovar
TSH	Glykoprotein	α-Kette: 89 AS β-Kette: 112 AS	G-Protein-gekoppelter Membranrezeptor	Schilddrüse
GH	Somatomammotropin, Polypeptid	191 AS	transmembranär, Hämatopoeserezeptorfamilie	ubiquitär, z.B. Muskel, Knochen, Fettgewebe, Leber, Stimulation von IGF-I und IGF-II
Prolaktin	Polypeptid	198-AS-Kette mit 3 Disulfidbrücken	transmembranär, Hämatopoeserezeptorfamilie	ubiquitär
ACTH	Proopiomelanokortinabkömmling, Polypeptid	39 AS	G-Protein-gekoppelte Membranrezeptoren	
α-MSH		13 AS		
β-MSH		22 AS		
β-LPH		91 AS		
β-Endorphin		31 AS		

Tab. 6-4 Hormone des Hypophysenhinterlappens. Die beiden Peptide unterscheiden sich durch 2 Aminosäuren.				
Name	Art und chemische Klassifikation	Struktur	Rezeptortyp	Rezeptorvorkommen
Oxytocin	Peptid	8 AS	G-Protein-gekoppelter Membranrezeptor	glatte Muskulatur am Uterus, Myoepithel an den Drüsenausführungsgängen der Mamma
Vasopressin (ADH)	Peptid	8 AS	G-Protein-gekoppelter Membranrezeptor	glatte Gefäßmuskulatur

schen LH-Anstieg wird auch ein FSH-Peak beobachtet, der aber weniger ausgeprägt ist.

MERKE

Die für die Ovarialfunktion entscheidenden hypophysären Hormone sind LH und FSH. Das ausgeprägte negative Feedback der Sexualsteroide auf das hypothalamisch-hypophysäre System wird z.B. anhand der hormonalen Kontrazeption deutlich: Gestagene, aber auch das Ethinylestradiol supprimieren das FSH und verhindern einen LH-Peak (➤ Kap. 11.3).

Prolaktin Neben vielfältigen, noch nicht im Detail verstandenen Funktionen ist Prolaktin (➤ Tab. 6-3) essenziell für die Laktogenese. In der Schwangerschaft wird es auch in großen Mengen in der Dezidua gebildet. Die hypophysäre Prolaktinsekretion wird durch Dopamin aus dem Hypothalamus gehemmt.

PRAXISTIPP

Hyperprolaktinämie und Hypothyreose

Eine Hyperprolaktinämie kann zur pathologischen Galaktorrhö (➤ Kap. 5.1.4) führen oder die normale Ovarialfunktion hemmen (➤ Kap. 9.2). Dieser Mechanismus wird z.B. bei einer Hypothyreose ausgelöst, weil die dabei erhöhte TRH-Sekretion die Ausschüttung von Prolaktin stimuliert, was wiederum die Gonadotropinsekretion und damit die Ovarialfunktion beeinträchtigen kann.

Hypophysenhinterlappen

Der Hypophysenhinterlappen (HHL) ist eine direkte Fortsetzung des Hypothalamus und unterscheidet sich damit anatomisch und funktionell grundsätzlich vom HVL. Die Hauptprodukte der im HHL gespeicherten hypothalamischen Neurone sind Vasopressin und Oxytocin (➤ Abb. 6-3, ➤ Tab. 6-4). Vasopressin erfüllt wichtige Funktionen im Bereich des Herz-Kreislauf-Systems, während Oxytocin ein entscheidendes Laktationshormon darstellt (➤ Kap. 23.2).

6.4 Sexualsteroide und ovarielle Hormone

Definition und Einteilung

Die Sexualsteroidhormone sind lipophile Moleküle, vorwiegend aus endokrinen Drüsen (bei der Frau Ovarien und Nebenniere). Welches Hormon in den steroidproduzierenden Zellen aus der Muttersubstanz Cholesterol synthetisiert wird, hängt vom Arsenal der in den Zellen vorhandenen Enzyme ab. Im Gegensatz zur Steuerung des Synthesewegs über die Proteinbiosynthese, wie bei den Protein- oder Peptidhormonen, entstehen die Steroidhormone durch die sukzessive Abspaltung der Seitenketten und chemische Modifizierungen des Steroidrings über Enzyme (➤ Abb. 3-6):

- C_{27}-Steroide: Cholesterol
- C_{21}-Steroide: Mineralokortikoide, Glukokortikoide, natürliche Gestagene (z.B. Progesteron, 17α-Hydroxyprogesteron, Pregnenolon)
- C_{19}-Steroide: Androgene (Testosteron, Dihydrotestosteron, Androstendion, Dehydroepiandrosteronsulfat)
- C_{18}-Steroide: Östrogene (Estron, Estradiol, Estriol).

Sexualsteroide oder Sexualhormone (Geschlechtshormone) sind die Hormone, die für Entwicklung und Funktion der Geschlechtsorgane und für die Ausbildung der Geschlechtsmerkmale beim Menschen verantwortlich sind:

- Androgene (Synthese in den Hoden, Ovarien, Nebennierenrinde)
- Östrogene (Synthese in den Graaf-Follikeln und im Gelbkörper, in der Plazenta, in der Nebennierenrinde und im Hoden)
- Gestagene (Synthese im Gelbkörper und in der Plazenta, geringfügig auch in der Nebennierenrinde).

Östrogene: Estradiol, Estron, Estriol

Chemie Natürliche Östrogene sind am phenolischen A-Ring, an der Hydroxylgruppe an C3 und den 18 Kohlenstoffatomen zu erkennen. Es existieren allerdings zahlreiche synthetische und natürlich vorkommende Substanzen mit östrogener biologischer Aktivität, mit unterschiedlichen chemischen Strukturen.

Synthese und physiologische Bedeutung Das Östrogen mit der höchsten biologischen Aktivität ist das **17β-Estradiol** (2 Hydroxylgruppen, C3, C17), das über die Aromatisierung des A-Rings des Testosterons in den Granulosazellen des reifen Follikels und nach der Ovulation vom Corpus luteum gebildet wird. Entsprechend der Follikelreifung und Corpus-luteum-Bildung schwanken die Blutspiegel bei der geschlechtsreifen Frau sehr stark zwischen 20 und 300 pg/ml. Metaboliten, die durch periphere Konversion entstehen, wie das **Estriol** (3 Hydroxylgruppen, C3, C16, C17), haben zwar eine geringere Affinität zum Östrogenrezeptor, können aber in hohen Konzentrationen z.B. in der Schwangerschaft ebenfalls östrogene

Wirkungen entfalten. Bei der postmenopausalen Frau ist das **Estron** (1 Hydroxylgruppe, C3) das dominierende Östrogen (> Kap 6.6).

Androgene: Testosteron, Androstendion, DHEAS

Chemie Die wichtigsten natürlichen Androgene sind am Sterangerüst aus 19 Kohlenstoffatomen zu erkennen. Im Vergleich zu den Östrogenen sind am A-Ring keine konjugierten Doppelbindungen vorhanden, und beim Testosteron und Androstendion befindet sich an der C3-Position eine Ketongruppe.

Synthese und physiologische Bedeutung Androgene werden bei der Frau im Stroma und in den Thekazellen des Ovars sowie in der Nebennierenrinde produziert. Androstendion und Dehydroepiandrosteron (DHEA) sind die Hauptprodukte im Ovar, in der Nebenniere DHEA und DHEAS. Testosteron entsteht bei der prämenopausalen Frau zu ca. 50% aus der peripheren Konversion von Androstendion. Auch wenn bei der Frau die Testosteronspiegel um das ca. 10fache niedriger sind als beim Mann, ist dennoch die Konzentration höher als die des 17β-Estradiols. Dies ist angesichts der Rolle der Androgene als Präkursoren der Östrogene nicht verwunderlich. Die Aromataseaktivität in peripheren Geweben, z.B. dem Fettgewebe, sorgt für eine kontinuierliche Metabolisierung von Androgenen in Östrogene. Bei Hyperandrogenämie ist die chronisch-tonische Östrogensynthese, die proportional zur Fettgewebsmasse stattfindet, ein Bestandteil der Pathophysiologie des PCO-Syndroms (> Kap. 9.1.1, > Kap. 26.7). Bei der postmenopausalen Frau ist das Fettgewebe über die Aromatisierung von Androgenen die Hauptquelle der Östrogene (> Kap 6.6).

Gestagene: Progesteron

Chemie Die natürlichen Gestagene bestehen aus 21 Kohlenstoffatomen und sind mit den Kortikoiden eng verwandt. Da Progesteron nur in spezieller (mikronisierter) Form oral verabreicht werden kann, sind klinisch die synthetischen Gestagene von Bedeutung, die sich vom 17-Hydroxyprogesteron, vom 19-Nortestosteron und vom Spirolacton ableiten.

Synthese und physiologische Bedeutung Wichtigste biologische Funktion von Progesteron sind Vorbereitung und Erhaltung der Schwangerschaft. In der Gelbkörperphase und während der Schwangerschaft wird dieses Gestagen quantitativ in wesentlich höherer Menge (1–2 10er-Potenzen) gebildet als die anderen Sexualhormone. Hauptquellen sind das Corpus luteum und die Plazenta. Wichtige Zielorgane sind der Uterus und die Mamma, aber auch im ZNS entfalten Gestagene biologische Effekte. Im Uterus wird bereits vor Eintritt einer Schwangerschaft das Endometrium sekretorisch transformiert und damit für die Implantation vorbereitet (> Kap. 13.1), im weiteren Verlauf der Schwangerschaft spielen die wachsstumsstimulatorischen und relaxierenden Effekte auf das Myometrium eine große Rolle (> Kap. 15.1.1). Pharmakologisch sind Gestagene die Hauptkomponente bei hormonalen Kontrazeptiva (> Kap. 11.3). Auch die postmenopausale Hormontherapie beinhaltet, zumindest bei Frauen mit vorhandenem Uterus, in der Regel Gestagene, um das Endometrium zu transformieren und damit einer Hyperplasie der Schleimhaut unter chronischer Östrogenstimulation vorzubeugen (> Kap. 10.2).

Inhibine und Aktivine

Die Gruppe der Inhibine und Aktivine umfasst eine Familie von Polypeptiden, die aus 2 Untereinheiten bestehen und hauptsächlich in den Granulosazellen des Ovars gebildet werden. Neben wichtigen lokalen parakrinen Effekten bei der Follikelreifung wurden die Inhibine anhand ihrer hemmenden Wirkung auf die FSH-Sekretion der Hypophyse identifiziert.

Anti-Müller-Hormon (AMH)

Das Anti-Müller-Hormon (AMH) ist ein Glykoprotein, das nach der Pubertät in den Granulosazellen früher Follikelstadien des Ovars gebildet wird. Neben seiner Rolle bei der Geschlechtsdifferenzierung (> Kap. 2.1.3) wird es in der klinischen Routine als wichtiges „Markerhormon" zur Abschätzung der sog. „ovariellen Funktionsreserve" verwendet, also der in den Ovarien noch vorhandenen Eizellen. Die Konzentration im Serum ist unabhängig vom Stadium des menstruellen Zyklus und wird durch die Einnahme von Hormonen nicht beeinflusst.

6.5 Wirkungen von Hormonen an den Erfolgsorganen

Östrogene und Progesteron haben vielfältige Wirkungen auf den gesamten Körper (> Tab. 6-5).

> **PRAXISTIPP**
>
> **Symptome bei Androgenüberschuss**
>
> Testosteron hat anabole und androgene Effekte, die bei gesunden Frauen keine Symptome hervorrufen. Bei Androgenüberschuss (z.B. bei AGS [> Kap. 2.2.3]) oder hormonproduzierenden Tumoren können die Brust und die inneren Genitalorgane atrophieren (z.B. Endometriumatrophie), sowie eine Klitorishypertrophie und Funktionsstörungen des Ovars auftreten (> Kap. 26.7, PCO-Syndrom; > Kap. 9.2.4, Hirsutismus).

Tab. 6-5 Wirkungen der Sexualhormone.

Organ	Östrogene	Gestagene	Androgene
Uterus	Sekretion eines dünnflüssigen, wässrigen Schleims der Zervix (➤ Kap. 11.3); anabole Wirkung: Zunahme von Zellvolumen, Blutzufuhr, Wasserretention	Differenzierung (sekretorische Transformation) von östrogenexponiertem Endometrium, entspricht gleichzeitig einem antiöstrogenen Effekt auf die Zellproliferation/das Gewebewachstum; Hemmung der kontraktilen Aktivität des Myometriums; antiöstrogene Effekte auf die Zervixdrüsen (zäher, undurchlässiger Schleim, ➤ Kap. 11.3)	
Vagina	Vaginalepithel: Glykogenspeicherung; anabole Wirkung: Zunahme von Zellvolumen, Blutzufuhr, Wasserretention		
Sonstiger Reproduktionstrakt	fördern Zellteilung, Zunahme von Zellvolumen, Blutzufuhr, Wasserretention		
Brust	Wachstum und Proliferation, Synthese von Progesteronrezeptoren	Proliferation und Differenzierung der Alveoli (im Gegensatz zum Endometrium!)	
Haut	Fettverteilungsmuster, Pigmentierung, Behaarung, Kollagensynthese		Umwandlung der weichen Vellushaare in grobe Haare, vor allem an männlichen Prädilektionsstellen (Gesicht, Brust, Nabelstraße, Oberschenkel)
Zyklus	neuroendokrine Steuerung des weiblichen Zyklus	senken die Frequenz des hypothalamischen Pulsgenerators, erhöhen die Amplitude der LH-Pulse, antiöstrogene Effekte auf die Hypophyse in Form einer Hemmung der LH-Synthese (Basis der Funktion von Ovulationshemmern, ➤ Kap. 11.3)	
Sonstiges ZNS	psychotrope Wirkungen? Sexualverhalten	zentrale Erhöhung der Lungenventilation, Anstieg der Körpertemperatur um 0,5–0,6 °C	Libidosteigerung, Neurotransmitterstoffwechsel
Stimme	weiblicher Klang		Kehlkopfwachstum
Leber	Stimulation der Synthese von Leberproteinen, klinisch relevant: Gerinnungsfaktoren im Sinne prokoagulatorischer Aktivität (➤ Kap. 11.3.3, ➤ Kap. 15.5)	antimineralokortikoide Wirkungen (Hemmung des Renin-Angiotensin-Aldosteron-Systems)	Hemmung der Synthese von SHBG und anderer Proteine
Lipidstoffwechsel	HDL-Anstieg, LDL-Abfall, Triglyzeridanstieg (➤ Kap. 10.2)	antagonisieren östrogene Wirkungen (➤ Kap. 10.2)	Senkung HDL, Erhöhung LDL; androides Fettverteilungsmuster (abdominal)
Herz-Kreislauf-System	Senkung des Gefäßtonus, Vasodilatation, Stimulation des Renin-Angiotensin-Aldosteron-Systems (➤ Kap. 10.2)		
Bewegungsapparat	Knochen: Osteoblasten- und Osteoklastenfunktion		Muskeln: Stimulation Muskelmasse und -kraft

6.6 Veränderungen des Sexualhormonstatus in den einzelnen Lebensphasen der Frau

Aus endokriner Sicht können verschiedene Lebensphasen bei der Frau unterschieden werden (➤ Abb. 6-4):

Neugeborenenphase

In der Neugeborenenphase sind etwa 1–2 Millionen Eizellen in Primordialfollikeln „verpackt" in den beiden Ovarien enthalten.

Postnatal steigt die Konzentration der hypophysären Gonadotropine, da die negative Rückkopplung der plazentaren Steroide auf den Hypothalamus und die Hypophyse wegfällt. Dies

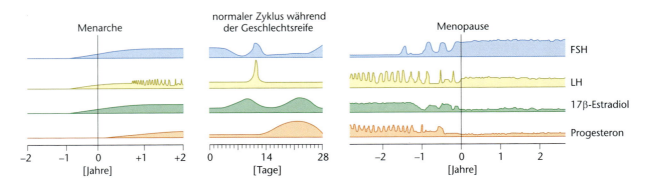

Abb. 6-4 Hormonverlauf von der Menarche zur Menopause. Kennzeichnend für die Pubertät sind die zunehmende (pulsatile) GnRH-Sekretion und die allmähliche Entwicklung von Zyklen, in denen ein Eisprung stattfindet. Während der Geschlechtsreife kommt es zu durchschnittlich 400 Menstruationszyklen. Das Klimakterium ist durch eine noch persistierende Estradiolproduktion bei abnehmender Progesteronproduktion (immer mehr Zyklen ohne Eisprung) gekennzeichnet. Die Gonadotropine (insbesondere FSH) steigen an, weil die Ovarien zunehmend gonadotropinresistent werden.

erklärt das gelegentliche Auftreten von Vaginalblutungen durch passagere Östrogenproduktion bei Mädchen in den ersten zwei Lebensjahren.

Kindheit

In der infantilen Ruhephase sind keine pulsatilen GnRH-Ausschüttungen mehr nachweisbar. Allerdings reifen bereits in der Kindheit gonadotropinunabhängig Primordialfollikel zu antralen Follikeln heran (> Kap. 8.3). Bei fehlender hypophysärer Gonadotropinsekretion (FSH, LH) werden sie aber atretisch, bevor es zur Ovulation kommt. Zum Zeitpunkt der Pubertät sind dann noch 300.000–400.000 Primordialfollikel mit Eizellen vorhanden. Die vom ZNS gesteuerte Ruhephase kann allerdings jederzeit beendet werden (z.B. bei der Pubertas praecox, > Kap. 7.2.1).

Pubertät

Kennzeichen des Pubertätsbeginns ist die Wiederaufnahme der wohl im ZNS getriggerten pulsatilen GnRH-Sekretion des Hypothalamus. Die konsekutiv ansteigenden hypophysären Gonadotropine (FSH, LH) fördern – zunächst auf die Schlafphasen beschränkt – zunehmend die Reifung und das Wachstum kleiner antraler Follikel. In den Granulosa- und Thekazellen dieser Follikel bilden sich daraufhin FSH und LH-Rezeptoren (> Kap. 6.2.1). So sind die Follikelzellen in der Lage, die ovariellen Steroide zu produzieren (Androgene in den Thekazellen, Estradiol aus den Granulosazellen). Während die vom Ovar ausgeschütteten Steroidhormone in der frühen Pubertät noch eine sehr stark ausgeprägte negative Rückkopplung auf die Gonadotropinsekretion ausüben, schwächt sich dieser Effekt im Verlauf der Pubertät ab. Auch ist das System erst in der Spätpubertät in der Lage, auf die ansteigenden Estradiolspiegel im Sinne einer positiven Rückkopplung mit einer profusen LH-Ausschüttung zu reagieren, die den Eisprung auslöst.

Da aber vor allem in der frühen Pubertät noch viele Zyklen ohne Eisprung (anovulatorisch) ablaufen, wird häufig ein unregelmäßiges Blutungsmuster beobachtet: Das Estradiol aus den reifenden Follikeln stimuliert das Wachstum der Gebärmutterschleimhaut. Wenn der Eisprung aber ausbleibt, wird kaum Progesteron gebildet, welches das Endometrium sekretorisch transformiert. Der Zeitpunkt des Abblutens ist unvorhersehbar. Die unregelmäßigen Blutungen werden als „Durchbruchsblutungen" bezeichnet (> Kap. 9.2.3 und > Kap. 9.3.1). Die entsprechenden somatischen Entwicklungen während der Pubertät sind in > Kap. 7 dargestellt.

Geschlechtsreife

Demographische Veränderungen und säkulare Trends haben zu einer erheblichen Zunahme der Anzahl der Menstruationszyklen während der Geschlechtsreife der Frau geführt: In europäischen Ländern und den USA tritt die Menarche deutlich früher auf, als noch im letzten Jahrhundert. Durchschnittlich werden weniger als 2 Schwangerschaften ausgetragen, und die Lebenserwartung übersteigt das Menopausenalter in der Regel bei Weitem. Damit erleben Frauen erleben während ihrer geschlechtsreifen Zeit ungefähr 400 Menstruationszyklen (> Kap. 8.4).

Klimakterium

Die hormonale Situation der Ovarien ähnelt in spiegelbildlicher Weise der Pubertätsentwicklung. In einem Kontinuum gehen ovulatorische Zyklen über eine Gelbkörperschwäche in komplett anovulatorische Zyklen über. Je näher das Menopausenalter rückt, persistiert zunächst die Estradiolproduktion aus den noch heranreifenden Follikeln, während die Progesteronproduktion aus den daraus entstehenden Gelbkörpern abnimmt bzw. komplett ausbleibt, wenn kein mittzyklischer LH-Peak mehr auftritt und die Ovulation sistiert.

Der zunehmende Verlust von Follikeln führt zu einer progredienten Resistenz gegenüber den Gonadotropinen. Insbesondere das FSH steigt aufgrund eines verminderten negativen Feedbacks, wenn das Ovar weniger Inhibin sezerniert. Dieser

Anstieg geht der Menopause um einige Jahre voraus, während die LH-Spiegel erst nach der Menopause eindeutig erhöht sind.

Postmenopause und Senium

Die nahezu erloschene follikuläre Estradiolproduktion aus dem Ovar führt zum Sistieren der Menstruationsblutungen. Die letzte Blutung wird – retrospektiv 1 Jahr nach ihrem Auftreten – als Menopause definiert. Die systemisch noch vorhandenen Östrogene stammen aus der peripheren (z.B. Fett-, Brust und Muskelgewebe, Leber) Konversion ovariell und adrenal sezernierter Androgene. Hauptsächlich handelt es sich um das Estron, oder das als „Östrogenspeicher" fungierende Estronsulfat.

Auch nach Erschöpfung des Follikel- und Eizellpools bleibt das Ovar aber endokrin aktiv: Im Stroma und in der Hiluszellregion werden die Androgene Testosteron, Androstendion und DHEA gebildet. Diese Sekretion bleibt in der Postmenopause relativ konstant, während die adrenale und extraglanduläre Androgensynthese (Androstendion, DHEA) mit zunehmendem Alter abfällt. Die klinisch bei postmenopausalen Frauen häufig zu beobachtenden Androgenisierungserscheinungen sind auf das relative Überwiegen der Androgene gegenüber den Östrogenen und auf die erhöhte Konzentration von freiem, biologisch aktivem Testosteron zurückzuführen, da SHBG als östrogenabhängiges Protein ebenfalls abfällt. (➤ Kap. 6.2.2, ➤ Kap. 9.2.4).

001 Literatur Kap. 6

002 Praxisfragen Kap. 6

068 IMPP-Fragen Kap. 6

KAP. 7

C. Kissel, C. Keck

Entwicklung in der Pubertät und ihre Störungen

7.1	Veränderungen in der Pubertät	81	7.3	Gynäkologie im Kindes- und Adoleszentenalter	89
7.2	Störungen des Pubertätsablaufs	83	7.3.1	Genitale Infektionen	89
7.2.1	Pubertas praecox	83	7.3.2	Genitale Blutungen	91
7.2.2	Pubertas tarda	84			
7.2.3	Wachstumsstörungen	86			

> **Zur Orientierung**
>
> Nach der sexuellen Differenzierung (> Kap. 2) ruht die geschlechtsspezifische Entwicklung bis zur Pubertät (ovarielle Funktionsruhe). Durch die dann beginnende endokrine Funktion der Ovarien ergeben sich vielfältige körperliche und psychische Veränderungen, die von der Kindheit in das Erwachsenenalter überleiten.

7.1 Veränderungen in der Pubertät

Pubertätsentwicklung

Ovarielle Funktionsruhe Während der Kindheit besteht endokrinologisch eine ovarielle Funktionsruhe, obwohl sich morphologisch Follikelreifungen und Regressionsvorgänge in den Ovarien nachweisen lassen. Allerdings sind diese morphologischen Veränderungen nicht von endokrinen Leistungen des Ovars begleitet.

Reifung des Hypothalamus Die ovarielle Funktionsruhe entsteht durch die „Unreife des Hypothalamus" – erst mit der Pubertät erlangen die GnRH produzierenden Neuronen des Hypothalamus die Fähigkeit, ihr Sekretionsprodukt, das Gonadotropin-Releasing-Hormon (GnRH), synchron und pulsatil an das hypophysäre Pfortadersystem abzugeben, d.h., erst dann setzen viele GnRH produzierende Nervenzellen ihr Sekretionsprodukt gleichzeitig frei. Diese koordinierte Pulsatilität wird zunächst nur nachts beobachtet und ist erst mit Fortschreiten der sexuellen Reifung auch während des Tages nachweisbar. Das Ovar reagiert mit einer Follikelreifung und einer entsprechenden Sekretion von Östrogenen.

Zyklusstabilisierung Während der Adoleszenz sind noch viele Zyklen anovulatorisch bzw. haben eine insuffiziente Lutealphase. Mit zunehmender Reifung des hypothalamisch-hypophysär-ovariellen Systems entwickeln sich biphasische Zyklen, womit die prinzipielle Voraussetzung zu „fertilen Zyklen" gegeben ist, d.h., es besteht die Möglichkeit zur Konzeption.

Pubertätsinduktion

Das durchschnittliche Pubertätsalter hat sich im Laufe der letzten 200 Jahre deutlich vorverlagert. Zu Beginn des 20. Jahrhunderts wurde das Alter der ersten Menarche noch mit 15–16 Jahren angegeben – heute liegt es durchschnittlich bei 12,8 Jahren. Die Ursachen für diese Vorverlagerung der Pubertät werden mit sozialen, kulturellen und ernährungsbedingten Veränderungen in Zusammenhang gebracht.

Die Frage, welche Mechanismen die Pubertät auslösen, ist bisher nicht eindeutig beantwortet worden:
- Zweifellos spielen genetische, sozioökonomische und kulturelle Einflüsse eine bedeutende Rolle.
- Die **Fettverteilung** des Organismus scheint für das Einsetzen der Pubertätsentwicklung bedeutsam zu sein. Die Fettmenge sollte etwa 15% des Körpergewichts betragen, um eine störungsfreie Ovarfunktion zu gewährleisten. Ist dies nicht der Fall, beginnt die Pubertät später als normal.
- Stammbaumanalysen legen eine **familiäre Disposition** für Störungen der Pubertätsentwicklung nahe. Darüber hinaus gibt es erhebliche ethnische Unterschiede im Hinblick auf die Pubertätsentwicklung bzw. deren Störungen.
- Die **Gonadotropinausschüttung** ist während der Kindheit deutlich supprimiert. Wie diese Hemmung zustande kommt ist unklar. Grundsätzlich wäre nämlich die Funktion der Gonaden in dieser Lebensphase aktivierbar, was durch Versuche an weiblichen Rhesusaffen gezeigt wurde. Auch die GnRH sezernierenden Neuronen des Hypothalamus sind während der Kindheit vollständig entwickelt und prinzipiell funktionsfähig. Die Theorie, dass diese Neuronen verstärkt auf die negative Rückkopplung durch Sexualsteroide reagieren, ist heute nicht länger haltbar, da eine Gonadektomie im frühen Kindesalter nicht unmittelbar zu einem Anstieg der peripheren Gonadotropinspiegel führt. Eine zweite Theorie,

dass die GnRH sezernierenden Neurone durch inhibitorische Substanzen gehemmt werden könnten, ist nicht verifiziert worden. So bleibt als dritte Theorie ein „Zeitgeber", der die Funktion der GnRH sezernierenden Neuronen des Hypothalamus koordiniert und synchronisiert.

Pubertätsphasen

Thelarche Die beginnende ovarielle Östrogensekretion wird klinisch zunächst sichtbar am Beginn der Brustentwicklung mit Knospung der Brustwarze (Thelarche). Unter dem Einfluss von Estradiol und Prolaktin entwickelt sich der Brustdrüsenkörper weiter, und das Gang- und Drüsenepithel proliferiert (➤ Tab. 7-1, ➤ Abb. 7-1).

Pubarche Im weiteren Verlauf entwickelt sich die Sexual- und später die Achselbehaarung (Pubarche). Daran sind vor allem Androgene, wie z.B. Testosteron und 5α-Dihydrotestosteron, beteiligt, die
- teils dem Ovar entstammen,
- teils in der Nebennierenrinde entstehen (der Prozess, in dem die Nebennierenrinde funktionelle Kompetenz erlangt, wird auch als Adrenarche bezeichnet) und
- teils aus entsprechenden Steroidvorstufen durch periphere Konversion gebildet werden.

Auch für die Schambehaarung ist eine Stadieneinteilung beschrieben (➤ Tab. 7-2, ➤ Abb. 7-2).

Wachstumsschub Etwa ein Jahr nach Einsetzen der ersten Pubertätszeichen kommt es zu einem deutlichen Wachstumsschub: Sexualsteroide bewirken auf hypophysärer Ebene eine verstärkte Freisetzung von Wachstumshormonen und eine vermehrte Ausschüttung von IGF1 aus der Leber. Die Mädchen wachsen um bis zu 10 cm pro Jahr (3–10 cm pro Jahr). Die IGF1-Konzentrationen steigen deutlich an und erreichen maximale Konzentrationen während des Wachstumsschubs. Später steigen die Sexualhormonspiegel noch weiter an und wirken direkt an den Knorpelwachstumszonen: Die Epiphysenfugen schließen sich, und das Längenwachstum ist beendet.

Der puberale Wachstumsschub wird bei Mädchen durchschnittlich 2 Jahre früher beobachtet als bei Jungen. Deshalb werden Jungen durchschnittlich größer als Mädchen. Da das Skelettsystem direkten und indirekten Einflüssen der Sexualsteroide unterliegt, kann das röntgenologisch zu ermittelnde Knochenalter als Maß für die sexuelle Reifung herangezogen werden.

Neben den ovariellen Östrogenen sind vermutlich auch adrenale Androgene an der Skelettreifung beteiligt. Die Serumspiegel von DHEAS steigen beim Mädchen zwischen dem 8. und 10. Lebensjahr gegenüber der Kindheit um mindestens das Dreifache an.

Menarche Etwa ein Jahr nach dem puberalen Wachstumsschub (s.o.) wird die erste Regelblutung beobachtet, die Menarche. In aller Regel ist die Menarche eine reine Östrogenentzugsblutung, da ihr typischerweise keine Ovulation vorangeht. Erst im weiteren Verlauf entwickelt sich ein Zyklus mit regelmäßigen Ovulationen und nachfolgender Bildung und Funktion eines Corpus luteum.

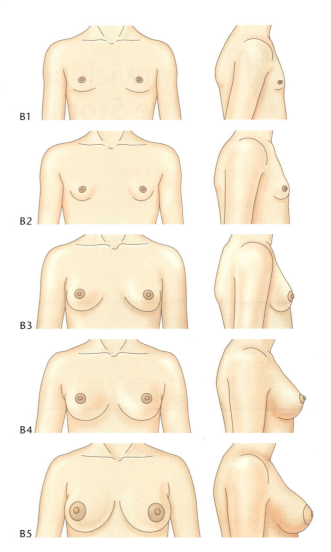

Abb. 7-1 Entwicklung der Brustdrüse. Nach Tanner werden 5 Stadien der Brustdrüsenentwicklung (B) unterschieden.

Tab. 7-1 Entwicklung der Brustdrüse. Stadien nach Tanner.

Stadium	Brustdrüsenkörper
B1	infantile Brust mit leicht prominenter Brustwarze, keine palpable Drüse
B2	tastbarer Brustdrüsenkörper, erhabene Brustwarze, Vergrößerung des Warzenvorhofs
B3	Zunahme des Brustdrüsenkörpers und des Warzenvorhofs, Drüse ist größer als der Warzenvorhof
B4	Zunahme der Pigmentierung des Warzenvorhofs
B5	reife weibliche Brust

Veränderungen der Genitalorgane

Unter dem Einfluss der Sexualhormone verändern sich die inneren und äußeren Genitalorgane (➤ Abb. 7-2): Die Länge der Vagina nimmt deutlich zu, das Vaginalepithel proliferiert, und die Schleimhaut verdickt sich. Aufgrund der zunehmen-

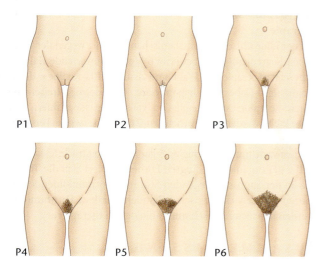

Abb. 7-2 Entwicklung der Schambehaarung. Nach Tanner werden 5 Stadien der Pubesentwicklung (P) unterschieden (6. Stadium: ungewöhnlich starke Behaarung).

Tab. 7-2 Entwicklung der Schambehaarung. Stadien nach Tanner.

Stadium	Pubesbehaarung
P1	präpubertär – keine Behaarung
P2	spärliches Wachstum von langen, leicht pigmentierten, flaumigen Haaren, glatt oder gering gekräuselt, hauptsächlich entlang den großen Labien
P3	dunklere, kräftigere und stärker gekräuselte Haare, die Behaarung geht etwas über die Symphyse hinaus
P4	Behaarung entspricht dem Erwachsenentyp – die Ausdehnung ist aber noch beträchtlich kleiner; noch keine Ausdehnung an die Oberschenkelinnenseite
P5	in Dichte und Ausdehnung wie beim Erwachsenen, Dreieckform

den Besiedlung mit Lactobacillus azidophilus wird der pH-Wert der Scheide auf unter 4 gesenkt. Die großen und kleinen Labien verdicken sich, die Schambehaarung nimmt zu (s.o.). Im Mons pubis wird mehr Fett eingelagert, und die Klitoris vergrößert sich.

Ovarien und Nebennierenrinde fangen ZNS-gesteuert an, vermehrt Geschlechtshormone zu produzieren. Die Nebennierenrinde produziert überwiegend Androgene, die zur Pubarche und Adrenarche führen; die Ovarien produzieren überwiegend Östrogene, die Thelarche und Menarche induzieren. Letztere tritt im Durchschnitt im Alter von 12,8 Jahren auf, regelmäßige Ovulationen nach weiteren 2,5 Jahren.

Psychische Veränderungen

Es liegt nahe, dass diese sich sehr rasch vollziehenden körperlichen Veränderungen psychische Konfliktsituationen mit sich bringen können. In Einzelfällen kann sich die Weigerung, die weibliche sexuelle Identität anzunehmen, in Gewichtsabnahme äußern, einhergehend mit einer Störung der Ovarfunktion bis hin zu einer sekundären Amenorrhö. Auch dysmenorrhoische Beschwerden können durchaus auf einen psychosomatischen Hintergrund zurückzuführen sein. In den meisten Fällen sind diese psychogen bedingten Störungen jedoch vorübergehend. Sog. Pubertätskrisen mit gesteigerter Aggressivität und Konfliktsituationen im Elternhaus sind in dieser Lebensphase durchaus „normal". Gelegentlich erlangen diese Störungen jedoch Krankheitswert und Therapiebedürftigkeit.

7.2 Störungen des Pubertätsablaufs

7.2.1 Pubertas praecox

Praxisfall

Ein 3-jähriges Mädchen wird von seinen Eltern wegen einer deutlichen Brustdrüsenschwellung beidseits vorgestellt. Die Brustvergrößerung habe vor ca. einem Dreivierteljahr begonnen und nehme seitdem ständig zu. Vor 2 Wochen war der Mutter außerdem eine beginnende Schambehaarung aufgefallen. Die bisherige Entwicklung ihrer Tochter sei sonst unauffällig.

Bei der Untersuchung zeigen sich eine deutliche beidseitige Brustdrüsenschwellung (Stadium B2 nach Tanner) und eine vereinzelte Schambehaarung bei sonst normalem äußerem Genitale (Stadium P2 nach Tanner). Ein vaginaler Ausfluss ist nicht nachzuweisen. Die Körpermasse liegt im altersentsprechenden Referenzbereich, die Körperlänge beträgt 100 cm und ist damit deutlich über der Altersnorm. Sonographisch zeigt sich ein kleiner präpubertärer Uterus, beide Ovarien sind gut abgrenzbar und Follikelzysten nicht darzustellen. Die Nebennierenregion ist unauffällig, und ein intraabdominaler Tumor ist nicht nachzuweisen. Die Hormonanalyse im Serum ergibt die folgenden Werte (Normwerte in Klammern):
- Estradiol: 128 pmol/l (< 30)
- LH 7,0 mU/ml (10,6 ± 7,7)
- FSH 7,6 mU/ml (6,1 ± 2,9)

Im LHRH-Test beträgt der LH-/FSH-Quotient 30 Minuten nach Stimulation > 3,0 (Referenzwert < 1,0), womit die Stimulationswerte von LH und FSH deutlich im pubertären Bereich liegen. In der MRT des Kopfes wird eine suprasellärer Raumforderung, kaudal der Corpora mamillaria, gefunden. Dabei äußern die Radiologen den Verdacht auf ein Hamartom (tumorartige Fehlbildung, atypische Differenzierung von Keimgewebe).

Dieser Tumor wird bei dem Mädchen nicht operativ entfernt, da er weder Malignitätszeichen zeigt noch neurologische Ausfallerscheinungen oder Krampfanfälle hervorruft. Die Patientin wird für 2 Jahre mit Enantone® paed s.c. 3,75 mg alle 4 Wochen behandelt. Darunter gehen die Tanner-Stadien von B3 auf B1 bzw. von P2 auf P1 zurück.

Definition Bei vorzeitiger sexueller Reifung mit Entwicklung äußerer Sexualmerkmale vor dem 8. Lebensjahr spricht man von Pubertas praecox. Nach ihrer Ätiologie lassen sich 2 Formen der Pubertas praecox unterscheiden:
- Die **idiopathische hypothalamische** Pubertas praecox ist bedingt durch eine vorzeitige Reifung des Hypothalamus mit pulsatiler GnRH-Freisetzung. Sie ist mit ca. 90% die häufigste Form der sexuellen Frühreife.
- Die **organisch bedingte** Pubertas praecox ist auf hirnorganische Veränderungen wie Hirntumoren, Hydrozephalus und Z.n. Enzephalitis zurückzuführen.

 122 Abbildung Pubertas praecox

Symptome
Vor dem 8. Lebensjahr bilden sich sekundäre Geschlechtsmerkmale aus: Der Körperbau verändert sich, das Skelett reift vorzeitig, die Brustentwicklung beginnt, und Scham- und Achselhaare fangen an zu wachsen. Es kommt zu teils regelmäßigen, teils in größeren Abständen auftretenden Blutungen. Ohne Behandlung käme es zu einem „Wachstumsspurt" mit frühzeitigem Epiphysenschluss und damit zum Kleinwuchs. Die sekundären Geschlechtsmerkmale inkl. Geschlechtsreife würden sich voll entwickeln, wobei die Symptome bei der idiopathisch-hypothalamischen Pubertas praecox immer isosexuell, bei der organisch bedingten Form je nach produzierten Hormonen iso- oder heterosexuell wären. Allerdings verläuft nicht jede Pubertas praecox progredient. Gerade bei der idiopathisch-hypothalamischen Form gibt es langsam fortschreitende oder sogar regrediente Verläufe.

Diagnostik
Zunächst stehen Anamnese und klinischer Befund im Vordergrund. Exogene Hormonwirkungen sollten ausgeschlossen werden. Hirnorganische Veränderungen können durch die neurologische Untersuchung und durch ein CT oder MRT nachgewiesen oder ausgeschlossen werden. Die Konzentration der folgenden Hormone sollte im Serum bestimmt werden: Estradiol, Testosteron, DHEAS, FSH und LH.

Die – äußerst seltene – **Pseudopubertas praecox** unterscheidet sich klinisch nicht oder nur wenig von der Pubertas praecox. Ätiologisch liegt ihr eine autonome Östrogenbildung in Ovarial- und Nebennierenrindentumoren zugrunde. Ein besonderes Beispiel der Pseudopubertas praecox ist das McCune-Albright-Syndrom, bei dem es zu den Symptomen Café-au-Lait-Pigmentierung der Haut, Skelettdysplasie und Pubertas praecox kommt. Ursache sind dabei multiple Ovarialzysten, die gonadotropinunabhängig Östrogene sezernieren. Diesem Phänomen liegt eine aktivierende Mutation in der Gsa-Untereinheit des G-Protein-Komplexes mit einer insgesamt gesteigerten endokrinen Funktion zugrunde, sodass auch andere endokrine Drüsen wie Schilddrüse, Nebennierenrinde und beim Mann die Hoden betroffen sein können.

Therapie
Bei der idiopathisch-hypothalamischen Form ist wegen der möglichen Regredienz eine über etwa 6 Monate abwartende Haltung angezeigt. Therapie der Wahl sind dann GnRH-Analoga, deren langfristige Gabe die hypophysäre Gonadotropinfreisetzung durch Rezeptor-Down-Regulation vollständig supprimiert. Auf diese Weise werden eine ovarielle Funktionsruhe (wieder) erreicht und die Akzeleration der Knochenreife verhindert, sodass das Längenwachstum nur wenig oder gar nicht beeinträchtigt wird.

Bei der organisch bedingten Form orientiert sich die Therapie an der zugrunde liegenden Störung: Hormonbildende Tumoren müssen chirurgisch behandelt werden, Hirntumoren werden neurochirurgisch und radiologisch therapiert.

> **ZUSAMMENFASSUNG**
> **Pubertas praecox**
> - Häufigste Ursachen: hormonbildende Tumoren des Ovars, exogene Zufuhr von Östrogenen, Dysfunktion der Nebennierenrinde
> - Wichtigstes Symptom: Eintreten der Thelarche, Pubarche oder Menarche vor dem 8. Lebensjahr
> - Wichtigste diagnostische Maßnahmen: Estradiol, LH, FSH, Prolaktin, Testosteron im Serum; Röntgen des Schädels
> - Wichtigste therapeutische Maßnahmen: Verhinderung des vorzeitigen Epiphysenschlusses durch Gestagene oder Antiandrogene; Tumoren werden operativ beseitigt.

7.2.2 Pubertas tarda

Definition Von Pubertas tarda oder sexuellem Infantilismus spricht man, wenn bis zum 14. Lebensjahr noch keine Entwicklung der sek. Geschlechtsmerkmale nachweisbar ist oder bis zum 16. Lebensjahr die Menarche noch nicht eingetreten ist.

Ätiologie und Pathogenese Die Ursachen können auf hypothalamischer, hypophysärer oder ovarieller Ebene liegen.

Bei der **idiopathischen oder konstitutionellen** Pubertas tarda lassen sich keine funktionellen oder organischen Ursachen für den verspäteten Eintritt der Pubertät aufdecken. Die Patientinnen fallen auf, weil sie relativ klein sind, wobei die Wachstumsgeschwindigkeit dem Grad der Knochenreife entspricht. Ursache für die Entwicklungsverzögerung ist eine relative hypothalamische Unreife, die häufig mit einer mangelhaften Sekretion von Wachstumshormonen einhergeht. Dies kann als eine physiologische Variante der sexuellen Entwicklungsgeschwindigkeit aufgefasst werden. Die Prognose ist günstig, auch hinsichtlich der späteren Fortpflanzungsfähigkeit.

Der **hypogonadotrope Hypogonadismus** als Ursache der Pubertas tarda ist auf einen Mangel an LH und FSH zurückzuführen. Die Ursache liegt in der unzureichenden hypothalamischen GnRH-Bildung und -Sekretion. Im GnRH-Test kommt es zunächst zu einem deutlichen Anstieg von FSH als Ausdruck der sexuellen Unreife.

Der **hypergonadotrope Hypogonadismus** bei der **Gonadendysgenesie** geht mit einer sexuellen Reifungsstörung im

Sinne einer Pubertas tarda einher. Die primäre Ovarialinsuffizienz ist Folge einer überstürzten Regression des Follikelapparats. Damit ist das Ovar nicht mehr in der Lage, auf gonadotrope Stimuli zu reagieren. Eine Sekretion von Sexualsteroiden bleibt zwangsläufig aus, und damit auch die somatische und psychische Reifung. Häufigste Ursachen sind chromosomale und genetische Störungen mit numerischen und strukturellen Chromosomenaberrationen. Neben der sexuellen Unreife fällt oft ein Minderwuchs auf (> Kap. 7.2.3).

Weitere, eher seltene Ursachen der Pubertas tarda sind raumfordernde Prozesse im Hypothalamus-Hypophysen-Bereich wie das Kraniopharyngeom, hypothalamische Tumoren wie Hamartome, Dermoidzysten und der Hydrozephalus.

Diagnostik
Bei der diagnostischen Abklärung des hypergonadotropen Hypogonadismus stehen FSH-Bestimmung und Karyotypisierung im Vordergrund. Hierzu kommt die Bestimmung des Knochenalters als wichtiger Marker für die sexuelle Reife. Mit dem Riechtest (oder durch eine gezielte Anamnese) kann der hypogonadotrope Hypogonadismus vom Kallmann-Syndrom (s.u.) abgegrenzt werden: Patientinnen mit Kallmann-Syndrom können gar nicht oder nur sehr schlecht riechen.

Eine schon in der Kindheit einsetzende **Magersucht** kann zur Pubertas tarda führen (> Abb. 7-3). Auch diesem Bild liegt eine unzureichende GnRH-Stimulation des Hypophysenvorderlappens zugrunde. Die Magersucht kann Ausdruck einer psychischen Reifungskrise sein, die mit einer hochgradigen ovariellen Funktionsstörung einhergeht und auch als hypothalamische Amenorrhö bezeichnet werden.

Als **Kallmann-Syndrom** wird eine anlagebedingte Störung bezeichnet, bei der ein hypogonadotroper Hypogonadismus besteht, die Sekretion des GnRH gestört und der Bulbus olfactorius aplastisch sind (Riechstörung!).

Therapie
Die zyklusgerechte Substitution mit Östrogenen und Gestagenen ist bei der primären Ovarialinsuffizienz zwingend und auch bei der hypothalamisch-hypophysär bedingten Pubertas tarda ratsam. Neben der Reifung des Skelettsystems ist die Substitution im Hinblick auf den Aufbau der „Peak Bone Mass" sinnvoll. Dabei ist auch die psychologische Wirkung mit Hebung des Selbstwertgefühls nicht zu unterschätzen. Die „Peak Bone Mass" ist der Maximalwert der Knochenmineraldichte des Menschen, wie er von etwa 30-jährigen knochengesunden Erwachsenen erreicht wird. Sie entspricht definitionsgemäß einer Knochenmineraldichte von 100%.

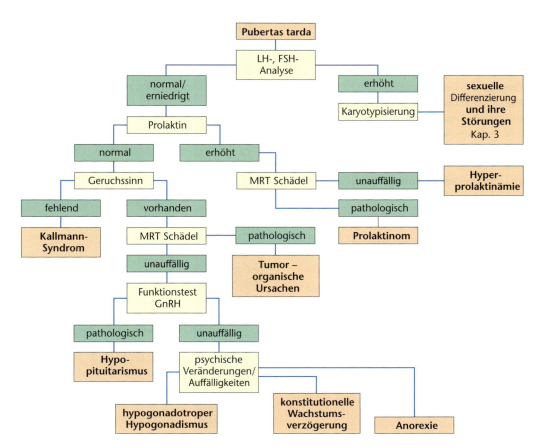

Abb. 7-3 Differentialdiagnostik bei Pubertas tarda. Über die LH-/FSH- und Prolaktinbestimmung sowie die Prüfung des Geruchssinns ist eine weitgehende Differentialdiagnostik der Pubertas tarda möglich.

ZUSAMMENFASSUNG
Pubertas tarda

- Häufigste Ursachen: Störungen des Hypothalamus, Gonadendysgenesie, schwere Allgemeinerkrankungen, Unterernährung, Hochleistungssport
- Wichtigstes Symptom: Östrogenmangel mit seinen Folgen, Entwicklungsstörungen des Genitales, Virilisierungserscheinungen
- Wichtigste diagnostische Maßnahmen: Entwicklung der Mammae, des Knochenalters, der Achsel- und Schambehaarung sowie des Uterus sind verzögert; bei zentraler Ursache sind LH, FSH und Estradiol erniedrigt; bei primärer Ovarialinsuffizienz sind die Gonadotropine erhöht
- Wichtigste therapeutische Maßnahmen: Östrogentherapie in kleinen Dosen; später biphasisch Östrogene und Gestagene

7.2.3 Wachstumsstörungen

Minderwuchs

Definition Wenn die Körperlänge die 10. Perzentile der Wachstumskurve für das entsprechende Alter (Endgröße bei Frauen nicht über 140 cm, bei Männern nicht über 150 cm) unterschreitet, nennt man dies Minderwuchs. Im engeren Sinne ist eine Unterschreitung des 3. Perzentils auch Minderwuchs. Grundsätzlich lässt sich dabei zwischen einem proportionierten Kleinwuchs (Rumpf und Extremitäten sind gleichmäßig betroffen, u.a. bei Wachstumshormonmangel, sozialer Deprivation) und einem dysproportionierten Kleinwuchs (relativ zu kleine Extremitäten, z.B. bei Osteochondrodysplasien) unterscheiden.

Ätiologie/Pathogenese Beim Minderwuchs liegen Störungen in den klassischen endokrinen Regelkreisen oder in den lokalen Regulationsprozessen zugrunde. Nach Nieschlag lässt sich der Minderwuchs einteilen in:

- familiären Kleinwuchs (Normvariante)
- konstitutionelle Entwicklungsverzögerung (Normvariante)
- intrauterinen (primordialen) Kleinwuchs (Silver-Russell-Syndrom)
- Kleinwuchs bei Chromosomopathien (z.B. bei Turner-Syndrom, Down-Syndrom)
- Kleinwuchs durch Umweltfaktoren (Mangelernährung, psychosozialer Minderwuchs)
- endokriner Kleinwuchs (z.B. hypophysärer, isolierter Wachstumshormonmangel, HVL-Insuffizienz, Prader-Labhart-Willi-Syndrom, Hypothyreose, AGS, Cushing-Syndrom, Leydigzelltumoren, Pubertas praecox, Diabetes mellitus)
- Kleinwuchs infolge nicht endokrin bedingter Stoffwechselstörungen
  - renaler Kleinwuchs (Phosphatdiabetes, chronische Glomerulonephritis, Nierenfehlbildungen mit chronischen Infekten)
  - intestinaler Kleinwuchs (Malabsorption, zystische Fibrose, Zöliakie, Megakolon)
  - hepatischer Kleinwuchs (chronische Hepatitis, Glykogenspeicherkrankheiten)
  - anoxämischer Kleinwuchs (angeborener Herzfehler mit Zyanose, chronische Anämien, Bronchiektasen)
  - Speicherkrankheiten (Gaucher-Krankheit, Niemann-Pick-Krankheit, Hand-Schüller-Christian-Krankheit, Dysostosis multiplex)
- Kleinwuchs bei Skeletterkrankungen (z.B. verschiedene Formen der Chondrodystrophie, chondroektodermale Dysplasie, Osteogenesis imperfecta).

Die wichtigsten Formen sind in ➤ Tab. 7-3 zusammengestellt.

Tab. 7-3 Formen des Kleinwuchses.

Form	Kriterien	Hinweise zur Therapie und Prognose
Familiärer Kleinwuchs	ist wahrscheinlich, wenn • Eltern oder andere nahe Verwandte ebenfalls klein sind, • die errechnete Endgröße innerhalb von 10 cm der mittleren Elterngröße liegt, • das Knochenalter in Relation zum chronologischen Alter normal ist, • das Längenwachstum parallel zur 3. Perzentile verläuft, • keine Hinweise auf chronische Erkrankungen oder für Stigmata von Syndromen, die mit Kleinwuchs vergesellschaftet sind, vorliegen.	keine Therapie
Intrauteriner (primordialer) Kleinwuchs	• sporadisch auftretendes Fehlbildungssyndrom • intrauterine Dystrophie • reduzierte Körperlänge (Endlänge ca. 150 cm) • relative Makrozephalie, charakteristische Gesichtsform • Klinodaktylie der 5. Finger • Körperasymmetrien	keine Therapie
Konstitutionelle Verzögerung von Wachstum und Entwicklung (KEV)	• häufigste Wachstumsstörung (zusätzlich mit der familiären mehr als 50%) • meist retardiertes Knochenalter • familiäre Häufung der Entwicklungsverzögerung und verspätete Pubertät mit positiver Familienanamnese	• gute Prognose und meist normale Erwachsenengröße • Therapie: evtl. kurzfristig Androgene/Östrogene (nur bei sehr großen psychischen Belastungen)

Tab. 7-3 Formen des Kleinwuchses. (Forts.)

Form	Kriterien	Hinweise zur Therapie und Prognose
Intrauterine Infektionen	• Allgemeininfektion: allgemeine Schädigung aller somatischen Zellen • toxische Schädigung des Fetus (z.B. Alkohol, Nikotin) und intrauterine Mangelversorgung durch plazentare Infarzierung oder Involution der Plazenta • schwerwiegende Erkrankungen der Mutter wie bei EPH-Gestose oder HELLP-Syndrom: Mangelgeburt	• keine Therapie • bei toxischer Schädigung und mütterlichen Erkrankungen postnatal mangelndes Aufholwachstum
Gastrointestinale Störungen	Ursachen des Kleinwuchses: • chronisches Erbrechen/Durchfall • Infektionen, Entzündungen • Tumoren des Magen-Darm-Kanals • Nahrungsmittelintoleranz • Zöliakie, Kuhmilchallergie und andere Assimilationsstörungen	Therapie der Grunderkrankung
Nierenerkrankungen	chronische Niereninsuffizienz: • chronische Mangelernährung • Azidose • renale Osteopathie • renale Anämie • Resistenz der Knorpel- und Knochenzellen gegenüber Insulin, Wachstumshormon und Wachstumsfaktoren	Therapie der Grunderkrankung
Kardiovaskuläre Störungen	angeborene Herzfehler mit hämodynamischer Wirksamkeit: • kalorische Mangelernährung durch Flüssigkeitsrestriktion, hypokalorische Ernährung und Kongestion der Darmschleimhaut • zusätzliche Fehlbildungen oder Störungen, welche mit dem Vitium assoziiert sind, beeinflussen maßgeblich die Wachstumsprognose (z.B. Rötelnembryopathie)	Prognose abhängig von den zusätzlichen Fehlbildungen
Lungenerkrankungen	• multifaktorielle Genese wie z.B. bei der zystischen Fibrose (und daraus resultierende Komplikationen und häufige Infektionen) oder • durch bestimmte Therapiekonzepte bedingt, z.B. Glukokortikoidtherapie bei Asthma bronchiale	evtl. Änderung der Therapiekonzepte
Psychosoziale Störungen (Deprivation)	• bei ca. 20% der Patienten mit Kleinwuchs • häufig gestörte soziale Interaktionen • transitorische Wachstumshormon-Mangelzustände und Transaminasenerhöhungen	• Familientherapie • nach Milieuwechsel Aufholwachstum
Stoffwechselstörungen	• meist primärer Kleinwuchs, da es zu direkten Skelettveränderungen kommt	Therapie der Grunderkrankung
Mangel- und Unterernährung	• Mangel an Proteinen (Kwashiorkor) oder kalorische Unterernährung (Marasmus) • auch isolierte Mangelzustände an essenziellen Aminosäuren und Spurenelementen (Zink, Eisen, Vitamine)	Therapie der Grunderkrankung
Chronische Infektionen	Hauptmechanismen: • Erkrankungen (CF, AID), die häufige Infektionen nach sich ziehen • durch Mangelernährung oder mangelnde Hygiene ausgelöste häufige Infekte	Therapie der Grunderkrankung

Symptome und Diagnostik

Auffallend ist der Minderwuchs. Dysmorphiezeichen und auch die Pubertätsentwicklung sind zur Diagnosestellung wichtig.

In der **Anamnese** sollte nach chronischen Erkrankungen und Hinweisen auf organische Störungen (pulmonal, kardial, renal, gastrointestinal) gesucht werden. Auch Geburtstraumen, Schädel-Hirn-Traumen oder Infektionen des ZNS, die einen Wachstumshormonmangel verursacht haben könnten, spielen eine Rolle und können die Ursache eines Minderwuchses sein. Der Schwangerschaftsverlauf und Infektionen in der Schwangerschaft geben weitere wichtige Hinweise. Das Menarchenalter der Mutter (bei später Menarche Verdacht auf konstitutionelle Entwicklungsverzögerung) sollte erfragt werden. Des Weiteren sollten die Wachstumsdaten aller Familienmitglieder erfasst werden.

Größe, Gewicht, Kopfumfang, Hautfaltendicke und Sitzhöhe sollten genau gemessen werden. Die **Messungen** werden in Perzentilenkurven eingetragen (verschiedene ethnische Gruppen bedürfen spezieller Kurven!). Die Wachstumsgeschwindigkeit ergibt sich aus der Größenänderung in cm/Jahr und ist abhängig von Alter und Geschlecht.

Das **Knochenalter** wird durch eine Röntgenaufnahme der linken Hand und des Handgelenks (bei Kindern < 6 Monaten von Knie oder Fußwurzelknochen) bestimmt.

Für die **Berechnung der Endgröße** werden chronologisches Alter, Knochenalter und die individuelle Größe benötigt. Zur genaueren Berechnung können zusätzlich die Wachstumsgeschwindigkeit und das Menarchenalter hinzugezogen werden. Die genetische Zielgröße ergibt sich:
- bei Jungen: (Größe von Mutter + Vater/2) + 6,5
- bei Mädchen: (Größe von Mutter + Vater/2) − 6,5

Bei den **Laboruntersuchungen** können die in ➤ Tab. 7-4 angegebenen Parameter einen Hinweis auf chronische Erkrankungen als Ursache des Minderwuchses geben.

Der **hCG-Test** kann beim männlichen Individuum als Kurz- oder Langzeittest durchgeführt werden.

Therapie
Die Therapie hängt von der Ätiologie ab. Bei nachgewiesenem hGH-Mangel sollte täglich rekombinantes Wachstumshormon s.c. appliziert (12 E/m² KOF/Woche) und in der Pubertät auf 24 E/m² KOF/Woche gesteigert werden. Nach Wachstumsabschluss wird die Substitution beendet, und nach ca. 1 Jahr der hGH-Spiegel kontrolliert. Dann wird über eine evtl. Therapie im Erwachsenenalter entschieden. In Abhängigkeit von der Ursache kann ein Aufholwachstum zu einer normalen Erwachsenengröße führen.

> **MERKE**
> Die individuelle Therapie sollte auf jeden Fall ein pädiatrischer Endokrinologe durchführen.

> **ZUSAMMENFASSUNG**
> **Minderwuchs**
> - Häufigste Ursachen: konstitutionelle Verzögerung von Wachstum und Entwicklung, familiärer Kleinwuchs (zusammen > 50%)
> - Wichtigstes Symptom: proportionierter oder dysproportionierter Kleinwuchs (Endgröße bei Frauen max. 140 cm, bei Männern max. 150 cm).
> - Wichtigste diagnostische Maßnahmen: Anamnese, insbesondere Familienanamnese, Erfassung der Wachstumsdaten aller Familienmitglieder, Laboruntersuchungen bei Verdacht auf chronische Erkrankungen
> - Wichtigste therapeutische Maßnahmen: abhängig von der Ätiologie, Therapie der Grunderkrankung, Substitutionstherapie

Hochwuchs

Definition Hochwuchs ist die pathologische Steigerung des Längenwachstums (Überlänge), bei der die Körperlänge die 97. Perzentile der Wachstumskurve für das entsprechende Alter überschreitet; das Überschreiten der 90. Perzentile wird als Großwuchs bezeichnet. Als primärer Hochwuchs wird dabei der Hochwuchs mit einer Länge > 97. Perzentile bezeichnet, als sekundärer Hochwuchs die konstitutionelle Entwicklungsbeschleunigung mit gewöhnlich normaler Erwachsenengröße.

Ätiologie und Pathogenese Ursachen für den primären und sekundären Hochwuchs sind in ➤ Tab. 7-5 zusammengestellt.

Tab. 7-4 Laboruntersuchungen bei chronischen Erkrankungen.

Laboranalyse	Krankheitsbild
GHRH-Test zur HGH-Bestimmung	Akromegalie, hypophysärer Hochwuchs, Gigantismus, HVL-Insuffizienz, Minderwuchs
Hb, Hkt	Hämoglobinopathien, Anämien
Leukozyten, Differentialblutbild, CRP, BSG	chronisch-entzündliche Erkrankungen
Serumelektrolyte, pH, Bikarbonat, Kreatinin	renale Erkrankungen, Stoffwechselstörungen, Störungen im Wasserhaushalt
Gesamteiweiß, Elektrophorese, Immunglobuline	Immundefektstörungen
Chromosomenanalyse	chromosomale Störungen (Prader-Willi-Syndrom, Ullrich-Turner-Syndrom)
Gliadinantikörper, Eisen	Zöliakie
Blutzucker	Glukosestoffwechselstörungen
Transaminasen, γ-GT	chronische Lebererkrankungen
hCG-Test	Differenzierung zwischen primärem und sekundärem Hypogonadismus, Differenzierung von Pubertas tarda und primärer Leydig-Zell-Insuffizienz, bilateralem Kryptorchismus und Anorchie
Harnstoff, Urinanalyse mit pH, Osmolarität, CaPO₃, alkalische Phosphatase	Kalzium-Phosphat-Knochenstoffwechselstörungen

Tab. 7-5 Ursachen des Hochwuchses.

Ursachen	Beispiele/Erläuterung/Kriterien	Hinweise zur Therapie und Prognose
Primärer Hochwuchs		
Genetische oder pränatale Störungen	Stoffwechselstörungen wie Marfan-Syndrom (Bindegewebsstoffwechselstörung), Homozystinurie (Arachnodaktylie, mentale Retardierung)	- eine ursächliche Therapie existiert nicht, das Ziel ist die Verminderung der Wachstumsgeschwindigkeit - Therapiebeginn bei Knaben: errechnete Endlänge > 203–206 cm - Therapiebeginn bei Mädchen: errechnete Endlänge > 183 cm
Chromosomale Veränderungen	Klinefelter-Syndrom (XXY), XYY-Syndrom, Fragiles-X-Syndrom	
Genetisch (familiär) bedingter Hochwuchs	Länge > 97. Perzentile, ohne Dysmorphiezeichen sowie ohne klinische Zeichen einer Stoffwechselstörung; es muss mindestens ein Verwandter ersten Grades einen Hochwuchs aufweisen	
Konnatale Störungen	Sotos-Syndrom, Wiedemann-Beckwith-Syndrom, Weaver-Syndrom	
Sekundärer Hochwuchs		
Hormonelle Störungen	Wachstumshormonexzess (extrem selten) = hypophysärer Riesenwuchs (IgF1 erhöht)	
Konstitutionelle Entwicklungsbeschleunigung	gewöhnlich normale Erwachsenengröße	
Adipositogigantismus	alimentär bedingt: mit Riesenwuchs kombinierte Pubertätsfettsucht	
Hyperthyreose	überschießendes Wachstum und mäßig beschleunigtes Knochenalter (meist normale Erwachsenengröße)	

Symptome

Die aktuelle Größe gibt wichtige Hinweise, ebenso wie die Proportionen und der Entwicklungsstand. Die Pubertätsentwicklung, neurologische und psychische Störungen und der Habitus sollten evaluiert werden.

Diagnostik

In der **Anamnese** sollte nach bekannten Stoffwechselstörungen, bekannten chromosomalen Störungen, Essgewohnheiten, Symptomen einer Hyperthyreose (Herzrasen, unruhiges Schlafen, Unruhe, Gewichtsabnahme unbekannter Ursache) gefahndet werden.

Die **Diagnostik** ist äquivalent zur Diagnostik beim Kleinwuchs. Zum Ausschluss eines Hirntumors sollten ein kraniales CT und MRT der Hypophyse angefertigt werden. Störungen der Sexualhormonproduktion (überschießende Östrogen- und/oder Androgenproduktion) wie z.B. bei der Pubertas praecox oder beim AGS. Typisch sind auffallend große Kinder, die aber aufgrund des frühen Epiphysenfugenschlusses eine verminderte Erwachsenenlänge aufweisen.

Therapie

Das Ziel ist die Reduktion der Wachstumsgeschwindigkeit. Ein Therapiebeginn ist indiziert bei errechneten Endlängen von mehr als 183 cm (Mädchen) und 203–206 cm (Knaben).

Angewandt werden Sexualhormone, welche die Knochenreifung beschleunigen und damit einen verfrühten Schluss der Epiphysenfugen bewirken (➤ Tab. 7-6).

MERKE
Nach Eintritt der Menarche ist die Therapie wenig sinnvoll!

Bei Knaben kann eine Längeneinsparung gegenüber der berechneten Endgröße von ca. 6 cm erreicht werden, bei Mädchen von ca. 4,5 cm. Das Knochenalter kann pro Therapiejahr mit Testosteron um ca. 1,8 Jahre, mit Östrogenen um ca. 1,4 Jahre beschleunigt werden.

ZUSAMMENFASSUNG

Hochwuchs
- Häufigste Ursachen: genetische und pränatale Störungen
- Wichtigstes Symptom: aktuelle Größe – die Körperlänge überschreitet die 97. Perzentile der Wachstumskurve für das entsprechende Alter
- Wichtigste diagnostische Maßnahmen: ist äquivalent zur Diagnostik beim Kleinwuchs: Insbesondere Familienanamnese und Bildgebung zum Ausschluss eines intrakranialen Prozesses
- Wichtigste therapeutische Maßnahmen: Gabe von Sexualhormonen

Tab. 7-6 Therapie des Hochwuchses.

Parameter	Jungen	Mädchen
Beginn (Knochenalter)	12–13 Jahre	10–11 Jahre
Dauer	0,5–1 Jahr	1,5–2 Jahre
Hormon	Testosteron	Östrogene, alle 4 Wochen Gestagene
Applikation	i.m.	oral, alle 2 Wochen i.m.
Therapieplan	• hochdosiertes Testosteron alle 2–4 Wochen • Dosis 250 mg/Woche	• Östrogene oral 2–8 mg/d • alle 2 Wochen Östrogendepotpräparate i.m. • alle 4 Wochen zusätzliche Gabe von Gestagenen für 6 Tage (10 mg/d), um eine Abbruchblutung zu induzieren
Nebenwirkungen	• Gewichtszunahme • Ödeme • Hypertonie • verstärkte Akne • Hoden bleiben klein bzw. können bei bereits eingesetzter Pubertät wieder kleiner werden (Normalisierung ca. 1–2 Jahre nach Ende der Therapie)	• Gewichtszunahme • Übelkeit • Ödembildung (genaue Familienanamnese zum Ausschluss von Leberstörungen und Thrombosevorkommen)
Überwachung	anfangs kurzfristige Überwachung, später viertel- bis halbjährlich; alle 6 Monate Bestimmung des Knochenalters	
	• regelmäßige Bestimmung des Hodenvolumens	• regelmäßige Kontrolle von Triglyzeriden, Transaminasen, Bilirubin und Antithrombin III

7.3 Gynäkologie im Kindes- und Adoleszentenalter

7.3.1 Genitale Infektionen

Im Kindesalter sind Infektionen mit ca. 80% die häufigste Ursache von Erkrankungen im Genitalbereich. In den meisten Fällen sind nur Vulva und Vagina betroffen.

Windeldermatitis

Definition Eine Windeldermatitis ist eine im Windelbereich auftretende, entzündliche, multifaktoriell bedingte Hauterkrankung, deren klinisches Bild durch Rötung, Schwellung, Knötchen, Bläschen, Pusteln, Krusten und Schuppung geprägt ist.

 123 Abbildung Windeldermatitis

Ätiologie und Pathogenese Feuchtigkeits- und Wärmestau begünstigen die Vermehrung der Mikroflora (Keimflora) im Windelbereich und schädigen die Hornschichtbarriere, wodurch das Eindringen aggressiver, toxischer Substanzen aus dem Stuhl-Urin-Gemisch erleichtert wird. Die Abspaltung von Ammoniak aus dem mit dem Harn ausgeschiedenen Harnstoff führt zu Hautreizungen und beeinträchtigt den natürlichen Säureschutzmantel der Haut. Weitere Faktoren, welche die Entwicklung einer Windeldermatitis fördern, sind mechanische Reize (scheuernde Windel), Durchfallerkrankungen, bestimmte Ernährungsfaktoren bei Säugling oder stillender Mutter, Allergien, Einnahme von Antibiotika und allgemeine Abwehrschwäche. Auf vorgeschädigter Haut kommt es leicht zu einer Superinfektion durch Bakterien (häufig Staphylococcus aureus) und Pilze (meist Candida albicans).

Symptome
Eine Windeldermatitis kann unterschiedlich stark ausgeprägt sein. Genauso zeigen sich die Kinder verschieden stark beeinträchtigt. Das typische Bild mit sekundärer Candida-Infektion zeigt in der Gesäßfalten- und Genitalregion scharf begrenzte, feucht glänzende Rötungen mit randständiger Schuppenkrause und in der Peripherie isoliert stehende, stecknadelkopfgroße Knötchen, gelegentlich auch kleine Pusteln. Bei bakteriellen Superinfektionen sind hartnäckiges Nässen der geröteten Bereiche, Pusteln oder Blasen zu beobachten. In schweren Fällen kann es zu offenen, blutenden Wunden kommen, die unter Narbenbildung abheilen.

Diagnostik
Die Diagnose wird klinisch gestellt. Eine Superinfektion kann durch die Untersuchung eines Abstrichpräparats nachgewiesen werden. Damit kann die Windeldermatitis auch gegen Krankheiten mit ähnlichem Erscheinungsbild abgegrenzt werden. Hierzu zählen v.a. Ekzeme unterschiedlicher Ursache (Allergie, Neurodermitis), aber auch andere Infektionen (z.B. durch Herpes simplex) oder Schuppenflechte.

Therapie
Bei der Therapie der Windeldermatitis stehen die Maßnahmen zur Verminderung von Reibung, Feuchtigkeits- und Wärmestau im Vordergrund. Dazu müssen die Windeln – möglichst hochabsorbierende luftdurchlässige Wegwerfwindeln – mind. 6-mal am Tag gewechselt werden, und es sollte längere Zeit am Tag auf Windeln verzichtet werden. Die Haut sollte mit klarem Wasser, evtl. mit Zusatz von im sauren Bereich gepufferten Waschzusätzen gereinigt und vorsichtig trocken getupft, nicht gerieben werden. Auch zuckerarme Ernährung zeigt oft gute Ergebnisse.

Je nach Erreger muss mit lokalen antimykotischen oder antibakteriellen Mitteln behandelt werden. Spezielle Badezusätze sowie Salben mit entzündungshemmenden und antimikrobiellen Zusätzen bewirken meist eine Abheilung in wenigen Tagen. Als Grundlage haben sich Wundschutzpasten mit Dexpanthenol, Zink- oder Lebertranzusatz bewährt. Häufig eingesetzte Wirkstoffe sind z.B. Nystatin und Clotrimazol. Bei Candida-Infektionen, insbesondere wenn gleichzeitig auch die Mundschleimhaut betroffen ist, sollte der Magen-Darm-Trakt als Erregerreservoir mitbehandelt werden. Nur bei hartnäckigen bakteriellen Infektionen, v.a. durch Staphylococcus aureus, wird eine systemische antibakterielle Therapie empfohlen.

Vulvitis und Vulvovaginitis

Definition Die Vulvitis ist eine Entzündung des äußeren weiblichen Genitalbereichs und des Scheideneingangs, die Vulvovaginitis eine zusätzliche Entzündung meist des unteren Drittels der Vagina.

Ätiologie und Pathogenese Bei **Neugeborenen und Säuglingen** sind Vulvovaginitiden sehr selten und heilen im Verlauf der postnatalen Rückbildung spontan aus. Bei **Säuglingen und Kleinkindern** führt eine mechanische oder chemische Irritation am häufigsten zu einer Vulvitis (s.o., Windeldermatitis). Bei **Kleinkindern und Kindern** sind mögliche Ursachen für eine Vulvitis:
- eine Impetigo, die durch eine Infektion mit Streptokokken hervorgerufen wird
- Infektionskrankheiten (z.B. Angina, Scharlach, Diphtherie, Pneumonie), bei denen die Vulvitis als Begleiterkrankung auftritt
- Gonokokkeninfektion
- Pilzinfektion (insbesondere bei Einnahme von Antibiotika)
- Infektionen der Harnwege
- Pockenschutzimpfung.

Eine Entzündung ist häufig von Brennen und Juckreiz begleitet. Dies führt dazu, dass sich die Kinder kratzen, was die Haut weiter verletzt und z.B. eine bakterielle Superinfektion zur Folge haben kann.

> **MERKE**
> Eine Aszension von Keimen mit Ausbreitung der Entzündung auf höher gelegene Genitalabschnitte ist im Kindesalter aufgrund des fest verschlossenen Zervikalkanals nicht möglich. Allerdings kann es bei entzündlichen Darmerkrankungen – v.a. bei Appendizitis – zu einer entzündlichen Mitreaktion der Adnexe kommen.

Symptome
Die Vulva ist gerötet und ödematös. Auch die Perianalregion ist meist betroffen. Typische Beschwerden sind Juckreiz und Brennen. Im Introitus kann sich eitriges Sekret befinden. Manchmal kommt es als Reaktion auf die Entzündung zu Verklebungen der Labia minora. Bei einer Infektion mit β-hämolysierenden Streptokokken besteht oft ein stark blutiger Fluor.

Diagnostik

Zu den diagnostischen Maßnahmen gehören Inspektion, mikrobiologischer Abstrich, Mikroskopie des (Nativ-/Methylenblau)Präparats, pH-Wert. Die Kolposkopie kann durch den Vergrößerungseffekt weitere wichtige Aufschlüsse geben.

MERKE
Bei sexuellem Missbrauch können auch Keime des Verursachers nachgewiesen werden.

Nicht selten trifft man auf eine Vulvaveränderung, die fälschlicherweise als chronische Pilzerkrankung eingestuft wird: den Lichen sclerosus et atrophicans (LSA), eine chronische Dermatose, die mit schmerzhaften, blutenden Hauteinrissen und Superinfektionen einhergehen kann und Juckreiz und Brennen verursacht. Charakteristisch für den juvenilen LSA ist die Spontanremission in der Pubertät. Eine spezifische Therapie gibt es nicht, pflegende Cremes verschaffen Linderung und setzen die Vulnerabilität der Hautstrukturen herab. Bei starken Beschwerden empfiehlt sich die Applikation einer kortisonhaltigen Salbe.

Therapie

Die Therapie richtet sich nach der Ursache der Erkrankung. Vor allem lokal wirksame Maßnahmen wie Sitzbäder, Salben und Vaginalzäpfchen, die sich speziell gegen den jeweiligen Erreger richten und gleichzeitig zum Abklingen der Entzündung führen, kommen zur Anwendung. Bei ausgeprägtem Juckreiz können juckreiz- und schmerzlindernde Salben aufgetragen werden. Folgen einer Vulvitis im Kindesalter können Narben und Atresien sein.

ZUSAMMENFASSUNG
Vulvitis
- Häufigste Ursachen: Infektionen mit Bakterien (z.B. Chlamydieninfektion, Syphilis, Gonorrhö), Pilzen (z.B. Candida albicans) oder Parasiten (z.B. Trichomonas vaginalis, Skabiesmilben)
- Wichtigstes Symptom: Juckreiz; zusätzlich evtl. Rötung und Schwellung der Schleimhäute, Schleimhautbeläge und Ausfluss aus der Scheide
- Wichtigste diagnostische Maßnahmen: Inspektion, Abstrich, Mikroskopie, Kolposkopie
- Wichtigste therapeutische Maßnahmen: Sitzbäder, Salben

Kolpitis

Ätiologie Eine ausschließliche Kolpitis wird fast immer durch Fremdkörper hervorgerufen.

Symptome

Es kommt zu einem dünnen, blutigen und faulig riechenden Fluor.

Therapie

Ein evtl. noch vorhandener Fremdkörper muss entfernt werden. Eine lokale Therapie ist häufig überflüssig, wenn die Grunderkrankung, also die Ursache der Entzündung, therapiert wird. Unspezifische Entzündungen werden durch sorgfältiges Waschen mit klarem Wasser oder Sitzbäder in Tannolact® oder Betaisodona® therapiert. Die mehrtägige intravaginale Applikation einer östrogenhaltigen Creme führt zur Proliferation des Epithels bis hin zur Ausreifung von Superfizialzellen (> Kap. 1.1.5). Im Zuge einer solchen Behandlung heilen die entzündlichen Veränderungen in der Scheide ab.

Im Fall einer Labiensynechie wird diese digital gelöst und eine östrogenhaltige Creme lokal appliziert. In der Regel sorgt dies für eine rasche Heilung.

7.3.2 Genitale Blutungen

Überblick

Eine Übersicht zu den genitalen Blutungen im Kindes- und Adoleszentenalter ist in > Tab. 7-7 zusammengestellt.

Verletzungen

Ätiologie **Unfallverletzungen** der Vulva und Vagina kommen am häufigsten vor und werden in 3 Formen beobachtet:

Tab. 7-7 Genitale Blutungen im Kindes- und Adoleszentenalter. SB = Schmierblutung, RB = regelstarke Blutung, ÜB = überstarke Regelblutung.

Lebensphase	Lokalisation	Ursache
Neugeborenenphase	Uterus	Stimulierung des Endometriums durch plazentare Östrogene
Präpubertäre Ruhephase	Vulva, Vagina	Verletzungen: Vergewaltigung, Fremdkörper, Unfall (Pfählung)
		Entzündungen
		Tumoren (extrem selten): Scheidensarkom, Rhabdomyosarkom, Dottersacktumoren
	Uterus	prämature Menarche, Pubertas praecox, Pseudopubertas praecox (hormonbildender Ovarialtumor)
Pubertät	Vulva, Vagina	Verletzungen: Vergewaltigung, Fremdkörper, Unfall (Pfählung)
		Defloration
	Uterus	Menarche
		Follikelpersistenz

- Stumpfe Gewaltanwendung und -einwirkung führen zu (manchmal sehr großen) subkutanen Blutungen.
- Lazerationen (Risswunden, oft mit Hämatomen vergesellschaftet)
- Pfählungsverletzungen (meist seitliche Scheidenwand oder Scheidengewölbe betroffen).

Bei **Kohabitationsverletzungen** ist ebenfalls am häufigsten die seitliche Scheidenwand oder das Scheidengewölbe betroffen. Die Vagina und der Hymenalsaum sind gelegentlich unverletzt, während der Damm einreißt und das rektovaginale Bindegewebe bis hin zu einer Zerreißung des M. sphincter ani betroffen sein kann.

MERKE
Bei Verletzungen im Genitalbereich bis zum Beweis des Gegenteils an Vergewaltigung und sexuellen Missbrauch denken (➤ Kap. 28.4) – Gewalt gegen Frauen und Kinder ist leider sehr häufig!

Die erste Kohabitation führt oft zu Hymenaleinrissen, die meist nur leicht bluten – manchmal jedoch so stark, dass sie chirurgisch versorgt werden müssen. Verletzungen können im Scheidenvorhof, an der Mündung der Harnröhre, am Damm oder an der Klitoris (mit oft besonders starker Blutung) lokalisiert sein.

Diagnostik
Bei einer Verletzung wird die Wunde genau untersucht, wobei besonders auf Begleitverletzungen geachtet werden muss: Die Urethra, die Blase, das Rektum und die Bauchhöhle sind oft beteiligt, ohne dass es auf den ersten Blick sichtbar ist.

MERKE
Zur genauen Exploration bei ausgedehnt erscheinenden Verletzungen bietet sich die Kurznarkose an – zumal dann auch gleich die chirurgische Versorgung stattfinden kann.

Therapie
Die Wunde wird versorgt, bei allen tiefer reichenden Wunden ist eine Antibiotikaprophylaxe sinnvoll. Wenn schmutzige Gegenstände Verletzungen verursacht haben, muss der Tetanusschutz überprüft und ggf. aufgefrischt werden.

Tumoren

Epidemiologie Maligne Erkrankungen sind bei Kindern insgesamt selten. Im Bereich der alten Bundesrepublik Deutschland lagen die Inzidenzen in den letzten 5 Jahren zwischen 13,1 und 14,3 Neuerkrankungen pro 100.000 Kinder unter 15 Jahren pro Jahr. Dies entspricht einer absoluten Häufigkeit zwischen 1.312 und 1.470 Neuerkrankungen seit 1990.

Ein großer Teil der Tumoren im Kindesalter wird pränatal angelegt; sie werden als embryonale Tumoren bezeichnet (Neuroblastom, Nephroblastom, Medulloblastom, Retinoblastom, Rhabdomyosarkom, Keimzelltumoren, Hepatoblastom). Diese Tumoren werden zur Hälfte bereits in den ersten 4 Lebensjahren diagnostiziert.

Ätiologie Klarzellige Adenokarzinome der Scheide stehen im Zusammenhang mit der intrauterinen Exposition gegenüber Diethylstilbestrol (DES). DES wurde vor allem in den USA zur Therapie von drohenden Fehlgeburten gegeben.

Verbleibt während der Entwicklung der Vagina beim weiblichen Fetus undifferenziertes, mesodermales Stroma, kann sich daraus im Kindesalter eine Scheidenadenose, ein traubenförmiges Rhabdomyosarkom oder ein mesodermales Sarkom (syn. Sarcoma botryoides) entwickeln.

Symptome
Blutungen und/oder Fluor sind die auffälligsten Symptome bei über 80% aller Patientinnen mit Scheidenadenose oder klarzelligen Adenokarzinomen der Scheide.

Diagnostik
Die Diagnose von suspekten Veränderungen beruht auf einer Abstrichzytologie und der kolposkopisch gezielten Biopsie betroffener Bezirke.

Therapie
Nichtmaligne Veränderungen dieser Art erfordern meist keine Behandlung – eine gezielte Kontrolle im Rahmen von regelmäßigen Untersuchungen ist ausreichend (➤ Kap. 26).

Gerinnungsstörungen

Ätiologie Bei den Gerinnungsstörungen sind die primären Formen (z.B. idiopathische thrombozythämische Purpura, Leukämie, Knochenmarkaplasie, hämolytische Anämie) von den sekundären Formen (z.B. Urämie, Lebererkrankungen, Antikoagulantientherapie) zu unterscheiden. Beide können abnorme Blutungen während der Geschlechtsreife hervorrufen.

Diagnostik
Eine hämatologische Untersuchung ist bei allen Jugendlichen mit genitalen Blutungen sinnvoll.

Therapie
Die Therapie sollte in der Hand von Internisten und/oder Hämatologen liegen.

Dysfunktionelle (juvenile) Blutungen

Ätiologie Aufgrund einer normogonadotropen, normoprolaktinämischen Ovarialinsuffizienz kann es zum anovulatorischen Zyklus kommen (WHO IIa, ➤ Tab. 9-1). Hier findet eine Follikelreifung mit entsprechender Östrogensekretion statt, der Eisprung bleibt aber aus. Der dominante Follikel bildet sich zurück, und die Östrogenproduktion nimmt gleichzeitig ab. Das Endometrium reagiert darauf mit einer Östrogenentzugsblutung. Ursache ist wahrscheinlich eine Störung der LH-Pulsatilität (➤ Kap. 9.3.1).

Persistiert der dominante Follikel über mehr als 4 Wochen, entwickelt sich am Endometrium eine glandulär-zystische Hyperplasie.

Symptome
Bei Östrogenentzug kann es in den Fällen einer glandulär-zystischen Hyperplasie zu einer langen Hypermenorrhö kommen, die sekundär zur Anämie führt.

Therapie
Therapie der Wahl ist die exogene Zufuhr von Gestagenen.

✚ 003 Literatur Kap. 7

✚ 004 Praxisfragen Kap. 7

✚ 069 IMPP-Fragen Kap. 7

KAP. 8

B. Hinney, G. Emons

Menstrueller Zyklus

8.1 Überblick 95
8.2 Uterus 96
8.3 Ovar 98
8.4 Hormonspiegel und körperliche Veränderungen 102
8.5 Zyklusveränderungen 104

> **Zur Orientierung**
>
> Der Menstruationszyklus ist das Ergebnis eines komplexen Zusammenspiels von hypothalamischen, hypophysären und ovariellen Hormonen. Beteiligt sind in erster Linie Hypothalamus, Hypophyse, Ovarien und Uterus. Biologischer „Sinn" des Zyklus ist es, eine reife Eizelle zur Befruchtung zur Verfügung zu stellen, optimale Bedingungen für ihre Befruchtung zu schaffen und das Endometrium auf die Einnistung des Embryos vorzubereiten. Wird die Eizelle nicht befruchtet, müssen Uterus und Ovar wieder in ihren Ausgangszustand zurückgeführt werden.

8.1 Überblick

Definitionen

Der ovulatorische Zyklus wird in vier Phasen unterteilt: **Follikelphase, Ovulationsphase, Lutealphase und Menstruationsphase.** Die Lutealphase ist mit 13–14 Tagen konstant, bei verlängerten oder verkürzten Zyklen ist die Follikelphase verlängert oder verkürzt. Die Follikelphase wird auch **Proliferationsphase** genannt, weil das Endometrium in diesem Zeitraum unter Östrogeneinfluss proliferiert. In der Lutealphase kommt es unter Progesteroneinfluss zur sekretorischen Umwandlung des Endometriums, diese Phase heißt daher auch **Sekretionsphase.** Als Zyklusbeginn wird aus praktischen Gründen der 1. Tag der Menstruation bezeichnet.

MERKE
Phasen des Zellzyklus: Follikel- = Proliferationsphase, Ovulationsphase, Luteal- = Sekretionsphase, Menstruationsphase.

Kurzbeschreibung des Zyklus

Follikelphase In der Follikelphase reifen in den Ovarien zahlreiche Follikel heran. Durch sorgfältig abgestimmte Regulationsmechanismen bleibt schließlich ein reifer Follikel übrig (dominanter Follikel, Graaf-Follikel), alle anderen werden atretisch, d.h., sie gehen zugrunde.

Ovulationsphase Wenn der dominante Follikel einen Durchmesser von etwa 20–25 mm erreicht hat, werden in der Ovulationsphase Vorgänge eingeleitet, die zur Freisetzung der Eizelle führen. Die Eizelle wird schließlich aus dem Follikel gespült und vom Eileiter aufgenommen.

Lutealphase Der Follikel verändert nach der Ovulation seine Struktur und Funktion, er wird zum Gelbkörper oder Corpus luteum. Das Corpus luteum dominiert die Lutealphase.

Menstruationsphase Nach dem Zusammenbruch des Corpus luteum, der Luteolyse, kommt es zur Menstruationsblutung.

Hormone

Estradiol Der Follikel und das daraus entstehende Corpus luteum sind endokrinologisch hochaktive Organe. In der Follikelphase dominiert das Follikelhormon, das Estradiol. Der Estradiolspiegel ist zu Beginn der Follikelphase niedrig. Mit dem Heranreifen des Follikels steigt der Estradiolspiegel an. Seinen maximalen Serumspiegel erreicht Estradiol kurz vor der Ovulation.

Progesteron Kurz vor der Ovulation kommt es außerdem bereits zum Anstieg eines weiteren Hormons, des Progesterons. Nach der Ovulation bildet das Corpus luteum sehr große Mengen Progesteron und zusätzlich Estradiol. Der Progesteronserumspiegel erreicht in der mittleren Lutealphase sein Maximum, kurz vor der Menstruation sinken beide Corpusluteum-Hormone, Estradiol und Progesteron, auf basale Werte ab. Dieser Hormonabfall führt zur Menstruationsblutung.

LH und FSH Voraussetzung für die Funktion der Ovarien ist die regelrechte Stimulation durch die beiden Hypophysenhormone LH und FSH. Beide Gonadotropine werden vom Hypophysenvorderlappen ausgeschüttet.

GnRH Zur regelrechten Ausschüttung von LH und FSH kommt es nur dann, wenn die Hypophyse von dem hypothalamischen Releasing-Hormon GnRH pulsatil angeregt wird.

Endometrium

Unter Einfluss des steigenden Estradiolspiegels kommt es in der **Proliferationsphase** zum Aufbau des Endometriums. Nach der Ovulation verändert sich das Endometrium unter Einfluss des Progesterons, d.h., es wandelt sich sekretorisch um (**Sekretionsphase**). Wenn beide Hormone als Folge der Luteolyse abfallen, bricht das Endometrium zusammen, es kommt zur **Menstruation.**

Nachfolgend sollen die in erster Linie am Zyklusgeschehen beteiligten Organe ausführlicher besprochen werden.

8.2 Uterus

Anatomie

Für das Verständnis des Zyklus sind die folgenden Aspekte der Anatomie des Uterus (➤ Kap. 1.1.5) relevant:

Myo und Endometrium Der Uterus besteht zum Großteil aus Muskulatur, dem Myometrium. Nach innen, also zur Uterushöhle hin, liegt dem Myometrium die Schleimhaut, das Endometrium auf. Das Endometrium teilt sich in die dem Myometrium aufliegende **Basalis** (Stratum basale endometrii), die während des Zyklus weitgehend unverändert bleibt, und die darüber liegende **Funktionalis** (Stratum functionale endometrii), die hormonabhängig ist und in der Menstruationsphase abgestoßen wird. Die größte Höhe erreicht die Funktionalis in der mittleren Sekretionsphase (➤ Abb. 8-1).

Blutversorgung Vom Gefäßnetz, das sich um das Cavum uteri aus den Ästen der Aa. uterinae bildet (➤ Kap. 1.1.5, ➤ Abb. 1-6), ziehen kleine Äste (Aa. radiales) zum Endometrium. Diese verzweigen sich, wenn sie das Endometrium erreichen, in Basal- und Spiralarterien:
- Die Basalarterien versorgen die Basalis, sie zeigen im Verlauf des Zyklus keine Veränderungen.
- Die Spiralarterien versorgen über Kapillaren die Funktionalis, sie reagieren sehr sensibel auf hormonelle Veränderungen.

Das venöse Blut wird anschließend in venöse Plexus drainiert, der Abstrom erfolgt über die Vv. uterinae.

Endometrium im Zyklusverlauf

Proliferationsphase

Unter dem Einfluss des ansteigenden Estradiolspiegels beginnt das Endometrium zu wachsen (➤ Abb. 8-1). Alle Komponenten, d.h. Drüsen, Stromazellen und Endothelien, proliferieren bis zum Erreichen des höchsten Estradiolserumspiegels. Gekennzeichnet ist die Proliferation durch eine steigende mitotische Aktivität. Bemerkenswert ist in dieser Phase die Zunahme von zilientragenden Zellen und von Ausstülpungen des Endometriums, den Mikrovilli. Unter Estradioleinfluss werden des Weiteren Östrogen- und Progesteronrezeptoren im Endometrium induziert; die Progesteronrezeptoren sind Voraussetzung für die Progesteronwirkung in der nachfolgenden Lutealphase. Das Dickenwachstum des Endometriums von ca. 1,5 mm auf ca. 6 mm, bei Betrachtung beider Schichten also von ca. 3 auf 12 mm, lässt sich sonographisch gut verfolgen (➤ Abb. 8-2).

Sekretionsphase

Die Proliferation des Endometriums wird in der Sekretionsphase durch Progesteron blockiert, und das Endometrium wandelt sich sekretorisch um. Progesteron ist somit Gegenspieler des Estradiols.

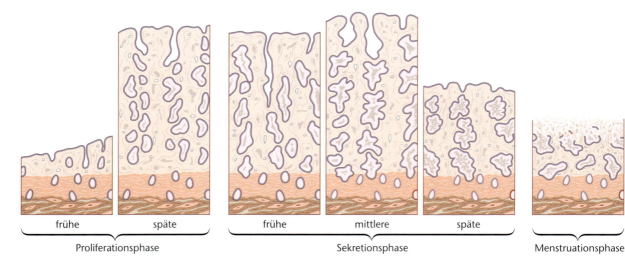

Abb. 8-1 Endometrium im Verlauf des menstruellen Zyklus.

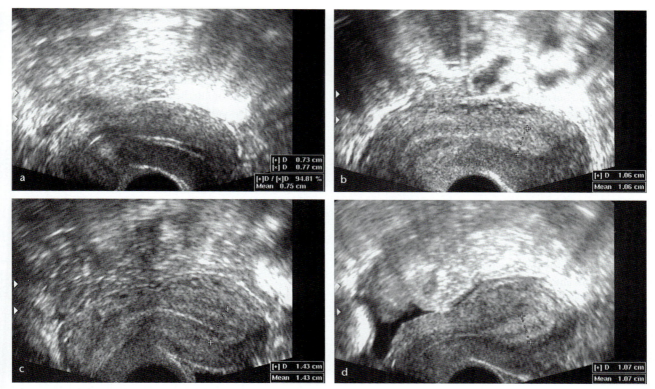

Abb. 8-2 Ultraschallbilder des Endometriums im Verlauf des menstruellen Zyklus.
a Perimenstruelles Bild. Das Endometrium ist schmal, im Cavum ist Flüssigkeit erkennbar.
b Mittlere bis späte Follikelphase. Beide Endometriumschichten sind zusammen ca. 11 mm hoch aufgebaut. Das Endometrium wirkt insgesamt relativ homogen.
c Präovulatorisches Endometrium. Beide Endometriumschichten sind zusammen 14 mm hoch aufgebaut. Das Bild wirkt „dreischichtig".
d Späte Lutealphase: Das Endometrium ist insgesamt ca. 11 mm hoch aufgebaut, relativ hyperdens, zum Cavum hin beginnt bereits der Abbau (hypodense Struktur).

Nach der Ovulation nehmen die Mitosen ab. Histologisch findet sich in der Frühphase eine Akkumulation von Glykogen in den glandulären Epithelien, Vakuolen werden erkennbar, die Drüsenschläuche sind erweitert und stärker geschlängelt. Es kommt zu der für die Progesteronwirkung typischen Spiralisierung der Arterien. Das endometriale Stroma wird ödematös, besonders ausgeprägt ist das Ödem zum Zeitpunkt der möglichen Implantation.

In der späteren Sekretionsphase nimmt die Zahl der Vakuolen ab, außerdem werden sie kleiner. In den Drüsenschläuchen findet sich Sekret. Mitosen fehlen, es ist eine lymphozytäre Infiltration nachweisbar. In den letzten Tagen des Zyklus sind die Drüsen erweitert, das glanduläre Epithel sieht sägezahnartig aus, und es finden sich zahlreiche polymorphnukleäre Leukozyten.

Prämenstruelle und Menstruationsphase

Der prämenstruelle **Abfall von Estradiol und Progesteron** führt im Endometrium zu vasomotorischen Reaktionen, zur Apoptose, zum Verlust von Gewebe und schließlich zur **Menstruation:** Zunächst nimmt die Höhe des Endometriums ab, es fließt weniger Blut in den Spiralarterien, und die Reduktion der venösen Drainage führt zur Vasodilatation. Durch Aktivierung von Zyklooxygenasen und Phospholipasen wird die Prostaglandinsynthese verstärkt. Die höchsten Prostaglandinspiegel werden während der ersten beiden Tage der Menstruation erreicht. Das Prostaglandin (PG) $F_{2\alpha}$ führt zur Kontraktion des Myometriums. Prostazyklin wirkt relaxierend, ferner ist es ein wirksamer Vasodilatator und hemmt die Thrombozytenaggregation. Das Verhältnis von $PGF_{2\alpha}$ zu Prostacylin wird durch Estradiol und Progesteron reguliert. Insgesamt führen diese Reaktionen zur Stase und zur Ischämie des Endometriums.

MERKE
Zwei Drittel der Funktionalis werden während der Menstruation abgestoßen. Je schneller der Abbau vonstatten geht, desto kürzer ist die Menstruation. Ein verzögerter oder inkompletter Abbau ist mit einer stärkeren Blutung und einem höheren Blutverlust verbunden.

Das **postmenstruelle Endometrium** ist relativ dünn (1,0–1,5 mm). Es besteht aus der Basalis und einem variablen Anteil der nach dem Abbluten verbliebenen Funktionalis, diese wird von den menstruellen Abbauprodukten dominiert. Parallel dazu finden sich aber auch bereits Hinweise auf Reparaturvorgänge. Die **neue Funktionalis** entsteht aus den in der Basalis verbliebenen Drüsenresten unter Förderung durch Fibroblasten. Die Fibroblasten des Stromas bilden eine kompakte Schicht, über die sich das neu entstehende Epithel ausbreiten kann. Diese Reparaturvorgänge verlaufen relativ schnell. Am 4. Tag nach Beginn der Blutung sind 2 Drittel des Cavums mit neuem Epithel bedeckt. Am 5.–6. Tag ist das gesamte Cavum ausgekleidet, anschließend beginnt die Proliferation des Stromas.

Normale Menstruation

Das Menstruationsblut besteht aus der autolysierten Funktionalis, entzündlichem Exsudat, Erythrozyten und proteolytischen Enzymen. 50% dieses Detritus werden während der ersten 24 Stunden der Menstruation abgestoßen. Aufgrund des hohen Plasminanteils ist das Menstrualblut fibrinolytisch und proteolytisch sehr aktiv, sodass es Gewebe und Fibrin verflüssigt. Bei starkem Blutabgang kann es allerdings auch zur Koagelbildung kommen.

Normalerweise beträgt der Blutverlust während der Menstruation ca. 30 ml, ein Blutverlust von über 80 ml gilt als zu hoch und wird als Hypermenorrhö bezeichnet. Die Dauer der Menstruation liegt im Mittel bei 3–6 Tagen.

8.3 Ovar

Definition Oogonien entstehen aus Urkeimzellen, die, sobald sie in die Prophase der Meiose eintreten (10.–37. Schwangerschaftswoche), als primäre Oozyten bezeichnet werden (> Kap. 2). Jede Oozyte ist zentraler Bestandteil eines Follikels, d.h., die Oozyte ist von umhüllenden Zellen umgeben. Die Gesamtheit dieser Zellen einschließlich der Oozyte wird als Follikel bezeichnet.

Oozyten

In der Meiose der Oogonien (> Kap. 2.1.1) wird der diploide Chromosomensatz innerhalb von 2 Teilungsschritten auf den haploiden Satz reduziert. Im ersten Teilungsschritt werden dabei väterliche und mütterliche Gene ausgetauscht (Crossing over). Die Meiose wird allerdings – zunächst – nicht abgeschlossen. In der Prophase verhindert ein von den Granulosazellen des Follikels gebildeter Faktor den Abschluss, es kommt zum „meiotischen Arrest". Der meiotische Arrest wird erst kurz vor der Ovulation in der zur Ovulation bestimmten Oozyte aufgehoben und nachfolgend wird der halbe Chromosomensatz als 1. Polkörperchen in den perivitellinen Raum ausgestoßen.

Follikel

Entwicklung der Follikel

Entwicklung Bis zur Geburt sind die Oozyten von einem einschichtigen Follikelepithel überzogen (> Tab. 8-1). Oozyte und Follikelepithel werden als Primordialfollikel bezeichnet (> Abb. 8-3a), der einen Durchmesser von 0,04 mm hat. Die meisten Primordialfollikel gehen bis zur Pubertät zugrunde, von den übrigen reift ein Teil ständig zu Primärfollikeln heran (> Abb. 8-3b). Dieses Heranreifen bedarf keiner speziellen Stimulation, es findet bereits während des Fetallebens, in der Kindheit und z.B. auch unter Einnahme von Ovulationshemmern und während einer Schwangerschaft statt. Allerdings geht der Großteil der herangereiften Follikel anschließend zugrunde, nur ein kleiner Teil reift zu Sekundär- (> Abb. 8-3c) und Tertiärfollikeln (> Abb. 8-3d) heran. Diese weitere Follikelreifung bedarf der Stimulation durch Gonadotropine, also der Hypophysenhormone LH und FSH.

Tab. 8-1 Follikelstadien. Im Ovar einer geschlechtsreifen Frau mit ovulatorischen Zyklen finden sich nahezu alle Follikelstadien nebeneinander.

Follikel	Größe	Epithel	Charakteristika
Primordialfollikel	0,04 mm	platte Epithelzellen	ab der 10. Schwangerschaftswoche nachweisbar
Primärfollikel	0,05–0,1 mm	einschichtiges kubisches bis niedrig-prismatisches Epithel (Granulosazellen)	Entwicklung einer Eihülle (Zona pellucida)
Sekundärfollikel	ca. 0,2 mm	mehrschichtige Granulosazellen umgeben die Oozyte	• die Basalmembran umhüllt die Granulosazellschicht und teilt damit den Follikel • außerhalb der Basalmembran findet sich die Thekazellschicht (Theca folliculi)
Tertiärfollikel	ca. 0,4 mm	• Aufteilung der Theca folliculi in Theca interna und Theca externa • zwischen den Granulosazellen wird ein flüssigkeitsgefüllter Raum erkennbar (Antrum folliculi) • die von Granulosazellen umgebene Oozyte (Cumulus oophorus) wird an den Rand des Follikels gedrängt	
Graaf-Follikel	ca. 25 mm	• der Tertiärfollikel wird in den letzten Tagen vor der Ovulation Graaf-Follikel genannt • zum Größenwachstum kommt es vor allem durch Zunahme der Follikelflüssigkeit, die Oozyte bleibt ca. 0,1 mm groß	

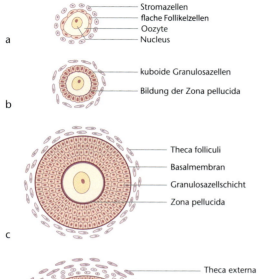
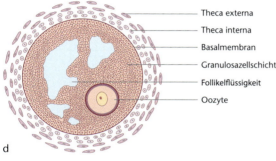
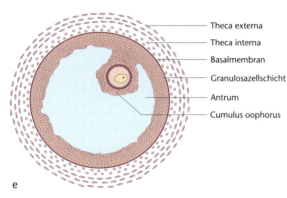

Abb. 8-3 Entwicklung eines Follikels vom Primordial- zum Tertiärstadium.
a Primordialfollikel mit einschichtigen Follikelepithelzellen.
b Primärfollikel mit kuboiden granulierten Follikelepithelzellen (Granulosazellen). Ausbildung der Zona pellucida als Umhüllung der Oozyte.
c Sekundärfollikel mit Abgrenzung gegenüber der aus dem Bindegewebe entstehenden Theca folliculi durch eine Basalmembran.
d Tertiärfollikel mit Bildung eines Antrums (antraler Follikel). Die Theca folliculi kann in Thecae interna und externa untergliedert werden.
e Graaf-Follikel.

> **MERKE**
> Der Großteil aller Follikel wird atretisch. Diese Atresie ist in jedem Entwicklungsstadium des Follikels möglich.

Im Stadium des Sekundärfollikels gewinnt der Follikel Anschluss an das ovarielle Gefäßsystem, sodass die Gonadotropine das weitere Wachstum intensiv fördern können. Die Oozyte ist jetzt ca. 0,1 mm groß und wächst nicht weiter mit, der Tertiärfollikel hingegen erreicht in seiner ausgereiften Form als Graaf-Follikel (➤ Abb. 8-3e) einen Durchmesser von 20–25 mm.

Stadien im Ovar Im Ovar einer geschlechtsreifen Frau mit ovulatorischen Zyklen finden sich nahezu alle Follikelstadien nebeneinander. Am häufigsten sind Primordial-, Primär- und atretische Follikel zu finden, am größten sind die selteneren Sekundär- und Tertiärfollikel. Im vaginalen Ultraschall sieht man normalerweise Follikel ab 2–3 mm Durchmesser. In der frühen bis mittleren Follikelphase können sonographisch in jedem Ovar etwa 3–11 dieser frühen Tertiärfollikel unterschiedlicher Größe nachgewiesen werden (➤ Abb. 8-4).

Endokrinologie des Follikels

Sekundär- und Tertiärfollikel zeichnen sich vor allem durch ihre Estradiolbildung aus. Voraussetzung für die Estradiolsynthese ist die gonadotrope Stimulation durch die Hypophysenhormone LH und FSH. Der heranreifende Follikel ist durch die Basalmembran in 2 Kompartimente geteilt, die umgebenden Thekazellen und die inneren Granulosazellen:

- In den Thekazellen werden – unter Stimulation durch LH – Steroide aus Cholesterin synthetisiert. Die Synthese geht über Progesteron zu den Androgenen (Testosteron und Androstendion). Die Androgene diffundieren über die Basalmembran in das Follikelinnere zu den Granulosazellen.
- In den Granulosazellen werden die Androgene zu Östrogenen aromatisiert. Die dazu notwendige Aromatase erfordert die Anwesenheit von FSH.

Da die Östrogensynthese somit 2 Zelltypen erfordert, spricht man auch vom Zweizellkonzept (➤ Abb. 8-5). Das Gleichgewicht von LH und FSH sorgt für die ungestörte Follikelreifung und für eine ausreichende Östrogensynthese. Überwiegt LH deutlich, übersteigt die Androgensynthese die Aromatasekapazität der Granulosazellen, was zur Atresie des Follikels führen kann. In erster Linie wird im Follikel Testosteron zu Estradiol aromatisiert. Die Umwandlung von Androstendion zu Estron spielt dagegen nur eine geringe Rolle.

Regulation der Follikelreifung

Die Reifung der Primordial- zu Primärfollikeln ist ein ständig ablaufender Vorgang, eine spezielle Regulation ist dafür nicht erforderlich. Anders verhält es sich mit der Weiterreifung zu Sekundär- und Tertiärfollikeln.

FSH- und LH-Steuerung Zu dieser Weiterentwicklung sind die Gonadotropine der Hypophyse notwendig. Zunächst reift über einen Zeitraum von mehreren Zyklen eine relativ große Zahl von Sekundärfollikeln heran. Zu Beginn eines jeden Zyklus liegt somit bereits eine „Kohorte" von heranreifenden Follikeln vor (➤ Abb. 8-6). Viele werden atretisch, aber 3–11 er-

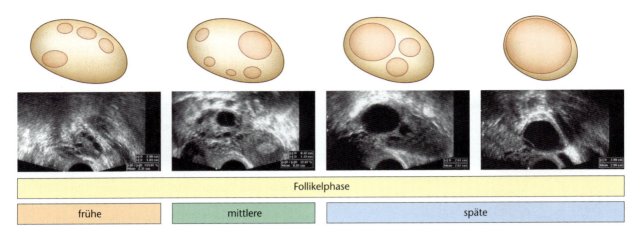

Abb. 8-4 Entwicklung der Follikel in der Follikelphase bis zur Ovulation. In der frühen Follikelphase zeigen sich im Ovar mehrere antrale Follikel (1. Bild). In der mittleren Follikelphase hat sich ein dominanter Follikel von 14 mm Durchmesser gebildet. Das zusätzlich erkennbare Endometrium ist ca. 5 mm hoch aufgebaut (2. Bild). In der späten Follikelphase ist der Tertiärfollikel (Graaf-Follikel) 26 mm groß (3. Bild). Kurz vor der Ovulation (4. Bild) ist der Graaf-Follikel mit 29 mm ungewöhnlich groß. Die Granulosazellschicht hat sich mitsamt der nicht erkennbaren Oozyte als Cumulus oophorus von der Basalmembran abgehoben.

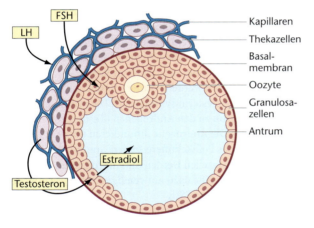

Abb. 8-5 Zweizellkonzept der follikulären Estradiolsynthese. Unter LH-Einfluss synthetisieren die Thekazellen aus Cholesterin Androgene (u.a. Testosteron). Die Androgene wandern über die Basalmembran zu den Granulosazellen, dort werden sie unter FSH-Einfluss zu Östrogenen, vorwiegend Estradiol, aromatisiert.

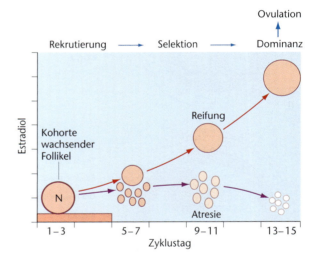

Abb. 8-6 Selektion des dominanten Follikels. Nur der dominante Follikel (vermutlich mit der besten Enzymausstattung) reift zum Graaf-Follikel heran.

reichen eine Größe von mehr als 3 mm und werden daher sonographisch sichtbar. Um den etwa 6.–8. Zyklustag wird der dominante, der größte Follikel, erkennbar. Dieser Follikel reift zum Graaf-Follikel heran, alle anderen bleiben klein oder werden atretisch. Die Vorgänge, die zur Selektion des dominanten Follikels führen, sind noch nicht vollständig geklärt. Vermutlich ist es der Follikel mit der besten Enzymausstattung und der daher höchsten Estradiolsyntheserate. Hohe Estradiolspiegel induzieren an den Granulosazellen zusätzliche FSH-Rezeptoren, d.h., der Follikel mit der höchsten Estradiolsynthese bindet das meiste FSH und erhöht damit seinen Selektionsvorteil. An der Selektion des dominanten Follikels ist zusätzlich das aus den Granulosazellen stammende Glykoprotein Inhibin beteiligt.

MERKE
„Am erfolgreichsten ist der Follikel, dem es am besten gelingt, das androgenbestimmte Milieu in ein östrogendominiertes zu verwandeln" (Speroff).

Koordination der beiden Ovarien Die Selektion des dominanten Follikels ist zwischen den beiden Ovarien abgestimmt, d.h., normalerweise kommt es nur in einem Ovar zum Heranreifen eines dominanten Follikels. Ausnahmen kommen allerdings vor, dies kann die Entstehung von mehreiigen Mehrlingen zur Folge haben. Alternierendes Heranreifen der dominanten Follikel in beiden Ovarien ist möglich, nicht selten reifen die dominanten Follikel jedoch auch nacheinander auf der gleichen Seite heran.

Auslösung der Ovulation

Regelkreis Wesentliche Elemente des hypothalamisch-hypophysär-ovariellen Regelkreises sind (➤ Kap. 6.3.1):
- **Pulsatile GnRH-Ausschüttung** aus dem Hypothalamus: In der Follikelphase wird GnRH etwa alle 90 Minuten abgegeben. In der Lutealphase sinkt die Pulsfrequenz auf etwa 120–180 Minuten. Eine sistierende oder nicht zeitgerechte pulsatile Ausschüttung führt zu Zyklusstörungen.
- **Modulierende Feedbackfunktion der Ovarien:** Unter Einfluss der Hypophysenhormone LH und FSH werden in den Follikeln Androgene und Estradiol gebildet. Estradiol hat einen hemmenden Effekt auf die Hypophyse, d.h., die Ausschüttung von LH und FSH wird durch erhöhte Estradiolspiegel gehemmt (negative Rückkopplung). An der Hemmung der Gonadotropine ist des Weiteren das von den Granulosazellen gebildete Glykoprotein Inhibin beteiligt (➤ Abb. 8-7a).

MERKE
Zwischen Ovarien und Hypophyse besteht ein Regelkreis mit negativer Rückkopplung.

Wechsel der Rückkopplung Die negative Rückkopplung sorgt während des Heranreifens des dominanten Follikels dafür, dass sich Gonadotropine (insbesondere LH) in der Hypophyse anreichern. Steigende Estradiolserumspiegel führen schließlich bei Überschreiten eines Schwellenwerts von 200–300 pg/ml dazu, dass die Rückkopplung „kippt": Aus der negativen wird eine positive Rückkopplung, d.h., weiter steigende Estradiolspiegel führen in Verbindung mit dem leicht ansteigenden Progesteronspiegel zur Ausschüttung der in der Hypophyse akkumulierten Gonadotropine. Es kommt zum mittzyklischen Gonadotropinanstieg, insbesondere erhöht sich der LH-Serumspiegel (➤ Abb. 8-7b). Während der LH-Serumspiegel normalerweise bei 5–10 mE/ml liegt, finden sich zum Zeitpunkt des „LH-Peaks" Werte um 50–100 mE/ml.

LH-Peak Der LH-Peak hat für das weitere Zyklusgeschehen erhebliche Bedeutung. Im reifen Follikel (Graaf-Follikel) führt der hohe LH-Spiegel zu zwei wesentlichen Veränderungen:
- Die Hemmung der Meiose (der meiotische Arrest) wird durch die massive LH-Einwirkung aufgehoben, d.h., die erste Reifeteilung kann beendet werden, es entsteht durch Ausstoßung des ersten Polkörperchens eine reife, befruchtungsfähige Eizelle (➤ Kap. 2.1.1).
- LH induziert im Graaf-Follikel eine Enzymkaskade, die schließlich zur Ruptur des Follikels und zur Freisetzung der Eizelle führt (➤ Abb. 8-8). Vom Beginn des LH-Peaks bis zur Ovulation vergehen etwa 36–40 Stunden.

MERKE
Nicht Hypophyse oder Hypothalamus lösen die Ovulation aus, sondern der Zeitpunkt wird vielmehr durch die ansteigende Estradiol- und Progesteronsynthese des Ovars bestimmt (**„pelvic clock"**). Die GnRH-Sekretion des Hypothalamus hat lediglich eine permissive Wirkung.

Corpus luteum

Vom Follikel zum Corpus luteum Der Follikel verändert nach der Ovulation seine Struktur. Die Basalmembran geht zugrunde, und beide Zelltypen (Theka- und Granulosazellen) bilden gemeinsam das Corpus luteum. Zunächst spricht man wegen der sichtbaren Einblutungen vom Corpus rubrum, anschließend wird daraus das gelblich gefärbte reife Corpus luteum.

Hormone Das Corpus luteum ist eine endokrinologisch hochaktive Drüse und bildet große Mengen Progesteron. Der Progesteronserumspiegel steigt innerhalb weniger Tage von etwa 0,02 ng/ml auf mehr als 10 ng/ml. Daneben bildet das Corpus luteum – wie bereits der Follikel – Estradiol. Allerdings sind die Estradiolserumspiegel in der Lutealphase etwas niedriger als in der späten Follikelphase. In der Lutealphase bewirkt vor allem der Progesteronspiegel die negative Rückkopplung

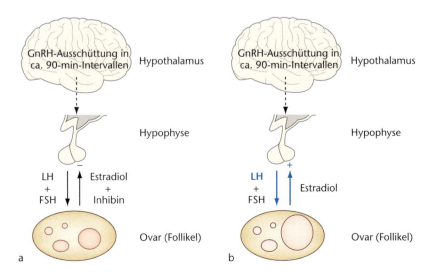

Abb. 8-7 Regulation der Hormonsynthese.
a In der frühen und mittleren Follikelphase sorgen ansteigende Estradiol- und Inhibinspiegel durch die negative Rückkopplung für niedrige LH- und FSH-Serumspiegel, die Gonadotropine werden in der Hypophyse akkumuliert.
b Der Graaf-Follikel bildet sehr große Mengen Estradiol, dies führt zur Veränderung der Rückkopplung, und die in der Hypophyse akkumulierten Gonadotropine werden schlagartig ausgeschüttet.

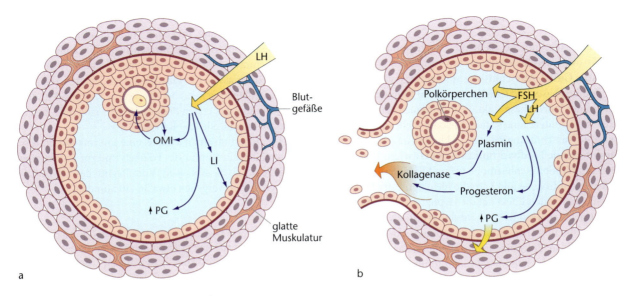

Abb. 8-8 Follikelruptur als Folge des LH-Peaks.
a Der beginnende LH-Einfluss auf den Graaf-Follikel induziert eine Enzymkaskade. Folgen sind die Bildung eines meioseaktivierenden Faktors bzw. Hemmung des Oozyte-Maturation-Inhibitors (OMI), Hemmung des Luteinisierungsinhibitors (LI), Prostaglandinsynthese (PG), Bildung von Plasmin und Kollagenase sowie die Ruptur des Follikels.
b Ruptur des Follikels mit Freisetzung der Oozyte. Als Folge des LH-Einflusses kommt es zur Ruptur und zum Ausfließen der Follikelflüssigkeit mit dem darin enthaltenden Cumulus oophorus (Oozyte einschließlich umgebender Granulosazellen). Die 1. Reifeteilung wurde zuvor abgeschlossen, das 1. Polkörperchen wurde ausgestoßen.

098 Audio Erklärung zur Abb. 8-8

zur Hypophyse, daher bleiben die Gonadotropinspiegel in der Lutealphase niedrig, und das Heranreifen weiterer Follikel wird verhindert.
Luteolyse Wenn sich keine Schwangerschaft entwickelt hat, beginnt etwa 12–14 Tage nach der Ovulation die Luteolyse, d.h., das Corpus luteum geht zugrunde. Erkennbar wird die Luteolyse durch den gleichzeitigen Abfall von Progesteron und Estradiol. Der Hormonentzug führt zum Abbau des Endometriums und damit zur Menstruationsblutung – aus dem Corpus luteum wird das Corpus albicans.

8.4 Hormonspiegel und körperliche Veränderungen

Hormonspiegel während des Zyklus

GnRH Das für die normale Funktion des Zyklusgeschehens erforderliche GnRH kann aufgrund der extrem niedrigen Konzentrationen im peripheren Serum nicht bestimmt werden. Die pulsatile Ausschüttung lässt sich allerdings durch serielle LH-Serumbestimmungen nachweisen, da die Hypophyse auf jeden GnRH-Puls mit einer kurzfristigen LH-Ausschüttung reagiert:
- **Follikelphase:** LH-Pulse sind in der Follikelphase etwa alle 90 Minuten nachweisbar, in der präovulatorischen Phase werden die Pulse bis zum mittzyklischen LH-Peak hochfrequenter.
- **Lutealphase:** In der Lutealphase kommt es schließlich nur noch etwa alle 120–180 Minuten zu einen LH-Peak mit allerdings höherer Amplitude als in der Follikelphase.

FSH Der FSH-Serumspiegel schwankt im Zyklusverlauf am wenigsten (➤ Abb. 8-9). Die Werte liegen im Bereich von 4–10 mE/ml, lediglich in Zyklusmitte kommt es gleichzeitig mit dem LH-Peak auch zu einem FSH-Peak, der Anstieg ist jedoch nicht so markant wie der des LH. Werte von 20–30 mE/ml werden selten überschritten. Zu Beginn des Zyklus sind die FSH-Werte etwas höher als im weiteren Verlauf der Follikelphase. Dieser Anstieg wirkt sich auf die Rekrutierung der nächsten Follikelgeneration und auf die Selektion des dominanten Follikels aus.

LH Der Verlauf des LH-Serumspiegels ähnelt dem Verlauf des FSH-Spiegels, allerdings fehlt der Anstieg zu Beginn des Zyklus (➤ Abb. 8-9). Sehr ausgeprägt ist dagegen der mittzyklische Anstieg. Da der LH-Peak gut nachweisbar ist und im engen Zusammenhang mit der Ovulation – dem zentralen Ereignis des Zyklus – steht, wird das Zyklusgeschehen häufig auf den Zeitpunkt des LH-Gipfels bezogen. Der Tag des LH-Gipfels wird dann als Tag 0 bezeichnet. So lassen sich vor allem die Hormonbestimmungen in der Lutealphase richtig zuordnen.

Estradiol Der Estradiolserumspiegel ist während der frühen Follikelphase niedrig (➤ Abb. 8-9). Die Werte liegen um 30–50 pg/ml. Mit dem Follikelwachstum steigt der Spiegel an, kurz vor der Ovulation erreicht er sein Maximum von 250–500 pg/ml. Anschließend – zum Zeitpunkt der Ovulation – fällt der Spiegel wieder ab. Gelegentlich ist der Abfall so

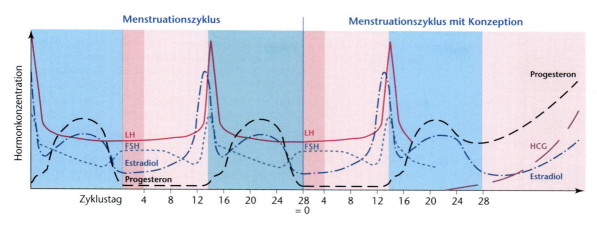

Abb. 8-9 **Serumspiegel der Gonadotropine und ovariellen Steroide** während des weiblichen Zyklus.

ausgeprägt, dass basale Werte erreicht werden und das Endometrium kurzfristig „instabil" wird, was sich klinisch durch eine Blutung bemerkbar machen kann (Ovulationsblutung). Mit dem Heranreifen des Corpus luteum steigt der Estradiolspiegel erneut an. Während der Lutealphase werden Werte um 100–150 pg/ml erreicht. Erst am Ende der Lutealphase, zum Zeitpunkt der Luteolyse, fällt der Estradiolspiegel wieder ab.

Progesteron Der Progesteronserumspiegel ist während der Menstruation und während nahezu der gesamten Follikelphase niedrig (> Abb. 8-9). Die Spiegel liegen unter 0,02 ng/ml. Erst kurz vor der Ovulation steigt Progesteron zunächst geringfügig auf etwa 1–2 ng/ml an. Mit dem Heranreifen des Corpus luteum kommt es dann zu einen Anstieg auf 10–15 ng/ml. Diese Werte bleiben bis zum Beginn der Luteolyse weitgehend konstant. Bei genaueren Analysen hat sich gezeigt, dass Progesteron – vergleichbar mit LH – ebenfalls pulsatil ausgeschüttet wird. Die Pulsintervalle entsprechen den niederfrequenten GnRH- und LH-Pulsen in der Lutealphase.

Zyklusbegleitende Veränderungen des weiblichen Körpers

Neben den erwähnten Wirkungen auf Ovarien und Uterus bewirkt das Zyklusgeschehen zahlreiche weitere typische Veränderungen:

Basaltemperatur: Zum Zeitpunkt der Ovulation kommt es zu einem Anstieg der Aufwachtemperatur um etwa 0,3–0,5 °C. Diese Erhöhung der Körpertemperatur besteht während der gesamten Lutealphase, kurz vor der Menstruation fällt die Temperatur wieder ab.

Zervix Der Östrogenanstieg bewirkt eine zunehmende Erweiterung des Zervikalkanals, die Sekretion der endozervikalen Drüsen nimmt zu (> Tab. 8-2). In der präovulatorischen Phase wird der Zervixschleim durch Wassereinlagerung klar, die Viskosität nimmt ab. Die aus Glykoproteinen bestehenden Muzinfäden ordnen sich parallel an, dadurch wird der Schleim für Spermien besser penetrierbar und gut spinnbar, d.h., es lassen sich Fäden von 10–20 cm Länge ziehen. Gibt man einen Tropfen des Zervixschleims auf einen Objektträger, lässt sich nach dem Eintrocknen das sog. Farnkrautphänomen beobachten, d.h., es werden fein verzweigte Kristalle sichtbar. Nach der Ovulation bilden sich die beschriebenen Veränderungen unter Progesteroneinfluss rasch zurück, der Zervixschleim wird für Spermien undurchlässig, des Weiteren wird auch die Aszension von Keimen erschwert.

Vagina Während der Follikelphase proliferiert das Vaginalepithel, es finden sich überwiegend polygonale Superfizialzellen (> Kap. 1.1.5) mit einem kleinen pyknotischen Kern. In der Lutealphase finden sich kleine zyanophile und gefaltete Zellen der Intermediärzellschicht.

Tuben Östrogene erhöhen die Motilität der Tubenmuskulatur und fördern die Sekretion der Tubensekrete, Progesteron antagonisiert diesen Effekt.

Mammae Die zyklischen Schwankungen von Estradiol und Progesteron führen zur Proliferation und Differenzierung des Brustdrüsengewebes. Die höchste Proliferationsrate findet sich während der Lutealphase. Es kommt zu einer erhöhten Mitoserate, gleichzeitig aber auch zu vermehrter Apoptose. Das Gesamtvolumen der Mammae nimmt in der Lutealphase durch eine verstärkte Durchblutung und Ödemneigung zu, dies führt zu Spannungsgefühl, mastopathische Veränderungen treten vermehrt in Erscheinung.

Gesamtorganismus Die vermehrte Wassereinlagerung kann in der Lutealphase, vor allem prämenstruell, zu Ödemen und zur Gewichtszunahme führen. Östrogene wirken parasympathikoton, Progesteron wirkt sympathikoton. Der stete Wechsel dieser Einflüsse kann sich auf die Leistungsfähigkeit der Frau im Verlauf des Zyklus auswirken.

Prämenstruelles Syndrom Ein besonderes Problem ist für viele Frauen das prämenstruelle Syndrom (PMS). Körperliche und psychische Veränderungen unterschiedlichster Art, die regelmäßig in der Lutealphase oder kurz vor der Menstruation auftreten und mit der Menstruation verschwinden, sind typisch für das PMS. Charakteristische Symptome sind:

Tab. 8-2 Zervix-Score nach Insler.

Kriterium	0 Punkte	1 Punkt	2 Punkte	3 Punkte
Menge des Schleims	nicht nachweisbar	wenig, kann vom Zervikalkanal aspiriert werden	ein glänzender Schleimtropfen wird im Bereich des äußeren Muttermunds gesehen und kann leicht aus dem Zervikalkanal aspiriert werden	Kaskade: reichlich Schleim ergießt sich aus dem äußeren Muttermund (mehr als 400 µl)
Spinnbarkeit	nicht nachweisbar	angedeutet, etwa über 1 Viertel der Länge der Scheide	mäßig, der Schleim kann als Faden etwa über die Hälfte der Scheidenlänge gesponnen werden	ausgeprägt, der Schleim kann über die gesamte Distanz (8 cm oder mehr) gesponnen werden
Farnkrautphänomen	nicht nachweisbar oder amorpher Schleim	linear, einige zarte Linien können nachgewiesen werden ohne Seitenverzweigungen	partiell, d.h. auf Teilen des Ausstrichs deutlich mit Verzweigungen, sonst aber nur linear verlaufende Äste und amorpher Schleim	voll ausgeprägt über das gesamte Präparat
Zervix	geschlossen	geschlossen	partiell offen, die Zervixschleimhaut ist sichtbar, und der Zervikalkanal ist leicht für eine Sonde von 2–4 mm Durchmesser durchgängig	klaffend, die Mukosa ist hyperämisch, der Muttermund weit geöffnet (mehr als 4 mm)

- psychische Symptome wie emotionale Instabilität, Depressionsneigung oder innere Spannung
- körperliche Symptome wie Kopfschmerzen, Brustspannen, Abdominalbeschwerden und vorübergehende Gewichtszunahme.

Die Art der Beschwerden ist im Einzelfall sehr unterschiedlich. Je nach Definition leiden 20–80% aller Frauen unter PMS. Im Gegensatz zur Dysmenorrhö (➤ Kap. 9.2.4) nehmen diese Beschwerden häufig mit zunehmendem Alter zu, nicht selten treten sie erst im 3. oder 4. Lebensjahrzehnt auf. Eine Fülle von unterschiedlichen Therapieempfehlungen lässt erkennen, dass **keine etablierte Therapie** existiert.

8.5 Zyklusveränderungen

Zyklusdauer

Normalwerte

Gesamtzyklus Der Zyklus beginnt definitionsgemäß mit dem ersten Tag der Blutung. Als normal gilt eine Zyklusdauer (vom 1. Tag der Blutung bis zum letzten blutungsfreien Tag) von 25–35 Tagen.

Follikel- und Lutealphase Zusätzliche Aufschlüsse über das Zyklusgeschehen ergeben sich in Kenntnis des Zeitpunkts der Ovulation bzw. des LH-Peaks. Wenn der Zyklus auf den Zeitpunkt der Ovulation bezogen wird, lässt sich die Dauer der Follikel- und der Lutealphase bestimmen. In einem normalen ovulatorischen Zyklus ist die Lutealphase stets 13–14 Tage lang, d.h. konstant. Veränderungen der Zyklusdauer gehen mit einer verkürzten oder verlängerten Follikelphase einher, die Follikelphase ist somit variabel. Bei wechselnder Zyklusdauer kann der Zeitpunkt der Ovulation daher nur näherungsweise vorhergesagt werden.

Veränderungen des Zyklus im Verlauf der Geschlechtsreife

Zyklusdauer und -qualität Im Verlauf der Geschlechtsreife verändern sich Zyklusdauer und -qualität. In den ersten Jahren nach der Menarche sind die Zyklen häufig zunächst anovulatorisch (➤ Kap. 7.1), bei ovulatorischen Zyklen ist vielfach die Corpus-luteum-Phase verkürzt oder anderweitig gestört (Corpus-luteum-Insuffizienz). Nach einer Phase weitgehender Zyklusstabilität kommt es gegen Ende der Geschlechtsreife erneut zunehmend zu gestörten Zyklen (➤ Kap. 10.1).

021 Literatur Kap. 8
022 Praxisfragen Kap. 8
070 IMPP-Fragen Kap. 8

KAP. 9

V. Seifert-Klauss

Störungen des menstruellen Zyklus

9.1	Definition und Einteilung	105	9.2.3	Zyklusstörungen in Abhängigkeit vom Lebensalter	110
9.1.1	Veränderungen des Zyklusrhythmus	105	9.2.4	Zyklusabhängige Beschwerdebilder	110
9.1.2	Blutungsveränderungen bei erhaltenem Zyklusrhythmus	108	9.3	Diagnostik und Einschätzung von Zyklusstörungen	112
9.2	Situative/kausale Systematik	109	9.3.1	Einschätzung von Zyklusstörungen	112
9.2.1	Zyklusstörungen im Rahmen einer hormonellen Kontrazeption	109	9.3.2	Diagnostische Methoden und hormonelle Funktionstests	112
9.2.2	Zyklusstörungen im Rahmen von anderen Erkrankungen/Störungen	109	9.4	Therapieoptionen bei Zyklusstörungen	115

Zur Orientierung

Zyklusstörungen sind Ursache für etwa 20% aller gynäkologischen Praxisbesuche und 25% aller gynäkologischen Operationen. Dabei können die Blutungsstärke, die Blutungsdauer und/oder der Blutungszeitpunkt verändert sein. Die Spanne der Störungen reicht von therapeutisch nicht relevanten verminderten Blutungen bis hin zur vollständigen Veränderung des Zyklusgeschehens. Für den klinischen Alltag ist es entscheidend, Zyklusstörungen richtig einzuordnen, da sie in bestimmten Lebensphasen (Pubertät, Perimenopause) gehäuft auftreten und je nach Situation eine unterschiedliche Bedeutung haben.
Blutungen in Lebensphasen, die physiologisch blutungsfrei sind, sind postmenopausale Blutungen und Blutungen bei Kindern (➤ Kap. 7.3.2). In beiden Situationen ist eine weitere Abklärung indiziert. Ursächlich können Entzündungen, Trauma (Fahrradstange), Missbrauch (Vergewaltigung) oder maligne Erkrankungen sein. Diese Ursachen können auch Frauen mit Zyklusgeschehen betreffen.

9.1 Definition und Einteilung

Eumenorrhö Als Eumenorrhö werden eine normale Zykluslänge von 25–31 Tagen (beginnend am ersten Tag der Menstruation bis zum letzten Tag vor der nächsten Blutung), eine Blutungsdauer von 4–5 Tagen und eine normale Blutungsstärke (ca. 30 ml insgesamt) ohne Beschwerden definiert.

Zyklusanomalien Starke Abweichungen hiervon werden als Zyklusanomalien bezeichnet und unterteilt in:

- Störungen des Blutungsrhythmus oder -zeitpunkts (Spotting, Metrorrhagie, Oligomenorrhö, Amenorrhö, Polymenorrhö).
- Störungen der Blutungsstärke oder -dauer (Hypermenorrhö, Hypomenorrhö, Menorrhagie, Schmierblutungen).

Eine schmerzhafte Menstruation (Dysmenorrhö) kann allein oder in Kombination mit einigen der vorgenannten Zyklusanomalien auftreten. Daneben können Beschwerden zyklusabhängig auftreten, z.B. Mastodynie oder prämenstruelles Syndrom.

9.1.1 Veränderungen des Zyklusrhythmus

Zwischenblutungen

Spotting

Definition Unter Spotting wird eine geringfügige uterine Blutung verstanden, die typischerweise zum Zeitpunkt der Ovulation oder prämenstruell, auf jeden Fall aber in Beziehung zum Zyklus auftritt (➤ Abb. 9-1).

Bedeutung In der Mitte des Zyklus kann es unter hormonellen Kontrazeptiva durch Auflockerung und Ödem des endometrialen Stromas mit dilatierten Kapillaren und Hyperplasie besonders an der Oberfläche zu sehr leichten Blutungen kommen. Auch in Zyklen ohne Kontrazeptiva kommen diese vor, und in Konzeptionszyklen werden „Implantationsblutungen" durch die Arrosion kleinster endometrialer Gefäße ebenfalls beobachtet. Bei liegendem Intrauterinpessar und unter manchen Hormonpräparaten („breakthrough bleeding") wird Spotting in 10–20% beobachtet. Starker Konsum von Kaffee oder Nikotin, aber auch von Ginseng ist mit Spotting in Verbindung gebracht worden.

Metrorrhagie

Definition Die echte Metrorrhagie ist stärker als das Spotting, hat mindestens 1–2 blutungsfreie Tage Abstand zu der oder den Menstruationsblutungen und tritt anamnestisch nicht als Kontaktblutung auf (➤ Abb. 9-1).

Bedeutung Echte Metrorrhagien sind karzinomverdächtig (Zervixkarzinom), weshalb zytologische Abstriche (Portio und Zervikalkanal getrennt) entnommen werden sollten. Aber auch eine gestörte Frühschwangerschaft oder Extrauteringravidität kann sich in Form einer Metrorrhagie präsentieren, wenn eine vorangegangene Blutung fälschlicherweise als Periodenblutung gedeutet wurde. Meist war diese vorangegangene Blutung schwächer als sonst für die Patientin üblich. Im Zweifelsfall sollte ein Schwangerschaftsschnelltest durchgeführt werden. Differentialdiagnostisch ist an lokale entzündliche Geschehen (Zervizitis) oder eine Ektropionblutung zu denken.

Kontaktblutung

Definition Blutung, die durch direkten Kontakt verursacht wurde.

Bedeutung Meist handelt es sich um eine zusätzliche Blutung zwischen den Menstruationsblutungen, die durch Geschlechtsverkehr ausgelöst wurde. Aber auch Scheidenspülungen oder andere instrumentelle Eingriffe können Kontaktblutungen hervorrufen. Gefäßanomalien wie z.B. eine Zervixvarikosis sind dagegen eher seltenere Ursachen.

Schmierblutung

Definition Unter Schmierblutung wird eine geringfügige uterine Blutung verstanden, die zusätzlich zur Menstruationsblutung auftritt.

Bedeutung Zu prämenstruellen Schmierblutungen, die z.T. nur als bräunlicher Fluor wahrgenommen werden, kommt es häufig am Ende von anovulatorischen Zyklen. Bei Anovulation treten sie oft in Verbindung mit Hypermenorrhö (s.u.) auf, wobei der Übergang zur Periodenblutung im Gegensatz zur Metrorrhagie ohne blutungsfreie Tage verläuft.

Ausbleiben und Verschiebung der Menstruationsblutung

Amenorrhö

Praxisfall

❙❙ Eine 28-jährige Patientin berichtet, dass sie seit fast 3 Jahren keine Menstruationsblutung mehr habe. Nach der Menarche mit 17 Jahren sei ihr Zyklus zunächst unregelmäßig gewesen mit bis zu 8-wöchigen Intervallen. Vom 21.–24. Lebensjahr habe sie dann die Mikropille eingenommen, diese aber aus Angst vor einer Thrombose abgesetzt. Seit der letzten Abbruchblutung sei es zu keiner spontanen Blutung gekommen. Nach dem Absetzen der Mikropille habe sie für etwa 6 Monate eine Bulimie gehabt, esse seither aber normal.

Die Patientin ist 170 cm groß und wiegt 59 kg. Bei den Laborwerten sind Schilddrüsenparameter, Prolaktin, DHEAS, Testosteron, SHBG, LH, FSH, Leberwerte und Blutbild normal. Estradiol ist mit 48 pmol/l und Progesteron mit 2,3 nmol/l niedrig. Funktionell ist der ACTH-Kurztest unauffällig, der Gestagentest nach 3-monatiger Amenorrhö positiv, der Clomifentest 6 Monate später negativ. Im LHRH-Test ist ein deutlicher LH-Anstieg von 6,8 auf 57,2 IU/l nachweisbar. Es wird die Diagnose einer hypothalamischen Amenorrhö gestellt.

Da die Amenorrhö im zeitlichen Zusammenhang mit der Bulimie aufgetreten ist und kein Hinweis auf eine Erkrankung von Hypophyse oder anderen Organen besteht, wird eine psychosomatische Abklärung empfohlen. Wegen des erhöhten Osteoporoserisikos sollte außerdem die Knochendichte bestimmt werden. ❙❙

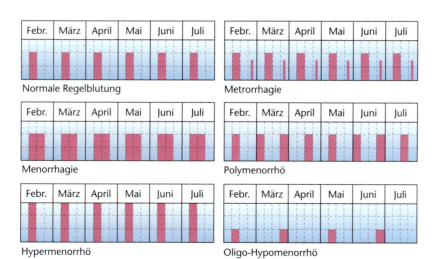

Abb. 9-1 Formen der Menstruationsstörungen.

Definition Von primärer Amenorrhö spricht man, wenn die Periodenblutung gar nicht einsetzt, von sekundärer Amenorrhö, wenn sie für mehr als 3 Monate ausbleibt, nachdem sie primär eingesetzt hat. Amenorrhöen werden historisch nach der WHO eingeteilt (> Tab. 9-1).

Epidemiologie Die primäre Amenorrhö ist selten, die sekundäre Amenorrhö häufig. Die 1-Jahres-Prävalenz für Amenorrhö beträgt
- insgesamt 1–2% bei 18- bis 45-jährigen Frauen,
- 7,6% bei 15- bis 24-jährigen Frauen,
- 3,7% bei 35- bis 44-jährigen Frauen.

Ätiologie Amenorrhöen der Gruppen I, II und VI nach WHO sind häufig, Prolaktinome sind unter den Tumoren am häufigsten (Gruppe V), Gruppe III (ovarielle Resistenz gegen Gonadotropine) wird bei unter 40-jährigen Frauen in unter 1%, bei 40- bis 50-jährigen Frauen in ca. 10% gefunden. Amenorrhöen der Gruppen IV und VII sind selten. Bezüglich der Einteilung in primäre und sekundäre Amenorrhöen gilt (> Tab. 9-2):
- Sekundäre Amenorrhöen sind zu 34% hypothalamischen Ursprungs, zu 28% liegt eine chronische Anovulation ohne Östrogendefizit (z.B. im Rahmen eines PCO-Syndroms) vor, Hyperprolaktinämie und vorzeitige Ovarialinsuffizienz haben einen Anteil von 14% bzw. 12%.
- Unter den Patientinnen mit der selteneren primären Amenorrhö machen angeborene Fehlbildungen 15% und physiologische Pubertas tarda 14% aus. 43% haben eine Ovarialinsuffizienz, 7% ein PCO-Syndrom.

> **PRAXISTIPP**
> Immer zuerst an die häufigste Amenorrhö-Ursache denken: Schwangerschaft (einschließlich Extrauteringravidität!) mittels hCG-Messung in Urin oder Serum ausschließen.

Viele genetische Störungen können in reiner Form durch primäre Amenorrhö auffallen (Turner-Syndrom [XO], Gonadendysgenesie, Swyer-Syndrom, X-Chromosom-Deletionen oder Translokationen), während sich Mosaikformen später erst als sekundäre Amenorrhö manifestieren. Ähnliches gilt für manche Stoffwechsel- und Autoimmunerkrankungen wie das APECED-("autoimmune-polyendocrinopathy-candidiasis-ectodermal-dystrophy"-)Syndrom oder die Galaktosämie.

> **PRAXISTIPP**
> Amenorrhöen sind ein Risikofaktor für die Entstehung einer Osteoporose. Dauert die Hypoöstrogenämie länger als 6 Monate, sollte eine Östrogen-Gestagensubstitution empfohlen werden. Bei länger dauernder Amenorrhö oder Therapieunwilligkeit der Patientin sollte die Knochendichte bestimmt werden.

Oligomenorrhö

Praxisfall

Eine 26-jährige Patientin und ihr Partner versuchen seit 2 Jahren ein Kind zu bekommen. Ihr Zyklus sei zwischen 6 und 8 Wochen lang. Mehrere kurze Therapieversuche mit verschiedenen pflanzlichen und Hormonpräparaten waren ohne Erfolg. Ein Spermiogramm des Partners ist normal.

In der Vaginalsonographie sind in beiden Ovarien viele kleine Follikel nachweisbar (polyzystisch). In der Hormondiagnostik ist lediglich Estradiol normal, der Testosteronwert liegt an der oberen Normgrenze, LH und DHEAS sind erhöht. Es wird die Diagnose einer Oligomenorrhö mit Anovulation bei PCO-Syndrom gestellt.

Die Therapie besteht in Dexamethason 0,5 mg/d und Clomifen 50 mg/d vom 5.–9. Zyklustag unter sonographischer Überwachung. Darunter kommt es 2 Monate nach Therapiebeginn zur Schwangerschaft.

Definition Von Oligomenorrhö ist zu sprechen, wenn die Zyklusintervalle mehr als 5 Wochen und bis zu 3 Monate betragen. Der Übergang zur sekundären Amenorrhö ist fließend, da teilweise identische Ursachen in unterschiedlich starker Ausprägung vorhanden sind.

Ätiologie Neben Essstörungen und Hyperprolaktinämie ist das PCO-Syndrom die häufigste Ursache von Oligomenorrhö. Frauen mit ausgeprägtem PCO-Syndrom berichten z.B. von regelmäßigen, aber sehr seltenen Menstruationen, z.B. 2- bis 3-mal jährlich.

Tab. 9-1 Einteilung der Amenorrhö nach WHO.

Gruppe	Ursache
I	hypogonadotrope, normoprolaktinämische (hypothalamische) Amenorrhö
II	normogonadotrope, normoprolaktinämische Amenorrhö
III	hypergonadotrope Amenorrhö (z.B. vorzeitige Ovarialinsuffizienz)
IV	anatomisch bedingte Amenorrhö
V	hyperprolaktinämisch bedingte Amenorrhö bei Prolaktinom
VI	hyperprolaktinämische Amenorrhö ohne Tumor (z.B. Hyperprolaktinämie als Medikamentennebenwirkung)
VII	hypogonadotrope Amenorrhö durch Raumforderungen in Hypothalamus/Hypophysen-Region (z.B. Kraniopharyngeom)

Tab. 9-2 Ursachen der primären und sekundären Amenorrhö.

Primäre Amenorrhö	Sekundäre Amenorrhö
• Essstörungen (Anorexie) • Pubertas tarda • anatomische Anomalien (Mayer-Rokitansky-Küster-Syndrom [Vaginalaplasie], Hymenalatresie) • Kallmann-Syndrom (olfaktogenitales Syndrom) • hypophysäre Tumoren (z.B. Kraniopharyngeome) • chronische Erkrankungen	• Essstörungen (Anorexie, Bulimie) • Hyperprolaktinämie • PCO-Syndrom • Sheehan-Syndrom • Leistungssport • chronische Erkrankungen

Polymenorrhö

Definition Bei einer Polymenorrhö dauert der Zyklus – regelmäßig oder unregelmäßig – weniger als 25 Tage.

Ätiologie Zyklusintervalle von unter 25 Tagen können isoliert auftreten, wenn durch Ausbleiben der Ovulation (Anovulation), verkürzte Follikelphase oder verkürzte Gelbkörperphase (z.B. Corpus-luteum-Insuffizienz) der normale Zyklusablauf verändert ist. Häufig ist dies in der Perimenopause, tritt z.T. aber auch in der Pubertät oder unter Stress auf. Zu den organischen Ursachen von Polymenorrhöen gehören Entzündungen und submuköse Myome. Bei liegenden Intrauterinpessaren kommen ebenfalls Polymenorrhöen vor.

Diagnostik und Therapie von Polymenorrhöen entsprechen weitgehend denen von Menorrhagien.

9.1.2 Blutungsveränderungen bei erhaltenem Zyklusrhythmus

Menorrhagie

Definition Menorrhagie ist die verlängerte Periodenblutung, ab einer Blutungsdauer von 14 Tagen spricht man von einer Dauerblutung.

Ätiologie Häufige Ursache für Menorrhagien ist ein hormonell dysreguliertes Endometrium, z.B. nach länger dauernder östrogenbedingter Proliferation in anovulatorischen Zyklen. Weitere mögliche Ursachen sind Endometritis oder Endomyometritis.

Symptome
Bei einer Endometritis oder Endomyometritis sind Unterbauchschmerzen, erhöhte Entzündungswerte und Fieber typisch.

Therapie
Bei unauffälliger Vaginalsonographie, unauffälliger Portiozytologie und nach Ausschluss einer Entzündung ist ein hormoneller Therapieversuch sinnvoll, besonders wenn Menorrhagien in Kombination mit Oligomenorrhö auftreten (s.a. Hypermenorrhö). Bei anhaltenden Menorrhagien, zytologischen oder sonographischen Auffälligkeiten ist eine operative Therapie indiziert.

Hypermenorrhö

Praxisfall
❚ Eine 27-jährige türkische Patientin berichtet über starke Menstruationsblutungen. Bei der Menarche im Alter von 9 Jahren habe sie so stark geblutet, dass sie 2 Erythrozytenkonzentrate erhalten habe. Dabei sei es zu einer Hepatitis-B-Infektion gekommen. Auch die nachfolgenden Monatsblutungen seien oft sehr stark und lang gewesen, erst unter oraler Konzeption habe sich dies gebessert. Jetzt aber habe die Hausärztin die Pille wegen schlechter Leberwerte abgesetzt, und daraufhin habe sie wieder starke Blutungen.

Der Hb liegt bei 11,6%. Vaginalsonographisch ist der Uterus normal konturiert, das Endometrium ist 1,4 cm und damit noch aufgebaut. In der fraktionierten Abrasio findet sich reichlich polypöses Material, histologisch ist das Endometrium durch ein hyperplastisches Stroma gekennzeichnet. Damit wird die Diagnose einer Hypermenorrhö bei hyperplastischem Endometrium gestellt. Ursache ist wahrscheinlich eine unopponierte Östrogendominanz bei anovulatorischen Zyklen.

Die Patientin erhält ein gestagenhaltiges Intrauterinpessar, darunter nimmt die Blutungsstärke ab, und die Leberparameter und der Hb-Wert normalisieren sich. ❚

Definition Hypermenorrhö ist eine überstarke Menstruationsblutung mit einem Blutverlust > 80 ml. Im angloamerikanischen Sprachraum wird sie als „menorrhagia" bezeichnet.

Epidemiologie Ca. 10% aller Frauen erleben Hypermenorrhöen, sie sind Anlass für 12% aller Überweisungen zu Gynäkologen. In Großbritannien sind Hypermenorrhöen der häufigste Grund für Eisenmangelanämie und betreffen 20–25% der fertilen weiblichen Bevölkerung.

Ätiologie Zu den anatomischen Ursachen zählen Polypen und Myome der Gebärmutter, 80% der Betroffenen haben jedoch keine anatomische Pathologie. Ähnlich wie für Menorrhagien gilt, dass Hypermenorrhö als Folge anovulatorischer Zyklen durch hohe östrogenbedingte Proliferation des Endometriums gehäuft in der Perimenopause auftritt.

Symptome und Differentialdiagnose
Die Blutung kann mit Koagelbildung einhergehen und wird von den Patientinnen oft als bedrohlich empfunden. Je nach Stärke und Dauer der Blutung kann Hypermenorrhö über mehrere Monate bis Jahre zu Müdigkeit, Synkopen oder einer chronischen Anämie führen.

Differentialdiagnostisch sollten Schwangerschaft oder Zustand nach einer kürzlich beendeten Schwangerschaft (Retention von plazentaren Resten?), die Blutgerinnung beeinflussende Medikamente und Krankheiten wie z.B. von-Willebrand-Syndrom o.a. hämatologische Erkrankungen sowie Erkrankungen des Uterus ausgeschlossen werden. Hierbei können Endomyometritis, Uterus myomatosus und maligne Erkrankungen je nach Begleitumständen als Differentialdiagnosen in Frage kommen.

Therapie
Zur Therapie der Hypermenorrhö stehen medikamentöse und chirurgische Methoden zur Verfügung. Als **medikamentöse Therapieansätze** kommen Gestagene oder orale Kontrazeptiva in Frage, wobei die Patientin aufgeklärt werden muss, dass bis zum Wirkungseintritt mehrere Wochen vergehen können. Ggf. können zusätzlich akut blutungsvermindernde Substanzen (Methergin®-Tropfen, Cyklokapron®) gegeben werden. Gestagenbeschichtete Intrauterinpessare vermindern ebenfalls in hohem Prozentsatz die Blutungsstärke.

Zu den **chirurgischen Maßnahmen** gehören die Abrasio und die Endometriumablation: Als Akutmaßnahme ist eine fraktionierte Abrasio zugleich von diagnostischem Wert, bei hormoneller Ursache hat sie allein jedoch keinen länger vorhaltenden Effekt. Endometriumablation kommt bei Frauen mit abgeschlossener Familienplanung in Frage.

Hypomenorrhö

Definition Die Hypomenorrhö ist eine verminderte Blutungsstärke. Sie ist assoziiert mit einem geringeren Aufbau des Endometriums.
Ätiologie Wenn die Östrogenkonzentrationen während des Zyklus zu gering sind, kommt es oft zur Hypomenorrhö. Ursachen für die niedrigen Östrogenkonzentrationen sind
- eine geringe Östrogenproduktion im Ovar oder
- hormonelle Kontrazeptiva.

Hormonelle Kontrazeptiva bewirken vor allem dann eine niedrige Östrogenkonzentration, wenn gestagenbetonte oder kontinuierlich kombinierte Schemata oder reine Gestagenpräparate (oral, als Implantat oder beschichtetes Intrauterinpessar) verwendet werden. Gestagene wirken antiproliferativ und differenzierend auf das Endometrium. Diese Nebenwirkung der Gestagentherapie ist oft erwünscht.

Diagnostik
Falls die Hypomenorrhö gemeinsam mit stärkerer Gewichtsabnahme auftritt, sollte an eine Essstörung gedacht werden.

Therapie
Eine Therapie der Hypomenorrhö ist fast nie notwendig, wenn sie das einzige Symptom ist und kein Kinderwunsch besteht.

9.2 Situative/kausale Systematik

9.2.1 Zyklusstörungen im Rahmen einer hormonellen Kontrazeption

Amenorrhö während Therapie Unter kombinierten Mikropillen wird Spotting im ersten halben Jahr mit 10–20% Häufigkeit angegeben, in 1–3% kommt es zu Amenorrhöen. Ursache hierfür sind die wesentlich geringeren Östrogenserumspiegel unter oraler Kontrazeption im Vergleich zu spontanen Zyklen. Unter Depotgestagenen sind die Raten für Oligo/Amenorrhö erhöht (z.B. Depo-Clinovir® i.m. 35–80%, Implanon® 20–25%, gestagenbeschichtete IUP 15–20%), was teilweise eine erwünschte Nebenwirkung der Therapie ist (z.B. bei Endometriose). Durchbruchsblutungen sind ebenfalls häufiger, die Raten liegen zwischen 14 und 25%.
Amenorrhö nach Therapie Oligo-/Amenorrhöen, die sich nach Absetzen von hormoneller Kontrazeption manifestieren, sind häufig. Etwa in zwei Drittel der Fälle setzt die Blutung spontan innerhalb von 6 Monaten wieder ein. Ursache sind meist Störungen, die sich zwar zeitgleich zu der oft jahrelangen Hormoneinnahme entwickelten, unter der Anwendung der Hormone jedoch nicht symptomatisch wurden (z.B. Hyperprolaktinämie, PCO-Syndrom). Mit der Anwendung von hormoneller Kontrazeption besteht in den allermeisten Fällen kein ursächlicher Zusammenhang. Ein verzögertes Einsetzen der endogenen Sexualsteroidsynthese durch interindividuell unterschiedliche Sensitivität des Cytochrom-P450-Enzym-Komplexes gegenüber Ethinylestradiol kann jedoch nicht ausgeschlossen werden.

9.2.2 Zyklusstörungen im Rahmen von anderen Erkrankungen/Störungen

Polyzystisches Ovarsyndrom

Definition Das sog. Polyzystische Ovarsyndrom (kurz PCO-Syndrom) erhielt seinen Namen 1937 durch die Beobachtung vieler kleiner Zystchen (Follikel) im Ovar, die typischerweise randständig unter der Organkapsel angeordnet sind. PCO-Syndrom ist eine häufige Ursache von Zyklusstörungen und unerfülltem Kinderwunsch, die u.U. durch Hyperandrogenämie auch zu vermehrter Körperbehaarung oder Veränderungen des Hautbildes führt sowie in 6–11% mit einer Insulinresistenz einhergeht, die eine Neigung zu späterem Typ-II-Diabetes begünstigt.
Epidemiologie Beim PCO-Syndrom handelt es sich mit einer Prävalenz von 5–10% um die **häufigste Endokrinopathie** der Frau in ihrer reproduktiven Lebensphase. Sie kann mit menstruellen Störungen, funktioneller ovarieller Hyperandrogenämie, anovulatorischer Infertilität, Hyperinsulinämie sowie Hautsymptomen wie Akne, diffuse Alopezie, Hirsutismus oder (selten) mit Acanthosis nigricans assoziiert sein. Die Hälfte der betroffenen Frauen ist adipös. Durch die Insulinresistenz ist das PCO-Syndrom mit dem **metabolischen Syndrom** (Diabetes mellitus, Dyslipidämie und arterielle Hypertonie) verbunden, dessen Vorkommen doppelt so hoch wie in der Normalbevölkerung liegt. Ein erhöhtes Risiko für kardiovaskuläre Komplikationen (Myokardinfarkt, Apoplex, PAVK) wird vielfach postuliert, wurde jedoch bisher noch nicht durch Langzeitstudien bewiesen, die Interaktion mit begleitenden kardiovaskulären Risikofaktoren wie Übergewicht oder Diabetes ist erheblich.

Symptome und Diagnostik
Ein Kardinalsymptom des PCO-Syndroms sind die beidseits vergrößerten polyzystischen Ovarien (multiple, mindestens 2–8 mm große Zysten, die entweder randständig oder gleichmäßig über ein vermehrtes ovarielles Stroma verteilt sind). Einen weiteren Eckpunkt der Diagnose bildet die funktionelle ovarielle Hyperandrogenämie (bedingt durch eine Thekazell-Hyperplasie mit prämaturer Follikelatresie). Vor allem die Serumkonzentrationen der Hauptandrogene Androstendion und Testosteron sind erhöht. Als Indikatoren adrenaler Mitbeteiligung werden bei bis zu 50% aller PCO-Syndrom-Patientinnen erhöhte Serumspiegel von

DHEAS beschrieben. Ein charakteristisches Merkmal des PCO-Syndroms ist ein signifikant erhöhter LH/FSH-Quotient (> 2). SHBG im Serum ist häufig erniedrigt. Die Amplitude und/oder Frequenz der LH-Ausschüttung ist erhöht.

Therapie
Die Therapie richtet sich nach der Symptomatik und der Lebenssituation: Bei vorhandenem **Kinderwunsch** sind medikamentöse Therapien durch Clomifen oder FSH möglich. Aufgrund des Risikos eines Überstimulationssyndroms sowie des erhöhten Mehrlingsrisikos sollten sie allerdings ausschließlich unter obligater Ultraschall-Überwachung von spezialisierten Reproduktionsmedizinern durchgeführt werden. Bei **Kontrazeptionswunsch** stehen alle hormonellen Kontrazeptiva, ggf. mit antiandrogenem Gestagen, zur Verfügung. Für das Antidiabetikum Metformin existieren Studiendaten, die u.U. einen Einsatz begründen, v.a. bei nachgewiesener Insulinresistenz und begleitend bei Kinderwunschtherapie. Es ist jedoch für eine Indikation PCO-Syndrom nicht zugelassen (off-label-use).

Essstörungen

Ein erheblicher Teil der hypothalamischen Amenorrhöen ist durch Essstörungen wie Bulimie und Anorexie bedingt. Weil die Zyklusstörungen dabei meist frühzeitig im Krankheitsverlauf auftreten, sind sie für viele Patientinnen der Anlass für den ersten Kontakt zu einem professionellen Ansprechpartner. Um die lebensbedrohliche Chronifizierung einer Anorexie zu verhindern, ist ein gezieltes Nachfragen sinnvoll. Hierfür eignen sich die folgenden Fragen:
- Wie zufrieden sind Sie mit Ihrem Gewicht?
- Wie oft wiegen Sie sich selbst?
- Wie oft pro Woche fasten Sie (Nahrungspause von mehr als 8 Stunden)?
- Nehmen Sie Diuretika oder Laxantien ein?
- Essen Sie heimlich?
- Wie viele Stunden Sport treiben Sie pro Woche?
- Ist es für Sie in Ordnung, sich nach dem Essen satt zu fühlen? Wenn nicht, was tun Sie nach dem Essen?

Allgemeinerkrankungen

Neben Fehl-, Unter- und Überernährung sind Schilddrüsenfunktionsstörungen und -erkrankungen häufige Ursachen von Zyklusstörungen. Ihnen folgen Störungen der Leber- und Nierenfunktion, Diabetes, Porphyrien, hämatologische Erkrankungen wie Thalassämie, Sichelzellanämie u.a., Autoimmunerkrankungen wie rheumatoide Arthritis, Lupus erythematodes, Sklerodermie und Sjögren-Syndrom. Einen bedeutenden Anteil nehmen auch neurologische und psychiatrische Störungen bzw. Darmkrankheiten wie Morbus Crohn und Colitis ulcerosa ein. Dank medizinischer Fortschritte haben auch Patientinnen mit angeborenen Herzfehlern, Frauen nach Transplantationen und nach Therapie von Krebserkrankungen eine zunehmende Lebenserwartung. Z.T. therapiebedingt erleben sie gehäuft Zyklusstörungen, bei deren Behandlung eine interdisziplinäre Abstimmung nötig ist.

9.2.3 Zyklusstörungen in Abhängigkeit vom Lebensalter

Pubertäre Zyklusstörungen werden auch als juvenile Blutung bezeichnet. In den ersten Jahren nach der Menarche sind Hypermenorrhöen und Menorrhagien häufiger und nicht selten mit Oligo-/Amenorrhöen kombiniert. Ursache ist die noch instabile Funktion der hypothalamisch-hypophysär-ovariellen Achse, die unter wachstumsbedingt wechselndem Einfluss von GH und IGF und seiner Bindungsproteine steht. Anovulatorische Zyklusstörungen sind die häufige Folge (➤ Kap. 9.3), Gestagensubstitution in der 2. Zyklushälfte ist eine sinnvolle Therapie.

> **PRAXISTIPP**
> Unabhängig davon ist die Prävalenz von Essstörungen in der Altersgruppe der 13- bis 18-Jährigen besonders hoch. Bei Oligo-/Amenorrhö oder Hypomenorrhö sollte neben einem PCO-Syndrom bei Teenagern besonders an Anorexie bzw. Bulimie gedacht werden.

Hitzewallungen und Schweißausbrüche sind charakteristisch bei **perimenopausalen Zyklusstörungen.** Sie werden in ➤ Kap. 10.1 besprochen.

9.2.4 Zyklusabhängige Beschwerdebilder

Dysmenorrhö

Definition Während beim prämenstruellen Syndrom körperliche und psychische Veränderungen unterschiedlichster Art in der Lutealphase oder kurz vor der Menstruation auftreten und mit der Menstruation verschwinden (➤ Kap. 8.4), ist die Dysmenorrhö eine schmerzhafte Menstruation mit mehr oder weniger stark ausgeprägtem Krankheitsgefühl. Man unterscheidet die primäre Dysmenorrhö (Beginn in der Jugend) von der sekundären Dysmenorrhö (Beginn nach zunächst schmerzfreien Menstruationen).
Epidemiologie 60–90% aller heranwachsenden Frauen haben zeitweise Dysmenorrhö, ca. 20% suchen wegen ausgeprägter Symptomatik therapeutische Hilfe. Nach Geburten und unter Anwendung von hormoneller Kontrazeption tritt Dysmenorrhö seltener auf.
Ätiologie Bei der **primären Dysmenorrhö** wird pathogenetisch eine übermäßige Prostaglandinfreisetzung ($PGF_{2\alpha}$) aus dem Endometrium vermutet. Eine hormonelle Imbalance von Östrogenen und Progesteron, z.B. bei anovulatorischen Zyklen, kann durch veränderte Arachidonsäurespeicherung (Prostaglandinvorläufer) zum Beschwerdebild beitragen. Uteruslageanomalien und -malformationen sind demgegenüber weitaus seltener. Organische Ursachen der **sekundären Dysme-**

norrhö sind Endometriose, Myome, endometriale Polypen, pelvine Entzündungen und Ovarialzysten. Seltenere Ursachen sind Verletzungen (Parametrien) oder Zervikalstenose. Psychische Ursachen können auch Reifungskrisen, Partnerkonflikte oder unerfüllter Kinderwunsch sein.

Symptome
Primäre Dysmenorrhö: Der Schmerz beginnt mit Einsetzen der Blutung. Uterine Kontraktionen, Schwindel, Erbrechen, Diarrhö und Hypertonie sind möglich. Bei der **sekundären Dysmenorrhö** werden die Menstruationsschmerzen oft im Verlauf der Blutung stärker, zusätzlich sind z.T. der Geschlechtsverkehr (Dyspareunie) und die Defäkation schmerzhaft.

Diagnostik
Ausschluss uteriner Pathologie durch Untersuchung und Sonographie. Eine Endometriose kann hierdurch nicht ausgeschlossen werden, da kleinste (millimetergroße) Endometrioseherde stärkste Beschwerden auslösen können!

Therapie
Nichtmedikamentöse Maßnahmen wie fettarme vegetarische Ernährung, Wärmeanwendung und physikalische Therapie, Entspannungsübungen und ggf. Psychotherapie bei starker psychischer Komponente sind hilfreich. **Symptomatische Therapeutika:** Prostaglandininhibitoren oder nichtsteroidale Antiphlogistika (z.B. Aspirin®, Paracetamol, Ibuprofen), Ovulationshemmer (Senkung der uterinen Prostaglandinspiegel) oder Gestagentherapie in der 2. Zyklushälfte (z.B. bei Anovulation). Bei V.a. chronischen Chlamydieninfekt im kleinen Becken (Ak-Nachweis im Serum) kann ein Kurs Doxyzyklin versucht werden.

Sprechen die vorgenannten Maßnahmen nicht an, liegt in einem hohen Prozentsatz eine Endometriose vor! (➤ Kap. 25). Die **kausale Therapie** bei gefundener Pathologie orientiert sich am Befund (z.B. gestieltes submuköses Myom – hysteroskopische Abtragung, Endometriumpolyp – Abrasio).

Mastodynie

Definition Die Schmerzhaftigkeit der Brustdrüse wird als Mastodynie oder Mastalgie bezeichnet. Zyklusabhängige Mastodynie ist häufig (bis zu 50% aller Frauen) und meist ohne maligne Ursache. Mastopathie beschreibt dagegen die – histologischen und palpatorischen – Gewebeveränderungen (➤ Kap. 26.8.1).
Ätiologie Zyklusabhängige Mastodynie tritt häufiger in anovulatorischen Zyklen auf und kann mit milde erhöhten Prolaktinwerten einhergehen.

Diagnostik
Anamnese, Inspektion und bimanuelle Palpation der Brustdrüse können bereits wesentliche Differentialdiagnosen wie Mastitis (➤ Kap. 24.5), größere Zysten oder Tumoren abgrenzen. Ergänzt wird die Diagnostik durch Sonographie und Mammographie der Brust sowie bakteriologische und/oder zytologische Untersuchung einer evtl. provozierbaren Sekretion aus der Mamille.

Therapie
Studien mit zyklischer Gestagensubstitution in der 2. Zyklushälfte berichten von über 50–80% Besserung, lokale Gestagengel-Applikation wird ebenfalls z.T. als hilfreich empfunden. Ein mögliches weiteres Therapeutikum sind Dopaminagonisten zur Prolaktinhemmung.

Hirsutismus

Praxisfall
▮▮ Eine 18-jährige Patientin klagt über zunehmende Behaarung an der Oberlippe und perimamillär, in letzter Zeit auch an den Oberschenkeln. Ihre Menstruationsblutung sei schwach, Kinderwunsch bestehe derzeit nicht.

Die Vaginalsonographie zeigt polyzystische Ovarien, die Hormone Estradiol, Progesteron und Testosteron liegen im Normbereich, auch die Schilddrüsenwerte und Prolaktin sind normal. DHEAS ist dagegen erhöht (➤ Abb. 9-2). Es wird die Diagnose eines PCO-Syndroms mit Hyperandrogenämie gestellt, differentialdiagnostisch ist an ein late-onset AGS zu denken (➤ Tab. 9-3).

Die Therapie besteht in einem oralen Kontrazeptivum. ▮▮

101 Abbildung Hirsutismus

Definition Hirsutismus bezeichnet eine verstärkte Körperbehaarung an Stellen, deren Haarfollikel androgenabhängig reagieren. Dies ist an Oberlippe, Kinn, Wangen, vorderen Halspartien, Brust- und Sternalregion, Schamregion, Unterbauch/linea alba sowie an den Beinen der Fall, v.a. am Oberschenkel.
Ätiologie Hirsutismus kann ein sichtbarer Ausdruck von Hyperandrogenämie sein und ist dann häufig, jedoch nicht immer mit Zyklusanomalien (Oligo-/Amenorrhö) assoziiert. Die Hyperandrogenämie hat ihrerseits verschiedene Ursachen (➤ Tab. 9-3), u.a. das PCO-Syndrom (relativ häufig) und erhöhte Sensitivität der Haarfollikel und/oder lokale enzymatische Aktivierung von Androgenen in potentere Metaboliten.

Diagnostik
Diagnostisch finden sich bei Hirsutismus in ca. 50% erhöhte Androgenspiegel (Dehydroepiandrosteronsulfat [DHEAS] und Testosteron, ➤ Kap. 9.3.2) sowie erniedrigtes sexualhormonbindendes Globulin (SHBG). Bei einem PCO-Syndrom können begleitend Prolaktinerhöhungen bis zum Doppelten des oberen Normalbereichs auftreten, sowie der typische sonographische Befund (➤ Kap. 9.2.2).

Tab. 9-3 Ätiologische Einteilung der Hyperandrogenämieformen.

Ursachen		Beispiele/Pathophysiologie
Ovarielle Ursachen	Tumoren	Sertoli-Leydig-Zell-Tumoren, Nebennierenresttumoren oder Sonderformen wie Gynandroblastom oder Schwangerschaftsluteom
	PCO-Syndrom	Theka- und/oder Stromazellhyperplasie
Adrenale Ursachen	Tumoren	adrenale Adenome und Karzinome, Morbus Cushing
	hereditäre Enzymdefekte	kongenitale adrenale Hyperplasien = heterozygotes, oder „late-onset"-AGS (z.B. 21-Hydroxylase-Mangel)
PCO-Syndrom assoziiert mit adrenaler Hyperplasie		
Hyperandrogenämie als Nebenbefund		Akromegalie und Hyperprolaktinämie
Hirsutismus als Nebenwirkung von verschiedenen Medikamenten		Phenytoin, Diazoxid, Danazol und andere Androgene, Glukokortikoide
Gesteigerte Aktivität der 5α-Reduktase-Aktivität in der Haut		gesteigerte Sensitivität des Haarfollikels gegenüber Androgenen

Therapie

Alle ovulationshemmenden Substanzen vermindern die ovarielle Aromataseaktivität; der Östrogenanteil erhöht die Konzentration von SHBG, sodass mehr Androgene gebunden werden. Bei starkem Leidensdruck oder unzureichender Wirkung anderer Kontrazeptiva kommen antiandrogen wirksame Ovulationshemmer zum Einsatz, die als Gestagenanteil Chlormadinonazetat oder Cyproteronazetat enthalten. Cyproteronazetat kann zusätzlich als Monosubstanz in Kombination mit kontrazeptiven Methoden gegeben werden. Wegen des Risikos der Verweiblichung männlicher Feten bei ungeplant eintretender Schwangerschaft wird die Anwendung ohne kontrazeptiven Schutz bei Frauen nicht empfohlen.

5α-Reduktase-Inhibitoren, die die Bildung potenter Androgenmetaboliten hemmen, sind in Deutschland für die Anwendung bei Frauen nicht zugelassen.

9.3 Diagnostik und Einschätzung von Zyklusstörungen

9.3.1 Einschätzung von Zyklusstörungen

Anovulatorische Zyklusstörungen

Definition Anovulation bezeichnet das Ausbleiben des Eisprungs. Anovulatorische Zyklen sind häufig und eine milde Form von Zyklusstörung, die durch (z.B. stressbedingtes) Ausbleiben des LH-Peaks auch mit der Bildung von Follikelzysten/Funktionszysten einhergehen.

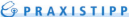

PRAXISTIPP
Selbst wenn Zykluslänge und Blutungsstärke nicht verändert sind, kann eine Anovulation vorliegen.

Ätiologie und Pathogenese Häufig sind essgestörte Patientinnen betroffen. Sehr lange Zyklen mit chronischer Anovulation werden beim PCO-Syndrom beobachtet. Dies liegt daran, dass statt Estradiol überwiegend Estron gebildet wird, sodass das Endometrium nur wenig proliferiert. Verändern psychische Einflüsse (Stress, Trauma), Veränderungen im Tag-Nacht-Rhythmus (Schichtarbeit, Interkontinentalflüge) oder andere Faktoren den Takt des GnRH-Pulsgenerators im Nucleus arcuatus des Hypothalamus, so kann auch nach völlig normaler Follikelreifung die Ovulation ausbleiben. In Pubertät und Perimenopause treten anovulatorische Zyklen gehäuft auf.

PRAXISTIPP
Wird kein Progesteron produziert, kann es auch nicht antiproliferativ auf das Endometrium wirken und es kommt zu einer stärkeren Endometriumproliferation als in ovulatorischen Zyklen. Trophische Störungen des dadurch hoch aufgebauten Endometriums führen oft zu prämenstruellen Schmierblutungen und nach Hormonabfall zu Hypermenorrhö und/oder Menorrhagie.

Abklärungsbedürftige Zyklusstörungen

Folgende Zyklusstörungen sollten auf jeden Fall abgeklärt werden:
- Metrorrhagien (Leitsymptom für Zervixpathologie!)
- irreguläre Blutungen
- Kontaktblutungen
- postmenopausale und präpubertäre Blutungen.

Metrorrhagien sind aufgrund ihrer Assoziation mit malignen Erkrankungen der Zervix abklärungsbedürftig. Obgleich die Rate tatsächlich entdeckter Karzinome niedrig ist, sollte immer eine Zytologie des Zervikalkanals und ggf. eine Kolposkopie erfolgen, und vor einer geplanten Uterusoperation aus anderen Gründen (z.B. Hysterektomie bei Uterus myomatosus) eine fraktionierte Abrasio mit histologischer Aufarbeitung durchgeführt werden.

9.3.2 Diagnostische Methoden und hormonelle Funktionstests

Anamnese und Untersuchung

Anamnese Eine durch sorgfältiges und taktvolles Nachfragen präzise erhobene Anamnese ist bei allen Zyklusstörungen absolut entscheidend:
- Menarche, größte und kleinste Zyklusintervalle, regelmäßig oder unregelmäßig?
- Blutungsdaten und -zeiträume konkret anhand eines Kalenders notieren: Wann war die letzte Periode, wann die vorletzte, gab es andere Blutungsereignisse?

9.3 Diagnostik und Einschätzung von Zyklusstörungen

- Blutungsstärke: Wie schnell müssen Vorlagen oder Tampons gewechselt werden? Verbrauch je Tag oder Nacht? Stärke der Blutung im Verlauf?
- Kommen zusätzliche Beschwerden vor wie vaginaler Fluor, Unterleibsschmerzen, Fieber, Abgeschlagenheit?
- Wie lange liegt die letzte Krebsvorsorgeuntersuchung zurück? Besteht seit längerem eine Blutungsstörung (z.B. Kontaktblutung), verbunden mit Appetitlosigkeit und unbeabsichtigter Gewichtsabnahme?
- Sind Schilddrüsenerkrankungen oder -funktionsstörungen bekannt?
- Wie viel hat die Patientin in ihrem Leben maximal/minimal gewogen? Hat sich ihr Gewicht im letzten Jahr bzw. parallel zur Entwicklung der Zyklusstörung verändert?
- Isst die Patientin regelmäßig? Achtet sie sehr auf ihr Gewicht?
- Ist der Haarwuchs am Körper oder im Gesicht vermehrt? Zupfen oder Rasieren nötig? Wenn ja, wie oft?
- Medikamentenanamnese: Antihypertensiva oder Neuroleptika, Cimetidin, Metoclopramid u.a. Substanzen können Hyperprolaktinämie induzieren und so Zyklusstörungen bedingen.

Untersuchung Die Untersuchung folgt den allgemeinen Regeln der gynäkologischen Untersuchung (➤ Kap. 4.1). Insbesondere im Hinblick auf die Zyklusstörung sind die in ➤ Tab. 9-4 genannten Aspekte wichtig.

> **PRAXISTIPP**
> Vor der gynäkologischen Untersuchung Schwangerschaftstest (hCG-Schnelltest im Urin)!

Hormondiagnostik

Basale Hormonbestimmungen im Serum

- Luteinisierendes Hormon (LH)
- Follikelstimulierendes Hormon (FSH)
- Estradiol (E_2)
- Prolaktin (Cave: nach Brustuntersuchung u.U. falsch hohe Werte)
- bei Hirsutismus oder Verdacht auf PCO-Syndrom: Androgene (Dehydroepiandrosteronsulfat [DHEAS], Testosteron)
- Schilddrüsenwerte bei klinischem Verdacht oder Vorbefund (TSH, T_3, T_4).

Die weiterführende Diagnostik hängt vom Ergebnis der basalen Hormonwerte ab (➤ Abb. 9-2) und erfordert in einigen Fällen endokrinologische Funktionstests (➤ Tab. 9-5).

Beispiele für Funktionstests

Gestagentest Ein Gestagen (Dydrogesteron, Medroxyprogesteronazetat) wird über 10–14 Tage gegeben und dann abgesetzt:

Tab. 9-4 Untersuchung bei Zyklusstörungen.

Allgemeine Untersuchung	Gynäkologische Untersuchung	Vaginaler Ultraschall
• Größe? Gewicht? Ein Body-Mass-Index (BMI) von < 17,5 (= Anorexie) liegt z.B. bei 175 cm und 53,5 kg vor • Hirsutismus? • vergrößerte Schilddrüse? • Galaktorrhö spontan oder auf Provokation?	• mit Inspektion der Portio: aktuelle Blutung? Stärke? Blutspuren? Äußeres Genitale angeblutet? Blutspuren an Oberschenkeln? • Phasenkontrastmikroskopie (➤ Kap. 4.1.2, ➤ Kap. 24.1), bei Entzündungszeichen bakteriologische Abstriche • zytologischer Abstrich (➤ Kap. 4.1.2), getrennt für Portio und Zervikalkanal (Bürstchen) • Portioschiebeschmerz? • bimanuelle Palpation von Uterus und Adnexbereichen (Myometritis im Rahmen einer aszendierenden Entzündung? Myome palpabel?)	• Größe und Form des Uterus, Endometriumdicke, Anhalt für Polypen oder submuköse Myome? Kontur des Cavum uteri? Ovarielle Zysten? PCO-Syndrom? • bei positivem hCG im Urin; Schwangerschaft darstellbar? Intrauterin? • Blutbild bei Hypermenorrhö/Menorrhagie/Polymenorrhö

Tab. 9-5 Endokrinologische Funktionstests. BA = Blutabnahme, A = Androstendion, aTHF = allo-Tetrahydrokortisol.

Test	Messung von	Vorgehen	Erwartetes Ergebnis
ACTH-Test	Kortisol	1. BA: 8:00 Uhr; 1 Amp. ACTH (z.B. Synacthen®, 0,25 mg) i.v. 2. BA: 60 min nach Injektion	Anstieg der Kortisolkonzentration auf mehr als das 2fache des Basalwerts (10–25 µg/dl)
	17α-Hydroxyprogesteron		0-min-Wert: 0,5–1,9 ng/ml; 60-min-Wert: 1,9–4,1 ng/ml (zyklusabhängig!)
Dexamethason-Kurztest	Kortisol	1. Tag: 1. BA 8:00 Uhr; 1 mg Dexamethason oral um 23:00 Uhr 2. Tag: 2. BA 8:00 Uhr	Abfall der Kortisolkonzentration auf weniger als die Hälfte des Ausgangswerts
GnRH-Test (LHRH-Test)	LH und FSH	1. BA: 0 min; Gabe von 100 µg GnRH i.v. 2. BA: 30 min nach Injektion	LH-Anstieg auf das 3- bis 8fache, FSH-Anstieg auf das 2fache des Basalwerts
TRH-Test	TSH und Prolaktin	1. BA: 0 min; 200 µg TRH i.v. 2. BA: 30 min nach Injektion	Anstieg des TSH um 3–25 µIU/ml, Anstieg des Prolaktinus um das 2- bis 3fache des Ausgangswerts

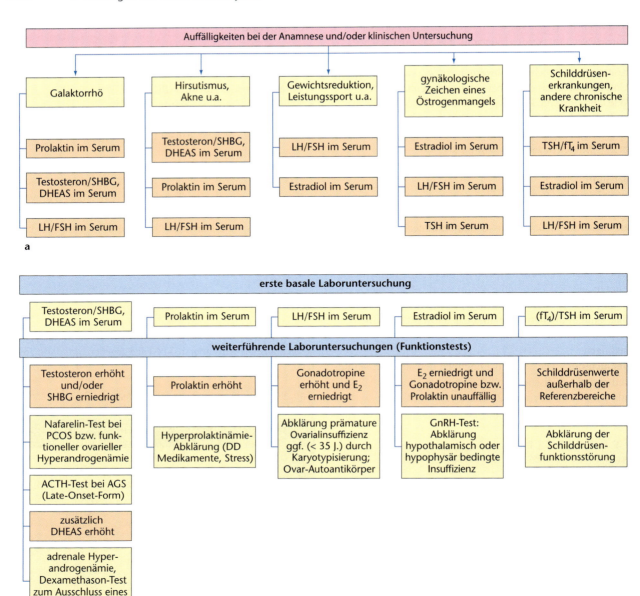

Abb. 9-2 Diagnostisches Vorgehen bei Amenorrhö.
a Rationeller diagnostischer Algorithmus zur Anamnese, klinischen Untersuchung und ersten Laboruntersuchung bei Patientinnen mit sekundärer Oligo-/Amenorrhö.
b Rationeller diagnostischer Algorithmus zu weiterführenden Laboruntersuchungen mittels endokrinologischer Funktionstests.

- Kommt es zu einer – auch schwachen – Blutung nach Absetzen des Medikaments, gilt dies als positives Testergebnis.
- Der Test weist ausreichende Östrogenspiegel über mehr als 10 Tage nach, da über 50 pg/ml für die Proliferation des Endometriums und die Induktion von Progesteronrezeptoren nötig sind, um durch Gestagene nach sekretorischer Transformation ein Abbluten des Endometriums zu erreichen.
- Ein negativer Gestagentest spricht für länger bestehenden Östrogenmangel.

Östrogen-Gestagentest Ein zyklisches Kombinationspräparat wird für 1–2 Zyklen verabreicht, um die Reaktionsfähigkeit des Endometriums zu testen:

- Nach langjähriger Amenorrhö (starke Down-Regulation der Östrogenrezeptoren) kann ein 2. Zyklus erforderlich sein.
- Tritt keine Entzugsblutung auf, so spricht dies für eine uterine Amenorrhö.

Clomifentest Clomifen ist ein selektiver Östrogenrezeptor-Modulator (SERM) mit antiöstrogenen und schwach östrogenen Eigenschaften. Es besetzt die Östrogenrezeptoren an der Hypophyse und führt zu einer verstärkten Freisetzung von FSH und LH, sodass die hypophysäre Stimulation der Ovarien verstärkt wird. Nach sonographischem Ausschluss ovarieller Zysten wird Clomifen in einer Dosierung von 25–50 mg/d vom 5.–9. Zyklustag gegeben.

- Sonographische Kontrolle der Follikelreifung am 11.–13. Zyklustag, sonographische Kontrolle der Ovulation um den 18.–20. Zyklustag.
- Bei Patientinnen mit anovulatorischen Zyklen und Kinderwunsch können so in vielen Fällen die Follikelreifung und Ovulation induziert werden (➤ Kap. 9.3).

> **PRAXISTIPP**
> Der Test sollte nicht ohne sonographische Kontrolle der Follikelreifung erfolgen, da bei starker Reaktion eine Überstimulation der Ovarien mit dem Risiko einer Mehrlingsschwangerschaft besteht!

Gonadotropin-Releasing-Hormon-(GnRH-)Test Aus der Differenz zwischen den Basalwerten von LH und FSH und der jeweiligen Veränderung nach Gabe von GnRH lässt sich die Reaktionsfähigkeit der Hypophyse ablesen:
- Ein deutlicher Anstieg spricht für eine hypothalamische Ursache der Amenorrhö.
- Ein fehlender Anstieg spricht für eine hypophysäre Ursache der Amenorrhö.

Weitere Funktionstests wie TRH-Test, ACTH-Test oder Dexamethason-Hemmtest laufen nach ähnlichen Prinzipien ab.

Erhöhtes Prolaktin

Liegt der Prolaktinwert über dem doppelten Normalbereich und ist er bei 2 Bestimmungen im Abstand von mehreren Wochen erhöht, besteht der Verdacht auf ein Prolaktinom. Daher sind dann MRT der Sella und Gesichtsfeldmessung indiziert.

Erniedrigtes Estradiol, erhöhte Gonadotropine

Bei dieser Konstellation wird die basale Hormonbestimmung nach mehreren Wochen wiederholt. Eine FSH-Erhöhung in der frühen Follikelphase ist bei Frauen über 40 Jahren relativ häufig. Erst wenn auch in einer anderen Zyklusphase FSH und zusätzlich LH erhöht sind, besteht der Verdacht auf eine Ovarialinsuffizienz. Bei Frauen unter 35 Jahren sind dann ggf. eine Karyotypisierung und die Bestimmung von Ovar-Autoantikörpern indiziert:
- In seltenen Fällen kann eine Resistenz des Ovars gegen Gonadotropine, speziell FSH, auftreten („resistent ovary syndrome"). Autoantikörper gegen ovarielle Gonadotropinrezeptoren, die deren Stimulation verhindern, wurden beschrieben.
- Die prämature Ovarialinsuffizienz als Autoimmunphänomen kann mit Hashimoto-Thyreoiditis, Hypoparathyreoidismus, chronisch mukokutaner Candidose oder Morbus Addison kombiniert sein.
- X0-(Turner-)Mosaike oder andere chromosomale Veränderungen können in ca. 10% ursächlich sein.

Testosteron erhöht, DHEAS erhöht

Um bei dieser Konstellation ein klinisch relevantes adrenogenitales Syndrom auszuschließen, wird 17α-Hydroxyprogesteron bestimmt und ggf. ein ACTH-Test durchgeführt. Mit dem Dexamethason-Test lässt sich ein Hyperkortisolismus ausschließen.

Weitere Diagnostik

Die zusätzliche Diagnostik zur Blutungsabklärung umfasst:
- Kolposkopie, Abstrich für HPV, Knipsbiopsie (bei Verdacht auf Dysplasie)
- Endometriumbiopsie (bei Verdacht auf Hyperplasie) des Endometriums
- diagnostische Hysteroskopie/Abrasio (bei Verdacht auf Polyp, Hyperplasie, Myom, sonstige uterine Pathologie).

9.4 Therapieoptionen bei Zyklusstörungen

Allgemeinmaßnahmen

Vor einer Hormontherapie oder parallel dazu ist eine evtl. Grunderkrankung zu überprüfen bzw. sind Medikamente als Auslöser zu beachten:
- Behandlung der Grundkrankheit (z.B. Anorexia nervosa und Bulimie, Schilddrüsenerkrankungen, Akromegalie, adrenale, ovarielle oder hypophysäre Adenome oder Tumoren, Morbus Cushing, Porphyrien, andere chronische Erkrankungen)
- Absetzen oder Umsetzen von ursächlichen Medikamenten, soweit dies medizinisch möglich bzw. zu rechtfertigen ist (z.B. Phenytoin, Diazoxid, Danazol bei Hirsutismus; Neuroleptika, Antihypertensiva, Cimetidin u.a. bei Hyperprolaktinämie).

Hormontherapie/medikamentöse Therapie

Hormontherapien haben bei Zyklusstörungen – richtig indiziert und angewendet – gute symptomatische Erfolge. Für die Wahl der Therapie spielt u.a. eine Rolle, ob die Patientin aktuell verhüten oder schwanger werden möchte.

Folgende Therapiekonzepte werden unterschieden:
- orale oder parenterale hormonelle Kontrazeption
- Gestagensubstitution in der 2. Zyklushälfte
- kombinierte Östrogen-Gestagensubstitution
- Prolaktinhemmer (z.B. Bromocriptin, Cabergolin, Quinagolid)
- Dexamethason niedrig dosiert (0,5 mg/d), eine Dauertherapie über längere Zeiträume (> 6 Monate) wird nicht empfohlen.
- pulsatile Gabe von GnRH-Analoga (GnRH-Pumpe)

Bei Menorrhagie/Hypermenorrhö:
- Uterotonika (z.B. Methergin-Tropfen), Fibrinolysehemmer (Tranexamsäure oral oder i.v.), Eisensubstitution (bei blutungsbedingter Eisenmangelanämie), in Sonderfällen Danazol, GnRH-Analoga
- gestagenbeschichtete Intrauterinpessare (nach Abklärung der Blutungsursache bzw. Ausschluss einer anatomischen Pathologie des Uterus); sie verringern die Blutungsstärke und -häufigkeit, sind jedoch bei submukösen Myomen kontraindiziert.

Abrasio

Akutsituation In der Akutsituation einer deutlich überperiodenstarken Menorrhagie oder Dauerblutung ist – insbesondere bei bereits vorbestehender Blutungsanämie – eine notfallmäßig durchgeführte fraktionierte Abrasio das Mittel der Wahl, um die Blutung rasch zu beenden und eine anderenfalls u.U. notwendige Bluttransfusion zu vermeiden. Zugleich ermöglicht die histologische Untersuchung des Gewebes den Ausschluss maligner Veränderungen.

> **PRAXISTIPP**
> **Kriterien für den Notfall:**
> - deutlich überperiodenstarke Blutung und kreislaufinstabile Patientin
> - zusätzliche Kriterien: niedriges Ausgangshämoglobin (oder blasse Schleimhäute an Lippen, Augen), Tachykardie.
>
> **Cave:** Der Hämoglobinwert verändert sich bei akuter Blutung erst Stunden später (durch Verdünnung), daher keine Entscheidung nur anhand des Hämoglobinwerts!

Elektiveingriff Als elektiver Eingriff/Therapie ist die **Abrasio** – vorzugsweise kombiniert mit einer Hysteroskopie zur genaueren Inspektion des Cavum uteri – indiziert bei Verdacht auf Endometriumpolyp, andere intrauterine Pathologie (Retention, Endomyometritis) oder zu diagnostischen Zwecken, wenn die medikamentöse Therapie nicht erfolgreich war. Zugleich ist meist ein therapeutischer Effekt zu erwarten, der im Fall einer hormonellen Ursache der Zyklusstörung aber nur bei adäquater Hormontherapie postoperativ länger anhält.

Nachfolgende **Therapieoptionen** sind ebenfalls im Intervall und nicht bei akuter Blutung sinnvoll:
- Endometriumablation: Mittels verschiedener Verfahren (Koagulation unter hysteroskopischer Sicht oder thermische Ballonablation) wird das Endometrium thermisch so stark geschädigt, dass es danach nicht mehr proliferieren kann (Vernarbung der Basalzellschicht). Dieses Verfahren ist nur für Frauen geeignet, deren Familienplanung abgeschlossen ist, da die Implantation einer Schwangerschaft nach diesem Eingriff meist unmöglich ist.
- Myomembolisation: Unter Durchleuchtung wird nach Katheterisierung der A. iliaca interna über die A. uterina möglichst selektiv das myomversorgende Gefäß mit einer synthetischen Substanz embolisiert. Kontraindiziert ist das Verfahren u.a. bei Wunsch nach Schwangerschaft (Gefahr der uterinen Minderdurchblutung, Strahlenbelastung der Ovarien), zu den Nebenwirkungen gehören Schmerzen in 40–88%.
- Myomenukleation (> Kap. 26.4).

029 Literatur Kap. 9

030 Praxisfragen Kap. 9

071 IMPP-Fragen Kap. 9

KAP. 10
V. Seifert-Klauss
Peri- und Postmenopause

10.1   Perimenopause 117

10.2   Postmenopause 122

Zur Orientierung
Obgleich die Perimenopause eine physiologische Lebensphase ist, kann sie in kulturell unterschiedlicher Häufigkeit mit z.T. erheblichen Beschwerden einhergehen, die unbehandelt zu gesundheitlichen Problemen (z.B. Anämie durch Blutungsstörungen), Verlust an Lebensqualität, und Arbeitsunfähigkeit führen können.

Definitionen
- Die **Menopause** ist die letzte spontane Menstruationsblutung im Leben einer Frau. Erst nach einem Jahr Blutungsfreiheit im Anschluss an die letzte Blutung kann diese rückblickend als Menopause bezeichnet werden. Die Menopause ist ein Zeitpunkt, keine Lebensphase.
- Definition der Weltgesundheitsorganisation (WHO) von 1996: Der Begriff **Perimenopause** sollte die Periode vor der Menopause, in der die endokrinologischen, biologischen und klinischen Merkmale der kommenden Menopause beginnen, und das erste Jahr nach der Menopause umfassen.
- Die **Perimenopause** ist eine Lebensphase (umgangssprachlich Wechseljahre oder Klimakterium), die bis zu 10 Jahre dauern kann.
- Die **Postmenopause** beginnt ein Jahr nach der Menopause und umfasst die Jahre und Jahrzehnte danach.

MERKE
Menopause = Zeitpunkt, Peri- und Postmenopause = Lebensphasen.

10.1 Perimenopause

Praxisfall
▌ Eine 46-jährige Angestellte klagt darüber, dass sie bei jeder Menstruation für 8–10 Stunden sehr stark blute. Zyklen regelmäßig, 26-tägig, Blutung 9 Tage. Während der Hypermenorrhö halbstündlicher Wechsel von Vorlagen/Tampons (übrige Menstruationstage: 3–4/Tag) nötig, wegen Kreislaufproblemen muss sie sich dann hinlegen. Zunehmende Müdigkeit, häufiges nächtliches Aufwachen mit Hitzewallungen und Angstgefühlen. Bei der klinischen Untersuchung liegt die Herzfrequenz bei 96, die Hände und Schleimhäute sind auffallend blass.

Hb = 10,0 g/dl, Ferritin erniedrigt. Gynäkologische Untersuchung und Vaginalsonographie sind unauffällig.

Diagnose: Perimenopausale Blutungsstörung ohne anatomisches Korrelat bei Anovulation. **Therapie:** Zyklische Gestagensubstitution in der zweiten Zyklushälfte (durch abendliche Einnahme besseres Durchschlafen), Eisensubstitution. Durch die Therapie bessern sich die Beschwerden deutlich, und die Leistungsfähigkeit der Patientin ist nach drei Monaten wiederhergestellt. ▌

Physiologie und Phasen

Hormone   Bei den hormonellen Umstellungen der Perimenopause spielen neben den Gonadotropinen, Östrogenen und Progesteron auch Inhibine und Aktivine eine Rolle. Dies sind jeweils dimere Peptide, die sich aus einer βA- oder βB-Untereinheit und jeweils einem α-Monomer zusammensetzen.

Aufgrund struktureller Ähnlichkeiten werden beide Substanzen zu den Familien der „transforming growth factors" (TGFβ) und auch der „bone morphogenetic proteins" (BMP) gezählt. Zur Familie der BMPs gehören für Wachstum und Differenzierung wichtige Peptide. Diese Liganden binden an eine Familie von Typ-I- und -II-Rezeptoren mit Proteinserin- oder Threoninkinaseaktivität. Ihre nachgeordneten Signaltransduktoren sind Proteine, die Smads genannt werden.

Inhibin A und B (je nach β-Untereinheit) werden in Granulosazellen des Ovars gebildet, jedoch auch in Plazenta, Dezidua und Hypophyse. Ihnen wird u.a. eine FSH-supprimierende Wirkung zugeschrieben. Inhibin B gilt als Marker für die ovarielle Follikelreserve bei vorzeitiger Ovarialinsuffizienz. Inhibin A ist auch in präeklamptischen Schwangerschaften erhöht.

Aktivin stimuliert selektiv die hypophysäre FSH-Synthese und -Sekretion, ohne dabei LH zu beeinflussen. Direkte Wirkungen bei der Differenzierung von Knochen- und Blutbildungszellen wurden auch beschrieben.

Phasen Die ovarielle Follikelkohorte nimmt im Laufe des Lebens ab. Mit Fortschreiten dieses Prozesses und der Abnahme des Follikelpools unter eine kritische Schwelle kommt es u.a. zu einer Abnahme von **Inhibin B**. Durch fehlende Inhibition der FSH-Ausschüttung erfolgt ein Ansteigen von FSH zunächst nur in der frühen Follikelphase. Klinisch sind eine Abnahme der **Fertilität** und Veränderungen des **Zyklusgeschehens** zu beobachten. Solange die Ovarien noch rekrutierbare Follikel enthalten, kommt es zu zunehmend verkürzten Follikelphasen und durch den starken FSH-Antrieb z.T. zu überhöhten Estradiolspiegeln (Estradiolproduktion v.a. in den Granulosazellen der Ovarialfollikel), sowie gehäuft zur Rekrutierung von mehreren Follikeln (Folge: erhöhte **Mehrlingsraten**).

Im weiteren Verlauf bleiben – durch verminderte LH-Puls-Frequenz und -Amplitude in der Zyklusmitte – zunehmend **Ovulationen** aus, mit der Folge unzureichender Progesteronspiegel in den Lutealphasen und ungebremster proliferativer Östrogenwirkung am Endometrium. Hieraus können eine Verstärkung der **Blutungsstärke** bei der Menstruation sowie verstärktes Wachstum von **Myomen** resultieren. Inhibin A-Spiegel fallen später während der Perimenopause ab. Mit der weiteren Erschöpfung des ovariellen Follikelpools nimmt später die **Estradiolproduktion** ab, bleibt im Jahr nach der Menopause noch streckenweise nahe 50 pg/ml und fällt schließlich auf unter 20 pg/ml.

Die ovarielle **Androgenproduktion** sinkt mit dem Alter allmählich, zwischen 20 und 40 Jahren stärker als in der Perimenopause. Durch den Östrogenmangel fällt auch das sexualbindende Globulin (SHBG) ab. Deshalb kann in der späten Perimenopause ein Anstieg der freien Androgenwirkung beobachtet werden, der sich bei manchen Frauen klinisch in vermehrtem Hirsutismus und androgenetischer Alopezie manifestiert.

Die Dauer und der Phasenablauf der Perimenopause sind interindividuell sehr variabel. Das folgende Schema nach Prior veranschaulicht die häufigsten Veränderungen in der Übersicht:

Tab. 10-1 Phasen der Perimenopause: biochemische und klinische Kennzeichen. Die Dauer der einzelnen Phasen ist unterschiedlich und liegt zwischen ein und zwei Jahren. Gesamtdauer der Perimenopause: bis zu 10 Jahre, bei großer Variabilität.*

Phase A	Inhibin B ↓; Inhibin A und FSH normal; Estradiol ↑
Phase B	Inhibin B ↓, FSH ↑, Estradiol ↑ ↑
Phase C	FSH ↑, LH ↑, Estradiol stark schwankend, oft überhöht und nicht unterdrückbar Klinik: Zyklen teils verkürzt, teils verlängert
Phase D	FSH und LH ↑, E2 normal, mit Spitzen im Wechsel mit starken Erniedrigungen. Klinisch: Zyklen zunehmend anovulatorisch
Phase E	FSH ↑ ↑, LH ↑ ↑, E2 normal oder niedrig, aber intermittierend hoch

* Modifiziert nach Prior J: Perimenopause: The Complex Endocrinology of the Menopausal Transition. Endocrine Reviews (1998) 19(4):397–428

„Wechseljahre"

Epidemiologie Hitzewallungen und Schweißausbrüche sind die charakteristischen Beschwerden der Perimenopause und werden von bis zu 90% der Frauen erlebt. Etwa 30% suchen wegen erheblicher Beeinträchtigung ihrer Lebensqualität deswegen ärztliche Hilfe. Schlafstörungen (z.B. durch Wechseln feuchter Kleidungsstücke) und stärkere Erkältungshäufigkeit führen teilweise zu erheblicher Beeinträchtigung der Leistungsfähigkeit und verstärken u.U. Stimmungsschwankungen, Nervosität, Ängste und depressive Gefühle in dieser Lebensphase.

Obgleich die Perimenopause eine physiologische Lebensphase ist, kann sie in kulturell unterschiedlicher Häufigkeit mit z.T. erheblichen Beschwerden einhergehen, die unbehandelt zu gesundheitlichen Problemen (z.B. Anämie durch Blutungsstörungen), erheblichem Verlust an Lebensqualität und Arbeitsunfähigkeit führen können.

> **MERKE**
> Die fünf häufigsten klimakterischen Symptome sind vegetativer Art: Schwitzen (Schweißausbrüche), Hitzewallungen, Schlafstörungen, depressive Verstimmungen und Libidoverlust. Während bei jüngeren Frauen häufig ein zyklusabhängiges Auftreten vor allem perimenstruell berichtet wird, werden die Beschwerden später oft als durchgehend und zeitlich unberechenbar geschildert.

Symptome

Nach aktuellen finnischen Daten sind im Alter von 42–46 Jahren 11% und im Alter von 52–56 Jahren 46% der Frauen zeitweise von stärkeren Symptomen betroffen. Die Dauer der Symptome variiert stark, zwischen wenigen Wochen und Jahren. Während der Mittelwert bei ca. 1–2 Jahren nach der Menopause angesetzt wird, leiden einige Frauen (ca. 2%) für Jahrzehnte erheblich unter Symptomen. Aufgrund der stark unterschiedlichen Ausprägung nach sozialen Umständen, interkulturell, aber auch bei Frauen in ähnlicher Lebenssituation sind perimenopausale Beschwerden anfällig für Über- oder Unterinterpretation, die sich durch genaues, auch quantifizierendes (wie oft welche Beschwerden) Nachfragen vermeiden lassen. Stark betroffene Frauen erleben eine erhebliche Beeinträchtigung ihrer Lebensqualität, die ernst genommen und symptomorientiert behandelt werden sollte.

Hitzewallungen

Hitzewallungen werden häufig bei stärkeren Abwärtsschwankungen von Östrogenspiegeln beobachtet, sodass die Östrogenkonzentration an sich nur ein sehr grober Anhaltspunkt ist. Vermutlich spielen auch Neuro-Steroide wie Allo-Pregnanolon und Noröstrogene hier eine Rolle, die nicht eng mit den peripher messbaren Östrogenspiegeln korrelieren.

Hormonschwankungen

Stark schwankende endogene Hormonspiegel führen in der Perimenopause zeitweise zu Hormon-Mangel-Symptomen (z.B. Schleimhaut-Trockenheit), oder zu Symptomen, die auf relativem Hormonüberschuss beruhen (z.B. Brustspannen). Initial treten die Beschwerden verstärkt perimenstruell auf, der Übergang von einem evtl. vorbestehenden prämenstruellen Syndrom (PMS) kann fließend sein. In späteren Phasen (> Tab. 10-1) der Perimenopause kommt es zum Abfallen der Östrogenproduktion, wobei insbesondere Östrogenmangel-Symptome bestehen bleiben können.

Weitere Symptome

Weitere häufige Probleme der Patientinnen sind Blutungsstörungen (> Kap. 9, > Kap. 32.5), Schleimhaut-Trockenheit (urogenital, Augen, Mundschleimhaut), Harninkontinenz, Entzündungen, Dyspareunie, Haarausfall, Akne, Gelenkbeschwerden und Nachlassen der Leistungsfähigkeit.

Ein in der Perimenopause gehäuft auftretender Befund sind Ovarialzysten. Überwiegend handelt es sich um Funktionszysten, die aus der Kombination von erhöhtem FSH-Antrieb und Anovulation resultieren und die meist innerhalb weniger Wochen rückläufig sind. Eine sonographische Kontrolle muss erfolgen, um morphologisch auffällige, u.U. neoplastische Zysten auszuschließen.

Diagnostik

Bei der **Anamnese** ist zu berücksichtigen, dass die Beschwerden je nach sozialen Umständen oder Kulturzugehörigkeit, manchmal aber auch bei Frauen in ähnlicher Lebenssituation unterschiedlich ausgeprägt sein können. Deshalb ist genaues, auch quantifizierendes (wie oft welche Beschwerden) Nachfragen sehr wichtig.

MERKE
Stark betroffene Frauen erleben eine erhebliche Beeinträchtigung ihrer Lebensqualität, die ernst genommen und symptomorientiert behandelt werden sollte.

Hormonbestimmungen

Neben der Anamnese können Hormonbestimmungen hinweisgebend sein. Sie sind jedoch nicht diagnostisch entscheidend, da Hormonschwankungen ein wesentliches Merkmal der Perimenopause sind (> Abb. 10-1).

Insbesondere kann eine einmalig erniedrigte Estradiolbestimmung nicht mit anhaltendem Östrogenmangel gleichgesetzt werden, da Estradiol am Zyklusanfang physiologisch niedrig ist. Dennoch wird eine Konstellation von erhöhtem FSH, noch normalem oder leicht erhöhtem LH und unter dieser starken Stimulation niedrigen oder mittleren Estradiolwerten bei vielen perimenopausalen Frauen gefunden, wobei mit Fortschreiten der Entwicklung in Richtung Postmenopause zunehmend höhere LH-Werte und niedrigere Estradiolwerte gefunden werden. Überhöhte Estradiolwerte von bis zu über 1.000 pg/ml kommen vor. In diesen Fällen sollten Kontrollen nach 2–4 Wochen erfolgen, sowie eine vaginale Sonographie, um einen (sehr seltenen) Granulosazelltumor auszuschließen.

PRAXISTIPP
Überhöhte Estradiolwerte von bis zu über 1.000 pg/ml kommen vor, sollten aber nach 2–4 Wochen kontrolliert werden, um – zusammen mit einer vaginalen Sonographie – einen (sehr seltenen) Granulosazelltumor auszuschließen.

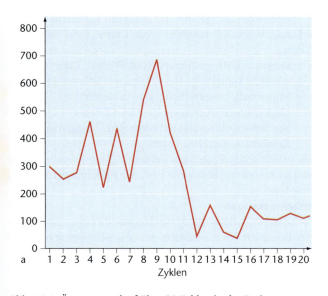
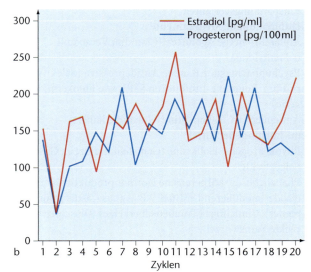

Abb. 10-1 Östrogenverlauf über 20 Zyklen in der Perimenopause.
a Östrogenwerte in den Follikelphasen
b Östrogen- und Progesteronwerte in den Lutealphasen.

> **MERKE**
> Von perimenopausalen Beschwerden betroffene Patientinnen können innerhalb von Tagen und Wochen extreme Hormonschwankungen aufweisen: eine Blutabnahme macht noch keine Diagnose! Präzise anamnestische Angaben sind meist hilfreicher.

Differentialdiagnosen

Medizinisch relevante Differentialdiagnosen der Perimenopause sind **Schilddrüsenfunktionsstörungen** (ca. 5%) und **primärer Hyperparathyreoidismus** (5%). Erstere lassen sich durch Bestimmung von TSH, T_3, T_4, sowie ggf. einer Schilddrüsensonographie und der Bestimmung von Schilddrüsenantikörpern diagnostizieren. Ein Hyperparathyreoidismus kann über ein erhöhtes Serumkalzium entdeckt und durch Parathormonbestimmung bestätigt werden. Andere Differentialdiagnosen sind – je nach Symptomatik – Anämie (Müdigkeit), andere schwere Allgemeinerkrankungen (nächtliches Schwitzen), und (sehr selten) endokrine Neoplasien wie z.B. Phäochromozytom.

Therapie

Therapeutische Optionen außer Hormontherapie

Bei vegetativen Beschwerden stehen am Beginn der Therapie Hinweise zur Lebensführung und Ernährung. Als hilfreich beschrieben wurden folgende Ansätze:

Allgemeine Maßnahmen
- Alkohol, Koffein und scharfe Gewürze meiden
- Regelmäßige körperliche Aktivität
- Tocopherol (Vitamin E) 800 IE/d
- Salbei-Extrakte (z.B. Sweatosan N)
- Akupunktur, Hydro-Bewegungstherapie
- Entspannungsverfahren

Nichthormonelle Medikamente
- Alpha-adrenerge Agonisten (Clonidin, Verapamil, α-Methyldopa)
- Psychopharmaka, z.B. neue Antidepressiva (Selektive Serotonin-Reuptake-Inhibitoren SSRI, wie Fluoxetin, Paroxetin)
- Antiepileptika: Gabapentin (Pilotstudie läuft)

Semi-hormonelle Mittel
- Phytoöstrogene: Isoflavone (Genistein, Daidzein, Glycetin)
- Sojaextrakte
- Pflanzliche, die körpereigene Hormonproduktion anregende oder modulierende Mittel: z.B. Agnus Castus (Mönchspfeffer), Cimicifuga (Traubensilberkerze), Dioscorea villosa (wilde Yamswurzel).

> **PRAXISTIPP**
> Der Effekt auf Stärke und Frequenz der sog. Wechseljahresbeschwerden liegt für Phytoöstrogene bei 30–40% Besserung, bei Psychopharmaka bei 40–60% Besserung (allerdings mit stärkeren Nebenwirkungen). Unter Plazebo tritt eine Besserung um 30–35% ein.

Hormontherapie

Hormontherapie zur Behandlung von Beschwerden

Cochrane-Metaanalysen zufolge zeigt Hormontherapie hinsichtlich peri- und postmenopausaler vegetativer Beschwerden die höchsten Besserungsraten. Diese liegen bei 70–80%. Zur Vermeidung einer übermäßigen Proliferation des Endometriums (Hyperplasie, komplexe Hyperplasie) sollte bei hysterektomierten Frauen eine Gestagengabe über 12–14 Tage erfolgen.

Phasenspezifische Anwendungsweise in der Perimenopause

Hormontherapie sollte symptomorientiert und phasengemäß erfolgen, und die Wirksamkeit der Therapie überprüft werden. In der frühen Perimenopause wird oft eine reine Gestagensubstitution als hilfreich gegen Hypermenorrhö und Schlaflosigkeit empfunden. Durchgehende Gestagenanwendung birgt ein Risiko für Zwischenblutungen, über welche die Patientinnen aufgeklärt werden sollten.

Perimenstruell betonte Beschwerden sind oft durch Östrogenabfall bedingt und bessern sich u.U. auf niedrig dosierte reine Östrogengabe.

In der späteren Perimenopause kann eine zyklische Hormontherapie mit niedrig dosiertem Östrogenanteil und Gestagen wechselnde Beschwerden und Zyklusunregelmäßigkeiten ausgleichen. Postmenopausal wird bis zum 55. Lebensjahr die zyklische Kombinationstherapie bevorzugt, da in der frühen Postmenopause die kontinuierlich kombinierte Verabreichung mit höheren Raten an Zwischenblutungen assoziiert ist, die nach dem 55. Lebensjahr auch unter kontinuierlich kombinierter Hormontherapie geringer ist.

Anwendungsweise und Dosierungen

- Lokale parenterale Gestagentherapie (Progesteroncreme, Kapseln)
- Systemische Gestagentherapie (Kapseln, Tabletten)
- Lokale, vaginale Östrogentherapie (Creme, Ring, Suppositorien)
- Systemische Östrogentherapie (Gel, Pflaster, Tabletten)
- Systemische kombinierte Hormontherapie (Pflaster, Tabletten):
  – Sequentiell, bzw. zyklisch (reine Östrogenphase 12–14 Tage, Östrogen/Gestagenphase 10–12 Tage)
  – Kontinuierlich kombiniert (Östrogen/Gestagen in fester Kombination an allen Tagen)

Als ausreichende Tagesdosis werden 1–2 mg Estradiolvalerat oder mikronisierte Östrogene bzw. 0,6 mg konjugierte Östrogene angesehen.

Nebenwirkungen

Die häufigste Nebenwirkung von Hormontherapie sind Blutungen. Besonders bei Frauen kurz nach der Menopause (unter 55 Jahren) ist eine blutungsfreie Anwendung oft nicht zu erreichen. Zum einen addiert sich die zeitweilig noch vorhandene endogene Östrogenproduktion zur exogenen Hormongabe hinzu und lässt das Endometrium über die Blutungsschwelle proliferieren. Zum anderen wird mit zunehmendem Abstand von der Menopause auch die endometriale Östrogenrezeptoren-Dichte downreguliert, mit der Folge verminderter Proliferation.

Weitere Nebenwirkungen der Hormontherapie sind ein 2fach erhöhtes Thrombose- und Thrombembolierisiko (> Abb. 10-2), weshalb Thrombosen in der Anamnese gezielt erfragt werden müssen und als relatives (bei Thrombose in den letzten 5 Jahren: absolutes) Ausschlusskriterium gelten. Auch ein Hypertonus sollte durch Blutdruckmessung ausgeschlossen werden.

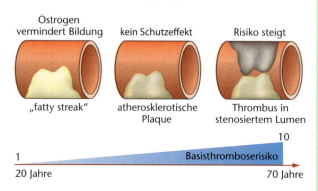

Abb. 10-2 Östrogenwirkung auf das Gefäßsystem. Während Östrogene im Stadium der „fatty streaks" deren Bildung entgegenwirken, kann bei bereits atherosklerotischen Plaques die morphologische Gefäßverengung nicht rückgängig gemacht werden, obwohl Östrogene funktionell gefäßdilatierend wirken. Aufgrund des altersabhängig ansteigenden Thromboserisikos und der thrombogenen Eigenschaften von Östrogenen kann es dann in verengten Arterien leichter zur Bildung eines Thrombus kommen.

> **MERKE**
> Die meisten perimenopausalen Frauen kommen bei milden oder gar keinen Symptomen sehr gut ohne Hormontherapie aus!

Eine Hormontherapie ist daher nur **indiziert,** wenn die Beschwerden sehr stark ausgeprägt sind, z.B.
- wenn die Arbeitsfähigkeit der Patientin gefährdet oder bereits beeinträchtigt ist,
- wenn Operationen angeraten oder bereits durchgeführt wurden (z.B. Abrasio bei Endometriumhyperplasie mit Hypermenorrhö in Phase B oder C),
- wenn die Patientin bereits mehrfach Ärzte anderer Disziplinen konsultiert hat (z.B. Kardiologen bei Herzklopfen und vasomotorischen Symptomen, Urologen bei rezidivierenden Harnwegsinfekten).

Die in der Hormontherapie eingesetzten **Inhaltsstoffe** (> Tab. 10-2) werden als Tabletten (stärkerer Lebereffekt), als Pflaster oder Gel (mit jeweils einer geringeren Dosis) oder als Vaginalsuppositorien oder -creme (mit geringerem Knochenschutz) gegeben.

Tab. 10-2 In der Hormontherapie eingesetzte Inhaltsstoffe.

Östrogene	Gestagene
• konjugierte equine Östrogene (oral; Mischpräparat; Dosis 0,3; 0,625; 1,25) • Estradiolvalerat (1, 2 oder 4 mg) • mikronisiertes Estradiol • Estriol (vaginal)	• Dydrogesteron (10 mg) • Medrogeston (5 mg) • Medroxyprogesteronazetat (MPA) • Drospirenon • Norethisteronazetat (NETA) • Levonorgestrel, Chlormadinonazetat, Cyproteronazetat

Eine symptom- und phasenorientierte Hormontherapie wird aufgrund der starken interindividuellen Unterschiede stärker symptom- als streng phasenorientiert angewandt:

In **Phase A** kommen, da die vasomotorischen Symptome stärker durch Östrogenschwankungen als durch einen dokumentierbaren Östrogenmangel bedingt sind, 2 Strategien in Frage:
- Bei sehr ausgeprägten perimenstruellen vasomotorischen Symptomen können die Hormon-„Talsohlen" gezielt für wenige Tage mit Östrogen ausgeglichen werden.
- Insbesondere bei Dysmenorrhö und Ödemen können manche Gestagene (über ihren Gonadotropin-senkenden Effekt) eine übermäßige FSH-Stimulation der Granulosazellen und nachfolgende Östrogenspitzen vermindern.

In den **Phasen B und C** ist aufgrund der Gestagenmangelsymptome (Menorrhagie, Hypermenorrhö) eine Gestagensubstitution in der 2. Zyklushälfte (15.–26. Tag) oft erfolgreich.

Phase D erfordert zusätzlich oft eine intermittierende Östrogensubstitution. Fixe Kombinationen einer niedrigen Östrogendosis mit einem Gestagen helfen vielen (nicht allen!) Frauen ausreichend, wobei im zeitlichen Verlauf bei abnehmender endogener Östrogenproduktion eine Anhebung der Östrogendosis sinnvoll sein kann.

In **Phase E** schließlich kann bei einem Abklingen der vasomotorischen Symptome ein Auslassversuch mit Hormontherapie (vorzugsweise im Frühjahr durchzuführen) zum dauerhaften Absetzen der systemischen Hormongabe führen, bei vaginaler Atrophie kann die Fortführung von lokaler Östrogentherapie mit estriolhaltigen Vaginalsuppositorien oder -creme ausreichen.

Obgleich die durchschnittliche Dauer perimenopausaler Beschwerden mit 2 Jahren angegeben wird, ist eine kleine Gruppe postmenopausaler Frauen über Jahre von Beschwerden betroffen. Für sie wird bis zum Alter von ca. 55 Jahren eine zyklische Hormontherapie empfohlen, in höherem Alter (ab ca. 55 Jahre) eher die kontinuierlich kombinierte Therapieform, mit der Blutungen nach diesem Alter meist nicht mehr auftreten.

> **PRAXISTIPP**
> Jährlich einmal sollten aktueller Gesundheitszustand, evtl. hinzugekommene Risikofaktoren (Blutdruck!) und die Gründe für das Fortführen der Hormontherapie (ggf. Auslassversuch) gemeinsam mit der Patientin überprüft werden. Außerdem ist einmal jährlich die mammographische Kontrolle der Brust zu empfehlen.

Hormontherapie und Brustkrebsrisiko

Bei kurzfristiger Therapie (1–2 Jahre) wegen Beschwerden ist keine Erhöhung des Brustkrebsrisikos belegt, ebenso wenig für eine längere Anwendung bis zum Alter von 50 Jahren. Über einen Zeitraum von bis zu zwei Jahren nach der Menopause gibt es nach Subgruppenanalysen der WHI-Studie kein erhöhtes Brustkrebsrisiko durch HRT.

Nach mehrjähriger Anwendungsdauer jenseits des natürlichen Menopausealters kommt es unter kombinierter Hormontherapie zu einer geringen Erhöhung des Brustkrebsrisikos (8 zusätzliche Fälle/10.000 Anwenderinnen/Jahr), was vor dem

Basisrisiko (50/1.000 Frauen ohne Hormontherapie erkranken bis zum Alter von 65 Jahren) zu sehen ist. Für alleinige Östrogentherapie ist das Risiko nach 5 Jahren nicht erhöht (WHI-Studie). Alleinige Östrogentherapie über längere Zeiträume ist hingegen mit einem höheren Risiko für ein Endometriumkarzinom behaftet.

Perimenopausale Blutungen

Pathogenese In den 7 Jahren vor der Menopause nimmt die Rate ovulatorischer Zyklen von 60 auf 5% ab. Viele Blutungsstörungen in dieser Phase sind anovulatorisch bedingt (> Kap. 9.2.4).

Symptome
Sie können als unregelmäßige, wechselnd starke Periodenblutungen manifestieren, oder als Menorrhagie, Hypermenorrhö, Polymenorrhö.

Diagnostik
In der Perimenopause steigt durch die unopponierte endogene Östrogendominanz das Risiko für Endometriumkarzinome. Wann im Einzelfall eine Endometriumbiopsie, bzw. Hysteroskopie/Abrasio indiziert ist, richtet sich nach den individuellen Risikofaktoren (z.B. Adipositas, Diabetes, Hypertonus), den Begleitumständen: (z.B. perimenopausale Funktionszyste am Ovar), und dem Ansprechen auf hormonelle Therapieversuche.

10.2 Postmenopause

Praxisfall
Eine 47-jährige Wissenschaftlerin berichtet, dass sie seit Monaten Hitzewallungen und Schweißausbrüche sowie Rücken- und andere Skelettschmerzen habe, häufig depressiv sei und schlecht schlafen könne.

Bei der Untersuchung fällt ein zierlicher Körperbau auf. Die Knochendichtemessung ergibt einen Wert von 96,1 mg/cm in der quantitativen CT (Osteopenie). Das Serumkalzium liegt über dem Normalbereich, weshalb in der Folge dreimal Parathormon (PTH) bestimmt wird und jedes Mal erhöht ist. Schließlich wird die Diagnose eines primären Hyperparathyreoidismus gestellt.

Bei der Patientin wird eine Parathyreoidektomie durchgeführt. Dadurch gehen zunächst die klimakterischen Beschwerden und v.a. die Depression fast vollständig zurück. In den nächsten Jahren kommt es jedoch zu erneuten Hitzewallungen, die mit einer kombinierten Hormonersatztherapie behandelt werden. Darunter bilden sich einerseits Myome am Uterus, andererseits toleriert die Patientin die Auslassversuche bei hohen beruflichen Anforderungen nicht für längere Zeit. Als schließlich noch Schmerzen beim Geschlechtsverkehr und Zwischenblutungen auftreten, wird die Indikation zur laparoskopisch assistierten vaginalen Hysterektomie nach fraktionierter Abrasio gestellt.

Physiologie

Die Postmenopause ist aufgrund der gestiegenen Lebenserwartung die zweitlängste endokrinologisch definierte Phase im Leben einer Frau. Sie darf daher nicht mit dem Senium gleichgesetzt werden. Die zunehmende Berufstätigkeit von Frauen über 60 Jahren, erfolgreiche Gesundheitsvorsorge in den letzten Jahrzehnten und das in Deutschland vielfach gewachsene Selbstbewusstsein von Frauen machen die Postmenopause zu einer sehr aktiven Lebensphase.

Die Prophylaxe von Alterskrankheiten einerseits und der Erhalt von Lebensqualität und ggf. Arbeitsfähigkeit trotz des Auftretens von Beschwerden und Krankheiten andererseits sind vorrangige medizinische Ziele in der Postmenopause. Beispielhaft hierfür und aufgrund ihres Zusammenhangs mit hormonellen Faktoren sollen nachfolgend die Osteoporose sowie kardiovaskuläre Erkrankungen behandelt werden.

Postmenopausale Blutungen

Definition Blutungen (auch Schmierblutungen) mit einem zeitlichen Abstand von über einem Jahr zu der bzw. den letzten Periodenblutungen.

Ätiologie Spontane Blutungen in der Postmenopause sollten je nach Befund der gynäkologischen Untersuchung (atrophische Kolpitis?) und Vaginalsonographie (hochaufgebautes Endometrium?) durch Hysteroskopie/Abrasio abgeklärt werden, da in ca. 10% ein Endometriumkarzinom Ursache der Blutung ist.

Regelmäßige Blutungen unter postmenopausaler Hormontherapie sind bei sequentieller kombinierter Hormontherapie therapiebedingt normal. Unter kontinuierlicher kombinierter Hormontherapie kann es, vor allem bei jüngeren, früh-postmenopausalen Frauen zu Durchbruchblutungen auch in unregelmäßigen Abständen kommen. Ursache ist meist eine noch vorhandene endogene Östrogenproduktion, die das Endometrium stärker proliferieren lässt als die Hormontherapie allein. Irreguläre oder Kontaktblutungen unter Hormontherapie sollten weiter abgeklärt werden.

Diagnostik
Die **Anamnese** sollte folgende Fragen beinhalten:
- Wann hat die letzte Krebsvorsorge stattgefunden?
- Wann war die erste Blutung oder bräunlicher Ausfluss?
- Kommen Juckreiz oder Brennen vor?
- Hat sich Ihr Gewicht im letzten Jahr verändert? War diese Gewichtsveränderung unfreiwillig?
- Leiden Sie unter Appetitlosigkeit, haben Sie eine Abneigung gegen Fleisch entwickelt?
- Wenden Sie Hormontherapie oder Phytoöstrogene an?

MERKE
Irreguläre Blutungen oder Kontaktblutungen unter Hormontherapie sollten weiter abgeklärt werden.

Bei der **gynäkologischen Untersuchung** sollte besonders auf fragliche Blutungsquellen und deren umliegenden Strukturen geachtet werden (Vulva, Vagina, Urethra, Portio). Ein zytologischer Abstrich wird bei schwacher Blutung oder im blutungsfreien Intervall entnommen.

Die **weiteren apparativen Untersuchungen** sind:
- Kolposkopie bei auffälliger Oberflächenstruktur, auffälligen weißlichen oder rötlichen Bezirken oder Pigmentierung
- ggf. Knipsbiopsie bei Verdacht auf Präkanzerose (dunkelpigmentiert: Morbus Bowen, blass-weißlich-silbrig: Lichen sclerosus)
- Vaginalsonographie: Endometriumhöhe? Serometra? Hämatometra? intrakavitäre Strukturen (Polypen)? Ovarien (postmenopausal sichtbare Ovarien sind oft vergrößert)? Aszites? Blasenkontur?

PRAXISTIPP
Spontane Blutungen in der Postmenopause sollten je nach Befund der gynäkologischen Untersuchung (atrophische Kolpitis?) und Vaginalsonographie (hochaufgebautes Endometrium?) sicherheitshalber durch Hysteroskopie/Abrasio abgeklärt werden, da in ca. 10% ein Endometriumkarzinom Ursache der Blutung ist.

Osteoporose

Praxisfall

▌ Eine 60-jährige Patientin erkrankt an einem Mammakarzinom, pT1, N1 (4/12), M0, G2, ER/PR-positiv. Nach der brusterhaltenden Operation wird eine Chemotherapie begonnen, die wegen einer Vena-subclavia-Thrombose abgebrochen wird. Aufgrund der Thrombose erhält die Patientin als anschließende antiöstrogene Therapie kein Tamoxifen (= thrombogen), sondern einen Aromatasehemmer (= knochendichtemindernd). Kurz danach kommt es, vermutlich aufgrund einer vorbestehenden, nicht diagnostizierten Osteoporose, während der Nachbestrahlung der Brust zu einer klinischen Fraktur des 8. Brustwirbelkörpers.

Die daraufhin durchgeführte Knochendichtemessung der lumbalen Wirbelsäule mit D(E)XA-Verfahren ergibt den Befund einer Osteopenie (nach Fraktur und bei degenerativen Veränderungen falsch hohe Knochendichte). Bei stattgehabter Fraktur nach nicht adäquatem Trauma gilt die Knochenerkrankung dennoch als manifeste Osteoporose. Die Behandlung der Osteoporose wird mit Kalzium 1.000 mg/d, Vitamin D 800 IE/d und einem wöchentlich einmal einzunehmendem Bisphosphonat begonnen. ▌

Definition Osteoporose ist definiert als eine Erkrankung, die durch erniedrigte Knochendichte und verschlechterte Mikroarchitektur von Knochengewebe charakterisiert ist (➤ Abb. 10-3) und zu erhöhter Knochenbrüchigkeit und erhöhtem

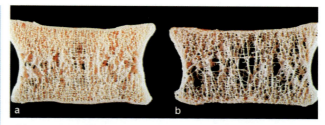

Abb. 10-3 Veränderung der Knochenstruktur bei Osteoporose.
a Normaler Knochen.
b Die Osteoporose ist nach der WHO definiert durch erniedrigte Knochendichte und verschlechterte Mikroarchitektur von Knochengewebe [25].

Bruchrisiko führt (WHO 1993). Da die Knochendichte ein Risikofaktor für Frakturen ist, wird zwischen messtechnischer Osteoporose (in der Knochendichtemessung) und klinisch manifester Osteoporose (Fraktur) unterschieden. Unter **Osteopenie** wird eine Verringerung der Knochendichte verstanden, die nicht das Ausmaß einer messtechnischen Osteoporose erreicht (s. Grenzwerte bei den verschiedenen Messmethoden).

Epidemiologie Die WHO zählt Osteoporose zu den 10 wichtigsten Erkrankungen weltweit, da ihre Prävalenz in den überalterten Industrieländern dank der hohen Lebenserwartung weiter zunehmen wird. Schätzungsweise 30% aller Frauen (und 15% der Männer) werden im Laufe ihres Lebens eine osteoporotische Fraktur erleiden (➤ Abb. 10-4). Unter gesunden Personen ohne bekannten Frakturen betrifft die messtechnische Diagnose einer Osteoporose (stark erniedrigte Knochendichte) mittels Knochendichtemessung 7% aller Frauen über 50 Jahre in den USA, 40% haben eine Osteopenie (erniedrigte Knochendichte).

MERKE
Schätzungsweise 30% aller Frauen (und 15% der Männer) werden im Laufe ihres Lebens eine osteoporotische Fraktur erleiden.

Risikofaktoren Als Risikofaktoren für die Entstehung einer Osteoporose gelten:
- Gewicht unter 57 kg oder unfreiwilliger Gewichtsverlust von > 10% des Körpergewichts
- Osteoporose oder Knochenbrüche in der Familie
- starke körperliche Inaktivität
- Rauchen
- Amenorrhö-Phasen
- Menopause vor dem 45. Lebensjahr
- Milchunverträglichkeit
- Kortisondauertherapie für > 6 Monate mit > 7,5 mg/d Prednisonäquivalent.

Symptome

Die frühe Osteoporose bietet keine Klinik. Später kommt es zu Schmerzen, v.a. im Rücken oder bei osteoporotischen Frakturen, die auch nach kleinsten Traumen (z.B. stolpern, ohne hinzufallen) entstehen können. Eine Wirbelstauchungsfraktur kann zwar extrem schmerzhaft sein („Vernichtungsschmerz"), es kommen aber auch asymptomatische Sin-

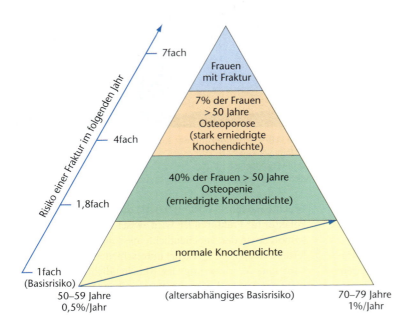

Abb. 10-4 Frakturrisiko in Abhängigkeit von der Knochendichte. Absolute und relative jährliche Risikoraten für Knochenbrüche in ihrer Abhängigkeit von Alter (Pyramidenbasis) und Knochendichte (linke Achse) sowie Frakturrisiko nach stattgehabter Fraktur (Pyramidenspitze). Die dargestellten Absolutrisiko-Angaben (Pyramidenbasis) beruhen auf den beobachteten Frakturraten bei unbehandelten Teilnehmerinnen der WHI-Studie, die Risikorelationen (linke Pyramidenachse) beruhen auf der North American Osteoporosis Risk Assessment Study (NORA), welche die Verteilung der Knochendichtewerte bei 200.000 postmenopausalen Frauen über 50 Jahren und Risiko einer Fraktur nach einem Jahr betrachtete. Die Angaben nach Fraktur stammen aus dem Fracture Intervention Trial (FIT) an 3.658 Frauen mit Osteoporose und hier aus der Plazebogruppe [3].

terungsfrakturen vor, die nur durch eine messbare Größenminderung im Vergleich zur Jugendgröße (> 4 cm klinisch relevant) oder eine Fehlhaltung auffallen (z.B. Buckelbildung durch Keilwirbel [s.u.]). Ein klinisches Zeichen für Osteoporose ist des Weiteren das „Tannenbaumphänomen", das den Verlauf der dorsalen Hautfalten bei Wirbelhöhenminderung beschreibt.

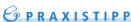 **PRAXISTIPP**
Plötzliche starke Rückenschmerzen sind verdächtig auf eine Wirbelfraktur bei Osteoporose.

Diagnostik

Konventionelle Röntgendiagnostik

Frühzeichen der Osteoporose sind diskret und werden leicht übersehen. Erst die fortgeschrittene Osteoporose wird – oft als Zufallsbefund bei Thoraxaufnahmen – diagnostiziert, wenn die Rarefizierung des Mineralgehalts der Brustwirbelkörper auffällt oder Höhenminderungen der Wirbelkörper durch Deck- oder Bodenplatteneinbrüche (Sinterungsfrakturen) festgestellt werden. Je nach Lokalisation der Wirbelfraktur kommt es zu charakteristischen Zeichen: bei Vorderkanteneinbrüchen zur Keilwirbelbildung, bei mittigen Einbrüchen zu „Fischwirbel"-Formen.

Knochendichtemessung

Die Knochendichte kann mit folgenden Verfahren beurteilt werden:
- quantitative CT (QCT)
- Dual-Energy-X-Ray-Absorptiometry (DXA)
- Ultraschall.

Ein weiteres – allerdings noch experimentelles – Verfahren ist die Bestimmung der Knochenarchitektur mittels MRT.

Bei der Knochendichtemessung mittels **QCT** (➤ Abb. 10-5) wird folgende Einteilung verwendet, dabei gilt für die trabekuläre Knochendichte:
- \> 120 mg Hydroxylapatit/ml: normale Knochendichte
- 80–120 mg/ml: Osteopenie
- < 80 mg/ml: Osteoporose.

Für die Knochendichtemessung mittels **DXA** gilt, da sie die weltweit meistverwendete und am besten untersuchte Methode ist, die WHO-Definition (➤ Tab. 10-3).

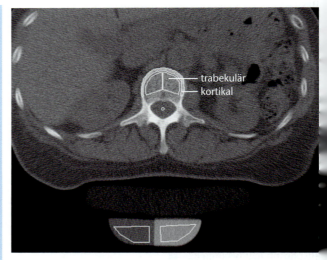

Abb. 10-5 Quantitative Computertomographie (der LWS oder peripher). Die QCT ermöglicht die getrennte Messung von trabekulärem (hormonsensitivem) und kortikalem (randsaumbildendem) Knochen (Abbildung überlassen durch Dr. Dirk Müller, Institut für Röntgendiagnostik der TU München [Direktor Prof. Dr. E. Rummeny], Klinikum rechts der Isar).

Tab. 10-3 T-Score. Der T-Score gibt an, wie stark bei einer jeweiligen Person die Knochendichte von der eines jungen, gesunden Probanden gleichen Geschlechts in Standardabweichungen (SD) abweicht.

Definition	Knochendichte	Strategie
normale Knochendichte	bis max. 10% Verlust T-Score (DXA) mehr als −1 SD	Prävention
Osteopenie	10–25% Verlust T-Score (DXA) zwischen −1 SD und −2,5 SD	Prävention
Osteoporose	Verlust > 25% T-Score (DXA) mehr als −2,5 SD	Behandlung
schwere manifeste Osteoporose	Osteoporose mit Frakturen	Behandlung

Ultraschalluntersuchungen werden vor allem an peripheren Knochen (Ferse, Finger) durchgeführt. Dabei wird über die Messung der Schallleitgeschwindigkeit auf die Knochendichte rückgeschlossen. Im Vergleich zu anderen Methoden der Knochendichtemessung weichen die Ergebnisse jedoch zu ca. 30% ab, u.a. weil die Schallleitgeschwindigkeit von der Körpertemperatur abhängt und daher schwankt.

Die **Strahlenbelastung** durch die QCT-Knochendichtemessung beträgt 0,06 mSv. Die Messung mit D(E)XA liegt noch niedriger bei ca. 0,001 mSv. Im Vergleich dazu beläuft sich die jährliche natürliche Strahlenexposition in Deutschland auf etwa 2,4 mSv. Die Belastung durch eine Röntgenaufnahme der Wirbelsäule in 2 Ebenen liegt bei etwa 0,3 mSv.

Prävention und Therapie

Zur Behandlung und Prävention der Osteoporose sind Bisphosphonate (Alendronat, Etidronat, Risedronat) und Selektive Östrogenrezeptor-Modulatoren (SERMs; Raloxifen) zugelassen.

Bei der Einnahme von **Bisphosphonaten** sind strenge Einnahmeregeln zu beachten (morgens, mit viel Wasser, aufrechte Körperhaltung, Abstand von 30 Min. bis 2 Std. zu Mahlzeiten), die durch einmal wöchentliche Anwendung bei mehreren Präparaten erleichtert werden.

Bei eingeschränkter Nierenfunktion ist ein Monitoring von Serumkalzium erforderlich. Bisphosphonate akkumulieren im Knochen und u.U. in der Niere. Daten zu über 8-jähriger Anwendung liegen vor, Langzeitwirkungen auf den Knochenstoffwechsel oder Nieren sind aber bisher nicht bekannt. Absolute Kontraindikationen für Bisphosphonate: Hypokalzämie, Niereninsuffizienz, Vorerkrankungen des Ösophagus.

Selektive Östrogenrezeptor-Modulatoren bewirken nach Bindung an den Östrogenrezeptor eine Konformationsänderung des entstandenen Liganden-Rezeptor-Komplexes, die zu Östrogenen teils antagonistische (in Endometrium und Brustgewebe Proliferation minimal), teils agonistische Wirkungen (Skelett: Knochendichte nimmt zu, Gefäßsystem: seltener Hypertonus und Hypercholesterinämie) hervorruft.

Unter der Behandlung mit SERMs werden (im Gegensatz zu Hormontherapie) Mammakarzinome seltener beobachtet, jedoch treten mehr Thrombembolien auf (wie bei Hormontherapie). Nebenwirkungen: Mehr Hitzewallungen, Beinkrämpfe und grippeähnliche Symptome wurden unter SERMs beobachtet.

Absolute Kontraindikationen: kürzlich vorausgegangene Thrombembolische Ereignisse.

Die WHI-Studie bewies erstmals eine Reduktion von Frakturen unter **Hormontherapie,** dieser Effekt war bei sehr schlanken Frauen mit niedrigem Body-Mass-Index besonders ausgeprägt und erreichte bei ihnen 50%, während adipöse Frauen (mit hoher endogener Östrogenproduktion) keinen Benefit hatten. Insbesondere schlanke früh-postmenopausale Patientinnen mit erhöhtem Osteoporoserisiko, gleichzeitigen vegetativen Beschwerden (Hitzewallungen) und gastritischen Beschwerden können von dieser osteoprotektiven Wirkung profitieren. Die derzeitigen Leitlinien stellen Bisphosphonate und SERMs als Therapieoptionen vor Hormontherapie. Diese wird bei Kontraindikationen gegen oder Unverträglichkeit von beiden Substanzklassen als second-line-Option angesehen, da nach mehrjähriger Einnahme das Brustkrebsrisiko steigt.

MERKE
Insbesondere schlanke früh-postmenopausale Patientinnen mit erhöhtem Osteoporoserisiko und gleichzeitigen vegetativen (Hitzewallungen) und gastritischen Beschwerden können von der osteoprotektiven Wirkung der Hormontherapie profitieren.

Kardiovaskuläre, zerebrovaskuläre und Karzinomerkrankungen

Epidemiologie Vor der Menopause sind Frauen seltener von kardiovaskulären Erkrankungen (z.B. Hypertonie, Dyslipidämie, Atherosklerose) betroffen als gleichaltrige Männer. Nach der Menopause steigt die Rate von kardiovaskulären Erkrankungen bei Frauen zwar an, sie erkranken jedoch etwa 10 Jahre später als Männer. Ein Schutz durch die prämenopausal vorhandenen endogenen Östrogene erscheint naheliegend (> Abb. 10-6).

Östrogenwirkungen Östrogene haben einen **antiatherogenen** Effekt und führen zu einem Absinken von LDL-Cholesterin und einem Anstieg der HDL-Fraktion um ca. 10%. Studien zur Sekundärprävention nach **Myokardinfarkt** fanden 1998 keinen Schutzeffekt. Während Östrogene im Frühstadium der „fatty streaks" antiatherogen wirken können, überwiegt bei bereits manifester Gefäßverkalkung insbesondere in höherem Alter der **thrombogene** Effekt von Östrogenen. Unter Östrogen-Monotherapie (bei hysterektomierten Patientinnen) wird das Herzinfarktrisiko unter Therapie nicht erhöht, unter kombinierter Hormontherapie wurde eine Risikoerhöhung, besonders bei älteren Hypertonikerinnen gefunden.

Ein leicht erhöhtes **Apoplexrisiko** wurde unter beiden Formen von Hormontherapie beobachtet, einen stärkeren Einfluss als die Hormone haben jedoch andere Risikofaktoren (Hypertonus, Rauchen, Diabetes). Das Auftreten von **Kolonkarzino-**

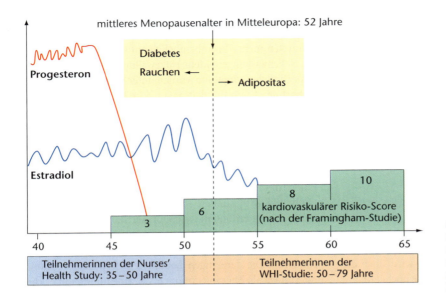

Abb. 10-6 **Risikostufen für koronare Herzerkrankung nach der Menopause.** Progesteron- und Estradiolspiegel fallen zur Menopause ab. Parallel dazu nimmt das Risiko, an einer KHK zu erkranken, zu. Adipositas erhöht, Rauchen und Diabetes senken das Menopausenalter.

Tab. 10-4 **Weibliche Hormone und verschiedene Krebserkrankungen.** ↓ = Wahrscheinlichkeit der Krebserkrankung ist niedriger, ↑ = Wahrscheinlichkeit der Krebserkrankung ist höher, * = epidemiologische Beobachtungsstudien, keine Therapiestudien.

Krebserkrankung	Östrogene	Östrogen + Gestagen
Mammakarzinom	↑	↑
Endometriumkarzinom	↑	↓
Ovarialkarzinom	↑↓	↑↓
Zervixkarzinom	(↓)*	
Kolonkarzinom	↓	↓
Bronchialkarzinom	(↓)*	
Malignes Melanom	kein Effekt	

men ist unter Hormontherapie um ca. 35% vermindert (> Tab. 10-4).

Prävention Je nach individueller Nutzen-Risiko-Konstellation kann eine Hormontherapie sinnvoll sein, eine relevante Rolle spielt hierbei das **Körpergewicht** der Patientin: Frauen mit niedrigem Gewicht profitieren stärker von der osteoprotektiven Wirkung durch Östrogene, für Übergewichtige ist der Effekt gering und bereits das Basisrisiko für Thrombose, Herz-Kreislauf-Erkrankungen und Brustkrebs erhöht.

MERKE

Die nach Altersdekaden und Abstand von der Menopause differenzierte Nachauswertung der WHI-Studie von 2007 ergab für Frauen im Alter von 50–59 Jahren einen kleinen Vorteil, zumindest aber keinen Schaden für die Anwenderinnen von Hormontherapie. Eine generalisierte Gabe von Hormontherapie zum alleinigen Zweck der Prävention von Erkrankungen wird seit 2002 – im Gegensatz zu den Neunzigerjahren – nicht mehr empfohlen.

044 Literatur Kap. 10
045 Praxisfragen Kap. 10
072 IMPP-Fragen Kap. 10

KAP. 11
C. Brucker, N. Reeka

Kontrazeption und Familienplanung

11.1	Grundlagen 127		11.4	Barrieremethoden 138
11.2	Natürliche Methoden der Kontrazeption .. 129		11.5	Chirurgische Kontrazeption 141
11.3	Hormonelle Kontrazeption 131		11.6	Abortiva/Interzeptiva 142
11.3.1	Grundlagen 131			
11.3.2	Applikationsformen 133			
11.3.3	Nebenwirkungen der hormonellen Kontrazeption 136			

Zur Orientierung

Empfängnisverhütung gibt es seit dem Altertum. Die modernen Methoden der hormonellen Kontrazeption hatten in der zweiten Hälfte des 20. Jahrhunderts weitreichende gesellschaftliche Auswirkungen.
In den Ländern der Dritten Welt sieht die Situation anders aus. Das liegt z.B. an der Bedeutung, die Kinder dort für die Altersvorsorge und das soziale Ansehen haben, an der mangelnden sexuellen Aufklärung und auch daran, dass Verhütungsmittel nur schlecht verfügbar sind.
Kontrazeption hat somit einerseits Gesellschaft und Kultur beeinflusst, andererseits sind es aber auch umgekehrt kulturelle und religiöse Gründe, die das Verhalten ganzer Bevölkerungsgruppen bezüglich der Kontrazeption beeinflussen.

11.1 Grundlagen

Definition Ziel der **Familienplanung** ist es, den Zeitpunkt und die Anzahl der Schwangerschaften auf die eigene Lebensplanung abzustimmen. Dies ist mit Hilfe von geeigneten Verhütungsmitteln (**Kontrazeptiva**) möglich.

Geschichte Im Altertum wurde vor allem die intravaginale Anwendung von Pflanzenextrakten und Essigschwämmchen zur Verhütung empfohlen. Seit 1200 v. Chr. ist das Kondom als Infektionsschutz und Verhütungsmittel bekannt, damals noch aus Schafsdärmen und Ziegenblasen. Erst im 19. Jahrhundert wurde das Scheidendiaphragma erfunden. Zu Beginn des 20. Jahrhunderts wurde das erste Intrauterinpessar (IUP) vorgestellt. Meilenstein der hormonellen Kontrazeption war 1959 das Erscheinen der ersten Pille.

Demographische Gesichtspunkte Der exponentielle Bevölkerungsanstieg beruht auch heute noch etwa zu einem Drittel auf ungewollten Schwangerschaften. Dabei sind die Länder der Dritten Welt mit 90% an der Nettogeburtenrate beteiligt.

Methoden Im Allgemeinen unterscheidet man hormonelle von nichthormonellen Methoden (➤ Abb. 11-1). Nichthormonelle Methoden:
- natürliche Verhütung
- mechanische und chemische Barrieremethoden
- chirurgische Kontrazeption
- intrauterine Kontrazeption.

Die Wahl der kontrazeptiven Methode ist bestimmt von persönlichen Präferenzen und von medizinischen Indikationen bzw. Kontraindikationen. Weiter spielen Alter, Lebensumstände (Stillphase, abgeschlossene Familienplanung, Rauchen!) und spezielle Interessen (z.B. Schutz vor Infektionskrankheiten) eine Entscheidungsrolle.

PRAXISTIPP
Während bei der Erstverordnung im Jugendalter oftmals ein niedrigdosierter Ovulationshemmer in Kombination mit Kondomen empfohlen wird, ist in späteren Lebensphasen nach abgeschlossener Familienplanung eher eine Sterilisation oder ein Intrauterinpessar indiziert. In der Stillphase ist ein östrogenhaltiges Präparat aufgrund der Weitergabe an den Säugling über die Muttermilch kontraindiziert.

Sicherheit Die Zuverlässigkeit einer Verhütungsmethode kann mit dem **Pearl-Index** eingeschätzt werden. Er beschreibt die Wahrscheinlichkeit für den Eintritt einer Schwangerschaft, wenn 100 Frauen 1 Jahr lang (= 1.200 Anwendungszyklen) die gleiche Verhütungsmethode anwenden würden (➤ Tab. 11-1).

Allerdings ist der Pearl-Index nicht uneingeschränkt auf die Durchschnittsbevölkerung übertragbar. Er beinhaltet sowohl methodische Fehler als auch Anwendungsfehler.

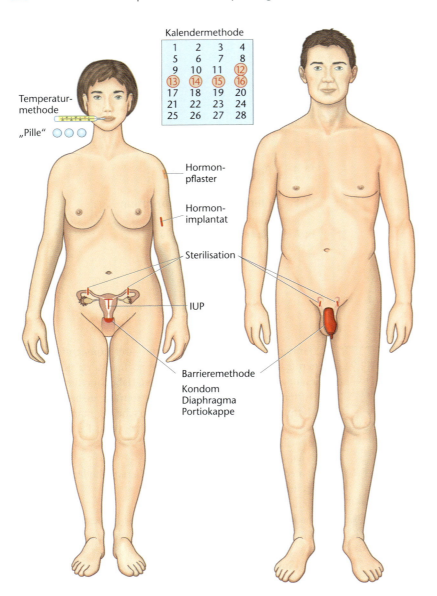

Abb. 11-1 Methoden der Kontrazeption. Im Kalender sind die wahrscheinlichsten Tage für die Ovulation in einem 28-Tage-Zyklus markiert; IUP = Intrauterinpessar.

Tab. 11-1 Sicherheit kontrazeptiver Methoden nach dem Pearl-Index. Der Pearl-Index im natürlichen Zyklus ohne Verhütung beträgt 85–90.

Kontrazeptionsmethode	Pearl-Index
Ovulationshemmer	0,1–0,9
Orale Gestagene (Minipille)	0,5–3
Östrogenfreier Ovulationshemmer	0,14
Kontrazeptionspflaster	0,9
Vaginalring	0,65
Gestagendepotinjektion	0,88
Gestagenimplantat	0–0,8
Intrauterinpessar	0,9–3
Gestagenhaltiges Intrauterinsystem	0,16
Scheidendiaphragma	1–20
Portiokappe	6
Spermizide Substanzen	3–21
Kalendermethode	9
Billings-Methode	5
Symptothermale Methode	0,8
Basaltemperaturmessung	0,8–3
Kondom	2–12
Coitus interruptus	4–18
Tubensterilisation	0,2–0,5
Vasektomie	0,1–0,15

11.2 Natürliche Methoden der Kontrazeption

Natürliche Methoden sind meist gut verträglich, unschädlich und einfach anzuwenden. Problematisch ist das Kriterium der Wirksamkeit, da hier doch erhebliche Schwankungen bestehen.

Coitus interruptus

Prinzip Durch vorzeitiges Beenden des Geschlechtsverkehrs soll verhindert werden, dass Spermien in die Scheide gelangen. Allerdings kann bereits vor der Ejakulation mit dem „Glückstropfen" (präejakulatorisches Austreten von Sperma) eine nicht unerhebliche Menge an Spermien freigesetzt werden. Die Methode erfordert eine große Selbstbeherrschung des Partners.
Sicherheit Der Pearl-Index liegt zwischen 4 und 18.
Nachteil Bei beiden Partnern kann es durch das Bewusstsein der Unsicherheit zu psychosexuellen Hemmungen und Anorgasmie kommen.

Periodische Enthaltsamkeit/Kalendermethode

Prinzip Bei dieser Methode wird der Ovulationszeitpunkt bestimmt, und unter Berücksichtigung der Spermienüberlebenszeit und gewisser Unsicherheitsfaktoren werden die möglichen (un)fruchtbaren Tage errechnet. Basis der Berechnung ist die zeitliche Konstanz der Gelbkörperphase. Nach Studien von Knaus (1960) und Ogino (1932) kann der fruchtbare Zeitraum eingeschränkt werden.
Voraussetzungen Die Berechnung geht von folgenden Grundannahmen aus:
- Die Ovulation findet bei einem 28-tägigen Zyklus etwa 16–12 Tage vor der nachfolgenden Periode statt.
- Spermien überleben maximal 3 Tage.
- Die Lebensdauer der Eizelle beträgt 10–12 Stunden.

Voraussetzungen sind:
- das Führen eines Zykluskalenders über 12 natürliche Zyklen
- nur geringe Schwankungen der Zykluslänge (26–31 Tage).

Anwendung Folgende Formel wird zur Berechnung der fruchtbaren Tage herangezogen:
- kürzester Zyklus −18 Tage ≙ erster fruchtbarer Tag
- längster Zyklus −11 Tage ≙ letzter fruchtbarer Tag

Wenn eine Frau über ein Jahr eine variierende Zykluslänge von 27–30 Tagen erfasst hat, ist also ihr erster fruchtbarer Tag der 9. Zyklustag (27−18) und ihr letzter fruchtbarer Tag der 19. Zyklustag (30−11).
Sicherheit Der Pearl-Index beträgt 9.
Nachteil Beeinflussung durch Zyklusschwankungen, körperliche und psychische Stresssituationen, fieberhafte Infektionen, Operationen, Diät etc. und damit stark schwankende Sicherheit.

> **MERKE**
> Die Kalendermethode ist als alleinige Verhütungsmethode eher nicht geeignet. Die kontrazeptive Sicherheit kann durch die Kombination mit anderen natürlichen Methoden (Billings-Methode, Basaltemperaturmessung) erhöht werden.

Basaltemperaturmessung

Prinzip Die Ovulation wird durch den tiefsten Temperaturpunkt vor der hyperthermen Phase gekennzeichnet. Postovulatorisch kommt es dann zu einem Progesteronanstieg, welcher im Organismus eine Temperaturerhöhung von ca. 0,2–0,5 °C bewirkt (➤ Abb. 11-2). Der Anstieg gilt als gesichert, wenn er innerhalb von 48 Stunden (oder weniger) erfolgt und die Temperatur an mindestens 3 aufeinander folgenden Tagen um mindestens 0,2 °C höher liegt als an den 6 vorangegangenen Tagen. Ist die hypertherme Phase auf mehr als 16 Tage verlängert, muss mit einer Schwangerschaft gerechnet werden.
Voraussetzungen Die Methode ist nur bei regelmäßigem Zyklus anwendbar. Die Temperatur muss
- immer zum gleichen Zeitpunkt morgens vor dem Aufstehen und
- nach einer Schlafdauer von 6 Stunden und
- immer auf die gleiche Weise (oral, rektal oder vaginal)

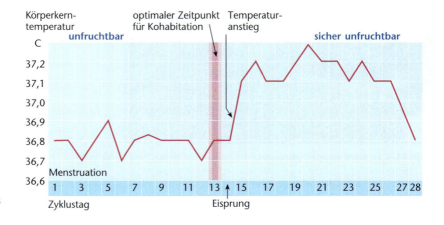

Abb. 11-2 Basaltemperaturkurve eines normalen Zyklus.

gemessen werden. Abweichungen müssen dokumentiert werden, d.h. z.B., dass die Methode bei Schichtdienst nicht anwendbar ist.

Anwendung Zunächst wird die Basaltemperatur über einige Monate gemessen, um die Regelmäßigkeit des Temperaturanstiegs zu dokumentieren und um den Mittelwert für den ersten hyperthermen Tag bestimmen zu können. Dann gelten
- die Tage ab dem 3. Tag der hyperthermen Phase bis zur nächsten Periode als sicher unfruchtbar,
- die präovulatorischen Tage als unsicher,
- die ersten 6 Zyklustage als sicher unfruchtbar.

Sicherheit Bei strenger Anwendung (nur in der postovulatorisch unfruchtbaren Phase) liegt der Pearl-Index bei 0,8, sonst (präovulatorischer Geschlechtsverkehr) bei 3.

Nachteil Die fruchtbaren Tage werden statistisch ermittelt, nachdem der Zyklus über mehrere Monate beobachtet wurde. Für den jeweils aktuellen Zyklus können aber andere Bedingungen gelten. Ein weiterer Nachteil ist, dass die Temperatur erst nach der Ovulation ansteigt, sodass erst dann auf den Eisprung geschlossen werden kann.

Beobachtung des Zervixschleims (Billings-Methode)

Prinzip Im Zuge der Follikelreifung und der ansteigenden Östrogenspiegel verdoppelt sich die Menge des Scheidensekrets kurz vor der Ovulation, und das Zervixsekret wird wässriger und klarer. Die Viskosität nimmt ab, und der Schleim wird extrem spinnbar. Unter dem Mikroskop lässt sich beim Antrocknen eine farnkrautähnliche Kristallisation erkennen.

Voraussetzung Der Zervixschleim muss täglich beurteilt werden.

Anwendung Wenn sich die Zervixschleimmenge verdoppelt und der Schleim deutlich spinnbar wird (➤ Abb. 11-3), ist der Eisprung innerhalb der nächsten 2–3 Tage sehr wahrscheinlich.

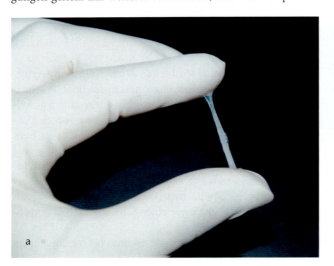
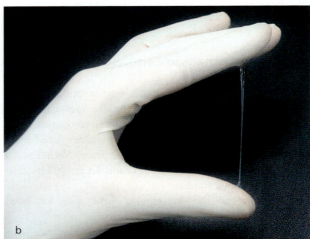
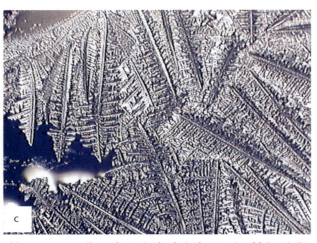

Abb. 11-3 Beurteilung der Spinnbarkeit des Zervixschleims (Billings-Methode).
a Zäher und nicht gut spinnbarer Zervixschleim nach der Menstruation.
b Klares und gut spinnbares Scheidensekret kurz vor der Ovulation.
c Farnkrautähnliche Kristallisation beim Antrocknen des Scheidensekrets.

Sicherheit Der Pearl-Index liegt etwa bei 5.
Nachteil In einer Studie konnte gezeigt werden, dass bei einem Drittel aller Frauen die Schleimveränderungen trotz Eisprung ausbleiben.

Symptothermale Methode

Eine Kombination aus der Kalendermethode nach Knaus/Ogino, der Basaltemperaturmessung und der Zervixschleimbeobachtung kann die kontrazeptive Sicherheit erheblich steigern. Der Pearl-Index wird mit 0,8 angegeben.

Computer-Testsysteme

Prinzip Diese Systeme basieren hauptsächlich auf der Anwendung der symptothermalen Methode. Einige Computer werten zudem noch mit Hilfe von Teststäbchen Estron-3-Glukuronid und LH (LH) aus, welche kurz vor der Ovulation vermehrt im Morgenurin ausgeschieden werden. Aus den so gewonnenen Daten errechnet der Computer die fruchtbaren Tage, wobei das System davon ausgeht, dass Spermien 2–3 Tage überlebensfähig sind und die Eizelle maximal 24 Stunden befruchtungsfähig ist.
Voraussetzung Um möglichst zuverlässige Angaben zu erhalten, sollte der Zyklus regelmäßig sein.
Sicherheit Der Pearl-Index wird je nach Hersteller mit 1–6 angegeben.
Nachteil Das System ist in der Anschaffung verhältnismäßig teuer (je nach System ca. 112–500 €) und hat eine relativ hohe Versagerquote. Es ist aber auch zur Anwendung bei Kinderwunsch geeignet.

Kontrazeptive Wirkung des Stillens

Prinzip Bei stillenden Müttern setzt 17–40 Wochen nach der Geburt die Menstruation wieder ein. Während der Stillperiode besteht jedoch eine Hyperprolaktinämie, welche zu einer Oligo-/Amenorrhö mit Anovulation führt. Allerdings können spontane Ovulationen vorkommen.
Voraussetzung Regelmäßiges Anlegen des Kindes (alle 4–6 Stunden).
Sicherheit Innerhalb der ersten 6 Monate nach der Geburt kommt es in 0,9–1,2% der Fälle zum Eintritt einer Schwangerschaft. Das Risiko steigt innerhalb der ersten 12 Monate auf 6,6–7,4%.

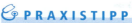
Stillende Mütter sollten darauf hingewiesen werden, dass Stillen allein keine sichere Verhütungsmethode ist.

11.3 Hormonelle Kontrazeption

Die Entwicklung von hormonellen Kontrazeptiva geht auf die Untersuchungen des Physiologen Ludwig Haberland (1885–1932) zurück. Er zeigte, dass die Gabe von Östrogenen und Gestagenen bei nicht trächtigen Tieren für eine begrenzte Zeit die Empfängnisfähigkeit reduzierte. Die ersten oralen Kontrazeptiva, die 1959 auf den Markt kamen, enthielten 150 µg Ethinylestradiol pro Tag – die mittlerweile verfügbaren „Mikropillen" nur noch 20–35 µg Ethinylestradiol.

Die Einnahme von Ovulationshemmern zählt nach wie vor zu der am häufigsten verwendeten Methode der Empfängnisverhütung. Mehr als 38% der Frauen machen hiervon Gebrauch.

11.3.1 Grundlagen

Wirkstoffe

Die verwendeten Hormone sind synthetische Derivate der natürlich vorkommenden weiblichen Geschlechtshormone:
Östrogene Als synthetisch hergestellte Östrogene werden Ethinylestradiol (EE) und Mestranol (3-Methyläther des EE) eingesetzt. Sie sind oral wirksam, werden in der Leber äußerst langsam metabolisiert und sind somit im Vergleich zum natürlichen Östrogen relativ stark wirksam.
Gestagene Hier kommen im Wesentlichen Derivate des Progesterons und des Nortestosterons zum Einsatz (➤ Tab. 11-2). Aufgrund ihrer unterschiedlichen Partialwirkungen kann das entsprechende Kombinationspräparat individuell den jeweiligen Bedürfnissen der Patientin angepasst werden (➤ Tab. 11-3).
Synergistischer Effekt Die Hormondosis kann bei kombinierter Gabe deutlich gesenkt werden. Dieser synergistische Effekt beruht auf einer Zunahme sowohl der Östrogen- als auch der Progesteronrezeptoren durch das verabreichte Östrogen. Dadurch reagieren die Zielzellen sensibler auf Progeste-

Tab. 11-2 Häufig verwendete Gestagene in hormonellen Kontrazeptiva [55].

Derivate von Nortestosteron		Derivate von Progesteron	Derivat des Spironolactons
Norethisterongruppe	Norgestrelgruppe	17α-Hydroxyprogesteron-Gruppe	
• Norethisteron • Norethisteronazetat • Lynestrol • Dienogest	• Levonorgestrel • Gestoden • Desogestrel • Norgestimat	• Cyproteronazetat • Chlormadinonazetat	• Drospirenon

Tab. 11-3 Partialwirkung verschiedener Gestagene.

Gestagen	Endometriumtransformation	Ovulationshemmung	Östrogene Wirkung	Antiöstrogene Wirkung	Androgene Wirkung	Antiandrogene Wirkung	Glukokortikoide Wirkung	Antimineralokortikoide Wirkung
Progesteron	+	+	–	+	–	+/–	+/–	+
Chlormadinonazetat	+	+	–	+	–	+	+	
Cyproteronazetat	+	+	–	+	–	++++	+	–
Dienogest	+	+	–	+	–	+++		
Norethisteron	+	+	(+)	+	+	–	–	–
Norethisteronazetat	+	+	(+)	+	+	–	–	–
Lynestrol	+	+	(+)	+	+	–	–	–
Levonorgestrel	+	–	–	+	+	–	–	–
Norgestimat	+	+	–	+	+	–		
Desogestrel	+	+	–	+	–	–		–
Gestoden	+	+	–	+	+	–	+/–	–
Drospirenon	+	+	–	+	–	++	–	+

ron, und die hormonspezifischen Nebenwirkungen werden gesenkt.

Wirkung

Ovulationshemmer führen generell zu einer Störung der GnRH-Sekretion und somit zu einer Suppression der FSH- und LH-Ausschüttung. Dies beeinträchtigt die Follikelreifung und verhindert die Ovulationsinduktion. Ferner wird auch die Synthese der ovariellen Steroide gehemmt (Östrogen, Progesteron und Testosteron).

Wichtig für die kontrazeptive Sicherheit sind weitere Organwirkungen, welche überwiegend durch die Gestagenkomponente zustande kommen (> Abb. 11-4):
- Störung der Tubenfunktion
- Hemmung der Proliferation des Endometriums (mit vorzeitiger sekretorischer Transformation)
- Veränderung der Viskosität des Zervixschleims
- Hemmung der Spermienaszension
- Hemmung der Kapazitation

Indikationen

Hauptindikation der hormonellen Kontrazeptiva ist die Empfängnisverhütung. Die eingesetzten Hormone wirken jedoch auch auf andere Organe, sodass manchmal auch diese „Neben"-Wirkung im Vordergrund steht (> Kap. 11.3.3). In bestimmten Lebenssituationen kann es wünschenswert sein, die Menstruationsblutung zu verschieben oder vorzuverlegen (z.B. Reisen, Examina, sportliche Wettkämpfe) bzw. komplett zu unterdrücken (z.B. persistierende Dysmenorrhö, Endometriose, zyklusabhängige Migräne, schwere Eisenmangelanämie). Immer sollte auch an die Möglichkeit alternativer Methoden der Empfängnisverhütung gedacht werden:

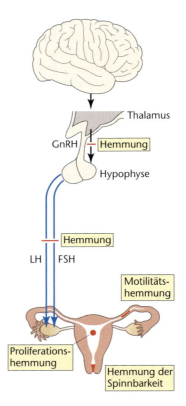

Abb. 11-4 Wirkung hormoneller Kontrazeptiva.

Grundsätzlich dürfen hormonelle Kontrazeptiva über Jahre hinweg eingenommen oder injiziert werden. Gewisse Ausnahmen bzw. Besonderheiten sollten allerdings berücksichtigt werden.
- Nach einer Entbindung könnte das Kind Hormone über die Muttermilch aufnehmen bzw. die Laktation beeinflusst werden. Daher sollte die Pille erst nach dem Abstillen eingenommen werden. Die Anwendung eines reinen Gestagenpräparats (Minipille) ist unbedenklich.

- Jugendliche unter 14 Jahren dürfen keine hormonellen Kontrazeptiva erhalten, wenn nicht wenigstens ein Elternteil schriftlich eingewilligt hat. Bei Jugendlichen über 14 Jahren können hormonelle Kontrazeptiva verschrieben werden. Beratung und Aufklärung müssen besonders sorgfältig durchgeführt und dokumentiert werden, die zusätzliche Unterschrift eines Elternteils ist empfehlenswert.

> **PRAXISTIPP**
> Die Verordnung und der Bezug hormoneller Kontrazeptiva wie auch von Intrauterinpessaren einschließlich deren Applikation sind für Jugendliche bis zur Vollendung des 20. Lebensjahres kostenfrei, wenn sie gesetzlich versichert sind.

Kontraindikationen

Die oralen Kontrazeptiva führen zu klinisch relevanten Veränderungen im Stoffwechsel und endokrinen System. Da bei vorbestehenden Erkrankungen eine Potenzierung des Effekts auftreten kann, müssen die Kontraindikationen zur Verordnung hormoneller Kontrazeptiva unbedingt beachtet werden (➤ Tab. 11-4). Bei Frauen über 35 Jahren steigt das Risiko vaskulärer Komplikationen, insbesondere wenn die Patientin raucht. Die Pille sollte spätestens im Alter von 50 Jahren abgesetzt werden.

> **PRAXISTIPP**
> Die Minipille ist für Frauen geeignet, bei denen Kontraindikationen für die Einnahme von Östrogenen bestehen.

11.3.2 Applikationsformen

Die häufigste Applikationsart ist die Einnahme in Form von „Pillen". Hormone können aber auch als Pflaster oder als Vaginalring verabreicht werden, insbesondere bei Compliance-Problemen.

Orale Kontrazeptiva

Präparate

Es gibt eine Vielzahl von Präparaten, die sich in ihrer Zusammensetzung (Östrogen, Gestagen oder kombiniert), in der Dosierung und in der Anwendung über den Zyklus unterscheiden (➤ Abb. 11-5, ➤ Tab. 11-5).

Kombinationspräparate Sie werden auch als Einphasenpräparate bezeichnet und enthalten gleich viel Östrogen (20–35 µg Ethinylestradiol) und Gestagen. Sie werden in der Regel bei der Erstverordnung eingesetzt.

Zweiphasenpräparate Diese auch als Sequenzpräparate bezeichneten Kontrazeptiva enthalten in einer ersten Phase nur

Tab. 11-4 Kontraindikationen für die Verordnung hormoneller Kontrazeptiva [55].

Erkrankungstyp	Absolute Kontraindikation	Relative Kontraindikation
Kardiovaskuläre Erkrankungen	• vorausgegangene Thrombosen oder Thrombembolien • pulmonale Hypertonie • Hypertonie > 160/95 mmHg • Alter > 35 und mehr als 20 Zigaretten täglich • schwere Migräne	• Z.n. oberflächlicher Beinvenenthrombose • Thrombophlebitis • starke Varikosis • Alter > 40 • Migräne (leicht), Herzerkrankungen (z.B. Mitralklappenprolaps)
Erkrankungen des Gerinnungssystems	Gerinnungsstörungen (z.B. Faktor-V-Leiden-Mutation, Antithrombin-III-Mangel, Protein C und S)	
Erkrankungen des Lipidstoffwechsels	• Hyperlipidämie mit Gefäßkomplikationen • ausgeprägte Adipositas (BMI > 40)	• Hypercholesterinämie • Hypertriglyzeridämie • Adipositas (BMI ≤ 40)
Erkrankung des Kohlenhydratstoffwechsels	• schwer einstellbarer Diabetes mellitus • akute Erkrankung des Pankreas • Diabetes mellitus mit Gefäßerkrankungen	• insulinpflichtiger Diabetes mellitus (Blutzuckerkontrollen, evtl. Neueinstellung) • Z.n. Gestationsdiabetes
Leberstoffwechselstörung	• akute Lebererkrankung (z.B. Hepatitis) • Lebertumoren, schwerer Leberschaden • akute Gallenblasenerkrankung • Enzymopathien der Leber (selten): Dubin-Johnson-Syndrom, Rotor-Syndrom • anamnestisch Schwangerschaftsikterus • rezidivierender cholestatischer Ikterus	• Porphyrie • familiäres Auftreten von Gallensteinen
Wachstumsstimulierung von hormonabhängigem Gewebe	östrogenabhängige Tumoren: prämaligne Portioveränderungen, Mammakarzinom, Hypophysentumoren (?)	
Verschiedenes	• Frühgravidität • geplante Operationen	Epilepsie

Östrogen, in der zweiten Phase dann eine Kombination aus Östrogen und Gestagen. Zweiphasenpräparate ähneln damit dem normalen Hormonverlauf im Zyklus stärker als Kombinationspräparate. Wegen ihrer geringeren kontrazeptiven Sicherheit werden sie heute seltener eingesetzt.

Stufenpräparate Das Östrogen ist bei den Stufenpräparaten in beiden Zyklusphasen relativ konstant dosiert. Die Dosierung der Gestagene ist dagegen in der ersten Phase sehr niedrig und wird in der zweiten Phase in einer (Zweistufenpräparat) oder zwei Stufen (Dreistufenpräparat) gesteigert. Stufenpräparate sind damit einerseits Kombinationspräparate, andererseits Zweiphasenpräparate. Sie werden eingesetzt, wenn es unter Kombinationspräparaten zu störenden Zwischenblutungen kommt.

Mikropille Die Mikropille ist ein Kombinationspräparat mit niedrigem Ethinylestradiolgehalt (≤ 35 μg).

Minipille Die Minipille enthält das niedrig dosierte Gestagen Levonorgestrel und kein Östrogen. Sie ist kein Ovulationshemmer, verändert jedoch die hypothalamische GnRH-Sekretion und verursacht damit in 35% anovulatorische Zyklen und Amenorrhö. Die Hauptwirkung beruht auf der gestagenbedingten Hemmung der Spermienaszension und der Viskositätsveränderung des Zervixschleims. Auch eine Corpus-luteum-Insuffizienz wird in 60% erreicht. Die Minipille wird bei Frauen eingesetzt, die keine östrogenhaltigen Präparate anwenden dürfen oder wollen.

Östrogenfreier Ovulationshemmer Diese rein gestagenhaltige Pille verändert wie die Minipille die Viskosität des Zervixschleims, der Wirkstoff Desogestrel hemmt aber zusätzlich auch zuverlässig die Ovulation. Meist kommt es nach einer sechsmonatigen Einnahme zur iatrogenen Amenorrhö. Auch sie wird bei Kontraindikationen gegen Östrogene eingesetzt.

MERKE
Minipille = Gestagenpräparat, Mikropille = Kombinationspräparat.

Postkoitalpille (➤ Kap. 11.6).

Einnahme

Kombinations-, Zweiphasen- und Stufenpräparate Im 1. Zyklus wird am 1. Blutungstag mit der Einnahme begonnen und diese Einnahme über 21 Tage fortgesetzt, wobei das Präparat immer zur gleichen Tageszeit eingenommen werden sollte. Im nach den 21 Tagen folgenden einnahmefreien Intervall von 7 Tagen kommt es zur Entzugsblutung. Selbst wenn diese länger als 7 Tage andauert, wird dennoch am 29. Tag (= 1. Tag des 2. Zyklus) mit einer neuen Packung begonnen. Der Empfängnisschutz besteht bei korrekter Anwendung vom ersten Tag der Einnahme an.

Kombinationspräparate ermöglichen durch eine verlängerte Einnahme die Periodenblutung um einige Tage zu verschieben, bzw. bei kontinuierlicher Gabe komplett auf die Blutung zu verzichten. Letzteres ist derzeit noch ein „offlabel"-Gebrauch und wird nur bei speziellen Indikationen (z.B. Wunsch nach Blutungsfreiheit, starke Dysmenorrhoe; Endometriose, Eisenmangelanämie, Beschwerden im hormonfreien Intervall) eingesetzt. Bei einer kontinuierlichen Einnahme von mehreren Monaten ohne einnahmefreies Intervall muss mit unerwünschten Schmierblutungen oder Durchbruchsblutungen gerechnet werden.

Minipille, östrogenfreier Ovulationshemmer Die erste Pille wird ebenfalls am ersten Blutungstag eingenommen, die Einnahme wird dann aber durchgehend ohne Pause fortgeführt. Die Minipille muss zuverlässig zu immer der gleichen Tageszeit eingenommen werden, da die kontrazeptive Sicherheit bei einer Abweichung von nur 2–3 Stunden bereits nicht mehr gewährleistet ist.

Einnahmefehler Die Patientin sollte bei der Verordnung eines Kontrazeptivums auf die spezifischen Einnahmebedingungen hingewiesen werden. Wird die Einnahme einer Pille vergessen oder ist aus anderen Gründen nicht möglich, ist der

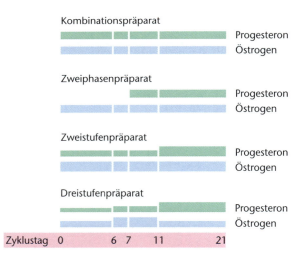

Abb. 11-5 Hormonelle Dosisverteilung im Zyklusverlauf bei unterschiedlichen Präparatetypen.

Tab. 11-5 Unterschiede oraler Kontrazeptiva.

Typ	Hormone	Einnahme	Pearl-Index
Kombinations- = Einphasenpräparate	Östrogen und Gestagen in gleicher Dosis	21 Tage, dann 7 Tage Pause	0,1–0,8
Zweiphasen- = Sequenzpräparate	erst Östrogen, dann Östrogen und Gestagen	21 Tage, dann 7 Tage Pause	0,3–0,9
Stufenpräparate	Östrogen und Gestagen, Gestagen in 2 oder 3 Stufen unterschiedlich dosiert	21 Tage, dann 7 Tage Pause	0,3–0,9
Minipille	niedrig dosiertes Gestagen	fortlaufend über 28 Tage	0,5–3
Östrogenfreier Ovulationshemmer	Gestagen	fortlaufend über 28 Tage	0,14–0,4

kontrazeptive Schutz u.U. gefährdet (> Tab. 11-6). Dies gilt auch, wenn die Patientin während der Einnahme der Pille andere Medikamente verordnet bekommt.

PRAXISTIPP
Sollte z.B. ein Magen-Darm-Infekt zu einem einmaligen Erbrechen innerhalb von 3–4 Stunden nach Einnahme der Pille führen, ist die vollständige Resorption nicht gewährleistet. Die Pille sollte damit innerhalb von 24 Stunden noch einmal eingenommen werden oder kann auch vaginal appliziert werden. Kommt es über mehrere Tage zum Erbrechen, sollte frühzeitig eine vaginale Applikation in Betracht gezogen werden. Auf jeden Fall empfehlen sich dann zusätzliche kontrazeptive Maßnahmen.

Verordnungspraxis

Ärztliche Betreuung Indikationsstellung, Verträglichkeit und Dosierung sollten bei jeder neuen Verordnung erneut überprüft werden. Bestimmte Minimalforderungen der ärztlichen Betreuung sollten beachtet werden (> Tab. 11-7).

PRAXISTIPP
Pillenpausen, um Ovulationen nachzuweisen, sind obsolet. Die Empfängnisfähigkeit wird auch durch längere Einnahme nicht vermindert.

Vorgehen Nach der ausführlichen Anamnese und Untersuchung sowie nach Ausschluss von Kontraindikationen wird der Patientin ein Kombinationspräparat verordnet, das nicht mehr als 35 μg Ethinylestradiol enthält.

Zwischenblutungen sind vor allem in den ersten 3 Einnahmemonaten recht häufig, sistieren dann aber von allein. Sollten anschließend weiterhin Zwischenblutungen auftreten, die länger als 2 Tage andauern, muss die Dosierung erhöht werden. Beim Umsetzen auf ein anderes Pillenpräparat wird üblicherweise nach der 7-tägigen Einnahmepause mit dem neuen Präparat begonnen.

MERKE
Bei Zwischenblutungen sollte möglichst erst nach einem Einnahmeintervall von 6 Monaten das Präparat gewechselt werden.

Nach 3 Monaten kommt die Patientin zu einer ersten Kontrolluntersuchung, später dann alle 6 Monate. Das Auftreten von Nebenwirkungen kann u.U. durch Präparatwechsel gebessert oder aufgehoben werden. Bei guter Verträglichkeit kann die Patientin die Pille so lange einnehmen, wie sie nicht schwanger werden möchte oder bis Risikofaktoren die Pilleneinnahme verbieten.

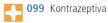 099 Kontrazeptiva

Injizierbare bzw. implantierbare Kontrazeptiva

Präparate

Mögliche Präparate sind:
- **Depotgestagene** („Drei-Monats-Spritze") enthalten Medroxyprogesteronazetat (MPA, 150 mg, Depot-Clinovir®) oder Norethisteronenantat (200 mg, Noristerat®) und werden

Tab. 11-6 Vorgehen bei Einnahmefehlern.

Einnahmefehler	Kontrazeptive Sicherheit	Maßnahmen
Kombinations-, Zweiphasen- und Stufenpräparate		
Verspätung der Ersteinnahme um 3–4 Tage	nicht mehr gewährleistet	zusätzliche kontrazeptive Maßnahmen
1 Pille in der 1. Zyklushälfte vergessen	nicht oder nur geringfügig eingeschränkt	Einnahme innerhalb von 24 Stunden nachholen
> 1 Pille in der 1. Zyklushälfte vergessen	nicht mehr gewährleistet	zusätzliche kontrazeptive Maßnahmen sind sinnvoll
1 oder mehrere Pillen in der 2. Zyklushälfte vergessen	nicht oder nur geringfügig eingeschränkt	Weglassen der restlichen Pillen, Beginn mit einer neuen Packung nach 7 einnahmefreien Tagen
Östrogenfreier Ovulationshemmer		
1 Pille vergessen	nicht oder nur geringfügig eingeschränkt	Einnahme innerhalb von 12 Stunden nachholen
Minipille, östrogenfreier Ovulationshemmer		
1 Pille vergessen	nicht mehr gewährleistet	zusätzliche kontrazeptive Maßnahmen

Tab. 11-7 Minimalforderungen für die Verordnung hormoneller Kontrazeptiva. Die Untersuchungen vor der Behandlung dienen u.a. dem Ausschluss von Kontraindikationen. Die Abbruchkriterien sollten der Patientin bei der Verordnung mitgeteilt werden.

Vor der Behandlung	Während der Behandlung	Abbruchkriterien
• Anamnese (kardiovaskuläre Erkrankungen, Diabetes mellitus, Krebserkrankungen, Rauchen, Stillen, geplante Operation, Migräne, Lebererkrankungen, Cholelithiasis und Gallenblasenerkrankungen, uterine Blutungsstörungen, Epilepsie, Antibiotikatherapie, weitere Medikamente) • körperliche Untersuchung (Blutdruck, Gewicht, Schwangerschaftsausschluss) und Untersuchung des Genitales mit Portiozytologie und Untersuchung der Brust • ggf. Blutglukose bzw. OGTT, Thrombophiliediagnostik, Blutfette, Schwangerschaftsausschluss	• Follow-up alle 6 Monate: klinische Verträglichkeit, Nebenwirkungen, Compliance, Blutdruck, Gewicht • Überprüfung der Wahl des Präparats und der Methode • ggf. Portiozytologie und Untersuchung der Brust	• Schwangerschaft • (zunehmende) Migräne/epileptische Anfälle • Thrombembolie oder zerebrovaskuläre Durchblutungsstörung • zunehmendes Wachstum von Myomen, Endometrioseherden, Mammaknoten • diabetogene Stoffwechselentgleisungen • 4–6 Wochen vor einem großen chirurgischen Eingriff • Auftreten von absoluten Kontraindikationen

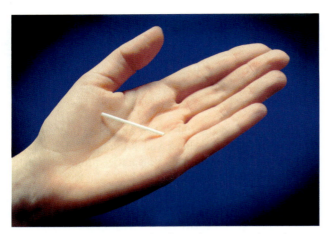

Abb. 11-6 Hormonimplantat (Quelle: Implanon, Essex Pharma).

intramuskulär appliziert. Sie hemmen die Ovulation, beeinträchtigen die Tubenfunktion und verändern Zervixsekret und Endometrium. Der Pearl-Index beträgt 0,2–0,4.

- **Hormonimplantat** (Implanon®) ist 4 cm lang und 2 mm dick (➤ Abb. 11-6) und enthält einen Wirkstoffkern, welcher Etonogestrel freisetzt. Dieser ist von einer 0,006 mm dicken Freisetzungsmembran aus Ethylenvinylazetat umgeben. Es hemmt ebenfalls die Ovulation, unterdrückt die ovarielle Aktivität aber nicht vollständig, sodass eine weiter bestehende basale Estradiolsekretion gewährleistet ist. Das Implantat wird subkutan in die Innenseite des Oberarms eingesetzt und muss nach 3 Jahren entfernt oder ersetzt werden. Der Pearl-Index beträgt 0–0,8.

> **PRAXISTIPP**
>
> Insbesondere wenn die zuverlässige Einnahme der oralen Kontrazeptiva nicht gewährleistet ist (z.B. mangelnde Compliance) oder diese nicht verfügbar sind (z.B. in der Dritten Welt), kann diese Applikationsform sinnvoll sein. Dabei muss bedacht werden, dass die „Behandlung" im Fall von unerwünschten Nebenwirkungen nur beim Hormonimplantat schnell beendet werden kann.

Andere Applikationsformen

Präparate

Die verwendeten Hormone werden entweder über die Haut (Kontrazeptionspflaster) oder die Vaginalwand (Vaginalring) aufgenommen. Dadurch wird der „First-Pass-Effekt" der Leber umgangen, und es können niedrigere Dosierungen eingesetzt werden:

- **Kontrazeptionspflaster** Evra®: Das Pflaster setzt täglich 20 μg Ethinylestradiol und 150 μg Norelgestromin frei. Seine Sicherheit wird mit 0,9 angegeben.
- **Vaginalring** (Nuva-Ring®): Der Vaginalring setzt täglich 15 μg Ethinylestradiol und 120 μg Etonogestrel gleichmäßig frei. Seine Sicherheit wird mit 0,65 angegeben.

Tab. 11-8 Hormonspezifische Nebenwirkungen.

Östrogene	Gestagene
• Übelkeit/Erbrechen	• Müdigkeit
• Kopfschmerzen	• Depressionen
• Ödeme	• Libidoverlust
• Gewichtszunahme (Ödeme)	• Gewichtszunahme (Appetitsteigerung)
• Thrombosen	• trockene Scheide
• Mastodynie	• Hypo und Amenorrhö in höheren Dosen
• zervikale Hypersekretion	

Anwendung

Das **Hormonpflaster** wird für jeweils eine Woche auf die Haut an Oberarm, Rücken, Bauch oder Gesäß geklebt. Dies wird 3-mal wiederholt, bevor eine einwöchige Pause mit Entzugsblutung eingelegt wird.

Der **Vaginalring** besteht aus transparentem, flexiblem Kunststoff und wird von der Anwenderin selbst im hinteren Scheidengewölbe platziert, seine Wirkung ist aber lageunabhängig. Er bleibt für 3 Wochen in der Vagina, danach folgt eine einwöchige Pause mit Entzugsblutung.

> **PRAXISTIPP**
>
> Kontrazeptionspflaster und Vaginalring haben insbesondere bei Frauen Vorteile, die nicht täglich zu jeweils der gleichen Tageszeit eine Tablette einnehmen können.

11.3.3 Nebenwirkungen der hormonellen Kontrazeption

Die Nebenwirkungen sind auf die Östrogendosis und die Gestagenkomponente zurückzuführen (➤ Tab. 11-8). Durch die Wahl des richtigen Präparats kann eine dieser Wirkungen auch eine erwünschte Begleiterscheinung darstellen.

Besonderheiten der einzelnen Präparate sind:

- **Kombinationspräparate:** Da schon von Anfang an ein Gestagen eingenommen wird, treten frühzeitig Veränderungen im Endometrium auf, die sonst erst in der 2. Zyklushälfte nachweisbar sind.
- **Sequenzpräparate:** Die alleinige Östrogengabe in der ersten Phase führt zu einer nachhaltigen Senkung des FSH-Spiegels, nicht des LH-Spiegels. Eine bestehende Hyperandrogenämie kann deshalb eher verstärkt werden.
- **Minipille:** Die Transformation des Endometriums ist nicht zeitgerecht, in 40% kommt es daher zu unterschiedlichen Blutungsstörungen.
- **östrogenfreier Ovulationshemmer:** Wie bei der Minipille treten Zwischen- und Durchbruchsblutungen häufiger auf.
- **Depotgestagene:** Gerade bei Medroxyprogesteronazetat beobachtet man während der ersten 4 Wochen eine insuffiziente sekretorische Umwandlung des Endometriums, was das häufige Auftreten von Metrorrhagien erklärt. Nach längerer Applikation tritt meist eine dauerhafte Amenorrhö ein. Weitere häufige Nebenwirkungen sind z.B. Gewichtszunah-

me, Libidoverlust, Müdigkeit, Kopfschmerzen und Depressionsneigung. Zudem dauert es manchmal nach Absetzen bis zu 2 Jahre, ehe das Zyklusgeschehen völlig normalisiert ist.
- **Hormonimplantat:** Begleiterscheinungen wie z.B. Libidoverlust sind möglich, aber sehr selten. Durchbruchsblutungen, Schmierblutungen und Metrorrhagien schränken den Einsatzbereich allerdings ein.

Therapeutischer Einsatz der Nebenwirkungen

Einige „Neben"-Wirkungen der Ovulationshemmer lassen sich gezielt therapeutisch einsetzen:
- **Dysmenorrhö:** Kolikartige Unterbauchschmerzen während der Menstruation werden über eine lokale Überproduktion von Prostaglandin $F_{2\alpha}$ ausgelöst, die durch Östrogene verstärkt wird. Ovulationshemmer können eine Dysmenorrhö bessern, indem sie die körpereigene Östrogenproduktion unterdrücken.
- **Ovarialzysten:** Funktionelle Zysten entstehen, wenn die Ovulation und die Luteinisierung des Follikels infolge einer Störung der Hypothalamus-Hypophysen-Ovar-Achse ausbleiben und die Follikelzyste durch Flüssigkeitsretention wächst. Da Ovulationshemmer in Abhängigkeit von ihrer Östrogendosis die Gonadotropinsekretion nachhaltig supprimieren, können die Entstehung von Follikelzysten verhindert und eine Rückbildung bestehender Zysten beschleunigt werden.
- **Androgenisierung:** Eine der häufigsten therapeutischen Indikationen für orale Kontrazeptiva sind Androgenisierungserscheinungen wie Akne, Seborrhö, androgenetischer Haarausfall und Hirsutismus. Bevorzugt sollten hier Kombinationspräparate mit antiandrogener Gestagenkomponente eingesetzt werden (Cyproteronazetat, Dienogest, Drospirenon, Chlormadinonazetat).
- **prämenstruelles Syndrom (PMS):** Ovulationshemmer können insbesondere die Symptome des PMS günstig beeinflussen, welche auf Flüssigkeitsretention zurückzuführen sind, wie z.B. Brustspannen und Völlegefühl (➤ Kap. 8.4).
- **dysfunktionelle Blutungen:** Diese können durch ein Sequenz- oder auch Kombinationspräparat reguliert werden (➤ Kap. 9.4).
- **benigne Brusterkrankungen:** Am häufigsten ist die Mastopathie, welche oft von einer zyklischen Mastodynie begleitet wird (➤ Kap. 26.8.1). Unter der Einnahme von kombinierten Ovulationshemmern nimmt die Häufigkeit benigner Brusterkrankungen ab. Am wirkungsvollsten sind gestagenbetonte Präparate.
- **Endometriose:** Gestagenbetonte Kombinationspräparate werden zur symptomatischen Begleittherapie und Rezidivprophylaxe der Endometriose eingesetzt, ein kurativer Effekt konnte jedoch nicht nachgewiesen werden. Da hier die Hauptschmerzen kurz vor und während der Periode einsetzen, kann durch eine kontinuierliche Gabe des Ovulationshemmers und eine damit verbundene langfristige Supprimierung der Blutung eine deutliche Linderung der Beschwerden erzielt werden (➤ Kap. 25).

Vorgehen bei Nebenwirkungen

Präparatspezifische Nebenwirkungen (s.u.) können in der Praxis durch eine angepasste Einnahme oder Präparatwechsel gemildert werden (➤ Tab. 11-9).

Tab. 11-9 Praktisches Vorgehen bei unerwünschten Nebenwirkungen [55].

Nebenwirkung		Praktisches Vorgehen
Chloasma (lokale fotosensible Hautverfärbung)		• in den Sommermonaten Einnahme der Pille in den Abendstunden, evtl. Anwendung einer Sonnencreme mit hohem Lichtschutzfaktor • Reduktion des Gestagenanteils
Kopfschmerzen	unter Pilleneinnahme	• Wechsel auf ein niedriger dosiertes Präparat • evtl. Minipille oder Drei-Monats-Spritze
	in der Pillenpause	Einnahme von natürlichen Östrogenen in der Pillenpause verhindert starken Hormonabfall
Übelkeit		abendliche Einnahme nach dem Essen
Gewichtszunahme		Verordnung eines niedrig dosierten oder drospirenonhaltigen Präparats, Gewichtsschwankungen von 2–3 kg sind reversibel
Zwischenblutungen	prämenstruell	• sind in den ersten 3 Einnahmemonaten häufig und nicht behandlungsbedürftig • Verordnung einer östrogenbetonten Pille
	mittzyklisch	• Umsetzen von Dreistufen- auf Sequenzialpräparat • 20–40 µg Ethinylestradiol vom 12.–18. Zyklustag
	postmenstruell	Verordnung einer Sequenzialpille
Pillenamenorrhö		nur auf Wunsch der Patientin behandlungsbedürftig: höher dosiertes östrogenhaltiges Präparat oder Sequenzialpräparat
„Post-Pill-Amenorrhö" (Amenorrhö nach längerer Pilleneinnahme)		• Kontrolle des Östrogenspiegels • nur bei Kinderwunsch behandlungsbedürftig: Ovulationsinduktion durch Antiöstrogene
Hypermenorrhö		Verordnung einer Kombinationspille
Vaginaler Ausfluss		Verordnung einer gestagenbetonten Pille
Brustspannen		Verordnung einer gestagenbetonten Pille
Libidoabnahme		Verordnung einer östrogenbetonten Pille

Spezielle Risiken hormonaler Kontrazeptiva

Wirkung auf Organsysteme Die in den hormonellen Kontrazeptiva enthaltenen Hormone wirken grundsätzlich auf alle Organsysteme (> Kap. 6.5). Im Speziellen sind davon der Stoffwechsel von Kohlenhydraten, Proteinen und Lipiden sowie des Knochens und das Gerinnungssystem betroffen (> Tab. 6-5).

Kokarzinogenese Hormonelle Kontrazeptiva können sich auf Entstehung und Wachstum von Tumoren auswirken:
- **Zervixkarzinom:** Angeblich ist bei Frauen, die zu irgendeiner Zeit orale Kontrazeptiva angewendet haben, die Mortalität infolge eines Zervixkarzinoms erhöht. Eine endgültige Aussage dazu ist aber derzeit nicht möglich, z.B. ist das Risiko eines Zervixkarzinoms bei Einnahme von reinen Gestagenpräparaten oder bei Anwendung von gestagenhaltigen Intrauterinpessaren nicht signifikant erhöht. Möglicherweise gibt es auch einen Zusammenhang zwischen der Anwendung oraler hormoneller Kontrazeptiva und häufigerem Partnerwechsel. Dieser würde die Übertragung des karzinomassoziierten humanen Papillomavirus begünstigen, von dem bestimmte Subgruppen als Kofaktoren für die Karzinomentstehung eine Rolle spielen.
- **Mammatumoren:** Benigne Brusttumoren sind bei Einnahme hormoneller Kontrazeptiva eher seltener. Bislang wurde kein erhöhtes Erkrankungsrisiko für maligne Mammatumoren ausgemacht, allerdings können bestehende hormonabhängige Malignome der Brust im Wachstum beschleunigt werden.
- **Uterustumor:** Durch die in oralen Kontrazeptiva enthaltenen protektiven Gestagene wird das Risiko eines Endometriumkarzinoms signifikant gesenkt. Uterusmyome werden nach derzeitigem Wissen nicht in ihrem Wachstum gefördert.
- **Ovarialtumor:** Das Erkrankungsrisiko für Ovarialkarzinome wird ebenfalls signifikant gesenkt. Bezüglich des Auftretens benigner Ovarialtumoren wurde keine Veränderung unter Einnahme von Ovulationshemmern festgestellt.

Wechselwirkung mit anderen Medikamenten

Durch Enzyminduktion in der Leber kann es zu einem beschleunigten Abbau hormoneller Kontrazeptiva kommen (> Tab. 11-10). Die kontrazeptive Sicherheit kann damit gefährdet werden und eine Umstellung oder zusätzlichen Gebrauch von nichthormonellen Kontrazeptiva notwendig machen.

Kosten der hormonellen Kontrazeption

- Orale Kontrazeptiva: 4–18 € pro Monat
- Nuva-Ring: 19,81 € pro Monat
- Evra-Pflaster: 19,36 € pro Monat
- Implanon: Ca. 320 € incl. Einlage
- Drei-Monats-Spritze: 28,95 € für drei Monate

11.4 Barrieremethoden

Die Verhütung mit Barrieremethoden beruht auf der Verhinderung einer Aszension der Spermien in den Uterus. Die in Deutschland gebräuchlichste Methode ist die Verwendung eines Kondoms. Allen Methoden gemeinsam ist, dass sie vor jedem Geschlechtsverkehr aufs Neue angewendet werden müssen. Das erfordert eine gewisse Disziplin und schränkt die Spontaneität ein.

> **MERKE**
> Die Sicherheit der Barrieremethoden ist entscheidend von der richtigen Anwendung abhängig.

Kondome

Kondom für den Mann

Kondome bestehen aus Latex oder Polyurethan mit einer Schichtdicke von 0,5–0,8 mm. Sie sind innen mit einer spermiziden Substanz beschichtet. Außen werden sie von einer sili-

Tab. 11-10 Arzneimittelinteraktionen von oralen Kontrazeptiva.

Arzneimittel	Substanzen	Wechselwirkung mit oralen Kontrazeptiva
Analgetika Antirheumatika	Phenylbutazon Oxyphenylbutazon Salizylsäurederivate Pyrazolonderivate Phenacetin	Herabsetzung der Aktivität
Antibiotika Chemotherapeutika Antimalariamittel	Penicilline Tetracyclin Cephalosporine Chloramphenicol Sulfonamide Tuberkulostatika Nitroimidazole	Beeinträchtigung der kontrazeptiven Wirkung, Mechanismus ist nicht eindeutig geklärt
Antidepressiva	Imipramin	Verstärkte Metabolisierung, kontrazeptive Sicherheit nicht mehr gewährleistet
Antiepileptika	Phenytoin Phenobarbital Primidon Carbamazepin	Induktion der Cytochrom P450-Enzyme der Leber, die einen gesteigerten Abbau der Kontrazeptiva bewirken
Antihistaminika	Cimetidin	Hemmung der Aktivität von Cytochrom P450 durch irreversible Bindung an das Häm
Antimykotika	Griseofulvin	Verstärkter Abbau der Kontrazeptiva
Tranquilizer Neuroleptika Sedativa Hypnotika	Barbiturate Promethazin Chloropromazin Benzodiazepine	Induktion der Cytochrom P450-Enzyme, verstärkter Metabolismus

konhaltigen Gleitschicht bedeckt. Das Kondom ist das einzige Barrieremittel, das vom Mann anzuwenden ist und das einzige Verhütungsmittel, welches Schutz vor sexuell übertragbaren Krankheiten bietet. Aus diesem Grund hat es seit der Entdeckung des HI-Virus eine größere Verbreitung erlangt.

Anwendung Das Kondom darf beim Auspacken nicht verletzt werden und soll auf den ausreichend erigierten Penis aufgesetzt werden. Dabei muss ein Reservoir zur Aufnahme des Ejakulats verbleiben. Fett-, öl- oder alkoholhaltige Substanzen können die Kondomwand angreifen.

Sicherheit Das Kondom sollte die 1996 in Kraft getretene Sicherheitsnorm DIN EN 600 erfüllen. Die Packung sollte ein CE-Zertifikat, eine Chargennummer und ein Haltbarkeitsdatum aufweisen. Der Pearl-Index liegt bei korrekter Anwendung zwischen 2 und 12.

Kondom für die Frau

Das Kondom für die Frau – Femidom® – besteht aus sehr dünnem, aber strapazierfähigem Polyurethan und ist zusätzlich mit einer spermiziden Substanz (Nonoxinol-9) beschichtet. Es ist das einzige Verhütungsmittel, mit der sich auch die Frau effektiv vor sexuell übertragbaren Krankheiten schützen kann. Dennoch hat es in Deutschland keine große Verbreitung gefunden.

Anwendung Der ca. 15 cm lange Sack wird vor dem Geschlechtsverkehr in die Scheide eingelegt und kleidet diese locker bis zum Introitus aus.

Sicherheit Der Pearl-Index liegt bei 1–14.

Scheidendiaphragma

Scheidendiaphragmen bestehen aus einer Silikonmembran, welche durch einen flexiblen Silikonring aufgespannt wird (➤ Abb. 11-7a). Dieser deckt die Portio und den vorderen Scheidenbereich mechanisch ab. Aufgrund des federnden Außenrings und der Verformbarkeit kann sich das Diaphragma der Weite der Scheide anpassen. Damit ist es eine gut verträgliche Verhütungsmethode ohne gesundheitliches Risiko. Kontraindikationen sind ein Descensus uteri sowie entzündliche Prozesse der Scheide.

Anwendung Das Diaphragma wird vom Arzt angepasst. Vor dem Verkehr wird der Außenring zusammengedrückt und eingeführt. Das Diaphragma spannt sich zwischen hinterem Scheidengewölbe und Symphyse auf. Zur Erhöhung der kontrazeptiven Sicherheit ist eine Kombination mit einem spermiziden Gel zu empfehlen. Das Diaphragma kann bis zu 2 Stunden vor dem Geschlechtsverkehr eingeführt werden und sollte dann mindestens 6 Stunden, maximal 24 Stunden in der Scheide verbleiben.

> **PRAXISTIPP**
> Entscheidend ist eine optimale Größenanpassung des Diaphragmas: Ist es zu klein, kann es verrutschen, ist es zu groß, ruft es ein dauerhaftes Druckgefühl hervor. Bei Gewichtsschwankungen von über 5 kg oder nach Geburt ist eine erneute Anpassung nötig.

Sicherheit Der Pearl-Index liegt beim Scheidendiaphragma bei 12–20, mit zusätzlicher Anwendung von spermiziden Substanzen liegt er bei 1–6.

Okklusivpessare (Portiokappe, Zervixpessar)

Ähnlich wie beim Scheidendiaphragma wird hier die Portio durch eine Halbkugel aus Gummi verdeckt. Eine Kombination mit spermiziden Substanzen ist möglich. Nachteilig ist, dass eine erhöhte Gefahr für entzündliche Reaktionen besteht und die Portiokappe oft nicht von der Frau allein appliziert wird.

Anwendung Die Portiokappe wird komplett über die Portio gestülpt (➤ Abb. 11-7b). Sie wird lediglich zur Menstruation entfernt.

Sicherheit Der Pearl-Index liegt bei 6.

Spermizide

Die Substanzen liegen in verschiedenen Darreichungsformen wie Zäpfchen, Salben, Gel, Schaumovula oder Tabletten vor.

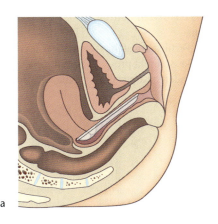
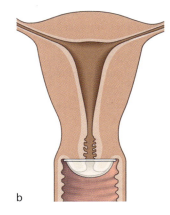

Abb. 11-7 Barrieremethoden.
a Scheidendiaphragma.
b Portiokappe.

Als wirksame Substanzen gelten Nonoxinol-9, Octoxinol und Menfengol, welche sowohl physikalisch als auch chemisch die Aszension der Spermien verhindern und spermizid wirken.

Anwendung Spermizide müssen tief in das hintere Scheidengewölbe eingeführt werden. Ovula und Tabletten sollten 10 Minuten vor dem Verkehr appliziert werden, um ihre volle Wirkung zu entfalten.

> **MERKE**
> Kontraindiziert sind Spermizide bei einer bestehenden Kolpitis und Allergien. Als unangenehm werden manchmal der vermehrte vaginale Fluor sowie ein Wärmegefühl nach Applikation empfunden.

Sicherheit Der Pearl-Index liegt je nach Substanz und evtl. Kombinationsmethoden bei 3–21.

Intrauterinpessare (IUP)

Die IUP, das Intrauterinpessar, wurde erstmals 1928 von Gräfenberg beschrieben. Aufgrund der erhöhten Rate an aszendierenden Infektionen und den folgenden Todesfällen wurde die Applikation verboten. Erst nachdem in den 60er-Jahren IUPs aus Kunststoff gefertigt wurden, welche außer einem kleinen Faden keine Verbindung zur Vagina hatten, kam es zur Renaissance des IUP.

Durch stetige Weiterentwicklung sind heute nur noch IUPs der 3. und 4. Generation auf dem Markt. Letztere werden auch Intrauterinsystem (IUS) genannt.

Pessare

Intrauterinpessar mit Kupfer Die derzeit im Handel befindlichen IUP bestehen aus gewebefreundlichem, flexiblem Kunststoff. Ihre Grundform ist T-förmig, wobei der mit einem Kupferdraht umwickelte vertikale Arm die Lage des IUP stabilisiert (> Abb. 11-8). Die Kupferionen diffundieren kontinuierlich in das umliegende Gewebe. Der Wirkmechanismus ist nicht vollständig gesichert. Diskutiert werden folgende Faktoren:

- Fremdkörperreizung des Endometriums. Dadurch kommt es zu einer abakteriellen, oberflächlichen Endometritis. Es finden sich vermehrt Makrophagen und Leukozyteninfiltrationen. Dies führt zur Nidationshemmung.
- Kupferionen wirken lokal toxisch auf die Fertilisationsfähigkeit der Spermien. Der kontrazeptive Effekt ist direkt proportional zur Gesamtoberfläche des verwendeten Kupfers.
- Kompromittierung der Tubenfunktion durch die Kupferionen.
- Lokal toxischer Effekt auf die Blastozyste und damit direkte Nidationshemmung. In diesem Sinne wird das IUP auch als postkoitales Abortivum eingesetzt.

Über einen protektiven Effekt der Kupferionen in Bezug auf die Entstehung eines Endometriumkarzinoms wird noch spekuliert. Dieser Effekt scheint mit der Liegedauer des IUP zu korrelieren.

Intrauterinsystem Mirena® Mirena® ist die derzeit einzige in Deutschland erhältliche Gestagenspirale (> Abb. 11-8). Die Form entspricht den konventionellen Kupferspiralen, jedoch enthält der vertikale Arm 52 mg Levonorgestrel. Ähnlich wie die Kupferspirale ruft das IUS eine lokale Irritation hervor, basierend auf der Fremdkörperreaktion des Endometriums. Zusätzlich werden durch die Gestagenabgabe die Tubenmotilität vermindert, die Spermien vermutlich inaktiviert und das Zervixsekret eingedickt. Das Endometrium wird kontinuierlich sekretorisch umgewandelt, baut sich nur noch in geringem Maße auf und verliert seine Rezeptivität. Die Blutungsintensität nimmt ab, eine bestehende Dys- oder Hypermenorrhö wird gemildert.

Neben seinem kontrazeptiven Effekt wird das IUS auch therapeutisch bei benignen Blutungsanomalien in der Perimenopause eingesetzt.

Indikationen und Kontraindikationen

Indiziert sind Intrauterinpessare vor allem bei Frauen, die bereits ein Kind geboren haben, deren Familienplanung jedoch noch nicht abgeschlossen ist. Aber auch Frauen, bei denen orale Kontrazeptiva kontraindiziert (z.B. Risikopatientinnen über 40 Jahre, Thromboseneigung) oder die unzuverlässig in der Pilleneinnahme sind, profitieren von dieser Methode. Nulliparität ist keine absolute Kontraindikation für das IUP, jedoch muss der erhöhten Neigung zur Keimaszension mit späteren Problemen bei der Konzeption Rechnung getragen werden.

Die **Kontraindikationen** sind in > Tab. 11-11 aufgeführt.

Anwendung und Sicherheit

Das IUP muss in Form und Größe entsprechend dem Cavum uteri ausgewählt werden. Es empfiehlt sich eine vaginalsonographische Vermessung vor Einlage, ggf. auch eine Sondierung. Die Einlage erfolgt unter sterilen Bedingungen während

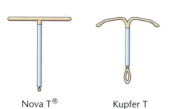

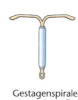

Abb. 11-8 Intrauterinpessare.

Tab. 11-11 Kontraindikationen der Intrauterinpessare [55].

Absolute Kontraindikationen	Relative Kontraindikationen (Beratung erforderlich)
• bestehende oder kürzlich abgelaufene Genitalinfektion • fieberhafter Abort in den letzten 3 Monaten • unklare Blutungsanomalien • ektope Schwangerschaft • genitales Malignom oder Präkanzerose • erhebliche Anomalien des Corpus uteri • submuköse Myome (Ausnahme: therapeutische Einlage von Mirena®)	• häufig wechselnde Sexualpartner • Alter unter 25 • Nulligravida/Nullipara • Blutgerinnungsstörungen • Anämie • Diabetes mellitus • Herzerkrankungen • Kortikosteroidtherapie • immunsuppressive Therapie • Morbus Wilson

der Menstruation, da der Zervikalkanal dann in der Regel gut sondierbar ist. Ausnahmen sind die postkoitale Applikation ("IUP danach") und die postpartale Einlage ca. 6 Wochen nach der Geburt. Eine zu frühe Einlage nach der Geburt sollte aufgrund des Perforationsrisikos vermieden werden.

Nach der Einlage wird der dünne Faden auf ca. 2 cm ab Zervix gekürzt und die Lage sonographisch kontrolliert. Eine regelmäßige Kontrolle des intrauterinen Sitzes muss gewährleistet sein, zunächst nach der nächsten Menstruation, dann halbjährlich. Das IUS kann je nach Herstellerangaben 3–5 Jahre in utero verbleiben.

Der Pearl-Index liegt zwischen 0,9 und 3 beim Kupfer-IUP, das gestagenhaltige Intrauterinsystem hat einen Pearl-Index von 0,16.

MERKE
Die kontrazeptive Sicherheit ist nur bei korrektem Sitz in der Gebärmutter gewährleistet.

 100 Video

Komplikationen und Nebenwirkungen

Komplikationen Beim Einsetzen des IUP besteht die Gefahr der Perforation der Uteruswand. Bei zu tiefem Sitz oder kleiner Gebärmutter kann es zu einer starken Dysmenorrhö kommen. Eine weitere Komplikation stellt das "lost IUP" dar – der Faden des IUP ist nicht mehr sichtbar. In diesem Fall müssen eine Schwangerschaft ausgeschlossen und das IUP sonographisch geortet werden (intrauterin oder extrauterin). Möglich ist auch, dass das IUP unbemerkt spontan ausgestoßen wird (je nach IUP-Typ in 0,5–10%!). Dies kommt am häufigsten perimenstruell in den ersten Monaten nach der Einlage (insbesondere bei postpartaler Einlage) vor.

Nebenwirkungen Es kann zu **Blutungsstörungen** kommen. Das sind beim Kupfer-IUP vor allem Hypermenorrhö und Dysmenorrhö, beim gestagenhaltigen IUP Zwischenblutungen und Schmierblutungen (vor allem in den ersten 6 Monaten). Beim gestagenhaltigen IUP haben 20% der Anwenderinnen nach 12 Monaten eine Amenorrhö. Außerdem besteht die Gefahr der **Keimaszension** mit konsekutiver Endometritis, Adnexitis und Pelveoperitonitis (in 0,16 Fällen von 100 Anwenderinnen beim Kupfer-IUP, beim gestagenhaltigen IUP seltener).

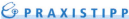
Mögliche Spätkomplikation eines IUP ist die tubare Sterilität nach Keimaszension.

Kosten der Kontrazeption mit Barrieremethoden

- Kondome: ca. 0,40–0,70 € pro Stück
- Diaphragma: 26–37 €
- Portiokappe: ca. 50 €
- Spermizide Gele: ca. 12–19 €
- Kupfer-IUP: ca. 160 € incl. Einlage
- Mirena: ca. 260 € inkl. Einlage

11.5 Chirurgische Kontrazeption

Eingriffe

Chirurgische Eingriffe zur Kontrazeption können sowohl beim Mann als auch bei der Frau durchgeführt werden. In Deutschland entscheiden sich rund 7% der Männer und Frauen dafür. Hierbei wird die Sterilisation 5-mal häufiger bei der Frau durchgeführt. Sterilisation bedeutet
- bei der Frau, dass die Tuben koaguliert und häufig auch durchtrennt,
- beim Mann, dass die Ductus deferentes (Samenleiter) durch Teilresektion, Ligatur oder Koagulation unterbrochen werden.

Indikationen und Kontraindikationen

Zur **Indikationsstellung** spielen das Alter der Patientin, die Kinderzahl, die persönliche Familienplanung sowie das Vorliegen von Krankheiten, die sonstige kontrazeptive Methoden nicht zulassen, eine entscheidende Rolle.

Eine **Kontraindikation** besteht bei allgemeinen Narkose- bzw. Operationskontraindikationen sowie auch bei Minderjährigen und bei Nichteinwilligungsfähigkeit aufgrund geistiger Behinderung.

Durchführung und Sicherheit

Aufklärung Beim obligatorischen Beratungsgespräch sollte beachtet/erwähnt werden:
- Art und Risiko des Eingriffs, Versagerquoten und alternative Möglichkeiten
- Aufklärung/Einwilligung des Partners oder wenigstens Anwesenheit des Partners bei der Aufklärung ist besser, aber nicht erforderlich.

- Zwischen Beratungsgespräch und Eingriff sollte ein zeitlicher Abstand bestehen.
- Genaue Dokumentation, da sonst bei Versagen der Kontrazeption und Geburt eines Kindes Unterhaltszahlungen vom Arzt eingefordert werden können.

Bei Männern besteht hin und wieder die Angst, dass nach der Sterilisation kein Ejakulat mehr produziert werden kann. Es sollte angesprochen werden, dass ein Großteil des Sekrets von Prostata und Glandula seminalis produziert wird.

Sterilisation bei der Frau Die Operation ist fast immer eine laparoskopische Tubensterilisation in Vollnarkose. Die Tuben werden dabei meist an 2 Stellen im Abstand von mindestens 0,5 cm im isthmoampullären Anteil koaguliert und häufig auch durchtrennt. Es ist auch möglich, die Tubendurchgängigkeit durch Kunststoffclips oder durch Überstülpen von Kunststoffringen zu unterbinden. Diese Verfahren haben den Vorteil einer möglichen Reversibilität, allerdings ist die kontrazeptive Sicherheit geringer. Eine Sterilisation ist auch unmittelbar post partum möglich oder wird sogar während des Kaiserschnitts durchgeführt.

Sterilisation beim Mann Die chirurgische Sterilisation beim Mann ist um einiges einfacher als bei der Frau. Typischerweise wird die Vasektomie durchgeführt, wobei der Ductus deferens (Samenleiter) durch Teilresektion, Ligatur oder Koagulation unterbrochen wird. Die kontrazeptive Sicherheit ist erst 3 Monate nach dem Eingriff durch Nachweis einer Azoospermie im Spermiogramm gegeben. Je nach Operationsverfahren ist eine Refertilisierung in den ersten Jahren nach Sterilisation möglich.

Sicherheit Der Pearl-Index beträgt:
- bei der Sterilisation der Frau je nach Verfahren 0,2–0,5,
- bei der Sterilisation des Mannes 0,1–0,15.

Komplikationen

Die Komplikationsrate ist bei allen genannten Operationen insgesamt gering. Jedoch bereuen ca. 2–13% der Frauen, die sich einer Tubensterilisation unterzogen haben, diesen Eingriff. Etwa 1–3% fassen eine Refertilisierungsoperation ins Auge, die Rate derer, die sich einer künstlichen Befruchtung unterziehen, dürfte deutlich höher liegen. Nicht zu unterschätzen ist auch die psychische Belastung, welche durch das Gefühl, „unfruchtbar" zu sein, hervorgerufen wird.

11.6 Abortiva/Interzeptiva

„Pille danach"

Als „Notfallkontrazeption" bekannt, ist die Postkoitalpille streng genommen kein Verhütungsmittel, sondern ein Implantationshemmer. Sie enthält 1,5 mg des Gestagens Levonorgestrel und wirkt interzeptiv, indem sie die Ovulation hemmt und eine vorzeitige Umwandlung des Endometriums und im Anschluss daran eine schwache Entzugsblutung verursacht. Die Wirksamkeit ist umso besser, je früher die Tabletten genommen werden.

Anwendung und Sicherheit Möglichst innerhalb von 12 Stunden (bis zu maximal 72 Stunden) nach dem ungeschützten Geschlechtsverkehr wird 1 Tablette (1,5 mg Levonorgestrel) eingenommen. Wird die „Pille danach" innerhalb von 48 Stunden nach Geschlechtsverkehr eingenommen, so liegt die Zuverlässigkeit bei 98–99%.

Nebenwirkungen Nebenwirkungen wie Übelkeit und Erbrechen sind sehr selten.

Intrauterinpessar postkoital

Die Einlage eines Intrauterinpessars kann im Sinne einer Interzeption bis zu 6 Tage postkoital erfolgen. Die Erfolgsrate ist hoch, die Nebenwirkungen sind gering. Jedoch kann es zu den typischen Komplikationen kommen.

Antigestagene

Das Antigestagen Mifepriston (RU 486, Mifegyne®) ist für den medikamentös induzierten Frühabort bis zum 63. Tag post menstruationem zugelassen.

Indikationen Der Abort darf erst induziert werden, wenn eine gynäkologische Untersuchung mit sonographischem Beweis einer intakten Schwangerschaft vorausgegangen ist. Ferner wird nach § 218 und § 219 eine eingehende Schwangerschaftskonfliktberatung gefordert, der Eingriff selbst darf erst 3 Tage nach der Beratung erfolgen, damit die Schwangere genügend Bedenkzeit hat.

Kontraindikationen Kontraindikationen sind: Extrauterinschwangerschaft, ein liegendes IUP, Nebenniereninsuffizienz und Asthma bronchiale.

Anwendung und Sicherheit Die Frau nimmt 600 mg Mifepriston (3 Tbl. Mifegyne®) oral ein. Zwei Tage später erhält sie 400 μg Misoprostol. In der Regel wird sie daraufhin einige Stunden beobachtet, da zeitnah starke Blutungen auftreten. Nach Ablauf einer Woche wird der Ausgangsbefund (Ultraschall, hCG) erneut kontrolliert. In ca. 95% kommt es zu einem vollständigen Schwangerschaftsabbruch.

Nebenwirkungen Nur bei wenigen Patientinnen ist eine Kürettage notwendig.

Prostaglandine

Prostaglandine lösen zu jedem Zeitpunkt der Schwangerschaft Wehen aus und können sowohl lokal (intrazervikal) als auch systemisch (intramuskulär, intravenös) verabreicht werden. Sie sind die Methode der Wahl bei Abortinduktionen jenseits des 1. Trimenons (> Kap. 14.1.7). Die Anwendung fällt unter die Regelungen von § 218ff.

- 103 Bilder-Quiz Verhütungsmittel
- 027 Literatur Kap. 11
- 028 Praxisfragen Kap. 11
- 073 IMPP-Fragen Kap. 11

KAP. 12

J. Neulen, M. Neises

Infertilität und Sterilität – Reproduktionsmedizin

12.1	Grundlagen	145	12.4.3	Psychische Belastungen während einer Sterilitätstherapie	153
12.2	Physiologie der Reproduktion	146	12.4.4	Psychosomatische Diagnostik und Therapie	154
12.3	Sterilität	147	12.5	Methoden der technisch assistierten Reproduktion	155
12.4	Psychische Aspekte von Infertilität und Sterilität M. Neises	152	12.5.1	Therapeutische Verfahren	155
12.4.1	Motivation des Kinderwunsches	152	12.5.2	Risiken der assistierten Reproduktion	159
12.4.2	Psychogene Sterilität	153	12.5.3	Kryokonservierung	160
			12.5.4	Präimplantationsdiagnostik	160

Zur Orientierung

Im Juli 1978 wurde Louise Brown geboren – wodurch erstmals belegt wurde, dass sich ein im Reagenzglas erzeugter Embryo nach der Nidation und nach einer normalen Schwangerschaft zu einem lebensfrischen, reifen Kind entwickeln kann. Die 2 Jahre jüngere Schwester von Louise Brown wurde ebenfalls durch eine In-vitro-Fertilisation gezeugt. Louise und ihre Schwester sind mittlerweile Mütter, ohne dass sie reproduktionsmedizinische Hilfe in Anspruch nehmen mussten.
Obwohl die Bedeutung der Reproduktionsmedizin weiter zugenommen hat, bleibt ihre Inanspruchnahme durch die Betroffenen oft geheim. Unfruchtbarkeit wird sowohl von Frauen als auch von Männern als ein Makel empfunden. Damit haben Sterilität und Reproduktionsmedizin viele Facetten: den technischen Fortschritt, das medizinisch Mögliche, die politische und juristische Dimension, die gesellschaftspolitische Akzeptanz und nicht zuletzt die mit dem Thema Infertilität generell verknüpften Ängste der Betroffenen.
Von organischer Seite gilt es, zunächst die möglichen Ursachen der weiblichen und männlichen Sterilität zu diagnostizieren und dann die dementsprechende Behandlung einzuleiten – die meist an der Frau vorgenommen wird, weshalb die medizinisch assistierte Reproduktion auch in der Gynäkologie verankert ist.

12.1 Grundlagen

Begriffsdefinitionen

Von Sterilität spricht man, wenn es trotz ungeschütztem Geschlechtsverkehr bei einem Paar nicht innerhalb eines Jahres zur Schwangerschaft kommt. Infertilität versteht sich als absolute Zeugungsunfähigkeit, Subfertilität als reduzierte Zeugungsfähigkeit.

Gesellschaftspolitische Bedeutung der Reproduktionsmedizin

Zum einen ist es heute möglich, durch medizinische Maßnahmen eine bestehende Paarsterilität effektiv zu behandeln. Zum anderen wollen immer weniger Frauen Kinder gebären – und die Frauen, die dies noch wollen, bekommen sie häufig erst in späteren Lebensphasen. Eine Konsequenz des Geburtenrückgangs ist die Überalterung der Gesellschaft (> Kap. 31.3.2), daher ist es dringend geboten, die reproduktive Kapazität der Paare, die Kinder haben und aufziehen möchten, optimal auszugestalten.

Weil im Solidarsystem die Kosten der Behandlung getragen werden, ist es aber auch wichtig zu wissen, inwieweit die Bevölkerung bereit ist, Unfruchtbarkeit als eine Krankheit zu werten. Dazu sind in Deutschland etwa 25% der Bevölkerung und weitere 30% eingeschränkt bereit.

Gesetzliche Regelungen

Da aus historischer Überlegung hohe ethische Hürden bei allen Eingriffen in die reproduktive Physiologie aufgebaut wurden, ist die Reproduktionsmedizin in Deutschland durch ein Strafgesetz (Embryonenschutzgesetz aus dem Jahr 1990) reguliert. Zudem bestehen sehr restriktive Regelungen hinsichtlich der Kostenerstattung für die medizinischen Leistungen auf diesem Gebiet (§ 27a, SGB V, modernisiert 2004).

12.2 Physiologie der Reproduktion

Zu Beginn des 20. Jahrhunderts waren Frauen bei der Geburt ihres ersten Kindes etwa 23 Jahre alt. Zu Beginn des 21. Jahrhunderts sind 50% der Frauen bei ihrer ersten Geburt älter als 30 Jahre. Innerhalb dieses Jahrhunderts hat die Zahl der Kinder pro Frau von über 3 Kindern auf 1,3 Kinder abgenommen. Zur Aufrechterhaltung der Bevölkerungszahl sind aber 2,1 Kinder pro Frau erforderlich. In Europa wird diese Zahl nur annähernd mit 2,0 Kindern in Frankreich erreicht.

> **MERKE**
> Die größte Wahrscheinlichkeit, ein gesundes Kind zu bekommen, besteht für beide Geschlechter zwischen 20 und 25 Jahren.

Fertilisation

Oozyte Die Fertilisation in der Tube setzt voraus, dass eine reife Oozyte aus dem Ovar freigesetzt wird, die die erste Meiose bereits absolviert hat. Sie wird nach der Ovulation in den Eileiter aufgenommen. Dabei ist sie umgeben von einem kantigen Granulosazellhaufen, dem Cumulus oophorus. In der Ampulle des Eileiters unterliegen Eizelle und Granulosazellen verschiedenen Kräften: der Aktivität des Flimmerepithels, das die Eizelle im Eileiter in Richtung Uterus transportiert und dem Sekretstrom im Eileiter, der abdominalwärts gerichtet ist. Dabei entfernt die Aktivität des Flimmerepithels allmählich die Granulosazellen von der Oozyte, bis diese in der Grenzschicht zwischen Flimmerepithel und Sekretstrom dauernd in Drehung gehalten wird. In dieser Position verbleibt die Eizelle für ca. 96 Stunden. Währenddessen steigt die Progesteronkonzentration, wodurch ein funktioneller zäher Schleimpfropf im isthmischen Bereich der Tube zunehmend verflüssigt wird. Dadurch synchronisieren sich schließlich die Richtung des Flimmerepithelschlags und der Flüssigkeitsstrom, der nun auch uteruswärts fließen kann. Die Oozyte bzw. der Embryo wird dann innerhalb weniger Stunden durch die Tube in den Uterus transportiert.

> **MERKE**
> Die Oozyte ist nach der Ovulation für ca. 8 Stunden befruchtungsfähig. Wenn es innerhalb dieser Zeit nicht zur Fertilisation kommt, degeneriert die Oozyte.

Spermien Dringt innerhalb von 8 Stunden kein Spermium in die Oozyte ein, ist eine Fertilisation nicht mehr möglich. Dies bedeutet, dass vor der Ovulation Spermien im weiblichen Genitaltrakt vorhanden sein müssen! Für ihre Aszension ist wiederum die **zervikale Sekretion** von Bedeutung. Das zervikale Sekret wird normalerweise unter dem Einfluss von steigenden Estradiolkonzentrationen zunehmend flüssiger, wodurch eine Kapillarkraft entsteht, die die Spermien in die oberen weiblichen Genitalabschnitte befördert. Spermien können dadurch innerhalb von 10 Minuten vom oberen Vaginalgewölbe zur Ampulla tubae uterinae gelangen. Auch hier werden sie passiv transportiert, da ihre Eigenbewegung nicht ausreicht, um gegen den Flimmerepithelschlag in der Tube anzuschwimmen. Spermien, die so schnell in den Eileiter gelangen, sind allerdings nicht befruchtungsfähig, da sie in dieser kurzen Zeit nicht den Vorgang der Kapazitation durchlaufen haben können. **Kapazitation** bedeutet letztlich, dass Cholesterin aus den äußeren Spermienmembranen gelöst wird, wodurch diese labil werden. Erst dadurch ist die Akrosomenreaktion auf der Zona pellucida mit der enzymatischen Andauung dieser Eihüllenstrukturen möglich.

Befruchtung Der Cumulus oophorus produziert auch nach der Ovulation weiter Progesteron. Progesteron steigert den Kalziumeinstrom vor allem in den Halsbereich der Spermien. Dadurch stellen die dortigen Mitochondrien mehr Energie zur Geißelbewegung zur Verfügung. Die Spermien werden also deutlich schneller und entfalten mehr Kraft bei der Bewegung. Damit erreichen die Spermien die Zona pellucida. Um diese durchdringen zu können, müssen sie sich zunächst auf ihr anheften. Dies geschieht durch speziesspezifische, rezeptorähnliche Proteine. Der Anheftungsvorgang löst die **Akrosomenreaktion** aus: Die Proteine der Zona pellucida werden enzymatisch verdaut, und das Spermium kann nun durch seine Eigenbeweglichkeit den perivitellinen Raum erreichen. Von dort aus wird es phagozytär in die Oozyte aufgenommen. Sobald ein Spermium in der Eizelle vorhanden ist, setzt diese aus subkortikalen Granula Substanzen frei, die die übrigen Spermien immobilisieren bzw. die Zona pellucida für Spermien undurchdringbar machen. So gibt es keine Mehrfachbefruchtung einer Oozyte. Die Membranen des phagozytierten Spermiums werden in der Oozyte aufgelöst und seine Mitochondrien abgebaut (wenn nicht, ist der Verbleib väterlicher Mitochondrien im Embryo mit einer mitochondrialen Erkrankung des Kindes verbunden). Aus dem Spermium wird neben der genetischen Fracht in Form von 22 somatischen Chromosomen und einem gonosomalen Chromosom (X oder Y) eine Fülle von mRNA-kodierten Informationen für die weitere embryonale Entwicklung freigesetzt. Dieser Informationsteil ist wichtig für die individuelle Neugestaltung des genetischen Imprintings. Sein Fehlen ist wohl dafür verantwortlich, dass Klonversuche in aller Regel fehlschlagen bzw. zu schwerstkranken Nachkommen führen. Beim individuellen genetischen Imprinting wird festgelegt, welches Allel (mütterlich oder väterlich) im Embryo und vielleicht später im Kind aktiviert ist. Derzeit kennt man ca. 100 Gene, bei denen eine exakte Zuordnung des elterlichen Teils wichtig ist. Wird statt des mütterlichen Allels das väterliche aktiviert oder umgekehrt, hat dies für das Kind massive gesundheitliche Folgen. Zu diesen Krankheiten gehören z.B. das Wiedemann-Beckwith-Syndrom oder das Angelman-Syndrom. Die Aufgabenteilung zwischen mütterlichem und väterlichem Genom ist ein weiterer Grund dafür, dass ein reproduktives Cloning beim Menschen bisher unmöglich ist. Das mütterliche Genom ist für die Entwicklung des Embryoblasten maßgeblich, das väterliche für die Entwicklung des Trophoblasten.

Embryonalentwicklung Die Embryonalentwicklung setzt voraus, dass die Oozyte die zweite Meiose vollendet. Hierbei reduziert sie den eigenen Chromosomensatz auf 22 somatische

Chromosomen und ein X-Chromosom. Anschließend werden der eigene Chromosomensatz wie auch der väterliche Chromosomensatz in jeweils einem Vorkern arrangiert. Diese Vorkerne wandern aufeinander zu und verschmelzen schließlich. Es kommt zum Rearrangement mit entsprechenden Crossingover-Manövern, das zur individuellen genetischen Ausstattung des neu entstandenen Embryos beiträgt. Diese Vorgänge unterliegen ebenso wie die individuelle Neugestaltung des Imprintings allerdings strengen Regeln, deren Nichteinhaltung zu schwersten Krankheiten führt.

MERKE
Fertilisation und Initiierung der Embryonalentwicklung sind eine Gemeinschaftsaufgabe von Oozyte und Spermium.

Implantation

Gelangt der Embryo als Blastozyste in den Uterus, so muss er vor der Implantation zunächst aus der Zona pellucida schlüpfen. Dieser Vorgang wird begleitet von mehreren Kontraktionen und Expansionen seiner gesamten Zellmasse. Die Zona bricht auf, und der Embryo kann mit dem Epithel des Endometriums Kontakt aufnehmen. Dieser Vorgang ist recht einmalig, da sonst in der Biologie Zellkontakte an einer Epitheloberfläche nicht vorgesehen sind. Über den Mechanismus wird spekuliert. Offensichtlich induziert der Embryo eine Reduktion von Mukopolysacchariden auf der Endometriumoberfläche, sodass es zu direkten Zellkontakten kommen kann. Das Endometriumepithel wird lysiert, und der Embryo dringt in das Bindegewebe des Endometriums vor. Anschließend heilt das Epithel über der Implantationsstelle wieder.

MERKE
Der Embryo ist gegenüber dem Uteruscavum vollkommen abgeschottet.

Nach der Invasion des endometrialen Bindegewebes arrodieren Trophoblastzellen die dortigen Gefäße und kleiden sie z.T. als Pseudoendothel aus. Bis zur 12. Schwangerschaftswoche reift schließlich die Plazenta aus, die als hämochoriale Austauschfläche die intrauterine Ernährung des Embryos übernimmt.

12.3 Sterilität

Epidemiologie Derzeit bleiben etwa 25% aller Paare im reproduktiven Alter kinderlos. Bei 12% der Paare ist diese Kinderlosigkeit ungewollt. Hiervon wiederum nehmen etwa 50% medizinische Hilfe in Anspruch. In absoluten Zahlen bedeutet dies bei zurückhaltender Schätzung, dass etwa 1.000.000 Paare reproduktionsmedizinische Diagnostik und Behandlung in Anspruch nehmen.
Ätiologie Insgesamt verteilen sich die Ursachen einer Paarsterilität zu etwa gleichen Teilen auf eine rein andrologische Subfertilität oder rein gynäkologische Ursachen. Ein Drittel der Fälle wird durch Kombination männlicher und weiblicher Störungen bei dem gleichen Paar hervorgerufen. Etwa 10% bleiben als ungeklärte Sterilität bestehen. Mögliche Ursachen für die **weibliche Sterilität** sind:
- **Beeinträchtigung der Zervixdrüsen:** Nach Konisation kann die wichtige zervikale Reaktion ausbleiben. Infektionen der Zervix können auch nach ihrer Sanierung die Sekretionsleistung der Drüsen durch Vernarbung beeinträchtigen. In selteneren Fällen reagieren die zervikalen Drüsen nicht auf die östrogenen Einflüsse.
- **Fehlanlagen des Uterus:** Ein Uterusseptum als Zeichen einer inkompletten Verschmelzung der Müller-Gänge ist ein bedeutender Sterilitätsfaktor. Sehr ähnlich kann ein Uterus duplex aussehen, bei dem häufiger eine Fehl- oder Frühgeburt droht. Besonders unangenehm sind einseitig rudimentäre Doppelanlagen, da den rudimentären Seiten oft ein Abfluss für das Menstrualblut fehlt. Dies führt regelmäßig zu heftigsten Dysmenorrhöen. Diese Fehlbildungen betreffen alle die Entwicklung der Müller-Gänge und werden im Symptomkomplex des Rokitansky-Küster-Meyer-Syndroms zusammengefasst (➤ Kap. 3.1.4).
- **Tubenverschluss:** Insbesondere nach Entzündungen ist ein beidseitiger Tubenverschluss als Ursache für eine Sterilität möglich. Verursacher sind sehr häufig Chlamydien.
- **Funktionelle Störungen der Ovarien:** Zyklusstörungen, die auf einer Funktionsstörung der Ovarien beruhen, zählen zu den häufigsten Sterilitätsursachen. Störungen können im gesamten Endokrinium vorliegen: Krankhafte Veränderungen des hypothalamisch-hypophysären Systems können die Gonadotropinproduktion negativ beeinflussen oder über Schilddrüse oder Nebennierenrinde die Ovarfunktion beeinträchtigen. Ovarialzysten stellen mechanische Hindernisse beim Ovulationsprozess dar. Persistieren sie länger als 3 Monate, so sollten sie weiter abgeklärt werden.

Diagnostik

Diagnostik beim Mann

Eine urologische Untersuchung des Mannes (Geschlechtsorgane und Ejakulat) ist unabdingbarer Bestandteil bei der Abklärung der Sterilitätsursachen (➤ Abb. 12-1).
Untersuchung des Ejakulats Das Gesamtejakulat wird zunächst nach Volumen, Farbe, pH-Wert und Verflüssigung beurteilt (➤ Tab. 12-1). Für die Fertilität ist des Weiteren die Beurteilung der Spermien nach WHO-Kriterien wichtig (➤ Tab. 12-1):
- Die **Spermienzahl** sollte über 20 Mio./ml bzw. über 40 Mio. im gesamten Ejakulat liegen.
- Für die **Beweglichkeit** der Spermien gilt, dass die Gesamtmotilität, also die Vorwärtsbeweglichkeit aller Spermien (WHO A + B), über 50% betragen sollte. Dabei wird auch die Geschwindigkeit beurteilt. Spätestens hier stößt dieses Qualitätskriterium jedoch an subjektive Grenzen. Die lokale Motilität, d.h., die Spermien bewegen sich zwar, kommen

aber nicht vorwärts (WHO C), ist als negatives Kriterium einzuschätzen. Gänzlich unbewegliche Spermien (WHO D) sind ohne Fertilisierungschance. Sie können jedoch als „Chromosomen-Container" im Rahmen einer In-vitro-Fertilisation und intrazytoplasmatischen Spermieninjektion zur Fertilisierung einer Oozyte dienen. Daher ist ihre Zahl durchaus für die Entscheidung zu reproduktionsmedizinischen Maßnahmen wichtig.

- Bei der **Morphologie** der Spermien werden Kopf-, Hals- und Geißelteil zunächst separat bewertet. Anschließend werden Kombinationsdefekte beurteilt. Dafür wird ein Ejakulatausstrich in Alkohol fixiert und anschließend nach Papanicolaou gefärbt. Nach den WHO-Kriterien sollten 50% der Spermien eine normale Morphologie aufweisen. Gelegentlich werden die Spermien auch wesentlich strenger nach Krüger-Kriterien beurteilt. Unter diesen Voraussetzungen sollte eine normale Morphologie bei mindestens 15% der Spermien gegeben sein.

MERKE

Eine Schwangerschaft wird ziemlich unwahrscheinlich, wenn
- weniger als 10^6 progressiv motile Spermien/ml nach 24 Stunden im Brutschrank zu finden sind,
- von diesen progressiv motilen Spermien weniger als 50% normal geformt sind.

PRAXISTIPP

Pathologische Befunde des Ejakulates werden als **Oligo-Astheno-Teratozoospermie-Syndrom (OAT-Syndrom)** bezeichnet (➤ Tab. 12-2).

Zusätzlich gibt es **laborchemische Untersuchungen** zur Ejakulatbewertung: Fruktose, saure Phosphatase, Carnitin. Die Eignung dieser Parameter zur Abschätzung der Fertilität des jeweiligen Patienten ist umstritten.

Endokrinologische Diagnostik Außer den Gonadotropinen FSH und LH werden TSH, Prolaktin und Testosteron quantifiziert. Bei dieser Diagnostik soll vor allem ein hyper- oder hypogonadotroper Hypogonadismus festgestellt werden. Ein hypergonadotroper Hypogonadismus des Mannes hat vor allem negative prognostische Bedeutung hinsichtlich der Fertilität. Bei einem hypogonadotropen Hypogonadismus führt der Ausgleich der Hypogonadotropinämie zu einer Normalisierung der Gonadenfunktion. Anderweitige endokrinologische Störungen durch Hyperprolaktinämie oder Hypothyreose müssen entsprechend behandelt werden.

PRAXISTIPP

Bei einer gestörten Ejakulatqualität muss in ca. 2% der Fälle mit einem Tumor der Gonaden gerechnet werden.

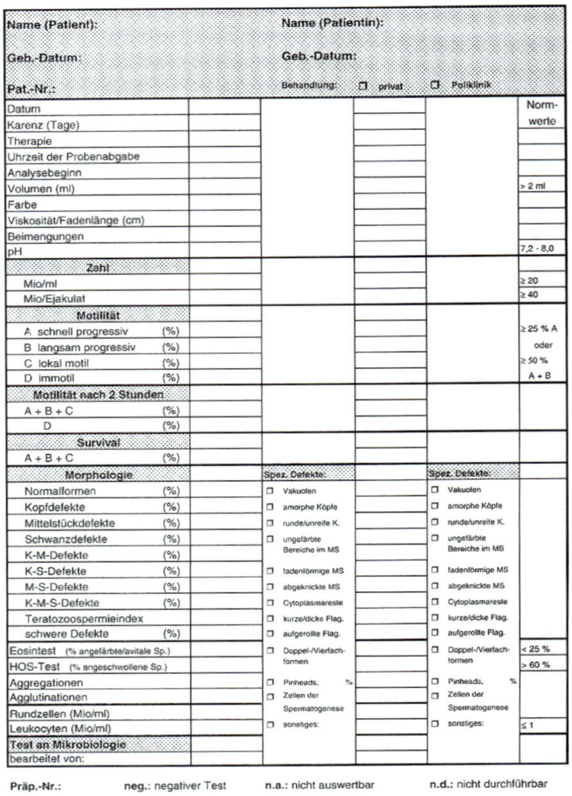

Name (Patient):		Name (Patientin):			
Geb.-Datum:		Geb.-Datum:			
Pat.-Nr.:		Behandlung: ☐ privat		☐ Poliklinik	
Datum					Norm-werte
Karenz (Tage)					
Therapie					
Uhrzeit der Probenabgabe					
Analysebeginn					
Volumen (ml)					> 2 ml
Farbe					
Viskosität/Fadenlänge (cm)					
Beimengungen					
pH					7,2 - 8,0
Zahl					
Mio/ml					≥ 20
Mio/Ejakulat					≥ 40
Motilität					
A schnell progressiv (%)					≥ 25 % A
B langsam progressiv (%)					oder
C lokal motil (%)					≥ 50 %
D immotil (%)					A + B
Motilität nach 2 Stunden					
A + B + C (%)					
D (%)					
Survival					
A + B + C (%)					
Morphologie		Spez. Defekte:		Spez. Defekte:	
Normalformen (%)		☐ Vakuolen		☐ Vakuolen	
Kopfdefekte (%)		☐ amorphe Köpfe		☐ amorphe Köpfe	
Mittelstückdefekte (%)		☐ runde/unreife K.		☐ runde/unreife K.	
Schwanzdefekte (%)		☐ ungefärbte Bereiche im MS		☐ ungefärbte Bereiche im MS	
K-M-Defekte (%)					
K-S-Defekte (%)		☐ fadenförmige MS		☐ fadenförmige MS	
M-S-Defekte (%)		☐ abgeknickte MS		☐ abgeknickte MS	
K-M-S-Defekte (%)		☐ Cytoplasmareste		☐ Cytoplasmareste	
Teratozoospermieindex		☐ kurze/dicke Flag.		☐ kurze/dicke Flag.	
schwere Defekte (%)		☐ aufgerollte Flag.		☐ aufgerollte Flag.	
Eosintest (% angefärbte/avitale Sp.)		☐ Doppel-/Vierfach-formen		☐ Doppel-/Vierfach-formen	< 25 %
HOS-Test (% angeschwollene Sp.)					> 60 %
Aggregationen		☐ Pinheads, %		☐ Pinheads, %	
Agglutinationen		☐ Zellen der Spermatogenese		☐ Zellen der Spermatogenese	
Rundzellen (Mio/ml)					
Leukocyten (Mio/ml)		☐ sonstiges:		☐ sonstiges:	≤ 1
Test an Mikrobiologie					
bearbeitet von:					

Präp.-Nr.: neg.: negativer Test n.a.: nicht auswertbar n.d.: nicht durchführbar

Abb. 12-1 Laborprotokoll Spermiogramm.

Tab. 12-1 Beurteilung des Ejakulats.

Parameter	Normalbefund	Pathologische Veränderung
Gesamtejakulat		
Volumen	> 2 ml	Verringerung = Parvisemie, z.B. durch verminderte sekretorische Leistung der Glandula vesicalis und der Prostata nach Entzündung.
Farbe	weißlich	Blutiges Kolorit oder grün-gelbliche Verfärbungen weisen auf eine Infektion der ableitenden Samenwege hin.
pH-Wert	7–8	Niedriger pH-Wert ist Ausdruck einer Infektion.
Verflüssigung	spätestens nach 30 Minuten	Ist das Ejakulat nach 30 Minuten noch zäh und klumpig, spricht dies für Erkrankungen der Prostata oder Glandula vesicalis.
Spermien		
Anzahl	> 20 Mio./ml oder > 40 Mio./Ejakulat	
Beweglichkeit	nach WHO in 4 Stadien, > 50% sind vorwärts beweglich	Spermien, die sich zwar bewegen, aber nicht vorwärts bewegen (WHO C), müssen hinsichtlich der Fertilitätschance bereits negativ eingeschätzt werden.

Tab. 12-1 Beurteilung des Ejakulats. (Forts.)

Parameter	Normalbefund	Pathologische Veränderung
Spermien		
Geschwindigkeit		
Morphologie	nach WHO > 50% normal geformte Spermien	

Tab. 12-2 Stadien des OAT-Syndroms.

Grad	Anzahl	Progressivmotilität	Fehlformrate
1°	$> 10^7$–2×10^7 Spermien pro ml Ejakulat	30–50%	50–70%
2°	5×10^6–10^7 Spermien pro ml	10–30%	70–90%
3°	$< 5 \times 10^6$ Spermien pro ml	< 10%	> 90%

Diagnostik bei der Frau

Eine ausführliche Anamnese mit spezieller Berücksichtigung des Zyklus (Menarche; Zeitabstände der Blutungen; Schmerzen vor, während oder nach der Blutung), Fragen zu allgemein gynäkologischen Leiden (Adnexitiden, vorangegangene Schwangerschaften evtl. von einem anderen Partner, Fehlgeburten, Schwangerschaftsverlauf, Voroperationen am Genitale) und eine eingehende gynäkologische Untersuchung sind Grundlage der Sterilitätsdiagnostik bei der Frau.

Vaginale und zervikale Diagnostik Das **zervikale Sekret** wird nach dem Insler-Score bewertet, der die Menge des Schleims, seine Spinnbarkeit, Farnkrautphänomen und die Öffnung der Zervix berücksichtigt (> Tab. 8-2). Mittzyklisch sollten mindestens 9 Punkte erreicht werden. Ein Ausbleiben der zervikalen Reaktion muss als Sterilitätsfaktor angesehen werden. Die zervikale Sekretion kann darüber hinaus der Beurteilung des Zyklusablaufs dienen. Ebenso werden bei der Inspektion der Zervix ggf. entzündliche Veränderungen sichtbar.

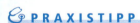
PRAXISTIPP
Die Beschreibung des topographischen Befundes kann Hinweise auf Anlagestörungen wie Doppelbildungen oder Septen in der Vagina ergeben. Daher ist bereits der Introitus sorgfältig zu betrachten, da sich Septen gelegentlich einer Seite anschmiegen und bei oberflächlicher Untersuchung der Diagnose entziehen.

Zur Überprüfung der Spermienaszension wird ein **Postkoitaltest (Sims-Huhner-Test)** durchgeführt: Unmittelbar präovulatorisch am 12./13. Zyklustag (bei dokumentiertem, beginnendem LH-Anstieg) wird der Patientin am Morgen nach abendlichem Geschlechtsverkehr eine geringe Menge Zervikalsekret entnommen. Das Sekret wird auf einem Objektträger ausgestrichen, und die Spermien werden unter dem Mikroskop beurteilt. Es werden 10 Gesichtsfelder ausgezählt und dabei der Anteil der progressiv motilen (vorwärts beweglichen) Spermien angegeben.

- Fehlen jegliche Spermien, ist möglicherweise die Compliance des Paares schlecht oder es handelt sich um eine Sexualstörung beim Vollzug des Geschlechtsaktes. Andererseits ist ein negativer Postkoitaltest auch ein Hinweis auf eine Pathologie beim Spermientransport, z.B. wenn die Spermien bei unzureichender Verflüssigung des zervikalen Sekrets in einer verstärkten Vernetzung der Schleimfibrillen hängen bleiben. Auf männlicher Seite ist vor allem ein zu geringes Ejakulatvolumen als Ursache für einen negativen Sims-Huhner-Test zu nennen.
- Werden lediglich immotile Spermien angetroffen, so kann das z.B. Ausdruck von intratestikulären Reifungsstörungen bei der Spermiogenese sein. In seltenen Fällen sind die Spermiengeißeln defekt, z.B. bei Kartagener-Syndrom.

PRAXISTIPP
Wichtig für die positive Beurteilung ist das Antreffen von progressiv motilen Spermien. Die Zahl dieser Spermien ist weniger relevant. Fällt der Postkoitaltest trotz normalen Spermiogrammbefunds negativ aus, kann die zervikale Strecke mittels einer intrauterinen Insemination überbrückt werden.

Uterine Diagnostik Unverzichtbar für die weitere Diagnostik ist die Sonographie. Dabei wird der Uterus zunächst in verschiedenen Ebenen dargestellt und vermessen. Myometrium und Endometrium müssen gesondert untersucht werden (> Kap. 4.1.4). Sterilitätsfaktoren sind dabei:
- pathologische, strukturelle Veränderungen (> Tab. 12-3).
- Endometriumdicke < 8 mm (Dadurch sind Implantationsfehler wie Plazenta accreta oder gar percreta zu befürchten).
- Fehlanlagen des Uterus (Doppelanlagen, Uterusseptum).

Tubare Diagnostik Die Tuben sind bei der Ultraschalluntersuchung nativ nicht zu sehen. Durch das Einbringen einer echogenen Flüssigkeit (z.B. einer Milchzuckersuspension) ist der Verlauf jedoch nachvollziehbar. So sieht man, ob die Tuben durchgängig sind – Veränderungen durch Adhäsionen oder Endometrioseherde bleiben jedoch verborgen. Sind die Tuben nicht durchgängig, ist eine weiterführende radiologische Untersuchung sinnvoll, bei der versucht wird, sie gleichzeitig zu bougieren (s.u.).

Ovarielle Diagnostik Bei der Ultraschalluntersuchung des Ovars (> Kap. 4.1.4) sind evtl. Zysten und zyklische Veränderungen im Ovar zu beurteilen:
- **Zysten:** Einzelne, gut abgrenzbare, echoarme Zysten sind in der Regel funktioneller Natur. Sie sind in einer Nachuntersuchung 3 Monate später meist verschwunden. Dagegen müssen solide oder echodichte Veränderungen, aber auch unregelmäßig begrenzte mehrkammerige Zysten genauer, ggf. auch chirurgisch untersucht werden. Bei jungen Frauen sind dies meist Endometriosezysten des Ovars oder reife Dermoide mit Talg und Zähnen.
- **Zyklische Veränderungen:** Folgende zyklische Ovarialveränderungen sind normal: Aus ca. 20–30 präantralen Follikeln pro Zyklus bilden sich in der frühen Follikelphase pro Ovar ca. 2–5 frühantrale Follikel, die bei der Ultraschalluntersuchung am 5./6. Zyklustag mit Durchmessern unter

10 mm auffallen. Bis zum 10. Zyklustag wächst ein dominanter Follikel bis zu einem Durchmesser von 14–15 mm heran. Unmittelbar vor der Ovulation erreicht dieser einen Durchmesser von ca. 20 mm und verschwindet postovulatorisch zunächst in der Sonographie. Allerdings kann sie sich bei der Ausbildung des Corpus luteum mit Blut füllen und erneut sichtbar werden. Meist fallen dann Fibringerinnsel spinnwebartig im Corpus luteum auf.

> **PRAXISTIPP**
> Abzugrenzen von den Ovarialzysten sind zystische Strukturen im Bereich der Ligg. cardinalia, die sich als Anlagestörungen aus den Gartner-Gängen entwickeln können. Diese sog. Paraovarialzysten können beträchtliche Größe erreichen und manchmal das gesamte Abdomen ausfüllen.

Zyklusverlaufskontrolle Der Menstruationszyklus wird zu fixen Zeiten endokrinologisch untersucht (➤ Tab. 12-4). Bei einem Zyklus von 28 Tagen ist die erste Blutentnahme am 3.–5. Zyklustag sinnvoll. Am 12.–13. Zyklustag erfolgt eine Ultraschalluntersuchung zur Größenbestimmung des dominanten Follikels. In der Serumanalyse werden Estradiol, Progesteron und LH bestimmt. Pro dominanten Follikel sollte eine Estradiolkonzentration von ca. 1.000 pmol/l gefunden werden. Progesteron sollte unter 3 nmol/l gemessen werden. Der LH-Anstieg kündigt sich ab Werten von > 15 U/l an. Eine Woche nach dem LH-Anstieg ist die Überprüfung der Corpus-luteum-Phase erforderlich. Dabei sollte der Progesteronwert mindestens 30 nmol/l betragen.

Therapie

Andrologische Subfertilität Besteht eine hochgradige Einschränkung der männlichen Fruchtbarkeit (weniger als 10^7 progressiv motile Spermien/ml, weniger als 50% davon normal geformt), so ist eine extrakorporale Befruchtung mit intrazytoplasmatischer Spermieninjektion indiziert (➤ Kap. 12.5.1). Bei weniger dramatischen Einschränkungen kann eine Behandlung mittels intrauteriner Insemination (IUI) nach Anreicherung der progressiv motilen Spermien unmittelbar präovulatorisch durchgeführt werden (➤ Kap. 12.5.1).

Gynäkologische Subfertilität Bleibt das Endometrium in seinem Aufbau unterentwickelt, müssen die o.g. Probleme ausgeschlossen werden. Für idiopathische endometriale Entwicklungsdefekte gibt es derzeit keine Therapiemöglichkeit.

Sind die Tuben nicht durchgängig, kann der Tubenwinkel im Rahmen einer radiologischen Untersuchung über ein Kathetersystem sondiert werden (Hysterosalpingographie, ➤ Abb. 12-2) und anschließend mittels Kontrastmittelbolus eine Dilatation des isthmischen Tubenanteils versucht werden. Die Strahlenbelastung liegt dabei mit modernen Geräten in einem Bereich, der absolut ungefährlich für Keimzellen ist. Das Risiko einer Tubenperforation, u.U. mit nachfolgender Blutung, ist niedrig. Das Hauptrisiko nach einer solchen Behandlung sind Tubargraviditäten, die mit einer Häufigkeit mit 3–10% angegeben werden. Besteht ein Verdacht auf eine Endometriose oder auf Adhäsionen im Adnexbereich, so ist eine Laparoskopie unumgänglich. Fehlen, Verschluss oder hochgradige Bewegungseinschränkungen der Tuben sind gleichbedeutend mit einer tubaren Sterilität. Sind diese Veränderungen nicht operativ zu korrigieren, ist immer eine extrakorporale Befruchtung als Umgehung des Tubendefekts erforderlich (➤ Kap. 12.5).

Bestehen **Zyklusstörungen,** muss die zugrunde liegende Pathologie ausgeglichen werden (➤ Kap. 9).

Bei einer gesicherten **Hyperprolaktinämie** (nicht situativ oder medikamentös) wird ein Dopaminagonist verordnet (➤ Tab. 12-5). Die Effektivität der Therapie sollte nach 2 Wochen überprüft werden. Ggf. muss die Dosis angepasst werden. Sobald die Prolaktinwerte im Normbereich liegen, kann mit der Normalisierung des Zyklus gerechnet werden

Tab. 12-3 Pathologische Befunde im Ultraschall des Uterus.

Struktur	Befund	Merkmale
Myometrium	Myome	meist glatt begrenzte, intramurale, echoarme Raumforderungen, umgeben von einer echodichten Kapsel
	Endometriosis uteri interna	heterogene Echotextur des verdickten Myometriums mit hyper- und hypodensen Arealen
Endometrium	Polypen	unruhige Struktur, durchsetzt mit kleinen zystischen Arealen
	Myome	meist dicht, Schallauslöschung
	Adhäsionen	Kaliberschwankungen wie ein Flaschenhals oder eine Eieruhr
Uteruscavum	Septum	im Fundus zwei Endometriumabschnitte (Katzenaugen-Phänomen)
	Doppelanlage	kräftiges Mittelseptum, Uteruscava breit auseinanderklaffend

Tab. 12-4 Pathologische Veränderungen weiblicher Hormonspiegel. Die Werte unterliegen je nach Labor gewissen Schwankungen.

Hormon	Veränderung	Hinweis auf
FSH	< 2 U/l	hypogonadotropen Hypogonadismus
	> 20 U/l	hypergonadotropen Hypogonadismus
Prolaktin	< 50 mU/l	Hypoprolaktinämie (kann eine Corpus-luteum-Insuffizienz nach sich ziehen)
	> 600 mU/l	Hyperprolaktinämie (oft mit einer Corpus-luteum-Insuffizienz assoziiert)
TSH	< 0,25 mU/l	Hyperthyreose → Funktionsstörungen der Ovarien
	> 4,5 mU/l	Manifeste Hypothyreose → Funktionsstörungen der Ovarien; bei Frauen mit Kinderwunsch sollte der TSH-Wert 2,5 mU/l nicht überschreiten
Testosteron	> 2,5 nmol/l	Hyperandrogenämie → Veränderungen der zentralen GnRH-Pulsatilität → PCO-Syndrom

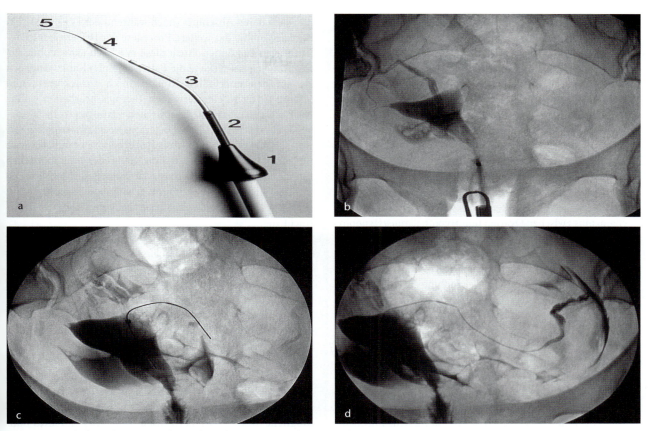

Abb. 12-2 Radiologische Untersuchung der Tuben (Hysterosalpingographie).
a Kathetersystem zur Bougierung der Tuben: 1 = Portioadapter, 2 = Führungskatheter für den Zervikalkanal, 3 = Tubenkatheter, 4 = Führungskatheter zur Sondierung der Tube. Dieser Katheter wird nach der Platzierung des Tubenkatheters retrahiert. Über den Tubenkatheter wird dann Kontrastmittel zur Durchspülung appliziert.
b Das Uteruscavum und die rechte Tube sind mit Kontrastmittel gefüllt. Die rechte Tube ist also durchgängig. Die linke Tube kommt nicht zur Darstellung.
c Die linke Tube wird mit dem Führungskatheter sondiert.
d Nach Retraktion des Führungskatheters wird die linke Tube mit Kontrastmittel durchgespült und dargestellt. Das Kontrastmittel tritt ungehindert in die Bauchhöhle aus.

Tab. 12-5 Dosierung von Dopaminagonisten.

Präparat	Dosierung	Bemerkung
Bromocriptin	2,5–5 mg/d	Dopaminagonisten der 1. Generation, relativ häufig Übelkeit und Hypotonie, daher abends und mit einschleichender Dosierung verordnen.
Lisurid	0,25–0,5 mg/d	
Cabergolin	0,25–0,5 mg 2×/Woche	selektive D_2-Rezeptor-Agonisten, weniger Nebenwirkungen
Quinalogid	75 µg/d	

und eine Schwangerschaft eintreten. Kommt es zur Schwangerschaft, sollte der Prolaktinwert – insbesondere bei Nachweis eines Hypophysenadenoms – regelmäßig bestimmt werden. Ein Anstieg über 3.000 mU/l sollte mit Bromocriptin behandelt werden.

Bei einer Funktionsstörung der **Schilddrüse** ist je nach Pathologie der Einsatz von L-Thyreoxin oder von Thyreostatika indiziert. Für den Fall einer Schwangerschaft muss berücksichtigt werden, dass der L-Thyreoxin-Bedarf bei hypothyreoten Frauen in der Regel ansteigt.

Eine **hypergonadotrope Ovarialinsuffizienz** entzieht sich einer Sterilitätstherapie. In seltenen Fällen kann ein Resistant-Ovary-Syndrom vorliegen. Dies ist dadurch gekennzeichnet, dass das Ovar nach einer gewissen Zeit seine Funktion spontan wieder aufnimmt. Die Ursachen für diese Situation sind unbekannt. Die **hypogonadotrope Ovarialinsuffizienz** kann Ausdruck eines organischen oder funktionellen Leidens am Hypothalamus oder an der Hypophyse sein:

- Bei einem hypothalamischen Ausfall kann eine pulsatile Substitution mit GnRH die Hypophysenfunktion normalisieren. Diese Behandlung ist zwar umständlich, hat aber den Vorteil, dass in aller Regel die physiologischen Regulationsschleifen normal funktionieren, ein Follikel zur Sprungreife kommt und somit ovariell ein normaler Zyklus abläuft.
- Bei hypophysären Störungen müssen Gonadotropine selbst ersetzt werden. Üblich sind 75 U FSH und 75 U LH pro Tag subkutan. Da hierbei die physiologischen Feedback-Mechanismen nicht greifen, ist in jedem Fall eine Kontrolle des stimulierten Zyklus erforderlich. Insbesondere ist auf eine ovarielle Überreaktion zu achten, die höhergradige

Mehrlingsschwangerschaften zur Folge haben könnte. Die Ovulation wird bei reifem Follikel mit 5.000 U hCG als LH-Äquivalent induziert.

Bei einer **Hyperandrogenämie** muss die Quelle der Androgene identifiziert werden. Bei einer adrenalen Hyperandrogenämie werden Glukokortikoide in niedriger Dosierung eingesetzt (z.B. 0,25–0,5 mg Dexamethason abends). Liegt die Androgenquelle in den Ovarien, wird mit Clomifenzitrat oder, wenn dies erfolglos ist, mit Gonadotropinen behandelt:

- Mit Clomifenzitrat wird in einer Dosierung von 50 mg/d (bei Erfolglosigkeit 100 mg/d) zwischen dem 5. und 9. Zyklustag die Ovarialfunktion stimuliert. Durch die antiöstrogene Wirkung des Clomifenzitrats wird der Feedbackmechanismus zwischen Ovarien und Hypothalamus/Hypophyse entkoppelt, sodass die ovarielle Reaktion durch Ultraschall und Hormone überprüft werden muss. Wegen der starken antiöstrogenen Wirkung und der langen Halbwertszeit dieser Substanz muss die Behandlung auf 5 Tage begrenzt werden. Versuche, die antiöstrogene Wirkung im Uterus durch den Zusatz von Estradiol zu kompensieren, sind nicht sinnvoll.
- Bei der Gonadotropinbehandlung sollte mit einer Dosis von 50–75 U FSH täglich begonnen werden. Vorsichtige Dosissteigerung um 25 U FSH nach jeweils 5 Tagen derselben Dosis sind manchmal erforderlich. Sobald 1–2 Follikel eine Größe von 14 mm überschritten haben, sollte die Dosis um 25 U FSH reduziert werden. Dadurch werden die mitwachsenden Follikel ausgeschaltet. Die Ovulation muss in der Regel mit 5.000 U humanem Choriongonadotropin induziert werden. Bei der Gonadotropinbehandlung ist das Risiko einer ovariellen Überstimulation besonders hoch. Entweder sprechen die Ovarien gar nicht an oder bei kleinster Dosiserhöhung werden zahlreiche Follikel dominant. Daher ist eine exakte Überwachung durch Ultraschalluntersuchung und Laborkontrollen (Estradiol, LH, Progesteron) erforderlich.

PRAXISTIPP

Bei den bisher geschilderten Therapien wird ein möglichst normaler Zyklus restituiert. Bei einem Koitus innerhalb von 48 Stunden vor der erwarteten Ovulation sind die Chancen auf eine Schwangerschaft am größten. Sie sinken bei einem Koitus, der vor dieser Zeit oder nach der Ovulation stattfindet.

12.4 Psychische Aspekte von Infertilität und Sterilität

M. Neises

Praxisfall

■ Eine 35-jährige Verwaltungsangestellte war bei zufriedenstellender sexueller Beziehung in ihrer Ehe kinderlos geblieben. Zweimal hatte eine IVF bereits zur Schwangerschaft geführt, die dann aber jeweils in einer Fehlgeburt endete. Vor der dritten IVF begann sie eine unterstützende Psychotherapie, nach deren Abschluss (noch während der IVF) sie sich in der Lage fühlte, das weitere Procedere der IVF erfolgreich allein tragen zu können. Auch diese IVF blieb jedoch ohne Erfolg. Danach entwickelte die Patientin einen Kaufzwang, den sie auf den unerfüllten Kinderwunsch zurückführte und 5 Jahre später in einer erneuten Therapie bearbeiten wollte. Nach etwa 10 psychotherapeutischen Sitzungen wurde sie dabei – überraschend – schwanger. Sie reagierte darauf unerwartet: Obwohl sich ihre wirtschaftliche und berufliche Position nicht geändert hatte, meinte sie, weder die finanziellen Einbußen durch ein Kind tragen zu können noch ihr Fitnesstraining betreiben oder ihrem gewohnten Tagesrhythmus nachgehen zu können, weshalb sie sogar eine Abruptio in Betracht zog.

Angesichts der Banalität dieser Befürchtungen handelt es sich offenbar um eine Rationalisierung für ihre unbewusst tieferliegende Ambivalenz dem Kind gegenüber. Diese Ambivalenz dürfte bei den vorangegangenen Fehlgeburten schon mitgespielt haben. Schließlich führte die von der Patientin ursprünglich ersehnte Schwangerschaft zu einem Spontanabort. Im weiteren Verlauf der Psychotherapie bot die Patientin ihren Kinderwunsch nie mehr zur Bearbeitung an. ■

12.4.1 Motivation des Kinderwunsches

Mögliche Motive Kinderwunsch ist oft ein komplexes Bündel aus äußeren Einflüssen oder Motiven, die an die Partnerschaft gebunden bzw. auf das Kind hin orientiert sind, und solchen, die aus der individuellen Erlebenswelt resultieren, sei es aus dem biografischen Hintergrund oder der Persönlichkeitsstruktur (➤ Tab. 12-6). Z.B. kann sich ein Paar ein Kind wünschen, damit dieses die Lebensziele oder Ideale erreicht, die sie selbst nicht erreicht haben. Dabei ist der Kinderwunsch nicht mit der Vorstellung eines eigenständigen Menschen verbunden, sondern ist so die Ergänzung der eigenen Existenz der Eltern.

Tab. 12-6 Kinderwunschmotive [56].

Äußere Motive	• durch enge Bezugspersonen (Eltern, Bekannte) • Gesellschaft bewertet Kind positiv (manche Länder) • religiöse Einflüsse
Partnerschaftliche Motive	• Erfüllung der Vorstellung von Partnerschaft • dem Partner den Wunsch erfüllen • Kind soll Partnerschaft aufrechterhalten
Kindliche Motive	• „Kinder machen Freude und halten jung" • „einem Kind helfen und Perspektive geben" • „Kinder machen die Welt menschlicher"
Innere Motive	• Kind als Substitut eigener Wünsche • sich im Kind wiederfinden
Weitere Motive	• Bewusstsein von Fertilität und Geschlechtsidentität • Erleben von Schwangerschaft und Geburt • Prophylaxe von innerer Leere, Alter (Abwehr)

Der Kinderwunsch kann das Motiv haben, im Kind einen Freund oder Lebenspartner zu gewinnen. Dieses Motiv kann ich- oder partnerbezogen sein:
- Ichbezogene Kinderwünsche liegen bei Paaren auch dann vor, wenn der Wunsch nach dem Kind bewusst oder unbewusst allein aus der eigenen Lebensdynamik eines der Partner erwächst.
- Ein partnerbezogener Kinderwunsch ist der gemeinsame Wunsch eines Paares nach einem selbstständigen, doch zugehörigen Wesen, in welchem sich die eigene Wesensart fortsetzen kann, welches jedoch nicht eigene Defizite der Eltern füllen muss.

Im Gegensatz dazu engt sich die Motivation beim überwertigen Kinderwunsch ein auf egozentrische Motive, wie Erleben von weiblicher Potenz und mütterlicher Vollwertigkeit, den Wunsch nach Präsentation und gleichzeitiger Idealisierung des Kindes.

Beziehung zwischen Kind und Eltern Die Bedeutung der Motivation des Kinderwunsches führt unmittelbar zu der Frage, wie das gewünschte Kind nach gelungener reproduktionsmedizinischer Behandlung aufwächst, mit anderen Worten, welche emotionale Geburt das Kind nach seiner vitalen Geburt zu erwarten hat. Dies ist eine Sache der psychologischen Vorbereitung der Eltern auf das von ihnen gewünschte Kind. Hier spielt die Frage nach der egozentrischen Motivation des Kinderwunsches eine Rolle, ob diesem evtl. symbiotische Erwartungen zugrunde liegen, ob das Kind eigenes Misslingen stellvertretend beheben soll, und besonders, wie die Eltern sich die Gestaltung des sozialen Umfeldes für das erwünschte Kind vorstellen und planen. Hier grenzt das Gebiet der Reproduktionsmedizin an das der frühkindlichen Entwicklung und deren Förderung, an die Fragen der Familiendynamik und des Getragenseins in einem Umfeld emotional zugewandter Bezugspersonen, welche die Eigenständigkeit des Kindes respektieren und durch Verstehen, Liebe, Zuwendung und Nähe fördern. Diese Fragen versucht die Bindungsforschung zu beantworten.

12.4.2 Psychogene Sterilität

In der Ätiologie der Sterilität sind die folgenden Aspekte zu berücksichtigen:
- sozialpsychologische Aspekte: erst die Ausbildung und materielle Absicherung, dann Kinder
- Stresskonzept: Modell zu auslösenden und aufrechterhaltenden Bedingungen der Sterilität
- Abwehr: Sterilität als unbewusste Abwehr im Sinne eines psychosomatischen Schutzmechanismus
- Paardynamik und Paarinteraktion als auslösende und aufrechterhaltende Bedingungen.

Unter dem Begriff der psychogenen Sterilität lassen sich nach Stauber die folgenden Gruppen beschreiben:
- Symptomatische Form, z.B. bei Vorhandensein von Sexualstörungen oder psychisch bedingten Blutungsstörungen:

Ätiologisch finden sich meist psychische Konflikte, die in einem engen Zusammenhang mit Schwangerschaft und Geschlechtsidentität stehen.
- Symptomlose Form der idiopathischen Sterilität: Dabei werden keine Ursachen für die Kinderlosigkeit gefunden. Es ist daher Aufgabe eines psychosomatisch orientierten Gespräches, tiefere Konflikte aufzudecken.

> **MERKE**
> Auch bei fertilen Paaren ist jeder Kinderwunsch ambivalent. Es ist der Zwiespalt zwischen dem Wunsch nach dem Kind einerseits und der Befürchtung, den Ansprüchen nicht gerecht werden zu können.

Unterschiedlich ist jedoch die Ausprägung, inwieweit Ambivalenz bewusst erlebt wird oder auch nicht. Dies kann dazu führen, dass trotz bewussten Wunsches nach einem Kind dieses unbewusst abgelehnt wird und so eine Sterilität auf psychogener Basis entsteht (Kasuistik).

Infertilität kann ihre Ursache aber auch in einem gestörten Vollzug der sexuellen Beziehung haben – trotz einer emotional intakten und harmonischen Partnerschaft. Solche Paare, bei denen vielleicht ein „regulärer" Geschlechtsverkehr gar nicht stattfindet (z.B. durch regelmäßig vorzeitigen Samenerguss oder Vaginismus), berichten darüber im Erstgespräch der reproduktionsmedizinischen Beratung oft gar nicht. Damit werden die Gründe der Infertilität dann u.U. erst durch den Fachpsychotherapeuten aufgedeckt und können so plausibel erklärt werden.

12.4.3 Psychische Belastungen während einer Sterilitätstherapie

Mögliche Ängste Auftretende Ängste können sehr unterschiedliche Inhalte haben. Ängste davor, dass die Anwendung der Technik die Eizelle oder den Embryo beschädigen könnte, dass Keimzellen verwechselt werden oder eine Implantation ausbleibt. Des Weiteren treten auch Unsicherheiten auf während des Wartens auf Laborergebnisse wegen der medizinischen Risiken, die eine hohe Abortrate aufweisen oder eine hohe Rate von Extrauteringraviditäten sowie Mehrlingsschwangerschaften und Frühgeburten, und der damit verbundenen Sectio. Während der gesamten Behandlungsphase kann auch das evtl. veränderte sexuelle Erleben Belastungen hervorrufen.

> **MERKE**
> Insgesamt werden die psychischen Belastungen durch die IVF schwerwiegender eingestuft als die somatischen Belastungen.

Umgang mit Ängsten Oft werden sowohl die somatischen als auch die psychischen Belastungen von den Ärzten bagatellisiert. Dieser nicht offene Umgang mit der Problematik trifft auf Seiten der Paare auf eine Schamproblematik, die dazu führt, dass das Thema im Umgang mit Bekannten, Freunden, aber auch in der engeren Bezugsfamilie oft verschwiegen wird. In der Familie kann dies z.B. dazu führen, dass die Nachricht über neuen Nachwuchs der eigenen Geschwister kaum ertragen wird. Andererseits werden von den betroffenen Paaren auch mitleidige Reaktionen abgelehnt, und häufig sind es nur Freunde mit der gleichen Lebenserfahrung, die als hilfreich empfunden werden. Dieses Problem setzt sich am Arbeitsplatz fort, wo Fehlzeiten unvermeidbar sind und ggf. durch Lügen und Krankmeldungen mit Angabe anderer Gründe entschuldigt werden. Nicht zuletzt werden dabei auch negative Erfahrungen mit Vorgesetzten gemacht.

Sexuelle Funktionsstörungen Während einer reproduktionsmedizinischen Behandlung kann sich die Bedeutung der Sexualität verschieben. Wenn der genitale Akt als Notwendigkeit und nicht mehr als Bedürfnis erlebt wird, kann z.B. die sexuelle Libido im Vorspiel auf den sexuellen Akt hin reduziert sein oder fehlen. Berichtet wird immer wieder, dass während einer reproduktionsmedizinischen Behandlung die Spontaneität in der sexuellen Begegnung verloren geht und die Frequenz zurückgeht. Folgen können Schmerzen beim Geschlechtsverkehr oder auch hypochondrische Symptome sein.

Selbstwertgefühl Das Fehlen einer Konzeption beeinträchtigt das Selbstwertgefühl der Frau massiv, besonders nach zahlreichen vergeblichen Implantationsversuchen. Beim Mann ist das Selbstwertgefühl besonders dann beeinträchtigt, wenn sich herausstellt, dass er den Defekt in Form einer Oligo- oder Azoospermie trägt.

Prüfstein der Beziehung Bleibt der Erfolg der Behandlung aus, ist es von großer Bedeutung, ob dies von den Partnern als gemeinsames Schicksal getragen oder zum Gegenstand gegenseitiger Vorwürfe wird. Dabei zeigt sich auch die Tragfähigkeit der partnerschaftlichen Beziehung: War sie von Lebenswerten und in gemeinsamer Perspektive hinsichtlich der Zukunft getragen oder eher Ergebnis eines rationalen Kalküls, z.B. einer materiellen Versorgung? Respektierte einer des anderen Individualität, oder nutzte einer den anderen, um das eigene Wertgefühl zu erhöhen? War die Partnerschaft mehr paritätisch oder mehr symbiotisch? Das endgültige Versagen des Kinderwunsches dürfte von beiden dann am besten zu tragen sein, wenn die Partner eine paritätische Liebesbeziehung haben, also in gleicher Verantwortung und gegenseitiger Fürsorge zugewandt sind. Voraussetzung für diese ideale Verarbeitung der schweren Belastung einer Kinderlosigkeit dürfte eine bei beiden Partnern weitgehend gesunde seelische Entwicklung hinsichtlich der eigenen Biografie sein, wobei Komplementaritäten zwischen den Partnern durchaus tragend sein können. Die Bewältigung der Trauer, ohne ein Kind das weitere Leben zu gestalten, kann auch dazu führen, dass die Beziehung der Partner reift. So muss die Versagung des Kinderwunsches nicht nur defizient, sie kann auch effizient wirken.

12.4.4 Psychosomatische Diagnostik und Therapie

Definition Die psychosomatische Grundversorgung umfasst eine möglichst frühzeitige differentialdiagnostische Abklärung des Krankheitsbildes in seinen somatischen, psychischen und sozialen Aspekten sowie die Therapie der psychogenen bzw. psychisch mitbedingten Beschwerden.

Vorgaben Der Bundesausschuss für Ärzte und Krankenkassen hat 1990 eine Pflichtberatung vor reproduktionsmedizinischer Behandlung beschlossen. Diese umfasst im Sinne des biopsychosozialen Modells die individuellen medizinischen, psychischen und sozialen Aspekte von künstlicher Befruchtung. Dabei soll auch über die zu erwartende reproduktionsmedizinische Behandlung im Detail informiert werden.

Diagnostik

Erstgespräch Zur notwendigen Diagnostik gehört ein Erstgespräch mit dem Paar entsprechend den Richtlinien der psychosomatischen Grundversorgung. Der Partner oder eine andere enge Bezugsperson sollte einbezogen werden. Gesprächsfokus sind das Erleben der Fertilitätsstörung, deren Auswirkungen auf die Partnerschaft und die Sexualität sowie der Umgang des Paares mit dem Thema innerhalb und außerhalb der Partnerschaft (> Tab. 12-7). Eine sorgfältige Sexualanamnese des Paares ist notwendig. Dazu gehört die Exploration des aktuellen Sexualverhaltens und des vorhandenen Wissens über die biologischen Vorgänge, die eine Konzeption ermöglichen. Die psychische Verarbeitung einer Fehl- oder Totgeburt sowie Schwangerschaftsabbrüche sollten erfragt werden, da sich dahinter eine Schuldthematik zeigen kann. Bei den Maßnahmen zur künstlichen Befruchtung sollen die damit verbundenen Ängste aktiv und gezielt erfragt werden.

Tab. 12-7 Schlüsselfragen bei der psychosomatischen Diagnostik.
- Wie lange haben Sie Kinderwunsch?
- Wie lange sind Sie schon in Behandlung?
- Bei wie vielen Ärzten waren Sie in Behandlung?
- Was ist die Ursache Ihrer Sterilität (subjektive Krankheitstheorie)?
- Wer leidet mehr unter der Kinderlosigkeit (Mann oder Frau)?
- Was hat sich in Ihrem Leben seit dem Wissen um die Sterilität verändert?
- Wie zufrieden sind Sie mit Ihrer Sexualität und Liebe (Frequenz, Anorgasmie, Dyspareunie, Lust)?
- Was hat sich in Ihrer Sexualität verändert?
- Psychosomatische Krankheitsbilder (Ulkus, Asthma, chronischer Unterbauchschmerz, Haut)? Psychiatrische/psychotherapeutische (Vor-)Behandlung?
- Wenn Sie Ihre eigene Kindheit betrachten, was möchten Sie Ihrem Kind weitergeben und was möchten Sie ihm ersparen?
- Welche Therapie sollte Ihrer Ansicht nach durchgeführt werden?
- Wie stehen Sie zu Alternativen (Adoption, Pflegekind)?
- Wo sind Grenzen der Therapie? Dauer der Therapie?
- Wie geht es weiter, falls wir nicht „erfolgreich" sind?

Wichtig ist die Dauer des Kinderwunsches und der medizinischen Behandlung, sowie die Stärke des Kinderwunsches, da eine übermäßige Fixierung des Paares auf die Realisierung des Kinderwunsches die Lebensqualität und die Lebensplanung meist sehr stark beeinträchtigt.

> **PRAXISTIPP**
>
> In der vorgeschriebenen Pflichtberatung vor reproduktionsmedizinischer Behandlung wird keine Sexualanamnese gefordert. Sie ist jedoch notwendig, weil sexuelle Funktionsstörungen nicht nur als Ursache der Kinderlosigkeit, sondern auch als Folge der reproduktionsmedizinischen Behandlung auftreten können.

Gesprächsvoraussetzungen Dass Anamnese und Beratung zum Thema Sexualität oft unzureichend erfüllt werden, mag auch dadurch bedingt sein, dass dies der intimste Bereich der Partnerschaft ist und vielen Ärzten/Ärztinnen Wissen und Erfahrung insbesondere für die sexualmedizinische Anamneseerhebung fehlen. Häufig besteht auch eine Hemmung, sich diesem höchstpersönlichen und vielfach schambesetzten Thema zu nähern. Diese Befragung, gerade zur Partnerbeziehung und zu sexuellen Funktionsstörungen, setzt eine besondere Fähigkeit zur vorsichtigen und einfühlsamen Befragung beim Arzt voraus. Die Einführung der psychosomatischen Grundkompetenz als Pflicht im Rahmen der Weiterbildung zum Facharzt dürfte hier hilfreich sein. In der dabei vorgeschriebenen Balint-Gruppen-Arbeit können insbesondere eigene Hemmungen des Arztes/der Ärztin im Umgang mit dem Thema Sexualität verstanden und gelöst werden. Dies ist deswegen bedeutsam, weil die Patientin im Sich-Öffnen über ihren Intimbereich nur soweit gehen kann, als der Arzt oder die Ärztin sich in diesem Themenbereich sicher fühlt. Besonders gilt dies, weil der Arzt dabei die Aufgabe hat, den Partner in diese Exploration einzubeziehen. Denn sexualmedizinische Beratung ist nur mit beiden Partnern gleichzeitig hilfreich.

Therapie

Psychosoziale Beratung Psychosoziale Beratung sollte grundsätzlich jedem Paar angeboten werden und zu jedem Zeitpunkt von Diagnostik und Therapie auch zur Verfügung stehen. Für vulnerable bzw. akut belastete Paare sind die Beratung und Weiterleitung in eine Psychotherapie notwendig. Diese Risikogruppe umfasst ca. 15–20% aller Frauen und Männer. Neben der psychosomatischen Grundversorgung sollte ein von der Behandlung unabhängiges Psychotherapieangebot stattfinden. Die Beratung setzt gute Kenntnisse der körperlichen und psychischen Aspekte der Infertilität voraus. Beratungsinhalte können die Entwicklung des Kinderwunsches in der Paarbeziehung sein, die Motivation für den Kinderwunsch und die aktuellen Belastungen durch den unerfüllten Kinderwunsch und die Behandlung. Die Belastungen zeigen sich u.U. in Störungen der Partnerschaft und der Sexualität sowie in der Aufrechterhaltung der sozialen Kontakte und der beruflichen Situation. Ziel der Beratung ist die Förderung der Entscheidungskompetenz des Paares im weiteren Behandlungsverlauf. Dabei sollen die Beratungsangebote auf die spezifischen Bedürfnisse und Voraussetzungen des jeweiligen Paares ausgerichtet sein. Spezifische psychosoziale Beratung ist notwendig bei depressiven Reaktionen, bei starken Behandlungsängsten, Behandlungsmisserfolg, bei sexuellen Störungen, bei Tod und Fehlgeburt oder Schwangerschaftsabbruch, bei kindlichen Fehlbildungen und Fetozid.

Psychotherapie Psychotherapie ist dann indiziert, wenn sich im Rahmen der weitergehenden psychosozialen Diagnostik Anzeichen dafür ergeben, dass der unerfüllte Kinderwunsch verbunden ist mit sehr starken psychischen Belastungen, wie z.B. schweren Depressionen, Ängsten und Partnerschaftskonflikten, ohne ausreichende Bewältigungsmöglichkeiten. Eine Psychotherapie in der Form einer **Sexualtherapie** ist dann indiziert, wenn sich Hinweise auf eine manifeste sexuelle Störung ergeben. Eine Verbesserung der Chancen hinsichtlich einer Schwangerschaft kann nicht das primäre Ziel einer Psychotherapie sein. Die Indikation für ein spezifisches Psychotherapieverfahren ist individuell zu stellen. Sowohl die tiefenpsychologisch fundierte Psychotherapie als auch die Verhaltenstherapie sind wirksam. Körperorientierte **Entspannungsverfahren** können behandlungsbegleitend für jedes Paar sinnvoll und als ergänzende Verfahren zur Stressreduktion wirksam sein.

Psychopharmakologie Depressionen und Ängste bei unerfülltem Kinderwunsch sind in erster Linie psychotherapeutisch zu behandeln. Eine zusätzliche medikamentöse Behandlung kommt bei schwerwiegenden Ängsten und schweren Depressionen in Betracht.

Informationsangebote Material, das wissenschaftlich fundiert ist, auch zu den medizinischen und emotionalen Aspekten Informationen an die Hand gibt, ist grundsätzlich zu empfehlen und Betroffenen zur Verfügung zu stellen. Entsprechende Materialien können z.B. über die Bundeszentrale für gesundheitliche Aufklärung, BZgA Köln, angefordert werden. Darüber hinaus sollten Paare generell über die Möglichkeiten informiert werden, an Selbsthilfegruppen teilzunehmen. U.U. wäre es sehr informativ, sie über die Arbeitsweise von Selbsthilfegruppen vor Ort zu informieren.

12.5 Methoden der technisch assistierten Reproduktion

12.5.1 Therapeutische Verfahren

Intrauterine Insemination (IUI)

Indikation Häufige Indikationen für eine intrauterine Insemination sind folgende pathologische Befunde:
- negativer Sims-Huhner-Test, z.B. bei fehlender zervikaler Sekretion
- Dysmucorrhö der Zervix

- Parvisemie
- leichtes OAT-Syndrom.

Vorbereitung Bei der **Frau** werden der Spontanzyklus überwacht und ggf. eine Stimulations- oder Begleitbehandlung eingeleitet. Die Tubenpassage muss frei sein. Innerhalb eines Tages vor der erwarteten Ovulation liefert der **Mann** eine Ejakulatprobe ab. Diese wird nach Verflüssigung zentrifugiert (< 800 g, 5–10 min) und der Überstand verworfen. Das Spermienpellet wird mit einem Nährmedium überschichtet, das vor allem Albumin (für die Kapazitation) und Glukose (als Energiesubstrat) enthalten muss. Die progressiv motilen Spermien schwimmen nun durch ihre Eigenbewegung in das überschichtete Medium hinein. Nach 60–90 Minuten wird dieser Überstand abgehoben und nochmals kurz zentrifugiert. Das resultierende Pellet wird in einem Flüssigkeitsvolumen von 200–300 µl resuspendiert.

MERKE
Für die Insemination müssen im Wesentlichen die progressiv motilen Spermien in einem kleinen Flüssigkeitsvolumen übrig bleiben. Die Begleitsubstanzen des Seminalplasmas sollten entfernt werden, weil sie z.B. hohe Konzentrationen von Prostaglandinen enthalten, die zu heftigen uterinen Kontraktionen mit entsprechenden Krämpfen führen können.

Vorgehen Unmittelbar nach ihrer Fertigstellung sollte die Spermiensuspension mit einem flexiblen Katheter transzervikal in das Uteruscavum eingebracht werden. Das Inseminationsvolumen sollte möglichst klein sein, um die kapillaren Kräfte im Uterus nicht zu stören.

Komplikation Selten kann es bei noch vorhandenen Prostaglandinen in der Spermiensuspension zu Krämpfen bis hin zum Kollaps kommen.

Erfolgschancen Die Chancen für eine Schwangerschaft betragen je nach Indikation zwischen 8 und 15% pro Zyklus – und sind natürlich umso niedriger, je stärker die männliche Fertilität eingeschränkt ist.

MERKE
IUI: Ejakulataufbereitung → transzervikales Einbringen in den Uterus.

In-vitro-Fertilisation (IVF)

Indikation Hauptindikation für eine IVF ist die tubare Sterilität, relative Indikation eine idiopathische Sterilität. Bei der idiopathischen Sterilität hat die IVF auch einen diagnostischen Wert, falls die Oozyten-Spermien-Interaktion gestört ist. Gelegentlich kann eine IVF auch ein Ausweg sein, wenn Patientinnen mit therapieresistentem PCO-Syndrom auf die Stimulation mit zahlreichen dominanten Follikeln reagieren. Durch die IVF kann das Mehrlingsrisiko beherrscht werden.

MERKE
Männliche Fertilitätseinschränkungen sind keine Indikation für eine IVF.

Vorbereitung Um die Erfolgschancen zu erhöhen, sollten mehrere reife Oozyten gewonnen werden. Dazu werden die Patientinnen mit **Gonadotropinen** in einer Dosierung von 150–225 U FSH oder hMG täglich behandelt. Dabei kann aber (in ca. 20%) das LH vorzeitig ansteigen. Um dieses Scheitern der Behandlung zu vermeiden, gibt es 2 Möglichkeiten:

- Die Patientinnen erhalten ab der Ovulation des Vorzyklus einen GnRH-Agonisten. Dieser bewirkt, dass die Gonadotropine kurzfristig ansteigen, dann aber abfallen, weil die Hypophyse nicht mehr auf die hypothalamischen GnRH-Pulse reagiert. Somit hängt die Stimulation der Follikelreifung nach dem Beginn der Menstruation allein von der Gonadotropintherapie ab, und ein vorzeitiger LH-Anstieg unterbleibt.
- Die Patientinnen erhalten ab dem 3. Zyklustag Gonadotropine und nach etwa 5 Therapietagen zusätzlich GnRH-Antagonisten. Hierdurch wird die Sekretion von Gonadotropinen aus der Hypophyse akut unterbunden, die Hypophyse bleibt jedoch gegenüber den GnRH-Pulsen sensibel.

Bei entsprechender **Kontrolle** der Behandlungen (➤ Tab. 12-8) gelingt es meist, innerhalb von 10–12 Stimulationstagen etwa 10 Follikel zur Dominanz zu führen. Sind die entsprechenden ultrasonographischen und laborchemischen Kriterien erfüllt, so wird die Ovulation mittels 5.000–10.000 IU oder 250 µg hCG ausgelöst.

Follikelpunktion Etwa 34–36 Stunden nach Auslösung der Ovulation wird die Follikelpunktion – üblicherweise transvaginal unter Ultraschallkontrolle – durchgeführt. Die stimulierten und damit schweren Ovarien sinken in den Douglas-Raum, sodass sie dem hinteren Scheidengewölbe anliegen. Dieses wird punktiert, und die Follikel werden nacheinander abgesaugt (Saugkraft ≤ 100 mmHg). Die Eizelle wird – meist verpackt in einem ebenfalls abgesaugten Cumulus oophorus – in ein Nährmedium übertragen, das komplex zusammengesetzt ist und insbesondere Laktat als Energieträger enthält. Vor der Fertilisation werden die Cumuluskomplexe entsprechend ihrem Reifegrad eingeteilt (➤ Tab. 12-9).

Insemination Bei der Insemination (ca. 4 Stunden nach der Follikelpunktion) werden pro Oozyte ca. 100.000 aufbereitete, progressiv motile Spermien in das Medium gegeben. Prognostisch günstig ist es, wenn nach 24 Stunden noch 30% der Spermien motil sind. Etwa 18 Stunden nach der Insemination werden die Granulosazellen mittels einer Glaspi-

Tab. 12-8 Parameter für die Zykluskontrolle bei IVF.

Therapieregime	Follikeldurchmesser	Estradiolkonzentrationen
hMG-Therapie	ca. 20 mm	800–1.000 pmol/l pro reifen Follikel
FSH-Therapie	18 mm	bis zu 20% niedriger als bei hMG-Therapie
Zusätzliche Therapie mit Antagonisten	16–17 mm	bei Beginn der Antagonistentherapie vorübergehendes Absinken der Konzentrationen möglich

Tab. 12-9 Reifegrad des Cumulus oophorus. Normalerweise reflektiert der Reifegrad des Cumulus auch die Reife der Oozyte.

Reife	Merkmale
Unreifer Cumuluskomplex	dicht gepackte Granulosazellmasse, Corona radiata um die Oozyte
Reifer Cumuluskomplex	viskőse Konsistenz der Granulosazellmasse, opaque-transparenter Cumulus
Überreifer Cumuluskomplex	dunkle Verklumpungen der Granulosazellmasse

PRAXISTIPP
In Deutschland ist der Transfer von maximal 3 Embryonen erlaubt – als Kompromiss zwischen Erfolgschance der Behandlung und dem Risiko von Mehrlingsschwangerschaften. Aufgrund der verbesserten Kulturbedingungen sollte Letzteres heute besonders beachtet werden, sodass heute maximal 2 Embryonen, zumindest bei Frauen unter 38 Jahren, transferiert werden sollten. In Ländern, die eine Embryoselektion gestatten, wird mittlerweile der Einzelembryotransfer favorisiert.

pette von den Oozyten entfernt. Nun können sie auf Zeichen der Fertilisation hin durchgemustert werden. Diese zeigen sich in Form von Pronuclei, die sich deutlich im Zytoplasma der Oozyten abgrenzen lassen. Zusätzlich finden sich 2 Polkörper, die meist nebeneinander im perivitellinen Raum liegen. Die Lage der Pronuclei zueinander und das Arrangement der Nukleoli in diesen können Hinweise auf das weitere Entwicklungspotential des Embryos geben. Daher ist die genaue Beschreibung dieses Stadiums von prognostischer Bedeutung.

PRAXISTIPP
Bleiben prinzipiell befruchtungsfähige Oozyten (erster Polkörper erkennbar) unbefruchtet, sind nur vereinzelte Spermien auf der Zona pellucida ein Hinweis darauf, dass die Spermien-Oozyten-Interaktion gestört ist.

Embryonale Entwicklung Die Oozyten, welche sich zu Embryonen entwickeln sollen, werden weiter kultiviert, die übrigen Oozyten können im Pronukleusstadium kryokonserviert werden. Die weitere embryonale Entwicklung (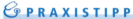 Abb. 12-3) bedeutet zunächst eine Amplifizierung des genetischen Materials in rascher Folge: 48 Stunden nach der Follikelpunktion ist das 4-Zell-Stadium erreicht, weitere 24 Stunden später befinden sich Embryonen üblicherweise im 8-Zell-Stadium. Für die Kultivierung über das 8-Zell-Stadium hinaus bis zur Blastozyste sind spezielle Entwicklungsmedien erforderlich, da sich nach dem 8-Zell-Stadium der embryonale Metabolismus komplett auf eigene Abläufe umstellt. Bis zu diesem Stadium lebt der Embryo von der „Mitgift" der Oozyte.

Embryotransfer (ET) und Corpus-luteum-Phase In aller Regel werden Embryonen im 4- oder 8-Zell-Stadium intrauterin transferiert. Dies geschieht transzervikal mit einem Katheter, mit dem es möglich ist, Embryonen mit geringsten Flüssigkeitsvolumina zu platzieren. Etwa 20–40 µl Medium werden für die intrauterine Einbringung der Embryonen benötigt. Da die Corpus-luteum-Phase in hochstimulierten Zyklen meist insuffizient ist, wird eine Progesteronsubstitution durchgeführt. Für diese Therapie werden transvaginale Applikationen bevorzugt.

Schwangerschaftskontrolle 2 Wochen nach der Follikelpunktion wird ein erster Schwangerschaftstest im Serum durchgeführt. Ist eine Schwangerschaft eingetreten, wird die Untersuchung einige Tage später wiederholt und ermöglicht eine Prognose für den weiteren Schwangerschaftsverlauf (normalerweise verdoppelt sich die hCG-Konzentration im Serum in dieser Phase der Schwangerschaft alle 2 Tage). Ab einer hCG-Konzentration von 1.000 U/l kann die Schwangerschaft im Ultraschall nachgewiesen werden. Bleibt das Uteruscavum leer, muss an eine extrauterine Schwangerschaft gedacht werden.

Erfolgschancen Die Chance für den Eintritt einer Schwangerschaft beträgt etwa 20%. Von diesen 20% geht ein Sechstel als Fehlgeburt verloren. Bei unselektierten Embryonen ergibt sich somit eine Schwangerschaftsrate pro Embryo zwischen 10 und 12%. Je nach Methode der Embryoselektion kann diese Rate auf bis zu 60% erhöht werden. Dies bedeutet aber nicht unbedingt eine höhere Schwangerschaftsrate pro Zyklus, da dann oft gar kein Embryotransfer durchgeführt wird. Eine vorangegangene Schwangerschaft hat keine prognostische Wertigkeit für die Erfolgschancen einer aktuellen Behandlung.

MERKE
IVF: Gonadotropine → Follikelpunktion → In-vitro-Insemination → Embryotransfer.

Intrazytoplasmatische Spermieninjektion (ICSI)

Indikation Höhergradige männliche Subfertilitäten sind die Indikation für eine ICSI.

Vorgehen Im Prinzip verläuft die Behandlung der Patientin gleich wie bei der IVF. In vitro wird jedoch keine Insemination durchgeführt, sondern einzelne Spermien werden mit einer Glasnadel direkt in Oozyten injiziert. Dazu werden die Oozyten zunächst enzymatisch und mechanisch von den Granulosazellen befreit. Die Spermien werden zusätzlich in einem Medium mit Polyvinylpyrrolidon eingebracht, um ihre Beweglichkeit abzubremsen. Dies ist wichtig, um sie mit der Glasnadel aufnehmen zu können. Innerhalb der Nadel dürfen die Spermien sich nicht allzu weit fortbewegen, da sonst die Injektion mit kleinstem Volumen misslingt. Zur kompletten Immobilisierung der Spermien kann ein kurzer Druck auf die Geißel dienen. Bei der Injektion muss auf die Lage des Polkörpers geachtet werden, denn unmit-

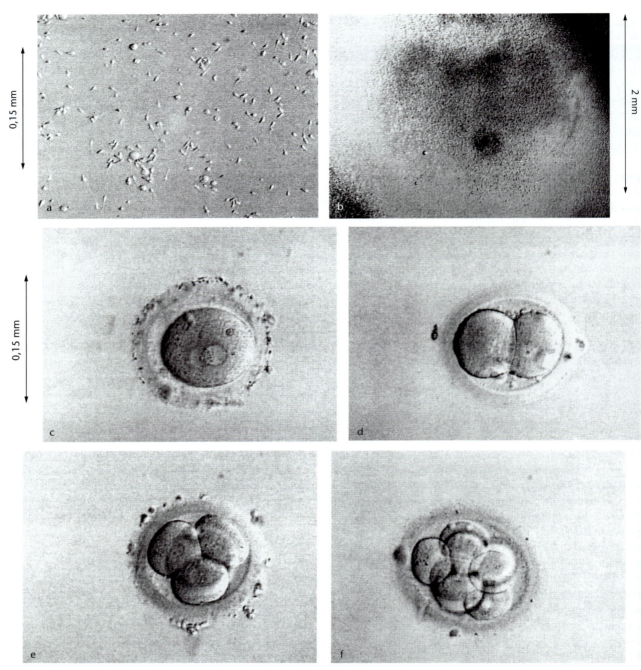

Abb. 12-3 Embryonale Entwicklung.
a Spermien.
b Cumuluskomplex mit Eizelle.
c Eizelle im Pronukleus-(Vorkern-)Stadium.
d Embryo im 2-Zell-Stadium.
e Embryo im 4-Zell-Stadium.
f Embryo im 8-Zell-Stadium.

telbar neben ihm befindet sich üblicherweise der Spindelapparat mit den daran befestigten 46 Chromosomen. Dieser darf bei der Injektion nicht zerstört werden. Daher sollte der Polkörper kontrolliert bei 12:00 Uhr oder bei 6:00 Uhr sichtbar sein. Andere Zellorganellen werden offensichtlich von der Nadel verdrängt. Der Einstichkrater nivelliert sich nach wenigen Minuten.

Erfolgschancen Wie bei der IVF beträgt die Chance für den Eintritt einer Schwangerschaft etwa 20%.

MERKE
ICSI = IVF + direkte Injektion der Spermien in die Oozyte.

12.5.2 Risiken der assistierten Reproduktion

Risiken für die Patientin

Die Methoden der extrakorporalen Befruchtung sind mit verschiedenen Risiken behaftet, die insgesamt selten eintreten. Andererseits besagt eine niederländische Statistik, dass pro 10.000 Therapiezyklen 1 weiblicher Todesfall auftritt. Häufigste Problematik ist das ovarielle Überstimulationssyndrom.

Verletzung und Infektion

Die Entnahme der Oozyten aus den Ovarien kann zu Verletzungen an Blase, Ureter oder Darm führen. Wahrscheinlich bleiben glatte Durchstiche unbemerkt wegen des geringen Durchmessers der Punktionsnadel. Lediglich in Einzelfällen zwingen intraabdominale Blutungen oder Infektionen zu einer chirurgischen Intervention. Eher werden intravaginale Blutungen aus dem Stichkanal beobachtet, die umstochen werden müssen.

Ovarielles Überstimulationssyndrom (OHS)

Epidemiologie Das OHS tritt mit einer Häufigkeit von 0,5–2% der stimulierten Zyklen auf.

Ätiologie und Pathogenese Beim OHS ist die Durchlässigkeit der Kapillaren erhöht, was zum Flüssigkeitsverlust führt:
- Daraus entwickelt sich eine Hämokonzentration. Gleichzeitig wird der von-Willebrand-Faktor vermehrt gebildet. Beides zusammen erhöht die Gefahr von Thrombosen oder Embolien – besonders der oberen Körperpartie. Gehirninsulte sind eine typische Todesursache.
- Außerdem entsteht ein Volumenmangelschock mit nachfolgendem akuten Nierenversagen. Bei unbehandeltem Verlauf kommt es zu einer disseminierten intravasalen Gerinnung mit multiplem Organversagen als zweiter möglicher Todesursache.

> **PRAXISTIPP**
> Risikofaktoren für ein OHS sind jugendliches Alter, Hypothyreose, PCO-Syndrom, Hyperandrogenämie und ein starkes Ansprechen auf die Stimulationstherapie.

Symptome und Verlauf

Etwa 4 Tage (Early-Onset-OHS) oder 8–9 Tage (Late-Onset-OHS) nach der Follikelpunktion stellt die Patientin fest, dass der Leib stark gebläht ist und heftige Schmerzen verursacht. Viele Patientinnen klagen über Durst und trockenen Mund. Die Urinproduktion nimmt ab. Es besteht ein Wechsel zwischen Diarrhö und Obstipation. Je nach Schweregrad kommt es zum Aszites, Pleuraerguss oder Perikarderguss. Durch eine Anasarka (Wasseransammlung im Unterhautbindegewebe) kann die Vulva ödematös anschwellen und zu beträchtlichen Wundschmerzen führen. Das Late-Onset-OHS kann nach dem Eintritt einer Schwangerschaft 3–4 Wochen anhalten. hCG verursacht und verschlimmert diesen Verlauf.

Diagnostik

Die Patientinnen müssen auf Frühsymptome wie Blähbauch oder nachlassende Urinproduktion hingewiesen werden, damit rechtzeitig den drohenden Komplikationen vorgebeugt werden kann. Typische Laborwertveränderungen bei schwerem OHS sind in Tab. 12-10 dargestellt.

Tab. 12-10 Laborwertveränderungen bei schwerem OHS.

Parameter	Wert
Leukozytose	> 15.000 G/l
Hämatokrit	> 48%
CRP	> 20 mg/l
Gesamtprotein	< 50 g/l
Natrium	< 130 mmol/l
Kalium	> 5,0 mmol/l
Kreatinin	> 1,2 mg/dl
GOT	> 50 U/l
GPT	> 50 U/l

Therapie

Derzeit ist nur eine symptomatische Behandlung möglich. Sie zielt zunächst auf den Volumenersatz mit kristallinen Infusionslösungen ab. Zusätzlich wird durch Heparine die Blutgerinnung herabgesetzt. Ein Nierenversagen muss ggf. mit niedrig dosierten Dopamingaben behandelt werden. Größere Ergüsse in Körperhöhlen werden abpunktiert. Bei einem Aszites sollte eine Dauerdrainage installiert werden, da mit einem Nachlaufen gerechnet werden muss. Häufig tritt aufgrund des Volumenverlustes eine Hypoproteinämie ein, die durch Albumingaben behandelt werden sollte. Dabei ist allerdings größte Vorsicht geboten, da eiweißhaltige Infusionen wie auch kolloidale Lösungen wegen des Kapillardefekts zu einem interstitiellen Lungenödem führen können. Durch die katabole Stoffwechselsituation kann es zur echten Malnutrition der Patientin kommen. Daher sind hochkalorische Substitutionen sinnvoll. Sistiert die Symptomatik, reguliert sich das Krankheitsbild ohne Residuen, wenn keine thrombembolischen Erkrankungen eingetreten sind.

Risiken für das Kind

Nicht die medizinische Methode, sondern die Diagnose Sterilität, v.a. idiopathische Sterilität und männliche Subfertilität, erhöht das Risiko für **Fehlbildungen.** Dies trifft vor allem für die zystische Fibrose zu: Bei Männern kann dieses Krankheitsbild sich lediglich als beidseitige Ductus-deferens-Aplasie äußern. Gelegentlich wird ein Überträgerstatus auch bei extremem OAT-Syndrom gefunden. Daher ist eine molekulargenetische Untersuchung bei diesen Befunden für das CF-Gen sinnvoll.

Ein weiteres Risiko stellt die hohe Zahl von **Mehrlingsschwangerschaften** dar. Diese sind prinzipiell häufiger von

Fehlgeburten und Frühgeburten betroffen. Daraus leiten sich eine höhere kindliche Morbidität und perinatale Mortalität ab.

12.5.3 Kryokonservierung

Indikation Die Kryokonservierung von Spermien, Hodengewebe, Oozyten evtl. im Pronukleusstadium, Embryonen und neuerdings auch Ovarialgewebe ist eine Maßnahme, um die Fertilität der Patienten zu erhalten:
- Vor der Behandlung maligner Erkrankungen, die oft auch das Keimgewebe zerstört, können Spermien, Oozyten, Hoden- oder Ovarialgewebe mit Follikelapparaten asserviert und für eine spätere Fertilisation nach der Kuration der Grunderkrankung herangezogen werden.
- Oozyten können im Pronukleusstadium aus normalen Therapiezyklen konserviert und daraus entstandene Embryonen zu einem späteren Zeitpunkt während eines Spontanzyklus intrauterin transferiert werden. Oozyten im Pronukleus dürfen laut den Vorgaben des Embryonenschutzgesetzes kryokonserviert werden, da sie per definitionem nicht als Embryonen gelten. Demgemäß dürfen diese Eizellen auch verworfen werden, wenn keine weiteren Therapien vorgesehen sind. Wie lange Eizellen im Pronukleusstadium kryokonserviert ohne Qualitätsverlust aufbewahrt werden können, ist unklar. Es gibt Berichte von erfolgreich verlaufenden Schwangerschaften selbst nach 10-jähriger Aufbewahrung.

> **PRAXISTIPP**
> Embryonen dürfen in Deutschland nur kryokonserviert werden, wenn mit dem Transfer im eigentlich avisierten Zyklus die Gesundheit der Mutter gefährdet wird.

Vorgehen Zunächst wird dem zerkleinerten Gewebe bzw. den Oozyten oder den – bereits von Natur aus weitgehend dehydrierten – Spermien Wasser entzogen. Dies geschieht durch eine hyperosmolare Glukose- und Propandiollösung. Die Abkühlung erfolgt dann in zunehmend kaltem Stickstoffdampf. Besonders kritisch ist dabei die Phase der Eiskristallisation bei −6 °C: Durch die entstehende Kristallisationswärme schwankt die Temperatur stark, sodass im Eis-Flüssigkeit-Gemisch rasche Volumenschwankungen auftreten, die u. U. das Gewebe oder die Oozyte zerstören. Des Weiteren ist zu beachten, dass Wasser bei der Temperatur von −196 °C in flüssigem Stickstoff eine metamorphe Konsistenz annimmt. Dadurch kann es zu Fließverschiebungen innerhalb der Zellen und des Zellverbandes kommen, die nach dem Auftauen die Funktionalität beeinträchtigen. Eine weitere Methode stellt die Vitrifikation der Zellen dar. Hierbei wird ebenfalls in einem speziellen Medium Wasser entzogen. Der Abkühlungsvorgang findet jedoch in Bruchteilen einer Sekunde durch direktes Eintauchen in flüssigen Stickstoff statt. Die physikalischen Eigenschaften von Eiskristallen unterscheiden sich bei diesem Vorgehen deutlich von der langsamen Einfriermethode. Ein Platzen der Zellen kann so vermieden werden.

Beispiel Ovargewebe Ovarialgewebe wird kryokonserviert, indem das Ovar teilweise oder komplett entfernt wird. Das follikelhaltige Rindenmaterial wird anschließend in Gewebestücke mit einer Kantenlänge von 5–10 mm zerkleinert und in dieser Form kryokonserviert. Wenn die Chemo oder Strahlentherapie abgeschlossen ist, kann das konservierte Gewebe in dem verbliebenen Ovarkörper subkortikal fixiert werden. Offensichtlich findet genügend Gewebe Anschluss an die lokale Gefäßversorgung und nimmt die normale Organfunktion für ca. 3–4 Monate wieder auf.

Risiken Das Fehlbildungsrisiko bei Kindern, die aus kryokonservierten Spermien, Hodengewebe oder Pronukleus-Oozyten gezeugt wurden, ist nicht erhöht. Über die Auswirkungen der Kryokonservierung von Ovarialgewebe oder Eizellen gibt es derzeit keine Daten.

12.5.4 Präimplantationsdiagnostik

Definition Präimplantationsdiagnostik bedeutet generell die genetische Diagnostik an der (unbefruchteten oder befruchteten) Eizelle oder am frühen Embryo vor der Einnistung. In Deutschland ist dabei die genetische Untersuchung der Polkörper erlaubt, die rechtliche Situation bei der direkten Untersuchung von Embryonen (z.B. genetische Untersuchung von Trophoblastzellen bei Blastozysten) ist derzeit Gegenstand juristischer Diskussionen.

Gesetzliche Vorgaben und Diskussion Methoden der medizinisch-technisch assistierten Reproduktion sind in Deutschland bisher zugelassen, um krankhafte Zustände zu überwinden, die den Eintritt einer Schwangerschaft verhindern. Derzeit wird heftig über eine Ausweitung dieser Indikation gestritten, die diese Behandlungen auch für Paare öffnet, welche zwar spontan schwanger werden können, jedoch durch genetische Abweichung rezidivierende Aborte erleiden bzw. in deren Familienstammbaum Erbkrankheiten auftreten, die ein krankes Kind zur Folge haben. Die Pränataldiagnostik als Amniozentese in der Schwangerschaft ist in Deutschland auch mit der Konsequenz des Schwangerschaftsabbruches rechtlich straffrei gestellt. Die genetische Untersuchung an einem Embryo (Embryoblasten) in vitro ist dagegen strafrechtlich verboten – ebenso die Konsequenz der Vernichtung eines Embryos, der von einer genetischen Erkrankung betroffen ist. Hierbei wird bisher in der Diskussion die Gefahr für die Patientin durch einen Spätabort versus eine In-vitro-Fertilisation nicht abgewogen. Von den Gegnern einer Präimplantationsdiagnostik werden vor allem gesellschaftspolitische Bedenken vorgebracht: Abnahme der Solidarität mit Behinderten, Druck auf Eltern, ein gesundes Kind zu haben. Die Nöte des direkt betroffenen Paares werden weniger hoch bewertet.

Untersuchung der Polkörper Hierbei kann mit relativer Zuverlässigkeit eine Fehlverteilung von Chromosomen festgestellt werden. Vor allem können aber monogene Erbkrankheiten, die durch die Mutter weitergegeben werden, diagnostiziert werden, wenn in der Familie der Mutter oder bei ihr selbst die Mutation genau bekannt ist. Erkrankungen, die durch den Vater vererbt werden, können selbstverständlich nicht entdeckt werden. Die Gewinnung des ersten Polkörpers ist technisch noch relativ einfach, da er komplett von der Oozyte abgeschnürt ist. Allerdings ist seine Beurteilung nicht so aussagekräftig, da der Chromosomensatz erst in der Meiose II halbiert wird und somit Fehlverteilungen erst dann evident werden. Ebenso kann erst mit seinem Chromosomensatz entschieden werden, ob ein mutiertes Allel in der Oozyte verblieben ist oder in den Polkörper ausgestoßen wurde. Technisch ist er viel schwieriger zu isolieren, da er oft noch über eine Zellplasmabrücke mit der Oozyte verbunden ist. Wird er gewaltsam aus diesem Verbund gelöst, zerreißt man in der Regel den Spindelapparat der Eizelle und zerstört damit die Oozyte. Hinzu kommt die kurze Zeitspanne, die durch das deutsche Embryonenschutzgesetz für diese Untersuchung verbleibt. Dies schränkt die Genauigkeit ein, da Zweit- oder Prüfuntersuchungen nicht durchgeführt werden können. Denn die Konsequenz aus dieser Untersuchung, einen betroffenen Embryo zu verwerfen, ist in Deutschland untersagt. Das Ergebnis muss also vorliegen, bevor die Pronuclei verschmolzen sind und somit gemäß der Definition des Embryonenschutzgesetzes ein Embryo entstanden ist. Pronukleusstadien sind durch dieses Gesetz nicht geschützt.

Untersuchung der Embryonen Die im Ausland zugelassene Präimplantationsdiagnostik an Embryonen untersucht den gezeugten Embryo selbst. Auch hier ist es bei monogenetischen Erkrankungen wichtig, die Mutation genau zu kennen. Ein generelles Screening von Embryonen hat in großen Beobachtungsstudien keinen positiven Einfluss auf die Erfolgsaussichten einer IVF-/ICSI-Behandlung gezeigt. Jedoch ist die Gewinnung von einer oder 2 Blastomeren weniger traumatisch für den Embryo. Die Aussage kann durch ein wesentlich größeres Zeitfenster überprüft werden. Untersucht werden mit dieser Methode Embryonen, die 8 oder mehr Blastomeren gebildet haben (im 4-Zell-Stadium zerstört die Entfernung einer Blastomere den Embryo). Im Ausland hat diese Methode über 99% Treffsicherheit. Zur weiteren Sicherung wird eine Amniozentese empfohlen.

046 Literatur Kap. 12

047 Praxisfragen Kap. 12

074 IMPP-Fragen Kap. 12

III Geburtshilfe

13 Entstehung und Entwicklung einer Schwangerschaft 165

14 Störungen bei der Entstehung und Entwicklung einer Schwangerschaft 183

15 Veränderungen des mütterlichen Organismus während der Schwangerschaft 199

16 Ärztliche Betreuung in der Schwangerschaft 209

17 Pränatale Medizin 225

18 Erkrankungen der Mutter in der Schwangerschaft 239

19 Risikoschwangerschaft, Notfälle in der Schwangerschaft 285

20 Normale Geburt 311

21 Leitung und Überwachung der Geburt 321

22 Risikogeburt 339

23 Mutter und Kind im Wochenbett 375

KAP. 13

F. Reister

Entstehung und Entwicklung einer Schwangerschaft

13.1 Von der Befruchtung zur Implantation ... 165

13.2 Plazentation und Entwicklung der Plazenta ... 167
13.2.1 Entwicklung ... 167
13.2.2 Makroskopie und Architektur der Plazenta ... 172
13.2.3 Plazentafunktionen ... 173

13.3 Eihäute, Nabelschnur und Fruchtwasser ... 176

13.4 Entwicklung des Kindes ... 178

13.5 Mehrlingsschwangerschaft ... 180

> **Zur Orientierung**
>
> Wie schon der Menstruationszyklus, ist auch seine „physiologische Fortführung", die Entstehung einer Schwangerschaft, ein äußerst komplexes Geschehen. Um verstehen zu können, warum und an welchen Stellen Schwangerschaften gefährdet sein können, ist das Wissen um den normalen Verlauf einer Schwangerschaft notwendige Voraussetzung.

13.1 Von der Befruchtung zur Implantation

Oogenese, Follikelreifung und Ovulation

In etwa 60% aller Menstruationszyklen einer gesunden Frau reift eine befruchtungsfähige Eizelle heran (Oozyte), die dann auch freigesetzt wird (Ovulation). Bereits in der 2. Hälfte des Vorzyklus reift eine Vielzahl von Follikeln heran, jedoch gelangt in der Regel nur ein Follikel zur vollen Reife (dominanter Follikel), während die anderen atretisch werden (➤ Kap. 8.3).

Der in der Eizelle vorliegende diploide Chromosomensatz wird durch die **Meiose** auf einen haploiden Chromosomensatz reduziert: Die 1. Reifeteilung beginnt bei weiblichen Feten bereits, bevor sie geboren werden, und wird kurz vor der Ovulation abgeschlossen. Die 2. Reifeteilung vollzieht sich bei der erwachsenen Frau während der Ovulation und wird nur im Fall einer Konzeption vollständig abgeschlossen. Von den dabei entstehenden 4 Tochterzellen werden 3 zu den sog. Polkörperchen, die der Eizelle anhängen und schließlich verdämmern. Nur eine Zelle entwickelt sich zur sprungreifen Eizelle, die extrem zytoplasmareich ist. Dies ist für die früheste Phase einer Schwangerschaft sehr wichtig, denn in den Zellen der Blastozyste beginnt eine nennenswerte Proteinsynthese erst im 8-Zell-Stadium.

Die Eizelle reift innerhalb einer Epithelhülle. Der **Follikel** (Oozyte mit umgebenden Zellen) macht während des Zyklus charakteristische Veränderungen durch: In etwa 50 Primordialfollikeln pro Zyklus wächst einerseits die Eizelle, während gleichzeitig das Follikelepithel dicker und im Aufbau komplexer wird (➤ Tab. 8-1). Damit bereitet sich der Follikel auf seine Aufgaben während und nach der Ovulation vor.

Die **Ovulation** selbst wird mit dem Begriff „Eisprung" unkorrekt übersetzt. Es handelt sich dabei um einen langsam ablaufenden Vorgang, bei dem wohl Koagulationsprozesse den Austritt der Eizelle aus der aufbrechenden Ovaroberfläche bremsen, um so dem „Eiauffangmechanismus" der Tube Gelegenheit zu geben, die Eizelle gleichsam am Ovar „abzuholen".

Der Follikel wandelt sich durch den Eisprung in den Progesteron produzierenden **Gelbkörper** um. Dieser ist ungefähr 10 Tage autark aktiv. Nach dieser Zeit degeneriert er entweder, um durch die sinkende Hormonproduktion den Weg für einen erneuten ovariellen Zyklus frei zu machen. Oder aber – im Fall des Eintritts einer Schwangerschaft – es kommt kurz vor Ablauf dieser kritischen Zeitspanne zum Einsetzen der hCG-Produktion durch den Trophoblasten (s.u.). Dieses Hormon hält das Corpus luteum und damit die ovarielle Hormonproduktion so lange aufrecht, bis die Plazenta genügend eigene Hormonmengen für einen erfolgreichen Schwangerschaftsverlauf produzieren kann (s.u.).

 148 Animation Ovulation

Spermatogenese

Die Spermatogenese läuft im Hoden kontinuierlich ab (➤ Abb. 2-1). Die Spermien gelangen dann in den Nebenhoden, in dem wesentliche Schritte der Reifung stattfinden. Dort werden sie auch gespeichert. Dabei sind sie noch nicht beweglich, erst der Kontakt mit dem Sekret der Prostata und der Samenblasen ermöglicht die für eine erfolgreiche Fertilisation notwendige Vorwärtsbewegung.

Um die endgültige Befruchtungsreife zu erlangen, müssen die Spermien innerhalb des weiblichen Genitaltrakts die sog. Kapazitation und Akrosomenreaktion durchlaufen. Diese Vorgänge sind noch nicht sehr gut bekannt, allerdings sind es offensichtlich sowohl der Zervixschleim als auch Zellen des bei der Ovulation noch auf der Oozyte anhaftenden Cumulus oophorus (ein Bestandteil des Tertiärfollikels), die diese Reaktionen triggern (> Kap. 12.2). Dadurch werden die Spermien noch beweglicher und es kommt zu einer Konzentration und Exposition lytischer Enzyme an der Spermienspitze, sodass diese Vorgänge gleichsam einer „Entsicherung" ähneln, die erst die Befruchtung ermöglicht.

Fertilisation

Die Eizelle gelangt nach dem Eisprung direkt in den ampullären Teil des Eileiters, wo auch die Befruchtung stattfindet. Sie ist maximal 8–12 Stunden befruchtungsfähig. Die Überlebensdauer der Spermien im weiblichen Genitaltrakt beträgt 2–3 Tage, sodass die Befruchtungsfähigkeit bereits einige Tage vor der Ovulation beginnt.

Spermatozoenaszension Bei einer Ejakulation werden im Durchschnitt einige 100 Millionen Spermatozoen im hinteren Vaginalgewölbe deponiert. Dort herrschen aufgrund des sauren pH-Wertes spermizide Bedingungen. Allerdings verdünnt das alkalische Seminalplasma das saure Vaginalsekret. Dazu trägt auch der periovulatorisch durch Östrogenwirkung deutlich flüssigere und pH-neutrale Zervixschleim bei, der für gesunde (nicht aber für atypische) Spermatozoen rasch penetrierbar ist, während er zu anderen Zeiten des Zyklus eine mehr oder weniger feste Barriere darstellt.

Bereits einige Minuten nach der Ejakulation sind die ersten Spermien in der Tube nachweisbar, sodass spekuliert wurde, dass neben der Spermienmotilität auch Kapillarkräfte im weiblichen Genitale zur Aszension der Spermatozoen beitragen. Ein großer Teil der Spermatozoen allerdings wird in der Zervix „zwischengelagert", sodass auch während der nächsten Tage ein dauernder Nachschub an Spermien die Ampulle der Tube erreicht.

Eindringen in die Eizelle Die bei Kontakt eines Spermiums mit dem Cumulus oophorus einsetzende Akrosomenreaktion (s.o.) ermöglicht das Eindringen in die Eizelle. Da bis zu 200 Spermien in dieses Stadium gelangen, wird vermutet, dass eine „konzertierte Aktion" mehrerer Spermien notwendig ist, die Corona radiata und Zona pellucida so weit „anzudauen", dass ein Spermium eindringen kann. Sobald dies der Fall ist, verändert sich die Zona pellucida, sodass keine weiteren Spermien mehr in das Eizellinnere eindringen können („Polyspermieblock").

Eientwicklung und Eiwanderung

Transport Der Transport der befruchteten Eizelle (Zygote) durch die Tube bis in das Uteruslumen dauert etwa 3–4 Tage. Treibende Kräfte für diesen passiven Transport sind die Tubenperistaltik und v.a. der Zilienschlag des Tubenepithels.

> **PRAXISTIPP**
> **Gestörter Eileitertransport**
> Der Transportmechanismus kann z.B. durch eine Entzündung irreversibel geschädigt werden. Mögliche Folgen sind Sterilität und Eileiterschwangerschaften. Da das Konzeptionsprodukt bereits jetzt von seinem Umgebungsmilieu abhängig ist (z.B. von Energieträgern), können Alterationen der Tube auch Frühaborte begünstigen.

Eientwicklung Noch während des Transports durch die Tube teilt sich die Zygote. Dabei handelt es sich um sog. Furchungsteilungen, d.h., die Gesamtmasse der Frucht nimmt zunächst nicht zu, denn es wird kein Zytoplasma synthetisiert. Die aus den ersten 2–3 Teilungsschritten entstehenden Zellen sind noch omnipotent, sodass aus jeder dieser Zellen ein unabhängiges Individuum entstehen kann. Innerhalb von 3 Tagen ist ein kugeliger Zellhaufen mit ca. 30 Zellen entstanden, der auch Morula genannt wird. Durch Flüssigkeitseinlagerung entsteht daraus dann die Blastozyste, die erstmals eine Differenzierung erkennen lässt: Innen bildet sich der Embryoblast (d.h. der Teil, aus dem der Embryo entsteht), darum herum liegen die Zellen des Trophoblasten (d.h. der Teil, der schließlich die Plazenta und die Eihäute bildet).

Implantation

Parallel zu den Zellteilungen lösen sich die Reste der Corona radiata und, etwa am 5.–6. Tag, schließlich die Zona pellucida auf (> Abb. 13-1). Wahrscheinlich wird dadurch die enzymatische Kaskade aktiviert, die zur Adhärenz und Implantation der Blastozyste in das Endometrium führt. Häufigste Implantationsstelle ist die Hinterwand des Uterus. Durch die Entwicklung und Ausdehnung der Plazenta findet man im weiteren Schwangerschaftsverlauf jedoch häufig „Mischformen". Dies hat gelegentlich eine Bedeutung für die Beurteilung der maternalen Perfusion der Plazenta.

> **PRAXISTIPP**
> **Fehlimplantation**
> Hat die Oozyte zu diesem Zeitpunkt (z.B. bei Schädigungen der Tube) das Uteruslumen noch nicht erreicht, nistet sie sich in die Tubenwand ein (Tubargravidität). Wenn (z.B. bei vorausgegangenen Abrasiones oder Entzündungen) die Blastozyste schneller wandert, nistet sie sich weit kaudal im Uterus ein (Placenta praevia [gelegentlich], Zervixgravidität [selten]).

Das „Eingraben" der Blastozyste in das mütterliche Endometrium ist ein aktiver Vorgang und hat gewisse Analogien mit einer Tumorinvasion. Jedoch unterliegt die Implantation einem lokal-hormonellen („parakrinen") Einfluss des Endometriums. (Subklinische) Entzündungen des Endometriums führen häufiger zu frühen Fehlgeburten oder zu einer gestörten Plazentaentwicklung. Dies unterstreicht die Bedeutung dieser frühen Interaktionen zwischen „Gast" (d.h. der Schwangerschaft) und Mutter. Nach der Implantation schließt sich der Defekt des Endometriums über der Blastozyste (> Abb. 13-2a – c).

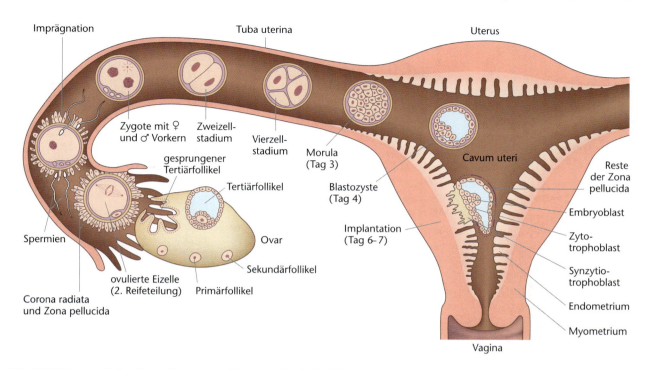

Abb. 13-1 Eisprung, Befruchtung, Furchung und Implantation in Beziehung zur Wanderung durch Eileiter und Uterus. Die Eizelle und ihre Furchungsstadien sind im Vergleich zu den weiblichen Geschlechtsorganen stark vergrößert gezeichnet.

> **PRAXISTIPP**
> Gelegentlich kommt es durch Arrosion von Blutgefäßen um den 10. Tag herum zu einer „Einnistungsblutung", die dann mit einer Menstruation verwechselt werden und Anlass zu Irrtümern in der Berechnung der Schwangerschaftsdauer geben kann.

Entwicklung der Dezidua

In der (postovulatorischen) Sekretionsphase des Zyklus beginnt der funktionelle und strukturelle Umbau des Endometriums zu Schwangerschaftsepithel, der sog. Dezidua. Diese Umwandlungen sind essenziell für Adhäsion und Implantation sowie für die weitere Entwicklung der Plazenta. Morphologisch ist die Uteruswand insgesamt verdickt, und die endometrialen Leukozyten nehmen dramatisch zu. Ihre Funktion besteht nach derzeitigem Kenntnisstand darin, ein implantationsförderndes Milieu zu etablieren und gleichzeitig ein für die Mutter gefährliches, zu tiefes Eindringen zu verhindern. Dazu trägt z.B. auch eine Änderung des lokalen Zytokinmilieus bei, d.h., invasionsfördernde Th2-Zytokine werden bevorzugt exprimiert und invasionshemmende Th1-Zytokine supprimiert. Die NK-Zellen haben offensichtlich (aber nicht ausschließlich) eine wesentliche Funktion in der Invasionsbegrenzung. Des Weiteren proliferieren auch die Stromazellen, und deren Matrixproduktion wird deutlich gesteigert. Dies gibt dem vorwachsenden Trophoblasten die Möglichkeit, über für bestimmte Matrixproteine spezifische Integrine „Verankerungspunkte" für die aktive Vorwärtsbewegung zu gewinnen.

13.2 Plazentation und Entwicklung der Plazenta

Prinzipiell besteht die Plazenta aus einem mütterlichen Blutsee (intervillöser Raum), in den die Zotten „wie umgekehrte Tannenbäume" eintauchen. Bei den Zotten handelt es sich letztlich um Verzweigungen der Nabelschnurarterien. Diese sind von Trophoblast bedeckt, sodass – im Unterschied zum Gasaustausch in anderen Geweben – hier kein Endothel das Blut von diesen trennt, sondern das mütterliche Blut direkt mit der fetalen Trophoblastoberfläche in Berührung kommt (hämochoriale Plazenta).

13.2.1 Entwicklung

Frühe Entwicklung

Zeitgleich mit dem Beginn der Implantation differenziert sich der Trophoblast weiter. Eine innere, den Embryoblasten umhüllende Schicht von Zytotrophoblastzellen grenzt an die Fruchthöhle. Diese Zellen stellen das Proliferationsreservoir des Trophoblasten dar. Nach außen hin (in Richtung der Tiefe der Uteruswand) verschmelzen diese Zellen (synzytiale Fusion) zum **Synzytiotrophoblasten,** der die Frucht zu den mütterlichen Geweben hin abgrenzt (➤ Abb. 13-2b). Dieses Wachstumsprinzip hält sich durch die ganze Schwangerschaft hindurch. Dies bedeutet, dass der Synzytiotrophoblast

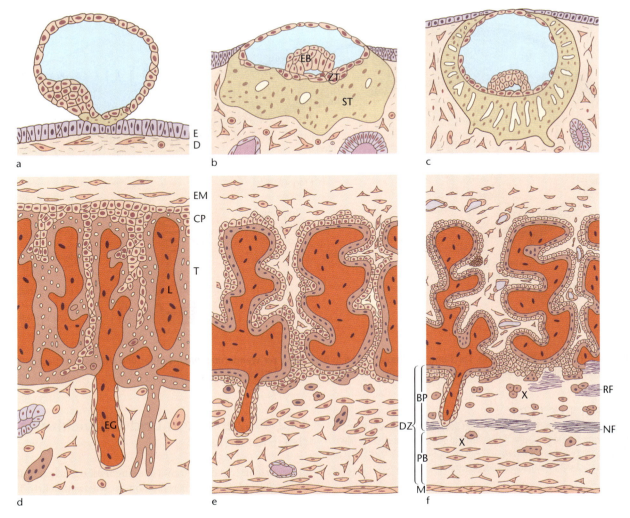

Abb. 13-2 Typische Stadien der Implantation und Plazentaentwicklung. E = Uterusepithel, D = Dezidua, EB = Embryoblast, ZT = Zytotrophoblast, ST = Synzytiotrophoblast, EM = extraembryonales Mesoderm, CP = Chorionplatte, T = Trabekel und Primärzotten, L = mütterliche Blutlakunen, EG = endometriale Gefäße, RF = Rohr-Fibrinoid, NF = Nitabuch-Fibrinoid, BP = Basalplatte, PB = Plazentabett, DZ = Durchdringungszone, M = Myometrium, X = invasive Trophoblastzellen.
a 6.–7. Tag.
b 7.–8. Tag.
c 8.–9. Tag.
d 12.–15. Tag.
e 15.–21. Tag.
f 18. Tag – Geburt.

Während der frühen Implantation ist der Synzytiotrophoblast der eigentliche invasive Bestandteil der Frucht. Rasch kommt es durch Gewebeeinschmelzungen im Synzytiotrophoblasten zur Ausbildung von Hohlräumen, den sog. **Lakunen** (> Abb. 13-2c). Die oben erwähnte Arrosion von Blutgefäßen verbindet die Lakunen am 10.–12. Tag mit der maternalen Zirkulation. Dabei handelt es sich jedoch zunächst aller Wahrscheinlichkeit nach nicht um eine reguläre Durchblutung, sondern mehr um eine Art „stehendes Gewässer". Vermutlich erst ab der 12. Schwangerschaftswoche besteht ein nachweisbarer Blutfluss.

Aus der den Embryoblasten umgebenden Zytotrophoblastschicht wachsen Trophoblastzellen in die zwischen den Laku-

nur durch „Inkorporation" von Zellen der Zytotrophoblastschicht wachsen kann, die dabei zunehmend ausdünnt, sodass am Ende der Schwangerschaft nur noch vereinzelt Zytotrophoblastzellen unter dem Synzytiotrophoblasten gefunden werden. Dies begrenzt auch das Entwicklungspotential der Plazenta.

MERKE
Trophoblast = äußere vielkernige Schicht ohne Zellgrenzen (Synzytiotrophoblast) + innere Schicht aus einkernigen Zellen (Zytotrophoblast).

nen verbliebenen synzytialen Trabekel vor (➤ Abb. 13-2d). Von dort proliferieren sie auch seitwärts in die Lakunen, wobei sie die Oberfläche des Synzytiotrophoblasten vor sich hertreiben. Dadurch entstehen die **Primärzotten** und machen damit aus dem Lakunensystem den intervillösen Raum, d.h. den Raum, in dem das maternale Blut mit den Zotten in Kontakt kommt.

Fast zeitgleich wächst in die Primärzotten Mesenchym ein, das aus dem Embryoblasten stammt (➤ Abb. 13-2e, da dieses Mesenchym dem Mesoderm entstammt, wird es auch extraembryonales Mesoderm genannt). Dadurch entstehen aus den Primärzotten **Sekundärzotten**, die sich rasch weiter in **Tertiärzotten** umwandeln, indem sich in ihrem mesenchymalen Kern fetale Blutgefäße bilden (➤ Abb. 13-2f). Bald darauf verbinden sich diese über auf der Chorionplatte (die dicke Trophoblastschicht zwischen dem Zottensystem und dem Embryoblasten bzw. letztlich der Fruchthöhle) verlaufende Gefäße mit den Nabelschnurgefäßen und etablieren damit die **fetoplazentare Zirkulation.** Diese ist mit Ende der 4. Entwicklungswoche voll ausgebildet.

Zottensystem

Aufbau der Zotten Im Zentrum eines jeden Zottenbaumes finden sich **Stammzotten.** Diese bilden – um beim Beispiel eines Baumes zu bleiben – den Stamm, d.h. das tragende Gerüst für die weiteren Verästelungen. Entsprechend ihrer Funktion sind sie stark fibrosiert und kaliberstark (bis zu mehrere Millimeter dick). Die ersten Astverzweigungen werden als **unreife Intermediärzotten** bezeichnet und wandeln sich im Verlauf der Schwangerschaft durch Fibrosierung zu Stammzotten. Entlang der Oberfläche der unreifen Intermediärzotten sprossen in großer Zahl **mesenchymale Zotten.** Im Verlauf der ersten beiden Schwangerschaftsdrittel werden daraus wiederum unreife Intermediärzotten (an denen auch wieder mesenchymale Zotten entstehen), die auch wiederfibrosieren neue Stammzotten werden.

Im letzten Schwangerschaftsdrittel ändert sich das plazentare Wachstumsmuster grundlegend. Aus den mesenchymalen Zotten werden jetzt nicht mehr unreife, sondern reife Intermediärzotten. Diese etwas verwirrende Nomenklatur bedeutet, dass im Zottenstroma jetzt nicht mehr – wie bei den unreifen Intermediärzotten – vorrangig Fibrosierungsprozesse (die für die strukturelle Festigkeit des Zottenbaumes wichtig sind) ablaufen, sondern dass sich der Zottenkern mehr und mehr mit fetalen Gefäßen füllt (➤ Abb. 13-3b – c). Dabei läuft die Gefäßproliferation schneller ab als das Wachstum der Trophoblast-„Hülle", sodass sich von einem dünnen Trophoblastüberzug gedeckte Kapillarknäuel in den intervillösen Raum vorwölben (➤ Abb. 13-3a). Diese **Terminalzotten** sind am Ende der Schwangerschaft der Hauptort des fetomaternalen Gasaustausches. Sie machen etwa 50% der gesamten Zottenoberfläche aus. Die Diffusionsstrecke beträgt hier nur noch 4–5 μm (verglichen mit bis zu 100 μm in den Tertiärzotten am Schwangerschaftsbeginn). Diese Verkürzung der Diffusionsstrecke hat vorwiegend 2 Ursachen: Zum einen gelangen durch das zunehmende Wachstum der fetalen Gefäße die Kapillaren immer mehr an den Rand der Zotten, zum anderen verschwinden durch zunehmende Inkorporation in den Synzytiotrophoblasten und zurückgehende Proliferation die Zytotrophoblastzellen, die ja dem Synzytiotrophoblasten innen direkt anliegen und damit auch zur Diffusionsstrecke beitragen.

Angepasste Plazentaleistung In den ersten Wochen – bis Ende des **1. Trimenons** – ist der Embryo sehr empfindlich gegenüber hohen Sauerstoffkonzentrationen. Dies ist wahrscheinlich bedingt durch die noch nicht genügend ausgereiften antioxidativen Enzymsysteme. In diesem Zeitraum ist auch noch keine funktionelle Perfusion der Plazenta mit mütterlichem Blut vorhanden. Es ist aber anzunehmen, dass in diesem „stehenden Gewässer" doch eine gewisse Diffusion von Nährstoffen besteht, die zusammen mit den Nährstoffen aus den Deziduaresten die Ernährung der frühen Frucht gewährleisten.

Im weiteren Verlauf – bis Ende des **2. Trimenons** – steigt der Sauerstoff- und Nährstoffbedarf langsam an. Dieser wird zwar durch das Zottensystem gedeckt, dessen Entwicklungsschwerpunkt liegt allerdings auf der Etablierung struktureller Voraussetzungen für das 3. Trimenon.

Im **3. Trimenon** steigen die Anforderungen des Fetus an die plazentare Leistung steil an. Dem wird entsprochen durch eine Vergrößerung der Austauschoberfläche durch Entwicklung von Terminalzotten, Vergrößerung der fetalen Abtransportkapazität (via fetale Gefäßproliferation) und Verkürzung der Diffusionsstrecke (s.o.).

> **MERKE**
> Die Plazentafunktion ist zu jedem Zeitpunkt der Schwangerschaft genau auf den jeweiligen Bedarf des Embryos bzw. Fetus abgestimmt.

> **PRAXISTIPP**
> **Zottenreifungsstörungen**
> Häufig sind Zottenreifungsstörungen sekundär bedingt, vorwiegend weil eine suffiziente maternale Durchblutung fehlt (s.u.). Daneben spielen aber auch primäre Formen mit bisher nicht gut bekannter Ätiologie eine Rolle. Ein prominentes pathomorphologisches Merkmal ist es, dass die Zottengefäße entweder insuffizient (seltener) oder besonders stark ausgebildet sind (häufiger). Das kann zu (vorzeitigen) Geburtsbestrebungen führen.

Extravillöse Plazenta

Entwicklung Einige der in den Synzytiotrophoblasten einwachsenden Zytotrophoblastzellen beteiligen sich nicht an der Primärzottenbildung, sondern wandern weiter in Richtung mütterliches Gewebe, d.h. zur Invasionsfront. Sobald sie dort angekommen sind, werden sie **extravillöse Trophoblastzellen** genannt. Im Bereich sog. Haftzotten (große Zottenstämme, die nicht frei flottieren, sondern der Dezidua anhaften) bilden sie Zellsäulen. Dort proliferieren sie, bis mehrere Zellschichten entstanden sind (➤ Abb. 13-4). Die Zellen aus der äußersten

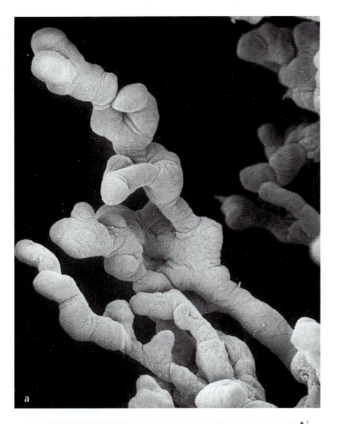
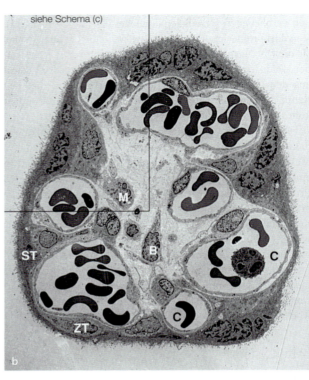
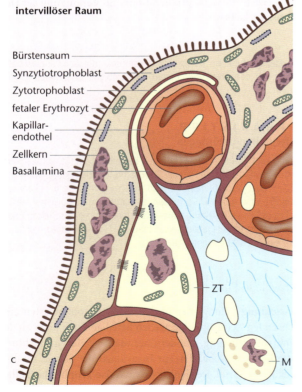

Abb. 13-3 Bau der Terminalzotten [14].
a Rasterelektronenmikroskopisches Bild von Endverzweigungen (Intermediär- und Terminalzotten) des Zottenbaums. Der umgebende intervillöse Raum erscheint schwarz. Vergr. 500fach.
b Transmissionselektronenmikroskopischer Querschnitt durch eine Terminalzotte aus der reifen Plazenta. Die überwiegend weitlumigen Kapillaren (= Sinusoide [C]) wölben sich unter extremer Verdünnung des Synzytiotrophoblasten gegen den intervillösen Raum vor. Hierdurch wird die maternofetale Diffusionsstrecke zwischen mütterlichem Blut im intervillösen Raum und fetalem Blut in den Sinusoiden stark reduziert; ST = Synzytiotrophoblast, M = Zottenmakrophagen (Hofbauer-Zellen), B = ortsständige Mesenchymzellen des Zottenstromas, ZT = Zytotrophoblast. Vergr. 1.200fach.
c Illustration der trennenden Gewebelagen zwischen mütterlichem und kindlichem Blut (Plazentabarriere); ZT = Zytotrophoblast, M = Zottenmakrophagen (Hofbauer-Zellen).

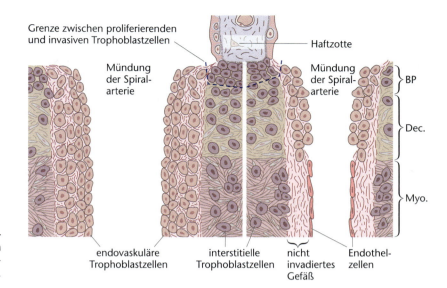

Abb. 13-4 Spiralarterienmündung im Plazentabett (Schema) bei gesunden Schwangeren (linke Hälfte) und Patientinnen mit früher Präeklampsie (rechte Hälfte); BP = Basalplatte, Dec. = Dezidua, Myo. = Myometrium.

Schicht proliferieren nicht mehr, sondern sind invasiv (➤ Abb. 13-4), indem sie verschiedene Proteasen sezernieren, die in der Lage sind, extrazelluläre Matrix aufzulösen. Außerdem exprimieren sie bestimmte Integrine, die der Verankerung mit extrazellulären Matrixmolekülen dienen und damit eine gerichtete Vorwärtsbewegung ermöglichen.

Verankerung der Plazenta Die extravillösen Trophoblastzellen migrieren durch die Dezidua hindurch bis etwa zur Hälfte des Myometriums, d.h., die Trophoblastzellen überwinden die Dezidua und dringen bis auf wenige Millimeter in die Uteruswand ein. Auf diesem Weg sezernieren sie spezielle Matrixmoleküle (Fibronektin, Kollagen IV u.a.), die als „trophoblast glue" wirken und die Plazenta verankern. Durch ihre Invasivität gleichen Trophoblastzellen malignen Tumorzellen. Allerdings sind maligne Zellen gleichzeitig zu ihrer Invasivität auch noch proliferativ, d.h., sie vermehren sich auf ihrem Weg durch fremdes Gewebe. Bei extravillösen Trophoblastzellen geschieht dies nacheinander. Darüber hinaus ist ihre Lebensdauer begrenzt (wahrscheinlich nur einige Tage), sodass sie im Regelfall keine für die Mutter gefährliche Invasionstiefe erreichen.

PRAXISTIPP
Plazentaverankerungsstörungen

Die Qualität der Verankerung hängt davon ab, wie tief die Trophoblastzellen in das Gewebe eindringen. Die Invasion kann zu flach sein, wenn die Voraussetzungen auf mütterlicher Seite nicht gegeben sind (u.a. bei maternalen Vaskulopathien, wie z.B. Diabetes oder chronische Hypertonie, weiter wohl auch bei pathologischer Immunantwort in der Dezidua) oder wenn die Invasionspotenz der Trophoblastzellen nicht ausreicht. Dann besteht die Gefahr einer vorzeitigen Plazentalösung.
Die Invasion kann aber auch zu tief sein, was mit Lösungsstörungen der Plazenta nach der Geburt einhergeht (Placenta adhaerens, accreta, increta oder percreta). Diese Situation ist häufig Folge von Narben in der Uteruswand, z.B. nach Sectio oder mehrfachen Abrasiones.

Adaptation der uteroplazentaren Arterien Der Blutfluss durch einen nicht schwangeren Uterus beträgt nur wenige Milliliter pro Minute, vervielfacht sich ab etwa dem 2. Trimenon und beträgt am Ende der Schwangerschaft bis zu 700 ml/min. Ein kleinerer Teil davon wird zur Ernährung des sich ebenfalls in der Masse vervielfachenden Myometriums benötigt. Der Hauptteil steht für den maternofetalen Stoffaustausch zur Verfügung.

Die drastische Steigerung der Durchblutung ist nur möglich, wenn der Widerstand in den uteroplazentaren Gefäßen stark abnimmt. Dazu besiedeln extravillöse Trophoblastzellen sowohl das Gewebe zwischen den intervillösen Gefäßen, als auch deren Wände. Dort wird (zumindest funktionell) die Gefäßmedia aufgelöst (➤ Abb. 13-4): Die Gefäße verlieren ihre Elastizität und Kontraktilität, werden dadurch stark weitgestellt, und die maternale Kontrolle über die Vasomotorik geht verloren.

Des Weiteren verringert die Widerstandsabnahme in den uteroplazentaren Arterien den Druck, mit dem das maternale Blut den intervillösen Raum und die Zotten erreicht. Anstelle eines hochpulsatilen und energiereichen „Jets", der die (morphologische und funktionelle) Zottenintegrität kompromittieren würde, strömt das maternale Blut gleichmäßig und mit niedrigem Druck in den intervillösen Raum. Der niedrige intervillöse Druck ist eine wesentliche Voraussetzung für eine ungestörte fetale Perfusion der Zotten, denn in den Zottengefäßen herrscht ja nur der relativ niedrige fetale Blutdruck.

PRAXISTIPP
Störung der uteroplazentaren Durchblutung

Die insuffiziente Invasion von Trophoblastzellen in die Wand der Spiralarterien (➤ Abb. 13-4, rechte Hälfte) hat wohl die gleichen Ursachen wie oben unter „Plazentaverankerungsstörungen" beschrieben. Folge ist eine mehr oder weniger ausgeprägte Störung der Zottenentwicklung und -funktion. Dies kann 2 Auswirkungen haben:

- Der Fetus wird unzureichend mit Nährstoffen versorgt (→ nutritive Plazentainsuffizienz mit intrauteriner Mangelentwicklung).
- Die Integrität der Plazenta selbst wird geschädigt. Über die Freisetzung von bisher noch nicht klar charakterisierten Mediatoren entstehen dadurch früh einsetzende und schwer verlaufende hypertensive Schwangerschaftserkrankungen (z.B. frühe Präeklampsie).

13.2.2 Makroskopie und Architektur der Plazenta

Form, Größe und äußerer Aspekt Das am Ende einer Schwangerschaft geborene Organ gleicht einer Scheibe von ca. 20 cm Durchmesser und 3–4 cm Dicke. Das Gewicht beträgt etwa 500 Gramm und korreliert recht gut mit dem kindlichen Gewicht. Die Plazenta geht am Rand in die Eihäute über, wobei sich die Chorionplatte direkt in das Chorion fortsetzt. Das Amnion überzieht auch die Chorionplatte und die Nabelschnur (➤ Abb. 13-5a).

Die **Nabelschnur** inseriert meist mehr oder weniger zentral in der Chorionplatte (➤ Abb. 13-5a). Die Nabelschnurgefäße verzweigen sich auf der Chorionplatte mehrfach, um dann in die an der Unterseite der Chorionplatte fixierten Zottenbäume einzumünden. Nabelarterien und -venen können auf der Chorionplatte dadurch identifiziert werden, dass Arterien meist die Venen überkreuzen.

> **PRAXISTIPP**
> **Nabelschnuransatz**
>
> Gelegentlich finden sich auch Nabelschnüre, die marginal oder sogar auf der freien Eihaut (Insertio velamentosa, ➤ Abb. 13-6, ➤ Kap. 22.7) ansetzen. Häufig finden sich in diesen Fällen auch eine nicht ganz runde Form der Plazenta oder Nebenplazenten. Wahrscheinlich bestanden in diesen Fällen lokale Entwicklungsstörungen der Plazenta. Dies erklärt das damit häufig assoziierte Vorkommen von Schwangerschaftskomplikationen wie z.B. intrauterine Wachstumsretardierung oder vorzeitige Plazentalösung.

Die **maternale Oberfläche** (Basalplatte, ➤ Abb. 13-5b) besteht aus Dezidua, innerhalb deren die postpartale Plazentaablösung verläuft. Sie ist perlmuttartig glänzend und etwas höckrig. Meist kann man die sog. Kotyledonen abgrenzen, d.h. plazentare Funktionseinheiten mit einem oder mehreren Zottenbäumen und (in der Regel) einer Mündung einer uteroplazentaren Arterie.

Architektur In der reifen Plazenta bilden sich 50–70 Zottenbäume aus, jeder bis max. 4 cm groß. Mit diesen fetalen Durch-

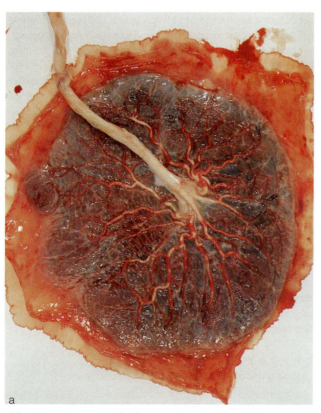
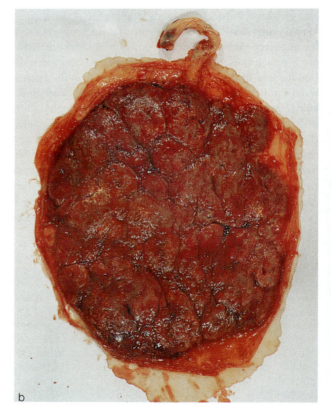

Abb. 13-5 Geborene reife Plazenta. Vergr. 0,33fach [14].
a Bei der Ansicht von fetal erkennt man die Chorionplatte mit den sternförmig von der Nabelschnur abzweigenden fetalen Gefäßen. Die fetalen Arterien (weiß bis rosa) heben sich durch postpartale Injektion mit einer weißen Flüssigkeit deutlich von darunter gelegenen Venen ab. Am Rande der Plazenta ist der Abgang der transparent erscheinenden Eihäute sichtbar.
b Die basale Ansicht der Lösungsfläche der geborenen Plazenta (Basalplatte) zeigt durch Furchen unvollständig voneinander abgegrenzte Kotyledonen.

blutungseinheiten korrespondiert eine ähnlich große Zahl an in den intervillösen Raum mündenden uteroplazentaren Arterien. In der Regel entwickeln sich die Zottenbäume so, dass sie mit ihrem Zentrum über der Mündung einer uteroplazentaren Arterie stehen, sodass das mütterliche Blut vom Zentrum zur Peripherie hin fließt (> Abb. 13-7). Dies führt dazu, dass am Rand, wo die meisten Terminalzotten lokalisiert sind, der mütterliche Blutstrom weiter verlangsamt und noch gleichmäßiger ist. Dies begünstigt den Stoffaustausch.

In der Mitte der Zottenbäume finden sich häufig zottenfreie Areale, die ultrasonographisch gesehen werden können und ein Zeichen der reifen Plazenta sind. Sie entstehen wohl als Folge des Einstrom-Jets aus den uteroplazentaren Arterien an dieser Stelle. Möglicherweise trägt auch die dort sehr hohe Sauerstoffkonzentration im mütterlichen Blut dazu bei, denn Hyperoxie wirkt als Proliferationsbremse auf das Zottensystem.

13.2.3 Plazentafunktionen

Fetale Versorgung

In der Plazenta werden die Atemgase ausgetauscht und sämtliche erforderlichen Nährstoffe zum Fetus transportiert. Darüber hinaus ist die Plazenta ein zentrales Organ für den Erhalt der Schwangerschaft im mütterlichen Organismus.

Sauerstoff Im intervillösen Raum besteht typischerweise ein mittlerer pO_2 von 5,3 kPa (40 Torr). Damit wird in der V. umbilicalis ein pO_2 von 4 kPa (30 Torr) erreicht. Dies führt zu einer fetalarteriellen O_2-Sättigung von ca. 60%. Der Fetus muss also – verglichen mit geborenen Menschen – mit einer deutlich geringeren Sauerstoffkonzentration im arteriellen Blut auskommen.

Energie und Nährstoffe Diejenigen fetalen Organe mit dem höchsten Sauerstoffbedarf werden anatomisch bevorzugt. Die Hälfte des nähr- und sauerstoffreichen Blutes gelangt aus der Plazenta direkt in die Leber, um für die dort ablaufenden Stoffwechsel- und Syntheseprozesse, die energieintensiv sind, zur Verfügung zu stehen. Die andere Hälfte wird, kurz bevor sie aus der Nabelvene in den rechten Vorhof des fetalen Herzens gelangt, in einem englumigen Gefäß (Ductus venosus) stark beschleunigt. Der daraus resultierende Jet schießt größtenteils direkt durch den rechten Vorhof hindurch und durch das Foramen ovale in den linken Vorhof. Von dort gelangt das sauerstoff- und nährstoffreiche Blut über den linken Ventrikel direkt in die Koronararterien und in das Gehirn. Durch Umgehen des rechten Ventrikels wird verhindert, dass dieses Blut größtenteils über den Ductus arteriosus Botalli – der ja distal des Aortenbogens in die Aorta mündet – in die untere Körperhälfte strömen würde. Dort würde es einerseits in den in der Fetalzeit eher genügsamen Organen und Körperteilen der unteren Körperhälfte verschwendet, andererseits zu fast 50% (dies ist der Anteil des Blutes, der aus der absteigenden Aorta in die Aa. umbilicales fließt) wiederum direkt in die Plazenta strömen.

Weitere Funktionen Die Plazenta hat noch einige weitere Funktionen (> Abb. 13-8), die meist vom Synzytiotrophoblasten geleistet werden – nicht von Trophoblastzellen, wie oft dargestellt.

Hormonproduktion

Bereits vor der Implantation beginnt die Hormonproduktion des Trophoblasten. Im Schwangerschaftsverlauf werden dann teils extreme Mengen von Steroidhormonen (Östrogene, Progesteron) gebildet, darüber hinaus auch Hormone, die für die Schwangerschaft typisch sind (hCG, hPL).

Östrogene Neben Estron und Estradiol ist in der Schwangerschaft v.a. das Estriol wichtig. Die Östrogene werden vom Synzytiotrophoblasten aus der Vorläufersubstanz DHEAS (Dehydroepiandrosteronsulfat) gebildet, das zunächst von der Mutter, im späteren Schwangerschaftsverlauf auch vom Fetus geliefert wird. Da die Östrogene v.a. der Vorbereitung des Uterus auf die Geburt dienen (Stimulation der Proteinsynthese und Ener-

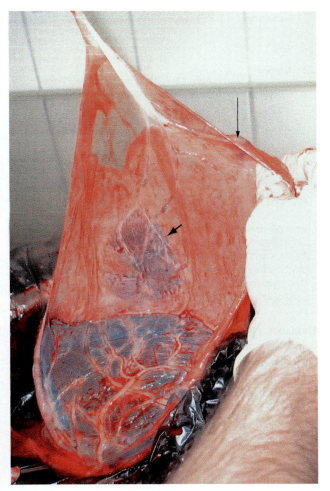

Abb. 13-6 Plazenta mit auf der freien Eihaut ansetzender Nabelschnur (Insertio velamentosa). Eines der frei über die Eihäute verlaufenden Gefäße (Pfeil) ist beim Blasensprung gerissen und hat zu einer massiven fetalen Blutung geführt. Des Weiteren ist eine Nebenplazenta zu sehen (Pfeilspitze).

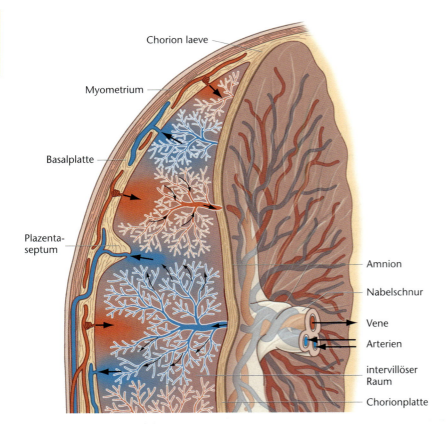

Abb. 13-7 Reife menschliche Plazenta. Dargestellt ist ein Sektor des Organs mit 4 Zottenbäumen. In der Uteruswand sind mehrere mütterliche Gefäße (uteroplazentare Arterien und Venen) dargestellt. Die Pfeile im intervillösen Raum symbolisieren den mütterlichen Blutstrom.

gieträgerbereitstellung im Myometrium, Interaktion mit Prostaglandinen und Oxytocin, Muttermundsreifung), ist davon auszugehen, dass der Fetus über seine DHEAS-Synthese und -Abgabe an die Plazenta an der Auslösung seiner Geburt zumindest beteiligt ist.

Progesteron Progesteron wird bis gegen Ende des 1. Trimenons zunächst im Corpus luteum und dann überlappend in der Plazenta gebildet. Es ist das sog. Schwangerschaftsschutzhormon. Behandlung mit Antiprogesteron in der Frühschwangerschaft kann eine Fehlgeburt induzieren (wird zur Abortinduktion therapeutisch ausgenutzt). Auch später in der Schwangerschaft wirkt es wehenhemmend und insgesamt schwangerschaftserhaltend. Neuere Daten bestätigen die bereits länger diskutierte Vermutung, dass eine Progesteronsupplementation bei Risikoschwangeren das Frühgeburtsrisiko senkt.

Humanes Choriongonadotropin (hCG) Dieses aus 2 Untereinheiten bestehende Glykoprotein dient hauptsächlich der Stimulation des Corpus luteum während des 1. Trimenons, bis der Synzytiotrophoblast in der Lage ist, selbst genügend Hormone (hier v.a. Progesteron) zu bilden. Darüber hinaus hat hCG eine wichtige Bedeutung in der Stimulation der fetalen Gonaden. Beim Mädchen wird dadurch die Follikelreifung mit Beginn der ersten Reifeteilung stimuliert, beim Jungen die Testosteronproduktion mit daraus folgender Differenzierung des äußeren Genitales, außerdem der Deszensus des Hodens.

> **PRAXISTIPP**
> **hCG-Nachweis**
> Sobald die implantierende Blastozyste Anschluss an das maternale Gefäßsystem gefunden hat, steigt hCG im maternalen Blut rasch an (Verdopplung der Konzentration initial alle 1,5 Tage) und gelangt auch in den Urin. Der Nachweis im Urin ist lediglich semiquantitativ und nicht sehr sensitiv, reicht in der Regel aber für den Schwangerschaftsnachweis aus. Wenn es darum geht, die Intaktheit einer Frühschwangerschaft nachzuweisen oder eine Eileiterschwangerschaft auszuschließen, sollte β-hCG im Serum gemessen werden.

Humanes Plazentalaktogen (hPL) Dieses Hormon ähnelt dem Wachstumshormon und dient wahrscheinlich einer verbesserten Energiebereitstellung für den Fetus, indem es bei der Mutter lipolytisch wirkt. Die Konzentration von hPL im mütterlichen Blut (und auch im Urin) geht der Plazentaleistung parallel, deshalb wurde die Messung von hPL (oft in Kombination mit Estriol) zur Diagnostik einer Plazentainsuffizienz eingesetzt. Diese Messung hat sich jedoch letztlich nicht bewährt.

> **PRAXISTIPP**
> **Plazentahormone in der Pränataldiagnostik**
> Bei bestimmten fetalen Chromosomenstörungen (z.B. Trisomie 21, ferner auch Trisomie 18 und anderen Aberrationen) findet man veränderte Konzentrationen von hCG, Estriol und auch einem weiteren plazentaren Protein (PAPP-A), außerdem auch von α-Fetoprotein (AFP), einem fetalen Protein, im mütterlichen Blut. Dies wird für

nichtinvasive Screeningtests zur Erkennung dieser Chromosomenstörungen eingesetzt („Triple-Test", „ErstTrimenon-Screening"). Des Weiteren lassen sich fetale Körperhüllendefekte (z.B. Verschlussstörungen des Rückens) durch erhöhte AFP-Werte diagnostizieren. Auch bei Plazentationsstörungen kommt es bereits früh zu erhöhten Werten dieser Hormone bzw. Proteine, allerdings kann dies derzeit noch nicht in der Routinefrühdiagnostik eingesetzt werden.

Immunologische Funktion

Der Fetus wie auch der Trophoblast sind immunbiologisch gesehen für die Mutter in der Hälfte des genetischen Materials unterschiedlich. Nach den klassischen Gesetzen der Transplantationsimmunologie müsste dieses Transplantat abgestoßen werden. Die Gründe für die Nichtabstoßung sind noch nicht vollständig klar, jedoch sind die folgenden Mechanismen wahrscheinlich:

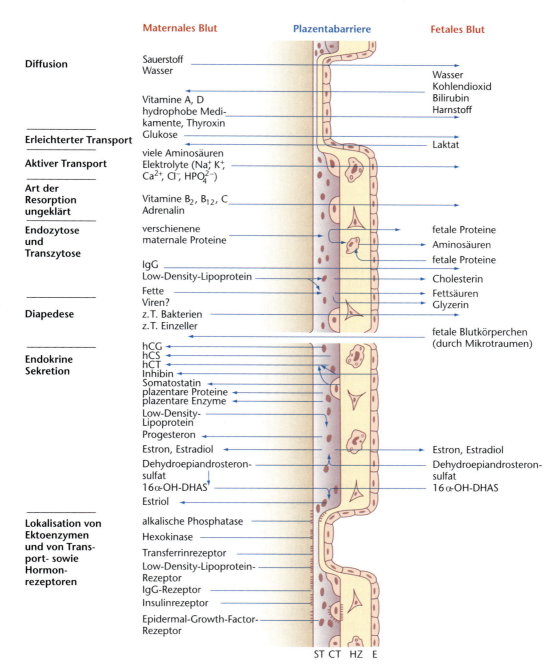

Abb. 13-8 Transport- und Sekretleistungen der Plazenta (Synopsis). Im unteren Teil ist die typische Lokalisation einiger in diese Prozesse involvierter Enzyme und Rezeptoren (dicke Punktierung der Trophoblastmembranen) dargestellt; ST = Synzytiotrophoblast, CT = Zytotrophoblast, HZ = Hofbauer-Zelle, E = fetales Kapillarendothel.

- **Fehlendes HLA:** Der dem mütterlichen Blut exponierte Synzytiotrophoblast exprimiert keines der klassischen Transplantationsantigene (HLA). Insofern wird das Synzytium vom maternalen Immunsystem nicht als fremd erkannt.
- **Unterdrückung der NK-Zellen:** Extravillöse Trophoblastzellen exprimieren ebenfalls keine klassischen Histokompatibilitätsantigene, stattdessen aber das nicht klassische und nicht bzw. nur minimal polymorphe HLA-G. Diese in die Dezidua invadierenden Trophoblastzellen sind den dort in großer Zahl vorhandenen uterinen NK-Zellen ausgesetzt. Diese reagieren – anders als die Komponenten des spezifischen Immunsystems – nicht auf qualitative Unterschiede im Antigenbesatz, sondern auf Präsenz bzw. Nichtpräsenz von HLA und werden durch die Präsenz von HLA-G auf den Trophoblastzellen supprimiert.
- **Immunsuppression:** Progesteron hat einen immunsuppressiven Effekt und stimuliert insbesondere die oben erwähnten implantations- und invasionsfördernden Th2-Zytokine. Ein ähnlicher Effekt dürfte den in der Schwangerschaft ebenfalls erhöhten Glukokortikoiden zukommen.
- **Schutz durch Fibrinoid:** An beiden Grenzflächen zwischen Mutter und Trophoblast kommt sog. Fibrinoid vor. Auf der Zottenoberfläche handelt es sich dabei um ein maternales Blutgerinnungsprodukt (ähnlich einem Thrombus), das deshalb heute Fibrintyp-Fibrinoid genannt wird. Es entsteht z.B. an Stellen, wo das Synzytium verletzt und damit möglicherweise antigenes Material exponiert wurde. Außerdem ist die von invasiven Trophoblastzellen exprimierte Extrazellulärmatrix schon lange bekannt und ebenfalls als Fibrinoid bezeichnet worden. Sie wird heute Matrixtyp-Fibrinoid genannt. Beide Fibrinoidarten könnten, da sie fetale bzw. trophoblastäre Gewebe oder Zellen abschirmen, diese z.B. vor Immunzellen oder Antikörpererkennung schützen.

Aus biologischer Sicht ist festzustellen, dass die „Immunsuppression" in der Schwangerschaft sicherlich nicht mit der in einer pathologischen Situation (z.B. AIDS, immunsuppressive Therapie) vergleichbar ist. Es kommt während einer Schwangerschaft zwar durchaus gelegentlich zur Besserung von Autoimmunerkrankungen (wie bei einer immunsuppressiven Therapie). Dies lässt sich aber nicht für alle derartigen Erkrankungen nachweisen, einige werden während einer Schwangerschaft sogar schlimmer. Des Weiteren besteht während der Schwangerschaft kein erhöhtes Risiko für Infektionskrankheiten. Darüber hinaus wäre es evolutionsbiologisch wenig sinnvoll, in einer für die Erhaltung der Art derart wichtigen Phase wie der Schwangerschaft die Mutter den unkalkulierbaren Risiken einer Immunsuppression auszusetzen.

13.3 Eihäute, Nabelschnur und Fruchtwasser

Eihäute

Im Grundsatz bestehen die Eihäute aus 2 Schichten: dem aus dem Trophoblasten gebildeten Chorion und dem aus dem Embryoblasten stammenden Amnion.

Chorion In der Frühphase der Schwangerschaft bildet sich die Plazenta quasi rund um die Blastozyste. Allerdings degenerieren die seitwärts und zum Uteruslumen gerichteten Anteile später wieder, sodass in diesen Bereichen lediglich noch die Chorion- und die Basalplatte übrig bleiben und miteinander verschmelzen. Durch den Wachstumsdruck der Schwangerschaft dehnt sich diese in das Uteruslumen hinein aus und erreicht gegen Ende des ersten Schwangerschaftsdrittels die gegenüberliegende Uteruswand. Die „die Schwangerschaft bedeckende" Decidua capsularis fusioniert dann mit der gegenüberliegenden Decidua parietalis (▶ Abb. 13-9).

> **PRAXISTIPP**
> **Blasensprung**
> Das Chorion ist knapp einen halben Millimeter dick und sehr reißfest. Dem – physiologischen wie auch vorzeitigen – Blasensprung müssen deshalb (wenn nicht gerade kräftigere Traumen einwirken) degenerative Veränderungen vorausgehen. Physiologischerweise sind das im Rahmen der Geburtsauslösung aktivierte Gewebsproteasen. Im pathologischen Fall, z.B. bei Infektionen des unteren Eipols, erweichen und schwächen bakterielle Proteasen das Chorion, sodass ein vorzeitiger Blasensprung resultieren kann.

Amnion Das Amnion bildet sich als Höhle entlang dem Ektoderm (eines der beiden Blätter aus dem Stadium der zweiblättrigen Keimscheibe). Es schiebt sich dann bald über den Embryo, nähert sich dem Chorion immer mehr an und verklebt in der 12.–14. Schwangerschaftswoche (p.m.) mit diesem (▶ Abb. 13-9). Das Amnion ist dünn und leicht vom Chorion abziehbar. Es spielt eine Rolle im Fruchtwasser-Turnover.

Nabelschnur

Die Nabelschnur entwickelt sich aus dem Haftstiel, der nach der Auftrennung von Embryoblast und Trophoblast als Verbindung zwischen beiden verbleibt. Sie besteht aus der sog. Wharton-Sulze, einem embryonalen Bindegewebe. Darum herum (bzw. darin eingebettet) schlingen sich 2 Nabelarterien und eine Nabelvene. Darüber liegt ein Überzug aus Amnion. Die Gesamtlänge beträgt ungefähr 50 cm, mit einer großen interindividuellen Variabilität.

> **MERKE**
> Nabelschnur: 2 Nabelarterien (Blut vom Fetus zur Plazenta) und eine Nabelvene (sauerstoffreiches Blut von der Plazenta zum Fetus).

13.3 Eihäute, Nabelschnur und Fruchtwasser

> **PRAXISTIPP**
> **Nabelschnurkomplikationen**
>
> Es wird diskutiert, ob Anomalien der Wharton-Sulze im Sinne einer Hypoplasie das Risiko für Kompressionen der Nabelschnur, z.B. aufgrund einer Nabelschnurumschlingung um Körperteile des Fetus, erhöhen. Dies könnte zu akuten fetalen Bedrohungszuständen führen. Sicher ist jedoch, dass die Bedeutung von Nabelschnurkomplikationen für die Ätiologie des intrauterinen Fruchttodes weit überschätzt wird.

Fruchtwasser

Bildung und Resorption Sobald sich das Amnion über den Embryo gestülpt hat, schwimmt dieser in einer Flüssigkeit, die zunächst aus einem Ultrafiltrat des mütterlichen Blutes besteht. Ab dem 2. Trimenon übernimmt die fetale Niere zunehmend und dann fast ausschließlich die Fruchtwasserbildung. Resorbiert wird das Fruchtwasser vorwiegend im fetalen Gastrointestinaltrakt. Die Rolle der fetalen Lunge sowie der Eihäute und Plazentaoberfläche in der Fruchtwasserdynamik ist nicht ganz geklärt. Wahrscheinlich trägt die Lunge mehr zur Fruchtwasserbildung bei, während die plazentaren Gewebe mehr Fruchtwasser resorbieren. Aus klinischer Sicht haben im Wesentlichen nur die fetale Niere und der Gastrointestinaltrakt eine Bedeutung für den Fruchtwasser-Turnover.

Volumen und Zusammensetzung Das Fruchtwasservolumen beträgt am Anfang nur wenige Milliliter, in der 20. Schwangerschaftswoche bereits knapp 500 ml und erreicht in der 36. Schwangerschaftswoche ein Maximum (ca. 1.000 ml), um dann wieder leicht abzunehmen. Die Osmolalität des Fruchtwassers ist zunächst der des mütterlichen Plasmas vergleichbar und sinkt dann sobald (hypotoner) fetaler Urin die Hauptproduktion übernimmt. Da auch die Haut des Fetus in dieser Zeit zu verhornen beginnt, führt dies nicht zu nennenswerten Flüssigkeitsströmen durch die Haut. Das Fruchtwasser enthält neben Elektrolyten auch verschiedene Substanzen aus dem fetalen Intermediärstoffwechsel und fetale Zellen.

> **PRAXISTIPP**
> **Veränderte Fruchtwassermengen**
>
> - **Anhydramnion:** Fehlt das Fruchtwasser (typischerweise bei bilateraler Nierenagenesie), kann die Lunge nicht ausreifen und ist postpartal funktionsunfähig.
> - **Polyhydramnion:** Ist zu viel Fruchtwasser vorhanden (z.B. durch Stenosen im Gastrointestinaltrakt), ist eine Frühgeburt wahrscheinlicher.

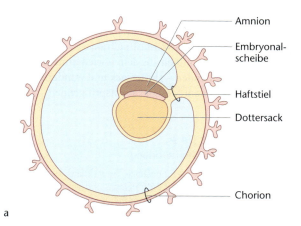
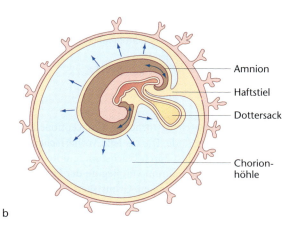
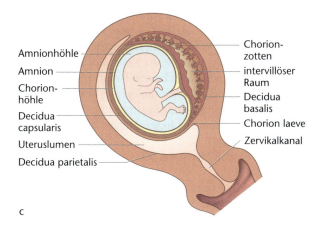

Abb. 13-9 Eihautentstehung.
a Am 16. Entwicklungstag ist das Amnion zu erkennen, das sich, der Plazenta (rechts oben) zugewandt, vom Ektoderm aus entwickelt. Auf der anderen Seite, d.h. der Chorionhöhle zugewandt, bildet sich der Dottersack als Derivat des Entoderms.
b Am 26. Entwicklungstag „krümmt" sich der Embryo gleichsam um den Haftstiel und „wirft" dabei das Amnion über sich. Dabei wird der Dottersack am Ansatz umschlossen und bildet den sog. physiologischen Nabelbruch, in dem dann auch Darmschlingen zu liegen kommen können. Er bildet sich meist rasch zurück.
c In der 9. Entwicklungswoche dehnt sich die dem Embryo gegenüberliegende – und damit dem Uteruslumen zugewandte – Dezidua parietalis mitsamt dem Chorion laeve, das seine Zotten verloren hat, zur gegenüberliegenden Uteruswand aus, um schließlich am Ende des 1. Trimenons mit der dortigen Dezidua capsularis zu verschmelzen. Dadurch verschließt sich das sonst gegenüber der Bauchhöhle offene innere Genitale. Von innen legt sich meist nur kurz danach das Amnion an das Chorion an.

- **Oligohydramnion:** Zu wenig Fruchtwasser kommt bei einer Plazentainsuffizienz vor, weil dadurch die fetale Niere kompensatorisch weniger durchblutet und folglich weniger Urin gebildet wird. In diesen Fällen ist die Fruchtwassermenge ein wichtiger Überwachungsparameter.

Funktionen Das Fruchtwasser
- ermöglicht die freie Beweglichkeit des Kindes,
- fördert die fetale Lungenentwicklung,
- schützt den Fetus vor Traumen,
- dämpft die Wehenkraft unter der Geburt.

PRAXISTIPP
Fruchtwasserdiagnostik
- Amnionzellen des Fruchtwassers (die aus dem embryonalen Ektoderm stammen) können nach Fruchtwasserpunktion (➤ Kap. 17.1.2), Isolierung und Kultur zur genetischen Diagnostik genutzt werden.
- Auch die Konzentrationen verschiedener Inhaltsstoffe des Fruchtwassers werden diagnostisch genutzt (Bestimmung von Phospholipiden zur Abschätzung der fetalen Lungenreife, Bilirubinmessung zur Abschätzung einer fetalen Anämie bei Blutgruppenunverträglichkeiten, AFP und AChE zur Diagnose einer Spina bifida).

13.4 Entwicklung des Kindes

Embryonalzeit

Die Embryonalperiode endet mit der abgeschlossenen 8. Entwicklungswoche. Zu diesem Zeitpunkt hat sich der Körperumriss bereits ausgebildet (➤ Abb. 13-10), und die Organogenese ist weitgehend abgeschlossen (➤ Abb. 13-11).

Zu Beginn der Embryonalperiode hat sich aus dem ursprünglichen Embryoblasten die sog. dreiblättrige Keimscheibe gebildet. Diese besteht aus dem Ektoderm, dem Mesoderm und dem Entoderm. Aus diesen Keimblättern entwickeln sich alle Organe des Embryos (➤ Tab. 13-1).
- **Ektoderm:** Das Ektoderm ist der sich entwickelnden Plazenta zugewandt, also innen. Es stellt die Anlage dar für alle Organe und Strukturen, die später den Kontakt zur Umwelt herstellen. Dazu gehört auch die Amnionhöhle, die sich zwischen dem Ektoderm und der Plazenta bildet und die sich durch ein enormes Wachstum letztlich einmal um den ganzen Embryo stülpt, ihn also gleichsam einhüllt (➤ Abb. 13-9).
- **Mesoderm:** Das mittlere Keimblatt ist das Mesoderm. Es entsteht dadurch, dass sich das sog. embryonale Mesenchym von einem Pol des Embryos zwischen das Ektoderm und Entoderm schiebt. An diesem Pol bildet sich auch der Haftstiel, aus dem später die Nabelschnur wird. Das Mesoderm ist u.a. der Ursprung des späteren Binde- und Stützgewebes mit all seinen Derivaten, wie Blutzellen, Herz und Blutgefäße.
- **Entoderm:** Das „äußere" Keimblatt ist das Entoderm. Aus ihm entwickeln sich die „inneren" (Oberflächen- und Drüsen-)Epithelien mitsamt dem primitiven Vorläufer des Gastrointestinaltrakts, dem Dottersack, weiter die Keimzellen. Bemerkenswert dabei ist Folgendes:
- Das Oberflächenepithel der Haut hat einen anderen Ursprung als das des Gastrointestinaltrakts.
- Die Keimzellen stammen aus dem – wiederum dem Entoderm entstammenden – Dottersack und wandern erst sekundär in die – dem Mesoderm entspringenden – Keimdrüsen ein.

PRAXISTIPP
Gestörte Embryonalentwicklung

Voraussetzungen für eine ungestörte Entwicklung in dieser Phase sind ein weitgehend normales Erbmaterial und ein normales Milieu (in der Tube, im Uterus und hier speziell im Endometrium), in dem sich der Embryo entwickelt. Störmöglichkeiten sind z.B.:
- Infektionen
- toxische Substanzen
- ionisierende Strahlen
- Niereninsuffizienz mit erhöhter Konzentration von harnpflichtigen Substanzen (selten)
- Diabetes mit erhöhten Blutzuckerspiegeln

Fetalzeit

Ab der 9. Schwangerschaftswoche (post conceptionem) spricht man von der Fetalperiode. Die bis jetzt vorherrschende Differenzierung wird abgelöst durch Wachstum und Reifung.

Wachstum Das Kind nimmt von Beginn der Fetalzeit (10 g) in etwa 30 Wochen bis zu seinem Geburtsgewicht zu. Diese Gewichtszunahme vollzieht sich v.a. im letzten Trimenon (➤ Tab. 13-2). Das mediane Gewicht eines reifen Neugeborenen am errechneten Termin beträgt 3.525 g. Weibliche Neugeborene sind dabei tendentiell etwas leichter. Die Körperlänge nimmt gleichmäßiger zu als das Gewicht (➤ Tab. 13-2). Dabei verschieben sich die Proportionen zugunsten des Körpers, d.h. zu Beginn der Fetalperiode ist der Kopf noch fast so groß wie der Rumpf, am Ende der Schwangerschaft nimmt er jedoch nur noch ein Viertel der Gesamtlänge des Fetus ein. Für das Längenwachstum gilt folgende Faustregel:
- bis Ende des 5. Monats: Länge = Monat^2 (z.B.: nach 12 Wochen $3 \times 3 = 9$ cm)
- ab dem 6. Monat: Monat × 5 (z.B.: nach 24 Wochen $6 \times 5 = 30$ cm).

Die mediane Länge eines reifen Neugeborenen am errechneten Termin beträgt 52 cm. Weibliche Neugeborene sind dabei tendentiell etwas kleiner.

Reifung Am Ende der Embryonalperiode sind zwar alle Organe vorhanden, aber nicht alle sind bereits funktionstüchtig. Dies ist besonders offensichtlich bei der fetalen Lunge, die vor dem abgeschlossenen 2. Trimenon ohne medizinische Hilfe nur selten und auch für die ersten Wochen des 3. Trimenons häufig nur insuffizient den notwendigen Gasaustausch leisten kann („respiratory distress syndrome", RDS). Üblicherweise weist ein unauffälliges, reifes Neugeborenes folgende **Reifezeichen** auf:

13.4 Entwicklung des Kindes

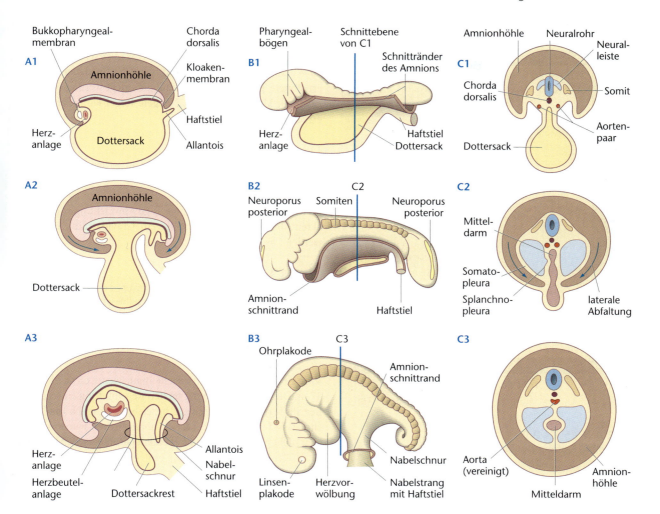

Abb. 13-10 Keimentwicklung mit Abfaltung des Amnions, Ausformung des Embryonalkörpers und Anlage der Nabelschnur. A1–3 Längsschnitte, B1–3 Seitenansichten, C1–3 Transversalschnitte. Obere Reihe (A1, B1, C1) 24. Entwicklungstag, mittlere Reihe (A2, B2, C2) 26. Entwicklungstag und untere Reihe (A3, B3, C3) 28. Entwicklungstag.

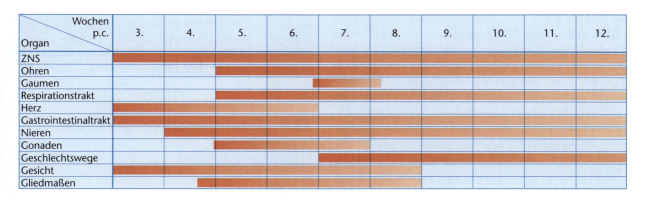

Abb. 13-11 Zeitplan der Organogenese. Die jeweils heller werdende Farbe verdeutlicht abnehmende Empfindlichkeit für schädigende Einflüsse.

- Körperlänge: 47–55 cm
- Geburtsgewicht: 2.700–4.250 g
- Haut: Käseschmiere (Vernix) weitgehend (aber nicht vollständig!) verschwunden
- Finger- und Zehennägel: enden mit der Finger- bzw. Zehenkuppe
- Hoden: beidseits im Skrotum
- große Labien: überdecken kleine Labien und Klitoris

Tab. 13-1 Entwicklung der Organe aus den 3 Anteilen der Keimscheibe.

Anteil	Lage	Organe
Ektoderm	der Plazenta zugewandt, „innen"	• Haut mitsamt den Hautanhangsgebilden und dem Sinnesepithel • zentrales und peripheres Nervensystem • Amnionhöhle
Mesoderm	in der Mitte	• Binde- und Stützgewebe • Blutzellen, Herz und Blutgefäße • Muskulatur • Nieren und ableitende Harnwege • Keimdrüsen
Entoderm	„außen"	• Gastrointestinaltrakt, Dottersack (mitsamt den Keimzellen) • respiratorisches Epithel • Epithel der großen Drüsen (Leber, Pankreas, Schilddrüse, Nebenschilddrüse) • Epithel von Harnblase und Harnröhre (Urothel)

Tab. 13-2 Eckdaten des fetalen Wachstums. Die Gewichtszunahme vollzieht sich v.a. im letzten Trimenon, die Körperlänge nimmt gleichmäßiger zu.

Parameter	12. SSW	25. SSW	30. SSW	37. SSW	Geburt
Gewicht		750 g	1.500 g	3.000 g	3.500 g
Länge	9 cm	> 30 cm	> 35 cm	> 45 cm	52 cm

> **PRAXISTIPP**
> **Suboptimale Reifungsbedingungen**
> Neuere Daten deuten darauf hin, dass das intrauterine Milieu nicht nur den Schwangerschaftsverlauf, sondern auch das spätere Leben des Fetus beeinflusst (Barker-Hypothese): Intrauterine Wachstumsretardierung (und möglicherweise auch Frühgeburtlichkeit) ist offensichtlich ein Risikofaktor für die Entwicklung verschiedener chronischer Erkrankungen im späteren Leben. Hierzu zählen chronische Hypertonie, Diabetes mellitus und Adipositas.

Jedes Kind hat ein theoretisches Entwicklungsoptimum, d.h. ein Gewicht und einen Reifegrad, den es – unter individuell optimalen Bedingungen – „gern erreichen würde". Kommt es im Schwangerschaftsverlauf zu signifikanten Beeinträchtigungen dieses intrauterinen Milieus (z.B. durch Plazentainsuffizienz, intrauterine Infektion oder Diabetes), dann reifen körpereigene Regelsysteme (wie z.B. die Hypothalamus-Hypophysen-Nebennieren-Achse) anders aus, als dies unter optimalen Bedingungen der Fall wäre (möglicherweise im Sinne einer Sollwertverstellung). Dies wäre eine Erklärung für die bei diesen Individuen vermehrt auftretenden o.g. Erkrankungen.

Schwangerschaftsdauer

Gerechnet ab der Konzeption dauert eine Schwangerschaft im Mittel 38 Wochen. Da aber meist der Konzeptionszeitpunkt nicht genau bekannt ist, der Beginn der letzten Regelblutung in der Regel aber schon, hat es sich eingebürgert, das Schwangerschaftsalter als „Wochen post menstruationem" (abgekürzt p.m.) anzugeben. Die normale Follikelphase dauert 14 Tage, folglich beträgt die Länge einer Schwangerschaft im Mittel 40 Wochen p.m. Im Fall einer kürzeren Zyklusdauer muss der errechnete Termin entsprechend vorverlegt werden (und umgekehrt). Mit Hilfe der sog. **Naegele-Regel** kann der Termin errechnet werden.

> **MERKE**
> Naegele-Regel: Geburtstermin = 1. Tag der letzten Regel plus eine Woche minus 3 Monate plus ein Jahr.

Da diese Regel aber meist einige Tage Abweichung von den exakten 40 Wochen ergibt, sollte ein Gravidarium verwendet werden (➤ Kap. 16.2).

> **PRAXISTIPP**
> Da die Längenentwicklung gesunder Embryonen und früher Feten nur geringe interindividuelle Schwankungen aufweist, ist durch eine Ultraschalluntersuchung in der Frühschwangerschaft mit Messung der Scheitel-Steiß-Länge eine Überprüfung des aus der letzten Regel errechneten Termins möglich.

Von einer Termingeburt spricht man, wenn diese zwischen 37 und 42 Wochen nach der letzten Regelblutung einsetzt. Der Begriff Terminüberschreitung bezeichnet lediglich die Tatsache, dass der errechnete Termin überschritten wurde, dies ist aber nicht gleichbedeutend mit einem pathologischen Zustand.

> **PRAXISTIPP**
> **Übertragung**
> Übertragung ist ein klinischer Begriff, der ein Neugeborenes mit Hinweisen auf eine zu lange Schwangerschaft bezeichnet: vollständiges Fehlen der Käseschmiere, Waschfrauenhände, überlange Fingernägel. Meist (aber nicht immer!) werden diese Kinder nach dem errechneten Termin geboren. Da mit diesen Fällen häufig auch eine Plazentainsuffizienz assoziiert ist, sind diese Kinder perinatal in erhöhtem Maße gefährdet. Daraus folgt, dass die Schwangerschaftsüberwachung in der Nähe des errechneten Termins, speziell aber bei dessen Überschreitung, intensiviert und gelegentlich auch die Geburt eingeleitet werden muss (➤ Kap. 16).

13.5 Mehrlingsschwangerschaft

Inzidenz und Ätiologie

Die Geburt von Zwillingen oder höhergradigen Mehrlingen ist (relativ gesehen) ein seltenes Ereignis. Die Inzidenz von Mehrlingsschwangerschaften ist stark abhängig von der untersuchten Population. Dies hängt in erster Linie mit der jeweils vorherrschenden Rate an assistierter Reproduktion zusammen. Bei Follikelstimulation kommt es häufig zur Ovulation mehrerer Follikel und damit auch zum erhöhten Risiko einer multiplen Fertilisation. Nach In-vitro-Fertilisation (IVF) werden meist (aufgrund der hohen Abortrate einzelner Zygoten) mehrere befruchtete Eizellen in den Uterus eingesetzt. Bei einer Zwillingsschwangerschaft handelt es sich dann in der Regel um zweieiige oder dizygote Zwillinge. Eine dizygote Zwillingsschwangerschaft kann aber auch spontan, d.h. ohne assistierte Reproduktion eintreten.

Eine weitere Ursache für das Auftreten von Zwillingsschwangerschaften ist die Teilung einer bereits befruchteten Eizelle im weiteren Schwangerschaftsverlauf (eineiige oder monozygote Zwillinge). Das genaue Zahlenverhältnis zwischen mono und dizygoten Zwillingsschwangerschaften ist nicht bekannt, es liegt in der Größenordnung von 1 : 2.

MERKE
Eineiige Zwillinge entstehen durch Teilung einer befruchteten Eizelle, zweieiige Zwillinge durch Befruchtung von zwei Eizellen.

Plazentation

Zweieiige Schwangerschaften entwickeln sich praktisch immer dichorial und diamnial (➤ Tab. 13-3). Bei eineiigen Graviditäten hängt die Plazentation dagegen vom Zeitpunkt der Teilung ab (➤ Tab. 13-3):
- Kommt es innerhalb der ersten 4 Tage zur Teilung (d.h. bis zum Morulastadium und damit vor der Differenzierung der Zygote in Embryo und Trophoblast), wird sich die Schwangerschaft komplett getrennt entwickeln. Beide Kinder haben eine eigene Plazenta und eine eigene Fruchtblase, die aus jeweils eigenem Chorion und Amnion besteht (➤ Abb. 13-12, ➤ Tab. 16-1).
- Findet die Teilung zwischen dem 4. und 7. Tag statt, d.h. nach der Differenzierung in Embryoblast und Trophoblast, aber vor Ausbildung der Amnionhöhle, haben die Feten ein gemeinsames Chorion (und folglich auch eine gemeinsame Plazenta), aber jeder eine eigene Amnionhöhle. Innerhalb der gemeinsamen Plazenta bestehen fast immer auch Verbindungen der Kreisläufe beider Feten. 2 von 3 monozygoten Zwillingsschwangerschaften entwickeln sich so.
- Bei einer Trennung zwischen Tag 8 und 14 separieren sich nur noch die Embryonen. Sie liegen in einer gemeinsamen Amnionhöhle (monoamnial, ➤ Abb. 13-13) und haben selbstverständlich auch eine gemeinsame Plazenta (monochorial). Diese Situation entsteht nur in 2–5% aller monozygoten Zwillingsschwangerschaften.

PRAXISTIPP
Siamesische Zwillinge
Kommt es nach Tag 14 zur Teilung des Embryos, wird diese nicht mehr komplett sein. Es entwickeln sich sog. Pagen, d.h. Kinder, die in der Mittellinie (meist im Bereich des Kopfes oder des Thorax) zusammenhängen (siamesische Zwillinge). Diese Situation ist außerordentlich selten.

Verlauf und Risiken bei Zwillingsschwangerschaften

Die meisten Risiken, die Einlingsschwangerschaften bedrohen, sind bei Mehrlingen erhöht. Dies gilt insbesondere für die sog. hypertensiven Schwangerschaftserkrankungen (z.B. Präeklampsie), denn in deren Ätiologie spielt die Plazentamasse (die bei Mehrlingen ja erhöht ist) eine wesentliche Rolle (➤ Kap. 19.10). Außerdem kommt es häufiger zu Frühgeburten (➤ Kap. 19.2). Im Schnitt dauert eine Zwillingsschwangerschaft 36 Wochen (p.m.). Darüber hinaus gibt es auch mehrlingsspezifische Risiken (➤ Kap. 19.8):
- **Chorionizität:** Dichoriale Schwangerschaften sind weniger risikoreich als monochoriale. Die Chorionizität sollte bereits sonographisch in der Frühschwangerschaft festgestellt werden.
- **Frühabort eines Zwillings:** Die Ursachen hierfür können die gleichen wie bei Einlingsschwangerschaften sein

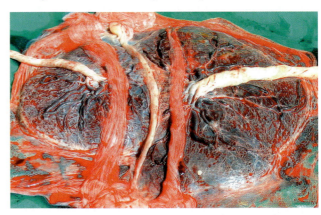

Abb. 13-12 Dichoriale Zwillingsplazenta der 38. Schwangerschaftswoche. Beide Plazenten sind fusioniert. Das Chorion der die Zwillinge trennenden Eihaut besteht histologisch aus 2 Schichten, die jedoch fusioniert sind und deswegen als homogene Struktur erscheinen. Das Amnion ist auf beiden Seiten vom Chorion ein Stück weggezogen und bedeckt hier noch den jeweils größten Teil der Plazenten (um die Nabelschnuransätze herum). Die rechte Plazenta ist deutlich größer als die linke, korrespondierend zu den Kindsgewichten (2.800 vs. 2.000 g).

Tab. 13-3 Plazentation bei Zwillingsschwangerschaften.

Typ	Teilung	Plazenta	Amnionhöhle	Bemerkung
dizygot		getrennt	getrennt	normal bei dizygoten Schwangerschaften
monozygot	vor dem 4. Tag	getrennt	getrennt	
	4.–7. Tag	gemeinsam	getrennt	zwei Drittel aller monozygoten Zwillingsschwangerschaften
	8.–14. Tag	gemeinsam	gemeinsam	2–5% aller monozygoten Zwillingsschwangerschaften
	nach dem 14. Tag	gemeinsam	gemeinsam	unvollständige Trennung, siamesische Zwillinge

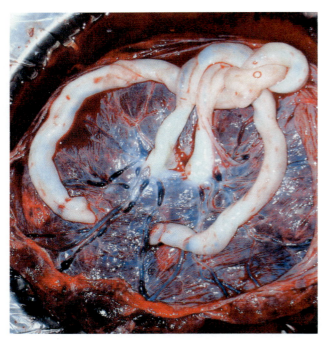

Abb. 13-13 Monoamniale Zwillingsplazenta der 33. Schwangerschaftswoche. Die beiden Nabelschnuransätze liegen dicht nebeneinander, es hat sich ein Knoten gebildet.

(> Kap. 14.1), jedoch legt die Begrenzung des Abortgeschehens auf eine Anlage direkte embryonale, d.h. vorwiegend chromosomale bzw. genetische Ursachen nahe. In der Regel bedeutet das „Verdämmern" einer Zwillingsanlage kein erhöhtes Risiko für den verbleibenden Embryo bzw. Fetus. Allerdings sind Blutungen in dieser Situation häufig.

- **Fetofetales Transfusionssyndrom (FFTS):** Wenn sich beide Feten eine Plazenta teilen, bestehen innerhalb (bzw. auf der Chorionplatte) der Plazenta grundsätzlich mehr oder weniger ausgedehnte Gefäßverbindungen zwischen beiden Kreisläufen. Wenn der darüber stets vorhandene Shunt-Fluss nicht „balanciert" ist, nimmt das Kreislaufvolumen bei einem Fetus ab (Donor) und beim anderen zu (Akzeptor). Der Akzeptor ist durch eine Volumenüberlastung bedroht, der Donor durch das – in den meisten Fällen chronisch verlaufende – Ausbluten (z.B. Mangelentwicklung, Kreislaufinsuffizienz). Beide Kinder sind darüber hinaus gefährdet, weil der Akzeptor oft ein extremes Polyhydramnion entwickelt (als Folge der vermehrten Diurese aufgrund der Volumenbelastung), was wiederum häufig vorzeitige Wehentätigkeit nach sich zieht.

- **Intrauteriner Fruchttod (IUFT) eines Zwillings** (bis zu 10%): Ursache sind vorwiegend Plazentationsprobleme. Neben der (vorwiegend einen Fetus betreffenden) Plazentainsuffizienz, die auch bei dichorialen Zwillingen auftreten kann, handelt es sich hier oft um das FFTS. Im Fall getrennter Blutkreisläufe führt der IUFT eines Fetus wahrscheinlich nicht zu einer direkten Gefährdung des verbleibenden Kindes. Allerdings ist das Risiko der Frühgeburt erhöht, mit allen damit verbundenen Komplikationen.

- **Intrauterine Wachstumsretardierung:** Diese Komplikation kann einen oder beide Feten betreffen und ist bei Mehrlingen mindestens doppelt so häufig wie bei Einlingen. Die Ursachen sind die gleichen (v.a. Plazentainsuffizienz, außerdem intrauterine Infektionen und Chromosomenstörungen), daneben kann aber auch das FFTS zu einer Wachstumsretardierung führen.

- **Monoamniale Zwillingsschwangerschaft:** Aufgrund der hohen Mortalitätsraten von bis zu 30% muss eine monoamniale Zwillingsschwangerschaft als Komplikation bewertet werden. Diese Kinder sind intrauterin und während der Geburt (da keine trennende Membran besteht) in hohem Maße durch Nabelschnurkomplikationen (Umschlingungen, Verknotungen) gefährdet.

042 Literatur Kap. 13
043 Praxisfragen Kap. 13
075 IMPP-Fragen Kap. 13
151 Animation Entwicklung des Kindes im 1. Trimenon
170 Animation Entwicklung des Kindes im 2. Trimenon
171 Animation Entwicklung des Kindes im 3. Trimenon

KAP. 14

D. Surbek

Störungen bei der Entstehung und Entwicklung einer Schwangerschaft

14.1	Abort, Fehlgeburt	183
14.1.1	Abortus imminens	185
14.1.2	Missed Abortion, verhaltener Abort	186
14.1.3	Windei	187
14.1.4	Abortus incipiens, incompletus, completus	188
14.1.5	Septischer Abort	189
14.1.6	Habitueller Abort	189
14.1.7	Schwangerschaftsabbruch	190

14.2	Extrauteringravidität	191
14.2.1	Tubargravidität	193
14.2.2	Zervikale Gravidität	196
14.2.3	Ovariale Gravidität	196
14.2.4	Abdominale Gravidität	196

Die Entstehung und frühe Entwicklung der Schwangerschaft sind von verschiedenen Faktoren abhängig. Zu diesen gehören z.B. die genetische Anlage im Embryo sowie das Milieu bei der Implantation des Keimes und die Ausbildung der Trophoblastinvasion in der Dezidua. Wichtige Störungen dieser Entwicklung sind Abort (Fehlgeburt), Extrauteringravidität und gestationsbedingte Trophoblasterkrankungen. Die Kardinalsymptome für diese Krankheitsbilder sind vaginale Blutungen und Unterbauchschmerzen.

Praxisfall

Eine 28-jährige Patientin kommt in die Notaufnahme und berichtet über eine leichte vaginale Blutung. Ihre letzte Menstruationsblutung habe sie vor 7 Wochen gehabt bei sonst regelmäßigem Zyklus. Das Ausbleiben der Blutung erklärt die Patientin mit einer beruflich schwierigen Situation. Schmerzen im Unterbauch habe sie nicht. Sie sei noch nie schwanger gewesen. Der Schwangerschaftstest im Urin ist positiv. Bei der gynäkologischen Untersuchung sind der Uterus und die linke Adnexe leicht druckschmerzhaft. Beide scheinen jedoch nicht vergrößert. Bei der vaginalen Untersuchung sind der Zervikalkanal geschlossen und die Portio gut erhalten. Es lässt sich ein geringfügiger Portioschiebeschmerz auslösen, und das linke Adnex ist hier deutlicher druckschmerzhaft als bei der abdominalen Untersuchung. Sonographisch ist der sichere Nachweis einer Schwangerschaft weder im noch außerhalb des Uterus möglich, allerdings ist eine ringförmige Struktur neben dem linken Ovar nachweisbar. Das Endometrium ist hoch aufgebaut. Der β-hCG-Wert im Serum liegt bei 3.500 mE/ml.

Unter dem Verdacht auf eine Extrauteringravidität (EUG) wird der Patientin die Laparoskopie empfohlen, bei der sich eine Tubargravidität nachweisen lässt. Die linke Tube ist durch die EUG weitgehend zerstört, sodass sie entfernt wird. Postoperativ normalisiert sich der β-hCG-Wert. Vor der Entlassung wird die Patientin über die eingeschränkte Fertilität aufgeklärt.

14.1 Abort, Fehlgeburt

Definition Unter einer Fehlgeburt versteht man eine Schwangerschaft, welche vor Erreichen der Lebensfähigkeit des Kindes zum Ende kommt. Die Grenze der Lebensfähigkeit liegt heute bei 23 Schwangerschaftswochen bzw. 400 g Geburtsgewicht. Jenseits dieser Grenze spricht man von einer Frühgeburt, falls das Kind lebt; anderenfalls wird von einer Totgeburt (intrauteriner Fruchttod) gesprochen. Innerhalb der Fehlgeburten spricht man von Frühaborten (bis 13. Schwangerschaftswoche) und Spätaborten (14.–22. Schwangerschaftswoche).

Epidemiologie Die Inzidenz von Fehlgeburten (Spontanaborten) liegt zwischen 10 und 70%. Die starke Schwankung hat ihre Ursache in

- der Art der Datensammlung (Studiendesign),
- der Methodik der Schwangerschaftsdiagnose,
- dem Zeitpunkt, zu welchem eine Schwangerschaft festgestellt wird.

MERKE
Prospektive Untersuchungen zeigen, dass ca. 15% aller klinisch diagnostizierten Schwangerschaften in einem Abort enden. Werden alle Schwangerschaften berücksichtigt – auch diejenigen, welche nur am erhöhten β-hCG-Wert erkennbar sind, beträgt die Aborthäufigkeit sogar 50–70%.

Viele dieser Schwangerschaften verlaufen klinisch unbemerkt, indem sich z.B. der Abort lediglich in einer etwas verstärkten und verspäteten „Menstruationsblutung" äußert. Diese sehr frühen Aborte benötigen dann oft auch keine weitere Behand-

Tab. 14-1 Wichtige Abortursachen.
- genetische Anomalien des Embryos/des Fetus
- Corpus-luteum-Insuffizienz
- Infektionen (lokal-aszendierend oder systemisch-hämatogen)
- Uterusanomalien (Fehlbildungen, Myome, intrauterine Synechien)
- immunologisch bedingt
- Zervixinsuffizienz
- mütterliche Erkrankungen
- exogene Noxen

lung. Ab dem 2. Trimenon ist die Inzidenz viel niedriger und liegt in der Größenordnung von 1–2%.

Ätiologie und Pathogenese Eine große Anzahl direkter oder indirekter Abortursachen ist bekannt. Die wichtigsten sind in ➤ Tab. 14-1 aufgeführt.

Genetische Anomalien des Embryos sind die häufigste Abortursache. Wird das Gewebe von Spontanaborten genetisch untersucht, sind in bis zu 60% Chromosomenanomalien wie Trisomien, Triploidien, Tetraploidien oder Translokationen nachweisbar. Auch andere Fehlanlagen des Embryos ohne Chromosomenanomalien sind ein wichtiger Grund für Aborte.

Bei der **Corpus-luteum-Insuffizienz** ist der Gelbkörper zu schwach ausgebildet, und es werden zu wenig Gestagene gebildet. Sowohl in der peri- als auch in der postimplantatorischen Phase kann diese Konstellation zu einer Fehlgeburt führen. Bei nachgewiesener Corpus-luteum-Insuffizienz ist eine unterstützende Therapie mit Gestagenen in den ersten 10–12 Schwangerschaftswochen sinnvoll.

Bei den **Infektionen** sind aszendierende von systemischen Infektionen zu unterscheiden: Bakterien können aus der Vagina in die Zervix und weiter in das Corpus uteri aszendieren. Daraus können sich auch chronische Infektionen wie eine Zervizitis oder Endometritis entwickeln, die dann – klinisch inapparent – zum Abort führen, oder einen septischen Abort hervorrufen. Insbesondere Viren (Röteln, Masern, Zytomegalie), aber auch Bakterien (Listeriose, Lues) oder Protozoen (Toxoplasmose) können einen Abort verursachen. Eine Diagnose mittels serologischer Untersuchung ist möglich, wird jedoch wegen der Seltenheit nur in speziellen Fällen angestrebt.

Am **Uterus** gelten als wichtige Abortursache:
- kongenitale Fehlbildungen wie Uterus bicornis (➤ Abb. 14-1), subseptus, unicollis
- Uterus myomatosus (insbesondere submuköse Myome)
- Synechien (Verwachsungen) im Cavum uteri, z.B. iatrogen nach mehrfachen Gebärmutterausschabungen, insbesondere wenn diese beim schwangeren Uterus (Schwangerschaftsabbruch!) oder postpartal durchgeführt werden. Im Extremfall (**Asherman-Syndrom**) ist der Uterus völlig verwachsen und das Cavum uteri total oder subtotal obliteriert.

Beim **immunologisch bedingten Abort** kommt es durch genetische Konstellationen des mütterlichen und väterlichen Gewebetyps (HLA-System) zu einer fehlerhaften Ausbildung der für die Implantation notwendigen immunologischen Barriere zwischen dem HLA-haploidentischen Trophoblasten und der mütterlichen Dezidua.

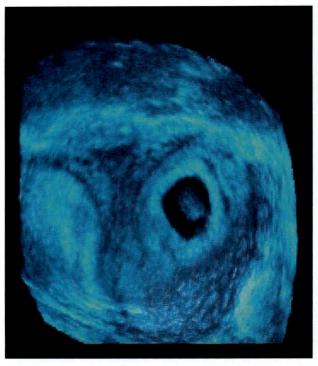

Abb. 14-1 Uterus bicornis in der Frühgravidität. Fruchthöhle rechts im Bild (3-D-Ultraschall).

Die **Zervixinsuffizienz** führt in der Regel eher zu Spätaborten. Dabei handelt es sich um eine ungenügende Halte- und Verschlussfunktion der Zervix. Pathophysiologisch kommt es zu einer progressiven, meist asymptomatischen Verkürzung und Dilatation der Zervix im 2. Trimenon. Dadurch wird die Zervix mechanisch insuffizient und verliert ihre Abwehrfunktion, womit aszendierende Infektionen den unteren Eipol erreichen können. Die Diagnose einer Zervixinsuffizienz ist schwierig und kann oft nur gestellt werden, wenn ein Spätabort bereits stattgefunden hat. Eine prospektive Diagnose ist heute durch vaginalsonographische Darstellung der Zervixstruktur möglich geworden. Therapeutisch kann bei der echten Zervixinsuffizienz eine Zerklage oder möglicherweise ein totaler Muttermundsverschluss prophylaktisch wirksam sein. Die Zerklage bei noch erhaltener Schwangerschaft, aber bereits teileröffnetem Muttermund kann ebenfalls zu einer Schwangerschaftsverlängerung führen.

Weitere Abortursachen sind:
- verschiedene mütterliche Erkrankungen, z.B. Diabetes mellitus, Schilddrüsenstoffwechselstörungen oder Autoimmunphänomene wie das Antiphospholipidantikörpersyndrom (erworbene Thrombophilie)
- exogene Noxen wie z.B. Alkoholkonsum
- iatrogene Abortursachen wie ionisierende Strahlen, Medikamente oder Impfungen; der auf Wunsch der Schwangeren herbeigeführte medikamentöse oder chirurgische Schwangerschaftsabbruch kann im weiteren Sinne auch als „iatrogener" Abort angesehen werden.

14.1 Abort, Fehlgeburt

Tab. 14-2 Abortformen.

Abort	Schwangerschaft	Abortzeichen	Bemerkung
Abortus imminens, drohender Abort	Intakt	erste Zeichen	häufig kommt es nicht zum Abort
Missed Abortion, verhaltener Abort	frühes Absterben der Frucht	oligo oder asymptomatisch	insgesamt häufig, oft nur zufällig festgestellt
Windei	Fehlanlage des Keims	oligo oder asymptomatisch	
Abortus incipiens, incompletus, completus	Ausstoßen der Frucht	vaginale Blutung, krampfartige Unterbauchschmerzen	

Einteilung Die Einteilung der Fehlgeburten ist abhängig vom pathophysiologischen Verlauf und von der klinischen Symptomatik (➤ Tab. 14-2).

Symptome

Das Kardinalsymptom des Spontanaborts ist die vaginale Blutung. Diese kann vom Spotting zur lebensbedrohlichen Blutung alle Formen annehmen und ist v.a. bei fortgeschrittener Schwangerschaft (2. Trimenon) oft stark. Unterbauchschmerzen sind ein weiteres wichtiges Symptom. Sie sind oft medial lokalisiert, krampfartig, von sehr unterschiedlicher Intensität, und werden oft wie stärkere Menstruationsbeschwerden empfunden.

Diagnostik

Vaginale Blutung und Unterbauchschmerzen sind nicht abortspezifisch. Im klinischen Alltag ist es deshalb wichtig, in jedem Fall differentialdiagnostische Überlegungen und Abklärungen durchzuführen (➤ Tab. 14-3).

Tab. 14-3 Differentialdiagnostik des Aborts.

Symptome	Differentialdiagnostik	Ausschlussmaßnahmen
Vaginale Blutung + Unterbauchschmerzen	Eileiterschwangerschaft	Sonographie (➤ Kap. 14.2)
Blutung	große Ektopie an der Portio	Spekulumeinstellung, evtl. Kolposkopie
	invasives Zervixkarzinom	zytologischer Zervixabstrich
Unterbauchschmerzen	Ovarialzysten mit oder ohne Einblutung, Ruptur oder Torsion	Sonographie
	akute Appendizitis, Gastroenteritis oder andere intraabdominale Pathologien	Sonographie, Entzündungsparameter, klinische Beurteilung des Abdomens, evtl. weitere bildgebende Untersuchungen wie CT

14.1.1 Abortus imminens

Definition Abortus imminens bedeutet „drohende" Fehlgeburt. Die Schwangerschaft ist hierbei noch intakt, es bestehen jedoch bereits erste Zeichen eines Aborts. Es handelt sich um ein häufiges, die Patientin oft beunruhigendes Ereignis in der Schwangerschaft, ist aber oft relativ harmlos.

> **MERKE**
> Grundsätzlich ist die Prognose für die Schwangerschaft meist gut, weniger häufig kommt es in der Folge zu einem richtigen Abort.

Symptome

Die vaginale Blutung kann unterschiedlich stark sein. Hinzu kommen möglicherweise leichte, ziehende Unterbauchschmerzen, welche reaktiven Kontraktionen des Myometriums entsprechen. Es sind rezidivierende leichte vaginale Blutungen möglich, welche bis weit in das 2. Trimenon hinein oder gelegentlich sogar bis zum 3. Trimenon persistieren können. Andererseits kann es sich um eine einmalige vaginale Blutung handeln, welche von einem absolut komplikationslosen Schwangerschaftsverlauf gefolgt wird.

Diagnostik

Die vaginale Untersuchung zeigt in der Regel einen geschlossenen Zervikalkanal mit gut erhaltener Portio. Der Uterus kann druckdolent sein. Wichtigste diagnostische Maßnahme ist die Ultraschalluntersuchung, am besten transvaginal. Dabei müssen intrauterine Lage und Herzaktionen des Embryos nachgewiesen werden. Ist Letzteres nicht (sicher) möglich, ist die Diagnose u.U. schwierig zu stellen. Dann werden Größe der Chorionhöhle und das Vorhandensein eines Dottersacks und eines Embryo wesentlich für die Beurteilung.

Bei ca. einem Viertel der Patientinnen kann zusätzlich ein retrochoriales Hämatom als pathologischer Befund dargestellt werden, welches oft der Blutungsquelle entspricht (➤ Abb. 14-2). Dieses Hämatom kann entweder sukzessive vaginal abfließen oder sich im Verlauf organisieren. Es besteht ein gewisser Zusammenhang zwischen der Größe des Hämatoms und der Wahrscheinlichkeit einer Fehlgeburt.

> **PRAXISTIPP**
> Wenn die Diagnose noch nicht sichergestellt werden kann (z.B. in der frühen Schwangerschaft), muss die Patientin ausführlich aufgeklärt werden. Mit dem Begriff „Fehlgeburt" sollte dabei aber sehr vorsichtig umgegangen werden, um nicht zusätzliche Ängste oder falsche Erwartungen auszulösen. Es kann sich um eine intakte Schwangerschaft handeln!

In der 4. oder 5. Woche der Schwangerschaft ist eine eindeutige Sicherung der Diagnose durch eine Ultraschalluntersuchung oft nicht möglich. Dann ist der β-**hCG-Wert** im Serum eine zusätzliche diagnostische Möglichkeit. Er sollte – z.B. im Abstand

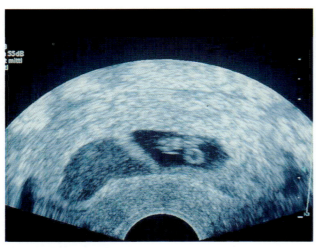

Abb. 14-2 Abortus imminens mit retrochorialem Hämatom (links im Bild) bei intakter Schwangerschaft.

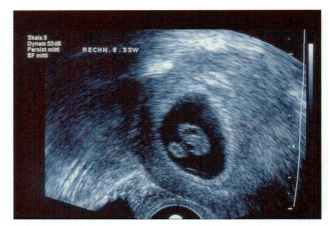

Abb. 14-3 Missed Abortion. 8. Amenorrhöwoche, im Ultraschall negative Herzaktion.

14.1.2 Missed Abortion, verhaltener Abort

Definition und Epidemiologie Missed Abortion bezeichnet ein frühes Absterben der Frucht in unterschiedlichen Entwicklungsstadien (im 1. Trimenon). Die Frucht wird jedoch nicht sofort, sondern manchmal erst Tage oder Wochen später ausgestoßen. Von einer Missed Abortion spricht man, wenn das sonographisch festgestellte Gestationsalter deutlich kleiner ist als berechnet und u.U. in einer vorausgegangenen Ultraschalluntersuchung bereits bestätigt wurde. Man geht davon aus, dass die Frucht bereits seit einiger Zeit abgestorben ist und sich nicht weiter entwickelt hat. Der verhaltene Abort ist häufig.

von ein paar Tagen – kontrolliert werden. Zusammen mit einer weiteren Sonographie kann dann entschieden werden, ob die Schwangerschaft noch intakt ist (Abortus imminens) oder nicht.

Therapie
Es gibt keine spezifische Therapie – außer bei genitalen Infektionen. Symptomatische Maßnahmen sind:
- körperliche Schonung (insbesondere bei intrauterinem Hämatom)
- relative Bettruhe (bei größeren retrochorialen Hämatomen oder stärkerer vaginaler Blutung)
- perorale Magnesiumtherapie (Myometriums-Relaxation); Cave: β-Sympathikomimetika als Tokolyse sind vor der 20. Schwangerschaftswoche nutzlos, u.a. da die notwendigen Rezeptoren zu diesem Zeitpunkt nicht hochreguliert sind.

> **PRAXISTIPP**
> Für eine Patientin mit ausgeprägtem Kinderwunsch ist es oft schwierig zu verstehen, dass keine spezifische Therapie möglich ist und der Verlauf abgewartet werden muss. Das darf aber nicht dazu führen, dass unbewiesene Maßnahmen zur „Erhaltung" der Schwangerschaft ergriffen werden. Eine solche in den 60er-Jahren v.a. in den USA praktizierte unbewiesene Prophylaxe durch die Gabe von Diethylstilbestrol (DES) führte z.B. bei den in utero exponierten Mädchen erst Jahre nach der Geburt zur Häufung sonst sehr seltener Vaginalkarzinome und Genitalfehlbildungen.

Prognose Das Risiko, dass eine Schwangerschaft in einer Fehlgeburt endet, erhöht sich bei Abortus imminens um das 2- bis 3fache im Vergleich zur asymptomatischen Schwangerschaft. Dieser Faktor ist auch abhängig vom Gestationsalter, in welchem die Blutung auftritt. Sehr frühe Blutungen führen in der Regel häufiger zu einem Abort als Blutungen jenseits der 10. Woche. Das Risiko für Schwangerschaftskomplikationen wie Frühgeburt oder Wachstumsretardierung in der laufenden Schwangerschaft ist nach einem Abortus imminens leicht erhöht.

Symptome
Primär sind meist nur wenige oder keine Symptome vorhanden. Die eigentliche Fehlgeburt, mit vaginaler Blutung, Uteruskontraktionen und Ausstoßen der Frucht, findet erst später statt.

> **MERKE**
> Die Diagnose der Missed Abortion wird oft zufällig bei einer Ultraschalluntersuchung gestellt.

Diagnostik
Die **klinische Untersuchung** zeigt typischerweise einen Uterus, welcher kleiner ist als der Amenorrhöwoche entsprechend zu erwarten wäre. Die Zervix ist meist fest geschlossen. Unerlässlich ist der **sonographische** Nachweis fehlender Vitalität (> Abb. 14-3). Kann eine noch intakte Schwangerschaft nicht ganz ausgeschlossen werden, ist u.U. eine sonographische Verlaufskontrolle nach 1 Woche indiziert. Der Verlauf des β-hCG im Serum zeigt stagnierende oder sinkende Werte.

> **MERKE**
> Wird bei einer embryonalen Länge von 3–4 mm oder darüber sonographisch keine Herzaktion gesehen, ist die Ultraschalluntersuchung beweisend für fehlende Vitalität.

Therapie

Indikation und Vorgehen

Prinzipiell ist eine operative und/oder medikamentöse Therapie möglich. Die primär instrumentelle Ausräumung wird oft bevorzugt, bis zur 14. Schwangerschaftswoche oder einem biparietalen Durchmesser des Fetus von 30 mm. Nach der 14. Schwangerschaftswoche, wenn der biparietale Durchmesser des Fetus über 30 mm beträgt, werden eine primär medikamentöse Einleitung zur Ausstoßung und danach eine instrumentelle Nachtastung empfohlen, um die erhöhten Risiken der primären Operation (Blutung, Uterusverletzung, s.u.) zu vermeiden. Dabei wird zunächst mit Prostaglandinen hochdosiert der Abort induziert, um anschließend nach Ausstoßung mittels Kürettage Restmaterial aus dem Uterus zu entfernen.

Operative Therapie

Die instrumentelle Ausräumung (Evakuation) des Uterus ist oft bevorzugt. Diese erfolgt in Narkose oder Regionalanästhesie. Wichtig bei dieser Kürettage (➤ Kap. 4.5.1) ist, dass sämtliches Schwangerschaftsgewebe aus dem Uterus entfernt wird. Andererseits darf die Auskratzung nicht zu tief bis in das Stratum basale der Dezidua greifen, damit später keine intrauterinen Verwachsungen entstehen.

 104 Video Fraktionierte Abrasio

Medikamentöse Therapie

Als Alternative zu der operativen Therapie kann eine medikamentöse Therapie mit Prostaglandinen, z.B. Misoprostol – evtl. in Kombination mit einem vorgängigen Antigestagen (Mifepriston) oder einem Antimetaboliten (Methotrexat) – durchgeführt werden. Es kommt dabei zur Ausstoßung („Abbluten") des Schwangerschaftsprodukts. Diese medikamentöse Therapie kann ambulant erfolgen, nimmt jedoch in der Regel einige Tage in Anspruch und führt nur in einem gewissen Prozentsatz zum Erfolg, d.h., es muss u.U. sekundär eine instrumentelle Entleerung des Uterus angeschlossen werden.

>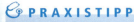
> Bei Rhesus-negativen Frauen muss in jedem Fall eine Rhesusprophylaxe verabreicht werden. Dies geschieht in Form einer Injektion von Anti-D-Antikörpern, um eine Reaktion des mütterlichen Immunsystems auf mögliche fetale Erythrozyten-Oberflächenantigene zu verhindern.

Komplikationen Hauptgefahr der Kürettage ist die **Uterusperforation**, welche generell bei der in der Gravidität weichen und dünnen Uteruswand gegeben ist. Besteht der Verdacht auf eine unkomplizierte, kleine Perforation ohne stärkere Blutung, kann exspektativ vorgegangen werden mit antibiotischer Abschirmung. In jedem anderen Fall wird die Operation umgehend beendet, und bei bestehendem Verdacht auf eine größere Verletzung mit intraabdominaler Blutung oder Verletzung von Bauchorganen wird eine diagnostische Laparoskopie angeschlossen. In gewissen Fällen ist sogar eine Laparotomie zur Sanierung notwendig.

Mikroskopisch kleine **Verletzungen in der Zervixstruktur**, die z.B. bei der Dilatation des Muttermundes entstehen, können später sowohl zu Vernarbungen und Stenosen des Zervikalkanals als auch – häufiger – zur zervikalen Insuffizienz führen. Die Zervixinsuffizienz ist ein Risiko bei der Entstehung von Spätaborten und Frühgeburten in weiteren Schwangerschaften und wird auch in Zusammenhang gebracht mit Plazentakomplikationen wie tiefem Plazentasitz, Placenta praevia und postpartalen Plazentalösungsstörungen.

> **PRAXISTIPP**
> **Prophylaxe von OP-Komplikationen**
>
> Maßnahmen zur Prophylaxe einer Uterusperforation:
> - Instrumente mit relativ großem Durchmesser verwenden
> - Größe und Lage des Uterus beim Einführen der Instrumente beachten.
>
> Präoperative Maßnahmen zur Prophylaxe einer Zervixverletzung:
> - Auflockerung des Zervixbindegewebes durch lokale Prostaglandinapplikation (intrazervikal oder intravaginal), möglich sind z.B. Prostaglandin-E$_2$- (Dinoproston) oder Prostaglandin-E$_1$-Derivate (Misoprostol oder Gemeprost)
> - Einlegen von Quellstiften (Laminaria-Stifte), die über Stunden zu einer langsamen Vordehnung der Zervix führen.
>
> Prophylaxe weiterer Komplikationen:
> - Vermeidung intrauteriner Verwachsungen durch nicht zu tiefe Kürettage
> - Therapie einer verstärkten Blutung durch intraoperative Uterotonikagabe (Oxytocin, Methylergometrin oder Prostaglandine)
> - Infektionsprophylaxe durch präoperative Therapie einer lokalen Infektion (z.B. bakterielle Vaginose).

14.1.3 Windei

Definition Bei einem Windei handelt es sich um eine Fehlanlage des Keimes, bei der sich der Embryoblast nicht ausbildet und somit lediglich eine Chorionhöhle ohne Embryo oder Dottersack entsteht.

Symptome

Die Manifestation des Windeis ist ähnlich wie bei einer Missed Abortion. Klinisch zeigt sich ein gravider Uterus, welcher in der Regel kleiner ist als der Amenorrhöwoche entsprechend.

Diagnostik

Die sonographische Diagnose stützt sich auf die Darstellung einer intrauterinen Chorionhöhle, die größer ist als 20 mm, aber keine embryonalen Strukturen enthält (➤ Abb. 14-4). Bei unklarem Befund wird die Ultraschalluntersuchung z.B. nach 10 Tagen wiederholt, falls dies die klinische Situation erlaubt, damit eine intakte Schwangerschaft nicht übersehen wird.

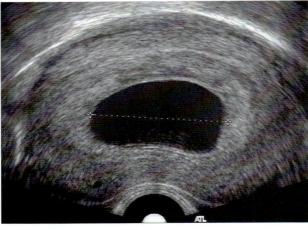

Abb. 14-4 **Windei.** Ultraschallbild.

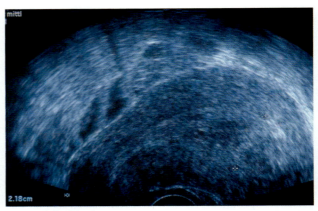

Abb. 14-5 **Abortus incompletus.** Inhomogenes Restmaterial im Cavum uteri.

> **PRAXISTIPP**
> Bei einer kleinen Chorionhöhle ist es wichtig, einen noch kleinen Embryo, der „in einer Ecke" der Chorionhöhle sitzt, nicht zu übersehen.

Therapie
Das therapeutische Vorgehen entspricht dem bei Missed Abortion (> Kap. 14.1.2).

14.1.4 Abortus incipiens, incompletus, completus

Definition und Einteilung Die Fehlgeburt, welche bereits in Gang gekommen ist, wird in verschiedene Stadien eingeteilt. Diese Stadien unterscheiden sich sowohl in den diagnostischen Merkmalen wie auch in der Therapie:
- Abortus incipiens: der beginnende Abort,
- Abortus incompletus: der unvollständige Abort, Teile des Trophoblastgewebes oder des embryonalen Gewebes bereits abgegangen,
- Abortus completus, der vollständige Abort, die Frucht ist bereits vollständig ausgestoßen.

Symptome und Diagnostik
Beim **Abortus incipiens** besteht eine vaginale Blutung, teilweise mit Unterbauchschmerzen. Sonographisch zeigt sich eine größenmäßig der Amenorrhödauer entsprechende intrauterine Schwangerschaft ohne Vitalitätszeichen, evtl. mit retrochorialer Hämatombildung.

Beim **Abortus incompletus** beschreibt die Patientin die Teile des Trophoblastgewebes oder des embryonalen Gewebes, die bereits abgegangen sind, als Gewebsfetzen (Cave: Verwechslung mit Blutkoageln bei möglicherweise noch intakter Schwangerschaft/Abortus imminens). Die vaginale Blutung wird von kräftigen, krampfartigen Unterbauchschmerzen begleitet. Bei der Spekulumuntersuchung ist der Muttermund leicht geöffnet und der Uterus ist mehr als normal kontrahiert. In der Sonographie ist meist weder eine Fruchthöhle noch ein Embryo zu sehen. Statt des Embryos zeigt sich eine inhomogene, teils hypodense Struktur im Cavum (> Abb. 14-5), das teilweise aus Abortgewebe mit oder ohne Blutkoagel oder flüssigem Blut besteht.

Beim **Abortus completus** hat die vaginale Blutung deutlich abgenommen oder sistiert bereits. Die klinische Untersuchung zeigt einen eher kleinen, indurierten Uterus. Sonographisch kann kein sicheres Restmaterial mehr dargestellt werden, lediglich möglicherweise noch etwas Flüssigkeit oder Blutkoagel mit Deziduaresten im Cavum uteri. Im letzteren Fall kann die Unterscheidung zum Abortus incompletus schwierig sein; im Zweifel und bei persistierender Blutung sollte analog einem Abortus incompletus therapiert werden.

> **PRAXISTIPP**
> Differentialdiagnostisch ist bei Unterbauchschmerzen und vaginaler Blutung an eine Extrauteringravidität zu denken.

Therapie
Mit zunehmendem Schwangerschaftsalter wird die Wahrscheinlichkeit geringer, dass ein Abort spontan vollständig abläuft. Jenseits der 8. Schwangerschaftswoche ist deshalb eher ein aktives Vorgehen sinnvoll. Als hauptsächliche therapeutische Maßnahme muss beim Abortus incipiens und incompletus eine instrumentelle Gebärmutterentleerung in Betracht gezogen werden. Dieser Eingriff läuft wie bei der Missed Abortion ab (> Kap. 14.1.2). Die histologische Untersuchung des Abortgewebes
- ergibt Hinweise auf mögliche Ursachen (Infektion, Chromosomenanomalien),
- schließt Trophoblasterkrankungen aus,
- beweist eine intrauterine Schwangerschaft und schließt damit eine extrauterine Gravidität aus (intrauterine und gleichzeitige extrauterine Gravidität sind extrem selten).

Auch beim Abortus incipiens und incompletus sind **alternative Therapiemöglichkeiten** vorhanden: Einerseits kann der natürliche Ablauf des Aborts abgewartet werden. Andererseits kann der Abortvorgang mit uterotonischen Medikamenten wie Prostaglandine (z.B. Misoprostol) unterstützt werden.

Beim Abortus completus, bei welchem sonographisch ein leeres Cavum uteri nachgewiesen wird, ist eine Therapie nicht notwendig.

PRAXISTIPP

Welches Vorgehen das richtige ist, hängt vom Alter der Schwangerschaft, von der klinischen Symptomatik, dem sonographischen Befund und der Compliance der Patientin ab. Z.B. sollte eine Patientin operiert werden, wenn sie ihre letzte Menstruationsblutung vor 10 Wochen hatte, aktuell eine starke vaginale Blutung und ziehende Unterbauchschmerzen aufgetreten sind und sonographisch Restmaterial im Cavum nachgewiesen werden kann. Im Gegensatz dazu kann bei einer Patientin in der 6. Schwangerschaftswoche, bei welcher bereits einiges Gewebe mit der Blutung abgegangen ist und sonographisch nur noch relativ wenig Gewebe im Ultraschall sichtbar ist, ein abwartendes Vorgehen, evtl. mit medikamentöser Unterstützung (z.B. Misoprostol), gewählt werden. Die Patientin muss in jedem Fall über die möglichen therapeutischen Alternativen und deren Vor- und Nachteile gründlich aufgeklärt werden. Eine individualisierte Therapie ist in diesem Sinne unter Einbezug der Präferenzen der Patientin möglich.

14.1.5 Septischer Abort

Definition Beim septischen Abort („febriler" Abort) handelt es sich um eine potenziell lebensbedrohliche Komplikation des Abortgeschehens im Sinne einer aszendierenden Infektion mit Gefahr der Streuung in den gesamten Körper.

Ätiologie und Pathogenese Nachdem pathogene Keime durch die Zervix aufgestiegen sind, kann sich die Infektion auf 2 Wegen ausbreiten:
- über die Infektion des Cavum uteri mit der Fruchthöhle und der Dezidua und darüber (innerhalb weniger Stunden) auf den ganzen Uterus und auf das parametrane Gewebe
- über eine weitere Keimaszension in die Tuben/Adnexe mit der Folge einer Adnexitis.

Von den Adnexen aus kann es in rascher Folge zu einer pelvinen und zu einer diffusen Peritonitis kommen, was zu einem lebensbedrohlichen septischem Schock und allen zugehörigen Komplikationen, wie Nierenversagen, ARDS und disseminierte intravaskulärer Gerinnung, führen kann. Ob es bei einer Keimbesiedelung der Frucht zu einem septischen Abort kommt oder nicht, hängt von der Virulenz des Erregers und der lokalen und systemischen Abwehrsituation der Patientin ab. Der septische Abort ist eine klassische Komplikation des illegalen Schwangerschaftsabbruchs, welcher früher zuweilen durch Laien mittels lokaler Applikation von laugenähnlicher Flüssigkeit („Seifenabort") oder mechanischer Manipulation mit unsterilen Instrumenten durchgeführt wurde.

MERKE
Ein febril verlaufender Abort kann immer zu einem septischen Geschehen führen und muss in therapeutischer Hinsicht sehr ernst genommen werden.

Symptome
Die klassischen Zeichen des septischen Aborts sind der putride Ausfluss bzw. die übel riechende Blutung, der deutlich druckschmerzhafte Uterus und die systemischen Infektzeichen (Temperaturanstieg, Leukozytenerhöhung mit Granulozytose und evtl. Linksverschiebung, Erhöhung des CRP). Bei Aszension in die Adnexe und in den Bereich des Beckenperitoneums zeigt sich ein beginnender Peritonismus mit Druckdolenz, Abwehrspannung und Loslassschmerz im Unterbauch. Der Allgemeinzustand der Patientin ist erheblich beeinträchtigt. Kommt es zu einem perakuten Verlauf des septischen Geschehens, können sich Leukopenie und Thrombopenie entwickeln. Hohes Fieber und Schüttelfrost sprechen für die Freisetzung bakterieller Endotoxine, welche rasch zum Endotoxinschock (septischen Schock) mit Hypotonie und Tachykardie führen können.

Therapie
Bei jedem Abort, bei dem Zeichen für ein infektiöses Geschehen bestehen, ist umgehend eine Antibiotikatherapie nach Keimisolierung (zervikal und in Blutkulturen) einzuleiten. Zunächst soll eine intravenöse Therapie mit einem Breitbandantibiotikum begonnen werden, die je nach Keimart, Resistenzprüfung und klinischem Ansprechen angepasst wird.

Generell ist es wichtig, dass das infizierte Abortmaterial entfernt wird. Die instrumentelle Ausräumung erfordert eine intravenöse Antibiose, um einer iatrogenen Bakteriämie entgegenzuwirken. Im Fall einer komplizierten Sepsis müssen die Patientinnen in jedem Fall interdisziplinär intensivmedizinisch betreut werden. Nur selten ist eine operative Sanierung im Sinne einer Evakuation eines Tuboovarialabszesses oder als Ultima Ratio eine Hysterektomie bei ausgeprägter nekrotisierender Myometritis indiziert.

14.1.6 Habitueller Abort

Definition Von habituellen Aborten spricht man bei 3 oder mehr Spontanaborten in Folge. Oft ist ein gemeinsamer pathophysiologischer Faktor wirksam, welcher zu den wiederholten Aborten geführt hat. Die Häufigkeit habitueller Aborte beträgt 0,5–1% auf 100 Schwangerschaften.

Ätiologie und Pathogenese Sehr verschiedene Ursachen können zum habituellen Abort führen (➤ Tab. 14-4). Bei bis zu 12% der Paare mit habituellen Aborten wird bei der Patientin oder ihrem Partner eine numerische oder strukturelle **Chromosomenaberration** gefunden. Häufig handelt es sich um balancierte Translokationen. Im Gewebe von habituellen Aborten sind nicht mehr Chromosomenaberrationen zu fin-

Tab. 14-4 Mögliche Ursachen habitueller Aborte.

Typ	Störung/Krankheit	Pathogenese
Genetik	numerische oder strukturelle Chromosomenaberration	embryonale Entwicklungsstörung und Störung der Plazentation
Endokrinologie	PCO-Syndrom	Störung der Follikelreifung
	chronische Corpus-luteum-Insuffizienz	ungenügende Progesteronbildung
	Schilddrüsenfunktionsstörungen, Diabetes mellitus	komplexe Nidations- und Entwicklungsstörung bei Hyperglykämie
Anatomie	Uterusfehlbildungen	Implantationsstörungen, uterine Dysfunktion
	Myome (insbesondere submukös)	Nidationsstörungen
	Verwachsungen, Infektionen	insuffiziente Implantation
Immunologie	Störung der immunologischen Interaktion zwischen Mutter und Kind	immunologische Abwehr bei der Blastozystenimplantation
	Antiphospholipidantikörpersyndrom	Autoimmunerkrankung

den als in dem von Erstaborten, aber vermehrt strukturelle anstelle von numerischen Aberrationen. Des Weiteren gehören **immunologische Gründe** zu den Hauptursachen habitueller Aborte. Es handelt sich dabei um eine Störung immunologischer Mechanismen, welche den Trophoblasten vor einer Abstoßung schützen (> Kap. 13.2.3). Es kommt durch spezifische genetische Konstellationen des mütterlichen und väterlichen Gewebetyps (HLA-System) zu einer fehlerhaften Ausbildung der für die Implantation notwendigen immunologischen Barriere zwischen dem HLA-haploidentischen Trophoblasten und der mütterlichen Dezidua. Eine wichtige Rolle spielen dabei blockierende Faktoren, die das mütterliche Immunsystem daran hindern, embryonales Trophoblastgewebe anzugreifen.

Das Antiphospholipidantikörpersyndrom ist eine weitere mögliche Ursache habitueller Aborte. Es ist charakterisiert durch thrombembolische Ereignisse, Wachstumsretardierung des Fetus und wiederholte Aborte oder intrauterinen Fruchttod, typischerweise im 2. Trimenon. Im Labor lassen sich verschiedene Faktoren wie Antikardiolipinantikörper oder Lupusantikoagulans nachweisen.

Symptome

Die Diagnose habitueller Aborte besteht definitionsgemäß in der Anamnese von 3 oder mehr Fehlgeburten. Zur allg. Diagnostik bei habituellen Aborten gehören des Weiteren die ausführliche persönliche, genitale sowie eine umfassende psychosoziale Anamnese. Die Suche nach der Ursache des habituellen Aborts muss die o.g. häufigsten Ursachen berücksichtigen:
- Chromosomenanalyse des Paares (Karyogramm aus Lymphozytenkultur von peripherem Blut)
- genaue Zyklusuntersuchung
- ausführliche Ultraschalluntersuchung des inneren Genitales z.B. zum Nachweis eines PCO-Syndroms, einer uterinen Fehlbildung oder eines Myoms
- Hysteroskopie als Goldstandard zur Diagnose eines Asherman-Syndroms (s.o.), aber auch zur Bestätigung und Therapie von Uterusanomalien (z.B. Uterus subseptus, intrauterine Verwachsungen, Myome)
- Zervixabstrich (Bakteriologie, Mykologie, Chlamydien- und Mykoplasmennachweis) und serologische Untersuchung zum Ausschluss einer infektiösen Ursache
- Antikörpernachweis.

 PRAXISTIPP
Bei der Abklärung uteriner Fehlbildungen muss das gesamte Urogenitalsystem berücksichtigt werden, da oft auch die Nieren betroffen sind.

Therapie

Eine spezifische Therapie ist z.B. möglich bei:
- Uterusanomalien im Cavumbereich durch eine hysteroskopische Korrektur
- endokrinologischen Störungen
- Infektionen durch Antibiotikatherapie
- Antiphospholipidantikörper-Syndrom durch Low-Dose-Heparin und Aspirin

Die Behandlung alloimmunologischer habitueller Aborte ist sehr umstritten. Prinzipiell sind die Übertragung paternaler oder fremder Lymphozyten zur Ausbildung blockierender Antikörper und die Therapie mit hochdosierten intravenös verabreichten Immunglobulinen möglich. Die Erfolge sind aber bescheiden oder stehen in keinem Verhältnis zu den Kosten.

105 Quiz Abort-Definitionen

14.1.7 Schwangerschaftsabbruch

Der Schwangerschaftsabbruch ist in Deutschland gesetzlich geregelt (§ 218/219 des Strafgesetzbuches). Bis zu 12 Wochen post conceptionem ist ein Schwangerschaftsabbruch nicht strafbar, wenn er durch einen Arzt nach einer vorausgegangenen, ausführlichen Beratung und nach angemessener Bedenkzeit durchgeführt wird. Nach dieser Frist darf eine Schwangerschaft nur bei medizinischer Indikation abgebrochen werden, wenn eine schwere gesundheitliche Gefährdung der Schwangeren vorliegt oder ihr aus anderen Gründen, z.B. bei pränatal erkannten Fehlbildungen die Fortsetzung der Schwangerschaft nicht zugemutet werden kann. Die Kosten des Schwangerschaftsabbruchs werden von der Krankenkasse übernommen.

Es soll im Folgenden nicht auf ethische, moralische oder juristische Aspekte eingegangen werden, sondern nur die Methoden des Abbruchs und die gesundheitlichen Konsequenzen beschrieben werden.

Durchführung des Schwangerschaftsabbruchs

Bis zur 14. Schwangerschaftswoche bzw. bis zu einem biparietalen Durchmesser von 30 mm wird in der Regel ein primär operatives Vorgehen gewählt. Alternativ kann bei sehr früher Schwangerschaft (bis zum 49. Tag) ein medikamentöser Abbruch durchgeführt werden. Nach der 14. Woche wird generell ein primär medikamentöses Vorgehen gewählt, d.h., die Ausstoßung der Schwangerschaft wird durch hochdosierte Uterotonika erwirkt und anschließend Plazentareste mittels einer Kürettage aus dem Uterus entfernt.

OP bis zur 14. Woche Hierbei wird präoperativ, insbesondere bei Nulliparität, eine Zervixreifung mit lokaler Prostaglandinapplikation durchgeführt. Anschließend wird eine Kürettage mittels eines Saugrohrs vorgenommen (die Absaugkürettage ist weniger risikoreich als die Entfernung von Abortmaterial mit Zange und Kürette).

Medikamentöser Abbruch bis 49. Tag Die Patientin erhält zunächst das Antigestagen Mifepriston p.o. und etwa 48 Stunden später ein stark wirksames Prostaglandin, z.B. Misoprostol, welches zur Uteruskontraktion und zur Ausstoßung der Schwangerschaft führt (➤ Kap. 11.6).

Medikamentöser Abbruch nach der 14. Woche In dieser Situation wird mittels systemischer oder lokaler Applikation hochdosierter Prostaglandine erreicht, dass es zu kräftigen Uteruskontraktionen kommt. Diese führen in der Folge einerseits zu einem (hypoxiebedingten) Absterben des Fetus, andererseits zur Ausstoßung desselben. Da Plazenta und Eihäute oft nicht vollständig ausgestoßen werden, muss meist im Anschluss eine Kürettage durchgeführt werden. Neuere medikamentöse Schemen beinhalten zusätzlich die Gabe eines Antigestagens (Mifepriston) 24–36 Stunden vor der Prostaglandingabe, was die Wirksamkeit des Prostaglandins erhöht und die Zeit vom Beginn der Einleitung bis zur Ausstoßung annähernd halbiert.

> **MERKE**
> **Schwangerschaftsabbruch:**
> - gesetzliche Vorgaben beachten
> - bis zur 14. Schwangerschaftswoche Saugkürettage (alternativ bis zum 49. Tag medikamentöser Abbruch)
> - nach der 14. Schwangerschaftswoche medikamentöser Abbruch.

 106 Zusatzinfo Gesetzestest § 218

Komplikationen des Schwangerschaftsabbruchs

Frühkomplikationen Insbesondere bei der fortgeschrittenen Schwangerschaft sind starke vaginale Blutungen möglich. Des Weiteren können bei einer Kürettage Zervix oder Corpus uteri (seltener auch die umliegenden Strukturen) verletzt werden. Am häufigsten ist dabei die Uterusperforation. Weniger häufig ist eine postoperative Infektion im kleinen Becken (evtl. mit Sepsis), und noch seltener sind Embolien oder Narkosezwischenfälle.

> **PRAXISTIPP**
> Wegen des immer bestehenden Infektionsrisikos sollte vor einer Kürettage zum Schwangerschaftsabbruch ein vaginaler Infekt (bakterielle Vaginose) ausgeschlossen oder therapiert werden.

Spätkomplikationen Zu den Spätkomplikationen zählen:
- Verletzung der Zervixstruktur bei der Dilatation (➤ Kap. 14.1.2)
- Postoperative Infektionen (möglicherweise Sterilität, extrauterine Gravidität oder Adhäsionsbeschwerden im Unterbauch)
- Rhesussensibilisierung bei Rhesus-negativen Frauen
- leichte bis schwere psychische, psychosoziale und psychiatrische Konsequenzen
- Sexualstörungen.

Insgesamt hat sich allerdings gezeigt, dass diese gesundheitlichen Risiken mit einer entsprechenden idealen medizinischen und psychischen Vor- und Nachbetreuung minimiert werden können.

14.2 Extrauteringravidität

Definition Von einer extrauterinen Gravidität (ektope Gravidität, EUG) spricht man, wenn sich die Blastozyste nicht im Bereich der Dezidua des Corpus uteri einnistet. Es sind verschiedene ektope Lokalisationen der Einnistung möglich (➤ Abb. 14-6). Die mit Abstand häufigste Lokalisation liegt in der Tube (➤ Tab. 14-5). Andere Lokalisationen für ektope Graviditäten sind:
- das Ovar (Ovarialgravidität)
- die Bauchhöhle (Abdominalgravidität), wobei die Einnistung theoretisch überall möglich und für den Douglas-Raum, Omentum, Darm, Leber, Milz oder subdiaphragmal bereits beschrieben wurde
- die Cervix uteri (Zervikalgravidität)
- die Tiefe des Myometriums (intramyometrane Gravidität).

Als heterotope Schwangerschaft bezeichnet man eine Zwillingsschwangerschaft, bei der es zu einer gleichzeitigen (synchronen) intrauterinen und extrauterinen Schwangerschaft kommt.

Epidemiologie Extrauterine Graviditäten nehmen in den letzten 20 Jahren zu. Ein wichtiger Grund dafür ist die Zunahme an Chlamydieninfektionen, welche über die Entstehung von intratubaren Verwachsungen zu gehäuften extrauterinen Graviditäten führen können. Die Inzidenz bewegt sich aktuell zwischen 0,5 und 2% aller Schwangerschaften, je nach untersuchter Population. Die Mortalität der EUG war früher sehr hoch; in den letzten Jahrzehnten sank sie jedoch auf 3,8 pro 10.000 Schwangerschaften. Die Häufigkeit ist je nach Lokalisation sehr unterschiedlich (➤ Tab. 14-5).

Ätiologie, Pathogenese Die EUG entsteht durch einen gestörten physiologischen Ablauf von Eiauffangmechanismus, Tubenpassage und Implantation der Frucht in der Dezidua des Cavum uteri. Am **Eileiter** werden dabei morphologische, ana-

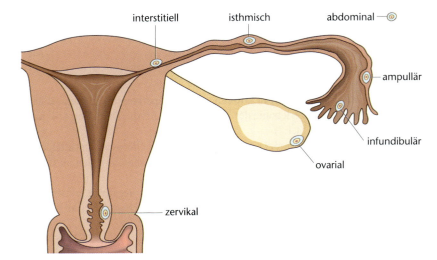

Abb. 14-6 Unterschiedliche Lokalisationen der Extrauteringravidität.

Tab. 14-5 Häufigkeitsverteilung der verschiedenen Lokalisationen der Extrauteringravidität.

Lokalisation		Häufigkeit
Tubargravidität	gesamt	98%
	ampullär	76%
	isthmisch	12%
	Fimbrienende	8%
	intramural/kornual/interstitiell	2%
Abdominalgravidität		1,4%
Ovarialgravidität		0,2%
Zervixgravidität		0,4%

Tab. 14-6 Mögliche Ursachen für Extrauteringraviditäten.

- vorausgegangene aszendierende Infektionen des inneren Genitales (häufig Chlamydieninfektionen)
- vorausgegangene Infektionen im Abdomen (z.B. Appendicitis perforata)
- vorausgegangene chirurgische Eingriffe am inneren Genitale und an intraabdominalen Organen
- vorausgegangene Aborte
- vorausgegangene Kürettagen
- vorausgegangene extrauterine Gravidität
- Endometriose
- vorausgegangene Sterilisation bei seltenen Komplikationen mit intrauterinen Pessaren

tomische und funktionelle Störungen unterschieden. Mit morphologischen Veränderungen sind insbesondere Adhäsionen peritubär, im Fimbrienbereich und im Tubenlumen gemeint, mit funktionellen Störungen die Motilität der Tube insgesamt und die Funktion der Zilien tragenden Mukosa. Veränderungen des **Endometriums** können eine regelrechte Implantation im Cavum verhindern, sodass die Blastozyste weiterwandert und sich im Bereich der Zervix implantiert.

Allg. Risikofaktoren der EUG sind Nikotinabusus und Promiskuität. Die konkreten Ursachen sind unterschiedlich (➤ Tab. 14-6).

Symptome

Die extrauterine Gravidität kann sich in sehr unterschiedlichen klinischen Bildern äußern und ist oft schwierig zu diagnostizieren. Als Hauptsymptome gelten der Unterbauchschmerz und die vaginale Blutung. Typischerweise entstehen diese Schmerzen zwischen der 6. und der 8. Schwangerschaftswoche. Als Erstmanifestation, insbesondere in einer fortgeschrittenen Schwangerschaftswoche, ist aber auch eine akute Ruptur mit schwerer interner Hämorrhagie und konsekutiver Schocksymptomatik möglich. In diesem Fall besteht Lebensgefahr, und es ist dringendes Handeln angezeigt

Diagnostik

Klinische Untersuchung

Die klinische Untersuchung zeigt einen geschlossenen Muttermund, einen einseitig ausstrahlenden Portioschiebeschmerz und einen druckdolenten und angeschwollenen Adnex auf der betroffenen Seite. In bereits fortgeschrittenem Stadium mit intraabdominaler Blutung kann das Abdomen aufgebläht sein und klinisch einen Peritonismus zeigen.

Labordiagnostik

β-hCG gilt als relativ spezifisch zum Nachweis von Trophoblastgewebe einer intrauterinen oder einer extrauterinen Schwangerschaft (oder eines gestationsbedingten Trophoblasttumors). Der normalerweise starke Anstieg des β-hCG in den ersten Schwangerschaftswochen (max. 50.000–100.000 mE/ml in der 9.–10. Woche) fällt bei der EUG geringer aus, erreicht ein Plateau und kann dann sogar abfallen.

> **MERKE**
> β-hCG sollte zum Ausschluss einer EUG im Serum bestimmt werden (➤ Kap. 13.2.3). Steigt der Wert normal an, ist dies ein Hinweis auf eine normale Schwangerschaft, schließt aber eine EUG nicht aus.

Liegt der **Progesteronspiegel** unter 20–25 ng/ml, unterstützt dies den Verdacht auf eine extrauterine oder nicht intakte intrauterine Gravidität.

Ultraschalldiagnostik

Für eine nichtinvasive Diagnose der EUG ist die Ultraschalluntersuchung unerlässlich. Sie wird i.d.R. in Form einer transvaginalen Sonographie durchgeführt. Allerdings ist der einzige Ultraschallbefund, der eine EUG beweist, die Darstellung einer Fruchthöhle mit Embryo und Herzaktion außerhalb des Cavum uteri (> Tab. 14-7). Alle anderen Befunde ergeben erst in Kombination mit dem Verlauf des β-hCG-Wertes im Serum eine definitive oder wahrscheinliche Diagnose (> Tab. 14-8).

Invasive Diagnostik

Besteht nach der nichtinvasiven Diagnostik weiter der Verdacht auf eine EUG, ist die Laparoskopie die wichtigste invasive diagnostische Maßnahme. Sie hat eine hohe Sensitivität und Spezifität. Zudem kann in der Regel gleichzeitig eine Therapie durchgeführt werden. Eine Kürettage mit dem Nachweis von Dezidua, jedoch ohne Trophoblastgewebe oder Embryo, kann ebenfalls auf eine EUG hinweisen. Obsolet ist dagegen die früher durchgeführte Douglas-Punktion zum Nachweis eines Hämoperitoneums.

 152 Video

Differentialdiagnose Je nach Ergebnis des β-hCG-Tests kommen verschiedene Erkrankungen als Differentialdiagnose in Frage (> Tab. 14-9). Generell ist ihr Ausschluss/Nachweis nur durch zusätzliche Untersuchungen möglich, wozu in erster Linie der Ultraschall und das β-hCG gehören.

Therapie

Hat man früher eine EUG oft erst diagnostiziert, wenn die Patientin im hämorrhagischen („Prä"-) Schock auf die Notfallstation kam und eine umgehende Notfalllaparotomie notwendig war, wird heute die Diagnose meist im asymptomatischen Stadium gestellt, womit auch verschiedene, z.T. nichtinvasive Therapieoptionen in Frage kommen. Dies ist ein Grund dafür, dass zunehmend differenziertere Therapiealternativen angewendet werden können.

14.2.1 Tubargravidität

Definition und Einteilung Die Tubargravidität ist die Einnistung der Blastozyste im Eileiter, wobei unterschieden wird, ob die Schwangerschaft im Bereich des Fimbrientrichters, im ampullären Bereich, im isthmischen Bereich oder im intramuralen Bereich der Tube liegt. Bei der intramuralen Tubargravidität spricht man auch von der interstitiellen oder kornualen Gravidität.

Tab. 14-7 Nachweis einer EUG im Ultraschall. EUG = Extrauteringravidität, IUG = Intrauteringravidität.

Ultraschallbefund bei EUG	Verwechslungsgefahr
Fruchthöhle mit Embryo und Herzaktion außerhalb des Cavum uteri	keine
Ringstruktur im Ultraschall neben dem Ovar (> Abb. 14-7)	Corpus luteum bzw. Corpus-luteum-Zyste
Rundliche echoleere Zonen zentral im Endometrium (Pseudogestationssack)	intakte IUG (eher dezentrale Lage)
Freie Flüssigkeit oder Blutkoagel im Douglas-Raum	freie Flüssigkeit bei IUG

Tab. 14-8 Differentialdiagnostik der Sonographie- und Laborbefunde. EUG = Extrauteringravidität, IUG = Intrauteringravidität.

Sonographie	β-hCG	Bewertung
Intrauterine Fruchtblase (Chorionhöhle) mit möglicherweise embryonalen Anteilen	variabel	EUG sehr unwahrscheinlich
Hoch aufgebautes Endometrium ohne Hinweis auf eine Fruchtblase	> 1.000–1.500 mE/ml	intakte IUG unwahrscheinlich (EUG oder Abort)
Raumforderung im Bereich der Adnexe, oft als Ringstruktur am Ovar	variabel	EUG nur sicher bei Nachweis von Herzaktionen

Tab. 14-9 Differentialdiagnosen bei akuten Unterbauchschmerzen.

Positiver β-hCG-Test	Negativer β-hCG-Test
• intakte Gravidität • drohender oder ein bereits in Ablauf befindlicher Abort • eingeblutete, stielgedrehte oder z.B. rupturierte Corpus-luteum-Zyste bei intakter intrauteriner Schwangerschaft	• Adnexitis acuta • Tuboovarialabszess • Appendizitis • Endometriose • eingeblutete, stielgedrehte oder rupturierte Ovarialzyste • Urolithiasis

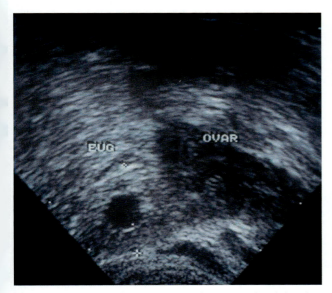

Abb. 14-7 Tubargravidität. Die nachweisbare Ringstruktur links neben dem Ovar ist allein noch nicht als sicherer Nachweis einer EUG zu werten.

Die Tubargraviditäten werden weiter gemäß ihrem Verlauf eingeteilt:
- Eine **Tubarruptur** entsteht, wenn die Tubenwand als Folge der Einnistung und des Wachstums der Frucht ischämisch und nekrotisch wird. Dadurch ist eine ausgeprägte, z.T. lebensbedrohliche intraabdominale Blutung möglich.
- Beim **Tubarabort** löst sich die Frucht von der Tubenwand und wird retrograd durch den Fimbrientrichter in die Bauchhöhle ausgestoßen.

> **MERKE**
> Eine Tubarruptur ist bei einer isthmischen, ein Tubarabort bei einer ampullären Tubargravidität häufig.

Symptome

Unterbauchschmerzen sind typischerweise einseitig lokalisiert und können initial relativ gering sein. In der akuten Situation jedoch, z.B. bei Tubarruptur mit nachfolgender Blutung, sind die Schmerzen stark ausgeprägt und nicht mehr nur auf den Unterbauch beschränkt. Selbst Schulterschmerzen sind möglich, wenn die abdominale Blutung das Zwerchfell reizt. Oft entwickeln sich das Vollbild des akuten Abdomens und eine hypovolämiebedingte Kreislaufreaktion (Hypotonie, Tachykardie, Blässe, kalter Schweiß) oder sogar ein hämorrhagischer Schock. Eine **vaginale Blutung** kann ebenfalls vorkommen. Es handelt sich hierbei entweder um orthograde Blutungen aus der Tube durch den Uterus in die Vagina oder um eine Blutung im Bereich des Endometriums/der Dezidua im Sinne einer Abbruchblutung bei sinkenden Hormonspiegeln.

Therapie

Exspektatives Vorgehen

Spontanregressionen der EUG sind bekannt. Bei Tubaraborten ist eine vollständige Resorption des Trophoblastgewebes im Verlauf nicht selten. Das exspektative Verhalten ist eine Therapieoption, wenn die Patientin beschwerdefrei ist, die hCG-Spiegel unter 1.000 mE/ml liegen und im Verlauf abfallen. Weitere Voraussetzungen sind:
- sonographischer Nachweis eines Befundes von höchstens 2 cm an dem Adnex, in dem sich sicher keine Chorionhöhle befindet
- sonographischer Ausschluss einer intraabdominalen Blutung
- Wunsch der Patientin zum exspektativen Verhalten und Bereitschaft zur evtl. notwendigen sekundären Operation
- Compliance der Patientin (die fortgeschrittene EUG kann nach wie vor lebensbedrohlich sein!).

Operatives Vorgehen

In über 90% der Fälle wird heute eine Laparoskopie durchgeführt. Eine Laparotomie kann insbesondere bei Patientinnen im hämorrhagischen Schock, unübersichtlichen Verhältnissen, bei starker Blutung, beim Verwachsungssitus oder bei technischen Schwierigkeiten notwendig sein.

Das chirurgische Vorgehen hängt davon ab,
- ob die Patientin aktuell oder zukünftig noch Kinder haben möchte,
- wie stark der Eileiter verändert ist,
- in welchem Zustand sich der gegenseitige Eileiter befindet.

Im Vordergrund steht das Ziel, die Eileiterschwangerschaft vollständig zu entfernen. Auf der anderen Seite sollen die Fertilität erhalten und das ohnehin sehr große Risiko einer späteren erneuten EUG minimiert werden.

> **MERKE**
> Prinzipiell sollte ein tubenerhaltendes Verfahren angestrebt werden, sofern die Familienplanung der Patientin noch nicht abgeschlossen ist.

Bei **ampullärer Tubargravidität** (> Abb. 14-8) sind eine laparoskopische Salpingotomie und Extraktion/Ausspülung der ektopen Schwangerschaft aus der Tube möglich. Alternativ kann die Tube „ausgemolken", d.h. retrograd exprimiert werden, was das schonendste Vorgehen für die Tube ist. Bei diesen Maßnahmen ist immer wichtig, dass sämtliches Trophoblastgewebe aus der Bauchhöhle entfernt wird: Restmaterial im Douglas-Raum kann zu einem Peritonealrezidiv führen.

Bei einer **isthmischen Tubargravidität** ist die Tube oft bereits rupturiert, teilweise sogar zerfetzt. In dieser Situation – außerdem auch bei nicht stillbarer Blutung einer ampullären Tubargravidität – ist oft eine Salpingektomie notwendig.

> **PRAXISTIPP**
> Ist die betroffene Tube weitgehend durch die Eileiterschwangerschaft zerstört, die andere aber unauffällig, sollte die betroffene Tube eher entfernt werden, um das Risiko für eine Rezidiv-EUG nicht zu erhöhen.

Bei einer **kornualen (interstitiellen) Gravidität** (> Abb. 14-9) ist u.U. eine Keilexzision im Tubenwinkel des Uterus notwendig. Ein laparoskopisches Vorgehen ist z.T. schwierig, sodass auf eine Laparotomie umgestellt werden muss.

Medikamentöse Therapie

Ziel der medikamentösen Therapie ist es, das Schwangerschaftsgewebe so weit zu devitalisieren, dass es vom Organismus resorbiert werden kann. Dies ist als **systemische Therapie** möglich (Methotrexat systemisch), wenn die Patientin beschwerdefrei ist, keine Tubarruptur und intraabdominale Blutung besteht, und das β-hCG im Serum eine gewisse Grenze (in der Regel 2.500 mE/ml) nicht übersteigt (> Tab. 14-10). Auch bei einem sonographischen Befund über 3 cm oder bei sichtbarer embryonaler Herzaktion ist ein solches Vorgehen wegen der geringeren Erfolgschance nicht indiziert. Zu beachten ist bei dieser Therapie, dass in den ersten Tagen passagere Abdominalschmerzen auftreten können. Die Erfolgsrate der medikamentösen Therapie beträgt ca. 80–90%.

MERKE
Auch hier ist es wichtig, die Patientin sehr gut darüber aufzuklären, dass u.U. ein Therapieversager auftreten kann, sodass doch eine operative Maßnahme notwendig wird.

Verlauf Bei der operativen Therapie kommt es in weniger als 5% zu einem Therapieversagen, dies meist nach tubenerhaltenden Eingriffen. Postoperativ muss daher das β-hCG im Serum kontrolliert werden, um eine **Trophoblastpersistenz** früh erkennen zu können. Bei der medikamentösen Therapie liegt die Versagerquote, je nach Auswahlverfahren, zwischen 10 und 20%. Bei Trophoblastpersistenz kann je nach Situation ein operatives Verfahren oder eine systemisch-medikamentöse Therapie mit Methotrexat gewählt werden.

Die **Fertilität** ist in jedem Fall eingeschränkt. Die Tuben sind nach organerhaltender operativer Therapie in 70–80% durchgängig, nach medikamentöser Therapie in 80–90%. Die Rate erneuter Schwangerschaften hängt von der Therapie, dem Verlauf der EUG und dem Vorbefund bei der Patientin ab (➤ Tab. 14-11).

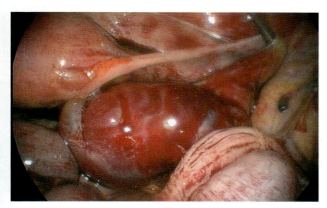

Abb. 14-8 **Ampulläre Tubargravidität**. Intraoperativer Situs bei Laparoskopie.

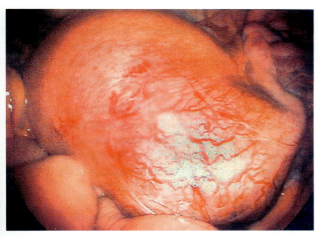

Abb. 14-9 **Kornuale Schwangerschaft**. Intraoperativer Situs bei Laparoskopie.

ZUSAMMENFASSUNG
Tubargravidität
- Häufigste Ursachen: vorausgegangene Infektionen, insbesondere Chlamydieninfektion
- Wichtigstes Symptom: Unterbauchschmerzen, variable vaginale Blutung
- Wichtigste diagnostische Maßnahmen: Vaginalsonographie, β-hCG-Bestimmung (Verlauf)
- Wichtigste therapeutische Maßnahmen: je nach klinischer Situation operative Therapie (Laparoskopie), medikamentöse Therapie (systemische Methotrexatgabe) oder exspektatives Verhalten

Tab. 14-11 Prognose bezüglich erneuter Gravidität und EUG.

Therapieform	Wahrscheinlichkeit erneuter Gravidität	Wahrscheinlichkeit erneuter EUG
Organerhaltende Operation bei funktionsfähigem Eileiter der Gegenseite	50–60%	10–20%
Salpingektomie bei funktionsfähigem Eileiter der Gegenseite	30–50%	
Organerhaltende Operation bei geschädigtem Eileiter der Gegenseite	20–50%	20–30%

Tab. 14-10 Systemische und lokale medikamentöse Therapie bei EUG.

Verfahren	Medikamente	Vorgehen	Bemerkungen
Systemische Therapie	Methotrexat	i.v. oder i.m. Gabe nach Therapieschema, z.B. 50 mg/m² Körperoberfläche i.m., ggf. Wiederholung, wenn das β-hCG 4–7 Tage später nicht um mindestens 15% gesunken ist	Vorteile: keine invasive Therapie notwendig, ambulante Durchführung möglich. Nachteile: Nebenwirkungen wie Leukopenie, Übelkeit, Diarrhö und Stomatitis
Lokale Therapie	hauptsächlich Prostaglandine oder Methotrexat, des Weiteren sind Mifepriston, Danazol, KCl oder hyperosmolare (50%ige) Glukoselösung möglich	Einbringen des Medikaments in die EUG (durch Laparoskopie oder transvaginale, sonographisch gesteuerte Punktion und Injektion)	Vorteile: keine systemischen Nebenwirkungen der Medikamente. Nachteile: invasiver Eingriff notwendig

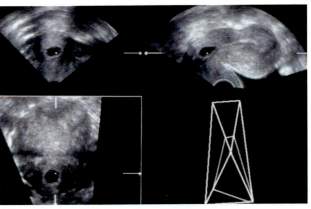

Abb. 14-10 Zervikale Schwangerschaft. 3-D-Ultraschall.

14.2.2 Zervikale Gravidität

Definition Bei der sehr seltenen zervikalen Gravidität nistet sich die Blastozyste erst im Zervikalkanal ein (> Abb. 14-10), der pertubare Transport der Blastozyste ist normal.
Risikofaktoren Vorausgegangene, insbesondere mehrfache Kürettagen und Sectiones.
Pathophysiologie Man geht davon aus, dass eine lokale Endometriuminsuffizienz die normale Implantation der Blastozyste verhindert. Da im Zervikalkanal nur wenig Platz für eine lokale Ausdehnung des Trophoblastgewebes vorhanden ist und größere Gefäße arrodiert werden können, besteht ein großes Blutungsrisiko.

Symptome
Klinisch ist die Symptomatik typischerweise geprägt durch intermittierende vaginale Blutungen, mit oder ohne Unterbauchschmerzen. Bei der Untersuchung zeigt sich eine aufgetriebene Zervix, u.U. mit sichtbarem Trophoblastgewebe im Zervikalkanal. Sonographisch lässt sich das Schwangerschaftsprodukt in der Zervix nachweisen, wobei differentialdiagnostisch ein Abortus incipiens bzw. incompletus ausgeschlossen werden muss.

> **PRAXISTIPP**
> Die zervikale Schwangerschaft kann aufgrund ihrer Lokalisation sehr gefährlich sein und zu massiven Blutungen führen.

Therapie
Die Therapie besteht primär, wenn möglich, in einer systemischen Behandlung mit Methotrexat. Bei Persistenz oder bei Vitalität der Schwangerschaft kann das Medikament auch lokal/intraamnial verabreicht werden. Bei stärkerer Blutung, die spontan oder bei einer Kürettage entstehen kann, muss u.U. als Ultima Ratio eine Hysterektomie durchgeführt werden.

14.2.3 Ovariale Gravidität

Definition Eine eher seltene Lokalisation der extrauterinen Gravidität ist das Ovar. Definitionsgemäß muss diese im Ovar selbst sitzen und darf keine gewebliche Verbindung mit der Tube bzw. mit dem Fimbrientrichter aufweisen.

Symptome und Diagnostik
Es kommt bei der Ovarialgravidität relativ früh zu einer Ruptur und oft zu einer stärkeren Blutung. Sonographisch, aber auch intraoperativ ist die makroskopische Abgrenzung von einer eingebluteten Corpus-luteum-Zyste nicht immer einfach.

Therapie
Therapeutisch sollte versucht werden, die Schwangerschaft auszuschälen oder höchstens eine Ovarialteilresektion durchzuführen. Eine Ovarektomie wegen ausgeprägter Läsion und diffuser Blutungen kann jedoch nicht immer vermieden werden.

14.2.4 Abdominale Gravidität

Die abdominale Gravidität ist ebenfalls ein seltenes Ereignis.
Risikofaktoren Typisch sind vorausgegangene schwere Adnexitiden mit folgenden ausgeprägten Adhäsionen. Es sind auch Abdominalgraviditäten nach vorausgegangener Hysterektomie bekannt.
Pathophysiologie Implantiert sich der Keim im Bereich eines Gefäßbettes und gewinnt der Trophoblast guten Anschluss an die mütterliche Blutzufuhr, kann daraus eine intakte Schwangerschaft werden. Das Risiko der Patientin nimmt allerdings mit der Fortdauer der Schwangerschaft zu, dabei besteht eine relativ hohe Mortalität (bis zu 20%).

Diagnostik
Diagnostisch spielt die Sonographie wiederum eine entscheidende Rolle, wobei neben dem ektop gelegenen Schwangerschaftsprodukt ein unauffälliger, leerer Uterus dargestellt werden kann. Differentialdiagnostisch muss allerdings ein Uterus duplex oder bicornis ausgeschlossen werden.

Therapie

Bei Diagnosestellung sollte die Schwangerschaft operativ beendet werden. Dazu ist eine Laparotomie notwendig, bei der mit einem großen mütterlichen Blutverlust gerechnet werden muss (Bereitstellung von Blutkonserven!). Bei der Lösung der Plazenta kommt es nämlich meist zu schweren Blutungen, deren Stärke von der Lokalisation der Plazentainsertion (Peritoneum, Darm, Omentum, Leber) abhängig ist. Ist die Lokalisation bezüglich mütterlicher Gefäßzufuhr ungünstig, sollten die Plazenta nach Abnabelung in situ belassen und eine Katheter-Embolisation oder eine hochdosierte Methotrexat-Therapie eingeleitet werden, womit das Plazentagewebe zur Regression gebracht wird.

MERKE

Die Abdominalgravidität ist immer eine Hochrisikosituation, deren Behandlung im fortgeschrittenen Stadium hohe Risiken birgt und möglichst in einem Zentrum mit entsprechender intensivmedizinischer Infrastruktur stattfinden sollte.

 017 Literatur Kap. 14

 018 Praxisfragen Kap. 14

 076 IMPP-Fragen Kap. 14

KAP. 15 Veränderungen des mütterlichen Organismus während der Schwangerschaft

W. Klockenbusch

15.1	Genitalorgane und Mammae	199	15.5 Hämatologische Veränderungen 203
15.1.1	Uterus	199	
15.1.2	Ovarien	201	15.6 Herz-Kreislauf-System 204
15.1.3	Vulva und Vagina	201	15.7 Atmung 205
15.1.4	Mammae	201	
15.2	Haut, Skelett und Bindegewebe	202	15.8 Nieren und Harntrakt 206
15.3	Körpergewicht	202	15.9 Gastrointestinaltrakt 207
15.4	Stoffwechsel	202	15.10 Endokrines System 207

Zur Orientierung

Bereits kurz nach der Befruchtung beginnt der mütterliche Organismus, sich an die Schwangerschaft anzupassen. Die Veränderungen betreffen alle Organsysteme. An der Induktion und weiteren Regulierung dieser Vorgänge sind kindliche und plazentare Signale beteiligt. Nach der Geburt kommt es zur Rückbildung aller schwangerschaftsbedingten Veränderungen.

Ist man mit den normalen Veränderungen während der Schwangerschaft vertraut, so sind wesentliche Voraussetzungen gegeben, um
- Störungen in der Schwangerschaft frühzeitig erkennen und den weiteren Erkrankungsverlauf verstehen zu können,
- Fehlinterpretationen bei der Diagnostik zu vermeiden,
- Risiken durch die Schwangerschaft bei chronischen Erkrankungen abschätzen zu können.

15.1 Genitalorgane und Mammae

15.1.1 Uterus

Wachstum

Der Uterus wird in der Schwangerschaft erheblich größer und schwerer (30–70 g am Anfang, > 1.000 g bei Geburt). Das Volumen des Cavum uteri erreicht bis zum Entbindungstermin etwa 5 l. Die Veränderung des Uterus geht einher mit
- einer ausgeprägten Hypertrophie der Muskulatur,
- einer Zunahme des Bindegewebes.

Die **Muskelhypertrophie** ist in der Nähe der Plazenta besonders ausgeprägt. Eine Hyperplasie (Neubildung von Myozyten) tritt dagegen kaum auf. Außerdem dehnt sich die muskuläre Wand und wird dabei dünner. Am Ende der Schwangerschaft ist sie am Fundus nur 1 cm dick, sodass der Fetus durch die Bauchdecke meist leicht zu tasten ist.

Beim **Bindegewebe,** das die glatten Muskelzellen umgibt, nehmen die kollagenen und v.a. die elastischen Fasern wie auch die Bindegewebsgrundsubstanz zu. Der Anteil des Bindegewebes steigt dabei auf Kosten des Muskelanteils vom Fundus nach kaudal hin und beträgt in der Cervix uteri etwa 90%.

Durchblutung

Steigerung des Blutflusses Um den steigenden metabolischen Erfordernissen und dem Wachstum von Uterus und Fetus zu entsprechen, werden im Uterus Gefäße neu gebildet und vorhandene erweitert. Bereits bis zur Mitte der Schwangerschaft verdoppelt sich z.B. der Durchmesser der A. uterina, und entsprechend nimmt auch der uterine Blutfluss zu, bis er in der Spätschwangerschaft 450–650 ml/min beträgt. An der Regulation dieser Prozesse sind plazentare und endotheliale Mediatoren beteiligt. Dazu zählen „vascular endothelial growth factor" (VEGF), „Plazental growth factor" (PlGF) und die vasodilatierenden, vom Endothel freigesetzten Substanzen Prostazyklin (PGI_2) und Stickstoffmonoxid (NO).

Vaskuläre Trophoblastinvasion In Dezidua und Myometrium eindringende Trophoblastzellen wachsen stromaufwärts in mütterliche Gefäße und führen zur Auflösung der für die Vasokonstriktion zuständigen Muskuloelastika. Dies betrifft primär die Spiralarterien, vollzieht sich am Ende des 2. Trimenons aber auch in den Radialarterien, sodass der uteroplazentare Gefäßwiderstand immer mehr abnimmt. In der Doppler-Sonographie nehmen die Widerstandsindizes entsprechend ab, und spätestens nach der 23. Schwangerschaftswoche verschwindet die postsystolische Inzisur (Notch) im uterinen Strömungsprofil (> Abb. 15-1).

Myometrale Kontraktilität

Inhibitorische Effekte Uterine Kontraktionen werden durch eine Steigerung der intrazellulären Kalziumkonzentration ausgelöst und entstehen durch die Interaktion der Muskelproteine Myosin und Aktin. Bereits ab dem 1. Trimenon kommt es zu irregulären, schmerzlosen Kontraktionen, die aber nur sporadisch auftreten und nicht sehr intensiv sind, weil inhibitorische Einflüsse überwiegen:
- lokale NO- und PGI_2-Freisetzung auf mütterlicher Seite
- Bildung des urinären Trypsininhibitors (UTI) und
- hohe Aktivität der amnialen prostaglandinmetabolisierenden Dehydrogenase auf fetaler Seite (verhindert den Übertritt der in den Eihäuten gebildeten Prostaglandine, v.a. des kontraktil besonders wirksamen PGE_2 zum Myometrium).

Stimulatorische Effekte Gegen Ende der Schwangerschaft gewinnen stimulatorische Effekte mehr und mehr die Oberhand. Östrogene und Prostaglandine fördern Anzahl und Ausbreitung uteriner Zell-Zell-Verbindungen (Gap Junctions), über die multifokale Erregungen im Myometrium in synchrone Kontraktionen umgewandelt werden. Die zunehmende Dehnung uterinen Gewebes wie auch lokale inflammatorische Prozesse stimulieren über eine gesteigerte Zytokinbildung die Freisetzung von PGE_2, welches nicht nur Wehen auslösen und aufrechterhalten kann, sondern auch ganz erheblich zur Zervixreifung (s.u.) beiträgt (> Abb. 15-2). Durch maternofetalen Stress und inflammatorische Zytokine gefördert steigt bis zur Geburt in Amnion, Chorion und Dezidua eine lokale Synthese von Corticotropin-Releasing-Hormon (CRH) an. Dieses stimuliert die Oxytocinsekretion, die in der Schwangerschaft nicht nur im Hypothalamus, sondern auch im Myometrium und in den Eihäuten stattfindet, wobei die lokale Bildung durch Östrogene und Zytokine gefördert wird. Mit zunehmendem Schwangerschaftsalter steigt die Expression uteriner Oxytocinrezeptoren bis auf das 200fache an und bewirkt damit eine deutliche Sensibilisierung des Gewebes. Folgen sind eine Stimulation der uterinen Prostaglandinfreisetzung und direkte Effekte auf das Myometrium mit Anstieg von intrazellulärem Kalzium und dadurch induzierter Wehentätigkeit.

> **MERKE**
> Stimulatorisch wirken Östrogene, Prostaglandine, CRH, Oxytocin.

Cervix uteri

Makroskopische Veränderungen Nach der Befruchtung kommt es zu einer lividen Färbung der Zervix und einer starken Proliferation zervikaler Drüsen. Die Zervix wird durch einen Schleimpfropf verschlossen, der eine antimikrobielle Aktivität aufweist und in der Regel erst kurz vor der Geburt abgeht, was häufig mit einer leichten Blutung verbunden ist. Dieses Phänomen ist in der Geburtshilfe als „Zeichnen" bekannt und weist oft schon auf die nahe Geburt hin, wenn die Wehen noch nicht eingesetzt haben. Eine Hyperplasie und Hypertrophie zervikaler Drüsen mit einer Verlagerung von Zervixschleimhaut auf die Portio äußern sich bei der Spekulumeinstellung bzw. kolpo-

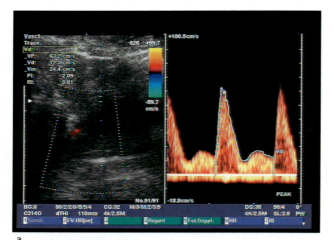

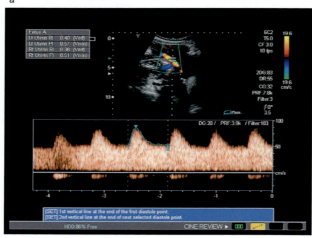

Abb. 15-1 Doppler-Flussprofil der A. uterina.
a 18. Schwangerschaftswoche.
b 24. Schwangerschaftswoche.

107 Audio zur Abb. 15-1

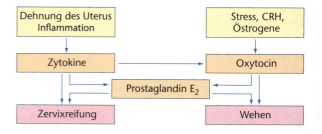

Abb. 15-2 Physiologische Mechanismen der Zervixreifung und Weheninduktion. CRH = Corticotropin-Releasing-Hormon.

skopisch in einer rötlichen Ektopie, aus der es während der Schwangerschaft bei geringfügigem Kontakt bluten kann, etwa bei der Abstrichentnahme oder beim Geschlechtsverkehr.

Zervixreifung Während des größten Teils der Schwangerschaft dient die hauptsächlich aus Bindegewebe bestehende Zervix dem Verschluss des Uterus. Zur Vorbereitung der Geburt ändert sich die Bindegewebstextur. Die dicht beieinanderliegenden, parallel angeordneten kollagenen Fasern werden zu ungeordnet verlaufenden Faserzügen umstrukturiert, der Hyaluronat- und Wasseranteil des Gewebes nehmen zu und der Kollagengehalt ab. Dies bezeichnet man als Zervixreifung.

> **MERKE**
> Zervixreifung = Erweichung des Gewebes und beginnende Muttermundseröffnung.

Wichtige Auslöser dieser Prozesse sind:
- entzündungsähnliche Vorgänge mit Einschwemmung von Makrophagen und Neutrophilen
- gesteigerte Zytokinfreisetzung mit verminderter Aktivität des vom Fetus gebildeten urinären Trypsininhibitors (UTI)
- lokal stimulierte PGE$_2$-Synthese (➤ Abb. 15-2); Dieser Mediator wird therapeutisch bei der Geburtseinleitung und bei unreifer Zervix genutzt.

15.1.2 Ovarien

Hormonproduktion Während der Schwangerschaft reifen weder Follikel heran noch kommt es zu einer Ovulation. Dagegen findet man im 1. Trimenon gewöhnlich ein Corpus luteum, das einen Durchmesser von maximal 5 cm erreichen kann. Dieses bildet in den ersten 5 Schwangerschaftswochen nach der Befruchtung Progesteron, das vor Spontanabort schützen soll. Danach wird die Hormonproduktion vom Trophoblastgewebe übernommen.

Deziduale Reaktion Eine deziduale Reaktion der Ovaroberfläche, die bei einer Schnittentbindung gesehen werden kann, äußert sich in kleinfleckig-erhabenen und leicht blutenden Gewebeproliferationen, die frischen Adhäsionen ähneln. Vergleichbare Veränderungen finden sich gelegentlich auch an der Uterushinterwand und in anderen Regionen des Beckens.

Durchblutung Auffällig ist eine gesteigerte Durchblutung der Ovarien und des umliegenden Gewebes. Die schwangerschaftsinduzierte Vasodilatation führt zu einem etwa 3fach vergrößerten Durchmesser ovarieller Gefäße, wobei die Venen eine Weite von über 2 cm erreichen können.

15.1.3 Vulva und Vagina

Bei der Spekulumeinstellung erkennt man bei der Schwangeren eine Lividität der kleinen Labien, des Introitus vaginae und der Scheide. Außerdem fällt oft eine verstärkte Pigmentierung der Vulva auf.

Die Scheidensekretion nimmt während der Schwangerschaft deutlich zu, ebenso die Milchsäureproduktion aus Glykogen durch Laktobazillen. Dies erklärt das saure Vaginalmilieu mit einem pH-Wert zwischen 3,5 und 5,5.

> **PRAXISTIPP**
> Begünstigt durch den erhöhten Venendruck kann es v.a. in der Spätschwangerschaft zu Varizen an Vulva und Vagina kommen.

15.1.4 Mammae

Ein Spannungsgefühl und eine besondere Empfindlichkeit der Brüste werden von Frauen in den ersten Schwangerschaftswochen häufig geäußert. Bereits im 1. Trimenon nimmt das Drüsengewebe deutlich zu. Durch die **Volumenzunahme** der Brust werden feine Unterhautvenen sichtbar. Außerdem ist eine verstärkte **Pigmentierung** der vergrößerten Brustwarze und der Areola zu beobachten.

> **PRAXISTIPP**
> Eine starke Größenzunahme der Mammae begünstigt die Bildung kutaner Spaltbildungen, die zunächst als rot-bläuliche Striae distensae oder Striae gravidarum imponieren (➤ Abb. 15-3) und nach dem Wochenbett verblassen.

Durch die Vergrößerung der Milchdrüsen entsteht ein palpatorisch knollig veränderter Drüsenkörper, aus dem schon im 2. Trimenon durch leichtes Massieren eine dickflüssige, gelbliche **Vormilch** (Kolostrum) austreten kann. Zu dieser Zeit hypertrophieren die Talgdrüsen der Areolae, und es entstehen Erhebungen, die als Montgomery-Drüsen bezeichnet werden. Die durchschnittliche Gewichtszunahme der Brust beträgt bis zur Geburt etwa 400 g. Es gibt jedoch keinen Zusammenhang zwischen dem Volumen der Brüste und der Milchbildungskapazität.

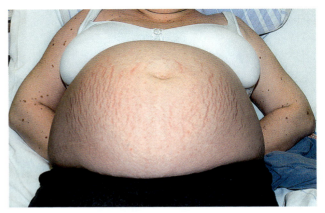

Abb. 15-3 Striae gravidarum.

15.2 Haut, Skelett und Bindegewebe

Striae gravidarum Die Dehnungsstreifen, auch als Striae gravidarum oder Schwangerschaftsstreifen bezeichnet (➤ Abb. 15-3), treten am Ende der Schwangerschaft bei etwa jeder 2. Frau auf. An der Entstehung sind nicht nur mechanische Faktoren, sondern auch eine Schädigung elastischer Fasern durch die vermehrte Kortikoidbildung beteiligt. Neben den Brüsten (s.o.) sind vorzugsweise Bauch, Gesäß und Oberschenkel betroffen.

Pigmentierung Eine verstärkte Hautpigmentierung zählt ebenfalls zu den typischen Schwangerschaftsveränderungen. Fleckförmige Pigmentierungen im Gesicht (Chloasma gravidarum) werden ebenso beobachtet wie eine Hyperpigmentierung der Linea alba, die dann als Linea fusca oder nigra bezeichnet wird. Weitere bevorzugte Regionen sind Mamillen und Vulva.

Hautdurchblutung Die schwangerschaftsinduzierte Vasodilatation führt zu einer vermehrten Hautdurchblutung und deutlicher Steigerung der Hauttemperatur. Besonders im Gesicht, im oberen Brustbereich und an den Armen können infolge der gesteigerten Perfusion sternförmige, rötliche, erhabene Teleangiektasien (Spider-Nävi) entstehen. Weder diese Spider-Nävi noch das Palmarerythem, das durch die ca. 5fach gesteigerte Durchblutung der Hände bei etwa jeder 2. Schwangeren entsteht, haben klinische Bedeutung.

Skelett und Bindegewebe An der Wirbelsäule entwickelt sich eine mit fortschreitender Schwangerschaft zunehmende Lordosierung, um die durch den nach vorn ausladenden Uterus verursachte Verlagerung des Schwerpunkts zu kompensieren. Wie alle bindegewebigen Strukturen werden auch die des Beckenrings aufgelockert. Durch die damit größere Beweglichkeit der Knochen-Knochen- und Knochen-Knorpel-Verbindungen können Schmerzen auftreten, wobei v.a. die Symphyse und die Iliosakralgelenke betroffen sind. Andererseits erlaubt die Beweglichkeit der Beckenknochen unter der Geburt eine etwas bessere Anpassung des knöchernen Geburtskanals während der Austreibungsphase.

15.3 Körpergewicht

Die Gewichtszunahme während der Schwangerschaft hängt mit dem Geburtsgewicht des Kindes zusammen und beträgt – bei großen physiologischen Schwankungen – 9–14 kg. Durchschnittlich 5 kg gehen dabei auf das Konto von Fetus, Plazenta und Fruchtwasser. Auf mütterlicher Seite schlägt das Wachstum von Uterus und Mammae zu Buche. Die Zunahme des Blutvolumens und der mit der vermehrten Wassereinlagerung einhergehende Anstieg der extravasalen Flüssigkeit betragen jeweils etwa 1,5 l. In der Spätschwangerschaft kommt es bei vielen Frauen zusätzlich zu schwangerschaftsphysiologischen Ödemen (etwa 1 l Flüssigkeit), die sich besonders abends an Knöcheln und Unterschenkeln zeigen und auf einen verminderten kolloidosmotischen Druck sowie den gesteigerten Venendruck der unteren Extremität zurückzuführen sind (➤ Kap. 15.6). Von Bedeutung ist ebenfalls die Fettgewebsvermehrung, die oft mehr als 3 kg ausmacht. ➤ Abb. 15-4 veranschaulicht die entsprechenden Veränderungen im normalen Schwangerschaftsverlauf.

15.4 Stoffwechsel

Proteine Während der normalen Schwangerschaft steigt die Proteinsynthese an, die Mutter und Kind zu etwa gleichen Teilen zugute kommt und zum Geburtstermin insgesamt 1 kg beträgt. Voraussetzungen für diesen Proteinaufbau ist neben der eiweißreichen Kost eine Ernährung mit genügend Kohlenhydraten und Fetten, um den Energiebedarf zu decken und einen Proteinkatabolismus zu verhindern.

Auf mütterlicher Seite dient die Eiweißneubildung v.a. der Entwicklung von Myometrium und Mammae. Obwohl die Menge der Serumproteine absolut gesehen ansteigt, ist die Eiweißkonzentration – bei stark erhöhtem Blutvolumen – relativ vermindert.

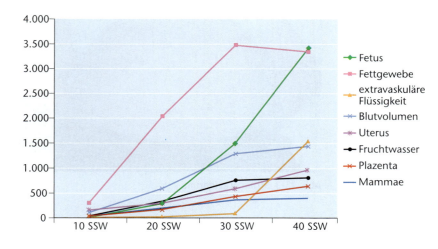

Abb. 15-4 Physiologische Gewichtszunahme während der Schwangerschaft (in Gramm). SSW = Schwangerschaftswoche.

> **PRAXISTIPP**
> Die Verminderung des Albumin-Globulin-Quotienten erhöht die Blutsenkungsgeschwindigkeit, die daher als Entzündungsmarker in der Schwangerschaft keine diagnostische Bedeutung hat.

Lipide Die Plasmakonzentration von Lipiden und Lipoproteinen steigt während der Schwangerschaft beträchtlich an und dient dem Energiestoffwechsel. Die meisten Lipidfraktionen erreichen ihren Gipfel im 2. Trimenon, während der LDL-Spiegel bis zur 36. Schwangerschaftswoche ansteigt (das Ausmaß des LDL-Anstiegs scheint dabei mit dem späteren Arterioskleroserisiko zu korrelieren). Wenn der Fetus in der Spätschwangerschaft deutlich mehr Energie benötigt, verstärkt sich die Lipolyse, und die mütterlichen Fettreserven gehen zurück. Nach der Geburt fällt die Lipidkonzentration noch einmal ab, v.a. bei stillenden Müttern.

Kohlenhydrate In der Frühschwangerschaft besteht eine eher hypoglykämische Stoffwechsellage mit erniedrigtem Nüchternblutzucker, verursacht durch eine erhöhte Insulinempfindlichkeit. Der Insulinbedarf von insulinpflichtigen diabetischen Schwangeren ist daher in der Frühschwangerschaft deutlich reduziert. In der 2. Schwangerschaftshälfte entwickelt sich hingegen eine Insulinresistenz mit verlängerter postprandialer Hyperglykämie.

> **PRAXISTIPP**
> Die schwangerschaftsinduzierte Insulinresistenz ist für den bei Diabetikerinnen im 2. und 3. Trimenon zunehmenden Insulinbedarf verantwortlich und erklärt die Demaskierung eines latenten Diabetes durch die Schwangerschaft. Diese bildet mit Blick auf den Diabetes einen „Stresstest", sodass hierzulande bei mindestens jeder 20. Schwangeren ein Gestationsdiabetes (➤ Kap. 19.12) diagnostiziert werden kann.

15.5 Hämatologische Veränderungen

Blutvolumen Das mütterliche Blutvolumen nimmt während der Schwangerschaft bereits ab dem 1. Trimenon deutlich zu. Dieser Anstieg erreicht bis zur Geburt 40–45% des Ausgangswerts. Er garantiert eine ausreichende Auffüllung des durch Gefäßneubildungen und die schwangerschaftsinduzierte Weitstellung enorm vergrößerten Gefäßbettes. Damit ist die Volumenexpansion
- essenziell für eine optimale Durchblutung, insbesondere für die uteroplazentare Perfusion,
- von gewisser Schutzfunktion angesichts des zu erwartenden peripartalen Blutverlusts, der bei einer normalen Geburt etwa 500 ml und bei einer Schnittentbindung wie auch bei einer vaginalen Zwillingsgeburt bis 1.000 ml betragen kann.

Erythrozyten Die Steigerung des Blutvolumens geht auf eine Vermehrung des Plasmas wie auch der Erythrozyten zurück. Auch wenn der Anteil des Plasmas dabei überwiegt, beträgt der Anstieg der Erythrozyten – und damit die absolute Sauerstofftransportkapazität – immerhin 25–35%. Dies steht im Zusammenhang mit einer nach der 20. Schwangerschaftswoche bis auf das 4fache gesteigerten Erythropoetinbildung, die hauptsächlich renalen Ursprungs ist. Entsprechend ist auch die Retikulozytenzahl erhöht.

Hämoglobin Trotz stimulierter Erythropoese fallen Hämoglobinkonzentration und Hämatokrit in der normalen Schwangerschaft ab. Daraus ergibt sich eine Abnahme der Blutviskosität.

> **PRAXISTIPP**
> Durchschnittlich beträgt die Hämoglobinkonzentration 12–13 g/dl, der untere Normbereich liegt bei 11 g/dl. Niedrigere Werte sind durch die Schwangerschaftshypervolämie allein nicht zu erklären, sondern in aller Regel die Folge eines Eisenmangels.

Eisen Durch die Stimulation der Erythropoese steigt der Eisenbedarf in der Schwangerschaft (➤ Kap. 18.2.1). Er beträgt in der 2. Schwangerschaftshälfte 6–7 mg/d und kann aus körpereigenen Reserven oder über die Nahrung nicht gedeckt werden, trotz der in der Schwangerschaft erhöhten Eisenresorption. Folglich nimmt der Hämoglobinwert beim Verzicht auf eine medikamentöse Eisensubstitution immer mehr ab, begleitet von einer sinkenden Serumeisen- und Ferritinkonzentration. Ein Hämoglobinwert unter 11 g/dl ist behandlungspflichtig.

Leukozyten Ab dem 2. Trimenon sind die Migrations- und Phagozytosekapazität der Leukozyten immer stärker eingeschränkt. Die Leukopoese ist jedoch gesteigert. Dies äußert sich in einer Linksverschiebung mit einer Vermehrung unreifer Formen und einer erhöhten Leukozytenzahl.

> **PRAXISTIPP**
> Ein Leukozytenwert bis 15.000/mm^3 ist normal und darf in der Schwangerschaft nicht als Zeichen für eine Infektion gewertet werden. Unter der Geburt und im frühen Wochenbett ist ein weiterer Leukozytenanstieg durchaus physiologisch, sodass auch ohne bakterielle Infektion Werte bis 25.000/mm^3 beobachtet werden können.

Thrombozyten Thrombozytenzahl und -funktion ändern sich in der normalen Schwangerschaft nur wenig. Bei nahezu konstanter absoluter Thrombozytenzahl sind die Thrombozyten jedoch etwas leichter stimulierbar, sodass der Verbrauch und die reaktive Neubildung von Thrombozyten ein etwas höheres Niveau erreichen.

Plasmatische Gerinnung Als Zeichen der während der normalen Schwangerschaft aktivierten Gerinnungskaskade steigt die Konzentration fast aller Gerinnungsfaktoren (außer den Faktoren XI und XIII) – trotz des größeren Plasmavolumens. Die Fibrinogenkonzentration nimmt um etwa 50% zu. Der im Laufe der Schwangerschaft zunehmende D-Dimer-Spiegel ist Ausdruck einer intravasalen Fibrinbildung mit sekundärer Fibrinolyse. Umstritten ist jedoch, ob das fibrinolytische System während der normalen Schwangerschaft wesentliche Änderungen erfährt.

PRAXISTIPP
Die Koagulabilität in der Schwangerschaft ist genauso wie das Thromboserisiko erhöht (➤ Kap. 18.1.4), sodass die Indikation zur prophylaktischen Heparinisierung bei zusätzlichen Risikofaktoren großzügig zu stellen ist.

15.6 Herz-Kreislauf-System

In der Schwangerschaft ist nicht nur die uteroplazentare Perfusion, sondern auch die anderer Regionen erhöht, z. B. in den Nieren. Zur Bewältigung dieser zirkulatorischen Aufgaben kommt es zu folgenden Veränderungen:
- Steigerung des Herzzeitvolumens
- Reduktion des Gefäßwiderstandes
- Zunahme des Blutvolumens.

Das Herzzeitvolumen ist schon sehr früh in der Schwangerschaft gesteigert und nimmt ab der 10. Schwangerschaftswoche merklich zu. Dies hängt mit einem verminderten systemischen Gefäßwiderstand und der damit reduzierten Nachlast sowie mit einer gesteigerten Herzfrequenz zusammen.

Herzmorphologie

Veränderungen der Herzkontur Durch die in der Schwangerschaft zunehmende Anhebung des Zwerchfells wird das Herz nach links oben verlagert und die Herzspitze nach lateral verschoben. Ein geringgradiger Perikarderguss ist in der normalen Schwangerschaft durchaus keine Seltenheit und nicht pathologisch. Eine Herzvergrößerung ist ab dem 2. Trimenon festzustellen, sodass die radiologische Abgrenzung von einer milden Kardiomegalie schwierig sein kann. Im Verlauf der Schwangerschaft wird die Wand des linken Ventrikels dicker, und enddiastolisches Volumen sowie Schlagvolumen nehmen zu.

Herztöne Die physiologischen Veränderungen machen sich in der normalen Schwangerschaft z.B. durch die Akzentuierung der Herztöne bemerkbar: Der 1. Herzton wird zunehmend lauter, und auch der 3. Herzton ist aufgrund des vermehrten Bluteinstroms relativ leicht zu hören. Physiologisch ist ebenfalls ein meist atemabhängiges systolisches Rauschen, das durch Turbulenzen im Auswurftrakt entsteht und kurz nach der Geburt verschwindet. In Zweifelsfällen ist eine echokardiographische Untersuchung indiziert.

 108 Audio Herztöne während der Schwangerschaft

EKG Das EKG zeigt in der normalen Schwangerschaft keine charakteristischen Veränderungen, abgesehen von einer leichten Abweichung der elektrischen Herzachse nach links infolge der physiologischen Herzverlagerung.

Herzzeitvolumen und Gefäßwiderstand

Herzzeitvolumen Das Herzzeitvolumen (HZV) steigt vom 1. bis zum späten 2. Trimenon um 40% auf 7 l/min an. Auf diesem Niveau bleibt es konstant, bis es in der Austreibungsphase der Geburt erneut ansteigt – auf maximal 9 l/min. Postpartal ist dann noch einmal eine Steigerung auf Spitzenwerte von über 9 l/min möglich, wenn in den ersten Tagen des Wochenbetts extravasale Flüssigkeit mobilisiert wird.

Die in der Schwangerschaft deutlich größere Herzauswurfleistung geht darauf zurück, dass
- das Schlagvolumen bereits ab der 5. Schwangerschaftswoche zunimmt
- die Herzfrequenz um durchschnittlich 10–15 Schläge pro Minute steigt.

Gefäßwiderstand Der Blutdruck als Produkt aus HZV und peripherem Gefäßwiderstand steigt trotz der Veränderungen des HZV nicht. Verantwortlich dafür ist die physiologische Reduktion des Gefäßtonus, welche die bei erhöhtem HZV zunächst zu erwartende Blutdrucksteigerung mehr als ausgleicht. Als Nettoeffekt ist insbesondere im 2. Trimenon ein leichter Blutdruckabfall zu beobachten. Dabei nimmt der systolische Druck nur geringfügig, der diastolische jedoch deutlicher um 10–15 mmHg ab (➤ Kap. 19.10, ➤ Abb. 19-9).

An der Regulierung des Gefäßtonus sind das autonome Nervensystem, Katecholamine, Kinine, Progesteron, Angiotensin II und weitere Hormone beteiligt. Von größerer Bedeutung sind höchstwahrscheinlich parakrine Mediatoren, die trotz der in der Schwangerschaft 2- bis 3fach gesteigerten Angiotensin-II-Plasmakonzentration eine ausgeprägte Gefäßweitstellung gewährleisten. Zu diesen zählen in erster Linie die vom Endothel gebildeten vasorelaxierenden Substanzen Stickstoffmonoxid (NO) und Prostazyklin (PGI_2):
- NO wird während der Schwangerschaft vermehrt freigesetzt. Es trägt zur systemischen Vasodilatation im mütterlichen Kreislauf bei, hemmt die Thrombozytenadhäsion und potenziert die Wirkungen von PGI_2.
- PGI_2 wird in der Schwangerschaft ebenfalls in zunehmendem Maße gebildet und schwächt den Einfluss von Angiotensin II und anderen Vasopressoren erheblich ab. Darüber hinaus ist PGI_2 der stärkste endogene Inhibitor der Thrombozytenaktivität und hemmt auf diese Weise die Freisetzung des stark vasokonstriktorisch und proaggregatorisch wirksamen Thromboxans.

Vena-cava-Kompression

Venöse Blutstauung Während der Venendruck in der oberen Körperhälfte unverändert bleibt, steigt er in der unteren Körperhälfte mit fortschreitendem Schwangerschaftsalter. Der Druck in der V. femoralis beträgt im 1. Trimenon 8–10 cmH_2O und kann im 3. Trimenon im Stehen über 20 cmH_2O und im Liegen bis zu 30 cmH_2O betragen. Daher ist der venöse Blutfluss in den Beinen in der Spätschwangerschaft häufig eingeschränkt. Grund dafür ist eine Kompression der V. cava inferior durch den Uterus.

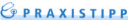 **PRAXISTIPP**
Der Venendruck normalisiert sich, wenn sich die Schwangere auf die Seite legt, und unmittelbar nach der Geburt.

Vena-cava-Kompressionssyndrom Der Druck auf die V. cava kann bei einer ungünstigen Körperhaltung – insbesondere in Rückenlage der Schwangeren – so stark werden, dass das Lumen nahezu vollständig verlegt wird. Die Folge ist eine dramatische Einschränkung der kardialen Vorlast, die als Vena-cava-Kompressionssyndrom bezeichnet wird (➤ Kap. 18.1.2).

Ödeme Gesteigerter Venendruck und eingeschränkte venöse Blutströmung der unteren Extremität tragen zur Entwicklung von peripheren Ödemen bei, die zwar keine pathologische Bedeutung haben, jedoch Schmerzen verursachen können.

Varikose Der verminderte venöse Rückfluss kann in Kombination mit der schwangerschaftsinduzierten Gefäßweitstellung zu einer Venenklappeninsuffizienz mit der Folge von Varizen führen, wobei vorzugsweise die Beine, die Vulva und die Perianalregion betroffen sind (➤ Kap. 18.1.3).

15.7 Atmung

Der wachsende Uterus hebt das Zwerchfell an, bis es in der Spätschwangerschaft ungefähr 4 cm über dem Normalstand steht. Dadurch vermindert sich das Residualvolumen, die Zwischenrippenabstände werden weiter, und der Thoraxquerdurchmesser nimmt um etwa 2 cm, der Thoraxumfang um ca. 6 cm zu. Die Vergrößerung des Thorax gleicht die Verminderung des Residualvolumens nicht aus, sodass das nach maximaler Exspiration in der Lunge verbleibende Volumen in der Schwangerschaft abnimmt.

Lungenfunktion

Hyperventilation Die Lungenbelüftung wird in der Schwangerschaft um etwa 40% gesteigert. Das erhöhte Atemminutenvolumen ist bei nahezu konstanter Atemfrequenz auf ein vergrößertes Atemzugvolumen (AZV) zurückzuführen.

Das durch die gesteigerte Ventilation erhöhte Sauerstoffangebot übertrifft jederzeit den um 20–25% erhöhten Sauerstoffbedarf in der Schwangerschaft. Folgen der Hyperventilation sind ein erhöhter arterieller Sauerstoffpartialdruck und ein pCO_2-Abfall auf 30–32 mmHg. Ein häufig schon in der frühen Schwangerschaft empfundener verstärkter Atemantrieb kann als Dyspnoe interpretiert werden, obwohl es sich um ein physiologisches Phänomen handelt. Denn der Atemwegswiderstand ist in der Schwangerschaft durch generelle Relaxierung der glatten Muskulatur vermindert.

Funktionelle Residualkapazität Von klinischer Bedeutung ist die in der Schwangerschaft verminderte funktionelle Residualkapazität (FRC), die sich aus dem exspiratorischen Reservevolumen (ERV) und dem Residualvolumen zusammensetzt. Letzteres wird durch den Zwerchfellhochstand reduziert, während das als Ausatemreserve dienende ERV auf Kosten des gesteigerten AZV abnimmt (➤ Abb. 15-5). Die physiologische Bedeutung der FRC liegt darin, dass sich die frisch zugeführte Luft mit der in der Lunge enthaltenen Luft durchmischt, sodass O_2- und CO_2-Konzentrationsschwankungen im Alveolärraum vermindert werden. Ein entsprechender Konzentrationsausgleich ist in der Schwangerschaft jedoch aufgrund der reduzierten FRC nur in geringerem Maße möglich. In manchen Situationen wirkt sich dieser eingeschränkte Mischeffekt günstig aus. So kann die Sauerstoffkonzentration unter der Geburt durch einen vertieften Atemzug schnell zunehmen. Andererseits kann schon eine Apnoe von 30 Sekunden zu einem erheblichen pO_2-Abfall führen und sich ungünstig auf den fetalen Zustand auswirken.

> **MERKE**
> Bei einer Narkose muss möglichst rasch intubiert werden.

Sauerstoff- und Kohlendioxidtransport

Der vermehrt bereitgestellte Sauerstoff (s.o.) wird im Blut an Hämoglobin gebunden, dessen Gesamtmenge im Kreislauf trotz verminderter Konzentration gesteigert ist (➤ Kap. 15.5). Die Sauerstofftransportkapazität in der Schwangerschaft ist damit erhöht. Der CO_2-Abtransport vom Fetus wird durch den mütterlichen pCO_2-Abfall erleichtert, da der CO_2-Gradient zwischen Fetus und Mutter auf diese Weise zunimmt.

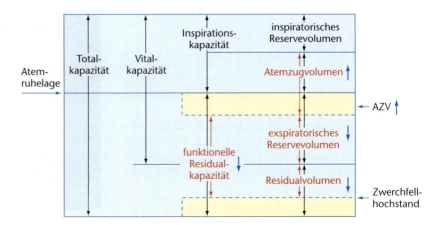

Abb. 15-5 Lungenvolumina und -kapazitäten in der Schwangerschaft (gegenüber Nichtschwangeren).

Ein weiterer Effekt des pCO_2-Abfalls ist die Entwicklung einer respiratorischen Alkalose, die durch eine leichte Reduktion des Bikarbonatspiegels nur teilweise kompensiert wird. Dadurch steigt der pH leicht an, mit Linksverschiebung der Sauerstoffbindungskurve und einer Steigerung der Affinität von Hämoglobin zu Sauerstoff. Die so erschwerte Sauerstoffabgabe scheint eher ungünstig für die Versorgung des Fetus mit Sauerstoff zu sein. Doch der erhöhte Blut-pH-Wert führt zu einer höheren Konzentration von Diphosphoglyzerat in den mütterlichen Erythrozyten und verschiebt so die Sauerstoffbindungskurve nach rechts, was die Sauerstoffabgabe erleichtert. In der Plazenta wird die Sauerstoffbindung noch weiter „gelockert". Während des Diffusionskontakts nimmt infolge des CO_2-Austauschs die Sauerstoffaffinität des mütterlichen Blutes ab, sodass für den Fetus ein erhöhtes Sauerstoffangebot zur Verfügung steht. Eine unterstützende Wirkung auf den Sauerstoffaustausch hat die hohe Sauerstoffbindungskapazität des fetalen Blutes mit seiner Hämoglobinkonzentration von etwa 18 g/dl.

15.8 Nieren und Harntrakt

Renale Funktion

Glomeruläre Filtrationsrate und Kreatininclearance Bereits kurz nach der Konzeption nehmen Nierendurchblutung und Glomeruläre Filtrationsrate (GFR) deutlich zu. Bis zum Beginn des 2. Trimenons beträgt die Steigerung 40–50%. Parallel dazu steigt die Kreatinin-Clearance, womit die Serumkreatininkonzentration sinkt und deshalb in der Schwangerschaft bereits oberhalb von 0,8 mg/dl verdächtig ist.

Glukosurie Die tubuläre Rückresorptionskapazität ist durch die hohe GFR überfordert, wodurch Glukose und Proteine mit dem Urin ausgeschieden werden. Eine Glukosurie während der Schwangerschaft ist also nicht zwangsläufig pathologisch, was im klinischen Alltag als „verminderte Nierenschwelle für Glukose" bezeichnet wird. Während diese Schwelle gewöhnlich Blutglukosekonzentrationen von 150–180 mg/dl entspricht, liegt sie in der Schwangerschaft bei etwa 100 mg/dl.

> **PRAXISTIPP**
> Obwohl eine Glukosurie, von der 15–19% der Schwangeren betroffen sind, in der Regel harmlos ist, sollte ein Gestationsdiabetes ausgeschlossen werden.

Proteinurie Die gegenüber Nichtschwangeren leicht erhöhte Proteinurie bleibt wie die GFR während des 2. und 3. Trimenons weitgehend konstant und beträgt durchschnittlich 100–130 mg/d. Werte von mehr als 300 mg/d liegen deutlich außerhalb der Norm.

> **PRAXISTIPP**
> Eine pathologisch erhöhte Proteinurie kann zwar auch bei einer Infektion der Harnwege auftreten, häufiger ist sie jedoch das Zeichen einer manifesten Präeklampsie (> Kap. 19.10).

Ableitende Harnwege

Ureterkompression Durch die Relaxierung der glatten Muskulatur kommt es schon in der Frühschwangerschaft zur Dilatation des Nierenbeckens und der Harnleiter mit einer Volumenzunahme um das 3- bis 4fache. Eine zusätzliche Erweiterung in der Spätschwangerschaft (> Abb. 15-6) ist das Ergebnis einer Ureterkompression am Übergang zum kleinen Becken durch den vergrößerten Uterus. Dabei ist die Dilatation auf der rechten Seite in der Regel ausgeprägter, was mit der Dextrorotation des Uterus und dessen Verdrängung durch das Sigma zusammenhängt. Ein weiterer zur Ureterkompression beitragender Faktor ist die enge Nachbarschaft zum erheblich dilatierten ovariellen Venengeflecht.

> **PRAXISTIPP**
> **Harnwegsinfekte**
> Die Dilatation der Harnwege, verbunden mit dem verlangsamten Harnfluss, begünstigt eine Keimaszension. Schwangere laufen daher eher Gefahr, eine Harnwegsinfektion zu entwickeln, was wiederum mit einem erhöhten Frühgeburtsrisiko verbunden ist und bei unzureichender Behandlung zur Pyelonephritis führen kann.

Blasenkapazität Eine mit fortschreitendem Schwangerschaftsalter steigende Miktionsfrequenz ist physiologisch und kann neben einer Zunahme der Urinproduktion auf eine Kompression der Blase durch den Uterus zurückgeführt werden. So steigt der Blasendruck von 8 cmH_2O in der Frühschwangerschaft auf bis zu 20 cmH_2O am Geburtstermin. Die reduzierte Blasenkapazität erklärt die Häufung spontanen Urinabgangs. Dieser löst oft die Befürchtung eines vorzeitigen Blasensprungs aus, da sich ein Fruchtwasserabgang ähnlich bemerkbar machen kann.

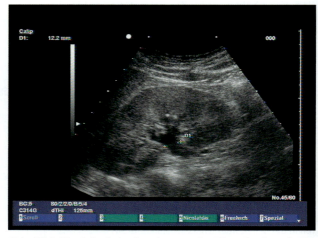

Abb. 15-6 Physiologische Erweiterung des Nierenbeckens in der Spätschwangerschaft.

15.9 Gastrointestinaltrakt

Mundhöhle Das Zahnfleisch wird in der Schwangerschaft häufig hyperämisch, ödematös und verletzbarer, sodass bereits eine milde Traumatisierung mit der Zahnbürste zu einer Blutung führen kann. Für Karies sind Schwangere jedoch anscheinend nicht anfälliger.

> **PRAXISTIPP**
> Im 1. Trimenon können ein verstärkter Speichelfluss, abnorme Essgelüste und eine morgendliche Übelkeit auftreten. Die Ursachen sind unbekannt. Möglicherweise spielen psychosomatische Aspekte eine wichtige Rolle.

Ösophagus und Magen Während der intragastrische Druck in der Schwangerschaft erhöht ist und die Säurebildung des Magens zum Geburtstermin steigt, sind der intraösophageale Druck, die Ösophagusmotilität und der Muskeltonus am Zwerchfelldurchtritt vermindert. Diese Veränderungen begünstigen den Reflux von Mageninhalt und erklären das in der Schwangerschaft häufigere Sodbrennen. Zur Häufigkeit dieser Beschwerden trägt wahrscheinlich auch die in der Spätschwangerschaft veränderte Lage des Magens bei, der durch den vergrößerten Uterus weit nach oben unter das Zwerchfell gedrängt wird.

> **MERKE**
> Die Neigung zur Regurgitation verstärkt sich unter der Geburt durch eine beträchtlich verzögerte Magenentleerung, sodass im Fall einer notwendigen Narkose ein deutlich erhöhtes Aspirationsrisiko berücksichtigt werden muss.

Darm Die **Darmpassage** ist durch die verminderte Motilität verlangsamt, sodass die intestinale Resorption während der Schwangerschaft verbessert ist. Die Relaxierung der glatten Muskulatur des Dickdarms fördert eine Tendenz zur Obstipation, insbesondere bei geringer Flüssigkeitsaufnahme und ballaststoffarmer Kost.

Eine wichtige anatomische Änderung betrifft die **Appendix vermiformis,** die während der Schwangerschaft durch den wachsenden Uterus mit dem Zökum nach oben und außen verlagert wird und am Ende des 3. Trimenons die rechte Flanke erreichen kann. Damit verändert auch der Schmerzpunkt bei einer Appendizitis seine Lage (➤ Kap. 18.5.4).

135 Animation Lage des Appendix in der Schwangerschaft

Leber Durch die Schwangerschaft ändert sich weder die Morphologie noch die Perfusion der Leber. Es werden jedoch vermehrt Gerinnungsfaktoren gebildet (➤ Kap. 15.5), ebenso Globuline, die als Transportproteine dienen. Dazu zählen Transferrin, Caeruloplasmin, Transkortin und das sexualhormonbindende Globulin (SHGB). Infolge der schwangerschaftsinduzierten Volumenexpansion nimmt die Albuminkonzentration leicht ab. Das Gleiche gilt für die Serumwerte der hepatischen Zellenzyme GOT und GPT sowie für die Cholinesterase (➤ Tab. 15-1).

Tab. 15-1 Laborwertveränderungen in der normalen Schwangerschaft.

Vermindert	Erhöht
Albumine im Serum ↓	Globuline (↑)
GOT und GPT ↓	Lipide ↑
Hämoglobin und Eisen ↓	Gerinnungsfaktoren I, VII, VIII, X ↑
Kreatinin ↓	AP ↑↑

> **PRAXISTIPP**
> Zu großen Missverständnissen kann ein erheblich gesteigerter Serumspiegel der AP führen. Er ist in der Schwangerschaft nur selten hepatobiliär oder ossär bedingt, sondern meist plazentaren Ursprungs. Ein Wert von 1.000 U/l kann dabei durchaus überschritten werden.

Gallenblase Die Gallenblase zeichnet sich in der Schwangerschaft durch eine verminderte Kontraktilität aus. Typischerweise entleert sie sich nach den Mahlzeiten unvollständig, wobei der Galleabfluss durch die erhöhte Viskosität zusätzlich beeinträchtigt wird. In Kombination mit dem Cholesterinanstieg in der Schwangerschaft sind so die bei Mehrgebärenden gehäuft auftretenden Cholesterinsteine erklärbar.

Die Ursachen für die seit Langem bekannte Disposition in der Schwangerschaft zur intrahepatischen Cholestase und zum Pruritus sind jedoch unbekannt. Der lange Zeit postulierte Zusammenhang mit erhöhten Östrogenspiegeln muss nach neueren Ergebnissen bezweifelt werden.

15.10 Endokrines System

Hypophyse

Hypophysengröße Während der Schwangerschaft nimmt die Größe der Hypophyse auf mehr als das Doppelte zu. Eine Schädigung der eng benachbarten Sehnervenkreuzung mit der Folge von Gesichtsfeldausfällen ist aber nicht zu befürchten, solange es sich nicht um Makroprolaktinome handelt, die in der Schwangerschaft deutlich größer werden können.

Hormonproduktion Durch die plazentare Steroidsynthese wird die hypophysäre Bildung der Gonadotropine FSH und LH gehemmt. Wachstumshormone werden in kaum veränderter Menge freigesetzt. Die Prolaktinbildung steigt jedoch erheblich, sodass der mütterliche Plasmaspiegel am Ende des 3. Trimenons den präkonzeptionellen Ausgangswert um das 10fache übertrifft.

Auf den Schwangerschaftsverlauf übt Prolaktin keinen Einfluss aus. Entscheidende Bedeutung hat es hingegen im Rahmen der Proliferation und Differenzierung der Brustdrüse und sorgt damit für die Produktion und Sekretion von Muttermilch.

Die Konzentrationen der vom Hypothalamus gebildeten Neurohormone Oxytocin und ADH sind während der Schwangerschaft weitgehend unverändert. Allerdings ist die Stimulierbarkeit der ADH-Freisetzung auf osmotische Reize erhöht. Zu einer vermehrten Oxytocinfreisetzung kommt es erst am Ende der Geburt.

Schilddrüse

Hormonproduktion Unter dem Einfluss von Östrogenen werden in der Leber mehr Transportproteine gebildet. Damit ist auch die Konzentration des zirkulierenden thyreoxinbindenden Globulins (TBG) in der Schwangerschaft erhöht. Die Menge des aktiven (freien) Trijodthyreonins (fT_3) und Thyreoxins (fT_4) bleibt aber dennoch konstant, weil die Gesamtkonzentration von T_3 und T_4 im 1. und 2. Trimenon ansteigt. Ein leichter Anstieg von fT_4 tritt nur während des 1. Trimenons auf, begleitet vom Anstieg des humanen Choriongonadotropins (hCG), welches ähnliche Wirkungen auf die Schilddrüse entfaltet wie das thyreoideastimulierende Hormon (TSH). Während die Plazenta weitere potente Schilddrüsen-stimulierende Faktoren bildet, bleiben die TSH-Spiegel nach einem passageren Abfall während des hCG-Gipfels im weiteren Verlauf im Normbereich.

Jodstoffwechsel Zur Gewährleistung einer euthyreoten Stoffwechsellage ist eine ausreichende Jodzufuhr essenziell. Darauf muss in der Schwangerschaft in besonderer Weise geachtet werden, da Jod infolge der gesteigerten glomerulären Filtrationsrate vermehrt ausgeschieden wird. Außerdem geht freies Jod auf transplazentarem Wege zum Kind über und reichert sich in der fetalen Schilddrüse an.

Fetale Hormonproduktion Die fetale Schilddrüse beginnt mit der T_3- und T_4-Bildung bereits am Anfang des 2. Trimenons. Dabei ist die Jodbindung der fetalen Schilddrüse gegenüber der mütterlichen etwa 40fach gesteigert. Da TSH nicht plazentagängig ist, wird die fetale Schilddrüsenhormonproduktion unabhängig von der Mutter geregelt.

Nebenschilddrüse

In der Schwangerschaft entwickelt sich ein physiologischer Hyperparathyreoidismus mit einer vermehrten Freisetzung von Parathormon (PTH). PTH fördert die ossäre Kalziumfreisetzung, die renale Kalziumrückresorption und die Bildung von Vitamin D. Damit dient es dem erhöhten Kalziumbedarf in der Schwangerschaft und dabei insbesondere dem fetalen Knochenaufbau, für den etwa 30 g Kalzium bereitgestellt werden müssen. Die gleichzeitig erhöhte Kalzitoninausschüttung wirkt gemeinsam mit östrogenvermittelten Effekten einer Steigerung des Knochenabbaus bei der Mutter entgegen.

Obwohl die Kalziumgesamtkonzentration in der Schwangerschaft parallel zum Serumalbumin abfällt, bleibt der Spiegel des freien Kalziums unverändert. Ein wichtiger Mechanismus zur Aufrechterhaltung des Serumkalziums – ohne die ossären Reserven anzugreifen – besteht in einer verstärkten intestinalen Resorption. Dafür sorgt nicht nur das die Vitamin-D-Bildung fördernde PTH, sondern auch eine Stimulation der renal und plazentar gebildeten α-Hydroxylase, die zu einer erhöhten Bildung von aktivem Vitamin D führt.

Nebenniere

ACTH und Kortisol Die Größe der Nebenniere nimmt während der Schwangerschaft nur gering zu. Die Serumkonzentration des zirkulierenden Kortisols ist jedoch beträchtlich gesteigert, wobei ein großer Teil an Transkortin gebunden wird. Dennoch ist der freie Kortisolspiegel nahezu verdoppelt. Dies steht im Zusammenhang mit einer im Schwangerschaftsverlauf ansteigenden hypophysären Freisetzung des ACTHs (ACTH). Die tageszeitabhängigen Schwankungen von ACTH und Kortisol mit morgendlichen Spitzenwerten bleiben in der normalen Schwangerschaft erhalten.

Aldosteron Im Rahmen der physiologischen Aktivierung des Renin-Angiotensin-Aldosteron-Systems kann bereits ab der 15. Schwangerschaftswoche eine deutlich erhöhte Aldosteronkonzentration im Plasma gemessen werden. Aldosteron spielt eine wichtige Rolle bei der Regulierung des Natrium- und Wasserhaushalts (> Kap. 15.8).

Androgene Die mütterlichen Plasmakonzentrationen der Androgene Androstendion und Testosteron steigen während der Schwangerschaft. An der Bildung sind die Ovarien beteiligt. Das Testosteron erreicht den fetalen Kreislauf jedoch nicht, da es durch den Trophoblasten fast vollständig in 17β-Estradiol umgewandelt wird.

Nebennierenmark Im Nebennierenmark kommt es während der Schwangerschaft zu keinen nennenswerten Veränderungen. Die Bildung der Katecholamine gleicht der bei nicht schwangeren Frauen. Dies zeigen Untersuchungen der Plasma- und Urinkonzentration von Adrenalin und Noradrenalin. Allerdings steigen die Katecholaminspiegel am Geburtstermin.

009 Literatur Kap. 15

010 Praxisfragen Kap. 15

077 IMPP-Fragen Kap. 15

KAP. 16 Ärztliche Betreuung in der Schwangerschaft

F. Kainer

16.1	Diagnose von Schwangerschaft und Schwangerschaftsalter 209	
16.2	Anamnese und körperliche Untersuchung 211	
16.3	Ultraschalluntersuchung 215	
16.4	Kardiotokographie (CTG) 217	
16.5	Biochemische Diagnostik 219	
16.6	Impfungen während der Schwangerschaft 220	
16.7	Mutterschaftsrichtlinien 220	
16.8	Mutterschutzgesetz 222	
16.9	Geburtsvorbereitung 222	

Eine umfassende Anamnese und klinische Untersuchung zu Beginn der Schwangerschaft sind zusammen mit der Sonographie wichtige Voraussetzungen für eine frühzeitige Erfassung von Risikofaktoren. Eine rechtzeitige Diagnose mütterlicher und fetaler Erkrankungen ist ein entscheidender Faktor für eine effektive Behandlung von Erkrankungen in der Schwangerschaft. Ein weiterer Schwerpunkt der ärztlichen Betreuung besteht in einer umfassenden Beratung der Schwangeren über die Untersuchungsmöglichkeiten während der Schwangerschaft.

16.1 Diagnose von Schwangerschaft und Schwangerschaftsalter

Schwangerschaftszeichen

Meist veranlassen unspezifische Hinweiszeichen (➤ Tab. 16-1) auf eine bestehende Schwangerschaft (Ausbleiben der Regelblutung, Übelkeit) oder ein selbst durchgeführter Schwangerschaftstest die Patientin, den Arzt zur Bestätigung der Schwangerschaft zu konsultieren. Da eine frühe Gravidität durch eine sonographische Untersuchung und/oder durch Hormontests aus Blut oder Urin (β-hCG-Nachweis) zuverlässig diagnostiziert werden kann, haben die „unsicheren" Schwangerschaftszeichen an Bedeutung verloren.

> **MERKE**
> Man unterscheidet unsichere und wahrscheinliche von sicheren Schwangerschaftszeichen (➤ Tab. 16-1).

Tab. 16-1 Schwangerschaftszeichen.

Unsichere Zeichen	Wahrscheinliche Zeichen	Sichere Zeichen
• morgendliche Übelkeit • Erbrechen • Appetitänderungen • Befindlichkeitsstörungen	• Amenorrhö • Brustspannen • Uteruszeichen	• sonographische Bestätigung • hörbare fetale Herztöne • fetale Kindsbewegungen

Unsichere Schwangerschaftszeichen

Unsichere Schwangerschaftszeichen sind physische und psychische Veränderungen, die auch bei vielen anderen Erkrankungen auftreten. Beim Vorliegen dieser Symptome muss eine Schwangerschaft zuverlässig ausgeschlossen werden:
- morgendliche Übelkeit, Erbrechen und Appetitänderungen (abnorme Gelüste)
- vermehrter Speichelfluss
- häufiger Harndrang (Pollakisurie) oder Obstipation
- Fluor vaginalis (vermehrt, ohne zugrunde liegende Infektion).

Wahrscheinliche Schwangerschaftszeichen

Bei den wahrscheinlichen Schwangerschaftszeichen handelt es sich um typische Veränderungen der Genitalorgane aufgrund der hormonellen Umstellung durch die Schwangerschaft:
- Ausbleiben der Periodenblutung (sekundäre Amenorrhö)
- Uteruszeichen: Veränderung der Konsistenz und Größe des Uterus; das wichtigste Hinweiszeichen auf eine Schwangerschaft.

Bei der gynäkologischen Palpationsuntersuchung können folgende „**Uteruszeichen**" getastet werden:

- **Hegar-Schwangerschaftszeichen:** Durch die Auflockerung des unteren Gebärmutteranteils (unteres Uterinsegment) ist das Gewebe so weich, dass sich die Finger der inneren und äußeren Hand bei der bimanuellen Untersuchung fast berühren.
- **Piskaček-Schwangerschaftszeichen:** Durch ein stärkeres lokales Wachstum und eine weichere Konsistenz des Myometriums an der Einnistungsstelle (Progesteronwirkung) kommt es zu einer einseitigen Vorwölbung des Uterus. Diese Veränderung tritt bereits in der 5.–12. Schwangerschaftswoche (SSW) auf.
- **Noble-Schwangerschaftszeichen:** Die seitliche Ausladung des Uterus durch Verbreiterung und Ausdehnung des unteren Uterinsegments ist vom seitlichen Scheidengewölbe aus ab der 13./14. Schwangerschaftswoche tastbar.
- **Osiander-Arterienzeichen:** Vom Scheidengewölbe aus kann an den Kanten des schwangeren Uterus die Pulsation der aufsteigenden A. uterina getastet werden.
- **Stock-Tuch-Zeichen:** Die Umgebung der Portio ist weicher im Gegensatz zum festen inneren Anteil der Portio.
- **Pinard-Zeichen:** Ab der 16. Schwangerschaftswoche kann man ein Ballottement der Frucht im Uterus ertasten.
- **Holzapfel-Zeichen:** Das Perimetrium des Corpus uteri fühlt sich rau an.
- **Brustzeichen:** Durch Flüssigkeitseinlagerungen vergrößert sich die Brust und spannt (Mastodynie). Zusätzlich sind die Brustwarzenhöfe verstärkt pigmentiert.
- **Hautveränderungen:** Es kann zur verstärkten Pigmentierung, vor allem in der Medianlinie des Unterbauchs (Linea fusca), um alte Schwangerschaftsstreifen herum und im Gesicht kommen.
- **Vulva, Vagina:** Die vermehrte Durchblutung im Genitalbereich führt zu einer lividen Verfärbung der Scheidenhaut und des Scheideneingangs. Die Scheide wird dehnbarer und hat eine samtartige Oberfläche.

Sichere Schwangerschaftszeichen

Der eindeutige Nachweis **kindlicher Aktionen** zählt zu den sicheren Schwangerschaftszeichen. Hierzu gehören:

- Auskultation fetaler Herztöne (ab 12. Schwangerschaftswoche)
  - 109 Audio fetale Herztöne
- von der Mutter spürbare und von außen fühlbare fetale Bewegungen (ab 18. Schwangerschaftswoche).

Zu den sicheren Schwangerschaftszeichen zählt außerdem die **sonographische Sicherung** einer Schwangerschaft. Die wichtigsten Befunde sind hierbei:
- sonographischer Nachweis der intrauterinen Fruchthöhle (ab 4. + 3. Schwangerschaftswoche)
- sonographischer Nachweis der embryonalen/fetalen Herzaktionen (ab 5. + 3. Schwangerschaftswoche).

Weitere sichere Schwangerschaftszeichen sind **biochemische Schwangerschaftszeichen.** Der Synzytiotrophoblast (Plazentagewebe) produziert bereits eine Woche nach der Konzeption das Glykoprotein hCG, welches im mütterlichen Serum und Harn nachgewiesen werden kann. Mit immunologischen Untersuchungsmethoden wird bestimmt, ob hCG vorhanden ist oder nicht (qualitative Untersuchung). Semiquantitative Methoden ermöglichen auch eine Aussage über die Konzentration von β-hCG bei speziellen Fragestellungen (Extrauteringravidität, Blasenmole). Mit exakten radioimmunologischen Methoden ist ein qualitativer Nachweis ab einer Konzentration von 5 IE/l im Serum möglich (> Abb. 16-1). Eine genaue quantitative Analyse wird vor allem zur Diagnostik der Extrauteringravidität eingesetzt.

> **PRAXISTIPP**
> Erhöhte β-hCG-Werte finden sich auch beim Chorionkarzinom, bei der Blasenmole und bei hCG bildenden Ovarialtumoren.

Gestationsalter und Entbindungstermin

Die Bestimmungen des Gestationsalters und des voraussichtlichen Entbindungstermins sind wichtige Parameter bei der Betreuung während der Schwangerschaft. Die Bestimmung der Schwangerschaftsdauer ist für viele Fragestellungen erforderlich (Einfluss von teratogenen Schädigungen, Management bei drohender Frühgeburtlichkeit, Geburtsmodus).

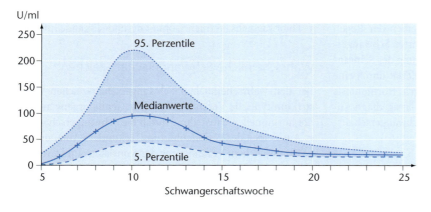

Abb. 16-1 Verlaufskurven der Serumkonzentration von β-hCG.

Das Gestationsalter wird in Schwangerschaftswochen post menstruationem (p.m.; Zeit seit dem ersten Tag der letzten Menstruation) angegeben. Diese Schwangerschaftsdauer ist 2 Wochen länger als die post conceptionem ermittelte (p.c.; Zeit seit der Konzeption). Um Fehlberechnungen zu vermeiden, wird daher in der Fachliteratur die Gestationszeit ausschließlich in vollendeten Schwangerschaftswochen p.m. angegeben.

MERKE
Nur 4% der Kinder werden am errechneten Entbindungstermin geboren. Der normale Entbindungszeitraum erstreckt sich von 2 Wochen vor bis 2 Wochen nach dem errechneten Termin.

Zusätzlich wird die Schwangerschaft in 3 Abschnitte (Trimenon) eingeteilt.
- 1. Trimenon: bis 12. + 0. Schwangerschaftswoche
- 2. Trimenon: 12. + 0.–24. + 0. Schwangerschaftswoche
- 3. Trimenon: > 24. + 0. Schwangerschaftswoche.

Das Gestationsalter kann anhand anamnestischer Daten, einer klinischen Untersuchung (Uterusgröße, Fundusstand) oder per Ultraschall bestimmt werden.

Berechnung des Gestationsalters

Bekannter Konzeptionstermin Bei bekanntem Konzeptionstermin ist die Berechnung exakt. Der genaue Konzeptionstermin ist aber mit Ausnahme der künstlichen Befruchtung meist nicht bekannt.

MERKE
Vom Tag der Konzeption bis zum Tag der Geburt beträgt die mittlere Schwangerschaftsdauer **267 Tage** (38 Wochen).

Da die Gestationszeit auf 40 Wochen berechnet wird, ergibt sich folgende Berechnungsregel:
Entbindungstermin = Konzeptionstermin minus 7 Tage minus 3 Monate plus 1 Jahr
Beispiel: Bei einer Konzeption am 14. Januar 2006 ist der Entbindungstermin der 7. Oktober 2006.

Unbekannter Konzeptionstermin Bei unbekanntem Konzeptionstermin wird der Entbindungstermin nach der **Naegele-Regel** berechnet. Ab dem Tag der letzten Menstruation beträgt die mittlere Schwangerschaftsdauer 281 Tage (entspricht 40 Wochen oder 10 Mondmonaten). Voraussetzung dafür ist allerdings ein regelmäßiger 28-tägiger Zyklus.
Entbindungstermin = erster Tag der letzten Menstruation plus 7 Tage minus 3 Monate plus 1 Jahr
Beispiel: War der erste Tag der letzten Menstruation der 7. April 2006, dann ist der Entbindungstermin der 14. Januar 2007.

Abweichungen vom 28-Tage-Zyklus sind in der Berechnung mit der **erweiterten Naegele-Regel** berücksichtigt:
Entbindungstermin = erster Tag der letzten Menstruation plus 7 Tage minus 3 Monate plus 1 Jahr ± × Tage
Für × werden die Tage mit der jeweiligen Abweichung vom 28-Tage-Zyklus eingetragen.

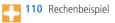 110 Rechenbeispiel

Fehlerquellen der Naegele-Regel sind Zwischenblutungen in der Frühschwangerschaft oder verspätete Ovulationen und verschieden lange Kalendermonate.

MERKE
Entbindungstermin = Konzeptionstermin minus 7 Tage minus 3 Monate plus 1 Jahr.
   Entbindungstermin = erster Tag der letzten Menstruation plus 7 Tage minus 3 Monate plus 1 Jahr ± x Tage.
   Durch Blutungen, z.B. zum Zeitpunkt der Einnistung der befruchteten Eizelle (Nidationsblutung), sind Fehlbestimmungen möglich.

Für die Berechnung der Gestationszeit werden meist **Gravidogramme** verwendet, die eine Festlegung des Entbindungstermins sowohl nach anamnestischen Daten als auch anhand von Ultraschalldaten ermöglichen.

Klinische Zeichen zur Bestimmung des Gestationsalters

Die Bestimmung der Größe des Uterus (Fundusstand) ermöglicht bei normaler fetaler Entwicklung eine ungefähre Abschätzung der Gestationszeit. Das erste Auftreten von Kindsbewegungen (Erstgebärende ca. 20. Schwangerschaftswoche, Mehrgebärende ca. 18. Schwangerschaftswoche) ist für die exakte Bestimmung der Gestationszeit nicht geeignet, ermöglicht jedoch eine ungefähre Einschätzung der Schwangerschaftsdauer.

16.2 Anamnese und körperliche Untersuchung

Allgemeine und geburtshilfliche Anamnese

Allgemeine Anamnese

Eine ausführliche Anamnese ist der entscheidende Faktor, um die Vorstellungen, Ängste und Sorgen der Schwangeren kennen zu lernen. Nur so sind eine individuelle Beratung und Betreuung der Schwangeren möglich. Risikofaktoren können rechtzeitig erkannt und häufig vermieden werden.
Psychische Anamnese Die Anamnese beginnt mit der Frage: „Wie geht es Ihnen?" Im Vordergrund steht primär das subjektive Befinden der Schwangeren, erst in zweiter Linie werden medizinisch wichtige Fakten abgefragt. Der Ablauf der Anamnese wird von der Schwangeren bestimmt. Von ärztlicher Seite ist jedoch darauf zu achten, dass alle wesentlichen Punkte angesprochen werden. Die Diagnose einer Schwangerschaft kann für eine Frau eine erhebliche psychische Belastung darstellen. Neben Partnerproblemen können Ängste vor kindlichen Fehlbildungen oder vor der Geburt die Schwangerschaft belasten.
Arbeits- und Sozialanamnese Die berufliche Situation (Karriereknick, Mobbing am Arbeitsplatz durch Vorgesetzte

und Kollegen) kann den Schwangerschaftsverlauf ungünstig beeinflussen. Schwierige soziale Verhältnisse sollten frühzeitig erfasst werden, damit nach Lösungen gesucht werden kann.

Allgemeine Vorerkrankungen Verschiedene Allgemeinerkrankungen (Diabetes mellitus, Niereninsuffizienz, Organtransplantation, Herz-Kreislauf-Erkrankungen, Kollagenosen, Anfallsleiden) können zu lebensbedrohlichen Komplikationen bei Mutter und Kind führen (> Kap. 18). Für eine fachgerechte, interdisziplinäre Therapie ist eine frühzeitige Erfassung der Erkrankung erforderlich. Bei Infektionserkrankungen ist nicht nur die Erkrankung der Mutter, sondern auch das fetale Erkrankungsrisiko zu berücksichtigen.

Ebenso sind die seit der Konzeption eingenommenen Medikamente zu erfragen. Auch nach Nikotin-, Alkohol- und Drogenkonsum sowie nach Ernährungsgewohnheiten muss gezielt gefragt werden.

Familienanamnese Genetische Erkrankungen in der Familie werden aus Sorge einer möglichen Weitervererbung meist von den Schwangeren selbst angesprochen. Durch eine zusätzliche genetische Beratung beim Genetiker kann meist geklärt werden, inwieweit eine pränatale Diagnose möglich und sinnvoll ist.

Gynäkologische Anamnese

Vorausgegangene gynäkologische Erkrankungen (Infektionen) und Operationen (Konisation, Entfernung von Myomen, Inkontinenzoperationen) werden detailliert erfragt. Zusätzlich wird eine genaue Zyklusanamnese (Datum der letzten Menstruation, Blutungsstärke, bisherige Kontrazeption) erhoben.

Geburtshilfliche Anamnese

Die Anamnese umfasst:
- **Letzte Regelblutung:** Für die Berechnung des Entbindungstermins
- **Konzeption:** Ist der Zeitpunkt der Konzeption bekannt, so wird er zur Errechnung des Entbindungstermins verwendet.
- **Anzahl von Aborten:** Neben der Anzahl der Aborte ist deren Zeitpunkt wesentlich, um eine evtl. notwendige Behandlung einleiten zu können. Auch frühere Schwangerschaftsabbrüche können zu Schwangerschaftskomplikationen (Frühgeburtsrisiko) führen. Ebenso müssen Extrauteringraviditäten erfragt werden, da ein erhöhtes Wiederholungsrisiko besteht.
- **Verlauf der bisherigen Schwangerschaften:** Viele Erkrankungen wiederholen sich bei einer folgenden Schwangerschaft (Gestationsdiabetes, Präeklampsie, Frühgeburtlichkeit, Hyperemesis gravidarum, Harnwegsinfektionen). Durch eine rechtzeitige Therapie kann der Schweregrad gemildert werden.
- **Verlauf vorangegangener Entbindungen:** Verschiedene Risikosituationen bei einer vorangegangenen Geburt (Sectio, Schulterdystokie, vaginal-operative Entbindung, frustrane Einleitungsversuche) beeinflussen das Vorgehen bei der aktuellen Schwangerschaft. Vor allem Notfallsituationen bei einer vorangegangenen Geburt (Notfallkaiserschnitt, geschädigtes Kind) führen zu großen Ängsten und Verunsicherung der Schwangeren, die den Schwangerschaftsverlauf und die Geburt ungünstig beeinflussen können. Schwere Geburtsverletzungen (Dammriss Grad III) können sich bei einer weiteren Geburt wiederholen. Bestehende Beschwerden (Stuhl- und Harninkontinenz) können sich während der Schwangerschaft verschlechtern.
- **Nachgeburtsperiode:** Die Wiederholung von Problemen in der Nachgeburtsperiode (Uterusatonie, Plazentarest) kann durch eine entsprechende Leitung der Nachgeburtsperiode vermieden werden.
- **Entwicklung früherer Kinder:** Die weitere Entwicklung der bereits geborenen Kinder ist zu erfragen, da bestimmte Fehlbildungen ein erhöhtes Wiederholungsrisiko beinhalten. Ebenso sind Angaben über den Zustand der Kinder nach der Geburt (Apgar-Werte, Verlegung in neonatologische Abteilung, Infektionszeichen), das Gewicht (Makrosomie, Wachstumsrestriktion) und das Geschlecht wichtig.
- **Schwangerschafts- und Geburtsstatus der Mutter:** Im klinischen Sprachgebrauch werden vorangegangene Schwangerschaften und Geburten folgendermaßen beschrieben:
  – Nulligravida bezeichnet eine Frau, die bisher noch nicht schwanger war.
  – Primigravida oder Erstgravida ist eine Frau, die erstmalig schwanger ist.
  – Plurigravida ist eine Frau, die zwei- bis fünfmal schwanger war.
  – Multigravida ist eine Frau, die sechsmal oder häufiger schwanger war.
  – Nullipara bezeichnet eine Frau, die noch nicht geboren hat.
  – Primipara oder Erstgebärende ist eine Frau, die erstmalig entbunden wird.
  – Pluripara oder Mehrgebärende ist eine Frau, die 2–5 Geburten hinter sich hat.
  – Multipara oder Vielgebärende bezeichnet eine Frau, die 6 oder mehr Kinder geboren hat.

Allgemeine Untersuchung

Bei der ersten Konsultation ist eine **allgemeinmedizinische Untersuchung** notwendig, um extragenitale Erkrankungen auszuschließen. Neben der Erhebung des Ernährungszustands (Körpergewicht, Body-Mass-Index) und der Konstitution wird eine grobe klinische Untersuchung des Herz-Kreislauf-Systems, der Lunge, des Bewegungsapparats und der Haut durchgeführt. Bei der Beurteilung der Extremitäten ist vor allem auf eine Varikose zu achten.

Eine Untersuchung des **Mittelstrahlurins** (Teststreifen auf Eiweiß, Nitrit, Blut) dient dem Ausschluss einer Harnwegsinfektion.

Ein Bestandteil der Erstuntersuchung ist die Beurteilung der **Michaelis-Raute.** Ihre Eckpunkte sind das Grübchen über dem

Dornfortsatz des 4. Lendenwirbels, der Beginn der Analfurche und die beiden Grübchen über den hinteren oberen Darmbeinstacheln. Im Normalfall kann man hier eine symmetrische Raute sehen. Bei verengtem Becken ist sie vertikal länger als horizontal. Eine asymmetrische Form deutet auf ein schräg verengtes Becken hin.

Äußere Palpation

Bedeutung des Fundusstandes

Normaler Fundusstand Höhenstand und Konsistenz des Uterus können zuverlässig durch eine äußere Palpation beurteilt werden. Wichtige klinische Orientierungspunkte für den normalen Fundusstand sind:
- 12. Schwangerschaftswoche: oberer Symphysenrand
- 16. Schwangerschaftswoche: 1–3 Querfinger über der Symphyse
- 20. Schwangerschaftswoche: zwischen Symphyse und Nabel
- 24. Schwangerschaftswoche: Nabelhöhe
- 28. Schwangerschaftswoche: 3 Querfinger über der Symphyse
- 32. Schwangerschaftswoche: zwischen Nabel und Rippenbogen
- 36. Schwangerschaftswoche: Rippenbogen.

Zum Entbindungstermin senkt sich der Fundus wieder 2 Querfinger unter den Rippenbogen ab.

MERKE
Der Fundusstand erlaubt eine rasche Orientierung über die Schwangerschaftsdauer und ergibt einen ersten klinischen Hinweis auf eine Schwangerschaftskomplikation (➤ Abb. 16-2).

Zu kleiner Fundusstand Steht der Fundus tiefer, als er es nach der errechneten Gestationszeit eigentlich müsste, kann dies folgende Ursachen haben:
- fetale Wachstumsrestriktion
- Fruchtwasserverminderung

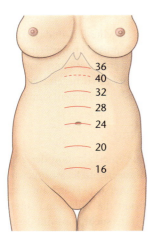

Abb. 16-2 Fundusstand in Abhängigkeit vom Gestationsalter.

- Fehlbildung
- abgestorbene Frucht.

Zu großer Fundusstand Steht der Fundus höher, als es der errechneten Gestationszeit entspräche (zu großer Fundusstand), kann dies folgende Ursachen haben:
- Mehrlingsschwangerschaft
- fetale Makrosomie
- Fruchtwasservermehrung
- Myom
- fetale Fehlbildungen.

PRAXISTIPP
Entscheidend ist bei der Messung des Fundusstandes, dass die Messstrecke exakt und geradlinig vom obersten Funduspunkt bis zum Oberrand der Symphyse verläuft.

Vor allem bei der klinischen Beurteilung eines makrosomen Kindes am Entbindungstermin ist die Messung des Symphysen-Fundus-Abstandes (SFA) hilfreich. Ein SFA von über 40 cm ist ein Hinweis auf eine Makrosomie.

Leopold-Handgriffe

Die Leopold-Handgriffe (➤ Abb. 16-3, Kap. 21.1) werden ab der 20. Schwangerschaftswoche bei leerer Harnblase durchgeführt. Die Schwangere liegt dabei auf dem Rücken (Achtung: Kava-Kompressionssyndrom), wobei die Beine angewinkelt sind. Der Untersucher sitzt auf der rechten Seite der Schwangeren. Diese Handgriffe werden am wehenlosen Uterus ausgeführt.

1. Leopold-Handgriff Der Fundusstand wird mit beiden Händen beurteilt, wobei die Bauchdecke mit der gebeugten ulnaren Handkante über dem Fundus sanft eingedrückt wird. Dabei wird auch versucht, den im Fundus liegenden Kindsteil (Kopf, Steiß) zu ertasten (➤ Abb. 16-3a).

2. Leopold-Handgriff Damit werden Lage und Stellung des Kindes beurteilt. Mit der flachen Hand wird versucht, die Stellung des Rückens und der kleinen Teile (Extremitäten) zu palpieren. Neben der Lage (Querlage, Längslage) kann in Abhängigkeit von der Position des Rückens die Stellung festgestellt werden (➤ Abb. 16-3b):
- I. Stellung: fetaler Rücken links
- II. Stellung: fetaler Rücken rechts.

Ergänzend wird die Stellung mit „a" bezeichnet, wenn der Rücken mehr ventral steht, und mit „b", wenn er mehr dorsal steht.

3. Leopold-Handgriff Mit diesem Handgriff wird der vorangehende Teil beurteilt. Er wird mit ausgestrecktem Daumen und abgespreizten Fingern über der Symphyse ertastet (➤ Abb. 16-3c). Der Kopf ist als harter runder Widerstand zu tasten. Ist er noch nicht in das Becken eingetreten, dann lässt er sich zwischen den Fingern und Daumen ballottieren. Der Steiß fühlt sich wie ein weicher, unregelmäßig begrenzter Widerstand an. Seine Beweglichkeit ist davon abhängig, ob der Steiß noch frei über dem Beckeneingang beweglich ist oder ob er bereits in das Becken eingetreten ist. Das typische Ballottement des Kopfes ist bei der Palpation des Steißes nicht vorhanden.

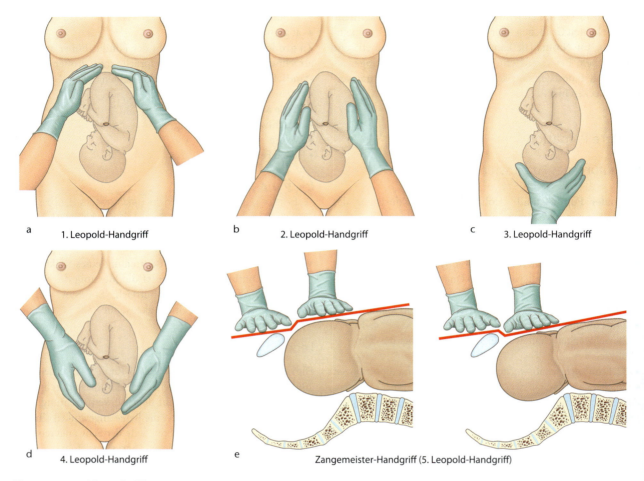

Abb. 16-3 Leopold-Handgriffe.

 111 Bilder-Quiz

4. Leopold-Handgriff Die Fingerspitzen werden von kranial kommend zwischen dem vorangehenden Kindsteil und den oberen Schambeinästen in Richtung Beckeneingang gedrückt. So wird die Beziehung des vorangehenden Kindsteils zum Beckeneingang untersucht (> Abb. 16-3d).

5. Leopold-Handgriff, Zangemeister-Handgriff Eine flache Hand wird auf den kindlichen Kopf und die zweite Hand flach auf die Symphyse aufgelegt. Im Normalfall überragt die kraniale Hand die Symphyse nicht. Bei einer Stufenbildung besteht bei gesprungener Fruchtblase der Verdacht auf ein Kopf-Becken-Missverhältnis (> Abb. 16-3e).

Kombinierte innere und äußere Untersuchung Mit der rechten Hand wird vaginal untersucht. Mit der flachen linken Hand wird der Kopf in den Beckeneingang gedrückt. Gelingt dies, so ist ein Missverhältnis weitgehend ausgeschlossen.

Vaginale Untersuchung

Die erste vaginale Untersuchung während der Schwangerschaft wird in der Regel auf dem gynäkologischen Untersuchungsstuhl durchgeführt. Gleichzeitig wird ein Abstrich entnommen (Pap-Abstrich zur Krebsvorsorge, Chlamydien-Screening).

Spekulumuntersuchung

Bei einem Hinweis auf eine Entzündung, Blutung oder einen Fruchtwasserabgang muss immer eine Spekulumuntersuchung durchgeführt werden. Weitere palpatorische Zervixuntersuchungen sind nur bei Vorliegen einer Indikation (Wehen, Blutung, Frühgeburtsbestrebungen) sinnvoll.

Zervixuntersuchung

Technik Wird nur eine Palpation der Zervix durchgeführt, dann liegt die Schwangere mit leicht angewinkelten Beinen auf dem Rücken. Der Untersucher sitzt auf der rechten Seite der Frau. Man desinfiziert die Vulva und spreizt mit der linken Hand die Labien. Untersucht wird mit 2 Fingern der rechten Hand.

> **PRAXISTIPP**
> Die Untersuchung muss schmerzlos oder zumindest schmerzarm sein, da sonst eine zuverlässige Einstellung der Zervix aufgrund der Anspannung der Beckenbodenmuskulatur nicht mehr möglich ist.

Beurteilung Beurteilt werden:
- Portiostand
- Länge der Portio
- Konsistenz der Portio
- Weite des Muttermundes.

Die Parameter werden semiquantitativ mit dem **Bishop-Score** erfasst (➤ Tab. 16-2). Er dient der Dokumentation einer Zervixinsuffizienz und ist ein wichtiger Parameter für die Wahl der optimalen Methode zur Geburtseinleitung.

Befunde Bei einem **Normalbefund** ist die Portio vaginalis der Zervix etwa 2–3 cm lang, derb, zapfenförmig und nach sakral gerichtet (Bishop-Score 0). Bei einer Erstgebärenden ist der Muttermund grübchenförmig zu tasten, bei einer Mehrgebärenden verläuft er meist quer.

Bei einer Mehrgebärenden kann die Portio auch bereits ab der Schwangerschaftsmitte etwas aufgelockert sein, und der äußere Muttermund kann etwas klaffen, ohne dass dies ein Hinweis auf eine drohende Frühgeburt ist. Nach der 36. Schwangerschaftswoche kommt es meist zu einer beginnenden Verkürzung und Auflockerung der Zervix mit geringgradiger Eröffnung des Muttermundes.

Ein pathologischer Befund ist eine **isthmozervikale Insuffizienz.** Hierbei ist die Portio verkürzt und aufgelockert zu tasten. Der Zervikalkanal und insbesondere der innere Muttermund sind geöffnet.

> **PRAXISTIPP**
> **Bedeutung des Bishop-Scores**
> - Bishop-Score > 3: drohende Frühgeburt
> - Bishop-Score < 7: Geburtseinleitung mit Prostaglandinen
> - Bishop-Score > 7: Geburtsreife, Geburtseinleitung mit Oxytocin möglich.

Uterusuntersuchung

In der Frühschwangerschaft wird der Uterus zur Beurteilung der Größe, Konsistenz und Lage des Organs und der Adnexen bimanuell palpiert. Ab der 6. Schwangerschaftswoche ist der Uterus meist vergrößert und aufgelockert. Bei der Palpation sind auch das Hegar- und Piskaček-Zeichen nachweisbar.

Beckenhöhlenuntersuchung

Vor der Geburt wird zusätzlich eine digitale Untersuchung der Beckenhöhle durchgeführt. Dabei ist auf Knochentumoren im kleinen Becken (sehr selten) und Myome zu achten. Wird bei der Untersuchung das Promontorium erreicht, dann ist von einem verkürzten Beckeneingang auszugehen.

> **PRAXISTIPP**
> Besteht die Gefahr eines Spätaborts oder einer Frühgeburt, ist eine Zervixsonographie mit Beurteilung des inneren Muttermundes und Messung der Zervixlänge indiziert (➤ Kap. 16.3).

16.3 Ultraschalluntersuchung

Ultraschalluntersuchungen sind nach den Mutterschaftsrichtlinien zwischen der 9. und 12., der 19. und 22. und der 30. und 32. Schwangerschaftswoche vorgesehen ➤ (Kap. 17.1.1)

Ultraschalldiagnostik in der Frühschwangerschaft

Die Ultraschalldiagnostik ist das wichtigste Hilfsmittel zur exakten Bestimmung des Implantationsortes, des Gestationsalters und der Vitalität des Embryos. Die Untersuchung wird normalerweise transabdominal durchgeführt. Außer bei der Erstuntersuchung wird nur dann eine transvaginale Sonographie durchgeführt, wenn transabdominal keine ausreichende Beurteilung möglich ist.
- **4. + 2.–5. + 0. Schwangerschaftswoche:** Die intrauterine Fruchthöhle mit Dottersackstruktur ist gegen Ende der 5. Schwangerschaftswoche darstellbar (➤ Abb. 16-4a).
- **5. + 0.–6. + 0. Schwangerschaftswoche:** Fruchthöhle, Dottersack und Embryonalanlage sind erkennbar. Ab der 5. + 3. Schwangerschaftswoche sind embryonale Herzaktionen nachweisbar (➤ Abb. 16-4b–c).

Die Fruchtblase kann transvaginal bereits 2–3 Tage nach dem Ausbleiben der Regelblutung dargestellt werden. Mit der abdominalen Sonographie gelingt dies meist erst eine Woche später.

Neben der Bestätigung der Intaktheit der Schwangerschaft ist die Diagnose von Zwillingsschwangerschaften mit Zuordnung der Eihautverhältnisse oder die Diagnostik einer Extrauteringravidität optimal möglich.

Das Gestationsalter kann anhand des Fruchtblasendurchmessers bzw. der Scheitel-Steiß-Länge (SSL, ab der 6. Schwan-

Tab. 16-2 Modifizierter Bishop-Score zur Beurteilung einer Zervixinsuffizienz.

Punkte	0	1	2	3
Länge der Portio	2 cm	1 cm	0,5 cm	verstrichen
Konsistenz der Portio	derb	mittel	weich	
Stellung der Portio	sakral	mediosakral	zentriert	
Muttermund	geschlossen	1 cm geöffnet	2 cm geöffnet	3 cm geöffnet
Leitstelle	Beckeneingang	Interspinalebene (IE) 1 cm über IE	1–2 cm unter IE	

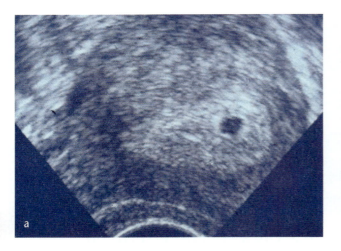
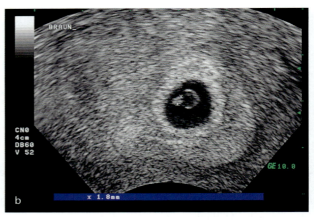
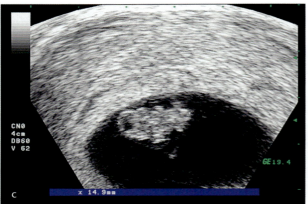
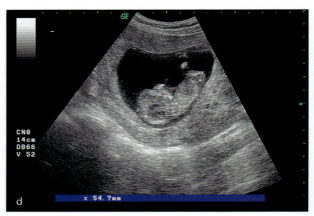

Abb. 16-4 Ultraschalldiagnostik in der Frühschwangerschaft.
a Intrauterine Fruchthöhle mit hoch aufgebautem Endometrium und exzentrischer Implantation des Fruchtsacks.
b Intrauteriner Fruchtsack mit Embryonalanlage.
c Embryonalanlage in der Fruchthöhle mit positiver Herzaktion.
d Scheitel-Steiß-Länge von 54 mm mit 11. + 5. Schwangerschaftswoche. Zeitpunkt des ersten Ultraschall-Screenings laut Mutterschaftsrichtlinien.

gerschaftswoche, ➤ Abb. 16-4d) exakt ermittelt werden. Ebenso wird der biparietale Durchmesser (BPD) bestimmt. Diese Werte werden später zusammen mit dem Abdomenquerdurchmesser zur Kontrolle des fetalen Wachstums herangezogen.

Auch eine differenzierte Fehlbildungsdiagnostik ist bereits am Ende des 1. Trimenons möglich (➤ Kap. 17.1.1).

Ultraschalldiagnostik im 1. und 2. Trimenon

Bei den sonographischen Untersuchungen in diesem Abschnitt wird anhand verschiedener Kriterien die regelrechte oder regelwidrige Entwicklung der Schwangerschaft festgestellt. Neben der Scheitel-Steiß-Länge und dem biparietalen Kopfdurchmesser des Fetus werden Plazenta und Fruchtwassermenge beurteilt. Zusätzlich ist eine genaue Darstellung der Organe möglich (➤ Kap. 17.1.1).

Die Screeninguntersuchung in der 19.–22. Schwangerschaftswoche dient dem Ausschluss fetaler Entwicklungsstörungen. Neben den mit einer Häufigkeit von 1–2% auftretenden schweren Fehlbildungen ist die frühe Diagnose einer fetalen Wachstumsrestriktion eine Hauptaufgabe der Sonographie. Dabei spielt die Doppler-Sonographie eine zentrale Rolle (➤ Kap. 17.1.1).

Die Ermittlung der Lage der Plazenta ist geburtshilflich relevant, ebenso die Bestimmung der fetalen Lage, der Stellung und der Poleinstellung. Außerdem kann die Zervixlänge bei isthmozervikaler Insuffizienz sonographisch bestimmt werden. Auch eine Beurteilung der mütterlichen Nieren ist möglich.

Doppler-Sonographie

Nach den Mutterschaftsrichtlinien ist eine Doppler-Untersuchung in folgenden Fällen indiziert:
- Verdacht auf intrauterine Wachstumsrestriktion
- vorangegangene Schwangerschaft mit Wachstumsrestriktion oder intrauterinem Fruchttod
- Hypertonie in der Schwangerschaft

- Zwillingsschwangerschaft mit Wachstumsdiskrepanz der Feten
- Verdacht auf Fehlbildungen (Herzfehlbildungen)
- Auffälligkeiten der fetalen Herzfrequenz.

Die Auswahl des geeigneten Blutgefäßes ist von der Indikation abhängig (> Kap. 17.1.1).

16.4 Kardiotokographie (CTG)

Grundlagen

Die Überwachung des fetalen Wohlbefindens ist mit der Kardiotokographie möglich. Die fetale Herzfrequenz wird von einem Ultraschallabnehmer über die Bauchdecke der Mutter registriert, wobei sie aus dem Abstand zwischen 2 Herzschlägen hochgerechnet wird („beat-to-beat"-Analyse).

> **PRAXISTIPP**
> Die optimale Ableitungsstelle für das CTG befindet sich über dem fetalen Rücken.

Gleichzeitig wird die mütterliche Wehentätigkeit (Tokometrie) über einen Druckaufnehmer erfasst. Üblicherweise ist die Schwangere mit dem CTG-Gerät über Kabel verbunden. Die Signale können aber auch telemetrisch (über einen Sender) übertragen werden, sodass sich die Schwangere während der Aufzeichnung frei bewegen kann oder die fetale Herztätigkeit sogar unter Wasser (Entspannungsbad, Wassergeburt) möglich ist.

Einflussfaktoren auf die fetale Herzfrequenz

Es gibt verschiedene Einflussfaktoren:
- Vagusreiz: Herzfrequenzabfall z.B. durch Druck auf den fetalen Kopf
- Baroreflex: Steigerung der Herzfrequenz durch Druckabfall im Vorhof
- Adrenalin (fetale Nebenniere): Erhöhung der Herzfrequenz mit Steigerung des Blutdrucks
- Azidität des Blutes: direkte Beeinflussung der Herzfrequenz
- Hypoxie: Herzfrequenzveränderung durch verschiedene biochemische und neuronale Faktoren.

Indikation

Ursachen für eine fetale Minderversorgung können Nabelschnurprobleme (Knoten, Umschlingungen) oder eine gestörte Plazentafunktion sein. Infektionen, mütterliche Erkrankungen (Präklampsie, Diabetes mellitus), Plazentainsuffizienz (Nikotin, Drogen, Medikamente) oder Blutdruckabfälle können beim Fetus zu einer Hypoxie führen.

> **MERKE**
> Die Indikation zu einer CTG-Überwachung ist beim Verdacht auf eine Beeinträchtigung des fetalen Wohlbefindens ab der 24. + 0. Schwangerschaftswoche gegeben.

Normalbefund

Ausgewertet wird das CTG nach den von der FIGO vorgeschlagenen Kriterien (Fischer-Score, angepasst an FIGO-Score; DGGG-Leitlinie 2004: Anwendung des CTG während Schwangerschaft und Geburt, > Tab. 16-3). In einem über 30 Minuten unter Ruhebedingungen geschriebenen CTG (Non-Stress-Test, NST) werden die Basalfrequenz sowie kurzzeitige und mittelfristige Herzfrequenzveränderungen unterschieden. Das CTG ist als normal einzustufen, wenn 2 oder mehr Akzelerationen auftreten (> Abb. 16-5).

Langfristige Veränderungen: Basalfrequenz

Die Basalfrequenz ist die mittlere Frequenz, die langfristig besteht. Die normale Basalfrequenz liegt zwischen 110 und 150 Schlägen/min. Veränderungen werden wie folgt beurteilt:
- leichte fetale Tachykardie: 150–170 Schläge/min
- schwere fetale Tachykardie: Frequenz > 170 Schläge/min
- fetale Bradykardie: 100–110 Schläge/min über mehr als 3 Minuten
- schwere fetale Bradykardie: < 100 Schläge/min.

Tab. 16-3 Fischer-Score zur Beurteilung des CTG-Musters.

Scorepunkte	0	1	2
Basalfrequenz (SpM)	< 100 oder > 170	100–110 oder 150–170	110–150
Oszillationsamplitude (SpM)	< 5 ≥ 90 Minuten	< 5 ≥ 40 Minuten oder > 25	≥ 5
Oszillationsfrequenz Nulldurchgänge/min	< 2	2–6	> 6
Akzelerationen	keine über > 40 Minuten	periodisch	sporadisch
Dezelerationen	Dip II atypische variable Dezelerationen mit ungünstigen Zusatzkriterien	Dip I variable Dezelerationen	Dip 0 keine Dezelerationen

SpM = Schläge pro Minute, Beurteilung: 8–10 Punkte = normaler fetaler Zustand, 5–7 Punkte = Warnsignale für fetale Gefährdung, ≤ 5 Punkte = fetale Gefährdung

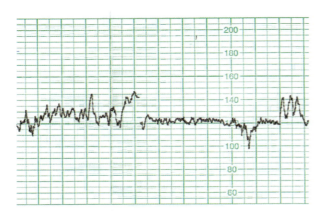
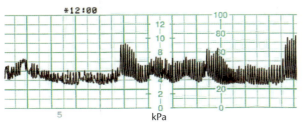

Abb. 16-5 Normalbefund einer fetalen Herztonaufzeichnung mit Akzelerationen. Eine kurzzeitige Dezeleration (Dip 0) ist physiologisch; obere Kurve = fetale Herzfrequenz, untere Kurve = Wehentätigkeit.

Mittelfristige Veränderungen: Akzeleration, Dezeleration

Akzeleration Eine Akzeleration ist eine Zunahme der Herzfrequenz um mindestens 15 Schläge/min für die Dauer von mindestens 15 Sekunden.

Dezeleration Eine Dezeleration ist eine gleichförmige oder variable Abnahme der Herzfrequenz um 15 Schläge/min über 10 Sekunden. Jedoch können auch geringe Dezelerationen bei schlechten Zusatzkriterien (Dip II) eine schwere Beeinträchtigung des fetalen Wohlbefindens anzeigen.

- **Gleichförmige Dezelerationen** werden in frühe und späte Dezelerationen eingeteilt. Frühe Dezelerationen haben den Tiefpunkt der Herzfrequenz zum Höhepunkt der Wehe, späte haben ihren Tiefpunkt unmittelbar nach der Wehe.
- Sind die Dezelerationen nicht gleichförmig, spricht man von **variablen Dezelerationen.** Sie sind bei folgenden Kriterien ein Hinweis auf eine fetale Gefährdung:
  – fehlende Akzelerationen vor der Wehe und nach der Wehe
  – Oszillationsverlust während der Dezelerationen
  – biphasische Dezelerationen
  – Nichterreichen der Ausgangsfrequenz
  – treppenförmiger Anstieg der Herzfrequenz nach Dezeleration
  – Tachykardie mit Oszillationsverlust nach der Dezeleration.

Kurzfristige Veränderungen: Oszillationsfrequenz und -amplitude

Die **Oszillationsfrequenz** beschreibt die Häufigkeit der Herzfrequenzänderungen und wird anhand der Nulldurchgänge (normal: 6–13/min) oder der Gipfelpunkte (2–6/min) gemessen. Die **Oszillationsamplitude** (Bandbreite) beträgt 10–25 Schläge/min und beschreibt die maximale Auslenkung der Schwingungen aus der Ruhelage.

Diese häufige Herzfrequenzänderung ist physiologisch und weist auf fetales Wohlbefinden hin.

Suspekte und pathologische Befunde

Fetale Tachykardie Eine fetale Tachykardie kann Ausdruck einer fetalen Infektion sein, sie kann aber auch als Zeichen der Kompensation einer passageren Hypoxie oder bei fetalen Rhythmusstörungen vorkommen. Außerdem tritt sie bei mütterlichem Fieber auf. Eine fetale Tachykardie durch Medikamente (bei Wehenhemmung der Mutter) ist dagegen kein Anzeichen einer Gefährdung.

Fetale Bradykardie Eine fetale Bradykardie kann durch eine fetale Rhythmusstörung ausgelöst werden (selten). Meist ist sie ein Hinweis auf eine fetale Hypoxie durch eine Nabelschnurkomplikation oder durch einen gestörten Gasaustausch in der Plazenta. Außerdem kann sie im Rahmen eines Kava-Syndroms auftreten.

Eingeengte undulatorische Oszillation Eine eingeengte undulatorische Oszillation (Bandbreite < 5 länger als 40 Minuten) wird bei physiologischen Ruhephasen des Kindes oder Sedierung der Mutter beobachtet. Auch Medikamente (Glukokortikoide zur Lungenreifeinduktion) können zu einem Oszillationsverlust führen. Bei anhaltendem (> 40 Minuten) Absinken der Oszillationsfrequenz und -amplitude ist dies als Hinweis auf eine schwere Oxygenierungsstörung zu werten.

> **MERKE**
> Stark eingeschränkte Undulationen (silente Oszillation) von weniger als 5 Schlägen/min sind meist Ausdruck einer Hypoxie.

Vergrößerte Bandbreite Eine Oszillationsamplitude über 25 Schläge/min (saltatorisch) ist Ausdruck der erhaltenen kompensatorischen Leistung bei Nabelschnurkompression.

Dezelerationen Dezelerationen werden je nach ihrer Morphologie bewertet:

- sporadische Dezelerationen (Dip 0): Sporadische Dezelerationen, die unabhängig von Wehen auftreten und nicht länger als 30 Sekunden dauern, sind physiologisch.
- frühe Dezelerationen (Dip I): Intrapartal sind frühe Dezelerationen physiologisch. Ein periodisches Auftreten von Dip I während der Schwangerschaft ist als suspekt zu bewerten. Eine weiterführende Diagnostik (Ultraschallkontrolle, Fruchtwassermenge) ist erforderlich.

16.5 Biochemische Diagnostik

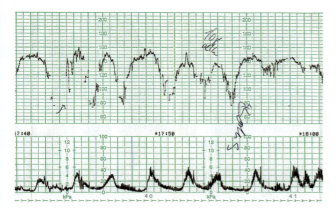

Abb. 16-6 Regelmäßige Dezelerationen (Dip II) mit dem Tiefpunkt nach dem Höhepunkt der Wehe. Zeichen für die hypoxische Gefährdung des Fetus.

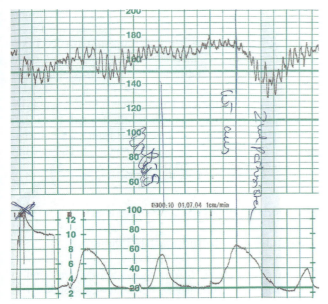

Abb. 16-7 Variable Dezeleration mit prognostisch ungünstigen Zusatzkriterien. Eine Zuordnung zur Wehentätigkeit ist aufgrund unzureichender Aufzeichnung der Wehentätigkeit nicht möglich.

- späte Dezelerationen (Dip II, ▶ Abb. 16-6): Späte Dezelerationen sind immer pathologisch und als Ausdruck einer ernsten hypoxischen Gefährdung des Fetus zu werten. Die Geburtsbeendigung ist meist die einzige Therapiemöglichkeit.
- variable Dezelerationen (▶ Abb. 16-7): Variable Dezelerationen sind während der Schwangerschaft als suspekt einzustufen und erfordern eine weitere Diagnostik (Ultraschall-, Doppler-Kontrolle).

ⓘ PRAXISTIPP
Belastungstest (Stresstest)
Durch eine Wehenstimulierung mit Oxytocin oder durch eine körperliche Belastung (Kniebeugenbelastungstest, Stehtest) kann eine im Ruhe-CTG nicht erkennbare Versorgungseinschränkung des Fetus möglicherweise fassbar werden. Durch die hohe falsch positive Rate des Tests und durch alternative Beurteilungsmöglichkeiten mit der Sonographie hat der Stresstest an Bedeutung verloren.

Schwangerschaftstests

Indikationen Besteht der Verdacht auf eine Schwangerschaft und ist diese sonographisch nicht eindeutig zu verifizieren, so ist ein Schwangerschaftstest indiziert. Auch wenn eine Schwangerschaft auf jeden Fall ausgeschlossen werden muss (z.B. vor radiologischen Untersuchungen oder Chemotherapie), kann ein Schwangerschaftstest indiziert sein.
Weitere Indikationen für die Bestimmung von β-hCG sind:
- Verdacht auf eine ektope Gravidität
- gestörte Frühgravidität
- Verlaufskontrollen nach Trophoblasttumoren
- Verlaufskontrolle bei Sterilitätstherapie

Untersuchungsverfahren Die gängigen Schwangerschaftstests beruhen auf dem immunologischen Nachweis von humanem Choriongonadotropin (hCG). Dieses Glykoprotein mit einer α- und einer β-Untereinheit wird vom Synzytiotrophoblasten gebildet. Die für Schwangerschaftstests verwendeten Antikörper reagieren nur mit der β-Untereinheit, sodass Kreuzreaktionen mit ähnlich aufgebauten Proteohormonen ausgeschlossen sind.

Der Nachweis von β-hCG ist sowohl im Serum als auch im Urin möglich. Im mütterlichen Serum gelingt der Nachweis bereits 8–10 Tage nach der Konzeption. Im Urin ist mit empfindlichen Tests die Diagnose einer Schwangerschaft mit dem Ausbleiben der Regelblutung möglich. Die **qualitativen Tests** zeigen nur an, ob eine Schwangerschaft vorhanden ist oder nicht. Bei speziellen Fragestellungen, z.B. der Verlaufskontrolle einer Blasenmole, einer gestörten Frühschwangerschaft oder einer ektopen Gravidität, kann auch eine **semiquantitative** Analyse durchgeführt werden.

Genaue **quantitative** Angaben können mit der radioimmunologischen Bestimmung von β-hCG aus dem mütterlichen Serum gemacht werden. Die Nachweisgrenze liegt hier bei 5 IE/l. Da diese Technik aufwendiger und teurer ist als die Urintests, sollte der β-hCG-RIA nur bei speziellen Fragestellungen eingesetzt werden.

Hormonelle Überwachung in der Schwangerschaft

Die hormonelle Überwachung in der Schwangerschaft durch die Analyse der Serum- oder Urinkonzentration plazentarer Hormone wie Estriol, Gesamtöstrogene und hPL (humanes Plazentalaktogen) hat keine praktische Bedeutung mehr.

Bestimmung der fetalen Reife

Indikationen Mögliche Indikationen zur biochemischen Bestimmung der fetalen Lungenreife sind eine drohende Frühgeburt oder eine Kontrolle nach einer Induktion der Lungenreife durch Kortikoide oder andere Medikamente.
L/S-Quotient Dazu werden Lezithin und Sphingomyelin im Fruchtwasser bestimmt und aus den ermittelten Konzentratio-

nen ein Quotient errechnet (L/S-Quotient). Lezithin und Sphingomyelin sind Phospholipide und Bestandteile des Surfactant-Systems. Durch Auswaschung aus den Alveolen gelangt eine gewisse Menge davon in das Fruchtwasser. Bei einem L/S-Quotienten von 2 oder darüber ist die Lungenreife zu 98,5% ausreichend. Bei Werten zwischen 1,5 und 2,0 wird in 35% der Fälle ein Atemnotsyndrom beobachtet, bei noch niedrigeren Werten in 78% der Fälle.

Serummarker zur Risikoeinschätzung von Chromosomenanomalien

Schwangerschaften mit Chromosomenanomalien können zu Änderungen der mütterlichen Serumspiegel von schwangerschaftsassoziiertem Plazentaprotein A (PAPP-A) und freiem β-hCG führen (➤ Tab. 16-4). Aus der Verteilung der Serummarker kann das individuelle Risiko der Schwangeren für Chromosomenanomalien errechnet werden.
- **PAPP-A:** Die Konzentration im mütterlichen Serum steigt mit zunehmendem Gestationsalter an. Der Serumspiegel ist bei Trisomie 21 zwischen der 10. und 14. Schwangerschaftswoche erniedrigt.
- **Freies β-hCG:** Die Konzentration im mütterlichen Serum sinkt ab der 10. Schwangerschaftswoche. Zwischen der 10. und 14. Schwangerschaftswoche ist sie bei Trisomie 21 erhöht.

α-Fetoprotein, Azetylcholinesterase

α-Fetoprotein (AFP) ist ein niedermolekulares Protein, das in der fetalen Leber synthetisiert wird. Durch renale Ausscheidung gelangt es in kleinen Mengen in das Fruchtwasser. Es ist auch im mütterlichen Serum nachweisbar und zeigt einen von der Gestationszeit abhängigen Verlauf.

AFP ist erhöht bei Bauchwanddefekten (Gastroschisis, Omphalozele) und bei Neuralrohrdefekten (Anenzephalus, Spina bifida). Eine weitere Differenzierung bei Neuralrohrdefekten ist durch die gleichzeitige Bestimmung der Azetylcholinesterase (AChE) im Fruchtwasser möglich.

Triple-Test

Die Veränderung der Konzentration dreier mütterlicher Serumparameter bei Trisomie 21 (Estriol- und AFP erniedrigt, β-hCG erhöht) ermöglicht in der 16. Schwangerschaftswoche eine Risikoberechnung für eine Chromosomenanomalie.

Tab. 16-4 Serummarker bei verschiedenen Chromosomenstörungen (10.–14. Schwangerschaftswoche).

Aneuploidie	PAPP-A	β-hCG
Trisomie 21	↓	↑
Trisomie 18	↓	↓
Trisomie 13	↓	↓
Turner	↓	—

↓ = erniedrigt, ↑ = erhöht, — = kein Unterschied

> **MERKE**
> Durch die hohen falsch positiven und falsch negativen Ergebnisse wurde der Triple-Test weitgehend von der Nackentransparenzmessung (➤ Kap. 17.1.1) und der Serumanalyse im 1. Trimenon abgelöst.

16.6 Impfungen während der Schwangerschaft

Schutz- und Auffrischungsimpfungen sollten möglichst vor einer Schwangerschaft durchgeführt werden. Aktive Immunisierungen mit **Lebendimpfstoffen** sind während der Schwangerschaft kontraindiziert, obwohl es keine definitiven Hinweise auf deren Schädlichkeit gibt. Bei einer versehentlichen Impfung besteht keine Indikation für eine Beendigung der Schwangerschaft.

Aktive Immunisierungen mit **Totimpfstoffen** oder **Toxoiden** gelten dagegen als unbedenklich und können verabreicht werden. Bei gegebener Indikation ist eine Tetanusimpfung daher auch im 1. Trimenon möglich.

Für eine **passive Immunisierung** gilt: Bei Kontakt mit Erregern von Masern, Mumps, Röteln, FSME, Hepatitis B, Varizellen oder Tollwut in der Schwangerschaft kann nach Einschätzung der Dringlichkeit eine passive Immunisierung mit Immunglobulinen durchgeführt werden.

16.7 Mutterschaftsrichtlinien

Bedeutung der Mutterschaftsrichtlinien

Die Grundlagen für die Betreuung der Schwangeren sind in den Mutterschaftsrichtlinien des Bundesausschusses der Ärzte und Krankenkassen über die ärztliche Betreuung während der Schwangerschaft und nach der Entbindung zusammengefasst. Sie geben Hinweise auf den sinnvollen und zeitgerechten Einsatz diagnostischer Maßnahmen sowie Anweisungen zur Führung des Mutterpasses.

Eine verbesserte Schwangerenvorsorge führt zu einer verringerten Säuglingssterblichkeit und reduziert die mütterliche und kindliche Morbidität. Ein eindeutiger Zusammenhang zwischen der Qualität und Intensität der Schwangerenvorsorge und der perinatalen Sterblichkeit ist seit Langem bekannt. Die wesentlichen Faktoren sind dabei:
- Mütterliche Risikofaktoren können frühzeitig erkannt und behandelt werden, z.B. vorzeitige Wehentätigkeit, Gestationsdiabetes, Zervixinsuffizienz, Infektionen.
- Kindliche Mangelzustände (Plazentainsuffizienz) können frühzeitig erkannt werden und führen zu einer rechtzeitigen Beendigung einer Risikoschwangerschaft durch Geburtseinleitung oder Kaiserschnitt.
- Geburtshilfliche Regelwidrigkeiten können erkannt und adäquat geburtshilflich begleitet werden.

Vorsorgeuntersuchungen

Erste Vorsorgeuntersuchung Im Rahmen der ersten Vorsorgeuntersuchung findet ein Gespräch zur Ernährungsberatung und zum Verhalten in der Schwangerschaft (Beruf, Sport, Reisen) statt. Auch die Möglichkeiten der pränatalen Diagnostik werden angesprochen und dokumentiert. Seit 1995 ist außerdem ein Zervixabstrich zur Untersuchung auf Chlamydia trachomatis vorgesehen (> Tab. 16-5).

Untersuchungen Allgemeine Untersuchungen nach den Mutterschaftsrichtlinien sind:
- abdominale Palpationsuntersuchung mit Beurteilung des Fundusstandes.
- Eine vaginale Untersuchung mit Zervixabstrich ist nur bei der Erstuntersuchung erforderlich. Weitere vaginale Palpationsuntersuchungen sind nur bei Verdacht auf Fehl- oder Frühgeburtsbestrebungen sinnvoll.

Serologische Screeninguntersuchungen Nach den Mutterschaftsrichtlinien ist eine Untersuchung auf Lues, Röteln, Hepatitis B sowie Blutgruppenantikörper vorgesehen. Eine Untersuchung auf eine HIV-Infektion ist nach Aufklärung der Schwangeren dringend zu empfehlen. Ebenso ist eine Kontrolle der Toxoplasmoseserologie empfehlenswert.

Nach der Empfehlung der Arbeitsgemeinschaft Diabetes und Schwangerschaft der Deutschen Diabetesgesellschaft ist ein Glukosebelastungstest zwischen der 24. und 28. Schwangerschaftswoche sinnvoll. Der Test ist jedoch nicht Bestandteil der Mutterschaftsvorsorge (> Tab. 16-5).

Betreuung bei Risikoschwangerschaft Bei Risikoschwangerschaften werden zusätzliche Untersuchungen durchgeführt:
- ausführliche Ultraschalluntersuchung entsprechend DEGUM II/III (nach dem 3-Stufen-Konzept der Deutschen Gesellschaft für Ultraschalldiagnostik in der Medizin gibt es 3 Gruppen von Untersuchern: DEGUM I = Basisuntersuchung, DEGUM II = Spezialist im Rahmen der pränatalen Diagnostik, DEGUM III = hochrangiger Spezialist in der Betreuung von Risikofällen)
- Doppler-Sonographie
- Amniozentese
- Chorionzottenbiopsie
- Kardiotokographie.

Bei entsprechenden Risiken betreuen Fachkollegen (Internist, Chirurg, Neurologe, Psychosomatiker) oder ein Perinatalzentrum die Schwangere zusätzlich.

Tab. 16-5 Vorsorgeuntersuchungen während der Schwangerschaft.

Erstvorsorge	• ausführliche Anamnese • Sonographie • vaginale Untersuchung
Vaginale Untersuchung	• Zervixabstrich (Zytologie, Chlamydien) bei der Erstvorsorge • weitere Abstrichkontrolle auf β-Streptokokken ist zwischen der 35. und 37. Schwangerschaftswoche empfehlenswert
Labordiagnostik	• Blutgruppenserologie, Antikörpersuchtest, Infektionsserologie (Röteln, Lues, zusätzlich HIV, Toxoplasmose) • Hämoglobinbestimmung bei der ersten Kontrolle sowie weitere Bestimmungen etwa alle 4 Wochen • Kontrolle der Antikörpertiter zwischen 24. und 28. Schwangerschaftswoche • oraler Glukosebelastungstest zwischen 24. und 28. Schwangerschaftswoche ist wünschenswert, jedoch derzeit nur bei Risikofaktoren vorgesehen • Hepatitis-B-Serologie bei normalem Schwangerschaftsverlauf nach 32 Schwangerschaftswoche
Ultraschalluntersuchung	• Erstvorstellung • 1. Trimenon (10. ± 2. Schwangerschaftswoche) • 2. Trimenon (20. ± 2. Schwangerschaftswoche) • 3. Trimenon (30. ± 2. Schwangerschaftswoche) • zusätzliche Untersuchungen bei maternalen und/oder fetalen Risikofaktoren
CTG-Kontrollen	• bei unauffälligem Schwangerschaftsverlauf nicht vorgeschrieben, werden jedoch meist bei Erreichen des Geburtszeitraums (ab der 37. + 0. Schwangerschaftswoche) durchgeführt • bei Risikoschwangerschaften ab der 24. Schwangerschaftswoche indiziert

Mutterpass

Der **Frauenarzt** oder die **Hebamme** ist mit Adresse und Telefonnummer im Mutterpass genannt, sodass eine persönliche Rücksprache bei unklaren Symptomen rasch möglich ist. Allgemeine Untersuchungen sind bis zur 32. Schwangerschaftswoche alle 4 Wochen vorgesehen, anschließend in 2-wöchigem Abstand bis zum errechneten Termin.

Die **serologischen Untersuchungen** sollen möglichst bei den ersten Kontrollen durchgeführt werden. Die Bestimmung der Hepatitisserologie (HBs-Antigen) folgt in der Spätschwangerschaft. Das Ergebnis der HIV-Untersuchung wird nicht im Mutterpass dokumentiert.

Angaben zu **vorangegangenen Schwangerschaften** inklusive Geburtsmodus, Kindsgewicht und Komplikationen werden bei der Erstkontrolle dokumentiert. Verschiedene **Risikofaktoren** für die Schwangerschaft und Geburt (eigene Grunderkrankungen, familiäre Risiken, Diabetes mellitus, Thromboseneigung) werden zusätzlich abgefragt.

> **MERKE**
> Im Mutterpass werden bei jeder ärztlichen Untersuchung die wesentlichen Befunde in einem Gravidogramm dokumentiert. Dazu gehören Datum, Schwangerschaftswoche, Fundusstand, Kindslage, Herztöne, Ödeme, Varikose und Gewicht.

 037 Mutterpass

Bei jeder Kontrolle werden zusätzlich der Blutdruck gemessen und eine Urinanalyse (Eiweiß, Glukose, Nitrit, Blut) durchgeführt. Falls erforderlich, wird ein Zervixbefund erhoben. Auch evtl. Therapiemaßnahmen werden in den Mutterpass eingetragen.

Die 3 vorgesehenen Ultraschalluntersuchungen (eine je Trimenon) werden ebenfalls im Mutterpass dokumentiert, wobei das fetale Wachstum anhand von Graphiken dargestellt werden kann.

16.8 Mutterschutzgesetz

Das Mutterschutzgesetz regelt Beschäftigung und Kündigungsschutz während der Schwangerschaft (➤ Tab. 16-6). Neben dem Verbot von Nachtarbeit sind auch die zulässige Belastung für Schwangere am Arbeitsplatz und die Höchstarbeitszeit festgelegt. Voraussetzung ist allerdings, dass die Schwangere den Arbeitgeber anhand einer ärztlichen Bestätigung über die Schwangerschaft und den errechneten Entbindungstermin informiert hat. Sie darf generell keine Tätigkeiten ausüben, die ihre Gesundheit oder die des ungeborenen Kindes gefährden können. Dazu gehört z.B., dass sie weder Strahlen noch gefährlichen Stoffen (z.B. Narkosegase, Zytostatika) und auch keinem ausgeprägten Lärm, Hitze oder Kälte ausgesetzt sein darf.

Tab. 16-6 Wesentliche Punkte des Mutterschutzgesetzes.

Information des Arbeitgebers	• ärztliche Bescheinung für den Arbeitgeber, sobald der Frau die Schwangerschaft bekannt ist
Beschäftigungsverbot	• keine Tätigkeiten, die die mütterliche und kindliche Gesundheit gefährden • keine Nachtarbeit und keine Arbeit an Sonn- und Feiertagen (Ausnahmen bei speziellen Berufsgruppen wie Krankenpflege oder Gastronomie sind möglich) • Höchstarbeitszeit 8,5 Stunden/d und 90 Stunden/Doppelwoche
Kündigungsschutz	• Kündigungen sind während der Schwangerschaft und innerhalb von 4 Monaten nach der Geburt unzulässig (Ausnahme: befristetes Arbeitsverhältnis)
Mutterschutz	• Zeitraum von 6 Wochen vor dem errechneten Termin bis 8 Wochen nach der Geburt • bei Frühgeburten verlängert sich das Intervall nach der Geburt auf 12 Wochen
Mutterschaftsgeld	• das Nettogehalt wird während der Zeit des Mutterschutzes weiter ausbezahlt
Erziehungsurlaub, Erziehungsgeld, „Elternzeit"	• es besteht Anspruch auf Erziehungsurlaub von bis zu 36 Monaten (auch während eines Studiums, bei Arbeitslosigkeit und Ausbildung) • es kann dreimal zwischen den Eltern gewechselt werden • Erziehungsgeld wird 6 Monate einkommensunabhängig gezahlt, anschließend wird das Erziehungsgeld einkommensabhängig gemindert

6 Wochen vor dem voraussichtlichen Geburtstermin darf die Schwangere nicht mehr beschäftigt werden (Ausnahme: ausdrücklicher Wunsch der Schwangeren). In den ersten 8 Wochen nach der Entbindung (12 Wochen bei Mehrlingen oder Frühgeburten) gilt jedoch ein uneingeschränktes Beschäftigungsverbot. Während der Schwangerschaft und bis 4 Monate nach der Entbindung besteht Kündigungsschutz.

16.9 Geburtsvorbereitung

Individuelle Geburtsvorbereitung Der Geburtsverlauf wird von verschiedenen Faktoren beeinflusst (➤ Tab. 16-7). Entscheidend für eine effektive Geburtsvorbereitung ist dabei die Stärkung des Selbstwertgefühls der Schwangeren. Es ist immer eine individuelle Vorbereitung auf die Geburt wichtig, weil nur diese ein bestmögliches körperliches und emotionales Geburtserlebnis ermöglicht.

> **PRAXISTIPP**
> Es gibt kein optimales Konzept für einen Geburtsvorbereitungskurs, sondern man stellt sich individuell darauf ein, was die Schwangere zu Schwangerschaft, Geburt und Wochenbett wissen will.

Die Dauer der Schwangerschaft ist zu kurz, um ausreichend autogene Methoden oder verschiedene Atemtechniken zu erlernen. Das generelle Erlernen verschiedener Techniken in Gruppen hat sich nicht als effektive Methode erwiesen, um den Geburtsverlauf in jedem Fall positiv zu beeinflussen. Es kann sogar zu negativen Einflüssen mit Versagenszuständen kommen, wenn die erlernten Techniken unter der Geburt nicht umgesetzt werden können.

Die sehr vereinfachte Vorstellung von einem Kreislauf aus Angst, Spannung und Schmerz, von der angstreduzierende psychosomatische Methoden (Methode nach Dick-Read, Methode nach Velvosky, Lamaze) ausgehen, wird den komplexen Zusammenhängen nicht gerecht. Die Methoden können jedoch als Basis für eine individuelle Geburtsvorbereitung eingesetzt werden.

Vorgehen Faktoren einer optimalen Geburtsvorbereitung (ca. Ende des 2. Trimenons) sind:
- Gespräch zur Erfassung individueller Wünsche und Ängste
- Information zum Schwangerschaftsablauf (physiologische Veränderungen des Körpers, Ernährung, Sport, Hinweis auf Risikofaktoren)

Tab. 16-7 Einflussfaktoren auf den Geburtsverlauf.

Negative Einflüsse	Positive Einflüsse
• Uninformiertheit • Angst • falsche Erwartungen • muskuläre Anspannung • Erschöpfung • Atemstörungen	• Kenntnis vom Ablauf • Zuversicht • aktives Mitgestalten • muskuläre Entspannung • Ausdauer • physiologische Atmung

16.9 Geburtsvorbereitung

- Information zum physiologischen Geburtsablauf (Wehenbeginn, verschiedene Formen der Wehen, Geburtsdauer, Geburtsschmerzen, Nachgeburtsperiode)
- Umgang mit Schmerzen und Wehen, Information zur Schmerztherapie (Aufklärung mit Unterschrift über Einsatzmöglichkeit und Risiken der Periduralanästhesie)
- Information über Episiotomie und operative Entbindungsmethoden
- Information zum Wochenbett (z.B. körperliche Veränderungen, Stimmungsschwankungen) und Stillen
- Information zur Entwicklung und Versorgung des Neugeborenen.

Einige Abläufe können in Kleingruppen bearbeitet werden.

Neben der Information über den Geburtsablauf sollte die Schwangere die lokalen organisatorischen Abläufe kennen lernen:

- Wann soll ich in die Klinik kommen?
- Wo melde ich mich in der Klinik?
- Wer wird die Aufnahmeuntersuchung durchführen?
- Wer ist bei der Geburt anwesend?
- Ist jederzeit eine Periduralanästhesie möglich?
- Wie lange braucht ein Kinderarzt in Notfällen bis in den Kreißsaal?
- Möglichkeiten der Betreuung des Kindes nach der Geburt?
- Wie hoch ist die Episiotomierate?

MERKE
Die Schwangere soll in den Geburtsvorbereitungskursen nicht mit Problemen konfrontiert werden, die sie nicht interessieren und ihr vielleicht nur unnötig Angst machen. Eine Schwangere soll auch nicht genötigt werden, auf jeden Fall einen Geburtsvorbereitungskurs zu belegen, da viele Fragen auch im Rahmen der Schwangerenvorsorge beim Arzt oder bei der Hebamme geklärt werden können.

✚ 172 Lerntrainer Schwangerschaft
✚ 035 Literatur Kap. 16
✚ 036 Praxisfragen Kap. 16
✚ 078 IMPP-Fragen Kap. 16

KAP. 17

R. Chaoui

Pränatale Medizin

17.1 Pränatale Diagnostik 225
17.1.1 Sonographie 225
17.1.2 Invasive Diagnostik 235

17.2 Fetale Therapie 236

17.3 Pränatale Medizin in der Praxis 236

Zur Orientierung

Unter pränataler Medizin versteht man die pränatale Diagnostik und Therapie des Ungeborenen und die sich daraus ableitende intensive Betreuung der Schwangeren.

Bei den verschiedenen Screeningmethoden steht die Ultraschalldiagnostik im Mittelpunkt. Zur pränatalen Diagnostik zählen aber auch invasive Untersuchungen, bei denen in die Fruchthöhle eingegangen wird – meist unter sonographischer Kontrolle, seltener unter fetoskopischer Sicht, ergänzt durch Laboruntersuchungen.

Die Konsequenzen nach einer pränatalen (sonographischen) Diagnostik reichen von einer elektiven Geburt unter optimierten Bedingungen mit neonataler Intensivbetreuung bis zu der Beendigung einer Schwangerschaft bei komplexen Fehlbildungen und Erkrankungen. In einigen Fällen muss der Fetus bereits vor der Geburt behandelt werden.

17.1 Pränatale Diagnostik

17.1.1 Sonographie

Die Sonographie ist seit Langem ein fester Bestandteil der nichtinvasiven Betreuung in der Schwangerschaft. Mit der Darstellung des intrauterinen Milieus können Informationen gewonnen werden, durch die Risiken bei Mutter und Kind rechtzeitig erkannt bzw. bei bekannten Risiken der Schwangerschaftsverlauf optimal gestaltet werden kann. Dabei sind mit den verschiedenen Techniken des Ultraschalls jeweils spezielle Aussagen möglich (➤ Tab. 17-1).

Vorgesehene Ultraschalluntersuchungen

Laut den in Deutschland seit 1995 geltenden Mutterschaftsrichtlinien sind während der gesamten Schwangerschaft 3 Ultraschalluntersuchungen vorgesehen:

Tab. 17-1 Methoden des Ultraschalls in der Schwangerschaft.

Methode	Aussage	Beispiel
Real-Time- (B-Bild-) Untersuchung	klassisches Bild des hochauflösenden Ultraschalls mit Graustufen als Grundlage für alle Untersuchungen in der Schwangerschaft; ermöglicht Aussagen zu: • Integrität der Schwangerschaft • regelrechtem Wachstum • Alter der Schwangerschaft und errechneter Entbindungstermin • möglichen Fehlbildungen • möglichen Hinweiszeichen für Chromosomenstörungen • Plazentalokalisation • Zervixlänge	
M-Mode	• Ableitung von Wandbewegungen als Funktion der Zeitachse • am Herzen Erfassung der Myokardkontraktilität und der Herzfrequenz	
Doppler-Sonographie	Ableitung und Quantifizierung von Blutflussgeschwindigkeiten in den Gefäßen und am fetalen Herzen; ermöglicht Aussagen zu: • Zustand des Fetus • Risikofaktoren für eine intrauterine Wachstumsretardierung • Präeklampsie • Hämodynamik am Herzen • Erfassung der Hämodynamik in der maternofetoplazentaren Einheit • bei small-for-gestational-age • bei Risiko für Hypertonus	

Tab. 17-1 Methoden des Ultraschalls in der Schwangerschaft. *(Forts.)*

Methode	Aussage	Beispiel
Farb-Doppler	• farbige Darstellung der Blutflüsse in den fetalen Gefäßen und am fetalen Herzen • liefert Informationen zur Hämodynamik • ermöglicht eine rasche Orientierung	
Transvaginale Sonographie	• Untersuchung des Fetus oder des Muttermunds mit einem speziellen Schallkopf durch die Vagina • Methode der Wahl in der Frühschwangerschaft • basiert auf der B-Bild-Technik • mit den anderen Methoden kombinierbar	
3-D-Sonographie	• mit einer speziellen Aufnahmetechnik wird ein Volumen gespeichert und im 3-D-Modus gezeigt • räumliche Darstellung des Fetus, seiner Organe sowie des Gefäßsystems	

- zwischen der 9. und 12. Schwangerschaftswoche
- zwischen der 19. und 22. Schwangerschaftswoche
- zwischen der 29. und 32. Schwangerschaftswoche.

In der Praxis werden aber wesentlich mehr Ultraschalluntersuchungen in der Schwangerschaft durchgeführt.

Sonographie in der 9.–12. Schwangerschaftswoche („frühe Sonographie")

Die Untersuchung im 1. Trimenon umfasst vorwiegend folgende Punkte:
- intrauterine Lokalisation der Frucht
- Intaktheit der Schwangerschaft (Herzaktion und Herzfrequenz)
- Messung der Scheitel-Steiß-Länge (SSL, Länge des Fetus vom Scheitel bis zum Steiß)
- exakte Festlegung des Alters der Schwangerschaft sowie des voraussichtlichen Entbindungstermins
- Entdeckung einer Mehrlingsschwangerschaft und Festlegung der Chorion- und Amnionverhältnisse (monochorial oder dichorial)
- grobe Auffälligkeiten am Embryo (z.B. ausgeprägtes Nackenödem)
- Ausschluss eines retroplazentaren oder retroamnialen Hämatoms.

Während in den Richtlinien die 9.–12. Schwangerschaftswoche als Zeitfenster angegeben sind, setzt sich weltweit zunehmend die Zeit zwischen der 11. und 14. Schwangerschaftswoche für die frühe Sonographie durch. In dieser Zeitspanne ist es sowohl möglich, die Nackentransparenz zu messen (➤ Abb. 17-9) und das Risiko für ein Down-Syndrom zu kalkulieren, als auch schwere strukturelle Anomalien zu erkennen (➤ Abb. 17-1).

In der frühen Schwangerschaft können fetale Strukturen von einem erfahrenen Untersucher relativ gut dargestellt werden, z.B. Magen, Nieren, Harnblase, Extremitäten, Kopf mit Gesicht und Gehirn, Wirbelsäule und vor allem das Herz. Ein Großteil der Fehlbildungen dieser Organe kann bereits bis zur 15. Schwangerschaftswoche gut gesehen werden, aber eine Wiederholung der Untersuchung um die 20. Schwangerschaftswoche erlaubt eine detailliertere Diagnostik.

Sonographie in der 19.–22. Schwangerschaftswoche („große Sonographie")

Nach den Mutterschaftsrichtlinien soll der Arzt bei dieser Sonographie folgende Untersuchungen durchführen:
- die biometrischen Parameter messen (s.u.)
- eine ausreichende Fruchtwassermenge feststellen
- die Plazentalage feststellen
- die fetalen Körperkonturen beurteilen.

Der gezielte Ausschluss struktureller Fehlbildungen wird nicht gefordert. Viele Schwangere erwarten allerdings von dieser Untersuchung eine detaillierte Beurteilung des Feten. Um dies zu ermöglichen, sollte man die Patientin mit dieser Fragestellung gezielt zu einem Spezialisten für Pränataldiagnostik überweisen.

Biometrische Parameter Es werden u.a. Kopf, Abdomen und Femur vermessen. Dabei werden folgende Größen ermittelt:
- biparietaler Durchmesser (BPD, ➤ Abb. 17-2) oder Umfang
- Abdomenquerdurchmesser oder -umfang
- Femur- oder Humeruslänge.

Die gemessenen Werte werden mit Kurven für das entsprechende Schwangerschaftsalter verglichen. So kann eine Wachstumsretardierung festgestellt werden, die um die 20. Schwangerschaftswoche ein wichtiger Hinweis auf eine Chromosomenstörung, ein schweres Fehlbildungssyndrom oder eine Plazentainsuffizienz (➤ Kap. 19.3) sein kann. Als zusätzliche Untersuchung kann die Vermessung der Röhrenknochen z.B. auf eine Skelettdysplasie hinweisen.

Fruchtwassermenge Eine reduzierte Fruchtwassermenge (Oligohydramnie) kann auf einen vorzeitigen Blasensprung oder eine fetale Nierenagenesie hinweisen.

Fetale Körperkonturen Anhand verschiedener standardisierter Schnittebenen werden die fetalen Organe beurteilt. Dabei wird der Fetus von Kopf bis Fuß systematisch untersucht. Diese Untersuchung sollte u.a. deshalb um die 20. Schwangerschaftswoche vorgenommen werden, weil eine Beendigung der Schwangerschaft aufgrund einer chromosomalen Störung oder einer schweren Fehlbildung möglichst vor der Grenze der Lebensfähigkeit in der 24. Schwangerschaftswoche stattfinden soll.

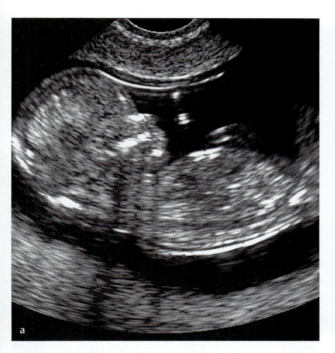
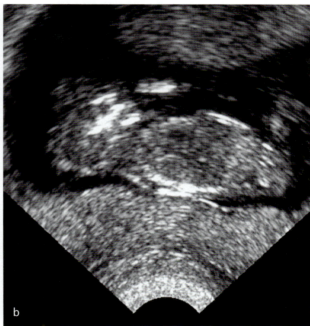
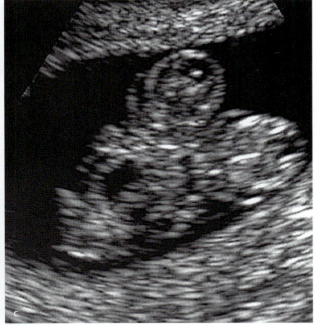

Abb. 17-1 Frühe Sonographie.
a Unauffälliger Fetus im Profil.
b Fetus mit Anenzephalie (12. Schwangerschaftswoche).
c Siamesische Zwillinge in der 9. Schwangerschaftswoche.

Plazentalage Die Lage der Plazenta im Uterus wird festgestellt. Wichtig ist dabei, ob ein Verdacht auf eine Placenta praevia besteht.

Weitere Untersuchungen Durch die Messung der **Zervixlänge** kann das Risiko für eine Frühgeburt bereits um die 22. Schwangerschaftswoche gut erfasst werden.

> **PRAXISTIPP**
> Eine Zervixlänge von weniger als 20 mm (statt 30–40 mm) weist auf ein erhöhtes Risiko für eine Frühgeburt hin. Diese Voraussage hat eine höhere Sensitivität als die vaginale Palpation des Muttermundes.

17 Pränatale Medizin

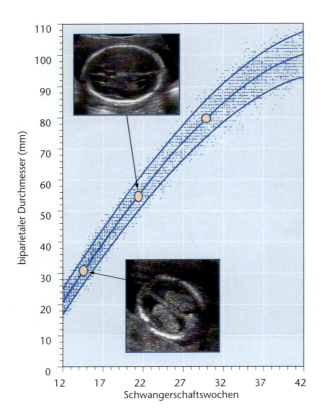

Abb. 17-2 Biometrie in der Schwangerschaft. Der biparietale Durchmesser korreliert mit dem Schwangerschaftsalter.

Anhand der **Doppler-Flussmessung** an den mütterlichen Uterusarterien kann das Risiko für einen Bluthochdruck in der Schwangerschaft, eine Präeklampsie oder eine intrauterine Wachstumsretardierung abgeschätzt werden (s.u.).

MERKE
Die Sonographie in der Mitte der Schwangerschaft gilt nach wie vor als die wichtigste Untersuchung.

Sonographie in der 29.–32. Schwangerschaftswoche („späte Sonographie")

Die späte Sonographie dient vorwiegend der Überprüfung des regelrechten Wachstums des Fetus. Durch Flussmessungen an den fetalen und mütterlichen Gefäßen werden das Risiko für das Auftreten einer Wachstumsverzögerung überprüft und die fetale Gefährdung eingeschätzt.

Sonographie bei Risikofaktoren

Treten Schwangerschaftskomplikationen auf, werden neben den genannten 3 Pflichtuntersuchungen oft weitere Sonographien durchgeführt. Häufige Indikationen dafür sind Blutungen, der Abgang von Fruchtwasser, abnehmende Kindsbewegungen, abdominale Schmerzen (Wehen), schnell oder kaum zunehmender Bauchumfang oder der Kontakt mit infektiösen Kindern.

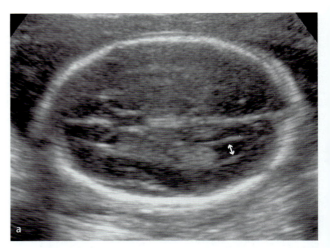
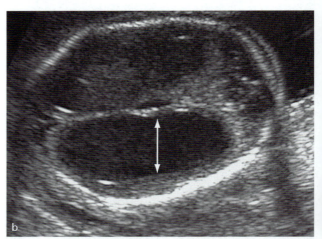

Abb. 17-3 ZNS-Anomalie.
a Kopf eines gesunden Fetus in der 22. Schwangerschaftswoche mit Mittelecho und normal aussehendem Lateralventrikel (Pfeil).
b Kopf eines Fetus mit Ventrikulomegalie (Hydrozephalus) mit massiv dilatierten Hirnventrikeln.

Spezielle pränatale Ultraschalldiagnostik

Beim Fetus können mit der Sonographie Fehlbildungen verschiedener Organe erkannt werden. Manche Fehlbildungen sind einfach nachzuweisen, die meisten aber werden nur von einem erfahrenen Untersucher bei einer gezielten hochauflösenden Sonographie gefunden.

Anomalien und Fehlbildungen des ZNS und des Gesichts

Anomalien Diese Anomalien beinhalten Fehlbildungen des Kopfes und der Wirbelsäule. 3 Gruppen sind besonders hervorzuheben:
- Hydrozephalus (Dilatation der Hirnventrikel, ➤ Abb. 17-3)
- Neuralrohrdefekt (offene Wirbelsäule, syn. Spina bifida)
- Anenzephalus (Gehirn und Schädelkalotte fehlen, ➤ Abb. 17-4).

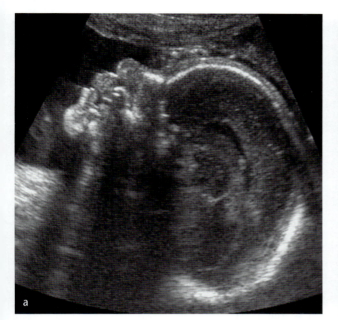
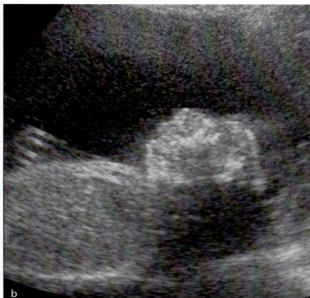
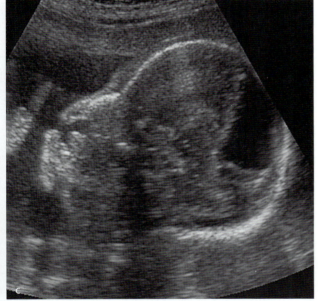

Abb. 17-4 Gesichtsprofil von 3 Feten.
a Unauffälliger Fetus.
b Fetus mit Anenzephalus (keine Schädelkalotte erkennbar).
c Fetus mit schwerer Gesichts- und Kopffehlbildung.

Diagnostisch ist der Hydrozephalus als ein Symptom anzusehen, das sehr verschiedene Ursachen haben kann. Ein Neuralrohrdefekt oder eine Anenzephalie können oft durch die Bestimmung des α-Fetoprotein-Spiegels im mütterlichen Blut entdeckt werden.

MERKE
In den letzten Jahren hat sich die Qualität der sonographischen Diagnostik wesentlich verbessert. Die Sonographie ist in der Diagnostik von Neuralrohrdefekten inzwischen empfindlicher als die Serumparameter. Dabei kann die Diagnose am Kopf vermutet werden, denn die Form des Kopfes ist verändert („lemon" Zeichen) und das Kleinhirn ist verformt (Banana-Zeichen)

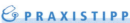 PRAXISTIPP
Bei komplexen Fragestellungen ist die Darstellung des Gehirns mit der MRT hilfreich, um das Ausmaß des Befundes einschätzen zu können.

Die Prognose der Hirnanomalien ist wesentlich vom Schweregrad des Befundes abhängig. Eine präzise Diagnose ist Voraussetzung für die optimale Beratung der Schwangeren.

Gesichtsfehlbildungen Die bekannteste Gesichtsfehlbildung ist die Lippen-Kiefer-Gaumen-Spalte. Fehlbildungen von Augen, Nase und Ohren sind ebenfalls mit einer gezielten Sonographie durch einen erfahrenen Untersucher zu entdecken.

Anomalien des Herzens

Angeborene Herzfehler Angeborene Herzfehler sind die häufigsten Fehlbildungen des Menschen (5/1.000 lebend geborene Kinder) und können leicht bis sehr komplex sein. Eine differenzierte pränatale Diagnostik ist vor allem mit der Farbdoppler-Sonographie möglich und zuverlässig (➤ Abb. 17-5, ➤ Abb. 17-6). Hierbei muss der Untersucher das Herz gezielt in den verschiedenen Schnittebenen untersuchen. Komplexe Herzfehler, die pränatal entdeckt werden, sind in 20–40% Teil eines Syndroms mit Chromosomenstörung (z.B. Trisomie 21, 18 oder 13) oder mit anderen Fehlbildungen vergesellschaftet. Die Prognose von isolierten angeborenen Herzfehlern ist im Allgemeinen gut.

> **MERKE**
> Das Ziel der pränatalen Diagnostik ist es, bei rechtzeitiger Entdeckung eines Herzfehlers die Geburt in einem Zentrum durchzuführen, in dem das Kind nach der Geburt intensiv betreut werden kann.

Fetale Herzrhythmusstörungen Eine besondere Gruppe von Herzfehlern sind die fetalen Herzrhythmusstörungen. Manche Feten können intrauterin eine Herzfrequenz entwickeln, die außerhalb des Normbereichs von 120–170 Schlägen/min liegt. Bei einer schweren Tachykardie > 220 Schläge/min kann es zu einer akut bedrohlichen Herzinsuffizienz kommen, durch die ein Aszites oder ein Körperödem entstehen kann (nichtimmunologischer Hydrops fetalis, NIHF). Man behandelt den Fetus indirekt durch eine hochdosierte antiarrhythmische Therapie der Mutter.

Anomalien der Nieren

Nierenfehlbildungen sind pränatal relativ einfach zu entdecken. Das Spektrum reicht von der komplexen Anomalie (Nierenagenesie) bis zur milden Form einer Hydronephrose, die postnatal nur beobachtet werden muss. Man unterscheidet 2 große Gruppen von Nierenanomalien:
- zystische Veränderungen des Nierenparenchyms (➤ Abb. 17-7)
- Stauung der ableitenden Harnwege.

Außerdem sind Lageanomalien und Anlagestörungen zu erwähnen.

Die Prognose ist bei beidseitiger Nierenerkrankung sehr schlecht, wenn zusätzlich eine reduzierte Fruchtwassermenge (Oligohydramnie) als Ausdruck nicht funktionierender Nieren gefunden wird. Sonst ist die Prognose im Allgemeinen günstig.

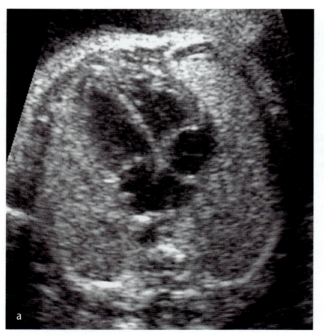
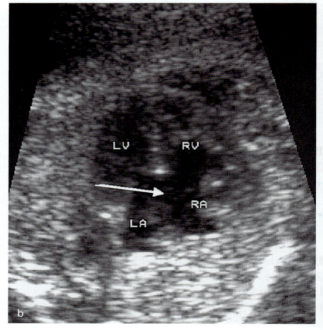

Abb. 17-5 Herzsonographie.
a Das unauffällige Herz eines Fetus in der 22. Schwangerschaftswoche.
b Herz eines Fetus mit einem Defekt im Vorhof- und Ventrikelseptum (Pfeil) bei Down-Syndrom.
LA = linkes Atrium; LV = linker Vorhof; RA = rechtes Atrium; RV= rechter Vorhof

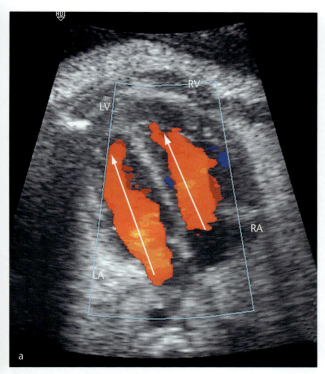 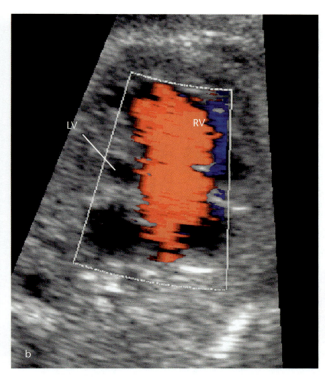

Abb. 17-6 Herz-Farb-Doppler.
a Farbdoppler am Herzen eines unauffälligen Fetus. Der Farb-Doppler zeigt die Perfusion über beide atrioventrikuläre Klappen.
b Befund bei nicht entwickeltem linkem Ventrikel (Pfeil). Im Farb-Doppler ist keine Perfusion sichtbar (Abkürzungen s.o.).

Anomalien des Gastrointestinalsystems

Atresien Zu den Fehlbildungen des Gastrointestinalsystems gehören Atresien auf verschiedenen Höhen, z.B. Ösophagus- oder Duodenalatresien.

PRAXISTIPP

Da der Fetus aufgrund der Atresie kein Fruchtwasser verschlucken kann, ist die Fruchtwassermenge vermehrt (Polyhydramnion). Dies ist oft das erste Zeichen für eine Atresie.

Bauchwanddefekte Bei den Bauchwanddefekten findet man 2 Krankheitsgruppen:
- Omphalozele: Bauchorgane wie Leber oder Darm sind in einem Sack (der Zele) der Bauchdecke vorgelagert
- Gastroschisis: Darmschlingen treten durch eine Lücke der Bauchwand direkt rechts des Nabels aus dem Abdomen aus.

Beide Defekte können postnatal gut operativ versorgt werden.

Zwerchfelldefekte Bei einer Lücke in der Zwerchfellmuskulatur (meist links) treten Eingeweide in den Thoraxraum ein und verdrängen die Lungen. Die operative Versorgung eines Zwerchfelldefekts ist zwar prinzipiell möglich, aber durch die unterentwickelten Lungen (Lungenhypoplasie) als Folge der Verdrängung liegt die Letalität bei ca. 50%.

Anomalien des Skelettsystems

Ein Großteil der Anomalien des Skelettsystems wird durch eine systematische Messung der langen Röhrenknochen entdeckt. Schwere Skelettdysplasien zeigen zusätzlich gebogene Röhrenknochen sowie auffällige Rippen und Gesichtsdysmorphien. Dahinter verbergen sich oft seltene Syndrome. Die korrekte Einteilung wird heute meist anhand einer molekularbiologischen Untersuchung fetaler Zellen aus dem Fruchtwasser vorgenommen.

Hydrops fetalis

Dieses Krankheitsbild besteht aus Aszites, Pleuraerguss und einem generalisierten Hautödem (> Abb. 17-8). Früher war eine Anämie durch Rhesus-Immunisierung die häufigste Ursache des fetalen Hydrops, aber aufgrund der systematischen Anti-D-Gabe bei Rhesus-negativen Frauen nach der Geburt tritt dieses Krankheitsbild nur noch selten auf. Dagegen findet man eine Reihe von Erkrankungen, die die gleiche Symptomatik zeigen, und man spricht daher vom nichtimmunologisch bedingten Hydrops fetalis (NIHF). Hierbei handelt es sich um ein Symptom, dem über 100 Krankheiten zugrunde liegen können. Die häufigsten Ursachen sind Chromosomenstörungen (z.B. Trisomie 21, Turner-Syndrom), fetale Herzfehler und Herzrhythmusstörungen, fetale Anämie im Rahmen von Infektionen (z.B. Ringelröteln) und Störungen des lymphatischen Systems.

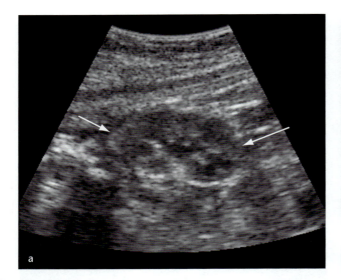

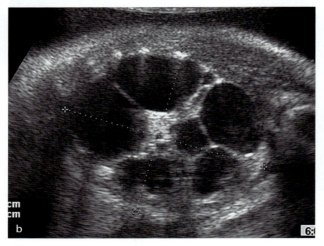

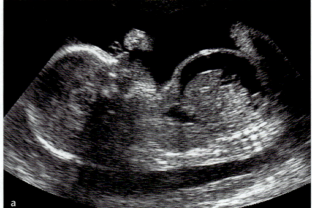

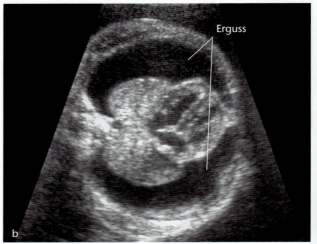

Abb. 17-7 Nierensonographie.
a Regelrechte Niere eines Fetus (Pfeile).
b Niere eines Fetus mit multizystischer Nierendegeneration.

Abb. 17-8 Zeichen eines nichtimmunologisch bedingten Hydrops fetalis (NIHF).
a Fetus mit Aszites.
b Fetus mit Pleuraerguss.

Trisomie 21 (Down-Syndrom)

Die Trisomie 21 (Down-Syndrom) ist die häufigste chromosomale Störung und die häufigste genetische Ursache für geistige Retardierung. Die Inzidenz beträgt 1:600, wobei mit zunehmendem mütterlichem Alter eine Zunahme der Prävalenz zu verzeichnen ist.

In den 70er-Jahren hat man demnach in vielen Ländern bei Frauen über 35 Jahren das Screening auf Trisomie 21 eingeführt, sodass diesen Frauen die invasive Diagnostik (z.B. Amniozentese) angeboten werden muss. Allerdings ist in 70% der Fälle von Down-Syndrom die Mutter jünger als 35 Jahre, sodass man in den letzten 10 Jahren bemüht war, Risikofaktoren zu finden, die das mütterliche Alter als einzigen Richtwert ersetzen können.

Eingesetzt werden die folgenden Methoden:

Blutserum-Parameter Beim **Triple-Test** werden im mütterlichen Blut Plazentaproteine wie β-hCG, α-Fetoprotein (AFP) und unkonjugiertes Estriol bestimmt. Zwischen 16. und 20. Schwangerschaftswoche kann der Test in 60% der Fälle von Down-Syndrom auffällige Befunde aufzeigen, die dann mittels Amniozentese bestätigt werden. Er ist allerdings störanfällig und wurde durch eine andere Blutserumuntersuchung gekoppelt mit der Messung der Nackentransparenz ersetzt (➤ Kap. 17.5)

Nackentransparenz Als fetale Nackentransparenz wird die subkutane Flüssigkeit zwischen Haut und Halswirbelsäule des Fetus bezeichnet (➤ Abb. 17-9). Zwischen der 11. und 14. Schwangerschaftswoche kann die Nackentransparenz bei allen Feten im Sagittalschnitt gemessen werden. Liegt der Messwert oberhalb der 95. Perzentile (ca. bei 2,5–3mm), besteht ein erhöhtes Risiko für eine fetale Chromosomenstörung. Ergänzt mit einer Bestimmung der Hormone, wie das freie β-HCG und das PAPP-A (➤ Kap. 17.5) aus dem mütterlichen Blut, erkennt man mit der Methode bis 90% der Feten mit Trisomie 21. Bei normalem Chromosomensatz weist eine verdickte Nackentransparenz auf einen Herzfehler oder eine komplexere Anomalie hin. Dennoch haben 80% der Feten mit einer verdickten Nackentransparenz keinen pathologischen Befund.

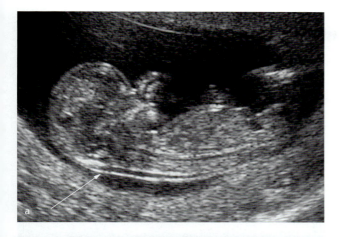

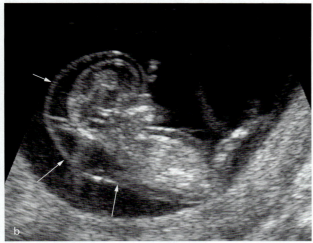

Abb. 17-9 Nackentransparenz.
a Regelrechte Nackentransparenz eines gesunden Fetus.
b Verdickte Nackentransparenz mit Körperödem bei einem Fetus mit Down-Syndrom.

Sonographische Softmarker Nur ein Teil (30–50%) der Feten mit einem Down-Syndrom weist strukturelle Fehlbildungen auf, sodass die systematische Suche danach zwischen der 15. und 22. Schwangerschaftswoche die Sensitivität nicht erhöht. Dennoch finden sich bei einer Trisomie 21 oft dezente Auffälligkeiten, die per se keinen Krankheitswert haben, aber Hinweise sein können. Dazu zählen z.B. das flache Gesichtsprofil, die Makroglossie, die fehlende Ossifikation des Nasenbeins, die Verdickung der Nackenhaut (Nackenödem), ein echogener Papillarmuskel am Herzen, ein echogener Darm, ein kurzes Femur, verkürzte Finger und eine geringe Erweiterung der Nierenbecken. Einer oder mehrere der genannten Softmarker können die Indikation zu einer Amniozentese darstellen.

Doppler-Sonographie des fetalen und mütterlichen Gefäßsystems

Prinzip Mit der Farbdoppler-Sonographie kann der Untersucher zuerst die Gefäße von Interesse darstellen und dann mit einer Messmarkierung (Spektral-Doppler) den Blutfluss ableiten. Dabei werden weniger absolute Geschwindigkeiten und Volumina gemessen, als vielmehr Widerstandsindizes als Quotienten erfasst.

Indikationen Die Hauptindikation für eine Doppler-Sonographie ist die Erfassung des Zustands eines Fetus, der bei der sonographischen Biometrie mit einer intrauterinen Wachstumsretardierung aufgefallen ist. Eine weitere wichtige Indikation ist die oft mit einer fetalen Wachstumsretardierung assoziierte uteroplazentare Insuffizienz mit Schwangerschaftshypertonie (Präeklampsie). Andere Fragestellungen wie Herzfehler und Zustandsdiagnostik können mit der Doppler-Sonographie oft objektiviert werden. Die Gefäße haben typische Hüllenkurven. Die wichtigsten untersuchten Gefäße sind folgende:

Mütterliche Aa. uterinae

Durch die Doppler-Sonographie der linken und rechten A. uterina kann der uteroplazentare Widerstand gemessen werden. Die physiologische Entwicklung der uteroplazentaren Einheit geht mit einer Erweiterung des Gesamtgefäßbetts einher, die am abnehmenden Widerstand bis zur 24. Schwangerschaftswoche abgelesen werden kann. Bleibt der Widerstand hoch und findet man in der Doppler-Hüllkurve der A. uterina eine postsystolische Inzisur (Notch, ➤ Abb. 17-10), kann dies ein Hinweis auf eine gestörte plazentare Entwicklung sein. Diese Veränderung hat prädiktiven Wert hinsichtlich der Entstehung einer Schwangerschaftshypertonie, einer intrauterinen Wachstumsretardierung (➤ Kap. 19.3).

A. umbilicalis

Die Doppler-Untersuchung einer der Arterien an der freien Nabelschnur gibt Aufschluss über den Widerstand im fetoplazentaren Gefäßstrombett. Liegt eine abnorme Entwicklung der Plazenta vor, kann ein hoher Widerstand die Erklärung der intrauterinen Wachstumsretardierung sein. Die Minderversorgung des Fetus korreliert mit der Verminderung der Blutflüsse in der Diastole. Extremformen sind das Fehlen oder die Umkehr des Blutflusses („absent or reverse end-diastolic flow", ➤ Abb. 17-11).

A. cerebri media

Die A. cerebri media ist mit der Farbdoppler-Sonographie einfach zu entdecken und zu untersuchen. Dabei gibt es zwei wichtige Fragestellungen:

- Eine erhöhte Perfusion – gekennzeichnet durch niedrige Widerstandsindizes – kann Ausdruck einer beginnenden Hypoxie mit Dilatation der Hirngefäße sein. Dies kann diagnostisch in der Überwachung solcher Feten verwendet werden.
- Eine Erhöhung der Maximalgeschwindigkeit über den Normbereich hinaus kann ein Hinweis auf eine fetale Anämie sein. Bei einem niedrigen Hämatokrit ist die Fließge-

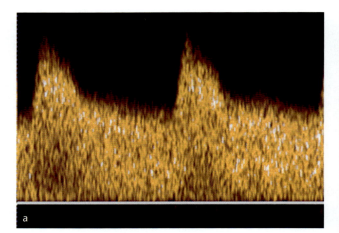
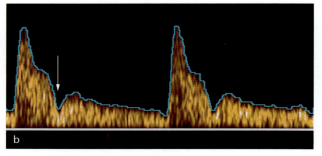

Abb. 17-10 Doppler-Sonographie der A. uterina.
a Unauffälliger Befund der A. uterina mit regelrechter Perfusion in der Diastole.
b Abnormer Befund der A. uterina mit Inzisur (Pfeil) und niedriger diastolischer Flussgeschwindigkeit.
 112 Audio zur Abb. 17-10

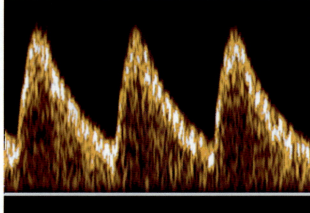
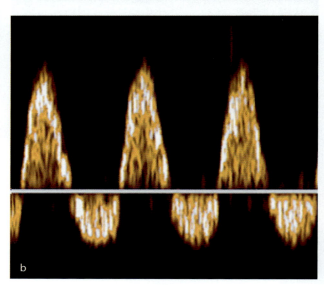

Abb. 17-11 Doppler der A. umbilicalis.
a Doppler der A. umbilicalis mit regelrechtem Muster und Nachweis einer positiven diastolischen Perfusion.
b Abnorme Werte der A. umbilicalis mit Flussumkehr („reverse end-diastolic flow") in der Diastole.
 113 Audio zur Abb. 17-11

schwindigkeit höher, und deren direkte Messung kann zur Überwachung bei Verdacht auf Anämie eingesetzt werden. Zur endgültigen Abklärung sollte eine Chordozentese erfolgen.

> **PRAXISTIPP**
> **Fetale Anämie**
> Anämien findet man vor allem bei Feten mit einem Rhesus-Konflikt oder nach einer Ringelrötelninfektion.

Häufig gestellte Fragen zur Sonographie in der Schwangerschaft

Ist Ultraschall schädlich für das Kind? Ist es durch Ultraschall laut für den Fetus im Uterus?

Ultraschallwellen liegen im für menschliche Ohren nicht hörbaren Bereich. Demnach ist es während der Untersuchung nicht laut im Uterus. Seit der Einführung der Sonographie ist noch nie eine schädigende Wirkung nachgewiesen worden. Die Energie des Ultraschalls ist sehr gering. Außerdem darf man nicht vergessen, dass bei der Sonographie der Schallkopf ständig bewegt wird, sodass keine Stelle ständig die gesamte Leistung bekommt.

Bei den meisten Geräten ist bei der Einstellung „fetale Untersuchung" die Energie auf ein Minimum gesetzt (thermischer und mechanischer Index).

Ab wann kann man mit der Sonographie das Geschlecht des Kindes bestimmen?

Bereits in der 13.–14. Schwangerschaftswoche kann man Hinweise auf das Geschlecht des Kindes finden. Zuverlässig kann die Diagnose ab der 16. Schwangerschaftswoche gestellt werden.

Brauche ich eine spezielle sonographische Untersuchung, auch wenn ich kein Risiko habe und in der Familie alle gesund sind?

Nicht selten meinen Schwangere und auch Ärzte, spezielle sonographische Untersuchungen seien verzichtbar, wenn keine Risikofaktoren bestehen und in der Familie alle gesund sind. Dies ist falsch, denn familiäre Faktoren sind für nur 10% aller Fehlbildungen und Erkrankungen verantwortlich. Die meisten Anomalien treten sporadisch auf, und nur eine gezielte Diagnostik kann sie entdecken. Man findet mit der Sonographie in ca. 8% der Fälle Auffälligkeiten, Fehlbildungen im engeren Sinne bei 3–4% der Fälle.

17.1.2 Invasive Diagnostik

Zu den invasiven Techniken gehören verschiedene Verfahren, die sowohl diagnostisch als auch therapeutisch (➤ Kap. 17.2) eingesetzt werden können (➤ Tab. 17-2).

Amniozentese

Definition Unter Amniozentese versteht man die Gewinnung von Fruchtwasser durch eine transabdominale, sonographisch gesteuerte Punktion der Amnionhöhle (➤ Abb. 17-12). Das Fruchtwasser enthält Zellen, die von der amniotischen Membran sowie von der Haut, den Atemwegen, dem Magen-Darm-Trakt und den Harnwegen des Fetus stammen. Diese Zellen werden zur zytogenetischen Untersuchung verwendet. Der Eingriff wird ambulant durchgeführt.

> **MERKE**
> Eine Amniozentese wird je nach Fragestellung zwischen der 15. Schwangerschaftswoche und dem Entbindungstermin vorgenommen.

Indikationen Die häufigste Indikation für eine Amniozentese ist die Bestimmung der Chromosomenformel (Karyotyp). Seltene Indikationen sind die Bestimmung der Lungenreife oder bei Verdacht auf eine fetale Infektion der Keimnachweis im Fruchtwasser durch PCR.

Komplikationen Die Amniozentese ist das häufigste und sicherste invasive Verfahren der pränatalen Diagnostik. Dennoch besteht eine Komplikationsrate von ca. 1%. Komplikationen sind z.B. Fehlgeburt, Frühgeburt, Blasensprung oder intrauteriner Fruchttod. Die Angst vieler Schwangerer, dass das Kind mit der Nadel getroffen wird, ist unbegründet, denn der Eingriff erfolgt unter ständiger sonographischer Sicht.

Chordozentese

Definition Die Chordozentese dient der Gewinnung von Fetalblut. Hierzu wird die Nabelvene transabdominal unter sonographischer Sicht punktiert. Dieser Eingriff erfordert viel mehr Erfahrung und Geschick als die Amniozentese.

> **MERKE**
> Je nach Fragestellung kann die Chordozentese von der 20. Schwangerschaftswoche bis zum Entbindungstermin vorgenommen werden.

Tab. 17-2 Invasive Verfahren in der Pränataldiagnostik.

Untersuchung	Diagnostik	Therapie
Chorionzottenbiopsie	Entnahme von Chorionzotten oder Plazentagewebe durch Aspiration, meist zur Bestimmung der Chromosomenformel	
Amniozentese	Entnahme von Fruchtwasser zu diagnostischen Zwecken, z.B. Bestimmung der Chromosomen	Entnahme von Fruchtwasser zur Entlastung bei extremer Vermehrung (Polyhydramnie) oder zur Auffüllung der Fruchthöhle mit steriler Infusionslösung bei nahezu fehlendem Fruchtwasser (Oligohydramnie)
Nabelschnurpunktion (Chordozentese)	Entnahme von Blut aus der Nabelvene zur Bestimmung der Chromosomen, Hämoglobin, Thrombozyten, Immunglobuline (IgM bei Infektionsverdacht), Blutgasparameter usw.	Applikation in das Gefäßsystem von Blutbestandteilen (fetale Transfusion) oder von Medikamenten
Punktion von fetalen Körperhöhlen	über eine Amniozentese wird eine flüssigkeitsgefüllte Höhle (z.B. bei Zysten, Hydrothorax, Aszites) zur Diagnostik und/oder zur Entlastung abpunktiert	
Fetoskopie und Laser		Operation unter Sicht, bereits etabliert für die Laserkoagulation von Verbindungsgefäßen an der Plazentaoberfläche bei Risikozwillingen, zukünftig für Operationen an Feten

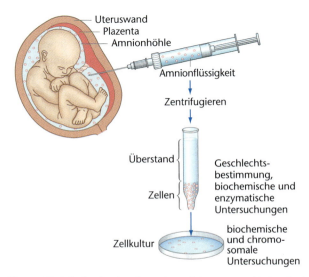

Abb. 17-12 Prinzip der Amniozentese. Unter sonographischer Kontrolle wird die Amnionhöhle mit einer Nadel punktiert, und Fruchtwasser wird zur Diagnostik entnommen.

Indikationen In den 80er- und 90er-Jahren wurde die Chordozentese sehr häufig vorgenommen, um die Chromosomenformel aus Lymphozyten und zahlreiche Parameter aus dem fetalen Blut zu bestimmen. Heute wird sie seltener durchgeführt. Als absolute Indikation gilt nach wie vor der Verdacht auf eine fetale Anämie, wobei der Hämoglobinspiegel bestimmt wird. Die Chordozentese dient außerdem zur schnellen Karyotypisierung, wenn eine Plazentabiopsie oder Amniozentese das Resultat nicht rasch genug erbringen kann.

Sie ist immer dann der Zugang der Wahl, wenn ein Therapeutikum direkt in die fetale Blutbahn appliziert werden soll, z.B. bei fetaler Anämie, Thrombozyten bei Thrombopenie, Antiarrhythmika bei Tachykardie oder Narkotika zur fetalen „Narkose" vor Eingriffen am Körper des Fetus.

Komplikationen In geübten Händen hat die Chordozentese eine gleich niedrige Komplikationsrate wie eine Amniozentese. Die Angst, dass der Fetus nach einem Eingriff verblutet, ist nicht begründet.

Chorionzottenbiopsie und Plazentese

Definition Chorionzottenbiopsie ist die Entnahme von Chorionzotten oder Plazentagewebe durch Aspiration. Unter Ultraschallsicht wird die Plazenta punktiert, und mittels Sog Zotten aspiriert. Man kann die Zellen zur Diagnostik der Chromosomenformel und zu anderen molekulargenetischen Untersuchungen verwenden, denn sie enthalten den Chromosomensatz des Fetus. Die Chorionzottenbiopsie („chorionic villous sampling", CVS) ist der früheste invasive Eingriff, der in der Schwangerschaft vorgenommen werden kann, nämlich ab der 11. oder 12. Schwangerschaftswoche.

> **MERKE**
> Die übliche Zeit für eine Chorionzottenbiopsie ist zwischen der 12. und der 14. Schwangerschaftswoche. Nach der 14. Schwangerschaftswoche bezeichnet man eine solche Punktion als Plazentabiopsie oder Plazentese.

Indikationen Die häufigste Indikation ist die Notwendigkeit einer frühen Diagnostik, entweder bei dringendem Verdacht auf eine Chromosomenstörung oder zur schnellen Karyotypisierung. Bei auffälligen sonographischen Befunden z.B. bei Nackentransparenzmessung wird sie häufig eingesetzt, da die Chromosomenformel innerhalb von ein bis zwei Tagen vorliegt.

Komplikationen Typische Beschwerden oder Komplikationen nach dem Eingriff sind schmerzhafte Uteruskontraktionen und Blutungen. Die Komplikationsrate liegt im Bereich von 1%. Die häufigste Komplikation ist die Fehlgeburt.

17.2 Fetale Therapie

Indikationen Die pränatale Diagnostik hatte lange den Nachteil, dass die Therapie erst einsetzen konnte, wenn das Kind geboren war. Die Beobachtung klinischer Fälle und die Analyse des natürlichen Verlaufs der Krankheiten haben die Perinatalmediziner zur Entwicklung der fetalen Therapie geführt. Sie erfolt unter folgenden Bedingungen:
- Das Krankheitsbild und der natürliche Verlauf sind bekannt.
- Eine sofortige Geburt zur postnatalen Behandlung ist durch die Unreife des Kindes nicht indiziert.
- Eine abwartende Haltung bis zur Geburt führt zwangsläufig zu einer Verschlechterung der Krankheit bzw. zum Fruchttod.
- Eine Intervention kann das Krankheitsbild stoppen oder sogar heilen.

Indirekte Therapie Unter indirekter fetaler Therapie versteht man die Behandlung des Fetus durch die Gabe von Medikamenten an die Mutter. Die Medikamente erreichen das Kind nach der Plazentapassage. Die bekanntests indirekte Therapie ist die der fetalen Tachykardie mit Digoxin und Antiarrhythmika. Andere Formen sind z.B. die Gabe von Antibiotika an die Mutter bei Verdacht auf Toxoplasmose, um das Kind damit zu behandeln.

Direkte Therapie Bei der direkten Therapie wird meist über eine Punktionsnadel unter sonographischer Sicht eine direkte Behandlung des Feten vorgenommen:
- Die einfachste direkte Therapie ist die Abpunktion von **Fruchtwasser** bei Polyhydramnion oder die Auffüllung der Fruchthöhle mit steriler Flüssigkeit (z.B. steriler Glukoselösung) bei verminderter Fruchtwassermenge (Oligohydramnion).
- Bei der **intrauterinen fetalen Transfusion** erhalten Feten mit einer Anämie (Hämoglobin < 10 mg/dl) Blut über die Punktion der Nabelvene (Erythrozytenkonzentrat der Blutgruppe 0 Rhesus-negativ). Der Eingriff muss meist mehrfach durchgeführt werden. Durch die Transfusionen kann die Schwangerschaft verlängert werden und das Kind kann reif in Terminnähe zur Welt kommen.
- Mit einer Punktionsnadel kann man auch flüssigkeitsgefüllte Räume des Fetus **abpunktieren,** z.B. Aszites, Hydrothorax sowie Lungen- oder Nierenzysten. Um eine solche Punktion nicht immer wieder durchführen zu müssen, kann es mitunter erforderlich sein, einen Shunt in die Körperhöhle zu legen, der die Flüssigkeit in die Fruchthöhle fördert. Nicht selten ziehen die Feten diese Shunts heraus.
- Mit einer sehr dünnen Optik führt man die **Fetoskopie** durch. Der häufigste fetoskopische Eingriff ist die Laserkoagulation der Plazentagefäße bei Zwillingen, die über die gemeinsame Plazenta miteinander in Verbindung stehen und bei denen ein Fetus dem anderen ständig Blut entzieht (fetofetale Transfusion).
- In der Experimentalphase befindet sich nach wie vor die **offene fetale Chirurgie,** bei der ein Fetus durch eine Teileröffnung oder fetoskopisch direkt operiert wird.

17.3 Pränatale Medizin in der Praxis

Entdeckt man im Rahmen eines Screenings oder einer gezielten Untersuchung Auffälligkeiten, so sind die sich daraus ableitenden Konsequenzen vielfältig. Meist ist es nicht möglich, nur eine Konsequenz schematisch nach evidenzbasierten Daten vorzuschlagen. Vielmehr sind die Entscheidungen je nach Land, Gesetzgebung, Gestationsalter, den Erwartungen der Schwangeren, ihrem religiösen Hintergrund und nach ethischen Gesichtspunkten unterschiedlich. Die folgenden Praxisfälle verdeutlichen, wie komplex die Beratung und die Betreuung nach der pränatalen Diagnostik sein können.

Praxisfall

Eine 18 Jahre junge Schülerin ist ungewollt schwanger geworden. Die Schwangerschaft wurde erst in der 16. Schwangerschaftswoche entdeckt. In der 21. Schwangerschaftswoche wird bei einer gezielten Sonographie ein Herzfehler entdeckt, welcher typischerweise bei der **Trisomie 21** vorkommt. Nach einer Nabelschnurpunktion wird der Karyotyp bestimmt, wodurch die Diagnose bestätigt wird. Die Schwangere entscheidet sich für die Beendigung der Schwangerschaft.

Praxisfall

Eine 39-jährige Schwangere wird zur gezielten Organsonographie und zur Amniozentese überwiesen. Beim Fetus findet man multiple Fehlbildungen am Darm (Omphalozele), am Herzen (Ventrikelseptumdefekt), an den Händen und am Gesicht. Die werdenden Eltern sind sehr religiös und wünschen eine Amniozentese, um sich besser auf die Schwangerschaft einstellen zu können. Im Gespräch mit ihnen zeigt sich, dass sie sich auf keinen Fall für einen Abbruch der Schwangerschaft entscheiden werden. Der Befund zeigt wie erwartet eine **Trisomie 18** (Edwards-Syndrom), eine letale Krankheit. Die Eltern entscheiden sich für die Fortsetzung der Schwangerschaft. Im Verlauf zeigt sich beim Fetus die typische intrauterine Wachstumsretardierung. Am Geburtstermin kommt das Kind spontan zur Welt und wiegt 1.900 g (unter der 3. Perzentile der Gewichtskurve). Es wird auf Wunsch der Eltern sofort getauft. Nach intensiven gemeinsamen Stunden stirbt das Kind am 2. Lebenstag.

Praxisfall

Eine 28 Jahre alte Schwangere mit bisher unauffälliger Schwangerschaft, in der nur die sonographischen Routineuntersuchungen beim behandelnden Gynäkologen stattgefunden hatten, wird wegen eines Brechdurchfalls nach Nahrungsmittelintoxikation in der 25. Schwangerschaftswoche für 3 Tage stationär in der Universitätsfrauenklinik betreut. Bei der Sonographie wird beim Fetus eine **Transposition der großen Gefäße** festgestellt. Extrakardiale Fehlbildungen liegen nicht vor, sodass die Prognose als sehr gut einzuschätzen ist. Statt in einer kleinen Klinik am Stadtrand zu entbinden, wird die Geburt in der 38. Schwangerschaftswoche in einem Perinatalzentrum geplant eingeleitet. Unmittelbar nach der Spontangeburt werden Maßnahmen ergriffen (Sauerstoffgabe, Prostaglandininfusion), damit das Neugeborene keine Zyanose oder Hypoxie entwickelt. In einem stabilen Zustand wird das Kind auf die neonatologische Intensivstation verlegt. Am 5. Tag nach der Geburt wird der herzchirurgische Eingriff durchgeführt und das Kind nach 15 Tagen gesund nach Hause entlassen.

Praxisfall

Eine 32-jährige Schwangere wird wegen zu kleinen Bauches in der 27. Schwangerschaftswoche vorgestellt. Die Biometrie zeigt eine schwere intrauterine **Wachstumsretardierung** mit pathologischen Doppler-Werten. Aufgrund der Doppler-Werte sind eine Verschlechterung des fetalen Zustands in den nächsten Wochen sowie die mögliche Entwicklung einer Schwangerschaftshypertonie (= Präklampsie) zu erwarten. Die Patientin kann sich darauf einstellen und sagt eine Urlaubsreise ins Ausland ab. Nach 2 Wochen muss sie stationär betreut werden, und die baldige Verschlechterung der Doppler-Werte zwingt zur Rettung des Kindes durch Sectio in der 30. Schwangerschaftswoche. An diesem Tag entwickelt die Schwangere das Vollbild einer Präklampsie. Das Kind wird mit 890 g Gewicht geboren und auf der neonatologischen Intensivstation betreut. Die Mutter wird aufgrund der Präklampsie ebenfalls 3 Tage lang auf der Intensivstation betreut. Die Mutter wird nach 10 Tagen nach Hause entlassen, das Kind erst nach einigen Wochen mit einem Gewicht von 2.300 g.

Praxisfall

Bei einer 30-jährigen Schwangeren stellt die betreuende Frauenärztin in der 21. Schwangerschaftswoche eine leichte Stauung der fetalen Nierenbecken fest. Die weitere Schwangerschaft wird daher von einem Pränatalmediziner begleitet. Dabei bleibt der Zustand der Nieren in der gesamten Zeit stabil. Postnatal wird das Kind in einer speziellen Sprechstunde für Nierenerkrankungen konservativ betreut. Die **Stauung der Niere** ist stabil, und der Befund muss nicht operiert werden. Im weiteren Verlauf bildet sich die Stauung zurück.

Praxisfall

Eine 26 Jahre alte schwangere Asylbewerberin hatte in ihrer Heimat auf eigenen Wunsch bereits 3 Schwangerschaften vor der 10. Schwangerschaftswoche abgebrochen. Bei der Rhesus-negativen Patientin war nach den Eingriffen jedoch keine Anti-D-Prophylaxe durchgeführt worden. Sie stellt sich beim Frauenarzt in Deutschland das erste Mal in der 23. Schwangerschaftswoche vor. Der Antikörperbefund zeigt einen hohen Anti-D-Titer. Beim Kontrolltermin bestehen beim Fetus Zeichen eines beginnenden **Hydrops fetalis.** Die Patientin wird in die Universitätsklinik zur fetalen Therapie überwiesen. Bei dem eindeutigen Befund wird sofort frisches Rhesus-negatives Universalspenderblut (Gruppe 0) in der Blutbank bestellt. Nach 4 Stunden wird eine Chordozentese vorgenommen (Hämoglobin: 4 mg/dl). Es werden 40 ml Erythrozytenkonzentrat in die Nabelvene transfundiert. Nach 4 Tagen verschwindet der Aszites, und der Fetus zeigt rege Bewegungen. Aufgrund der Antikörper muss der Eingriff während der Schwangerschaft insgesamt 6-mal wiederholt werden. In der 35. Schwangerschaftswoche wird das Kind durch Sectio zur Welt gebracht und auf die neonatologische Intensivstation zur Austauschtransfusion verlegt. Wegen der Suppression der eigenen Hämatopoese muss das Kind in den ersten Monaten wiederholt transfundiert werden.

Praxisfall

Die 28-jährige Schwangere hatte 2 Jahre zuvor ein Kind geboren, das mit **multiplen Fehlbildungen** (Lippen-Kiefer-Gaumen-Spalte, einseitige Nierenagenesie, singuläre Herzkammer und Handfehlbildungen) 2 Monate lang auf der Intensivstation verbracht hatte und nach der großen Herzoperation verstorben war. Nach einer 2-jährigen psychologischen Betreuung zum Verarbeiten des schweren Verlusts fragt die Patientin für ihre jetzige Schwangerschaft nach einer frühen Diagnostik. In der 14. Schwangerschaftswoche kann der Schwangeren die Integrität aller Organe, die beim ersten Kind fehlgebildet waren, gezeigt werden. Dadurch ist sie beruhigt und sieht ihrer Schwangerschaft und der Geburt entspannt entgegen.

038 Literatur Kap. 17

039 Praxisfragen Kap. 17

079 IMPP-Fragen Kap. 17

KAP. 18

S. Pildner von Steinburg

Erkrankungen der Mutter in der Schwangerschaft

18.1	**Kardiovaskuläre Erkrankungen**	240	18.6.3 Nephrolithiasis	261
18.1.1	Herzerkrankungen	240	18.6.4 Nierenfunktionsstörungen	262
18.1.2	Blutdruckveränderungen	242		
18.1.3	Varikose	243	**18.7 Neurologische Erkrankungen**	263
18.1.4	Thrombembolische Erkrankungen	243	18.7.1 Multiple Sklerose	263
			18.7.2 Epilepsien	264
18.2	**Hämatologische Erkrankungen**	245	18.7.3 Periphere Nervenläsionen	266
18.2.1	Anämien	245		
18.2.2	Leukosen und Lymphome	247	**18.8 Erkrankungen des Bewegungsapparats**	267
18.2.3	Thrombozytopenien	248	18.8.1 Schwangerschaftsassoziierte Beschwerden	267
18.3	**Endokrine Erkrankungen**	250	18.8.2 Vorbestehende Bewegungseinschränkungen	268
18.3.1	Diabetes mellitus	250		
18.3.2	Schilddrüsenerkrankungen	250	**18.9 Autoimmunerkrankungen**	269
			18.9.1 Rheumatoide Arthritis	269
18.4	**Lungenerkrankungen**	253	18.9.2 Lupus erythematodes	270
18.4.1	Asthma bronchiale	253		
18.4.2	Chronisch-obstruktive Atemwegserkrankungen	254	**18.10 Infektionen**	271
18.4.3	Interstitielle Lungenerkrankungen	254	18.10.1 Genitale Infektionen	271
18.4.4	Tuberkulose	254	18.10.2 Harnwegsinfekte	273
			18.10.3 Systemische Infektionen	273
18.5	**Erkrankungen des Gastrointestinaltrakts**	255	**18.11 Gynäkologische Tumoren in der Schwangerschaft**	279
18.5.1	Gallenwege	255	18.11.1 Schwangerschaftsassoziiertes Mammakarzinom	279
18.5.2	Leber	255	18.11.2 Schwangerschaftsassoziiertes Endometriumkarzinom	281
18.5.3	Chronisch-entzündliche Darmerkrankungen	257	18.11.3 Zervixkarzinom und Schwangerschaft	282
18.5.4	Appendizitis	259	18.11.4 Maligne Ovarialtumoren in der Schwangerschaft	282
18.6	**Erkrankungen der Nieren und der ableitenden Harnwege**	259		
18.6.1	Harnwegsinfekte	259		
18.6.2	Harnwegsobstruktionen	260		

Mütterliche Erkrankungen können einerseits vorbestehende Erkrankungen sein, andererseits aber auch während der Schwangerschaft erst entstehen. Bestimmte Erkrankungen müssen als Notfall angesehen werden, z.B. der Formenkreis der hypertensiven Schwangerschaftserkrankungen (➤ Kap. 19.10).

Praxisfall

Eine 34-jährige Frau wird in der 25. Schwangerschaftswoche bei in der Schwangerschaft diagnostizierter, jetzt zunehmender Proteinurie vorgestellt. Die Proteinurie ist bereits bei der ersten Untersuchung in dieser Schwangerschaft festgestellt worden, bestand vermutlich schon präkonzeptionell. Es handelt sich um die erste Schwangerschaft, Vorerkrankungen waren bisher nicht bekannt, bisher hatte die Patientin keinerlei Beschwerden.

Bei der jetzigen Untersuchung zeigt sich eine Proteinurie mit dreifach positivem Ergebnis im Schnelltest. Quantifiziert wird sie mit 8 g/24 h, die Kreatininclearance ist mit 86 ml/min für eine Schwangere niedrignormal. Blutdruck und Labor sind normal. Das Kind wird auf ein Gewicht an der 5. Perzentile (und damit zu klein) geschätzt, die Doppler-Flussmessungen sind noch normal.

Die Patientin wird stationär zur Beobachtung aufgenommen, im Verlauf der nächsten Tage entwickelt sie eine Hypertonie von bis zu 180/120 mmHg, die eine Behandlung mit Nifedipin erfordert. Da nun die Situation einer schweren Pfropfpräeklampsie besteht, wird eine Lungenreifeinduktion mit Betamethason begonnen.

Nach weiteren 7 Tagen entwickelt die Patientin alle Symptome eines HELLP-Syndroms, Oberbauchschmerzen, Kopfschmerzen; im Labor zeigt sich eine Thrombozytopenie von 76 G/l, die Transaminasen sind auf den dreifachen Normwert erhöht und das Haptoglobin als Hämolyseparameter erniedrigt. Zur symptomatischen Therapie erhält die Patientin nun Methylprednisolon, woraufhin sich die Laborwerte über einen Zeitraum von 48 h wieder annähernd normalisieren. Bei massivem Ödemstatus der Patientin zeigt die wiederholt durchgeführte Urinuntersuchung zu Beginn der 28. Schwangerschaftswoche jedoch eine Zunahme der Proteinurie auf 25 g/24 h und eine Abnahme der Kreatininclearance auf 63 ml/min (pathologisch). Trotz weiterer antihypertensiver Medikation lässt sich der Blutdruck nicht mehr stabil halten, sodass aus mütterlicher Indikation die Sectio durchgeführt wird: Entbunden wird ein Mädchen, 685 g, das auf der neonatologischen Intensivstation versorgt wird und sich dort (auch im weiteren Verlauf) gut erholt.

Bei der Patientin kommt es nach der Entbindung unter Fortsetzung der Methylprednisolongaben zu einer Remission von Thrombozyten und Transaminasen. Der Blutdruck ist nach einer Woche noch immer behandlungsbedürftig (Metoprolol), und die Proteinurie besteht weiter, während sich die Ödeme langsam zurückbilden.

Eine im weiteren Verlauf durchgeführte Abklärung der Proteinurie ergibt die Diagnose eines systemischen Lupus erythematodes (SLE), der bereits zu einer Nierenschädigung geführt hat. Aufgrund der fortbestehenden Nephropathie erhält die Patientin nun eine Kortisontherapie und ist in engmaschiger Kontrolle in der nephrologischen Abteilung des Hauses. ■

18.1 Kardiovaskuläre Erkrankungen

18.1.1 Herzerkrankungen

Die Häufigkeit erworbener Herzerkrankungen ist in Regionen mit guter medizinischer Betreuung rückläufig. Bis zu 70% der Herzerkrankungen stellen hier angeborene Herzfehlbildungen. Durch die Verbesserung der chirurgischen und medikamentösen Therapie erreichen immer mehr Frauen mit angeborenen Herzvitien ein gebärfähiges Alter und entwickeln einen Kinderwunsch. Andererseits ist durch das steigende mütterliche Alter (27% Mütter über 35 Jahre in Bayern) und zusätzliche Risikofaktoren (Diabetes mellitus, Nikotin, orale Kontrazeption, Hypercholesterinämie) auch mit einer erhöhten Prävalenz ischämischer Herzerkrankungen zu rechnen.

> **MERKE**
> Eine Schwangerschaft führt immer zu einer kardialen Belastung, die allerdings bei gesunden Frauen kein Problem darstellt. Jedoch können durch die mütterlichen Adaptationsvorgänge Herzerkrankungen aggraviert, maskiert oder auch vorgetäuscht werden.

Physiologische Veränderungen in der Schwangerschaft

Die kardiovaskuläre Adaptation der Mutter besteht v.a. in einer Volumenvermehrung mit gleichzeitiger Hämodilution bei vermindertem peripherem Gefäßwiderstand (> Kap. 15.6). Der systolische Blutdruck fällt bis etwa zur Mitte der Schwangerschaft ab und erreicht am Ende der Schwangerschaft wieder seinen Ausgangswert. Während der Wehentätigkeit und Geburt können hypertone Werte auftreten, sodass die Pressperiode eine außergewöhnliche Belastung für die Mutter ist. Mit dem erhöhten Intravasalvolumen kommt es zu einer Vergrößerung des Herzens – v.a. des linken Ventrikels – bei gleich bleibender Kontraktilität. Die Klappenöffnungsfläche wird etwas dilatiert. Insgesamt steigen Schlagvolumen und Herzzeitvolumen an. Im EKG sieht man charakteristische Veränderungen ohne pathologische Bedeutung: Drehung der elektrischen Herzachse nach links, S_I-Q_{III}-Typ, ST-Senkung und T-Abflachung sowie häufiger ventrikuläre Extrasystolen. Auch auskultatorisch sind vermehrt systolische funktionelle Strömungsgeräusche und ein 3. Herzton zu hören, sodass die Diagnostik erschwert wird.

Diese Veränderungen bilden sich etwa 12 Wochen nach der Entbindung vollständig zurück.

Generelle Überlegungen

Beratung und Prognose

Patientinnen mit bekannten Herzerkrankungen sollten bereits präkonzeptionell interdisziplinär beraten werden, da aufgrund

Tab. 18-1 NYHA-Klassifikation der Herzinsuffizienz.

Schweregrad	Symptomatik
Grad I	Beschwerdefreiheit, normale körperliche Belastung ohne Dyspnoe, keine Rhythmusstörung, keine Angina pectoris
Grad II	leichte Einschränkung der Leistungsfähigkeit, Beschwerden bei stärkerer körperlicher Belastung
Grad III	deutliche Einschränkung der Leistungsfähigkeit, Beschwerden bei leichter körperlicher Belastung, Beschwerdefreiheit in Ruhe
Grad IV	Beschwerden bereits in Ruhe

der vorhersehbaren kardialen Belastung die Prognose für Mutter und Kind relativ zuverlässig vorhergesagt werden kann. Hierzu müssen folgende Parameter in die Beratung eingehen:
- Anamnese: körperliche Belastbarkeit, Nykturie, kardiovaskuläre Risikofaktoren, Medikamente
- körperliche Untersuchung: periphere Ödeme, Pulsstatus, Zyanose, Auskultation der Lunge, Uhrglasnägel
- kardiologische Untersuchungen: EKG, ggf. Ergometrie, Echokardiographie, Doppler-Sonographie, ggf. präkonzeptionell Herzkatheter.

Zur Einschätzung der mütterlichen Prognose dient die Klassifikation der New York Heart Association (NYHA, > Tab. 18-1).

Etwa 90% der Patientinnen befinden sich in Klasse I und II, deren Prognose für Mutter und Kind gut ist. Allerdings können sich Symptomatik und Schweregrad durch die Schwangerschaft verschlechtern.

MERKE
Kinder von Müttern mit angeborenen Herzfehlern haben ein erhöhtes Risiko für Herzfehlbildungen. Daher sollte eine differenzierte Sonographie mit Beurteilung des fetalen Herzens veranlasst werden.

Betreuung während Schwangerschaft und Geburt

Schwangerschaft Zusätzlich zur normalen Schwangerenvorsorge sollte die mütterliche Herzfunktion geprüft werden. Bei Auffälligkeiten werden entsprechende weiterführende Untersuchungen veranlasst. In Zusammenarbeit mit einem Kardiologen und ggf. einem Kardiochirurgen muss geklärt werden:
- welches individuelle Risiko besteht, wenn eine Klappenveränderung sich so verschlechtert, dass eine Operation indiziert ist
- ob eine Endokarditisprophylaxe (auch zur Geburt) oder eine
- Antikoagulation in der Schwangerschaft notwendig ist.

Geburt Für die Geburt gilt es zu klären:
- welcher Geburtsmodus indiziert ist (vaginal, vaginal-operativ oder Kaiserschnitt)
- ob eine Periduralanästhesie (PDA) indiziert ist (der hierbei mögliche Blutdruckabfall durch Sympathikolyse ist zu vermeiden, da er bei stenosierenden Vitien fatale Folgen haben kann)
- welche Narkoserisiken bestehen.

Bei einer **vaginalen Entbindung** sollten eine längere Rückenlage aufgrund der Gefahr eines Vena-cava-Kompressionssyndroms vermieden und eine ausreichende Analgesie erzielt werden. Um eine längere oder forcierte Pressperiode abzukürzen, ist die Entbindung durch vaginal-operative Verfahren (z.B. Vakuumextraktion) zu empfehlen. Insgesamt ist die Kreislaufbelastung bei einer **Schnittentbindung** geringer. Allerdings können Volumenschwankungen durch den größeren Blutverlust ein Problem darstellen.

Nach der Geburt Auch nach der Geburt sind noch kritische Veränderungen zu erwarten: Durch den Rückstrom des Blutes aus dem Uterus und dem Stromgebiet der V. cava kommt es zu einer neuerlichen Volumenbelastung, weshalb eine Überwachung zunächst weiter erforderlich ist. Zu beachten ist auch das erhöhte Thrombembolierisiko im Wochenbett.

Spezielle kardiale Erkrankungen

Eine Einschätzung des mütterlichen Mortalitätsrisikos nach verschiedenen Vitien wurde vom American College of Obstetricians and Gynecologists veröffentlicht (> Tab. 18-2).

Rheumatische Herzerkrankungen

Die Mitralstenose ist der häufigste rheumatisch bedingte Klappenfehler. Die klinischen Auswirkungen sind von der Klappenöffnungsfläche abhängig. Durch das in der Schwangerschaft steigende Herzzeitvolumen bei relativer Abnahme der Diastolendauer kommt es immer zu einer Verschlechterung (um bis zu 2 NYHA-Klassen). Durch die Druckzunahme im linken Vorhof kann ein Vorhofflimmern induziert werden. Eine 4-wöchentliche echokardiographische Kontrolle der Mutter ist indiziert (mit konsekutiver Medikation, z.B. Betablocker, Diuretika). Die Rate an Frühgeburten und fetalen intrauterinen Wachstumsretardierungen ist erhöht.

Nichtrheumatische Herzerkrankungen

Herz(klappen)fehler Folgende Herzklappenfehler oder Herzfehler sind möglich:
- Mitralinsuffizienz: Sie wird selten symptomatisch, dann muss die Volumenüberlastung reduziert werden (Diuretika).
- Mitralklappenprolaps: Supraventrikuläre Extrasystolen sind möglich, daher sollten β-Sympathikomimetika wie auch Kaffee, Nikotin und Alkohol vermieden werden; bei begleitender Mitralinsuffizienz evtl. Endokarditisprophylaxe.

Tab. 18-2 Mütterliches Mortalitätsrisiko bei kardialen Erkrankungen in der Schwangerschaft.

Risikogruppe	Mortalität	Kardiale Erkrankungen
Gruppe I	< 1%	Vorhofseptumdefekt, Ventrikelseptumdefekt, offener Ductus arteriosus, operierte Fallot-Tetralogie, Mitralstenose (NYHA I, II)
Gruppe II	5–15%	Klappenersatz, Mitralstenose (NYHA III, IV), Aortenstenose, Aortenisthmusstenose, nicht korrigierte Fallot-Tetralogie, Marfan-Syndrom mit normaler Aorta, vorangegangener Herzinfarkt
Gruppe III	ca. 50%	pulmonale Hypertonie, komplizierte Aortenisthmusstenose, Marfan-Syndrom mit Aortenbeteiligung

- Vorhofseptumdefekt, Ventrikelseptumdefekt: Probleme sind selten, wenn vor der Schwangerschaft keine Einschränkungen bestanden.
- Aortenstenose, Aortenisthmusstenose: Komplikationen während der Schwangerschaft sind selten; Hauptrisiko ist eine schwere Hypertonie mit Myokardinsuffizienz.
- Komplexe Vitien: Schwangere mit einem bestehenden oder nur partiell operierten zyanotischen Vitium (Fallot-Tetralogie, Pulmonal-Trikuspidal-Atresie, Transposition der großen Gefäße, „single ventricle", „double outlet left ventricle", „double outlet right ventricle") haben ein deutlich erhöhtes Risiko, v.a. für Arrhythmien, Herzinsuffizienz und Thromboembolien. Außerdem sind Aborte, Frühgeburten und fetale Fehlbildungen häufiger.

Rhythmusstörungen Supraventrikuläre Rhythmusstörungen und ventrikuläre Extrasystolen sind in der Schwangerschaft häufig und ohne pathologische Bedeutung. Eine Therapie ist nicht notwendig. Findet man sie dagegen als Folge einer Herzerkrankung, sind v.a. paroxysmale Tachykardien oder Vorhofflimmern mit Kammerarrhythmie schwerwiegende Komplikationen. Eine Tokolyse mit β-Sympathikomimetika ist in diesen Fällen kontraindiziert, eine Therapie mit Betablockern möglich.

Eisenmenger-Syndrom Ein aufgrund eines großen vorhandenen Links-rechts-Shunts (z.B. bei VSD, ASD, persistierendem Ductus arteriosus Botalli) steigender Lungengefäßwiderstand kann über Jahre hinweg zu einer Shuntumkehr mit vorherrschendem Rechts-links-Shunt führen. Wegen des hohen Risikos dieser Situation für Mutter und Kind (mütterliche Letalität bis zu 50%) ist von einer Schwangerschaft abzuraten. Die medizinische Indikation zum Schwangerschaftsabbruch ist gegeben.

Marfan-Syndrom Aufgrund drohender Aortendissektion oder -ruptur besteht beim Marfan-Syndrom mit Aortenbeteiligung ein erhöhtes Risiko für Mutter und Kind. Bei einem Aortendurchmesser über 4 cm ist daher die medizinische Indikation für einen Schwangerschaftsabbruch gegeben. Zur Entbindung ist die Sectio zu erwägen.

Herzklappenersatz Bei guter Klappenfunktion wird die Schwangerschaft meist gut toleriert. Entscheidend ist eine ausreichende Antikoagulation während der gesamten Schwangerschaft: Am zuverlässigsten ist dies mit Kumarinen zu erreichen, die nur zwischen der 6. und 12. Schwangerschaftswoche post conceptionem wegen der teratogenen Wirkung und gegen Ende der Schwangerschaft zur Vermeidung von Blutungsereignissen bei Mutter und Kind gegen eine Vollheparinisierung (bevorzugt niedermolekulares Heparin) ausgetauscht werden sollten.

Herzinfarkt Herzinfarkte sind seltene Ereignisse während der Schwangerschaft, jedoch sollte man bei einem höheren Alter der Mutter mit ischämischen Herzerkrankungen rechnen. Diagnostik und Management entsprechen dem Vorgehen außerhalb der Schwangerschaft.

18.1.2 Blutdruckveränderungen

Hypertensive Erkrankungen

Zu den hypertensiven Erkrankungen in der Schwangerschaft zählen die Gestationshypertonie, die Präeklampsie und Eklampsie sowie das HELLP-Syndrom (➤ Kap. 19.10).

Hypotonie

Definition Nach WHO-Richtlinien liegt eine Hypotonie bei einem Blutdruck von unter 100/60 mmHg vor. Da aber im 2. Trimenon systolischer und diastolischer Blutdruck physiologischerweise fallen, sind die Grenzwerte nur schwer zu definieren.

Pathophysiologie Der Uterus besitzt kein Autoregulationssystem für den Blutdruck, sodass ein Abfall des Systemdrucks auch immer zu einer überproportionalen Minderperfusion des Fetus führt. In der Schwangerschaft ist eine Hypotonie häufiger mit Komplikationen wie Aborten, vorzeitigen Wehen, Frühgeburten und Wachstumsretardierungen assoziiert. Auch pathologische CTG-Aufzeichnungen und die Rate operativer Entbindungen sowie die perinatale Mortalität sind erhöht.

Symptome

Typisch sind orthostatische Dysregulation beim Wechsel vom Liegen zum Stehen, Schwindel, Tachykardie und Abfall des Blutdrucks bis zum Kollaps.

Therapie

Therapeutische Maßnahmen sind darauf ausgerichtet, den venösen Rückstrom zu verbessern. Dies kann durch Physiotherapie oder Balneotherapie geschehen, auch Kompressionsstrümpfe können eine gewisse Verbesserung erzielen.

Sollte eine medikamentöse Therapie notwendig werden, ist Dihydroergotamin das Mittel der Wahl, und zwar als Retard-Präparation niedrigdosiert (2 × 2,5 mg/d). Die in hohen Dosierungen beobachtete Weheninduktion wurde bei diesen Dosierungen und oraler Applikation nicht gefunden. Im 1. Trimenon sollte wegen der möglichen Teratogenität alternativ Etilefrin eingesetzt werden (2–3 × 5–10 mg/d maximal).

Vena-cava-Kompressionssyndrom

Definition Durch den Druck des schwangeren Uterus auf die V. cava inferior kommt es zu einer Rückflussbehinderung des venösen Blutes aus der unteren Körperhälfte (➤ Kap. 15.6), die bis zum Schock führen kann.

Pathophysiologie Der behinderte Rückfluss des venösen Blutes zum rechten Herzen bewirkt einen Abfall von Herzzeitvolumen und Schlagvolumen, der periphere Widerstand steigt an. Da der Uterus kein Autoregulationssystem für den Blutdruck besitzt, kommt es beim Abfall des Systemdrucks auch zu einer Minderperfusion des Fetus. Die reduzierte Sauerstoffzufuhr kann bei starker Ausprägung ein Absterben des Kindes nach sich ziehen. Vereinzelt wurden auch vorzeitige Plazentalösungen oder Fruchtwasserembolien beobachtet.

Symptome
Die klassischen Symptome sind Übelkeit, Blässe, Schwitzen, Unruhe, Hypotonie, Ohnmacht oder Schock, die in Rückenlage auftreten. Jenseits der 20. Schwangerschaftswoche sind davon bis zu ein Drittel aller Schwangeren betroffen.

> **MERKE**
> Auch ohne klinische Symptomatik ist von einer Kreislaufreaktion mit Minderperfusion der Gebärmutter auszugehen, sodass alle Schwangeren darauf hingewiesen werden sollten, im 3. Trimenon auf die Rückenlage zu verzichten.

Der Fetus reagiert mit einer Bradykardie als Ausdruck einer Hypoxämie, die sich mit der CTG oder der Sonographie leicht diagnostizieren lässt.

Therapie
Prophylaktisch und therapeutisch sollte bei der Lagerung einer Schwangeren immer eine leichte Linksseitenlage angestrebt werden (etwa 15°). Besondere Vorsicht ist geboten, falls weitere hypotoniefördernde geburtshilfliche Maßnahmen ergriffen werden. So kommt es bei einer Spinal- oder Epiduralanästhesie durch die gleichzeitige Sympathikolyse in den unteren Extremitäten zur Weitstellung der Gefäße und damit zu einem Blutdruckabfall. Aber auch β-Sympathikomimetika haben eine Vasodilatation zur Folge. Falls die Umlagerung der Schwangeren nicht ausreicht, ist die intravenöse Gabe von Etilefrin (Beginn mit 3–9 mg) indiziert.

18.1.3 Varikose

Epidemiologie Bei etwa 30% der Erst- und 50% der Mehrgebärenden entstehen in der Schwangerschaft Varizen (70% im 1. Trimenon, 25% im 2. und nur 5% im 3. Trimenon). Häufig ist die Varikose, die nicht nur die Beine, sondern auch den Vulva- und Vaginalbereich betreffen kann, mit Hämorrhoiden kombiniert.

Ätiologie Die Schwangerschaft selbst ist – neben anderen prädisponierenden Faktoren – ein ätiologischer Faktor für die Entstehung von Varizen. Der Rücktransport des venösen Blutes durch die Muskelpumpe ist in der Schwangerschaft um 30% reduziert. Bei vorbestehenden Varizen kann dies zu einer erheblichen Verschlechterung und zu einer Dekompensation mit einer chronisch-venösen Insuffizienz führen. In einer nachfolgenden Schwangerschaft ist das Risiko größer, wenn die Rückbildung der Varizen postpartal inkomplett war.

Symptome
Neben äußerlich gut erkennbaren Varizen sind begleitende Symptome fast immer Beinödeme und Müdigkeit der Beine, Schweregefühl, nächtliche Rastlosigkeit, Wadenkrämpfe und Hitzegefühl.

Therapie
Bei der Therapie muss berücksichtigt werden, dass sich 80% der Varizen innerhalb von 4–6 Wochen nach der Geburt wieder zurückbilden.

Die **Kompressionsbehandlung** ist auch in der Schwangerschaft die Basis der Varizentherapie. Dies verbessert den venösen Rückfluss und reduziert die Stauung. Der Druck muss so dosiert werden, dass er körperwärts abnimmt. Um eine optimale Druckverteilung zu gewährleisten, sollten Kompressionsstrümpfe oder -strumpfhosen angepasst werden.

Die Vor- und Nachteile einer **Sklerosierungstherapie** in der Schwangerschaft werden unterschiedlich beurteilt. Zwischen der 12. und der 36. Schwangerschaftswoche kann eine Verödungstherapie durchgeführt werden.

Eine **operative Therapie** während der Schwangerschaft ist aufgrund der hohen Remissionsraten nur in Ausnahmefällen (z.B. bei Blutungskomplikationen) indiziert.

Medikamentöse Therapien sollten in der Schwangerschaft vermieden werden. Diuretika zur Ödemreduktion sind nur bei Nierenerkrankungen in Einzelfällen indiziert.

18.1.4 Thrombembolische Erkrankungen

Allgemeines

Epidemiologie Die Inzidenz einer venösen Thrombembolie in der Schwangerschaft liegt bei etwa 0,13%. Das Risiko ist gegenüber Nichtschwangeren um den Faktor 6 erhöht.

Vor der 20. Schwangerschaftswoche sind tiefe Venenthrombosen häufiger, im Wochenbett sind es Lungenembolien. Bei einer Kaiserschnittentbindung ist das Risiko etwa 5fach, bei einer Präeklampsie im Wochenbett etwa 3fach erhöht.

> **MERKE**
> Die venöse Thrombembolie ist der Hauptgrund für mütterliche Sterblichkeit in der Schwangerschaft in westlichen Industriestaaten.

Ätiologie In einer normalen Schwangerschaft treffen mehrere thrombogene Faktoren aufeinander: Durch den Hormoneinfluss kommt es zu einer Weitstellung der venösen Gefäße und zu einer Strömungsverlangsamung. Gleichzeitig ergeben sich Veränderungen im Gerinnungssystem. Der physiologische Sinn dieser Veränderungen liegt in einer verbesserten Blutstillung nach der Entbindung des Kindes, um starke Blutverluste der Mutter im Rahmen der Plazentalösung oder der Geburtstraumen zu verhindern. Es kommt u.a. zu veränderten Plasmakonzentrationen von Gerinnungsfaktoren (von-Willebrand-Faktor, Faktor II, V, VII, VIII, X, AT III, Protein S, evtl. auch Protein C).

Durch eine Kombination mit zusätzlichen Risiken kann sich schließlich eine Thrombose oder Embolie manifestieren. Solche Risiken sind:
- längerfristige Immobilisierung (z.B. Frakturen, vorzeitige Wehen)
- vorausgegangene Venenthrombosen (v.a. während früherer Schwangerschaften)
- positive Familienanamnese
- Thrombophilien
- Präklampsie/Eklampsie
- Adipositas
- Sectio caesarea.

Die genetisch determinierten Thrombophilien, die z.Z. bekannt sind (> Kap. 19.13), zeigen deutlich unterschiedliche Prävalenzen und beinhalten ein sehr unterschiedliches Thromboserisiko.

Therapie

Antikoagulantientherapie

Die Therapie entspricht derjenigen außerhalb der Schwangerschaft. Während Kumarinderivate aufgrund ihrer Teratogenität und der langen Halbwertszeit nur im 2. Trimenon verabreicht werden sollten (sie werden zur Prophylaxe von Thrombosen fast nicht eingesetzt), sind Heparine nicht plazentagängig und daher für den Fetus sicher (Medikation der Wahl). Dabei können auch niedermolekulare Heparine eingesetzt werden, die bei gleicher Wirksamkeit gegenüber unfraktioniertem Heparin den Vorteil der längeren Halbwertszeit haben, sodass sie nur einmal täglich verabreicht werden müssen. Ihnen wird auch eine niedrigere Nebenwirkungsrate zugeschrieben (Osteoporose, heparininduzierte Thrombozytopenie, Blutungskomplikationen). Zu beachten ist das peripartale Management, wobei unfraktioniertes Heparin hier mit seiner kürzeren Halbwertszeit von Vorteil ist. Ganz wesentlich ist die Fortführung der Therapie im Wochenbett, weil während dieser Zeit Thrombose- und Embolierisiko am höchsten sind.

Lyse In seltensten Fällen kann auch eine Lyse in der Schwangerschaft begonnen werden. Hierzu liegen einige Fallberichte vor, in denen eine Lyse ohne die befürchteten Komplikationen beim Kind (Blutung, Abort) durchgeführt wurde.

Thromboseprophylaxe

Eine Thromboseprophylaxe sollte bei Kombination mehrerer Risikofaktoren durchgeführt werden. Aufgrund des besseren Nebenwirkungsspektrums und der längeren Halbwertszeit (mit nur einmal täglicher Applikation) sollte man niedermolekulare Heparine wählen. Evtl. muss die Dosierung an das Gewicht adaptiert und während der Schwangerschaft angepasst werden. Der Zeitraum der Prophylaxe muss bei fortbestehenden Risiken das Wochenbett (bis 6 Wochen post partum) unbedingt einschließen.

Prognose Eine Lungenembolie verläuft unbehandelt für 15% der Schwangeren tödlich. Durch Behandlung sinkt die Rate auf unter 1%.

Krankheitsbilder

Tiefe Beinvenenthrombose

Symptome
Eine tiefe Beinvenenthrombose kann symptomarm verlaufen, kann sich jedoch auch durch Schmerzen oder eine Beinumfangsvermehrung äußern. Die Symptomatik ist von den betroffenen Gefäßbereichen abhängig.

Diagnostik
Die alleinige klinische Untersuchung ist relativ unzuverlässig, um eine Thrombose zu sichern. Apparativ ist v.a. die farbkodierte Duplexsonographie mit Kompressionsversuch geeignet, auch für die Diagnostik in kleineren Gefäßen. Die klassische Phlebographie ist im 1. Trimenon aufgrund der Kontrastmittel und der Strahlenbelastung kontraindiziert, später möglichst zu umgehen. Ihre Aussagekraft ist auch gerade in kleineren Seitenästen nicht besser als die einer Doppler-Untersuchung, die zudem beliebig wiederholt werden kann.

Labordiagnostisch kann das D-Dimer zusammen mit klassischen Gerinnungstests bestimmt werden, obwohl seine Aussagekraft in der Schwangerschaft eingeschränkt ist.

(Septische) puerperale Ovarialvenenthrombose

Ein seltenes und sehr spezielles Krankheitsbild ist die septische puerperale Ovarialvenenthrombose. Sie entwickelt sich meist innerhalb der ersten Tage nach der Entbindung, oft auf dem Boden einer Endomyometritis. Prädisponierend wirken thrombophile Mutationen. In 99% der Fälle ist aufgrund der Abflussverhältnisse die rechte Seite betroffen: Es kommt zur Thrombosierung (evtl. unter Einschluss von sept. Material) der Ovarialvene, die bis in die V. cava inferior reichen kann.

Symptome
Erste Symptome sind ein Uteruskantenschmerz auf der (meist rechten) Seite sowie unerklärliche Fieberschübe.

Diagnostik
Diagnosestellung durch CT mit Kontrastmittel. Differentialdiagnostisch muss eine Appendizitis ausgeschlossen werden.

Therapie
Die Antikoagulation (s.o.) ist mit einer breiten antibiotischen Therapie zu kombinieren. Falls dies nicht ausreicht, muss der betroffene Bereich chirurgisch saniert werden.

Lungenembolie

Diagnostik
Besteht Verdacht auf Lungenembolie, ist die gleiche Diagnostik wie bei Nichtschwangeren indiziert. Allerdings stehen nuklearmedizinische Untersuchungsmethoden in der Schwangerschaft nicht zur Verfügung. Daher muss auf eine Dünnschicht-CT der Lunge zurückgegriffen werden.

18.2 Hämatologische Erkrankungen

18.2.1 Anämien

Definition Von Anämie spricht man, wenn die Hämoglobinkonzentration unter 12 g/dl bzw. der Hämatokritwert unter 36% sinkt. In der Schwangerschaft sind diese Werte aufgrund der physiologischen Expansion des mütterlichen Plasmavolumens auf 10 g/dl bzw. 33% verändert.
Einteilung Unterschieden werden folgende Formen:
- hypochrome und hyperchrome Anämien: Veränderung des mittleren zellulären Hämoglobingehalts (MCH)
- mikro und makrozytäre Anämien: Veränderung des mittleren Erythrozytenvolumens (MCV)
- Anämien mit verminderter Erythrozytenbildung oder erhöhtem Erythrozytenverbrauch: je nach Veränderung der Retikulozytenzahl.

Ätiologie Schwangerschaftsspezifische Ursachen können Verdünnungseffekte durch das steigende Plasmavolumen, ein Eisenmangel oder ein Eisenverlust im Rahmen von Blutungen sein. Besteht die Anämie schon zu Beginn der Schwangerschaft oder kommen die genannten Ursachen nicht in Betracht, muss die Ursache wie außerhalb der Schwangerschaft abgeklärt werden.

Symptome
Typische Symptome einer Anämie sind Müdigkeit, Blässe, Belastungsdyspnoe, Tachykardie, Herzklopfen bei Anstrengung, Ohrensausen, Kopfschmerzen und Kältegefühl. Im Rahmen eines akuten Blutverlusts treten außerdem Zeichen der Kreislaufdekompensation auf. Bei langsamer Entstehung bleiben auch hochgradige Anämien relativ symptomarm.

Diagnostik
Bei der **körperlichen Untersuchung** zeigen sich die oben beschriebenen Symptome und Blässe, v.a. an Konjunktiven, Schleimhäuten oder Handinnenflächen. Auskultatorisch findet sich häufig ein funktionelles Systolikum. Im **Labor** bestätigt das Blutbild den Verdacht durch die oben beschriebenen Veränderungen. Je nach vermuteter Ursache sollte zur weiteren Diagnostik zunächst ein Differentialblutbild mit Retikulozytenzahl angefertigt werden. Weiterführende Untersuchungen sind die Parameter des Eisenstoffwechsels (Fe, Ferritin, Transferrin) und der Hämolyse (Bilirubin, LDH, Haptoglobin). Bei Verdacht auf Blutungsanämie müssen auf der Suche nach der Blutungsursache gynäkologische oder gastrointestinale Blutungen ausgeschlossen werden.

Spezielle Krankheitsbilder

Im Folgenden sind nur die häufigsten Krankheitsbilder genannt. Diese können auch in Kombination auftreten.

Schwangerschaftsanämie

Trotz absoluter Vermehrung der Erythrozyten und des Hämoglobins kommt es in der Schwangerschaft aufgrund physiologischer Veränderungen zum Abfall der Hämoglobinkonzentration. Das Maximum des Plasmavolumens wird dabei zwischen der 24. und 37. Schwangerschaftswoche bei 140–145% des nicht schwangeren Zustands erreicht.

Eisenmangelanämie

Ätiologie Ursachen für Eisenmangelanämien sind in der Regel offene oder okkulte Blutverluste mit einer Leerung der Eisenspeicher vor oder während der Schwangerschaft. Durch den erhöhten Eisenbedarf während der Schwangerschaft treten diese Blutverluste dann zutage.
 Als Blutungsquellen kommen in Frage: starke Menstruationsblutungen, Meno-/Metrorrhagien, gastrointestinale Ulzera, Hiatushernien, Morbus Crohn, Colitis ulcerosa, Parasiten, Hämoglobinurie. Auch bei kurzer Schwangerschaftsfolge mit zwischenzeitlich nicht ausreichend aufgefülltem Eisenspeicher kann zwar die Hämoglobinkonzentration zunächst normal sein, mündet aber unter dem steigenden Bedarf in der Schwangerschaft schnell in die manifeste Anämie.
Eisenbedarf in der Schwangerschaft Insgesamt beträgt der Mehrbedarf an Eisen in einer Schwangerschaft 700–1.400 mg Eisen. Er kommt durch die Vermehrung von zirkulierendem Hämoglobin und durch den Gesamtbedarf von Fetus und Plazenta zustande. V.a. in den letzten Wochen der Schwangerschaft wird Eisen an Transferrin gebunden diaplazentar transportiert. Nach der Geburt ist der Eisenbedarf einerseits durch den Blutverlust bei der Geburt erhöht, der bei einer vaginalen Entbindung durchschnittlich 500 ml, bei einem Kaiserschnitt 1.000 ml beträgt, andererseits führt das Stillen zu einem Eisenverlust von 0,5–1 mg täglich.
Pathophysiologie Eine milde Anämie hat keine längerfristigen Auswirkungen auf die Mutter. Bei ausgeprägter Anämie soll die Infektanfälligkeit gesteigert sein: Es kann eine kompensatorische Plazentahypertrophie als Risikofaktor für eine Präeklampsie auftreten. Da Blutungskomplikationen einen großen Anteil an der hohen mütterlichen Mortalität in Entwicklungsländern haben, kann eine rechtzeitige Eisensubstitution bessere Ausgangsbedingungen schaffen und damit Todesfälle verhindern.
 Der Fetus ist bei einem mütterlichen Eisenmangel durch Frühgeburt und niedrigeres Geburtsgewicht gefährdet, die Rate des intrauterinen Fruchttods steigt.

Diagnostik

Im Blutbild findet sich eine hypochrome (MCH ↓), mikrozytäre (MCV ↓), hyporegenerative (Retikulozyten nicht erhöht) Anämie. Die Bestätigung der Diagnose liefert ein niedriger Ferritinspiegel (< 12 µg/l) – der sensibelste Parameter für Entleerung der Eisenspeicher.

Da Ferritin allerdings bei chronischen Entzündungen etwas erhöht ist, kann der Abfall in solchen Fällen nur undeutlich ausgeprägt sein. Zur Abgrenzung gegenüber anderen Anämieformen kann eine Hämoglobinelektrophorese oder Knochenmarkpunktion notwendig sein (s.u.).

Das schwangerschaftsbedingt vermehrte Plasmavolumen bildet sich 1–3 Wochen nach der Geburt wieder zurück. In dieser Zeit kann es schwierig sein, eine Eisenmangelanämie zu diagnostizieren, zumal Ferritin als Akute-Phase-Protein meist erhöht ist.

Therapie

Eisensubstitution

Nach der Beseitigung von Blutungsquellen muss eine Eisensubstitution begonnen werden. Der Bedarf kann berechnet werden nach der Formel:

Hämoglobindefizit (g/dl) × 250 = Eisenbedarf in mg.

Bei der oralen Substitution mit zweiwertigem Eisen beträgt die Resorptionsrate etwa 10%. Daher wird die 10fache Menge des errechneten Eisenbedarfs verabreicht. Bei leerem Eisenspeicher empfiehlt die WHO eine Substitution mit 100–200 mg/d. Ein höheres Angebot steigert die Erythropoese nicht und ist daher nicht sinnvoll. Bei gesteigerter Erythropoese ist aufgrund des ebenfalls erhöhten Bedarfs in der Schwangerschaft die zusätzliche Gabe von Folsäure (400 mg/d) sinnvoll.

Etwa 8 Tage nach Substitutionsbeginn steigt die Retikulozytenzahl an, der Hämoglobinspiegel dagegen erst nach 4–8 Wochen.

> **MERKE**
> Bei einem Eisenmangel ist nach Erreichen normaler Hämoglobinkonzentrationen eine Fortsetzung der Therapie über 3–6 Monate zum Auffüllen der Eisenspeicher erforderlich.

Das Eisenpräparat sollte möglichst nüchtern eingenommen werden, weil dann die Resorptionsrate am höchsten ist. Getreide- oder Milchprodukte verschlechtern die Resorption, Fleisch, Fisch oder Orangensaft können sie verbessern. Da etwa 25% aller Patienten unter gastrointestinalen Nebenwirkungen leiden – am häufigsten unter Obstipation –, wird die Therapie oft nicht lange und konsequent genug fortgeführt – der häufigste Grund für ein „Therapieversagen".

Eine parenterale Verabreichung von Eisen sollte Ausnahmesituationen vorbehalten bleiben. Dabei darf nicht überdosiert werden, da überschüssiges Eisen nicht ausgeschieden wird. Die Einzeldosierung sollte 200–500 mg täglich, langsam infundiert, nicht überschreiten. Aufgrund möglicher ernster anaphylaktischer Reaktionen wird zunächst eine kleine Testdosis verabreicht.

Bei Eisenmangelanämie sollte wegen des erhöhten Risikos für Frühgeburten, Mangelgeburten und Fruchttode die fetale Überwachung mit Sonographie und Doppler-Untersuchungen intensiviert werden.

Prophylaxe Empfohlen wird eine tägliche Eisenaufnahme von 30 mg während der Schwangerschaft – bei völlig unauffälligen Werten zumindest im 3. Trimenon. Eine Risikoreduktion durch Eisensubstitution ist nicht nachgewiesen. Allerdings scheint ein mütterlicher Ferritinwert von über 80 µg/l von Vorteil für Mutter und Kind zu sein.

Megaloblastäre Anämie

Ätiologie Einer megaloblastären Anämie liegt eine Störung der Thymidilatsynthese zugrunde, deren häufigste Ursache ein Folsäure- oder Vitamin-B_{12}-Mangel ist. Folsäuremangelerscheinungen treten auf bei Alkoholabusus, parenteraler Ernährung, Dünndarmerkrankungen mit Resorptionsstörungen und bei medikamenteninduzierter oder chronischer Hämolyse. Eine Vitamin-B_{12}-Malabsorption kommt durch einen Mangel an Intrinsic-Faktor oder nach Gastrektomie zustande.

Diagnostik

Die Diagnose wird anhand der makrozytären Erscheinungsform der Anämie (MCV ↑, MCH ↑) gestellt. Untersucht werden sollten Differentialblutbild, Hämolyseparameter sowie Folsäure, Vitamin B_{12} und Ferritin. Besteht zusätzlich ein Eisenmangel, können Erythrozytenvolumen und erythrozytärer Hämoglobingehalt auch unverändert sein.

Therapie

Eine Substitution mit 0,4 mg Folsäure täglich reicht zur Prophylaxe aus. In Hochrisikosituationen kann die Dosis auf 1 mg/d erhöht werden, und bei Grunderkrankungen wie Sichelzellanämie mit gesteigerter Hämolyse oder manifestem Folsäuremangel sollten 5–10 mg/d gegeben werden.

Bei einem Vitamin-B_{12}-Mangel ist die zugrunde liegende Erkrankung zu therapieren. Zur Substitution werden 1.000 µg Hydroxycobalamin intramuskulär über 5 Tage injiziert, anschließend 500 µg wöchentlich. Wird nur Folsäure substituiert, wird zwar die Anämie therapiert, aber die neurologischen Symptome können sich verschlechtern.

> **PRAXISTIPP**
> Ein Folsäuremangel in der Schwangerschaft ist mit einer erhöhten Rate kindlicher Fehlbildungen assoziiert. Gehäuft treten Defekte beim Schluss des Neuralrohrs (Spina bifida) und Gaumenspalten auf. Diese Fehlbildungen kommen bereits bei einem subklinischen Folsäuremangel ohne Anämie vor. Empfohlen wird daher eine präkonzeptionell beginnende Substitution von Folsäure (0,4 mg/d).

Sichelzellanämie

Pathogenese Bei dieser erblichen Hämoglobinopathie wird durch den Austausch einer Aminosäure verändertes Hämoglobin gebildet. Es ändert bei Desoxygenierung seine Konformation, sodass die Erythrozyten eine Sichelform annehmen und nicht mehr flexibel durch Kapillaren passen.

Symptome und Diagnostik
Bei der Sichelzellanämie sind besonders homozygote Merkmalsträger betroffen. Nachzuweisen ist im Labor in der Elektrophorese das veränderte Hämoglobin S. Neben einer meist milden hämolytischen Anämie sind „Sichelzellkrisen" mit starken Schmerzen durch den Verschluss der Endstrombahn und mit Organinfarkten, die durch neurologische, abdominale oder thorakale Manifestationen sogar zum Tod führen können, das Hauptproblem.

Therapie
Sichelzellkrisen müssen durch eine ausreichende Hydratation (Schutz der Nieren) und eine adäquate Analgesie (Opiate) behandelt werden. In einer Schwangerschaft kann mit Transfusionen der Hb-Wert auf 10,0 mg/dl gehalten werden – evtl. auch mit Austauschtransfusionen zur Senkung des Anteils an HbS auf 40% – insbesondere vor Kaiserschnitten oder Narkosen. Die Schwangerschaft ist durch Frühgeburten und Mangelgeburten gefährdet, die Kinder haben häufiger einen Neugeborenenikterus (Cave: Vererbung).

Thalassämie

Bei dieser Hämoglobinopathie kommt es durch genetisch fixierte quantitative Störungen der Synthese der α- und der β-Kette des Hämoglobins zu einer mikrozytären Anämie, die sich durch eine Eisensubstitution nicht beheben lässt.

Symptome und Diagnostik
Die Symptome der Thalassämie sind sehr unterschiedlich: Komplette Synthesestörungen der α-Kette führen meist schon zum intrauterinen Fruchttod, während ein Ausfall von 50% praktisch symptomlos bleibt (Thalassaemia minor). Eine homozygote Veränderung der β-Kette führt zur starken hypochromen Anämie (Thalassaemia major), die meist transfusionspflichtig wird.

Therapie
Ein Problem bei der Thalassämie ist die Eisenüberladung, die auch behandelt werden muss (z.B. mit Deferoxamin, einem Chelatbildner). Therapieversuche mit Eisensubstitution sind kontraindiziert. Evtl. sollte eine pränatale Diagnostik des Fetus diskutiert werden, um homozygote Thalassämieformen feststellen zu können und damit z.B. Schwangerschaften, die mit einem Fruchttod enden würden, frühzeitig abzubrechen.

Hämolytische Anämien

Unter diesem Begriff werden viele verschiedene Krankheitsbilder zusammengefasst. Es gibt:
- angeborene Membrandefekte der Erythrozyten (z.B. Sphärozytose)
- antikörperinduzierte Hämolysen oder generalisierte Krankheitsbilder wie die thrombotisch-thrombozytopenische Purpura (TTP), das hämolytisch-urämische Syndrom (HUS) und das HELLP-Syndrom (➤ Kap. 19.10)
- mechanische Hämolysen durch künstliche Herzklappen.

Bei hämolytischen Anämien steht die Therapie der Grunderkrankung im Vordergrund.

Aplastische Anämien

Die sehr seltene aplastische Anämie, die durch eine Panzytopenie bei hypoplastischem Knochenmark auffällt, wurde erstmals in der Schwangerschaft beschrieben. Daher wurde lange eine besondere Häufung während der Schwangerschaft diskutiert, die sich aber nicht nachweisen lässt. Unterscheiden lassen sich medikamentös induzierte von idiopathischen Formen. Während der Schwangerschaft sind supportive Therapien mit einem Ersatz von Blutbestandteilen indiziert. Die Mortalität der Erkrankung beträgt unter immunsuppressiver Therapie oder bei Knochenmarktransplantation 20%, unter nur supportiver Therapie 50%.

18.2.2 Leukosen und Lymphome

Epidemiologie Insgesamt sind Leukämien und Lymphome seltene Erkrankungen in der Schwangerschaft. Für Morbus Hodgkin wird die Häufigkeit mit einem Fall pro 6.000 Schwangerschaften angegeben, für Leukämien mit 1 Fall pro 75.000.

Akute Leukämien

Akute Leukämien sind Erkrankungen der hämatologischen Vorläuferzellen, je nach betroffener Zellreihe unterscheidet man myeloische und lymphatische Leukämien. In der Kindheit sind 90% der akuten Leukämien lymphatische (ALL), im Erwachsenenalter 80% myeloische Leukämien (AML). Die im Rahmen der Progredienz der Erkrankung verursachte Knochenmarkinsuffizienz führt zu einer Blutungs- und Infektneigung.

Symptome
Zunächst uncharakteristisch: Abgeschlagenheit, allgemeines Krankheitsgefühl, Leistungsabfall. Durch die Anämie kommen Dyspnoe, Tachykardie und Blässe zustande. Bei Granulozytopenien kommt es zu einer vermehrten Infektanfälligkeit, oft mit Fieber, bei Thrombozytopenie zu Nasenbluten, Zahnfleischbluten und Petechien.

Diagnostik

Im peripheren Blutbild ist eine erhöhte Leukozytenzahl das erste Zeichen der Erkrankung. Zur weiteren Diagnostik sind ein Differentialblutbild und eine Knochenmarkbiopsie notwendig.

Der genaue Typ einer Leukämie wird anhand von Oberflächenantigenen der Blasten oder genetischen Markern bestimmt. Diese Bestimmung ist für die optimale Therapie erforderlich.

Die weiterführende Diagnostik beinhaltet v.a. Untersuchungen, die eine Chemotherapie vorbereiten: Überprüfung der Leber-, Herz- und Nierenfunktion und Ausschluss von Infektionsherden.

Therapie

Wie außerhalb der Schwangerschaft muss eine Leukämie sofort aggressiv mit dem Ziel einer Komplettremission therapiert werden, da eine AML unbehandelt innerhalb von 2, eine ALL in 4 Monaten zum Tode führen kann. Die Prognose schwangerer Leukämiepatientinnen scheint bei entsprechender Therapie nicht schlechter zu sein als die nicht schwangerer Frauen.

Behandelt wird mit einer Polychemotherapie. Sollte die Diagnose im 1. Trimenon während der Organogenese gestellt worden sein, muss ein Schwangerschaftsabbruch empfohlen werden. Im 2. und 3. Trimenon kann die Therapie mit erstaunlich selten auftretenden Nebenwirkungen für das Kind (z.B. intrauterine Wachstumsretardierung, fetale Anämie) erfolgen. Es liegen zunehmend Erfahrungen zur Verabreichung von Zytostatika in der Schwangerschaft vor (Institut für Embryonaltoxikologie). Die Entbindung nach Erreichen einer sicheren Lebensfähigkeit des Kindes ist in einen Zeitraum zu legen, in dem die Therapienebenwirkungen (Knochenmarkdepression mit Leukozytopenie bzw. Thrombozytopenie) am geringsten sind und keine Gefahr für die Mutter bedeuten. Nach der Entbindung muss die Therapie fortgeführt werden.

Maligne Lymphome

Maligne Lymphome sind Neoplasien des lymphatischen Systems, die durch lokale und systemische Progredienz rasch zu lebensbedrohlichen Erkrankungen werden können. In der Schwangerschaft treten v.a. aggressive Non-Hodgkin-Lymphome auf, meist B-Zell-Lymphome.

Das Hodgkin-Lymphom findet sich mit einer Häufigkeit von etwa einem Fall pro 6.000 Schwangerschaften.

Symptome

Maligne Lymphome fallen durch schmerzlose Lymphknotenschwellungen auf, aber auch Spleno oder Hepatomegalien sind zu beobachten. Als B-Symptomatik werden allgemeine Krankheitssymptome wie Abgeschlagenheit, Nachtschweiß, Fieber und Gewichtsverlust bezeichnet. Wie bei Leukämien kann eine Anämie oder Leukozytopenie zu spezifischen Symptomen führen.

Diagnostik

Die Diagnose wird durch Lymphknotenbiopsie histologisch gestellt. Zur genauen Einordnung des Lymphoms werden eine Immuntypisierung und zytogenetische Untersuchung durchgeführt.

Differentialdiagnostisch ist an verschiedene Infektionserkrankungen zu denken (u.a. Tuberkulose, HIV, EBV, CMV, Toxoplasmose).

Therapie

Maligne Lymphome werden wie akute Leukämien behandelt. Einzig für eine Form des Hodgkin-Lymphoms, die lymphozytenprädominante Form, wird die Möglichkeit einer Verzögerung der Therapie aufgrund guter Prognose diskutiert.

Die oft zur Konsolidierung indizierte Strahlentherapie sollte, falls der Fetus einer signifikanten Dosis exponiert würde, bis nach der Entbindung verschoben werden. Beschrieben worden sind auch nach Abschluss der Organogenese Mikrozephalien, Wachstumsverzögerungen und neurologische Entwicklungsstörungen durch Strahlenexposition.

18.2.3 Thrombozytopenien

In bis zu 10% aller Schwangerschaften findet sich eine Thrombozytopenie unter 150×10^9/l. Die Ursachen sind vielfältig. Hier sollen nur die wichtigsten Differentialdiagnosen kurz angesprochen werden.

> **PRAXISTIPP**
> **Thrombozytenzahl in der normalen Schwangerschaft**
> Während einer normalen Schwangerschaft sinkt die Thrombozytenzahl um etwa 10%, v.a. im 3. Trimenon. Demnach muss man bei nur milde abgefallener Thrombozytenzahl ohne begleitende Pathologie von einer „physiologischen" Situation ausgehen. Die Übergänge zu pathologischen Thrombozytenzahlen sind jedoch fließend.

Diagnostik

Typische Blutungssymptome einer Thrombozytopenie (Petechien, Nasen- oder Zahnfleischbluten, gynäkologische Blutungen) treten erst bei Thrombozytenzahlen unter 30×10^9/l auf.

Bei der Erstdiagnose einer Thrombozytopenie muss zunächst nach weiteren klinischen Auffälligkeiten gefahndet werden, wie Hypertonie, Proteinurie, Hämolysezeichen, Leberwerterhöhungen, Fieber, hämatologische Erkrankungen, Autoimmunkrankheiten und Infektionen. Auch die Medikamentenanamnese kann wegweisend sein. Ein einfacher diagnostischer Algorithmus ist in ➤ Abb. 18-1 dargestellt.

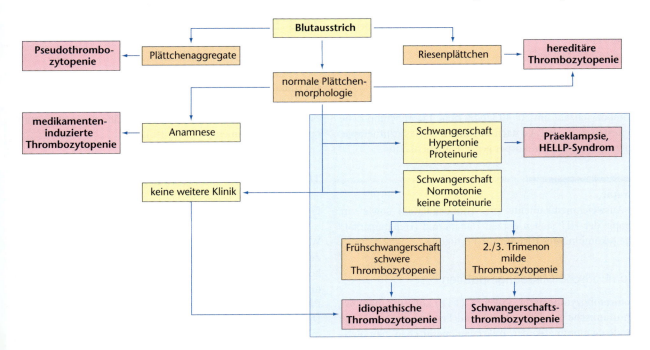

Abb. 18-1 Algorithmus zur Abklärung von Thrombozytopenien.

Schwangerschaftsthrombozytopenie

Epidemiologie Die Schwangerschaftsthrombozytopenie ist eine benigne Störung, die bei etwa 5% der Schwangerschaften zu finden ist. Hierbei handelt es sich um ein durch die Schwangerschaft bedingtes Phänomen, welches nach Rückgang des Plasmavolumens nach Entbindung wieder verschwindet.
Pathogenese Die Pathogenese ist unklar, es werden Verdünnungseffekte oder schnellerer Umsatz der Thrombozyten vermutet.

Symptome und Diagnostik
Obwohl die meisten Patientinnen mit dieser Erkrankung eine Thrombozytenzahl von 110–150109/l haben, werden auch Thrombozytopenien bis 70×109/l nach Ausschluss anderer Ursachen (z.B. milde Immunthrombozytopenie) dieser Diagnose zugeschrieben. Blutungskomplikationen sind nicht zu erwarten.

Immunthrombozytopenie

Epidemiologie Die Immunthrombozytopenie oder idiopathische Thrombozytopenie (ITP) ist der häufigste Grund einer Thrombozytopenie im 1. Trimenon und macht etwa 5% aller in der Schwangerschaft diagnostizierten Thrombozytopenien aus. Hierbei handelt es sich um eine vorbestehende Erkrankung oder Veranlagung, die jedoch bei asymptomatischen Frauen oft erst während einer Schwangerschaft diagnostiziert wird.
Pathogenese Autoantikörper gegen membranständige Glykoproteine der Thrombozyten verursachen ein IgG-„coating" der Thrombozyten, die dann rasch über das retikuloendotheliale System „entsorgt" werden.

Diagnostik
Falls bereits vor einer Schwangerschaft niedrige Thrombozytenzahlen bekannt waren, fällt die klinische Diagnosestellung nicht schwer. Es stehen verschiedene Tests zur Verfügung, deren Aussagekraft jedoch umstritten ist.

Therapie
Behandelt werden sollte nur bei einer Thrombozytenzahl von unter 30 × 109/l oder Blutungszeichen bzw. bei bevorstehender Entbindung, um Komplikationen zu vermeiden oder eine Periduralanästhesie zu ermöglichen. Mittel der Wahl sind Steroide. Alternative ist eine intravenöse Gabe hochdosierter Gammaglobuline, in Notfällen die Transfusion von Thrombozyten.

Heparininduzierte Thrombozytopenie

Epidemiologie Heparintherapie ist der häufigste Grund einer medikamenteninduzierten, antikörpervermittelten Thrombozytopenie. Die Inzidenz dieser heparininduzierten Thrombozytopenie (HIT) steigt an – trotz zunehmender Verwendung niedermolekularer Heparine, die eine geringere Aktivität, Antikörper zu induzieren, haben sollen als unfraktioniertes Heparin.
Pathogenese Wenn Heparin und Plättchenfaktor 4 im Blut gleichzeitig vorhanden sind, nimmt der Plättchenfaktor 4 durch Komplexbildung mit Heparin eine antigene Struktur an. Plättchenfaktor 4 wird von aktivierten Thrombozyten freigesetzt, eine Plättchenaktivierung liegt jedoch nicht immer vor.

Deshalb kommt es nicht bei jedem Heparinkontakt zur Thrombozytopenie.

Symptome und Diagnostik
Klinisch präsentiert sich dieses Krankheitsbild durch fallende Thrombozytenzahl um 30–40% oder neue thrombembolische Manifestation 5–10 Tage nach Beginn einer Heparintherapie. Nachzuweisen sind Antikörper gegen Plättchenfaktor 4.

Therapie
Als Ausweichmedikamente zur Antikoagulation sowie zur Therapie der HIT stehen derzeit Danaparoid (Heparansulfat) sowie rekombinantes Hirudin zur Verfügung.

Thrombotische Mikroangiopathien

Die thrombozytopenische Purpura (TTP) und das hämolytisch-urämische Syndrom (HUS) sind Erkrankungen, die die zentrale Symptomatik der mikroangiopathischen hämolytischen Anämie und der Thrombozytopenie gemeinsam haben (➤ Kap. 19.11). Sie können neurologische Störungen, Fieber und Nierenfunktionsstörungen hervorrufen. Bei der HUS steht die Nierenfunktionsstörung deutlicher im Vordergrund, bei der TTP die neurologische Symptomatik.

Schwere Präklampsie und HELLP-Syndrom

Im Rahmen einer schweren Präklampsie oder eines HELLP-Syndroms kann es zu einem raschen und dramatischen Abfall der Thrombozytenzahl kommen (Kap. 19.10). Durch einen erhöhten Thrombozytenverbrauch werden aus dem Knochenmark mehr junge, aggregationsfähige Thrombozyten freigesetzt, die durch die verstärkte Thromboxan-A_2-Freisetzung weiter aktiviert werden. Sie bilden Aggregate mit anderen Thrombozyten oder Leukozyten und können so Ausgangspunkt für (Mikro)Thromben sein, z.B. in der Plazenta oder anderen Kapillarkreisläufen.

Systemische Erkrankungen mit Thrombozytopenie

Verschiedene systemische Infektionen können Thrombozytopenien hervorrufen. Mögliche Auslöser sind virale Infektionen (HIV, CMV, EBV, Hantavirus), aber auch Infektionen durch Mykoplasmen, Bakterien, Mykobakterien oder Rickettsien. Pathomechanismus ist die beeinträchtigte Produktion von Thrombozyten, selten eine Splenomegalie. Bei HIV kommt die Thrombozytopenie durch eine Infektion von Stromazellen des Knochenmarks zustande. Im Rahmen einer Sepsis ist die Phagozytose von Thrombozyten gesteigert.

Autoimmune Systemerkrankungen wie der systemische Lupus erythematodes können z.B. durch Antithrombozytenantikörper oder zirkulierende Immunkomplexe Thrombozytopenien hervorrufen.

18.3 Endokrine Erkrankungen

18.3.1 Diabetes mellitus

Bei Glukosestoffwechselstörungen sind verschiedene Typen zu unterscheiden. Zusätzlich zu den internistischen Typen kann es in der Schwangerschaft in 3–5 % der Fälle zu einem Gestationsdiabetes kommen (➤ Kap. 19.12).

18.3.2 Schilddrüsenerkrankungen

Grundlagen

Während der Schwangerschaft kommt es zu Veränderungen der Schilddrüsenfunktion, die Krankheitswert bekommen können. Solche Störungen haben nicht nur Auswirkungen auf die Mutter, sondern auch auf die Entwicklung des Fetus.
Physiologische Veränderungen in der Schwangerschaft
Durch den steigenden Östrogenspiegel verändert sich bereits in den ersten Wochen der Schwangerschaft die Glykosylierung von Thyreoglobulin (TBG) in der Leber. TBG erreicht dadurch eine längere Halbwertszeit, sodass seine Konzentration im Blut auf etwa das Dreifache ansteigt. Gebundenes T_3 und T_4 nehmen ebenfalls zu – bei unveränderten freien Hormonen. Diese gesteigerte Synthese bedingt einen erhöhten Jodbedarf bei gleichzeitig zunehmender Jodausscheidung über die Niere und transplazentarem Transport zum Fetus. Bei unzureichender Jodversorgung kommt es zur Jodmangelstruma.

Bei ausreichender Versorgung mit Jod (s.u.) kann die Schilddrüse den steigenden Bedarf an T_3 und T_4 problemlos decken. Das humane Choriongonadotropin (hCG), das von Trophoblastzellen produziert wird und am Ende des 1. Trimenons den höchsten Plasmaspiegel erreicht, ist dem TSH sehr ähnlich. So kann hCG durch eine direkte Stimulation des TSH-Rezeptors für die notwendige Mehrproduktion der peripheren Schilddrüsenhormone sorgen.
Jodidbedarf Der Jodidbedarf während der Schwangerschaft beträgt zwischen 200 und 500 µg/d. Nach den Empfehlungen der WHO sollte eine Aufnahme von 200 µg/d gewährleistet sein.

Nach der Empfehlung der Deutschen Gesellschaft für Gynäkologie und Geburtshilfe sollte allen schilddrüsengesunden Schwangeren täglich eine Dosis von 100–200 µg Jodid verordnet werden.

Diagnostik
Der Funktionszustand der Schilddrüse kann am besten durch die Bestimmung von fT_3, fT_4 und TSH untersucht werden. TBG oder Gesamt-T_3 oder -T_4 eignen sich nicht, da es während der Schwangerschaft zu erheblichen Veränderungen der Normbereiche dieser Parameter kommt. Ist TSH im Normbereich, ist eine Schilddrüsenfunktionsstörung ausgeschlossen.

In > Tab. 18-3 sind die möglichen Konstellationen der Schilddrüsenhormone und die zugehörigen Diagnosen zusammengefasst.

Die Möglichkeiten apparativer Untersuchungen sind eingeschränkt. Eine sonographische Untersuchung (zusätzlich zur Tastuntersuchung) zur Beurteilung der Struktur ist möglich und kann bei Bedarf durch Feinnadelbiopsien ergänzt werden.

Nuklearmedizinische Untersuchungen der Schilddrüse sind in der Schwangerschaft absolut kontraindiziert.

Therapie

Die Therapie der Schilddrüsenunter- und -überfunktion ist bei den Krankheitsbildern dargestellt. Es ist zu beachten, dass sich der Schilddrüsenstoffwechsel während der Schwangerschaft ändert und daher Dosierungen einer vor der Schwangerschaft begonnenen Therapie angepasst werden müssen. Eine vor oder während der Schwangerschaft begonnene Therapie muss während der Stillzeit fortgesetzt werden, jedoch wieder angepasster Dosierung. Eine thyreostatische Therapie kann während der Stillzeit durchgeführt werden, auch wenn eine geringe Menge von Thyreostatika in die Muttermilch übergeht.

Krankheitsbilder

Transiente Gestationshyperthyreose

Bei etwa 0,3% aller Schwangeren kommt es in der Frühschwangerschaft durch die Bindung von hCG an den TSH-Rezeptor zu einer manifesten Hyperthyreose mit entsprechenden Laborveränderungen. Relevant wird dies bei Frauen mit Hyperemesis gravidarum, die zu etwa 40% niedrige TSH- und erhöhte fT_4-Werte aufweisen. Da dies jedoch mit dem hCG-Peak im 1. Trimenon korreliert und danach wieder zurückgeht, müssen keine weitere Diagnostik und Therapie veranlasst werden.

Schilddrüsenunterfunktion

Epidemiologie Eine Hypothyreose ist die häufigste bereits vor einer Schwangerschaft bestehende Schilddrüsenstörung. Bis zu 2,5% aller Schwangeren haben eine latente Hypothyreose, in Jodmangelgebieten noch mehr. In den meisten Fällen ist sie asymptomatisch, wird jedoch bei einer Labordiagnostik entdeckt.

Tab. 18-3 Veränderungen der Schilddrüsenhormone bei Hyper- und Hypothyreose.

TSH	Freies T_3/freies T_4	Diagnose
normal	nicht nötig	Euthyreose
↓	normal	latente Hyperthyreose
↓	↑	manifeste Hyperthyreose
↑	normal	latente Hypothyreose
↑	↓	manifeste Hypothyreose

Ätiologie Ursachen einer Hypothyreose sind:
- Jodmangel
- Hashimoto-Thyreoiditis durch Autoantikörper
- selten iatrogene Hypothyreose nach Radiojodtherapie oder Strumaoperation.

Einfluss auf die Schwangerschaft Die eigenständige Produktion von Schilddrüsenhormonen durch das Kind beginnt erst etwa ab der 10. Schwangerschaftswoche. Obwohl die Plazenta einen Übertritt von Schilddrüsenhormonen prinzipiell nicht zulässt, gibt es Hinweise dafür, dass mütterliches T_4 (nicht T_3) zu einem kleinen Anteil über die Plazenta zum Kind transportiert wird und die Gehirnentwicklung fördert. Eine peripher euthyreote Stoffwechsellage ist also nicht nur für die Mutter, sondern auch für die Entwicklung des Kindes – v.a. die neuropsychologische – von außerordentlicher Bedeutung.

> **MERKE**
>
> Ein niedriger mütterlicher T_4-Spiegel korreliert mit einer signifikanten Verminderung des Intelligenzquotienten des Kindes! Eine Substitution von T_4 kann dies verhindern.

Kongenitale Hypothyreose Eine kongenitale Hypothyreose ist mit einer Inzidenz von einem Fall pro 4.000 Lebendgeburten eine der häufigsten neonatalen Stoffwechselstörungen. Sie beruht auf homozygoten Mutationen der Gene, die die embryonale Entwicklung der Schilddrüse induzieren oder die Stoffwechselvorgänge in der Schilddrüse vermitteln.

Durch die Einführung des neonatalen Stoffwechselscreenings können durch eine sofort nach der Geburt einsetzende Schilddrüsenhormonsubstitution schwerwiegende Entwicklungsstörungen fast vollständig vermieden werden.

Symptome

Die klinischen Symptome einer Hypothyreose wie Müdigkeit, Abgeschlagenheit, Schwäche, Konzentrationsstörungen, Gewichtszunahme und Antriebsarmut sind uncharakteristisch und gerade zu Beginn einer Schwangerschaft schwer gegen die unsicheren Schwangerschaftszeichen abzugrenzen.

Diagnostik

Zunächst empfiehlt sich als Screening die Bestimmung von TSH. Bei Erhöhung des TSH-Spiegels werden fT_3 und fT_4 zur Abgrenzung latenter von manifesten Formen bestimmt. Bei Verdacht auf eine Autoimmunerkrankung sollten Autoantikörper gegen thyreoidale Peroxidase (Anti-TPOAK) bestimmt werden.

Zur definitiven Diagnose eines Jodmangels kann die Jodexkretion im Urin bestimmt werden. Normal ist ein Wert von über 50 µg/d. In manchen Fällen kann eine sonographisch nachgewiesene Struma nodosa die Diagnose einer jodmangelbedingten Hypothyreose untermauern. Suspekte Areale können auch in der Schwangerschaft problemlos biopsiert werden.

Therapie

Bei einer latenten Hypothyreose wird Jodid substituiert (200 µg/d). Fall dies nicht ausreicht, wird behandelt wie bei der manifesten Form: Bei erniedrigtem fT_3- und fT_4-Spiegel wird Thyreoxin (T_4) substituiert, und zwar zunächst mit 100–150 µg/d. Dann wird der TSH-Spiegel bis zum Ende der Schwangerschaft alle 2–4 Wochen kontrolliert, und die T_4-Dosis so angepasst, dass der TSH-Wert in den Normbereich zurückkehrt.

Sollte die Patientin bereits vor der Schwangerschaft mit Thyreoxin behandelt worden sein, ist in der Schwangerschaft oft eine Dosisanpassung erforderlich. Im Mittel ist eine Steigerung der bisherigen Dosis um 50 µg/d notwendig.

Schilddrüsenüberfunktion

Epidemiologie Eine Hyperthyreose findet sich in etwa 0,2% aller Schwangerschaften.

Ätiologie Die Ursachen sind:
- Morbus Basedow in 90%
- selten autonome multinoduläre Struma oder autonomes Adenom
- selten subakute Thyreoiditis de Quervain.

Einfluss auf die Schwangerschaft Eine unbehandelte manifeste Hyperthyreose kann zu erheblichen Komplikationen in der Schwangerschaft führen. Die Abortrate ist bei Frauen mit Morbus Basedow und Hyperthyreose erhöht, ebenso die Häufigkeit einer Frühgeburt, der intrauterinen Wachstumsretardierung sowie der Präklampsie und Eklampsie. Frauen, deren Morbus Basedow behandelt wird, erleiden weniger dieser Komplikationen, allerdings immer noch mehr als gesunde Frauen.

Symptome

Wie bei der Hypothyreose sind auch hier die klinischen Symptome in der Schwangerschaft unspezifisch. Dazu zählen Schwitzen, Tachykardie, Dyspnoe, Nervosität und körperliche Schwäche. Daher ist die Diagnosestellung anhand klinischer Symptome unzuverlässig.

Diagnostik

Bei Verdacht empfiehlt sich die Bestimmung von TSH, bei erniedrigten Werten auch von fT_3 und fT_4 zur Abgrenzung latenter von manifesten Formen. Bei manifester Hyperthyreose sollte eine Autoimmunerkrankung durch die Bestimmung von Autoantikörpern gegen den TSH-Rezeptor (Anti-TSHR-AK oder TRAK) oder thyreoideastimulierende Immunglobuline (TSI) untersucht werden.

Eine sonographische Untersuchung der Schilddrüse auf Noduli kann sinnvoll sein. Weitere Untersuchungen sind in der Regel nicht erforderlich. Biopsien können problemlos vorgenommen werden.

Therapie

Manifeste Hyperthyreose

Als Mittel der 1. Wahl gilt **Propylthiouracil** (100–150 mg 3 × täglich unter Kontrolle von TSH, fT_3 und fT_4). Die potenteren, neueren Medikamente (Carbimazol, Methimazol [= Thiamazol]) haben möglicherweise ein embryotoxisches Potential. Neuere Studien haben keine weiteren Hinweise darauf erbracht, sodass die Anwendung in der Schwangerschaft ebenfalls möglich ist.

Eine rein symptomatische Therapie mit **Betablockern** sollte nur zurückhaltend eingesetzt werden, da fetale Wachstumsretardierungen induziert werden können. Bei einer thyreotoxischen Krise ist die Anwendung dennoch möglich.

> **PRAXISTIPP**
> Eine leichte Hyperthyreose im 1. Trimenon muss nicht unbedingt behandelt werden, da es oft zu einer Spontanremission kommt.

Morbus Basedow

Während der Schwangerschaft wird behandelt wie oben beschrieben. Die sonst oft angewendete „Block-and-replace"-Strategie, bei der die Schilddrüsenfunktion durch Thyreostatika völlig unterdrückt und die peripheren Hormone substituiert werden, ist wegen der Plazentagängigkeit der Thyreostatika und der damit unvermeidlichen Hypothyreose des Fetus kontraindiziert.

Ein wichtiger Aspekt ist die Plazentagängigkeit der TSH-Rezeptor-Antikörper (TRAK). Der Fetus kann wie die Mutter eine Hyperthyreose entwickeln und sollte schon intrauterin engmaschig auf Symptome (Tachykardie, Wachstumsretardierung) und postnatal durch TSH-Bestimmungen überwacht werden.

Sollte bei der Mutter vor der Schwangerschaft eine Therapie des Morbus Basedow durch Thyreoidektomie oder Radiojodtherapie stattgefunden haben, besitzt die Mutter trotzdem noch Autoantikörper. In diesen seltenen Fällen ist die Kontrolle der TRAK-Konzentration während der Schwangerschaft zur Verlaufsbeobachtung indiziert.

Besteht nach vorangegangener medikamentöser Therapie auch ohne Thyreostatika eine euthyreote Stoffwechsellage, kann eine Schwangerschaft empfohlen werden. Kommt es nach einjähriger Therapie zum Rezidiv (etwa 50%), sollte eine definitive Sanierung durch Radiojodtherapie oder Operation vor einer geplanten Schwangerschaft erwogen werden.

Post-partum-Thyreoiditis

Innerhalb eines Jahres nach der Geburt kommt es bei 5–9% aller Frauen zu einer transienten Hyperthyreose. Meist sind davon Frauen betroffen, bei denen bereits während der Schwangerschaft Anti-TPO-Antikörper nachweisbar waren. Es handelt sich dabei um eine lymphozytäre Thyreoiditis. Induziert wird dieses Krankheitsbild von den postpartalen Veränderungen im Immunsystem, zurück von einer TH2-gewichteten Immunreaktion in der Schwangerschaft zu einer TH1-gewichteten nach der Geburt.

Symptome

Klinisch kann genau wie bei einer Hashimoto-Thyreoiditis zunächst eine transiente Hyperthyreose auftreten.

Therapie

Meist ist die Erkrankung nicht therapiebedürftig. Eine symptomatische Therapie ist z.B. mit Betablockern möglich. 30% der Fälle gehen in eine persistierende Hypothyreose über, die dann auch einer T_4-Substitution bedarf.

18.4 Lungenerkrankungen

18.4.1 Asthma bronchiale

Definition Asthma ist eine multifaktoriell bedingte Erkrankung, die durch eine variable und reversible Atemwegsobstruktion infolge einer Entzündung und Hyperreagibilität der Atemwege gekennzeichnet ist.

Epidemiologie Etwa 5% der Erwachsenen leiden unter Asthma bronchiale. Die Prävalenz bei Schwangeren beträgt 1–4%. Eine neue Manifestation während einer Schwangerschaft ist möglich, steht aber nicht damit in Zusammenhang.

Einfluss auf die Schwangerschaft Für die Mutter ist ein erhöhtes Risiko für eine Präeklampsie, Hypertonie, Hyperemesis und vaginale Blutungen nachgewiesen.

Einfluss auf das Kind Die größte Gefahr für den Fetus entsteht durch eine unzureichende Therapie des mütterlichen Asthmas mit Hypoxämie und Alkalose. Es kann zu intrauteriner Wachstumsverzögerung, manifester Hypoxie des Fetus sowie Frühgeburten und erhöhter perinataler Mortalität kommen.

Symptome

Die Erkrankung ist durch einen anfallsartigen Verlauf mit in der Regel reversiblen Symptomen gekennzeichnet: Atemnot, Husten, pfeifende Atemgeräusche wie Giemen oder Brummen und zäh-glasiges Sputum. Exazerbationen können durch Infektionen, Allergene sowie durch körperliche oder psychische Anstrengung ausgelöst werden und treten v.a. nachts oder frühmorgens auf. Häufig bestehen zusätzlich Nahrungs- und Medikamentenunverträglichkeiten (Penicillin, NSAR). In der Schwangerschaft ist die Symptomatik bei der Hälfte der Frauen unverändert, bei 20% verschlechtert und bei 30% verbessert.

Diagnostik

Richtungweisend ist die Anamnese. Ein Anfall ist durch Ruhedyspnoe und Tachypnoe, einen hypersonoren Klopfschall über beiden Lungen, ein verlängertes Exspirium und trockene Rasselgeräusche gekennzeichnet. In der Blutgasanalyse findet man evtl. eine arterielle Hypoxämie. Die Lungenfunktionsprüfung zeigt eine klassische Konstellation mit Reduktion des „peak flow". Die Atemwegsobstruktion ist durch β_2-Sympathikomimetika reversibel. Zusatzuntersuchungen zeigen das hyperreagible Bronchialsystem bzw. den Nachweis von Allergenen. Solche Provokationen sollte man aber in der Schwangerschaft unterlassen, um eine akute Hypoxämie zu vermeiden.

Therapie

Asthmatherapie

Die Therapie in der Schwangerschaft unterscheidet sich nicht grundsätzlich von der Therapie nichtschwangerer Patientinnen. Zunächst sollte die Patientin eine spezielle Asthmaschulung erhalten. Physiotherapeutische Betreuung ist hilfreich. Für die Therapie ist ein Stufenschema zu empfehlen (➤ Tab. 18-4).

Eine Dauertherapie mit hochdosierten oralen Glukokortikoiden kann wie bei der Mutter auch beim Neugeborenen zu einer Nebennierenrindeninsuffizienz führen. Daher müssen diese Neugeborenen besonders überwacht werden.

Langzeittherapien mit β_2-Sympathikomimetika führen zu Wassereinlagerungen bei Mutter und Fetus und beim Neugeborenen u.U. zu Anpassungsstörungen, wie von Langzeittokolysen mit Fenoterol bekannt.

Therapie des Status asthmaticus

- 2–4 Hübe eines kurz wirksamen β_2-Sympathomimetikums, Wiederholung nach 10 min (insgesamt 3 Dosen innerhalb der ersten 90 min, danach Wiederholung alle 1–2 h)
- Sauerstoffzufuhr über Nasensonde/Maske
- möglichst keine Sedativa
- ausreichende Flüssigkeitszufuhr
- bei ungenügendem Ansprechen: Methylprednisolon 1 mg/kgKG alle 6–8 h intravenös
- bei ungenügendem Ansprechen: Theophyllin 200 mg langsam intravenös oder oral (unter strikter Kontrolle des Serumspiegels! Ziel: 8–12 µg/ml)
- bei ungenüg. Ansprechen parenteral β_2-Sympathikomimetika

Tab. 18-4 Stufenschema zur Behandlung des Asthma bronchiale.

Symptome	„Peak flow" (Prozent des Sollwerts)	Medikation
Sporadisch		• β_2-Mimetikum bei Bedarf inhalativ
Mehrfach wöchentlich bis täglich	60–80%	• Glukokortikoid inhalativ • bei allergischer Komponente Cromoglicinsäure • β_2-Mimetikum bei Bedarf inhalativ
Mehrfach täglich	< 60%	• retardiertes Theophyllin oral • retardiertes Glukokortikoid oral oder Glukokortikoid inhalativ • Glukokortikoid inhalativ • β_2-Mimetikum bei Bedarf inhalativ
Ständig	< 50%	• Glukokortikoid oral • retardiertes Theophyllin oral • retardiertes Glukokortikoid oral oder Glukokortikoid inhalativ • β_2-Mimetikum bei Bedarf inhalativ

18.4.2 Chronisch-obstruktive Atemwegserkrankungen

Definition Die chronisch-obstruktive Atemwegserkrankung (COPD) ist durch eine progrediente, nicht reversible exspiratorische Atemflussbegrenzung aufgrund einer chronischen Entzündung in den Atemwegen charakterisiert, in der Regel in Kombination mit einem Lungenemphysem.

Ätiologie Aktives und passives Zigarettenrauchen sind die dominierenden Entstehungsfaktoren. Seltener besteht eine Kombination mit bronchialer Hyperreagibilität oder eine Reversibilität der Obstruktion.

Einfluss auf die Schwangerschaft Auch bei der COPD besteht bei hypoxischen Zuständen Gefahr für den Fetus. Die Prognose ist erheblich vom Grad der pulmonalen Funktionseinschränkung abhängig.

Therapie

Die obstruktiven Symptome werden nach denselben Prinzipien behandelt wie die des Asthma bronchiale. Infektexazerbationen müssen mit resistenzgerechter Antibiose therapiert werden, Impfungen gegen Pneumokokken, Haemophilus influenzae oder Influenzaviren sollten bei Hochrisikopatientinnen erwogen werden. Bei Verschlechterung der Lungenfunktion muss rechtzeitig mit einer Sauerstofftherapie begonnen werden.

18.4.3 Interstitielle Lungenerkrankungen

Ätiologie Mögliche Systemerkrankungen, die zu einer interstitiellen Lungenerkrankung führen, sind Sarkoidose, Erkrankungen des rheumatischen Formenkreises und exogene Noxen oder Medikamente.

Pathophysiologie Trotz unterschiedlicher Ätiologie ist den interstitiellen Lungenerkrankungen der Entzündungsprozess der Alveolitis gemeinsam. Bei Progredienz kommt es zur interstitiellen Fibrose mit zunehmender Einschränkung des Gasaustauschs und zur Abnahme der Vitalkapazität.

Symptome

Die Symptome variieren in Abhängigkeit von der zugrunde liegenden Erkrankung, kombiniert mit respiratorischen Symptomen wie Husten, Dyspnoe, Hypoxämie, die aber nicht mit den röntgenologischen Befunden korrelieren müssen.

> **MERKE**
> Für eine erfolgreiche Schwangerschaft ist eine Vitalkapazität von mindestens 1 l Voraussetzung.

Anderenfalls oder bei einer pulmonalen Hypertonie ist die perinatale Mortalität erheblich gesteigert. Bei Abfall des Sauerstoffpartialdrucks unter 60 mmHg ist eine Sauerstofflangzeittherapie erforderlich.

18.4.4 Tuberkulose

Epidemiologie Die Inzidenz bei Frauen im gebärfähigen Alter wird mit etwa 2–3% angegeben. Allerdings steigt sie in den letzten Jahren durch Zuwanderung aus osteuropäischen und Entwicklungsländern.

Einfluss auf die Schwangerschaft Studien zeigten eine 9-mal höhere Inzidenz vorzeitiger Wehen, eine Verdoppelung von Früh- und Mangelgeburten sowie eine 6-mal höhere perinatale Mortalität durch Tuberkulose. Risikofaktoren hierfür sind späte Diagnosestellung in der Schwangerschaft, inkomplette oder unregelmäßige Therapieschemata und eine fortgeschrittene mütterliche Erkrankung.

> **PRAXISTIPP**
> Bei ausreichender Therapie stellt die Mutter für das Neugeborene keine Ansteckungsgefahr dar. Ist sie allerdings noch infektiös, muss sie isoliert werden.

Eine **kongenitale Tuberkulose** scheint bei Patientinnen unter effektiver tuberkulostatischer Therapie selten zu sein. Am ehesten ist sie die Folge einer Disseminierung bei der Mutter. Unter solchen Umständen sind Tuberkelbazillen in Amnion, Chorion, Dezidua und Fruchtwasser zu finden, was jedoch nicht zwangsläufig zur Infektion des Kindes führt. Weitere Infektionswege sind die Aspiration oder Ingestion von infiziertem Fruchtwasser.

Symptome

Das klinische Erscheinungsbild unterscheidet sich nicht von dem außerhalb der Schwangerschaft. Allerdings können unspezifische Symptome wie Müdigkeit und Unwohlsein durch ähnliches Befinden in der Frühschwangerschaft verschleiert werden und die Diagnosestellung verzögern.

Häufigster Manifestationsort ist auch bei Schwangeren die **Lunge.** Typische Symptome sind Husten, Gewichtsverlust, Fieber oder subfebrile Temperatur und Nachtschweiß, Krankheitsgefühl und Müdigkeit sowie Hämoptysen. Bei therapierten Patientinnen ist der Lungenbefund in etwa 5–10% während der Schwangerschaft progredient, bei etwa 90% kommt es zu einer Besserung. Damit unterscheidet sich der Verlauf nicht wesentlich von dem außerhalb der Schwangerschaft. Eine späte Diagnosestellung in der Schwangerschaft scheint jedoch mit einer erhöhten mütterlichen Morbidität und Mortalität einherzugehen.

Extrapulmonale Manifestationsorte sind Lymphknoten, Knochen, Nieren und Brust. Eine Miliartuberkulose ist äußerst selten. Eine zugrunde liegende HIV-Infektion muss ausgeschlossen werden.

Bei Patientinnen, deren Erkrankung als inaktiv eingestuft wurde, kommt es im Verlauf der Schwangerschaft in etwa 10–15% zu einer **Reaktivierung** – aber auch diese Rate ist nicht im Zusammenhang mit Veränderungen der Immunabwehr zu sehen. Besonders kritisch für eine Reaktivierung ist der Zeitraum nach der Entbindung.

Diagnostik

Bei Verdacht gelten dieselben Kriterien wie außerhalb der Schwangerschaft: Tuberkulintest, Erregernachweis in Sputum oder Magensaft – und wenn indiziert, auch eine Thoraxaufnahme. Die Reaktivität des Tuberkulintests wird durch die Schwangerschaft nicht beeinträchtigt.

Therapie

Bei der Auswahl der Medikamente ist während der Schwangerschaft auf potentielle teratogene Nebenwirkungen zu achten, jedoch eine möglichst wirksame Therapie zu wählen: Nach einer Initialphase von 2 Monaten mit Isoniazid, Rifampicin und Ethambutol wird die Therapie über 7 weitere Monate mit Isoniazid und Rifampicin fortgeführt. Pyrazinamid scheint in der Schwangerschaft sicher zu sein, es liegen aber nur wenig Erfahrungen vor. Sein Einsatz könnte die Behandlungsdauer auf 6 Monate reduzieren und wird bei einem hohen Risiko einer Medikamentenresistenz zusätzlich gefordert.

Um die Inzidenz rifampicininduzierter peripherer Neuropathien zu senken, kann zusätzlich Vitamin B_6 verabreicht werden.

Bei Gabe von Isoniazid oder Rifampicin sollte der Mutter im letzten Trimenon Vitamin K verabreicht werden, um beim Fetus hämorrhagische Komplikationen zu vermeiden.

MERKE
Für alle Substanzen gilt, dass die Gefahr der Hepatotoxizität erhöht ist und daher die Leberwerte regelmäßig kontrolliert werden müssen.

Der Nachweis multiresistenter Bakterienstämme erfordert eine Anpassung der Präparateauswahl.

Da die oben aufgeführten Medikamente nur zu geringen Anteilen in die Muttermilch übergehen, kann während der Therapie gestillt werden.

18.5 Erkrankungen des Gastrointestinaltrakts

18.5.1 Gallenwege

Gallensteine und Entzündungen der Gallenwege

Epidemiologie Gallenblasensteine können bei etwa 12% aller Schwangeren nachgewiesen werden, „Sludge" sogar bei etwa 26%. Grund dafür ist die verminderte Kontraktionsfähigkeit der Gallenblase. Etwa ein Viertel der Frauen mit Steinen wird im weiteren Verlauf symptomatisch.
Einfluss der Schwangerschaft Durch die steigende biliäre Cholesterinkonzentration und die verminderte Kontraktilität der Gallenblase kommt es zu einer Eindickung der Galle und damit zur „Sludge"-Bildung. Dies kann sich nach der Entbindung wieder zurückbilden.

Symptome

Eine Cholezystolithiasis ist oft asymptomatisch. Typische Beschwerden sind Gallenkoliken, die mit der Steingröße korrelieren. Komplikationen entstehen bei einer Choledocholithiasis durch die Verlegung der Gallenwege oder durch eine Cholezystitis mit aufsteigender Infektion oder biliärer Pankreatitis.

Therapie

Die Therapie unterscheidet sich nicht von derjenigen außerhalb der Schwangerschaft. Symptomatisch wird mit Spasmolytika (z.B. n-Butyl-Scopolamin) oder Analgetika (z.B. Pethidin) therapiert. Eine begleitende Cholezystitis wird antibiotisch behandelt. Falls erforderlich, kann eine Cholezystektomie in der Schwangerschaft durchgeführt werden. Diese ist jedoch gerade im 1. Trimenon mit einer deutlich erhöhten Abortrate assoziiert.

Endoskopische Therapien (ERCP) zur Steinextraktion können wie außerhalb der Schwangerschaft durchgeführt werden.

Primär sklerosierende Cholangitis

Eine primär sklerosierende Cholangitis kommt bei etwa 2–7,5% der Patienten mit chronisch-entzündlichen Darmerkrankungen vor. Der Verlauf der Erkrankung wird durch die Schwangerschaft nicht beeinflusst. Allerdings werden bei Patientinnen mit starkem Juckreiz gehäuft Frühgeburten beobachtet. Zur Therapie des Pruritus kann ab dem 2. Trimenon Ursodesoxycholsäure verabreicht werden.

18.5.2 Leber

Lebererkrankungen sind in der Schwangerschaft selten, können jedoch für Mutter und Kind fatale Folgen haben. Zu unterscheiden sind schwangerschaftsspezifische und schwangerschaftsunabhängige Erkrankungen. In der Differentialdiagnostik kommt dabei dem ersten Auftreten der Symptome eine besondere Bedeutung zu. Einen Überblick über die wichtigsten Differentialdiagnosen bietet > Tab. 18-5.

Schwangerschaftsspezifische Lebererkrankungen

Intrahepatische Schwangerschaftscholestase

Epidemiologie Die intrahepatische Schwangerschaftscholestase hat eine regional sehr unterschiedliche Prävalenz: In Europa und den USA liegt sie bei 0,7%, in Chile bei über 6%.
Ätiologie Mutationen in Genen für hepatobiliäre kanalikuläre Transportmoleküle mit erhöhter Beeinflussbarkeit durch Östrogene scheinen in der Pathogenese eine Rolle zu spielen.
Einfluss auf die Schwangerschaft Es besteht ein erhöhtes Risiko für Aborte und Frühgeburt. Bei Manifestation vor der

Tab. 18-5 Differentialdiagnosen wichtiger Lebererkrankungen in der Schwangerschaft [17].

Symptome	HELLP-Syndrom	Akute Fettleber	Intrahepatische Cholestase	Virushepatitis
Hämolyse	++	(+)	–	–
Transaminasen	++	++	+	+++
Ikterus	(+)	+	(+)	+++
Thrombozytopenie	++	sekundär +	–	–
Leukozytose	–	+++	–	++
Hypertonie	++ (85–95%)	+ (30–50%)	–	–
Proteinurie	+++	+	–	–
Nierenversagen	+ bis +++	sekundär +	–	–
Neurologische	+ bis +++	++	–	–
Sonstige	DIC	DIC, Blutung, Hypoglykämie	Pruritus	Virusserologie

33. Schwangerschaftswoche und ab einer Gallensäurenkonzentration über 70 µmol/l steigt das Risiko für fetale Komplikationen (Frühgeburt, Asphyxie, Fruchttod) erheblich an. Die Entbindung kann in schweren Fällen nach Abschluss der Lungenreife vorgezogen werden.

Symptome und Diagnostik

Typischerweise tritt die Symptomatik am Ende des 2. oder im 3. Trimenon auf und bildet sich postpartal spontan zurück. In der Anamnese findet sich häufig dieselbe Symptomatik nach Einnahme östrogenhaltiger Kontrazeptiva. Leitsymptom ist ein quälender Juckreiz an Körperstamm und Extremitäten. Bei 20–60% kommt es im weiteren Verlauf zu einem Ikterus, teils mit Entfärbung des Stuhls und Dunkelfärbung des Urins.

Die Laboruntersuchungen zeigen eine Erhöhung des direkten, konjugierten Bilirubins und mäßig erhöhte Transaminasen.

Bei längerem Bestehen der Symptomatik kann es zur Malabsorption fettlöslicher Vitamine kommen (Cave: Gerinnungsstörungen durch Vitamin-K-Mangel).

Therapie

Im Vordergrund steht die Linderung des Juckreizes. Hierzu eignet sich Ursodesoxycholsäure besonders gut, Bilirubin und Transaminasen fallen unter dieser Therapie ab. Die zunächst vermuteten schädigenden Wirkungen auf den Fetus haben sich nicht bestätigt.

Colestyramin kann den Pruritus ebenfalls verbessern, ist aber zur Verbesserung der fetalen Prognose nicht geeignet, ebenso wenig Antihistaminika oder Phenobarbital.

Akute Schwangerschaftsfettleber

Epidemiologie Die akute Schwangerschaftsfettleber ist eine sehr seltene, aber für Mutter und Kind äußerst bedrohliche Erkrankung. Die Inzidenz liegt bei etwa einem Fall pro 13.000 Geburten. Bevorzugt sind die erste Schwangerschaft oder Mehrlingsschwangerschaften betroffen.

Ätiologie Die Ätiologie konnte bisher nicht eindeutig geklärt werden. Eine homozygote Mutation der 3-Hydroxyacyl-CoA-Dehydroxygenase beim Fetus, die beim Abbau langkettiger Fettsäuren eine Rolle spielt, führt bei 50–80% der Mütter zur Erkrankung. Möglicherweise löst die Akkumulation von 3-Hydroxyfettsäure-Zwischenprodukten bei eingeschränktem mütterlichem und plazentarem Fettsäurekatabolismus die Leberschädigung aus. Es werden jedoch auch andere Mutationen als Ursache diskutiert.

Symptome

Die Erkrankung entwickelt sich meist zwischen der 30. und 38. Schwangerschaftswoche und beginnt mit unspezifischen Symptomen wie Übelkeit und rechtsseitigen Oberbauchschmerzen. Nach 1–2 Wochen treten Ikterus und Aszites hinzu, in bis zu 50% der Fälle auch Symptome wie einer Präklampsie mit arterieller Hypertonie und Proteinurie.

Das Vollbild ist Multiorganversagen mit Leberausfall, Nierenversagen, disseminierter intravasaler Gerinnung (DIC) und Enzephalopathie.

Diagnostik

Im Labor findet man eine Leukozytose (> 15 × 10⁹/l) und meist auch eine Thrombozytopenie. Die Transaminasen und das Bilirubin können bis auf das 10fache ihrer Norm erhöht sein. Die Gerinnungstests können Zeichen der DIC aufweisen. Im Gegensatz zum HELLP-Syndrom treten charakteristischerweise Hypoglykämien und Hyperurikämien auf.

Therapie

Am wichtigsten ist sofortige Entbindung nach Diagnosestellung und die symptomatische Therapie von Hypoglykämie oder DIC. Nach der Entbindung kommt es meist rasch zu einer Spontanremission. In Einzelfällen wurde über erfolgreiche Lebertransplantationen berichtet. Bei weiteren Schwangerschaften kann durch Pränataldiagnostik geklärt werden, ob der Fetus erneut homozygote Konstellation der Stoffwechselerkrankung trägt und ob damit das Risiko zur erneuten Entwicklung einer akuten Schwangerschaftsfettleber erhöht ist.

HELLP-Syndrom

Diese Sonderform einer hypertensiven Schwangerschaftserkrankung geht mit einer charakteristischen Laborkonstellation einher, die zu dem Namen geführt hat (H – hemolysis, EL –

elevated liver enzymes, LP – low platelet count). HELLP-Syndrome treten bei bis zu 10% aller Präeklampsien auf, können aber auch ohne Hypertonie oder Proteinurie vorkommen oder aber dieser Symptomatik vorangehen (➤ Kap. 19.10).

Schwangerschaftsunabhängige Lebererkrankungen

Die Virushepatitiden sind in ➤ Kap. 18.10.3 dargestellt.

Morbus Wilson

Pathogenese Der Morbus Wilson ist eine autosomal rezessiv vererbte Erkrankung, bei der es zu verminderter Kupferausscheidung über die Galle kommt. In der Folge wird Kupfer in Leber und Stammganglien gespeichert und kann diese Organe schädigen.

Symptome und Diagnostik
Aufgrund der Beteiligung der Stammganglien können neurologisch-psychiatrische Symptome im Vordergrund stehen. Bei etwa der Hälfte der Patienten findet sich der Kayser-Fleischer-Kornealring, eine braun-grüne Verfärbung des Kornealrandes am Auge. Die Leber ist bei ungefähr der Hälfte der Erkrankungen beteiligt.
Die Erstdiagnose wird in bis zu 30% der Fälle aufgrund einer chronisch aktiven Hepatitis gestellt. Definitive Diagnosekriterien sind erhöhter Serumkupferspiegel, vermindertes Caeruloplasmin und gesteigerte Kupferausscheidung im Urin.

Therapie
Die Therapie mit D-Penicillamin und kupferarmer Diät muss in der Schwangerschaft fortgesetzt werden, auch wenn der Kupferbedarf des Fetus eine vorübergehende Dosisreduktion ermöglichen kann.

Leberzirrhose

Ätiologie Häufigste Ursache für eine Leberzirrhose ist Alkoholabusus (80%), gefolgt von Virushepatitiden (Hepatitis B, C und D; 15%), primär biliärer Zirrhose, Stoffwechselerkrankungen wie Morbus Wilson oder Hämochromatose und anderen toxischen Schädigungen.
Komplikationen Komplikationen können sein: portale Hypertonie mit Ausbildung von Umgehungskreisläufen, Leberinsuffizienz und hepatozelluläres Karzinom.
Einfluss auf die Schwangerschaft Schwangerschaften sind aufgrund der verminderten Fertilität und des meist höheren Lebensalters bei Leberzirrhose selten. Bei kompensierter Erkrankung wird die Schwangerschaft nicht beeinflusst. Bei dekompensierter Zirrhose ist die mütterliche Prognose durch Leberversagen, hepatische Enzephalopathien, spontane bakterielle Peritonitiden oder postpartale Hämorrhagien stark eingeschränkt. Besondere Gefahr geht von der portalen Hypertonie aus: Durch die Zunahme des intraabominalen Drucks kommt es bei 2 Dritteln der Schwangeren zu Blutungen der Ösophagusvarizen, die mit einer erheblichen kindlichen und mütterlichen Mortalität einhergehen. Daher sollten bekannte Varizen bereits vor der Schwangerschaft therapiert werden. Bei etwa 20% der Schwangeren kommt es in den letzten Wochen der Schwangerschaft zur Aszitesbildung.
Aufgrund des schlechten Allgemein- und Ernährungszustands mit Störung des Proteinstoffwechsels ist die Rate an Fruchttoden (bis 40%) und Frühgeburten (bis 28%) erhöht. Bei Zeichen der Dekompensation (Varizenblutung, Aszites) ist eine Beendigung der Schwangerschaft zu erwägen.

18.5.3 Chronisch-entzündliche Darmerkrankungen

Morbus Crohn und Colitis ulcerosa sind die beiden wichtigsten Formen chronisch-entzündlicher Darmerkrankungen. Es handelt sich um akute und chronische, meist in Schüben verlaufende, destruierende Entzündungen der Darmschleimhaut.
Epidemiologie Die Inzidenz liegt für Morbus Crohn bei 3–5 pro 100.000, für Colitis ulcerosa bei 4–10.
Ätiologie Es gibt charakteristische Unterschiede zwischen beiden Erkrankungen:
- **Colitis ulcerosa:** Bei der Colitis ulcerosa haben Familienangehörige 1. Grades ein deutlich erhöhtes Risiko, ebenfalls zu erkranken (2–5%). Es besteht eine Assoziation mit verschiedenen HLA-Klassen (DR2), außerdem finden sich häufig Autoantikörper gegen neutrophile zytoplasmatische Strukturen (pANCA).
- **Morbus Crohn:** Eher infektionsbedingte Pathogenese, wobei hier Masernviren, Mycobacterium paratuberculosis oder Listeria monocytogenes als Auslöser verdächtigt werden. Über die bakterielle Aktivierung von T-Lymphozyten soll es zu einer überschießenden Aktivierung des Immunsystems der Darmschleimhaut kommen.

Pathologie Bei der **Colitis ulcerosa** beschränkt sich die Entzündung auf das Kolon, wobei die entzündlichen Infiltrate auf die Mukosa und Submukosa beschränkt sind. Im Langzeitverlauf sind schwer betroffene Patienten durch Dysplasien der Darmschleimhaut und Kolonkarzinome gefährdet. Beim **Morbus Crohn** kann der gesamte Intestinaltrakt vom Ösophagus bis zum Rektum befallen werden. Es kommt zu segmentalen, diskontinuierlichen Entzündungen, die am häufigsten im terminalen Ileum (30–60%), im Kolon (10–30%) oder an beiden Lokalisationen (10–45%) auftreten. Es dominiert eine transmurale Entzündung in Form von Lymphozyten oder Makrophageninfiltrationen.
Besonderheiten in der Schwangerschaft Bei aktiver Erkrankung kommt es beim Morbus Crohn in jeweils etwa einem Drittel der Fälle zur Besserung, zu keiner Änderung oder zur Verschlechterung der Erkrankung. Bei Colitis ulcerosa sind es etwa 45%, bei denen sich die Erkrankung verschlechtert. Ist die

Erkrankung zu Beginn der Schwangerschaft inaktiv, muss mit Auslösung eines Schubs gerechnet werden: bei 34% der Colitis-ulcerosa-Patientinnen und bei 27% der Crohn-Patientinnen.

> **PRAXISTIPP**
> Nach Möglichkeit sollten Schwangerschaften in einer inaktiven Phase der Erkrankung geplant werden.

Bei Eintritt einer Schwangerschaft unter einer medikamentösen Therapie sollte diese auf keinen Fall abgesetzt werden.
Einfluss auf die Schwangerschaft Gerade bei zu Beginn der Schwangerschaft aktiver Erkrankung muss mit einer erhöhten Komplikationsrate gerechnet werden. Nach Darmteilresektionen im früheren Verlauf ist diese noch höher. Unabhängig davon finden sich folgende Komplikationen:
- Frühgeburten 3-mal öfter
- Wachstumsretardierung doppelt so oft
- niedrigeres Geburtsgewicht, v.a. bei Therapie mit Steroiden oder Mesalazin.

Eine Indikation zur primären Sectio ist nur selten gegeben. Eine Beteiligung von Perineum, Vagina oder Zervix durch Fistelbildung kann im Einzelfall eine Sectio erfordern. Studien zeigen eine erhöhte operative Entbindungsfrequenz – jedoch meist zur Entlastung der Mutter. Zu beachten ist, dass nach Voroperationen am Darm mit erheblichen peritonealen und Darmadhäsionen zu rechnen ist, womit auch die Sectio an sich erschwert und mit einem höheren Risiko einer Darmverletzung behaftet ist.

Symptome
Bei der **Colitis ulcerosa** finden sich typischerweise blutige Durchfälle. Komplikationen sind verhältnismäßig selten. **Morbus Crohn** ist durch Abdominalbeschwerden und Durchfälle (meist ohne Blut) gekennzeichnet. Komplikationen sind entzündliche oder narbige Darmstenosen, intraabdominale Abszesse, Konglomerattumoren oder Fisteln. In beiden Fällen sind auch extraintestinale Entzündungsmanifestationen möglich, z.B. Pyoderma gangraenosum, Arthritis oder Augenbeteiligung.

Diagnostik
Die Diagnose wird mit Endoskopie und Histologie gesichert. Die Aktivität einer bekannten Erkrankung kann anhand von Laborparametern (Blutsenkungsgeschwindigkeit, CRP, Thrombozytenzahl und Ferritin) beurteilt werden, andererseits gibt es eine Reihe von Aktivitätsindizes, die verschiedene Symptome (z.B. Stuhlkonsistenz, Abdominalbeschwerden) berücksichtigen und quantifizieren.

> **MERKE**
> Auch in der Schwangerschaft ist die Diagnosestellung mit Rektoskopie oder Koloskopie problemlos möglich.

Therapie

Medikamentöse Therapie
Die Standardtherapie chronisch-entzündlicher Darmerkrankungen umfasst derzeit v.a. 5-Amino-Salizylsäure-Präparate (5-ASA), eine antibiotische Therapie bei akuten Schüben und eine antiphlogistische bzw. immunsuppressive Therapie mit Steroiden oder Immunsuppressiva. Eine antibiotische Therapie sollte immer mit Saccharomyces-Präparaten kombiniert werden.
Für die einzelnen Präparate gilt (> Tab. 18-8):
- **5-Amino-Salizylsäure** (5-ASA): 5-ASA und Sulfasalazin können während der Schwangerschaft uneingeschränkt verabreicht werden. Eine bereits vor der Schwangerschaft begonnene Therapie sollte bis ins Wochenbett fortgeführt werden. Auch Stillen ist möglich.
- **Kortikosteroide:** Steroide können problemlos in der Schwangerschaft verabreicht werden. Sollten hohe Dosierungen bis zur Entbindung nötig sein, muss das Kind hinsichtlich einer Nebennierenrindeninsuffizienz beobachtet werden. Es finden sich Hinweise auf erhöhte Rate an Wachstumsretardierungen. Mittlerweile stehen auch topische Steroide zur Verfügung. Diese Budesonid-Kapseln setzen den Wirkstoff erst im Ileum frei.
- **Immunsuppressiva:** In Ausnahmefällen ist es möglich, mit Azathioprin während der Schwangerschaft zu therapieren, aber aufgrund möglicher immunsuppressiver Nebenwirkungen beim Kind ist die Indikation sehr streng zu stellen.
- **Zytokine und Zytokinantikörper:** Die derzeit in der Erprobung befindlichen Substanzen haben in ersten Studien vielversprechende Resultate gezeigt. Eine Therapie in der Schwangerschaft ist bei nicht abzuschätzenden Auswirkungen auf das Kind allerdings bisher absolut kontraindiziert.

Ernährung
Wegen der bekannten gastrointestinalen Hypomotilität in der Schwangerschaft sollte auf eine regelmäßige Darmpassage geachtet werden, um nicht einer verstärkten bakteriellen Besiedlung Vorschub zu leisten. Hierzu ist reichliche Flüssigkeitszufuhr notwendig. Bei Crohn-Patientinnen mit hoher Krankheitsaktivität konnte durch Kost mit wenig raffinierten Kohlenhydraten eine gewisse Verbesserung erzielt werden.

Im akuten Krankheitsschub und zur Stabilisierung des Therapieerfolgs sind „Astronautenkost" oder Bausteinnahrung und flüssige Fertigzubereitungen von großem Wert. Auch bei mangelnder Gewichtszunahme in der Schwangerschaft oder bei Hyperemesis kann darauf zurückgegriffen werden.

Im schwersten Krankheitsverlauf kann parenterale Ernährung notwendig werden.

Chirurgische Therapie
Chirurgische Interventionen sollten in der Schwangerschaft Ausnahme- oder Notfallsituationen (z.B. Ileus) vorbehalten bleiben. Sie beinhalten ein erhöhtes Frühgeburtsrisiko.

18.5.4 Appendizitis

Epidemiologie Etwa jede 500. Schwangerschaft wird durch eine chirurgische Erkrankung kompliziert. Dabei handelt es sich in ⅓ der Fälle um eine akute Appendizitis.

Topographie In der Schwangerschaft „wandert" die Appendix immer weiter in den Oberbauch (> Abb. 18-2).

Symptome
Abdominalbeschwerden bei schwangeren Frauen mit Appendizitis sind kolikartig, können epigastrisch, periumbilikal oder rechtsseitig auftreten. Appetitlosigkeit, Erbrechen, Loslassschmerz und peritoneale Abwehr können vorhanden sein, sind aber nicht spezifisch.

Diagnostik
Auch die Labordiagnostik kann durch die Schwangerschaft beeinträchtigt sein. In der Schwangerschaft kommt es zu einer physiologischen Leukozytose bis 16×10^9/l, die die Abgrenzung von einer Entzündung schwierig macht. Eine oral-rektale Temperaturdifferenz von 1 °C oder mehr kann jedoch als diagnostisches Zeichen herangezogen werden.

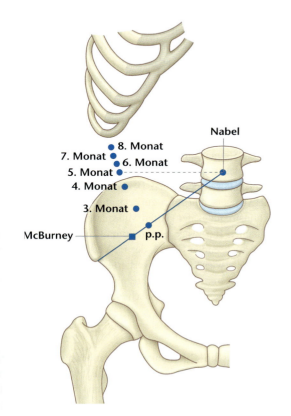

Abb. 18-2 Lage der Appendix während der Schwangerschaft und post partum (p.p.). Etwa am Ende des 5. Monats liegt die Appendix auf Höhe des oberen Rands der Beckenschaufel.

Andere nützliche Informationen können durch abdominale Ultraschalluntersuchungen gewonnen werden. Die Appendix stellt sich bei einer Entzündung als typisches „Kokardenphänomen" dar. Fehlt dieses Zeichen, ist eine Appendizitis allerdings nicht ausgeschlossen. Um fetale Notsituationen zu erkennen, sollte eine Dauerüberwachung des Fetus (jenseits der 24. SSW) mit CTG begonnen werden. Auch eine Tokolyse für wenige Stunden kann versucht werden. Dennoch anhaltende Schmerzen sprechen für eine extrauterine Ursache.

Eine wichtige **Differentialdiagnose** ist die Cholezystitis. Weiterhin Harnwegsinfektionen, akute Pankreatitis, Lungenembolie oder Pneumonien. Unter den geburtshilflichen und gynäkologischen Differentialdiagnosen finden sich vorzeitige Plazentalösung, vorzeitige Wehentätigkeit, Präeklampsie mit Leberbeteiligung und Oberbauchschmerzen, ein ernährungsgestörtes Myom, extrauterine Schwangerschaften und die Stieldrehung eines Ovars.

Therapie
Die mütterliche Morbidität ist erhöht bei einer Perforation der Appendix mit nachfolgender Peritonitis. Die Letalität der Erkrankung ist wegen der oft verzögerten Diagnosestellung höher als bei Nichtschwangeren. Aborte sind bei 3–5% der Schwangeren mit Appendizitis ohne Perforation, aber bei 36% der Frauen mit Perforation zu finden. Bei dringendem Verdacht auf eine Appendizitis ist die unverzügliche Operation indiziert. Dabei kann im 1. und frühen 2. Trimenon noch ein laparoskopischer Zugang gewählt werden. Später muss aufgrund der Platz- und Druckverhältnisse im Abdomen laparotomiert werden.

Nach der Operation sollte ein CTG geschrieben werden, um mögliche vorzeitige Wehen oder fetale Stresssituationen zu erkennen. Gelegentlich wird eine Tokolyse notwendig. Jenseits der 24. Schwangerschaftswoche ist bei drohender Frühgeburt auch eine Lungenreifeinduktion mit Kortikosteroiden (trotz der immunsuppressiven Wirkung) indiziert.

Sollte bei peritonealer Beteiligung eine antibiotische Therapie notwendig werden, muss ein gramnegatives und anaerobes Spektrum abgedeckt werden.

18.6 Erkrankungen der Nieren und der ableitenden Harnwege

18.6.1 Harnwegsinfekte

Harnwegsinfekte sind die häufigste infektiöse Komplikation in der Schwangerschaft.

Asymptomatische Bakteriurie und Zystitis

Epidemiologie Eine asymptomatische Bakteriurie findet man bei etwa 5–8% aller Schwangeren. Etwa 1–5% aller Schwangeren erkranken an einer symptomatischen Zystitis.

Ätiologie Häufigster Erreger ist E. coli. Weitere typische nachzuweisende Keime sind Enterokokken, Proteus mirabilis, Klebsiellen, Pseudomonas und Staphylokokken.

Symptome
Wie außerhalb der Schwangerschaft sind die Symptome Pollakisurie, Dysurie und Algurie.

Diagnostik
Im Streifenschnelltest des Urins („Urinstix") finden sich eine Leuko- und Erythrozyturie (beides in der Schwangerschaft nicht spezifisch, häufig Kontamination durch Fluor vaginalis), evtl. Nachweis von Nitrit. Sind in der Kultur des Mittelstrahlurins mehr als 105 Keime/ml ohne klinische Symptomatik nachzuweisen, spricht man von asymptomatischer Bakteriurie.

Therapie
Bei Schwangeren wird eine symptomatische Zystitis immer behandelt. Eine asymptomatische Bakteriurie mit über 105 Keimen/ml muss ebenfalls behandelt werden, da sie in 30–50% bei Nichtbehandlung zu einer manifesten Infektion führt – häufig auch zu einer akuten Pyelonephritis. Mittel der Wahl sind Penicilline (z.B. Amoxicillin) oder Cephalosporine über 5–10 Tage. Bei häufigen Rezidiven wird eine Langzeittherapie bis zum Ende der Schwangerschaft mit Nitrofurantoin empfohlen.

Pyelonephritis

Epidemiologie Etwa 1% aller Schwangeren entwickelt eine akute Pyelonephritis.

Ätiologie und Pathogenese Auf Basis einer symptomatischen oder asymptomatischen Zystitis kann es zur aszendierenden Infektion mit dem von der Zystitis her bekannten Erregerspektrum kommen. Eine prädisponierende Situation ist ein in der Schwangerschaft häufiger Nierenstau. Eine seltene Komplikation ist die Urosepsis. 15–20% aller terminalen Niereninsuffizienzen sind einer chronischen Pyelonephritis zuzuschreiben.

Symptome
Eine akute Pyelonephritis ist kaum verkennbar. Man findet Flankenschmerz, evtl. Dysurie und Pollakisurie, oft hohes Fieber, auch in Verbindung mit Schüttelfrost. Es gibt jedoch auch chronische, symptomarme Verlaufsformen, die sich nur durch unspezifische Symptome äußern.

Mögliche Komplikationen einer Pyelonephritis sind Frühgeburt, Urosepsis und irreversible Einschränkungen der Nierenfunktion. Daher ist diese Erkrankung äußerst ernst zu nehmen.

Diagnostik
Der Nachweis von Infektzeichen im Urin entspricht demjenigen bei Zystitis. Es sollte immer ein Antibiogramm angelegt werden, um ggf. die Therapie umstellen zu können. Bei septischen Symptomen sollte die Diagnostik Blutkultur, Blutbild und CRP umfassen. Außerdem muss die Nierenfunktion überwacht werden.

Sonographisch lässt sich eine Harnwegsobstruktion diagnostizieren.

Therapie
Bei einer akuten Pyelonephritis sollte die antibiotische Therapie hochdosiert intravenös begonnen werden. Mittel der Wahl sind Penicilline oder Cephalosporine über 10 Tage, ggf. mit oraler Anschlussantibiose. Des Weiteren sollte antipyretisch und analgetisch behandelt werden (Spasmolytika, Paracetamol oder Pethidin). Zusätzliche Maßnahmen beinhalten eine forcierte Diurese durch hohe Flüssigkeitszufuhr und bei Harnwegsobstruktion Bettruhe mit Lagewechsel. Sollte eine ausgeprägte Obstruktion bestehen, ist eine Entlastung, z.B. durch Anlage von Harnleiterschienen zu erwägen (➤ Kap. 18.6.2). Eine kausale Therapie der Risikofaktoren ist oft nicht möglich. Eine Entbindung kann aber je nach Gestationsalter notwendig werden. Die Rezidivrate ist mit 60% sehr hoch. Eine Dauertherapie sollte erst beim Nachweis eines Rezidivs begonnen werden.

18.6.2 Harnwegsobstruktionen

Epidemiologie Harnwegsobstruktionen sind bei etwa 2 Drittel aller Schwangeren zu beobachten. Die Stauungserscheinungen betreffen meist Harnleiter und Nierenbecken, seltener auch die Nierenkelche. Meist beginnt die Stauung im 2. Trimenon und nimmt im weiteren Verlauf der Schwangerschaft zu. In der 2. Hälfte der Schwangerschaft ist eine Dilatation des oberen Harntrakts rechts bei 80%, links bei 50% aller Schwangeren zu finden. Daraus können Infektionen und infektbedingte Steinerkrankungen entstehen.

Ätiologie Harnwegsobstruktionen haben sowohl hormonelle als auch mechanische Ursachen. Der erhöhte Progesteronspiegel in der Schwangerschaft führt zu Relaxation und Abnahme der Kontraktionsfrequenz der glatten Muskulatur, mit Weitstellung der ableitenden Harnwege. Hinzu kommt mechanischer Druck durch den wachsenden Uterus, der im Verlauf der Schwangerschaft eine überwiegend dextrovertierte Lage annimmt. Damit werden die Ureteren, v.a. der rechte, im unteren Abschnitt komprimiert. Der linke Harnleiter ist seltener betroffen.

Symptome
Die „physiologische" Dilatation des oberen Harntrakts kann zu einer Keimaszension und einer Pyelonephritis gravidarum führen. Diese fällt durch starke Schmerzen, Fieber, Leukozyturie und Kreatininanstieg auf und muss dann dringlich behandelt werden. Bei einer chronisch progredienten Harnstauung ist der Verlauf oft uncharakteristisch und kann sich in diffusen Oberbauch- oder Rückenschmerzen mit Ausstrahlung in die Lendenwirbelsäule äußern.

Diagnostik

Die Nierenlager sind klopfschmerzhaft, selten sind die Retentionsparameter im Serum erhöht. In der Sonographie sind die Strukturen des oberen Harntrakts erweitert, was eine Gradeinteilung (> Tab. 18-6, > Abb. 18-3) ermöglicht.

Therapie

Bei jeder Harnstauung ist zunächst zurückhaltend und abwartend vorzugehen. **Konservative Maßnahmen** wie Bettruhe mit Lagewechsel auf die weniger betroffene Seite und eine Anregung der Diurese durch viel Flüssigkeitszufuhr sowie eine häufige Entleerung der Blase stehen im Vordergrund. Zur Beschwerdelinderung können spasmolytische Medikamente wie N-Butyl-Scopolamin gegeben werden.

Die Indikation zur **Entlastung einer oder beider Nieren** ist vom sonographischen Befund und von der Klinik abhängig und sollte zurückhaltend gestellt werden. Indiziert ist sie, wenn das Nierenparenchym durch einen länger anhaltenden massiven Druck gefährdet ist oder eine schwere Pyelonephritis oder Urosepsis besteht. Methode der Wahl ist die transurethrale, retrograde Einlage von Harnleiterschienen. Diese werden bis nach der Entbindung belassen. Die Notwendigkeit einer **operativen Therapie** bei pelviureteraler Obstruktion oder Urolithiasis sollte erst nach dem Wochenbett geklärt werden.

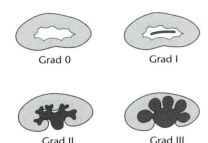

Abb. 18-3 Morphologie der Nierenveränderungen in der Schwangerschaft.

Tab. 18-6 Einteilung des Nierenstaus [50].

Grad	Stauung	Papillenform	Form der Kelchhälse
0	geringe Stauung der Nierenkelche (≤ 5 mm)	unauffällige konkave Formung der Kelchpapillen	Kelchhälse nur z.T. offen
I	leichte Stauung der Nierenkelche (6–10 mm)	teils konvexe Verformung der Kelchpapillen	Kelchhälse meist geöffnet
II	mittlere Stauung der Nierenkelche (11–15 mm)	konvexe Verformung aller Kelchpapillen	Öffnung aller Kelchhälse
III	deutliche Stauung der Nierenkelche (> 15 mm)		weite Eröffnung der Kelchhälse

Prognose Alle Stauungszeichen bilden sich normalerweise innerhalb von 12 Wochen nach der Geburt zurück. Sollten sie fortbestehen, sollte dies urologisch abgeklärt werden.

18.6.3 Nephrolithiasis

Epidemiologie Beschwerden der ableitenden Harnwege gehen verhältnismäßig häufig von einem Harnsteinleiden (Nephrolithiasis) aus. In der Schwangerschaft werden Harnsteine bei weniger als 1% der Schwangeren gefunden und führen nur in 10% der Fälle zu Komplikationen.

Ätiologie Durch den Progesteroneinfluss erweitert sich der Ureter, wodurch bereits bestehende Steine ihre Position ändern und symptomatisch werden können. Kalziumoxalat- und Kalziumphosphatsteine sind mit etwa 80% aller Steine die häufigsten. Seltener bestehen die Steine aus Urat (15%) oder Magnesiumammoniumphosphat (5%).

Symptome

Typisch ist ein akuter, kolikartiger, seltener auch chronisch anhaltender Schmerz in den Flanken, teilweise mit peritonealer Ausstrahlung oder Ausstrahlung im Verlauf der Dermatome (Unterbauch und Labien). Gelegentlich geht die Erkrankung mit Fieber einher, denn eine Nephrolithiasis ist häufig mit einem Harnwegsinfekt (> Kap. 18.6.1) assoziiert. Oft findet sich eine Mikro- oder Makrohämaturie.

Diagnostik

Richtungweisend ist die Anamnese, da die Nephrolithiasis in vielen Fällen bereits vor der Schwangerschaft aufgetreten ist und die Symptome den Patientinnen bekannt sind. Einfache diagnostische Maßnahmen beinhalten Streifenschnelltests des Urins („U-Stix"), die für Leukozyten, Erythrozyten, bei begleitenden Infekten auch für Protein oder Nitrit positiv werden können. Eine Urinkultur sollte bei Verdacht auf eine Infektion angelegt werden. Zum Nachweis der Steine kann der Urin gesiebt werden.

In der apparativen Diagnostik ist die Sonographie zur Beurteilung eines Harnstaus hilfreich. Ggf. lässt sich ein Stein auch direkt darstellen. Selten wird eine weitere Bildgebung notwendig.

Therapie

Konservative Maßnahmen bestimmen die Therapie: reichlich Flüssigkeitszufuhr, häufige Entleerung der Blase zur Vermeidung von Infekten, Bewegung oder beschwerdeadaptierte Lagerung. Spasmolytika und Analgetika (z.B. Paracetamol oder Pethidin – wegen seiner spasmolytischen Komponente) können notwendig werden.

Eine extrakorporale Stoßwellenlithotripsie ist während der Gravidität kontraindiziert.

18.6.4 Nierenfunktionsstörungen

Akutes Nierenversagen

Epidemiologie Ein akutes, meist reversibles Nierenversagen (Niereninsuffizienz) ist in der Schwangerschaft sehr selten und kann die Folge verschiedener Grunderkrankungen sein. Etwas häufiger tritt es im Wochenbett als Folge einer sehr schweren Präeklampsie mit und ohne HELLP-Syndrom auf.

Ätiologie Meist liegt dem **prärenalen Nierenversagen** eine hämodynamische Ursache durch Blutdruckabfall oder Hypovolämie (z.B. durch hohen Blutverlust bei peripartalen Blutungen, DIC bei Präeklampsie/HELLP-Syndrom) zugrunde; mögliche Ursachen sind auch Toxine, Sepsis oder Thrombosen.

Das **renale Nierenversagen** wird durch entzündliche Nierenerkrankungen (z.B. glomeruläre oder interstitielle Erkrankungen), vaskuläre Nierenerkrankungen (Thrombosen, Vaskulitis), Toxine oder Systemerkrankungen wie das hämolytisch-urämische Syndrom verursacht.

Ursachen eines **postrenalen Nierenversagens** sind meist Abflussbehinderungen der ableitenden Harnwege.

Symptome
Leitsymptom ist die Oligurie/Anurie (weniger als 500 bzw. 200 ml Urin/d) mit einem Anstieg der Retentionswerte. Komplikationen werden v.a. durch eine Überwässerung mit konsekutiver Hypertonie, Herzinsuffizienz und mit peripherer und zentraler Ödembildung verursacht.

Therapie
Die Therapie besteht in der Behandlung der Grunderkrankung, dem Versuch der Anregung der Diurese und einem Elektrolyt- und Flüssigkeitsausgleich. Allerdings kann eine forcierte Diurese zu einer uterinen Minderperfusion führen. Falls notwendig, muss Dialyse veranlasst werden.

Ein akutes Nierenversagen führt meist zur Beendigung der Schwangerschaft. Bei extrem unreifen Feten (23.–28. Schwangerschaftswoche) kann in Einzelfällen eine Schwangerschaftsverlängerung unter intensivmedizinischen Bedingungen versucht werden.

Chronische Niereninsuffizienz

Die chronische Niereninsuffizienz ist durch eine irreversible Abnahme des Glomerulusfiltrats bei progredienter Schädigung von Nierengewebe gekennzeichnet.

Epidemiologie Die Inzidenz in der Gesamtbevölkerung liegt bei 40–60/100.000 Einwohner pro Jahr. Der Geburtshelfer wird allerdings aufgrund der sich verbessernden Prognose von Frauen mit chronischer Niereninsuffizienz immer häufiger damit konfrontiert.

Ätiologie Folgende Grunderkrankungen liegen einer chronischen Niereninsuffizienz meist zugrunde: chronische Glomerulonephritis, diabetische Nephropathie, interstitielle Nephritis, chronische Pyelonephritis, polyzystische Nephropathien, hochdruckbedingte Nephrosklerose, toxische Ursachen (z.B. Analgetika) oder Niereninsuffizienz durch systemische Grunderkrankungen (z.B. SLE).

Einfluss auf die Schwangerschaft Bei Kinderwunsch sollte über die erhöhte Risikokonstellation während der Schwangerschaft ausführlich aufgeklärt werden:
- erhöhte Frühgeburtsrate
- häufigere intrauterine Wachstumsretardierung, Präeklampsie oder Pfropfpräeklampsie
- Progredienz der Niereninsuffizienz.

Niereninsuffiziente Frauen im gebärfähigen Alter können eine Schwangerschaft anstreben, wenn die Nierenfunktion stabil ist (Richtwert: Serumkreatinin < 2 mg/dl) und nicht mit einer raschen Progredienz zu rechnen ist. Terminale Niereninsuffizienz mit Notwendigkeit einer Hämodialyse ist in der Schwangerschaft extrem selten. Dagegen sind terminale Niereninsuffizienzen im Wochenbett – z.B. nach Präeklampsie oder HELLP-Syndrom – etwas häufiger.

> **PRAXISTIPP**
> Bei einem reproduzierbaren Serumkreatininspiegel von 2 mg/dl oder darüber und/oder bei einer therapierefraktären schweren Hypertonie sollte von einer Schwangerschaft abgeraten werden.

Symptome und Diagnostik
Im kompensierten Stadium treten Polyurie, Nykturie und Isosthenurie auf. Bei kompensierter Retention finden sich hämatologische Symptome (renale Anämie, Thrombozytopenie) und immunologische Funktionsstörungen sowie Hypertonie ggf. mit Linksherzbelastung. Das Stadium der präterminalen Niereninsuffizienz geht mit Wasser- und Natriumretention, Herzinsuffizienz, urämischer Gastroenteritis mit Erbrechen und Durchfällen, intestinalen Blutungen, Pruritus, Neuropathie und Osteopathie einher. Eine unbehandelte terminale Niereninsuffizienz führt über Lungenödem, Blutungsneigung, urämische Perikarditis, motorische Neuropathie zum Koma und zum Tod.

Es finden sich typische Laborkonstellationen mit einem erhöhten Serumkreatininspiegel, einer erniedrigten Kreatininclearance und Elektrolytentgleisungen.

Therapie
Die Therapie der Grunderkrankung steht im Vordergrund, ebenso der Ausgleich des Wasser-, Elektrolyt- und Säure-Basen-Haushalts. Bei progredienten Ödemen und bei Pfropfpräeklampsie kann in Einzelfällen eine zeitweilige Eiweißsubstitution notwendig sein. Eine vorsichtige Diurese unter CTG-Kontrolle kann bei behandlungsbedürftigen Ödemen erforderlich werden. In Einzelfällen ist eine Dialyse notwendig. Zuvor sollte jedoch immer die Möglichkeit der Entbindung diskutiert werden. ACE-Hemmer zur Nephroprotektion sollten nach Diagnose der Schwangerschaft abgesetzt werden.

Nephrotisches Syndrom

Epidemiologie Das nephrotische Syndrom (pathologisch veränderte Durchlässigkeit der glomerulären Basalmembran für größere Proteine) ist bei Schwangeren selten zu beobachten.
Ätiologie Zu 80% ist das nephrotische Syndrom Folge von Glomerulonephritis bzw. Systemerkrankungen (Kollagenosen, Amyloidose, Diabetes mellitus, toxisch, immunologisch).

Symptome
Leitsymptome sind Proteinurie (> 3 g/24 h), Hypoproteinämie, Ödeme und Hyperlipoproteinämie (Anstieg von Cholesterin und Triglyzeriden). Ein IgG-Mangel kann die Infektanfälligkeit erhöhen. Auch ein Verlust von Antithrombin III mit Zunahme des Thromboserisikos ist möglich.

Diagnostik
Eine Nierenbiopsie ist während der Schwangerschaft zu vermeiden. Meist wurde die Ursache des nephrotischen Syndroms bereits präkonzeptionell diagnostiziert.

Therapie
Zunächst sollte die Grundkrankheit in Zusammenarbeit mit einem Nephrologen therapiert werden. Diuretika sollten sehr zurückhaltend gegeben werden wegen der möglichen uterinen Minderperfusion oder einer Hypovolämie mit konsekutiver Thromboseneigung. Bei mäßiger bis schwerer peripherer Ödembildung kann eine zeitweise Substitution von Humanalbumin erforderlich sein.

Engmaschige Verlaufskontrollen von Blutdruck (Cave: Pfropfpräeklampsie), 24-h-Eiweißausscheidung (2-mal wöchentlich), Kreatininclearance (1- bis 2-mal wöchentlich) und evtl. IgG oder Antithrombin III sind erforderlich.

Der Fetus sollte durch sonographische Wachstumskontrollen und Doppler-Untersuchungen überwacht werden, da ein erhöhtes Risiko für eine Wachstumsretardierung besteht.

Dialyse

Schwangerschaften bei dialysepflichtigen Frauen sind aufgrund der deutlich herabgesetzten Fertilität bei meist anovulatorischen Zyklusstörungen selten. Bei verbesserten, an die physiologischen Erfordernisse adaptierten Dialysetechniken nimmt z.Z. die Rate von Schwangerschaften unter Dialyse zu. Bei hoher Abortrate (40–60%) und extrem häufiger Frühgeburtsrate sind aber erfolgreich ausgetragene Schwangerschaften noch selten.

Bei Schwangerschaften unter Dialyse muss mit der Verschlechterung der meist bestehenden renalen Anämie und der arteriellen Hypertonie gerechnet werden. Grundsätzlich orientiert sich der Entbindungszeitpunkt an der fetalen und mütterlichen Situation. Die meisten Empfehlungen raten zu einer Entbindung mit etwa 34 Schwangerschaftswochen.

Nierentransplantation

Für junge Frauen im gebärfähigen Alter ist die Überlebensrate nach Transplantation sehr hoch. Nach 5 Jahren sind noch 60–70%, nach 10 Jahren noch 50–60% der transplantierten Nieren funktionsfähig.

Junge Frauen profitieren von der Transplantation durch die Wiederherstellung der Fertilität. Inzwischen ist klar, dass Schwangerschaften – bei stabiler Transplantatfunktion zum Zeitpunkt der Konzeption – keinen negativen prognostischen Einfluss auf das Transplantat haben. Es wird darüber hinaus diskutiert, ob die Schwangerschaft sogar einen positiven Langzeiteffekt haben könnte.

Im Schwangerschaftsverlauf verhält sich die Transplantatniere wie die Nieren gesunder Frauen. Die Gefahr einer Pfropfpräeklampsie ist bei allen Patientinnen grundsätzlich erhöht. Für die Immunsuppression stehen verschiedene Medikamente zur Verfügung. Für Ciclosporin, Azathioprin und Steroide sind keine teratogenen Einflüsse bekannt. Allerdings wurde über fetale Wachstumsretardierungen berichtet.

18.7 Neurologische Erkrankungen

18.7.1 Multiple Sklerose

Definition Die multiple Sklerose (MS) ist eine vorwiegend in Schüben verlaufende, immunvermittelte, demyelinisierende Erkrankung der weißen Substanz des zentralen Nervensystems.
Epidemiologie In Deutschland gibt es etwa 100.000–120.000 MS-Erkrankte. Frauen sind dabei doppelt so häufig betroffen wie Männer. Die Erkrankung manifestiert sich typischerweise im frühen Erwachsenenalter (2.–4. Lebensjahrzehnt). 50% der Betroffenen brauchen 15 Jahre nach Erstmanifestation Hilfe beim Gehen.
Ätiologie Die MS gilt als Autoimmunerkrankung. Bei den Erkrankten findet sich eine besondere genetische Prädisposition in den Histokompatibilitätsantigenen. Außerdem ist eine familiäre Häufung bekannt.

Die pathogenetischen Veränderungen des Immunsystems beinhalten v.a. Veränderungen der zellulären Immunreaktion. Aktivierte TH1-Zellen produzieren vermehrt entzündungsfördernde Zytokine (Interferon-γ, TNF-β, Interleukin-2), während TH2-Zellen weniger entzündungshemmende Faktoren produzieren (Interleukin-10 und -4). Als Antigen für die autoimmune Aktivität wirken das basische Myelinprotein und das Myelin-Oligodendrozyten-Glykoprotein.
Einfluss auf die Schwangerschaft Eine unkomplizierte MS hat keinen Einfluss auf die Schwangerschaft. Evtl. Behinderungen können allerdings den Geburtsmodus beeinflussen: Patientinnen mit MS werden häufiger durch Kaiserschnitt entbunden.

Blasenentleerungsstörungen können zu Harnwegsinfekten prädisponieren. Regelmäßige Urinkulturen und antibiotische Therapien können daher notwendig werden.

Symptome

Die häufigsten **Frühsymptome** sind Sensibilitätsstörungen, Paresen und eine Optikusneuritis mit Visusstörungen. Im weiteren Verlauf treten Koordinationsstörungen, Gangataxie, Intentionstremor und Blasen-Mastdarm-Störungen auf. Wichtiges Symptom ist auch vorzeitige Ermüdung. Die Störungen präsentieren sich oft schon bei der Erstmanifestation in unterschiedlichen Kombinationen. Unter den frühen psychischen Symptomen sind Depressionen, erst später treten im Zusammenhang mit anderen hirnorganischen Symptomen euphorische Phasen auf.

Typisch (80 % der Erkrankungen) ist der **schubweise Verlauf,** wobei die Erkrankung nach immer selteneren Remissionen später oft sekundär progressiv verläuft. Bei den restlichen 20 % der Patienten beginnt die Erkrankung mit der primär progressiven Form, die ohne Remissionen fortschreitet.

In der Schwangerschaft nimmt die Schubfrequenz bis in das 3. Trimenon auf etwa ein Drittel ab. Verantwortlich dafür ist wohl die in der Schwangerschaft veränderte Immunlage des mütterlichen Organismus. Es werden immunsuppressive Hormone und Zytokine (z.B. Interleukin-10) produziert, um die Abstoßung des „semi-allogenen" Fetus zu verhindern, das Gleichgewicht der T-Zellen ist zugunsten der TH2-Zellen verschoben. In längerfristigen Beobachtungen wurde sogar der Verdacht geäußert, dass Schwangerschaften die Prognose der Erkrankung leicht verbessern könnten. Nach der Entbindung im Wochenbett steigt die Rate an Schüben dann sprunghaft auf das Doppelte der Zahl vor der Schwangerschaft an, um schließlich im weiteren Verlauf auf ihren alten Wert zurückzukehren. Als Auslöser wird der rasche Wegfall der immunsupprimierenden Hormone und Zytokine diskutiert.

Diagnostik

Die Diagnosestellung setzt sich aus der Klinik und verschiedenen Einzelbefunden zusammen. Ein bildgebendes Verfahren bei anamnestischem oder klinischem Verdacht auf MS ist die **MRT** des ZNS. Als charakteristisch gelten periventrikuläre Herde sowie Herde im Balken, im Zerebellum und im Rückenmark. Es gibt jedoch auch andere demyelinisierende oder vaskuläre Erkrankungen, die differentialdiagnostisch bedacht werden müssen.

In der **Liquorpunktion** zeigt sich im typischen Fall eine leichte Zellzahlerhöhung (bis 50/µl, Normbereich bis 4/µl), das Gesamteiweiß ist normal bis leicht erhöht. Dabei ist bei den meisten Patienten der Anteil von IgG erhöht. In der Elektrophorese findet sich ein charakteristisches „oligoklonales Bandenmuster" der IgG-Subfraktionen. Dieses zeigen 90–95 % der MS-Patienten, nicht aber Gesunde.

Optisch **evozierte Potentiale** können auch ohne anamnestisch bekannte Optikusneuritis pathologisch sein.

All diese diagnostischen Verfahren können problemlos in der Schwangerschaft angewendet werden. Es gibt allerdings kein Untersuchungsverfahren, das sichere Auskunft über die klinische Aktivität der Erkrankung gibt. Hierzu werden klinische Scoresysteme herangezogen.

Therapie

Patienten mit MS sind mit einer außerordentlichen unsicheren Prognose konfrontiert und müssen über ihre Erkrankung gut **informiert** werden. Daher sollten frühzeitig außer dem behandelnden Neurologen auch erfahrene Sozialdienste und Selbsthilfeorganisationen als Kontaktpersonen angeboten werden. Auch eine psychische Unterstützung für Patient und Familie sollte erwogen werden, da Depressionen häufig sind und die Suizidrate hoch ist. Es gibt eine Reihe immunsuppressiver oder **immunmodulatorischer** Substanzen, die zur Behandlung der MS eingesetzt werden. Die Schubhäufigkeit reduzieren können Kortikosteroide, Immunglobuline, Copaxone und Interferon-β-1b und -1a sowie die Plasmapherese. Jedoch ist fraglich, ob sie langfristig das Fortschreiten der Behinderung beeinflussen. Die einzige Substanz, für die diese Wirkung nachgewiesen ist, ist das Zytostatikum Mitoxantron.

In der **Schwangerschaft** zur Therapie geeignet sind – v.a. auch wegen mangelnder Erfahrungen mit anderen Substanzen – nur Steroide und Immunglobuline. Behandelt werden sollten nur schwere Schübe. Empfohlen werden kurze, hochdosierte, intravenöse Schemata der Steroidtherapie ohne nachfolgende Ausschleichphase. In der Frühschwangerschaft kommt es darunter möglicherweise zu einer etwas erhöhten Rate an Lippen-Kiefer-Gaumen-Spalten, später kann das Wachstum des Fetus bei längerer Steroidanwendung verlangsamt werden.

> **PRAXISTIPP**
> Immunglobuline können während der Schwangerschaft unbedenklich gegeben werden. Sie haben eine gewisse schubverkürzende Wirkung, sodass sie die ideale Therapie darstellen.

Eine prophylaktische Therapie zur Verhinderung der Schübe im Wochenbett ist bisher nicht in kontrollierten Studien bestätigt worden. Bei kleineren Fallzahlen hatte jedoch die Verabreichung hochdosierter Immunglobuline über 5 Tage postpartal Erfolg in der Schubprophylaxe.

18.7.2 Epilepsien

Definition Epilepsien sind eine heterogene Gruppe von Erkrankungen. Gemeinsam sind fokale oder generalisierte Anfälle, die durch exzessive Entladungen von Neuronen entstehen, ohne dass eine akute zerebrale Erkrankung zugrunde liegt.

Epidemiologie Die Prävalenz in der Bevölkerung liegt bei etwa 1 %. Etwa 20 % aller Frauen mit Epilepsie sind im reproduktiven Alter. Etwa 0,5% der schwangeren Frauen leiden an einer Epilepsie.

Nach Diagnosestellung und entsprechender Therapie werden 80% der Betroffenen im 1. Jahr anfallsfrei. Bei den anderen 20% kommt es – oft auch unter wechselnder und Kombinationstherapie – zu wiederkehrenden Anfällen. Diese Patienten leiden oft unter Medikamentennebenwirkungen, unter psychischen Veränderungen und sozialen Problemen.

MERKE
Epileptikerinnen im reproduktiven Alter müssen darüber aufgeklärt werden, dass einige Antiepileptika (z.B. Carbamazepin, Phenobarbital, Hydantoin) durch eine Enzyminduktion in der Leber die Sicherheit oraler Kontrazeptiva einschränken.

Ätiologie und Einteilung Als **symptomatische Epilepsien** werden die Anfallsleiden bezeichnet, denen eine Ursache mit neurologischen oder bildgebenden Verfahren zugeordnet werden kann. Sie machen etwa 2 Drittel aller Epilepsien aus und sind überwiegend fokale Anfallsleiden. Nur etwa 20% sind medikamentös zufriedenstellend zu behandeln. Häufigste Ursachen sind im Kindes- und Jugendalter angeboren, im Erwachsenenalter Schädel-Hirn-Traumen, mit dem Alter auch zunehmend Infarkte und Demenz. **Genetische Epilepsien** (etwa 25%) werden als idiopathisch bezeichnet. Sie beginnen meist im Kindes- oder Jugendalter und sind medikamentös gut zu therapieren. Es handelt sich meist um polygenetische Erkrankungen, selten auch um monogene Erbgänge, die Genloci sind in manchen Familien bekannt.

Einfluss auf die Schwangerschaft Der Schwangerschaftsverlauf selbst wird durch die Erkrankung oder ihre Therapie nicht negativ beeinflusst. Komplikationen wie Aborte, vorzeitige Wehentätigkeit, Frühgeburt oder hypertensive Schwangerschaftserkrankungen kommen nicht häufiger vor.

Besonderes Augenmerk sollte jedoch auf die regelmäßige Einnahme der Medikation gerichtet werden. Falls ein ausreichender Wirkstoffspiegel aufgrund häufigen Erbrechens nicht erreicht wird, sollte an eine parenterale Verabreichung gedacht werden. Das einzige Medikament, das nicht in parenteraler Form verfügbar ist, ist Carbamazepin. In diesem Fall muss bei Anfällen oder Aura ein Versuch mit Phenytoin oder Benzodiazepinen unternommen werden.

Für den Geburtsverlauf sind gegenüber Nichtepileptikerinnen keine zusätzlichen Komplikationen zu erwarten. Die Patientin kann normal pressen oder eine Periduralanästhesie erhalten.

Auswirkungen auf das Kind Kinder epileptischer Mütter haben ein 2- bis 3fach erhöhtes Fehlbildungsrisiko (Neuralrohrdefekte, Herzvitien, orofaziale Defekte), deren Genese nicht sicher allein auf die Einnahme bestimmter Medikamente zurückgeführt werden kann.

Das „**Hydantoin-Syndrom**" (Wachstumsretardierungen, kraniale und faziale Fehlbildungen, Lippen-Kiefer-Gaumen-Spalten, Extremitätenanomalien, auch Hypoplasien der Nägel und der distalen Phalangen) kommt nicht nur durch die Einnahme von Hydantoin, sondern von allen klassischen Antikonvulsiva zustande.

Das Risiko für eine Spina bifida ist bei Einnahme von Carbamazepin um das 10fache erhöht, bei Valproinsäure um das 20fache. Das ergibt ein absolutes Risiko von 1 bzw. 2%.

Die perinatale Mortalität ist um den Faktor 1,2–2 erhöht. Kinder epileptischer Mütter zeigen häufiger einen verminderten Kopfumfang.

PRAXISTIPP
Epileptische Anfälle führen als Ausdruck einer momentanen Hypoxie zu einer Bradykardie des Fetus. Es gibt auch vereinzelt Berichte über Fruchttode nach Anfällen, wobei der Kausalzusammenhang fraglich ist.

Symptome

Fokale Anfälle (oder partielle Anfälle) werden in einfache oder komplexe, d.h. mit gestörtem Bewusstsein, unterteilt. Generalisiert wird ein Anfall dann genannt, wenn sein klinischer Beginn auf eine gleichzeitige Beteiligung beider Hirnhälften hinweist. Die häufigsten generalisierten Anfälle sind tonisch-klonische Anfälle, gefolgt von Absencen und myoklonischen Anfällen. Bei 50–60% der Epilepsiepatientinnen verändert sich die Erkrankung während der Schwangerschaft nicht, bei 20–25% wird sie besser, bei den restlichen 20–25% schlechter. Der in manchen Fällen beobachtete Anstieg der Anfallsfrequenz wird auf hormonelle, metabolische und pharmakokinetische Veränderungen in der Schwangerschaft zurückgeführt.

Diagnostik

Um die 20. Schwangerschaftswoche sollten fetale Fehlbildungen durch eine differenzierte sonographische Untersuchung ausgeschlossen werden. Besondere Aufmerksamkeit wird dabei auf die durch die jeweilige Medikation am häufigsten verursachten Fehlbildungen gerichtet. Auf einen Neuralrohrdefekt weist ein erhöhter AFP-Wert im mütterlichen Serum hin. Im weiteren Schwangerschaftsverlauf sind engmaschige Kontrollen des fetalen Wachstums und Wohlbefindens indiziert (Biometrie und Doppler).

Therapie

Antiepileptika

Wichtig ist eine sorgfältige **Planung der Schwangerschaft.** Zusammen mit dem behandelnden Neurologen und dem Geburtshelfer sollte die medikamentöse Therapie möglichst auf eine mit der Schwangerschaft zu vereinbarende Monotherapie umgestellt werden.

Stellt sich die Patientin bei ihrem Neurologen erst nach Abschluss der Organogenese vor, ist es nicht mehr sinnvoll, auf weniger teratogene Medikamente zu wechseln. In diesen Fällen steht die Anfallsfreiheit im Vordergrund. In > Tab. 18-7 finden sich Informationen zu einigen Antiepileptika.

> **PRAXISTIPP**
> Es gibt keinen Grund, einer schwangeren, gut eingestellten Epileptikerin zu raten, wegen eines vermeintlich niedrigeren Fehlbildungsrisikos auf ein anderes Medikament zu wechseln – auch nicht bei Einnahme von Valproinsäure oder Phenytoin.

Gelegentlich sinkt der Plasmaspiegel des Antiepileptikums und steigt nach der Entbindung wieder an. Häufig unterschätzte Ursachen sind unregelmäßige Medikamenteneinnahme und Schlafmangel. Schwangere reduzieren aus Angst vor kindlichen Fehlbildungen oder anderen Schäden nicht selten die Tabletteneinnahme. Eine Beratung muss dieses Thema ausdrücklich einschließen.

> **MERKE**
> Wichtig ist eine ausführliche Beratung, die auch Hinweise auf eine zuverlässige Medikamenteneinnahme und eine nicht anfallsfördernde Lebensweise beinhalten sollte.

Nach der Entbindung kehrt der Spiegel der antiepileptischen Medikation schnell in den Ausgangsbereich zurück, daher sollte wieder die vor der Schwangerschaft verabreichte Dosierung eingenommen werden – unter Kontrolle der Serumspiegel.

Stillen ist bei den meisten Medikamenten möglich. Manchmal werden dadurch sogar Entzugssymptome intrauterin exponierter Säuglinge abgemildert.

Substitution von Folsäure und Vitamin D

Eine Folsäuresubstitution mit 4 mg täglich sollte so früh wie möglich (schon präkonzeptionell) beginnen. Je nach Antiepileptikum ist eine weitere Substitution, z.B. mit Vitamin D, zu erwägen.

Seit den 90er-Jahren wurden neuere Antiepileptika zunächst als Zusatz zu den klassischen Medikamenten bei fokalen Epilepsien eingefügt, wie z.B. Lamotrigin, Gabapentin, Felbamat, Levetiracetam, Oxcarbazepin, Pregabalin, Tiagabin, Topiramat, Vigabatrin und Zonisamid. Sie besitzen keine nennenswerte Antifolatwirkung. Lamotrigin, Gabapentin und Felbamat zeigten im Tierversuch keine teratogene Wirkung, während hier alle klassischen Medikamente teratogen wirken. Die mit Ausnahme von Lamotrigin recht spärlichen klinischen Verlaufsbeobachtungen beim Menschen deuten bei Monotherapie nicht auf eine spezifische Teratogenität hin.

18.7.3 Periphere Nervenläsionen

In diesem Kap. werden nur Beschwerdebilder beschrieben, die während der Schwangerschaft mit höherer Wahrscheinlichkeit als außerhalb auftreten.

Tab. 18-7 Antiepileptika in der Schwangerschaft.

Substanz	Indikation	Fetale Toxizität	Spezifische Maßnahmen
Phenobarbital, Primidon	• fokale Epilepsien • Grand-Mal-Anfälle	• „Hydantoin-Syndrom" • Wachstumsverzögerung • Entwicklungsverzögerung • Gerinnungsstörungen durch Vitamin-K-Mangel	• Vitamin-K-Prophylaxe post partum • ggf. Vitamin-K-Prophylaxe an die Mutter in der 36.–40. Schwangerschaftswoche • ggf. Vitamin-D-Substitution
Diazepam, Clonazepam	• Propulsivanfälle • pyknoleptische Absencen • myoklonisch-astatische Anfälle	• Entzugserscheinungen postpartal • „floppy-infant"-Syndrom • Gesichtsdysmorphien, Mikrozephalie, mentale Retardierung bei hohen Dosen im 1. Trimenon	• Beobachtung des Kindes post partum
Phenytoin	• fokale Epilepsien • Grand-Mal-Anfälle • Status epilepticus • sensorische und psychomotorische Anfälle	• „Hydantoin-Syndrom" • mentale Retardierung • Gerinnungsstörungen durch Vitamin-K-Mangel	• unbedingt Monotherapie anstreben, möglichst absetzen • Vitamin-K-Prophylaxe post partum • ggf. Vitamin-K-Prophylaxe an die Mutter in der 36.–40. Schwangerschaftswoche
Carbamazepin	• fokale Epilepsien • Grand-Mal-Anfälle • psychomotorische Anfälle • Trigeminusneuralgien	• Neuralrohrdefekte (10fach häufiger) • „Hydantoin-Syndrom" • mentale Retardierung • Gerinnungsstörungen durch Vitamin-K-Mangel	• Monotherapie anstreben • Spiegelkontrollen • Vitamin-K-Prophylaxe post partum • ggf. Vitamin-K-Prophylaxe an die Mutter in der 36.–40. Schwangerschaftswoche
Ethosuximid	• Petit-Mal-Anfälle	• Gerinnungsstörungen durch Vitamin-K-Mangel	• Vitamin-K-Prophylaxe post partum • ggf. Vitamin-K-Prophylaxe an die Mutter in der 36.–40. Schwangerschaftswoche
Valproinsäure	• verschiedene Epilepsieformen	• Neuralrohrdefekte (20fach häufiger) • „Hydantoin-Syndrom" • Verhaltensauffälligkeiten	• Monotherapie anstreben • Spiegelkontrollen

Fazialisparese

Epidemiologie Die Fazialisparese ist die häufigste Nervenerkrankung überhaupt. Während der Schwangerschaft ist das Risiko, eine Fazialisparese zu erleiden, etwa 3fach erhöht, bei einer Präeklampsie etwa 6fach.

Ätiologie Als Ursache der erhöhten Inzidenz in der Schwangerschaft werden eine durch den Östrogen- und Progesteronanstieg verursachte Wasserretention mit konsekutiver Kompression des Nervs in seinem knöchernen Kanal angenommen. Auch eine erhöhte Empfänglichkeit für virale Infektionen (Herpes simplex) durch die Immunsuppression in der Schwangerschaft wird diskutiert. Mögliche Ursachen sind:

- „idiopathische" Fazialisparese (Bell-Parese)
- angeborene, traumatische, iatrogene Parese
- intrakraniale Raumforderungen
- Parotisprozesse
- neurologische Erkrankungen wie Apoplex oder MS
- entzündliche Ursachen wie Herpes simplex, Herpes zoster, Mononukleose, Influenza und verschiedene bakterielle Infektionen
- Autoimmunerkrankungen (selten).

Symptome
Die Fazialisparese tritt meist gegen Ende der Schwangerschaft (im 3. Trimenon) oder unmittelbar postpartal auf. Das klinische Bild ist ein typischer Funktionsausfall des N. facialis mit dem Leitsymptom des Ausfalls der mimischen Muskulatur. Oft werden Prodromalsymptome (Schmerzen, Taubheit, Schwellungsgefühl) 1–3 Tage vor der eigentlichen Parese beschrieben.

Diagnostik
Die Diagnostik sollte trotz der hohen Wahrscheinlichkeit einer „idiopathischen" Fazialisparese andere, v.a. infektiöse Ursachen ausschließen. Zur Abgrenzung einer zentralen Parese dient die Beurteilung der Funktion des Stirnasts des N. facialis, der bei periph. Fazialisparesen ebenfalls betroffen ist.

Therapie
Sollte eine zugrunde liegende Ursache gefunden werden, so steht natürlich deren Therapie im Vordergrund. Ist eine idiopathische Parese inkomplett ausgeprägt, d.h., die mimische Muskulatur hat noch eine Restfunktion, ist ein abwartendes Vorgehen während der Schwangerschaft gerechtfertigt. Anderenfalls ist es üblich, mit einer Kortisontherapie zu beginnen (z.B. 250 mg Prednisolon in absteigender Dosierung über 10 Tage). Bei länger bestehender schlaffer Parese ohne Restfunktion ist zu überlegen, ob eine regelmäßige Elektrostimulation der mimischen Muskulatur zur Vermeidung einer Muskelatrophie begonnen werden sollte.

Karpaltunnelsyndrom

Definition Das Karpaltunnelsyndrom (KTS) ist die häufigste Einklemmungserscheinung eines peripheren Nervs. Sie entsteht durch eine Kompression des N. medianus am Handgelenk.

Epidemiologie Die Schwangerschaft ist die häufigste physiologische Situation, in der es zum KTS kommt. Die Inzidenz wird uneinheitlich beziffert (2,3–62%, 50% der Fälle im 3. Trimenon).

Ätiologie Als Genese wird die vermehrte hormonbedingte Wasserretention diskutiert.

Symptome
Parästhesien und Schmerzen in den ersten 3 Fingern (und dem radialen Anteil des 4. Fingers) der Hand – v.a. nachts – die sich nach Bewegen oder Schütteln der Hand bessern; zusätzlich werden Ungeschicklichkeit und Schwäche der Hand berichtet, was v.a. für werdende Mütter, die in Kürze ihr Baby versorgen sollen, beunruhigend ist.

Diagnostik
Die Diagnose wird aufgrund der Klinik gestellt und kann durch elektrophysiologische Untersuchungen bestätigt werden.

Therapie
Nur in den seltensten Fällen sind die Symptomatik und Funktionseinschränkung so ausgeprägt, dass noch während der Schwangerschaft therapiert werden muss. Bei fast allen betroffenen Frauen kommt es postpartal zu einer spontanen Remission. Ein kleiner Teil behält jedoch Symptome zurück (etwa 5% 12 Monate nach der Entbindung), die eine Therapie erfordern.

18.8 Erkrankungen des Bewegungsapparats

18.8.1 Schwangerschaftsassoziierte Beschwerden

Physiologische Veränderungen des Bewegungsapparats werden während der Schwangerschaft durch hohe Serumkonzentrationen von Relaxin, das die Synthese und Sekretion von Kollagenen vermindert, sowie Progesteron hervorgerufen. Dadurch werden bindegewebige Strukturen „aufgeweicht", womit es zu einer relativen Lockerung des Bandapparats mit Gelenkinstabilität kommt.

Allgemeine Beschwerden

Die Lockerung des Bandapparats führt bei prädestinierten Patientinnen zu Schmerzen, aber auch zu Koordinationsstörungen, was z.B. am oberen Sprunggelenk zu Supinationstraumen führen kann. Bei der Beratung Schwangerer bezüglich Sport sollte dies berücksichtigt werden.

Zusammen mit den statischen Veränderungen, die durch den wachsenden Bauchumfang entstehen, können auch Rückenschmerzen vorkommen, v.a. in der unteren Wirbelsäule. Fast die Hälfte aller Schwangeren klagt über solche Beschwerden. Diese bilden sich nach der Schwangerschaft (soweit nicht vorbestehend) spontan zurück und sollten physiotherapeutisch oder nötigenfalls analgetisch behandelt werden.

Symphysenschäden

Definition Ein Symphysenschaden geht über das Maß einer physiologisch und hormonell bedingten Symphysendehnung hinaus. Dabei wird unterschieden zwischen Lockerung und Ruptur.

Epidemiologie Ein Symphysenschaden tritt in 0,3–3% der Schwangerschaften, die Symphysenruptur in 0,01–4% der Schwangerschaften auf. Symphysenschmerzen dürften bei fast 30% der Schwangeren auftreten. Die Zahl der spontan entstandenen Symphysenschäden nimmt zu.

Ätiologie Ursache ist eine im letzten Trimenon oder postpartal auftretende Lockerung des symphysären Bindegewebes. Die Symphysenruptur entsteht durch eine Sprengung der Schambeinfuge während der Geburt.

Symptome
Hinweise auf einen Symphysenschaden sind umschriebene Schmerzen, die beim Gehen und beim Drücken auf das Os pubis bzw. das Iliosakralgelenk angegeben werden. Sie können in die Hüften, die Leistengegend und den Rücken ausstrahlen. Die Patientin kann das Bein nicht selbstständig anheben und nur unter Schwierigkeiten auf einem Bein stehen. Daraus ergeben sich Gehbeschwerden (typischer „Enten- oder Watschelgang"), Schwierigkeiten beim Treppensteigen oder im Extremfall auch eine völlige Gehunfähigkeit. Postpartal werden Symphysenläsionen häufig von Rückbildungsstörungen des Uterus und von reflektorisch bedingten Blasenentleerungsstörungen begleitet. Klinisch-symptomatisch ist die Abgrenzung zwischen Ruptur und „Schaden" der Symphyse schwierig: Eine Ruptur sollte angenommen werden, wenn durch den optischen und palpatorischen Befund die Verletzung ohne apparative Untersuchungen diagnostiziert werden kann.

Diagnostik
Die Diagnose wird klinisch gestellt. Die Inspektion der Symphyse zeigt eine Schwellung, gelegentlich kann man einen Höhenunterschied der Corpora ossis pubis tasten.

Die Bildgebung (Röntgen, CT, MRT, Sonographie) ist oft nicht eindeutig, kann aber zur Bestätigung der Diagnose herangezogen werden (➤ Abb. 18-4). Bei symptomlosen Schwangeren betragen die Spaltweite der Symphyse bis zu 6 mm und die Stufenbildung bis zu 2 mm. Ab 10 mm Spaltweite kann mit Beschwerden gerechnet werden. Ist der Symphysenspalt weiter als 12 mm und besteht eine Stufe von 5 mm, dann kann von einem Symphysenschaden ausgegangen werden. Im MRT kön-

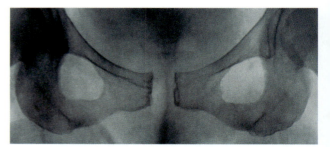

Abb. 18-4 Symphysenlockerung. Ab 10 mm Spaltweite kann mit Beschwerden gerechnet werden.

nen zusätzlich entzündliche oder destruierende Knochenprozesse ausgeschlossen werden.

Therapie
In leichten Fällen reicht eine Schonung des Beckens durch geringere Belastung oder Bettruhe in Seitenlage aus. Analgetika wie NSAR (Cave: während der Stillzeit vermeiden; bei Einnahme im letzten Trimenon Gefahr des vorzeitigen Ductusverschlusses) oder Paracetamol können verabreicht werden. In hochakuten Fällen kann auch eine Periduralanästhesie zum Einsatz kommen. Injektionen in die Iliosakralgelenke oder den Symphysenspalt sind möglich, bergen aber Infektionsgefahr. In schweren Fällen Fixierung des Beckens mit einem verstellbaren Gurt oder einer Schlinge für 3–4 Wochen (Spalt > 2 cm). Nach Wegfall der hormonellen Ursachen ist mit einer Restitutio ad integrum zu rechnen.

Osteoporose

In Gravidität und Stillzeit besteht, v.a. bei Kombination mit anderen Risikofaktoren wie Bettruhe oder Thromboseprophylaxe mit Heparin, ein erhöhtes Risiko für Osteoporose. Auch der erhöhte Mineralstoffwechsel während des Stillens kann dazu beitragen.

In dieser Situation werden täglich 1–2 g Kalzium und 400 IE Vitamin D substituiert.

18.8.2 Vorbestehende Bewegungseinschränkungen

Auch vorbestehende Veränderungen am Bewegungsapparat unterliegen dem Einfluss der physiologischen Veränderungen in der Schwangerschaft (s.o.). Zusätzliche Belastungen können statische Veränderungen im Verlauf Schwangerschaft darstellen: Durch Gewichtszunahme und wachsenden Uterus können vorbestehende symptomlose Probleme dekompensieren und eine Analgesie notwendig machen (z.B. bei Skoliosen).

Bei Bewegungseinschränkungen, ob akut oder chronisch, sollte geprüft werden, ob eine ausreichende Beweglichkeit für eine vaginale Entbindung besteht (z.B. bei Hüftluxationen, auch wenn voroperiert) oder ob eine Sectio erwogen werden muss. Allerdings können sich Frauen nach einer vaginalen

Entbindung schneller wieder bewegen. Die Operationsnarbe nach einer Sectio schränkt die oft notwendige Nutzung der Bauchmuskeln zur Stabilisierung des Gleichgewichts schmerzbedingt erheblich ein und kann daher kontraproduktiv sein.

18.9 Autoimmunerkrankungen

18.9.1 Rheumatoide Arthritis

Definition Die rheumatoide Arthritis ist eine autoimmune, chronisch inflammatorische, destruierende Gelenkerkrankung unbekannter Ätiologie.

Epidemiologie Betroffen sind 1–2% der erwachsenen Bevölkerung, der Häufigkeitsgipfel findet sich im 4. Lebensjahrzehnt. Frauen sind 3- bis 4-mal häufiger befallen als Männer. Eine familiäre Häufung ist bekannt.

Ätiologie Die Ätiologie ist unklar. Risikofaktoren sind genetische Disposition (HLA-DR4), Schwangerschaften mit ungünstigem Ausgang in der Anamnese, Rauchen, Adipositas und kürzlich durchgemachte Infektionen.

Einfluss auf die Schwangerschaft Es besteht kein erhöhtes Risiko für Abort, Totgeburt oder Frühgeburt, es sei denn, die Patientin hat zusätzlich Antiphospholipidantikörper oder Anti-SS-A- oder Anti-SS-B-Antikörper (➤ Kap. 18.9.2). Eine fragliche Assoziation besteht zu einer erhöhten Frühgeburtsrate und einem niedrigen Geburtsgewicht – diese kann jedoch durch die medikamentöse Therapie bedingt sein. Bei leichten Krankheitsverläufen ist die Schwangerschaft meist unkompliziert. Der Geburtsmodus wird durch die Krankheit nicht beeinflusst, auch wenn eine Untersuchung zeigte, dass die Sectiorate gegenüber gesunden Frauen erhöht ist.

Symptome

In der Schwangerschaft ist die Klinik unverändert: Es finden sich unspezifische Allgemeinsymptome wie Müdigkeit, subfebrile Temperaturen, Myalgien oder Nachtschweiß. Die symmetrische Polyarthritis beginnt an den kleinen Gelenken und schreitet zentripetal fort. Im akuten Schub kommt es zu Gelenkergüssen. Gelegentlich finden sich Rheumaknoten in Sehnen und subkutan über Knochenvorsprüngen.

Möglich sind auch Manifestationen an anderen Organen (Perikarditis, Herzklappenveränderungen, Pleuritis, vorzeitige Arteriosklerose, Neuropathien und Sicca-Syndrom). Die Patienten haben ein hohes Risiko für Herzinfarkte.

Bei 75% der erkrankten Frauen bessern sich die Symptome im Schwangerschaftsverlauf. Bei 10–20% ist die Krankheit während der Schwangerschaft weiter aktiv und behandlungsbedürftig. Die Reaktion der Polyarthritis auf die bestehende Schwangerschaft ist in der Regel ein Prädiktor für den Verlauf in künftigen Schwangerschaften. Im Wochenbett kann es durch den Entzug der plazentaren entzündungshemmenden Hormone zu einer Exazerbation kommen.

Diagnostik

Im **Labor** finden sich unspezifische Entzündungszeichen als Zeichen der Krankheitsaktivität (Blutsenkungsgeschwindigkeit, CRP, Infektanämie, leichte Thrombo und Leukozytose). Bei 40% der Patienten ist initial, bei 80% im Verlauf der Nachweis von Rheumafaktoren möglich (Antikörper gegen das Fc-Fragment von IgG). Durch **Bildgebung** sind Knorpel- und Gelenkveränderungen nachweisbar.

Therapie

Die Therapie der rheumatoiden Arthritis unterscheidet sich in ihrer Indikation und Durchführung kaum von der außerhalb der Schwangerschaft. Wichtig ist die effektive Therapie in den ersten beiden Jahren nach Diagnosestellung, um destruierende Prozesse an den Gelenken zu vermeiden.

Prinzipiell gilt in der Schwangerschaft wie auch im weiteren Verlauf: so viel Therapie wie nötig, um Gelenkdestruktionen zu verhindern, so wenig wie möglich, um Langzeitfolgen der Therapie zu vermeiden. Zu den therapeutischen Optionen zählen v.a. die physikalische Therapie und die medikamentöse Therapie (nichtsteroidale Antirheumatika, Glukokortikoide, Basistherapeutika, ➤ Tab. 18-8).

Vor einer geplanten Schwangerschaft sollten die Beweglichkeit bezüglich des Geburtsmodus geklärt (ggf. durch Röntgenaufnahmen) und die Medikation evtl. umgestellt werden.

Tab. 18-8 Medikamente zur Behandlung entzündlicher Erkrankungen in der Schwangerschaft.

Substanz	Präkonzeptionell oder in Frühschwangerschaft Absetzen empfohlen	Mütterliche Toxizität	Fetale Toxizität
NSAR	nein	• prolongierte Geburt • Blutungsneigung	• Verschluss des Ductus Botalli • Blutungsneigung • pulmonale Hypertonie
Kortikosteroide	nein	• Exazerbation eines Diabetes • Hypertonie	intrauterine Wachstumsretardierung (IUGR)
Chloroquin/Hydroxychloroquin	nein	gering	gering und fraglich (Innenohrschäden)
Sulfasalazin	nein	keine Daten	• keine Fehlbildungen • am Termin: Hyperbilirubinämie

Tab. 18-8 Medikamente zur Behandlung entzündlicher Erkrankungen in der Schwangerschaft. *(Forts.)*

Substanz	Präkonzeptionell oder in Frühschwangerschaft Absetzen empfohlen	Mütterliche Toxizität	Fetale Toxizität
Gold	3 Monate vor Konzeption	keine Daten	• Gaumenspalte • ZNS-Fehlbildung
D-Penicillamin	3–6 Monate vor Konzeption	keine Daten	• IUGR • Frühgeburt • Immunsuppression
Methotrexat	3 Monate vor Konzeption	Spontanaborte	schwere Fehlbildungen
Cyclophosphamid	3–6 Monate vor Konzeption	keine Daten	schwere Fehlbildungen
Leflunomid	ja, evtl. Ausscheidung beschleunigen	keine Daten	keine Daten
Azathioprin	3 Monate vor Konzeption?	keine Daten	Cutis laxa
Ciclosporin	nein	keine Daten	IUGR
„Biologicals" (z.B. Antikörper gegen TNF-α, lösliche TNF-α-Fusionsproteine)	unbekannt	keine Daten	keine Daten

18.9.2 Lupus erythematodes

Definition Der systemische Lupus erythematodes (SLE) ist eine Systemerkrankung von Haut und Gefäßbindegewebe zahlreicher Organe mit Vaskulitis/Perivaskulitis der kleinen Arterien und Arteriolen, verbunden mit Ablagerungen von Immunkomplexen aus DNA, Anti-DNA, Komplement und Fibrin.

Epidemiologie Die Inzidenz des SLE beträgt etwa 5–10/100.000/Jahr und ist regional unterschiedlich. Frauen sind 10-mal häufiger betroffen als Männer, v.a. im gebärfähigen Alter. Das Manifestationsalter liegt zwischen dem 15. und 40. Lebensjahr.

Ätiologie Die Ätiologie ist unbekannt. Bekannt ist eine gehäufte Assoziation mit HLA-DR2 und -DR3.

Einfluss auf die Schwangerschaft Es besteht ein erhöhtes Risiko für Aborte (bis 23%), Wachstumsretardierungen und Frühgeburten. Risikofaktoren dafür sind eine anamnestische oder aktive Lupusnephritis, vorbestehende arterielle Hypertonie, Nachweis von Autoantikörpern und vorangegangene Aborte oder Schwangerschaftskomplikationen.

Schwangerschaftsspezifische Erkrankungen (Präeklampsie, HELLP-Syndrom, gestörte Glukosetoleranz) treten gehäuft auf.

Der Geburtsmodus wird durch die Krankheit nicht beeinflusst. Schwangerschaft bei SLE gilt als Risikoschwangerschaft!

Einfluss auf das Kind Für das Kind besteht bei Vorliegen von Anti-SS-A-/Anti-SS-B-Antikörpern ein Risiko von bis zu 15% für einen reversiblen neonatalen Lupus (Hautefloreszenzen, Leukozytopenie, Thrombozytopenie, erhöhte Leberwerte, Myokarditis, Perikarditis, Hepatosplenomegalie) bzw. in 2% für eine irreversible kongenitale Schädigung des Reizleitungssystems des Herzens mit AV-Block und nachfolgender Bradykardie (selten Schrittmacher beim Neugeborenen notwendig).

Symptome

Allgemeinsymptome

Bei fast allen Patienten finden sich unspezifische Allgemeinsymptome wie Fieber, Schwäche, Gewichtsverlust, Lymphknotenschwellungen, Muskel- und Gelenkbeschwerden. Viele Patienten zeigen das typische Schmetterlingserythem über beiden Wangen, beim diskoiden Lupus gibt es typische Hautläsionen. Die Organbeteiligung reicht von Pleuritis und Perikarditis über die gefährliche Lupusnephritis bis zu Vigilanzstörungen, Depressionen und auch MS-ähnlichen Verläufen. Es finden sich durch Autoantikörper vermittelte Leuko-/Lympho- und Thrombozytopenien sowie hämolytische Anämien.

Krankheitsschübe

Östrogene führen im Tierexperiment zu einer Akzeleration der Erkrankung. Während einer Schwangerschaft besteht ein fraglich erhöhtes Risiko für Krankheitsschübe. Ist ein SLE bei Eintritt der Schwangerschaft inaktiv, liegt das Risiko für einen Schub bei 7–33%, ist er aktiv, bei 67%. Dabei ist nicht sicher, ob das Risiko höher ist als außerhalb einer Schwangerschaft. Eine Häufung findet sich im letzten Trimenon und im Wochenbett. Die Schübe in einer Schwangerschaft verlaufen jedoch meist leichter als außerhalb und betreffen dieselben Organsysteme. Nur in bis zu 25% treten schwerere Schübe auf mit renaler oder hämatologischer Beteiligung. Selten werden sehr ernste Komplikationen beobachtet, z.B. Thrombosen, Lupusnephritis bis zur Dialysepflichtigkeit, Retinopathien, Apoplex oder ZNS-Beteiligung, aber auch Uterusrupturen.

Diagnostik

Unspezifische Entzündungszeichen sind Aktivitätsmarker der Erkrankung. Der Nachweis von Antikörpern kann wegen der möglichen Komplikationen in der Schwangerschaft von Interesse sein. Klassisch ist der Nachweis antinukleärer Antikörper (ANA) in hohen Titern. Spezifisch für SLE sind Antikörper gegen Doppelstrang-DNA. Aber auch bestimmte andere Antikörper wie Anti-Sm, Anti-SS-A(Ro), Anti-SS-B(La) und Antiphospholipidantikörper werden gelegentlich gefunden, die in der Schwangerschaft zu entsprechender Klinik führen können, wie neonatalen Lupus oder fetale schon intrauterine Herzrhythmusstörungen, kongenitalen Herzblock bzw. mütterlichem Antiphospholipidantikörpersyndrom mit Thrombembolien, rezidivierenden Aborten oder Präeklampsien.

MERKE
Besondere Aufmerksamkeit muss der Anamnese und Untersuchung bezüglich Symptomen des SLE, aber auch einer schwangerschaftsinduzierten Hypertonie, Präeklampsie und eines HELLP-Syndroms gewidmet werden.

Schwangerschaften bei bestehendem SLE erfordern eine engmaschige Überwachung, d.h. im 1. und 2. Trimenon alle 2 Wochen, im 3. Trimenon wöchentlich. Dazu gehören Laboruntersuchungen zur Kontrolle der Nierenfunktion und der Aktivität der Erkrankung, ggf. zusätzlich Antikörpertiter und Blutzuckermessungen. Bei Anti-SS-A/B-Antikörpern sind differenzierte sonographische Kontrollen zum Ausschluss fetaler Wachstumsretardierungen und zur Kontrolle der fetalen Herzfunktion notwendig.

Therapie

Stadienadaptierte Therapie

Eine stadienadaptierte Therapie sollte interdisziplinär mit Rheumatologen abgesprochen werden. Eine Übersicht über die möglichen Medikamente gibt ➤ Tab. 18-8. Im Wochenbett besteht eine erhöhte Gefahr für einen erneuten Schub nach Wegfall der entzündungshemmenden plazentaren Hormone.

Als Versuch, Komplikationen wie Aborte, hypertensive Schwangerschaftserkrankungen oder Wachstumsretardierungen zu reduzieren, kann die Gabe niedrig dosierter ASS (50–100 mg/d) erwogen werden. Der Nutzen ist allerdings nur bei Vorliegen von Antiphospholipidantikörpern nachgewiesen. Nach einer früheren Thrombose sollte eine Langzeitantikoagulation (➤ Kap. 18.2) empfohlen werden.

Schwangerschaftsplanung

Bei der Planung einer Schwangerschaft sollte der Patientin geraten werden, den Zeitpunkt einer möglichst seit 6 Monaten stabilen oder inaktiven Krankheitssituation abzuwarten, da Schwangerschafts- und Krankheitsverlauf dann günstiger sind. Auf embryo- oder fetotoxische Substanzen wie Methotrexat oder Cyclophosphamid sollte verzichtet werden.

MERKE
Liegt eine aktive Lupusnephritis vor, sollte von einer Schwangerschaft abgeraten werden. Daher die Nierenfunktion vorher abklären! Bei schwerer Exazerbation im 1. Trimenon ist ein Abbruch aus medizinischer Indikation zu diskutieren.

18.10 Infektionen

18.10.1 Genitale Infektionen

Keimspektrum

Das Keimspektrum umfasst dieselben Keime wie außerhalb der Schwangerschaft. Dazu zählen einerseits die Erreger sexuell übertragbarer Erkrankungen wie Gonokokken, humane Papillomaviren oder Treponema pallidum, die auch in der Schwangerschaft ihre klassischen Symptome bieten. Andererseits kommen Keime der Darmflora in Frage, die durch aszendierende Infektionen zur Frühgeburt führen können.

➤ Tab. 18-9 fasst typische Erreger genitaler Infektionen, ihre Erscheinungsformen in der Schwangerschaft und ihre Therapie zusammen.

Tab. 18-9 Typische Erreger genitaler Infektionen in der Schwangerschaft.

Erreger	Klinisches Bild	Kindliche Gefährdung durch	Therapie
Humane Papillomaviren	• Condylomata acuminata • Zervixdysplasie	intrapartale Infektion mit Ausbildung von Larynxpapillomen	Laserabtragung
Gonokokken	• Zervizitis • Urethritis • Bartholinitis • vorzeitiger Blasensprung	• Frühgeburt • Konjunktivitis	Penicillin (Partner mitbehandeln!)
Chlamydien	• Zervizitis • Urethritis	• Frühgeburt • Konjunktivitis • Pneumonie	Erythromycin
Treponema pallidum		• konnatale Lues • intrauteriner Fruchttod	Penicillin
Trichomonas vaginalis	• Kolpitis • keine Aszension		• Tinidazol • Metronidazol
Pilze	• Kolpitis • keine Aszension		• Nystatin bis 14. SSW • Clotrimazol
Streptokokken Gruppe B	• vorzeitige Wehen • vorzeitiger Blasensprung	• Frühgeburt • Sepsis	Ampicillin
Bakterielle Vaginose	• Aminkolpitis • vorzeitige Wehen • vorzeitiger Blasensprung	• Amnioninfektionssyndrom • Frühgeburt • Sepsis	• Clindamycin lokal • Metronidazol lokal (Partner mitbehandeln!)

Kolpitis, Zervizitis, Endometritis, Salpingitis

Die Krankheitsbilder in der Schwangerschaft unterscheiden sich von denen genitaler Infektionen bei nicht schwangeren Frauen teilweise erheblich.

Kolpitis Bei bis zu 30% aller Schwangeren ist die Vaginalflora gestört. Oft bleibt diese Störung symptomlos. Weil die Keime aber aszendieren und eine Frühgeburt auslösen können, müssen auch symptomlose Infektionen behandelt werden.

Zervizitis Manche Keime (Candida, Trichomonaden) verursachen keine aszendierenden Infektionen, andere, z.B. B-Streptokokken und E. coli, aszendieren dagegen typischerweise (> Abb. 18-5). Bei Aszension und Zervizitis werden Prostaglandine produziert, die ihrerseits vorzeitige Wehen und eine Zervixreifung verursachen. Zudem können der untere Eipol angegriffen und ein Blasensprung verursacht werden. Eine weitere Aszension kann eine Chorioamnionitis mit einer Infektion von Plazenta, Eihäuten und Fruchtwasser auslösen. In diesem Fall ist der Fetus direkt durch die Infektion gefährdet, sonst „nur" indirekt durch die Gefahr einer Frühgeburt.

Endometritis, Salpingitis Diese klinischen Erscheinungsbilder genitaler Infektionen spielen in der Schwangerschaft fast keine Rolle, da die Frucht eine Aszension an ihr „vorbei" verhindert. Allenfalls bei sehr frühen Abortbestrebungen sollte an eine Endometritis gedacht werden. Im Wochenbett ändert sich dies aber. Dann ist die Endo(myo)metritis ein häufiges Ereignis.

Therapie

Die **systemische Therapie** muss entsprechend Keimspektrum und Symptomatik durchgeführt werden. Zur Verfügung stehen Antiinfektiva, v.a. Penicilline und Cephalosporine, sowie Erythromycin als Ausweichpräparat für Chlamydien, Mykoplasmen und Ureaplasmen. Für die **lokale Therapie** stehen v.a. Antimykotika (Cotrimazol) und Desinfizienzien zur Verfügung. Auf jodhaltige Medikamente sollte wegen der Schilddrüsenentwicklung des Fetus verzichtet werden. Auch die lokale Verabreichung von Metronidazol muss wegen der Anreicherung in Plazenta und Fetus streng indiziert sein.

Prophylaktisch kann für eine Ansäuerung des Scheiden-pH-Werts gesorgt werden (Vitamin-C- oder Milchsäurepräparate), um das Risiko von Reinfektionen zu verringern. Symptomatisch sollten, soweit dies der Verlauf zulässt, vorzeitige Wehen behandelt werden, bei Verdacht auf Amnioninfektion muss die Entbindung erwogen werden.

Streptokokken der Gruppe B

Diese Untergruppe der Streptokokken spielt außerhalb der Schwangerschaft fast keine Rolle für genitale Infektionen. Eine Besiedelung mit B-Streptokokken findet man bei 20% der Schwangeren.

Klinisch relevant werden kann diese Besiedelung in der Schwangerschaft wenn:
- Gruppe-B-Streptokokken Frühgeburtsbestrebungen auslösen,
- der Fetus durch Aszension oder intrapartal infiziert wird.

Bei der **„early-onset"-Form** der Infektion kommt es meist innerhalb von 20 h post partum bis zu 7 Tagen nach Geburt zu einer Sepsis, die auch bei reifen Neugeborenen eine hohe Letalität aufweist. Der Verlauf der **„late-onset"-Form,** die sich erst später manifestiert, ist milder.

> **PRAXISTIPP**
> Alle Patientinnen sollten zwischen der 35. und 37. Schwangerschaftswoche durch Entnahme von Abstrichen aus Vagina und Rektum auf Gruppe-B-Streptokokken gescreent werden.

Antibiotisch therapiert werden muss intrapartal in folgenden Situationen:
- positiver Nachweis von Gruppe-B-Streptokokken
- vorangegangene Geburt eines Kindes mit Gruppe-B-Streptokokken-Infektion
- Gruppe-B-Streptokokken-Bakteriurie während der Schwangerschaft
- unbekannter Gruppe-B-Streptokokken-Status und einer der folgenden Faktoren:
  - drohende Frühgeburt vor der 37. Schwangerschaftswoche

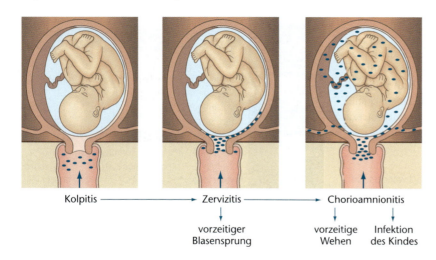

Abb. 18-5 Infektionswege und klinisches Erscheinungsbild aufsteigender genitaler Infektionen in der Schwangerschaft [18].

– Fieber unter der Geburt von über 38 °C
– über 18 h zurückliegender Blasensprung.

Begonnen werden sollte mit Penicillin oder Ampicillin beim Einsetzen der muttermundswirksamen Wehentätigkeit oder beim Blasensprung. Damit kann die Rate von Neugeboreneninfektionen auf ein Drittel gesenkt werden.

Keine Therapie ist indiziert bei symptomlosen Schwangeren.

18.10.2 Harnwegsinfekte

Harnwegsinfekte werden in ➤ Kap. 18.6.1 abgehandelt.

18.10.3 Systemische Infektionen

Infektionskrankheiten, die zu einer prä- und perinatalen Schädigung des Kindes führen können, werden unter dem Akronym „TORCH" oder „TORCHL" zusammengefasst:
- T = Toxoplasmose
- O = others (Varicella-Zoster-Virus, Masernvirus, Mumpsvirus, Coxsackie-B-Virus, Hepatitisviren, HIV, Parvovirus B19, Papillomviren, Listerien, Gonokokken, Chlamydien, Streptokokken Gruppe B, Bordetella pertussis, Borrelien, Mykoplasmen, Aminvaginose, Trichomonaden)
- R = Röteln
- C = Zytomegalie
- H = Herpes simplex
- L = Lues.

Die Symptomatik dieser Erkrankungen ist nicht Gegenstand dieses Kap. Der Schwerpunkt liegt auf Diagnostik, Bedeutung für die Schwangerschaft und Konsequenzen. Die lokalen genitalen Infektionen werden in ➤ Kap. 18.10.1 besprochen.

Toxoplasmose

Pathogenese Die Übertragung von Toxoplasma gondii erfolgt über infiziertes Fleisch, das ungenügend erhitzt wurde, oder über Katzenkot, aber auch durch ungenügend gewaschenen Salat oder Gemüse. Hauptwirt ist die Katze, die Inkubationszeit beträgt 5–25 Tage.

Einfluss auf das Kind Bei Erstinfektion in der Schwangerschaft kann es zur transplazentaren Infektion mit Schädigung des Kindes kommen. Die Infektionsraten des Kindes steigen in Abhängigkeit vom Schwangerschaftsalter bei Erstinfektion (1. Trimenon 6%, 3. Trimenon 72%). Zusätzlich ist auch eine schwere Schädigung des Kindes zu erwarten, je früher die Infektion stattfindet.

Symptome
Die Erstinfektion äußert sich klinisch durch v.a. zervikale und nuchale Lymphknotenschwellungen, evtl. auch eine grippeähnliche Symptomatik. Oft ist der Verlauf symptomarm.

Diagnostik
Am besten sollte eine serologische Diagnostik in der Frühschwangerschaft erfolgen; seronegative Frauen sollten zur besonderen Vorsicht im Umgang mit rohem Fleisch, Katzen bzw. schlecht gewaschenem Salat oder Gemüse angehalten werden. Regelmäßige Kontrollen des Immunstatus werden angeraten.

Eine Serokonversion in der Schwangerschaft ist beweisend für eine frische Infektion, IgM können auch persistieren.

Das Alter von IgG kann durch Bestimmung der Avidität (Antikörperbindungskapazität) zeitlich zugeordnet werden. Bei Serokonversion müssen regelmäßige Ultraschalluntersuchungen zum Ausschluss kindlicher Stigmata erfolgen, ggf. der Nachweis von Toxoplasma-DNA aus dem Fruchtwasser. Bei fetaler Toxoplasmose können sich sonographisch eine Mikrozephalie, Hepatosplenomegalie, Aszites, Hydrozephalus internus und intrazerebrale Verkalkungen finden.

Therapie
Beim Nachweis einer frischen Infektion in der Schwangerschaft muss antibiotisch therapiert werden:
- im 1. Trimenon mit Spiramycin
- ab der 16. Schwangerschaftswoche mit Pyrimethamin und Sulfadiazin unter Folinsäuresubstitution.

Herpes zoster

Das Varicella-Zoster-Virus aus der Gruppe der Herpesviren ist hoch kontagiös. Die Inkubationszeit beträgt 11 bis 21 Tage.

Einfluss auf das Kind Bei Erstinfektion in der Schwangerschaft kann es zu einer transplazentaren Infektion des Kindes kommen:
- Bis zur 21. Schwangerschaftswoche erleiden etwa 2% der Kinder ein kongenitales Varizellensyndrom mit intrauteriner Mangelentwicklung, narbigen Hautveränderungen, Augenerkrankungen, neurologischen Defekten und Skeletthypoplasien. Die neonatale Mortalität liegt bei etwa 25%. Die Abortrate ist ebenfalls erhöht.
- Nach der 21. Schwangerschaftswoche besteht bei einer Infektion der Mutter die größte Gefahr in der Ausbildung einer neonatalen Infektion mit schwerem Verlauf.

Symptome
Die Erstmanifestation sind die Windpocken, die nach einer Inkubationszeit von 7–21 Tagen charakteristischerweise Papeln, Bläschen und verkrustete Effloreszenzen zur gleichen Zeit zeigen („Sternenhimmel"). Diese gehen mit starkem Juckreiz, Allgemeinsymptomen und Fieber einher. Erstinfektionen bei Erwachsenen nehmen z.T. einen schweren Verlauf mit Otitis media, Enzephalitis und Pneumonie mit hoher Letalität.

Eine Reaktivierung persistierender Viren kann zum „Zoster" führen. Auch hierbei kommt es zum Auftreten von Papeln und Bläschen, allerdings auf ein Dermatom beschränkt. Die Effloreszenzen sind oft mit starken Schmerzen verbunden.

Diagnostik
Die Diagnose wird über die Klinik gestellt. Serologisch können spezifische Antikörper nachgewiesen werden.

Therapie
Bei Varizellenpneumonie sind aufgrund der hohen Letalität in jedem Schwangerschaftsalter eine intensivmedizinische Behandlung und die Gabe von Aciclovir indiziert. Bei nachgewiesener Infektion des Kindes vor der 21. Schwangerschaftswoche (Virusnachweis in Nabelschnurblut oder Fruchtwasser) ist mit den Eltern ein Schwangerschaftsabbruch zu diskutieren. Vor der 22. Schwangerschaftswoche und kurz vor dem Entbindungstermin besteht die Indikation zur Postexpositionsprophylaxe mit Immunglobulinen innerhalb von 96 h nach Kontakt. Das Neugeborene sollte ebenfalls Immunglobuline erhalten.

Masern

Das Masernvirus wird durch Tröpfcheninfektion übertragen. Die Inkubationszeit beträgt 9–14 Tage.
Einfluss auf die Schwangerschaft   Das Risiko für Abort oder Frühgeburt erhöht.
Einfluss auf das Kind   Auf die Fehlbildungsrate wirkt sich die Infektion nicht aus. Bei perinataler mütterlicher Infektion sind schwere Erkrankungen des Neugeborenen möglich.

Symptome
Die Erkrankung beginnt mit einem katarrhalischen Prodromalstadium, bei dem sich die typischen Koplik-Flecken an der Mundschleimhaut bilden. Anschließend tritt das charakteristische Exanthem auf, das am Kopf beginnt und sich von dort auf den ganzen Körper ausbreitet. Selten kommt es zu Komplikationen wie Otitis, Pneumonie oder Enzephalitis.

Diagnostik
Die Diagnose wird anhand des klinischen Verlaufs gestellt. In Zweifelsfällen ist ein serologischer Antikörpernachweis möglich.

Therapie
Bei perinataler mütterlicher Infektion müssen Immunglobulingaben an das Kind erwogen werden.

Mumps

Das Mumpsvirus wird durch Tröpfcheninfektion übertragen. Die Inkubationszeit beträgt etwa 18 Tage.
Einfluss auf die Schwangerschaft   Bei Erkrankung der Mutter in der Schwangerschaft ist das Risiko für Abort oder Frühgeburt erhöht.
Einfluss auf das Kind   Keine Auswirkungen auf die Fehlbildungsrate. Allerdings sind bei perinataler mütterlicher Infektion schwere Erkrankungen des Neugeborenen möglich.

Symptome
Typisch ist die Schwellung der Speicheldrüsen, die meist mit Fieber einhergeht. Selten sind das Pankreas, die Ovarien oder die Hirnhäute beteiligt.

Diagnostik
Diagnosestellung wird anhand des klinischen Verlaufs gestellt; in Zweifelsfällen ist ein serologischer Antikörpernachweis möglich.

Therapie
Bei perinataler mütterlicher Infektion müssen Immunglobulingaben an das Kind erwogen werden.

Coxsackie-B-Infektion

Einfluss auf die Schwangerschaft   Die Schwangerschaft ist durch eine erhöhte Rate an Aborten, Frühgeburten oder Chorioamnionitis gefährdet.
Einfluss auf das Kind   Bei Infektion in Terminnähe besteht die Gefahr einer neonatalen Sepsis mit Meningitis oder Myokarditis.

Symptome
Die Infektion bei der Mutter verläuft meist uncharakteristisch mit milden grippalen Symptomen. Selten kommt es zu Myokarditis, Meningitis oder schwerer Leberbeteiligung.

Hepatitis

Hepatitis A

Pathogenese   Das Hepatitis-A-Virus (HAV) wird v.a. über verunreinigte Lebensmittel übertragen. Häufig sind solche Infektionen in Ländern mit niedrigem Hygienestandard. Die Inkubationszeit beträgt 4–6 Wochen. Nach Ausheilung besteht lebenslange Immunität.
Einfluss auf die Schwangerschaft   Bei schweren Verläufen ist das Frühgeburtsrisiko erhöht.
Einfluss auf das Kind   Eine Gefährdung des Fetus ist nicht bekannt.

Symptome
Gastrointestinale und Allgemeinsymptome sind möglich, die Erkrankung verläuft aber auch häufig inapparent. Nur extrem selten kommt es zu einem schwereren Verlauf.

Therapie
Es steht ein Aktivimpfstoff zur Verfügung. Bei peripartaler Infektion der Mutter ist die Gabe von Immunglobulinen an den Säugling zu diskutieren.

Hepatitis B

Das Hepatitis-B-Virus (HBV) ist ein DNA-Virus. Ein Kernprotein enthält das HBe-Antigen, welches zur Einschätzung der Infektiosität herangezogen werden kann.

Pathogenese und Verlauf Übertragen wird das Virus sexuell oder parenteral. Die Inkubationszeit beträgt mehrere Wochen bis 6 Monate. Die Erkrankung verläuft in 66% inapparent, bei 25% kommt es zur akuten Hepatitis, die anschließend ausheilt. In 5–10% der Fälle kommt es zur Chronifizierung der Erkrankung (bei Immunsupprimierten liegt der Anteil bei bis zu 50%). Bei Infektion im Neugeborenenalter liegt der Anteil chronischer Verläufe bei 90%.

Einfluss auf die Schwangerschaft Schwangere sind in Deutschland zu etwa 1% HBsAg-positiv, in Südeuropa zu etwa 3%. Die Erkrankung hat selbst keinen Einfluss auf die Schwangerschaft.

Einfluss auf das Kind Eine diaplazentare Übertragung auf das Kind ist möglich, aber selten. In den meisten Fällen wird das Kind während der Geburt infiziert. Beim Nachweis von HBsAg und HBeAg liegt die Transmissionsrate bei 80–90%, ist nur HBsAg positiv bei 2–15%.

Diagnostik
In den Mutterschaftsrichtlinien ist ein Screening auf HBs-Antigen (Ag) vorgesehen. Bei pos. Nachweis wird die gesamte Konstellation, auch hinsichtlich HBeAg untersucht. Die im Labor nachweisbaren Serokonstellationen sind in ➤ Abb. 18-6 dargestellt.

Therapie
Bei allen Neugeborenen Hepatitis-B-positiver Mütter ist innerhalb von 12 h post partum eine kombinierte Aktiv-Passiv-Impfung indiziert mit Wiederholung nach 4 Wochen und 6 Monaten.

Eine solche Impfung kann exponierten Schwangeren auch zu jedem Zeitpunkt der Schwangerschaft verabreicht werden.

Hepatitis C

Das Hepatitis-C-Virus (HCV) ist ein RNA-Virus mit verschiedenen Subtypen.

Pathogenese Übertragen wird das Virus meist parenteral. Der genaue Infektionsweg ist im Einzelfall meist nicht bekannt. Die Inkubationszeit beträgt mehrere Wochen bis 6 Monate. Die Erkrankung verläuft in 90% inapparent. In 90% der Fälle kommt es zur Chronifizierung.

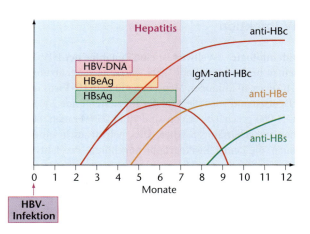

Abb. 18-6 Serokonstellationen bei Hepatitis B [6].

Einfluss auf die Schwangerschaft Eine vertikale Transmission (transplazentar oder intrapartal) scheint nur bei Nachweis von HCV-RNA möglich zu sein. Das Risiko liegt dann bei 3%, ist aber abhängig von der Viruslast. Komplikationen für die Schwangerschaft ergeben sich nicht.

Stillperiode Nachdem HCV-positiven Müttern lange Zeit vom Stillen abgeraten wurde, wird nun aufgrund der unzureichenden Datenlage von dieser Empfehlung Abstand genommen.

Diagnostik
Die Diagnose wird anhand der Serokonstellation gestellt. Bei gleichzeitigem Nachweis von Anti-HCV-Antikörpern und HCV-RNA ist von einer chronischen Verlaufsform auszugehen. Antikörper gegen HCV finden sich bei etwa 1% aller Schwangeren.

Hepatitis D

Das Hepatitis-D-Virus (HDV) ist ein inkomplettes RNA-Virus, das für seine Replikation das Hepatitis-B-Virus benötigt. Infektionen mit HDV können simultan (Koinfektion) oder zeitversetzt (Superinfektion) ablaufen. Koinfektion haben eine höhere Rate an fulminanten Verläufen und Heilungen, Superinfektionen chronifizieren häufiger.

Für das Kind besteht nach einer Impfung gegen HBV keine Gefahr einer Infektion mit HDV.

Hepatitis E

Das Hepatitis-E-Virus wird wie HAV enteral übertragen und tritt v.a. in Asien, Indien, Afrika und Mexiko auf. Die Erkrankung verläuft normalerweise selbstlimitiert mit einer Letalität von 0,5–3%. Bei Ersterkrankung im 3. Trimenon kann es allerdings zu einem fulminanten Verlauf mit einer mütterlichen Letalität von 10–20% kommen. Auch die Übertragung auf den Fetus ist in diesem Zeitraum möglich.

HIV-Infektion

Epidemiologie Weltweit ist eine Zunahme der HIV-Infektionen zu beobachten. Ende 2004 waren nach Schätzungen der WHO etwa 40 Millionen Menschen mit dem HI-Virus infiziert. In Deutschland wird die Zahl der Infizierten Ende 2004 auf etwa 44.000 geschätzt. Davon sind rund 25% Frauen, 80% von ihnen im gebärfähigen Alter. Dies betrifft auch zunehmend Frauen, die keiner Risikogruppe angehören. Pro Jahr werden etwa 150–200 Kinder HIV-positiver Mütter entbunden.
Einfluss auf das Kind Eine vertikale Transmission findet v.a. gegen Ende der Schwangerschaft und unter der Geburt statt. Durch konsequentes Screening während der Schwangerschaft und eine peripartale Prophylaxe konnte in den letzten 10 Jahren die Transmissionrate auf 1–2% gesenkt werden.

Diagnostik
Ein HIV-Test in der Schwangerschaft wird in den Mutterschaftsrichtlinien empfohlen. Fällt dieser positiv aus, sollte die Schwangere an ein Zentrum mit Erfahrung in der Betreuung HIV-positiver Schwangerer überwiesen werden.

Die Schwangerenvorsorge verläuft entsprechend den gültigen Mutterschaftsrichtlinien. V.a. wird dabei auf die bei HIV gehäuft auftretenden genitalen Infektionen gerichtet (z.B. Chlamydien, Gonokokken oder eine bakterielle Vaginose). Ein Toxoplasmose-Screening ist empfehlenswert, ebenso eine vollständige Hepatitisserologie und regelmäßige Urinkulturen.

HIV-positive Frauen haben ein deutlich erhöhtes Risiko für zervikale Dysplasien. Daher sollte man in zweimonatigen Abständen PAP-Abstriche entnehmen.

Therapie
Eine **antiretrovirale Therapie** wird in Absprache mit Infektiologen indiziert und ausgewählt. Eine evtl. Unterbrechung der Therapie im 1. Trimenon zur Vermeidung embryotoxischer Effekte muss mit den behandelnden Infektiologen diskutiert werden. Zum Ausschluss fetaler Fehlbildungen sollten der Schwangeren unbedingt eine Messung der Nackentransparenz (➤ Kap. 17.1.1) und eine differenzierte sonographische Untersuchung angeboten werden.
Prophylaktische Maßnahmen sind:
- orale Zidovudingabe ab der 32. Schwangerschaftswoche bei weniger als 10.000 Genomkopien/ml; bei mehr als 10.000 Genomkopien/ml Kombinationstherapie
- vorzeitige Wehentätigkeit vermeiden
- primäre Sectio
- prä- und intraoperativ intravenöse Zidovudinprophylaxe
- postnatale Zidovudingabe an das Neugeborene für 10 Tage.

Besondere Behandlungssituationen sind vorzeitige Wehen, vorzeitiger Blasensprung oder Infektionen mit anderen Erregern; für diese Fälle kann die empfohlene Zidovudingabe durch eine Kombination mit anderen Medikamenten erweitert werden.

MERKE
Eine Postexpositionsprophylaxe für Mitarbeiter muss im Kreißsaal in jedem Fall vorgehalten werden!

Parvovirus B19

Pathogenese Die Übertragung des Parvovirus B19 verläuft über eine Tröpfcheninfektion. Die Infektion hinterlässt eine lebenslange Immunität. Die Inkubationszeit beträgt etwa 6–18 Tage.
Einfluss auf das Kind Eine transplazentare Infektion des Kindes kann zu einer ausgeprägten Anämie führen – in schwersten Fällen bis zum Hydrops fetalis mit Fruchttod.

Symptome
Das klinische Bild ist gekennzeichnet durch ein charakteristisches Exanthem (Ringelröteln), begleitet von grippeähnlicher Symptomatik und einer passageren Panzytopenie, v.a. aber einer Anämie. Gelegentlich verläuft die Erkrankung inapparent.

Diagnostik
Nachgewiesen wird die Infektion anhand der Symptomatik oder der Serologie. Wenn der Verdacht besteht, dass eine Schwangere Kontakt mit Ringelröteln hatte, sollte daher zunächst ihr Immunstatus untersucht werden, bei Seronegativität Wiederholung in 2-wöchigen Intervallen über 4–6 Wochen.

PRAXISTIPP
Falls die Mutter eine Infektion erleidet, müssen regelmäßige Sonographien zum Ausschluss einer fetalen Anämie durchgeführt werden. Treten beim Fetus keine Symptome auf, ist etwa 10 Wochen nach der Infektion nicht mehr mit einer Erkrankung des Kindes zu rechnen.

Therapie
Kommt es beim Fetus zu einer Anämie, wird eine intrauterine Nabelschnurtransfusion erforderlich (➤ Kap. 17.2).

Listeriose

Pathogenese Das grampositive Bakterium Listeria monocytogenes wird über kontaminierte Rohmilchprodukte oder Rohkost übertragen.
Einfluss auf die Schwangerschaft Der Verlauf in der Schwangerschaft ist zweiphasisch – zunächst mit den u.g. Symptomen. Nach ca. 14 Tagen tritt erneut Fieber auf mit Zeichen einer Chorioamnionitis und Wehenentwicklung.
Einfluss auf das Kind Das Kind kann transplazentar oder aszendierend infiziert werden und ist durch Früh- oder Fehlgeburt sowie eine neonatale Sepsis gefährdet.

Symptome und Diagnostik
Die mütterliche Infektion verläuft grippeähnlich, teils auch mit gastrointestinalen Beschwerden, oft inapparent. Nachgewiesen wird der Erreger aus kontaminiertem Blut, Liquor oder Zervikalabstrichen bzw. aus Fruchtwasser, Plazenta oder Abortmaterial. Die Serologie ist wenig aussagekräftig.

Therapie
Die Therapie erfolgt mit Ampicillin oder Amoxicillin bzw. bei Penicillinallergie mit Erythromycin.

Borreliose

Pathogenese Borrelia burgdorferi, eine Spirochäte, wird durch Zeckenbiss übertragen, allerdings kommt es nur bei etwa jedem 100. Zeckenbiss zu einer Infektion.
Einfluss auf das Kind Nach dem Primärinfekt kann es zur transplazentaren Infektion des Kindes kommen. Eine spezielle Häufung von Fehlbildungen ist aber nicht bekannt. Trotzdem sollte eine differenzierte sonographische Diagnostik angeboten werden.

Symptome und Diagnostik
Das klinische Bild einer Lyme-Borreliose verläuft in Phasen: Nach der Primärinfektion kommt es häufig zu grippeähnlichen Symptomen und zum klassischen „Erythema migrans". Einige Monate später treten nach einem freien Intervall Gelenkschwellungen auf. Nach Jahren kann es zu einer multiplen Organbeteiligung (z.B. Herz oder Haut) und einer neurologischen Symptomatik kommen. Diagnostisch wichtig sind das typische Erythem und der Nachweis von Antikörpern (IgM und IgG).

Therapie
Prophylaktisch sollte z.B. bei Waldspaziergängen dichte Kleidung getragen werden. Auf Ausflüge ins Unterholz oder ein Picknick auf einer Wiese oder am Fluss sollte verzichtet werden. Je schneller eine Zecke entfernt wird, desto unwahrscheinlicher ist die Infektion: Borrelien brauchen etwa 24 h vom Darm der Zecke zur Bisswunde.

Zur **antibiotischen Therapie** wird wie außerhalb der Schwangerschaft Amoxicillin eingesetzt, bei Penicillinallergie Erythromycin. Bei neurologischer Beeinträchtigung oder ausgeprägter Klinik sollte Ceftriaxon verwendet werden.

Röteln

Pathogenese Das Rubellavirus gehört in die Gruppe der Togaviren. Übertragen wird es über eine Tröpfcheninfektion.
Einfluss auf das Kind Bei einer mütterlichen Rötelninfektion hängen Häufigkeit und Ausmaß kindlicher Schäden vom Zeitpunkt der Erstinfektion ab:
- Bei Infektion bis zur 12. Schwangerschaftswoche erkranken 90% der Kinder, 85% von diesen zeigen Zeichen der Rötelnembryopathie. Danach nimmt diese Rate langsam ab. Die **Rötelnembryopathie** umfasst ein komplexes Fehlbildungssyndrom mit Augenbeteiligung (Katarakt, Glaukom), Taubheit, Herzfehlern und körperlicher und geistiger Retardierung. Außerdem werden Symptome wie Hepatosplenomegalie, Thrombozytopenie, Anämie, Myokarditis, Pneumonie, Enzephalitis oder Osteopathie beschrieben.
- Bei Infektion nach der 17. Schwangerschaftswoche kommt es zu **Entwicklungsverzögerungen.**

Symptome
Das klinische Bild besteht aus Fieber, leichten Arthralgien und Lymphknotenschwellungen. Das wesentliche Charakteristikum ist ein juckendes Exanthem an Kopf, Nacken, Rücken sowie an den Streckseiten der Extremitäten.

Diagnostik
Wesentliches diagnostisches Kriterium ist das klinische Bild des Exanthems, in Zweifelsfällen zusammen mit der Serologie. Derzeit existieren verschiedene serologische Verfahren: Nachweis von IgG und IgM oder Hämagglutinationstest (HAH), der möglichst früh in oder vor der Schwangerschaft abgenommen werden sollte. Bei einem Titer von über 1 : 16 liegt Immunität vor, bei unter 1 : 8 keine. Dazwischen sind zusätzliche Tests erforderlich. Bei negativer Immunität sollte der Titer zwischen 14. und 17. SSW kontrolliert werden.

Therapie
Prophylaktisch sollten alle Frauen im gebärfähigen Alter, die gegen Röteln nicht immun sind, vor Eintritt einer Schwangerschaft geimpft werden. Es steht ein Lebendimpfstoff zur Verfügung. Bei seronegativen Frauen, die Kontakt mit Röteln hatten, ist innerhalb von 1–4 Tagen eine Postexpositionsprophylaxe mit Immunglobulinen angezeigt. Nach Ablauf dieser Frist kann nur noch beobachtet werden, ob es zu einer mütterlichen Infektion kommt. Bei gesicherter kindlicher Infektion im 1. Trimenon und zu erwartenden Schäden ist mit den Eltern ein Abbruch zu diskutieren.

Zytomegalie

Pathogenese Das Zytomegalievirus (CMV) gehört zur Gruppe der Herpesviren und besitzt wie diese die Fähigkeit, lebenslang im Körper zu persistieren. Die Übertragung erfolgt durch Körpersekrete oder Bluttransfusionen.
Einfluss auf das Kind Eine transplazentare Infektion des Fetus ist zu jedem Zeitpunkt der Schwangerschaft möglich, v.a. bei einer Erstinfektion der Mutter. Möglich ist sie allerdings

auch bei einer Reaktivierung der Erkrankung. Hierbei kommt es jedoch seltener zu einer Schädigung des Kindes.

Symptome

Mütterliche Infektion

Die Erstinfektion hat einen oft asymptomatischen oder symptomarmen, der Mononukleose ähnlichen Verlauf. Diagnostisch wird die Serologie eingesetzt (IgM und IgG). Zusätzliche Tests können das Alter der Antikörper bestimmen.

Fetale Infektion

Typische Symptome einer intrauterinen Infektion mit CMV sind intrauterine Wachstumsretardierung, Hydro oder Mikrozephalus, Hepatosplenomegalie und Blutungen durch Thrombozytopenie. Auch bei unauffällig geborenem Kind können sich noch Spätschäden entwickeln, u.a. geistige Retardierung und Taubheit. Beim Verdacht auf fetale Infektion kann eine PCR aus Fruchtwasser oder Nabelschnurblut durchgeführt werden. Bei einem auffälligen sonographischen Befund und Virusnachweis in Nabelschnurblut oder Fruchtwasser (wird mit dem Urin des Kindes ausgeschieden) ist von einer schweren Schädigung auszugehen. Ein unauffälliger Befund lässt den Ausschluss einer kindlichen Schädigung allerdings nicht mit letzter Sicherheit zu.

Therapie

Eine gezielte Prophylaxe oder Therapie der Infektion ist bisher nicht möglich. Durch pränatale Diagnostik kann allenfalls eine schwere Schädigung des Kindes früh erkannt werden.

Herpes simplex

Pathogenese Das Herpes-simplex-Virus Typ 1 (HSV1) führt meist zum Herpes labialis, HSV2 zum Herpes genitalis. Beide Viren aus der Gruppe der Herpesviren können lebenslang im Körper verweilen und zu Rezidiven führen. Antikörper gegen HSV1 können die Primärinfektion mit HSV2 abschwächen und umgekehrt.

Einfluss auf das Kind In der Schwangerschaft wurden sehr selten Aborte, Frühgeburtsbestrebungen oder intrauterine Infektionen mit einer schweren Schädigung des Kindes beschrieben. Die Infektion eines Neugeborenen, das keinen Nestschutz durch mütterliche Antikörper hat, kann ebenfalls einen schweren Verlauf mit Enzephalitis nach sich ziehen.

PRAXISTIPP

Die größte Gefahr für das Kind geht von einem Kontakt mit Herpesläsionen im Geburtskanal aus, v.a. bei einer Primärinfektion der Mutter kurz vor der Geburt. Die Kinder können eine generalisierte Herpesinfektion mit Enzephalitis bekommen, die mit einer hohen Letalitätsrate und häufigen neurologischen Spätschäden verbunden ist.

Symptome

Bei der Primärinfektion eines Herpes genitalis klagen die meisten Patientinnen über starke Schmerzen im Genitalbereich und auch über Allgemeinsymptome wie Fieber. Lokal zeigen sich meist Ulzerationen, die auch konfluieren können. Häufig kommt es zu einer bakteriellen Superinfektion. Selten und gelegentlich letal sind generalisierte Verläufe mit Hepatitis. Rezidivinfektionen verlaufen in der Regel milder.

Diagnostik

Die Diagnose eines genitalen Herpes wird klinisch gestellt. Aufwendig, aber möglich ist auch eine Virusisolierung aus Bläscheninhalt oder eine Serologie. Besteht der Verdacht auf eine fetale Infektion, kann ein Virusnachweis aus Nabelschnurblut oder Fruchtwasser versucht werden.

Therapie

Aciclovir kann jenseits des 1. Trimenons verabreicht werden, ist jedoch für die Schwangerschaft nicht zugelassen.

MERKE
Eeim Verdacht auf eine Primärinfektion der Mutter kurz vor der Geburt ist die Indikation zur Sectio gegeben.

Lues

Die Lues ist heute eine seltene Erkrankung geworden, nimmt jedoch durch Zuwanderer wieder zu. Erreger ist die Spirochäte Treponema pallidum.

Einfluss auf das Kind Bei einer floriden Erkrankung kommt es in 80% der Fälle zu einer transplazentaren Infektion des Kindes. Nachdem auch beim Fetus die Schädigung durch eine von den Treponemen hervorgerufene Entzündungsreaktion entsteht, besteht eine Gefahr erst nach der 16.–20. Schwangerschaftswoche.

Symptome und Diagnostik

Symptome und Verlauf der Lues sind in > Kap. 24.6 dargestellt. Eine **angeborene Lues** (meldepflichtig!) kann sich durch Hydrops fetalis, persistierende Rhinitis, Hautveränderungen, Hepatosplenomegalie, Lymphknotenschwellungen, Knochenveränderungen und intrauterinen Fruchttod äußern. Eine differenzierte Sonographie muss dringend empfohlen werden. Bei der Lues connata tarda zeigen sich erst Jahre später Zahn- oder Knochenveränderungen.

Therapie

Therapie ist die Verabreichung von Penicillin (parenteral), bei Allergie von Cephalosporinen. Der Sexualpartner muss unbedingt ebenfalls behandelt werden.

18.11 Gynäkologische Tumoren in der Schwangerschaft

Malignome kommen in der Schwangerschaft nicht häufiger vor als bei nicht schwangeren Frauen der gleichen Altersgruppe (> Tab. 18-10, > Kap. 26). Durch die Vorsorgeuntersuchungen, die in den Mutterschaftsrichtlinien vorgesehen sind, besteht allerdings die Möglichkeit, manche Malignome früher zu erkennen als üblich (z.B. Ovarialtumoren). Andererseits können die physiologischen Veränderungen in der Schwangerschaft auch wieder Interpretationsschwierigkeiten bei unklaren Befunden verursachen (z.B. Mammakarzinome).

18.11.1 Schwangerschaftsassoziiertes Mammakarzinom

Definition Das mit einer Schwangerschaft assoziierte Mammakarzinom (S-a-M) wird definiert als eine Brustkrebserkrankung, die während oder bis zu einem Jahr nach der Schwangerschaft diagnostiziert wird.

Tab. 18-10 Inzidenz verschiedener Tumoren in der Schwangerschaft.

Malignomtyp	Inzidenz
Allgemeine Malignominzidenz	1 : 1.000
Zervixkarzinom	1 : 1.200 bis 1 : 2.200
Mammakarzinom	1 : 3.000
malignes Melanom	1 : 5.000
Hodgkin-Lymphom	1 : 6.000
Kolorektalkarzinome	1 : 10.000
Maligne Ovarialtumoren	1 : 12.000 bis 1 : 25.000
Leukämien	1 : 75.000

Epidemiologie Die kumulative Wahrscheinlichkeit, bis zum Alter von 74 Jahren an einem Mammakarzinom zu erkranken, beträgt in Deutschland derzeit etwa 10%. Von allen Mammakarzinomen werden etwa 10% bei Frauen unter 45 Jahren gefunden, also im reproduktiven Alter. Insgesamt treten weniger als 3% aller Mammakarzinome während einer Schwangerschaft auf. Bei einer von 10.000 bis zu einer von 3.000 schwangeren Frauen wird ein Mammakarzinom gefunden. Da die Inzidenz des Mammakarzinoms bei Frauen unter 40 Jahren ansteigt, ist damit zu rechnen, dass auch die Rate an schwangerschaftsassoziierten Mammakarzinomen in den nächsten Jahren zunehmen wird.

Pathologie Die Häufigkeit entdifferenzierter und hormonrezeptornegativer Karzinome lässt eine aggressivere Tumorbiologie vermuten als bei nicht schwangeren Frauen. Ob diese Erkenntnis ein statistisches Phänomen der insgesamt kleinen Fallzahl darstellt oder mit der physiologischen Besonderheit der Schwangerschaft zusammenhängt, ist nicht bekannt.

Diagnostik

Idealerweise existiert eine aktuelle Basisuntersuchung der Mammae vor der Schwangerschaft und je nach Alter und (familiärer) Risikosituation evtl. auch eine Basismammographie.

Die **körperliche Untersuchung** der Mamma sollte immer frühzeitig in der Schwangerschaft durchgeführt werden, weil das Brustvolumen mit Fortschreiten der Schwangerschaft zunimmt und sich die Brustkonsistenz verändert, sodass bei der Tastuntersuchung der Eindruck nodulärer „Verhärtungen" entstehen kann. Unklare Befunde müssen konsequent und schnell abgeklärt werden (> Abb. 18-7).

Unklare Palpationsbefunde werden zur Unterscheidung solider von zystisch liquiden Befunden zunächst **sonographiert.** Liquide Herdbefunde sollten sonographisch gesteuert punktiert und zytologisch abgeklärt werden. Solide Befunde, die während der Schwangerschaft neu entstanden sind, müssen

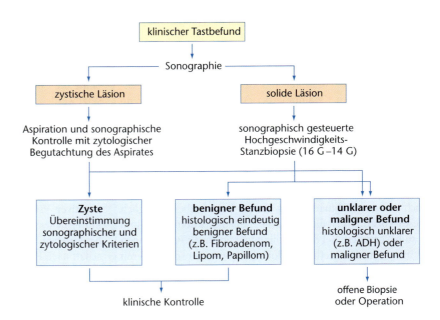

Abb. 18-7 Abklärung von Mammabefunden in Gravidität und Stillzeit (Empfehlung des Tumorzentrums München).

histologisch durch **Stanzbiopsien** abgeklärt werden. Die Komplikationsrate der Methode ist im Vergleich zur offenen Gewebeentnahme auch in der Schwangerschaft sehr gering. Dies betrifft v.a. die Bildung von Milchgangfisteln. Möglicherweise besteht wegen der gestationsbedingten Hypervaskularisierung ein leicht erhöhtes (Nach-)Blutungsrisiko. Während der Stillzeit ist die Rate an Infektionen und Milchgangfisteln nach diagnostischen Eingriffen erhöht. Daher ist ein vorübergehendes Abstillen einige Tage vor der geplanten Biopsie sinnvoll.

Die Indikation zur **Mammographie** ist aufgrund der Strahlenbelastung des Fetus (heute sicher unter 500 mGy) zurückhaltend zu stellen. Bei unklaren oder sehr suspekten Befunden ergibt sich jedoch eine klare Indikation zur Mammographie. So lassen sich in 25–78% der Fälle Karzinome in der graviden Brust erkennen.

Die **MRT** (MR-Mammographie) während der Gravidität und/oder Stillperiode liefert keine therapierelevanten Informationen, da die physiologische Hypervaskularisierung des Drüsengewebes die hypervaskularisierten malignen Veränderungen der Mamma maskiert. Wie bei nicht schwangeren Frauen sollte möglichst ein komplettes **Staging** vorliegen. Sonographische Untersuchung der Lunge sind gut durchführbar. Auf die strahlenbelastenden diagnostischen Methoden wie Skelettszintigraphie oder CT sollte dagegen verzichtet werden, außer die genannten Untersuchungen sind mit einer therapeutischen Konsequenz verbunden. Eine Erweiterung der diagnostischen Möglichkeiten bietet die MRT.

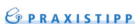
PRAXISTIPP

Ab dem Auftreten des ersten klinischen Zeichens dauert es in der Schwangerschaft und Stillzeit erheblich länger, bis die histologische Diagnose gestellt ist, als außerhalb. Dies ist eine mögliche Erklärung für das meist fortgeschrittenere Stadium bei Diagnosestellung und sollte zum Anlass genommen werden, an die Möglichkeit eines Mammakarzinoms zu denken.

Therapie

Lokoregionäre Therapie

Die **operative Therapie** entspricht den Richtlinien für nicht schwangere Patientinnen. Wenn man jedoch die hohe Anzahl inflammatorischer Mammakarzinome und die überdurchschnittlich großen Karzinome bei der Erstdiagnose während der Schwangerschaft betrachtet, so wird der Anteil brusterhaltend zu operierender Patientinnen dennoch gering bleiben. Es besteht eine klare Indikation zur Klärung des Nodalstatus. Neuere Studien (mit kleinen Fallzahlen) befinden die Sentinel-Lymphknoten-Biopsie nach radioaktiver Markierung aufgrund der niedrigen Strahlenbelastung für unbedenklich, raten jedoch von der Farbmarkierung ab. Bei Unsicherheit bezüglich dieses Vorgehens ist die klassische Axilladissektion Level I und II zu bevorzugen. Bei den häufig nodal positiven Patientinnen ist mit der neuen Methode jedoch (wie bei nicht schwangeren Patientinnen auch) Zurückhaltung zu üben.

Die Indikation zur **adjuvanten Bestrahlung** ergibt sich aus der Art der Operation und dem endgültigen histologischen Ergebnis. Die Bestrahlung der Brust und/oder Thoraxwand sollte nicht in der Schwangerschaft durchgeführt werden, da sonst ein erhöhtes Risiko für neurologische Auffälligkeiten und spätere maligne Erkrankungen beim Kind besteht. Aufgrund des fortgeschritteneren Stadiums und der meist ungünstigen Prognosekriterien ist bei den meisten schwangeren Patientinnen eine adjuvante Chemotherapie indiziert. Meist wird es möglich sein, die adjuvante Radiatio auf die Zeit nach der Entbindung zu verschieben. Ggf. ist eine frühzeitige Entbindung nach der 34. Schwangerschaftswoche anzustreben.

Systemische Therapie

Die meisten Frauen mit schwangerschaftsassoziiertem Mammakarzinom benötigen aufgrund ihres Tumorstadiums oder ihrer postoperativen histopathologischen Risikokonstellation entweder eine primär systemische oder eine adjuvante systemische Therapie.

Eine **Chemotherapie** sollte wegen der dann hohen Teratogenität nicht im 1. Trimenon durchgeführt werden. In diesem Fall kann mit der Patientin ein Schwangerschaftsabbruch diskutiert werden, um ihr eine adäquate und zeitnahe adjuvante systemische Therapie zu ermöglichen. Der Schwangerschaftsabbruch per se (im Sinne einer „endokrinen" Therapie durch Entzug von Östrogenen und Gestagenen) ändert die Prognose jedoch nicht. In der späteren Schwangerschaft unterscheiden sich die Empfehlungen der systemischen Chemotherapie kaum von denen für nicht schwangere Frauen:

- Die vorliegenden Daten erlauben die Durchführung einer (neo)adjuvanten Chemotherapie mit anthrazyklinhaltigen Schemata in Standarddosierungen während des 2. und 3. Trimenons. Die Rate an fetalen Fehlbildungen und Folgeerkrankungen scheint nicht erhöht zu sein. Ebenso scheint die Therapie nicht mit einer wesentlich erhöhten fetalen Mortalität korreliert zu sein.
- Für die Gabe von Taxanen während der Schwangerschaft liegt bislang nur ein Fallbericht in der metastasierten Situation vor. Daher sollten sie erst nach der Entbindung eingesetzt werden.
- Folsäureantagonisten wie Methotrexat führen gehäuft zu fetalen Fehlbildungen und sollten daher während der gesamten Schwangerschaft nicht gegeben werden.

Sollte die Chemotherapie nach der Geburt des Kindes fortgesetzt werden, ist es empfehlenswert, abzustillen, da Zytostatika in die Muttermilch übertreten.

Eine adjuvante **endokrine Therapie** während der Schwangerschaft ist kontraindiziert.

Vorzeitige Entbindung

Fetale Wachstumsretardierungen, vorzeitige Wehen mit konsekutiver Frühgeburt, fetale Anämie und Leukopenie nach mütterlicher Chemotherapie in der Schwangerschaft wurden beschrieben. Daher sollte – wenn möglich – die Schwangerschaft nach Erreichen einer möglichst sicheren und komplikationsarmen Lebensfähigkeit (ab 34. Schwangerschaftswoche nach Lungenreifungsbehandlung) vorzeitig beendet werden, um die Chemotherapie einleiten bzw. fortführen zu können.

Palliative Therapie in der Schwangerschaft

Bei einem primär metastasierten Mammakarzinom in der Schwangerschaft liegt eine extrem schwierige Situation vor. Da ein kurativer Ansatz bei der Mutter nicht mehr gegeben ist, sollten die therapiebedingten Nebenwirkungen für den Fetus gering gehalten werden.

Ist aufgrund einer fortgeschrittenen viszeralen Metastasierung und lebensbedrohlicher Symptome eine **Chemotherapie** zwingend erforderlich, sollte eine Monotherapie bevorzugt werden. Mit Anthrazyklinen gibt es diesbezüglich die meisten Erfahrungen. Bei lebensbedrohlichen Symptomen kann im 1. Trimenon der Schwangerschaftsabbruch gerechtfertigt sein, um unverzüglich die Chemotherapie einleiten zu können. Die Prognose für die Mutter verbessert sich durch den Schwangerschaftsabbruch jedoch nicht. Bei langsam fortschreitender Erkrankung sollte die Therapie bis nach der Entbindung ausgesetzt werden.

Zur **endokrinen Therapie** eines schwangerschaftsassoziierten Mammakarzinoms mit Metastasierung liegen außer einer Kasuistik über den Einsatz von Tamoxifen keine verwertbaren Informationen vor. Ebenso ungeklärt ist der Einfluss von GnRH-Analoga, Aromataseinhibitoren sowie einer Antikörpertherapie mit Trastuzumab auf die Gravidität und den Fetus. Deshalb sollten diese Substanzen in der Schwangerschaft nicht eingesetzt werden.

Beim metastasierten Mammakarzinom wurden **Metastasen** in der Plazenta beschrieben. Eine Ausbreitung der Erkrankung auf den Fetus wurde bisher aber nicht beobachtet. Die Plazenta sollte deshalb immer histopathologisch untersucht werden.

Prognose In historischen Untersuchungen wird von einer fatalen Prognose für Frauen mit einem schwangerschaftsassoziierten Mammakarzinom berichtet. Dagegen zeigen aktuelle Analysen, dass sich die Prognose in und außerhalb der Schwangerschaft nicht unterscheidet, wenn Stadium, Nodalstatus und etablierte Prognosefaktoren in beiden Gruppen gleich verteilt sind. Die Studien zeigen allerdings auch, dass bei Diagnosestellung eines schwangerschaftsassoziierten Mammakarzinoms signifikant häufiger ein höheres T-Stadium (> 2 cm), ein positiver Nodalstatus, ein negativer Hormonrezeptorstatus, die Histologie eines entdifferenzierten Karzinoms (G3) bzw. inflammatorische Karzinome vorliegen. Die Daten zur Häufigkeit der HER-2/neu-Überexpression im Vergleich zur nicht schwangeren Vergleichsgruppe sind nicht eindeutig.

> **MERKE**
>
> Die ungünstigen Prognosefaktoren erklären die beim schwangerschaftsassoziierten Mammakarzinom signifikant kürzere metastasenfreie 5-Jahres- und Gesamtüberlebensrate im Vergleich zu nicht schwangeren Patientinnen gleichen Alters.

Schwangerschaft nach Therapie eines Mammakarzinoms In Deutschland und anderen Industrienationen steigt das durchschnittliche mütterliche Alter bei der Geburt des 1. Kindes aus sozialen, beruflichen und ökonomischen Gründen an. Somit werden in Zukunft mehr Frauen mit der Diagnose „Mammakarzinom" nach Abschluss der Therapie schwanger werden (wollen).

Beim Mammakarzinom als hormonabhängigem Tumor wurde ein negativer Einfluss der Schwangerschaft auf die Prognose der Patientin erwartet. In retrospektiven Erhebungen konnte jedoch keine nachteilige Auswirkung auf die Prognose abgeleitet werden. Obwohl prospektive Studien bislang nicht vorliegen, kann man davon ausgehen, dass eine Schwangerschaft nach Abschluss der adjuvanten Therapie für die Patientin kein erhöhtes Risiko darstellt.

Unklar ist bisher, ob die Dauer zwischen Chemotherapie und Schwangerschaft für das Überleben der Patientinnen mit Mammakarzinom von Bedeutung ist. Die Progression der Erkrankung ist jedoch nicht von diesem Zeitintervall abhängig, sodass die häufig gemachte Feststellung, dass der überwiegende Anteil von Mammakarzinomen innerhalb der ersten 2–3 Jahre nach Diagnosestellung rezidiviert/metastasiert und in dieser Zeit den Frauen eine konsequente Kontrazeption empfohlen werden muss, nicht haltbar ist.

> **MERKE**
>
> Es erscheint vernünftig, den erkrankten Frauen nach Abschluss der adjuvanten Therapie so lange zu einer konsequenten Kontrazeption zu raten, bis die Patientin sich psychisch und physisch selbst dazu in der Lage sieht, eine Schwangerschaft auszutragen.

Kontrazeption nach Therapie eines Mammakarzinoms Hormonelle Kontrazeptionsmethoden sind kontraindiziert. Im Allgemeinen werden intrauterine Pessare verwendet. Bei Unverträglichkeit und Ablehnung alternativer Barrieremethoden ist die Verordnung eines Gestagenpräparats möglich. Bei sicher abgeschlossener Familienplanung sollte die Sterilisierung eines der beiden Partner erwogen werden.

Stillen nach Mammakarzinom Nur wenige Studien und Übersichten haben sich zum Stillen nach Brustkrebs geäußert. Hat die Patientin den Wunsch zu stillen, sollte der Versuch unternommen werden. An der operierten und bestrahlten Brust kommt es jedoch sowohl zu Problemen mit dem Milchvolumen als auch mit dem Milchtransport.

18.11.2 Schwangerschaftsassoziiertes Endometriumkarzinom

In der Literatur finden sich nur 29 Fälle von Endometriumkarzinomen, die während oder nach einer Schwangerschaft diagnostiziert worden sind. Alle 29 Patientinnen waren 3–10 Jahre nach dem Fallbericht noch am Leben.

Gute Prognose 21 von 29 schwangerschaftsassoziierten Endometriumkarzinomen waren gut differenziert, vom endometrioiden Typ und ohne oder mit nur geringer myometraner Invasion. In diesen Fällen war die Prognose günstig. Der erhöhte Progesteronspiegel in der Schwangerschaft soll das Wachstum von Endometriumzellen hemmen und wird daher mit der guten Prognose in Verbindung gebracht.

Schlechte Prognose Es gibt eine kleine Untergruppe von Tumoren mit ungünstiger Prognose. Dabei handelt es sich um schlecht differenzierte, nicht endometrioide Karzinome mit tiefer myometraner Invasion, negativen Hormonrezeptoren und oft schon fortgeschrittenem Stadium. Bei diesen Tumoren schien der antitumoröse Effekt von Progesteron nicht zu bestehen.

18.11.3 Zervixkarzinom und Schwangerschaft

Epidemiologie Die Inzidenz invasiver Zervixkarzinome in der Schwangerschaft liegt bei 1 : 2.100. Leider wird die Diagnosestellung in der Schwangerschaft oft verschleppt, da tumorbedingte Blutungen nicht mit einem Karzinom, sondern mit einer Störung der Schwangerschaft in Verbindung gebracht werden. Daher sollten alle schwangeren Patientinnen bei ihrer ersten Untersuchung einen Zervixabstrich erhalten und evtl. kolposkopiert werden.

Pathologie Die Einteilung des Zervixkarzinoms in Stadien ist in ➤ Kap. 26.3 dargestellt.

Diagnostik
Für den endozervikalen Abstrich sollte kein Bürstchen, sondern ein Wattetträger verwendet werden, da sonst ein Blasensprung ausgelöst werden kann. Bei einem auffälligen zytologischen oder kolposkopischen Befund muss ein invasives Karzinom ausgeschlossen werden. Dazu dient die histologische Untersuchung einer Knipsbiopsie, falls die Läsion rein ektozervikal liegt. Bei endozervikaler Ausdehnung ist eine Konisation erforderlich. Idealerweise kommt für eine Konisation das Intervall zwischen 16. und 20. SSW in Frage, da sich die Schwangerschaft zu diesem Zeitpunkt so weit stabilisiert hat, dass das Abortrisiko im Vergleich zu anderen Schwangerschaftsphasen am geringsten ist. Wird die Zervix in ihrer physiologischen Verschlussfunktion gestört, so sollte simultan eine Zerklage durchgeführt werden.

Therapie
Beim Vorliegen einer **Präkanzerose** wie auch beim Verdacht auf ein Karzinoma in situ kann davon ausgegangen werden, dass es im Verlauf der Schwangerschaft (d.h. innerhalb von maximal 40 Wochen) nicht zum Übergang in ein invasives Karzinom kommt.

Wird in der Schwangerschaft ein **invasives Karzinom** gesichert, so hängt das weitere Vorgehen vorwiegend von der Größe des Tumors und dem Gestationsalter ab. Ein invasives Staging mittels Laparoskopie – auch zur Erfassung eines intraabdominalen Lymphknotenbefalls – kann die Entscheidung über das therapeutische Vorgehen in bestimmten Fällen erleichtern:
- Wird ein mikroinvasives Karzinom mit einer Invasionstiefe von weniger als 3 mm ohne Lymph- oder Gefäßinvasion diagnostiziert und ist die Läsion durch Konisation im Gesunden entfernt worden, so kann eine vaginale Entbindung angestrebt werden. 6 Wochen nach der Geburt sollte dann entweder eine vaginale Hysterektomie durchgeführt oder bei Kinderwunsch unter engmaschiger Kontrolle konservativ organerhaltend vorgegangen werden.
- Bei Lymph- oder Gefäßinvasion oder fortgeschrittenerem Stadium sollte nach Erreichen der Lebensfähigkeit des Kindes eine operative Entbindung mit radikaler Hysterektomie und Lymphonodektomie angeschlossen werden.
- Die Behandlung im Stadium I und II hängt von den Risikofaktoren für eine lokale und systemische Tumorausbreitung und von der Dauer der Schwangerschaft ab. Bei hohem Risiko kann die Schwangerschaft nicht erhalten werden. Unabhängig von der Lebensfähigkeit des Kindes darf die Behandlung keinesfalls um mehr als 4 Wochen verzögert werden. Selbstverständlich müssen die Eltern in alle diagnostischen und therapeutischen Schritte aktiv einbezogen werden.
- Bei fortgeschrittenem Stadium sollte eine Radiochemotherapie eingeleitet werden – bei lebensfähigem Kind nach dessen Entbindung per Sectio. Wird die Diagnose dagegen im 1. Schwangerschaftsdrittel gestellt, muss ein Schwangerschaftsabbruch diskutiert werden. Im 2. Trimenon kann nach sorgfältiger Abwägung der Risiken mit dem Elternpaar die Therapie potentiell um mehrere Wochen verschoben werden, bis die Lungenreife erreicht ist und das Kind per Sectio entbunden werden kann.

Prognose Die Prognose der Patientin hängt wie außerhalb der Schwangerschaft vorwiegend vom Stadium der Erkrankung und von weiteren Risikofaktoren wie Tumorgröße, Lymphknotenstatus und Infiltrationstiefe ab. Die Schwangerschaft scheint das Tumorleiden weder positiv noch negativ zu beeinflussen.

18.11.4 Maligne Ovarialtumoren in der Schwangerschaft

Epidemiologie Ovarialkarzinome haben ihren Altersgipfel eigentlich in der Postmenopause mit einer Inzidenz von 12 : 100.000 jährlich. In der Schwangerschaft kommen maligne Ovarialtumoren bei einer von 15.000–32.000 Schwangeren vor.

Es wird allerdings geschätzt, dass etwa eine von 1.000 Schwangeren wegen eines Adnextumors laparotomiert wird. Adnextumoren, die während der Schwangerschaft entdeckt werden, sind lediglich in 5% maligne, verglichen mit 15–20% bei gleichaltrigen, nicht schwangeren Patientinnen (➤ Tab. 18-11).

Diagnostik
Die meisten Adnextumoren werden während der Routinesonographie in der Schwangerschaft im 1. Trimenon entdeckt. Während des 2. und 3. Schwangerschaftsdrittels werden Adnextumoren meist vom vergrößerten Uterus überlagert. Stieldrehungen und Rupturen kommen im 2. und 3. Trimenon häufiger vor. Der Sonographie kommt bei der Einschätzung der Dignität des Ovarialtumors eine besondere Bedeutung zu.

Besteht Unklarheit hinsichtlich der Dignität oder sind aufgrund der Größe des Adnextumors Komplikationen zu befürchten, so sollte eine Laparotomie auch in der Schwangerschaft durchgeführt werden.

Tab. 18-11 Häufigkeiten von Adnextumoren in der Schwangerschaft.

Tumor	Häufigkeit
Funktionelle Zyste	5–63%
Dermoid	6–49%
Kystom	10–31%
Paraovarialzyste	5–29%
Endometriose	3–14%
Leiomyom	1–16%
Maligner Tumor davon:	3–6%
• Keimzelltumoren	30–33%
• Epitheliale Karzinome	35–40%
• Borderline-Tumoren (LMP)	66%
• Invasive Karzinome	34%
• Keimstrang-Stroma-Tumoren	17-20%

Therapie
Bei den meisten Ovarialmalignomen in der Schwangerschaft handelt es sich um Ovarialkarzinome, gefolgt von Keimzell- und Keimstrangtumoren.

Ovarialkarzinom
Die Therapie des Ovarialkarzinoms während der Schwangerschaft entspricht derjenigen bei nicht schwangeren Frauen. Das Gestationsalter spielt bei der Therapieplanung eine entscheidende Rolle. Vor Erreichen der Lebensfähigkeit des Kindes muss der Schwangerschaftsabbruch erwogen werden, um die operative Therapie zu komplettieren (Hysterektomie, Adnexektomie beidseits, Omentektomie, Lymphonodektomie, Appendektomie). Bei lebensfähigem Fetus sollte so bald, wie es die Prognose des Kindes zulässt, entbunden werden, um die Operation durchzuführen. Anschließend ist die Kombinationschemotherapie mit Carboplatin und Paclitaxel Standard. Sollte aufgrund von Überlegungen zur Verbesserung der kindlichen Prognose oder der weiteren Fortsetzung der Schwangerschaft von diesem Vorgehen abgewichen werden (z.B. primäre Chemotherapie), muss die Patientin entsprechend darüber aufgeklärt werden.

Keimzelltumoren
Keimzelltumoren sollten wie außerhalb der Schwangerschaft möglichst organerhaltend operiert werden, jedoch mit komplettem operativem Staging (Omentektomie, Lymphonodektomie). Die nachfolgend empfohlene Chemotherapie kann nach derzeitigem Kenntnisstand auch in der Schwangerschaft nach Abschluss der Organogenese unter entsprechender Aufklärung der Patientin durchgeführt werden.

Prognose Erfreulicherweise werden maligne Ovarialtumoren bei schwangeren Frauen häufiger in Frühstadien diagnostiziert als bei einem nicht schwangeren Vergleichskollektiv. Es gibt keinen Hinweis auf einen ungünstigen Einfluss der Schwangerschaft auf den Verlauf und die Prognose maligner Ovarialerkrankungen. Allerdings treten häufiger Komplikationen wie Stieldrehung oder Ruptur auf, die wiederum eine erhöhte Rate an Spontanaborten oder vorzeitigen Wehen nach sich ziehen.

- 013 Literatur Kap. 18
- 014 Praxisfragen Kap. 18
- 080 IMPP-Fragen Kap. 18
- 158 Zusatzinfo Thrombose und Lungenembolie
- 159 Zusatzinfo Schilddrüsenunterfunktion
- 160 Zusatzinfo Schilddrüsenüberfunktion
- 161 Zusatzinfo Asthma bronchiale
- 162 Zusatzinfo Chronisch-entzündliche Darmerkrankungen
- 163 Zusatzinfo Appendizitis
- 164 Zusatzinfo Nephrolithiasis
- 165 Zusatzinfo Chronische Niereninsuffizienz
- 166 Zusatzinfo Rheumatoide Arthritis
- 167 Zusatzinfo Herpes zoster
- 168 Zusatzinfo Masern
- 169 Zusatzinfo Röteln

KAP. 19
T. Fischer
Risikoschwangerschaft, Notfälle in der Schwangerschaft

19.1	Risikoabschätzung	286	19.8	Mehrlingsschwangerschaften 294
19.2	Frühgeburt	286	19.9	Amnioninfektionssyndrom 297
19.3	Plazentainsuffizienz	287	19.10	Hypertensive Schwangerschaftserkrankungen 298
19.4	Placenta praevia	290	19.11	Thrombotische Mikroangiopathie der Niere 305
19.5	Vorzeitige Plazentalösung (Abruptio Plazentae)	291	19.12	Diabetes mellitus 306
19.6	Fruchtwasseranomalien	292	19.13	Thrombose und Embolie 309
19.7	Blutgruppeninkompatibilitäten	293		

Zur Orientierung

Seit Einführung der Mutterschaftsrichtlinien in Deutschland werden spezifische schwangerschaftsassoziierte Risiken bei werdenden Müttern erfasst. Damit können die Betreuung der Schwangeren individuell angepasst und Notfälle verhindert werden. Aufgrund der raschen Entwicklung der Perinatalmedizin und anderer medizinischer Fächer werden heute auch die Frauen schwanger, die bisher entweder unfruchtbar waren oder Schwangerschaften vermieden haben. In den Industrieländern sinken seit Jahrzehnten die mütterliche und fetale Mortalität und Morbidität. Allerdings nimmt die relative Frühgeburtlichkeit zu.

Praxisfall

Eine 36-jährige erstgravide Patientin wird in der 34. kompletten Schwangerschaftswoche (SSW) von den Rettungssanitätern in den Kreißsaal eingeliefert. Sie klagt seit 30 Minuten über plötzlich einsetzende starke abdominale Schmerzen, eine anhaltende „Härte des Bauches" und eine plötzlich einsetzende vaginale Blutung. Aus dem Mutterpass ergeben sich eine unauffällige Anamnese und unauffällige allgemeine Befunde der ersten Vorsorgeuntersuchung, negative mikrobiologische zervikale Abstriche im Schwangerschaftsverlauf, Blutgruppe A, Rhesus-positiv, sonographisch zeitgerechtes Wachstum des Fetus, unauffällige Fruchtwassermenge, Vorderwandplazenta, keine Proteinurie, gelegentlich erhöhte Blutdruckwerte um 150/100 mmHg, Doppler der A. umbilicalis zuletzt in der 32. kompletten Schwangerschaftswoche unauffällig, Nachweis einer frühdiastolischen Widerstandserhöhung (Notch-Phänomen) beider Aa. uterinae in der 24. und 32. kompletten Schwangerschaftswoche.

Bei der vaginalen Untersuchung und Spekulumeinstellung sind der äußere Muttermund geschlossen und die Zervixlänge unauffällig (etwa 3 cm). Es wird eine periodenstarke, zervikale Blutung nachgewiesen. Sonographisch zeigen sich ein zeitgerecht entwickelter Fetus der 34. kompletten Schwangerschaftswoche in Schädellage und eine Vorderwandplazenta ohne Nachweis einer Einblutung oder eines retroplazentaren Hämatoms. Die Fruchtwassermenge ist unauffällig, und auch die fetale Doppler-Sonographie der A. umbilicalis erbringt keine Auffälligkeiten. Es sind regelmäßige Wehentätigkeit alle 2 Minuten und eine Dauerkontraktion über 3 Minuten nachzuweisen. Dabei zeigen sich fetale Bradykardien bis 60 Schläge/min und Dezelerationen, die sowohl synchron als auch verspätet auftreten, und ein silentes Muster der fetalen Herzfrequenz. Die Symptome führen zur Verdachtsdiagnose einer vorzeitigen Plazentalösung. Das gleichzeitig aufgezeichnete pathologische CTG-Muster unterstreicht die Notfallsituation.

Da der Fetus vital bedroht ist, wird die Indikation zum Notfallkaiserschnitt gestellt. Gleichzeitig werden die uterinen Kontraktionen mit einer Notfalltokolyse (3–5 ml Fenoterol) durchbrochen. Bei der Operation wird auf die Einlage eines Blasenkatheters verzichtet, Bauchdecken und Uterus werden schnell eröffnet und der Fetus rasch entwickelt und dem Pädiater übergeben.

Die Verdachtsdiagnose wird intraoperativ durch den makroskopischen Nachweis einer Plazentalösung (retroplazentares Hämatom, Nachweis einer kompletten bzw. inkompletten Lösung, blutiges Fruchtwasser) bestätigt.

19.1 Risikoabschätzung

Anamnese Wichtigstes Instrumentarium zur Vermeidung von Notfällen ist eine gründlich durchgeführte Anamnese, da sich daraus häufig ein erhöhtes schwangerschaftsassoziiertes Risiko (z. B. Präeklampsie, Frühgeburtlichkeit, Plazentationsstörungen) erkennen lässt.

Leitsymptome Zu typischen Leitsymptomen gehören:
- vaginale Blutungen
- abdominale Schmerzen
- Wehentätigkeit.

Diese 3 Symptome können Ausdruck verschiedener Komplikationen sein: vorzeitige Plazentalösung, Placenta-praevia-Blutung, drohende Uterusruptur, Amnioninfektionssyndrom oder drohende Frühgeburt.

Apparative Untersuchungen Mit der **Sonographie** können klinische Verdachtsdiagnosen (z.B. vorzeitige Plazentalösung, Placenta praevia) abgeklärt und der fetale Zustand beurteilt werden. Die Größenbestimmung des Fetus unterstützt die differentialdiagnostische Abklärung einer Plazentainsuffizienz, die **Doppler-Untersuchung** gibt Auskunft über die momentane Durchblutung wichtiger fetaler Gefäße. Eine weitere Beurteilung der fetalen Situation ist mit dem **Kardiotokogramm** (CTG) möglich, das die fetale Herzfrequenz und das fetale Herzfrequenzmuster in Korrelation zur Wehentätigkeit darstellt.

19.2 Frühgeburt

Definition Unter Frühgeburt wird die Entbindung eines lebenden Neugeborenen vor Vollendung der 37. Schwangerschaftswoche (SSW) post menstruationem unabhängig vom Geburtsgewicht verstanden.

Epidemiologie Die Zahl der Frühgeburten steigt weltweit an und beträgt inzwischen etwa 13 Millionen/Jahr. In Deutschland kommen 5 bis 7% der Neugeborenen vor der 37. kpl. Schwangerschaftswoche und 1% der Kinder vor der 32. kpl. Schwangerschaftswoche auf die Welt.

Ätiologie Viele schwangerschaftsassoziierte Risiken und Notfälle erhöhen das Risiko einer Frühgeburt. Neben akuten Notfällen und anamnestischen Risiken (v.a. nach Frühgeburt oder mehrfachen Fehlgeburten) bedeuten vaginale und zervikale Infektionen ein besonderes Risiko für eine Frühgeburt. Die Frühgeburtsrate wird durch solche Infektionen 2,1fach erhöht. Weitere mögliche Ursachen für eine Frühgeburt sind in ➤ Kap. 22.1 aufgeführt.

Pathophysiologie Die Frühgeburt ist aus biochemischer und klinischer Sicht ein multifaktorielles Geschehen, das von zahlreichen Faktoren (z.B. Zytokine, Oxytocin, Prostaglandine) geregelt wird. Eine besonders wichtige Rolle spielen dabei Oxytocin und sein Rezeptor.

Symptome

Die typischen Symptome einer Frühgeburt gehen meist mit einer subjektiven und objektiven Wehentätigkeit einher, die sich durch Schmerzen, uterine Kontraktionen und/oder einer Wehenaufzeichnung im CTG diagnostizieren lassen.

> **MERKE**
> Eine Zervixeröffnung mit nachfolgender Frühgeburtlichkeit kann bei einer schweren zervikalen Infektion auch klinisch inapparent (stille Zervixeröffnung) und ohne schmerzhafte Wehen verlaufen.

Weitere mögliche Symptome der Frühgeburtlichkeit sind:
- pathologischer zervikaler Ausfluss (Zervizitis)
- Abgang von Fruchtwasser (vorzeitiger Blasensprung)
- vaginale Blutung (Muttermundseröffnung, Placenta-praevia-Blutung)
- periodisch wiederkehrende Rückenschmerzen (Wehentätigkeit)
- Druckgefühl im kleinen Becken und an der Symphyse
- sonographischer Nachweis einer Zervixverkürzung < 2,5 cm Zervixlänge.

Viele weitere schwangerschaftsspezifische fetale und maternale Erkrankungen und allgemeine maternale Grunderkrankungen können zu einer iatrogen indizierten Frühgeburtlichkeit führen. Zu den Gründen zählen u.a. die Präeklampsie, Niereninsuffizienz, Lungenödem, schwere fetale Wachstumsretardierung mit Beeinträchtigung des fetalen Blutflusses, immunologischer und nichtimmunologischer Hydrops fetalis oder das fetofetale Transfusionssyndrom.

Diagnostik

Eine routinemäßige Diagnostik (und konsequente Behandlung) vaginaler und zervikaler Infektionen kann das Frühgeburtsrisiko reduzieren. Dazu eignet sich auch ein regelmäßiges pH-Screening, das schwangere Frauen mit einem einfachen Selbsttest durchführen können: Der vaginale pH-Wert ist physiologischerweise sauer (pH < 4,2). Bei Werten von über 4,5 sollte ein Nativpräparat angefertigt werden. Sind darüber hinaus klinische Symptome (Wehen, pathologischer Ausfluss) nachweisbar, sollte insbesondere im frühen Schwangerschaftsalter zusätzlich ein bakteriologischer Abstrich der Zervix erfolgen.

Prophylaxe und Therapie

Allgemeines

Als Ziel der Therapie kann die Verlängerung der Schwangerschaft angesehen werden. Dies ist auch aus finanziellen Gründen sinnvoll, denn die Zunahme der neonatalen Intensivversorgung von Frühgeborenen hat zu einer Kostenexplosion geführt. Bei vorzeitiger Wehentätigkeit kann zunächst versucht werden, die Wehentätigkeit durch körperliche Schonung zu reduzieren. Schmerzfreie uterine Kontraktionen 2–3×/h sind allerdings physiologisch. Ist eine Infektion Ursache der Wehentätigkeit, sollte mit einer keimgerechten Antibiose behandelt werden. Kann eine gewünschte Wehenreduktion nicht erreicht werden, muss additiv mit tokolytisch wirkenden Medikamenten (Fenoterol, Atosiban, Nifedipin [off-label-use]) behandelt werden (➤ Kap. 22.1).

Induktion der Lungenreife

Die Einführung präventiver Glukokortikosteroidgaben zur Induktion der fetalen Lungenreifung bei drohender Frühgeburt (24.–34. Schwangerschaftswoche) hat die fetale Morbidität und Mortalität deutlich gesenkt. In den deutschsprachigen Ländern hat sich als Präparat Betamethason (Celestan®) 2 × 12 mg (2. Gabe nach 24 Stunden) etabliert. Inzwischen hat sich eine einmalige Gabe zur Prophylaxe des RDS („respiratory distress syndrome") durchgesetzt. Erste Untersuchungen zeigen, dass eine Mehrfachanwendung von plazentagängigen Kortikosteroiden zu neonatalen Entwicklungsstörungen führen kann.

Tokolytika

Tokolytika verhindern vorzeitige Wehen und reduzieren die Anzahl von Frühgeburten. Sie ermöglichen durch die Geburtsverzögerung auch den Transport aus einem peripheren Krankenhaus ohne Kinderklinik in das nächste Perinatalzentrum. Allerdings beinhalten Tokolytika auch Risiken für Mutter und Kind. Insbesondere die β-Sympathikomimetika (Fenoterol [Partusisten®]) zeigen in bis zu 81% der Fälle ernste kardiovaskuläre Nebenwirkungen. Eine gefürchtete Komplikation ist das mütterliche Lungenödem. Neue wehenhemmende Strategien mit Oxytocinrezeptorantagonisten (Atosiban [Tractocile®], v.a. für Schwangere mit Typ-1-Diabetes, schwangerschaftsinduzierter Hypertonie, Präeklampsie und kardiovaskulären Erkrankungen) oder den v.a. in den USA eingesetzten Kalziumantagonisten (Nifedipin [Adalat®], in Deutschland als Tokolytikum nicht zugelassen, aber häufig im off-label-use eingesetzt) haben ein sehr viel niedrigeres Nebenwirkungsspektrum (➤ Kap. 22.1).

Prognose Die Entwicklung in der Neonatalmedizin in den letzten 20 Jahren führte bei Neugeborenen mit einem Gestationsalter von 23–25 Schwangerschaftswochen zu einer Zunahme der Überlebenswahrscheinlichkeit um 25%. Die gestiegene Rate überlebender Feten der 23.–27. Schwangerschaftswoche mit niedrigem Geburtsgewicht (< 900 g) führt auch zu einer Zunahme neonataler Komplikationen.

> **MERKE**
> Wird die Geburt in der 24.–26. Schwangerschaftswoche um 24 Stunden hinausgezögert, steigert dies die Überlebenschance bereits um 3% (➤ Abb. 19-1).

19.3 Plazentainsuffizienz

Definition Bei der Plazentainsuffizienz sind die plazentare Diffusions- und Perfusionskapazität gestört, die für eine ausreichende fetoplazentare Versorgung notwendig ist.

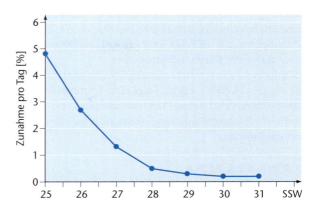

Abb. 19-1 Prozentuale tägliche Zunahme der Überlebenswahrscheinlichkeit eines Frühgeborenen in Abhängigkeit vom Gestationsalter [13].

Tab. 19-1 Häufige Ursachen der Plazentainsuffizienz.

Akute Plazentainsuffizienz	Chronische Plazentainsuffizienz
• uterine Dauerkontraktionen • verminderte Nabelschnurdurchblutung (Nabelschnurknoten, Kompression) • vorzeitige Plazentalösung • Plazenta-praevia-Blutung • Randsinusblutung • Vena-cava-Kompressionssyndrom • Eklampsie	• hypertensive Schwangerschaftserkrankungen • Diabetes mellitus • pathologischer fetaler Karyotyp • Kollagenosen • SLE • Infektionen • Uterus myomatosus • maternale Niereninsuffizienz • Nikotinabusus

Ätiologie und Pathophysiologie Einigen Schwangerschaftserkrankungen schreibt man eine gegenseitige Wechselwirkung mit der Plazentainsuffizienz zu. Dazu gehört die Präeklampsie: Es wird angenommen, dass eine gestörte Invasion von Trophoblastzellen eine Plazentainsuffizienz triggert. Dadurch können mehr fetale Zellen in den mütterlichen Kreislauf übertreten. Dies wiederum kann eine Präeklampsie und somit eine periphere Vasokonstriktion nach sich ziehen, was dann die Plazentainsuffizienz weiter verschlimmert.

Andere Krankheiten der Mutter können über eine verminderte Kapazität des peripheren Blutflusses die uteroplazentare Durchblutung vermindern und dadurch eine Plazentainsuffizienz bewirken (➤ Tab. 19-1). Dazu gehören Diabetes mellitus, Kollagenosen und der SLE. Beim SLE ist besondere Vorsicht geboten, da er in der Schwangerschaft mit einem deutlich erhöhten Risiko für Thrombosen und Pfropfpräeklampsien einhergeht (➤ Kap. 18.9.2). Aber auch der Typ-1-Diabetes führt zu einer erhöhten Inzidenz der Präeklampsie.

Symptome

Die Plazentainsuffizienz kann ein akutes, subakutes oder chronisches Geschehen sein und grundsätzlich in jedem Gestationsalter auftreten. Folgen einer Plazentainsuffizienz können intrauteriner Fruchttod, fetale Wachstumsretardierung oder vorzeitige Plazentalösung sein (➤ Kap. 19.5). Bei der **Wachstumsre-**

tardierung müssen folgende Situationen unterschieden werden:
- eine seit Schwangerschaftsbeginn bestehende Wachstumsretardierung, z.B. als Folge einer genetischen Disposition, aber auch einer Chromosomenstörung
- eine frühe Wachstumsretardierung (Wachstumsabflachung ab der 18.–24. SSW), z.B. als Folge einer Chromosomenstörung oder einer schweren Plazentainsuffizienz
- späte Wachstumsretardierung (meist als Folge einer Plazentainsuffizienz).

PRAXISTIPP
Einer frühen Wachstumsretardierung kann ein Irrtum bei der Berechnung des Gestationsalters zugrunde liegen. In diesen Fällen müssen die Regel- und Zyklusanamnese (1. Tag der letzten Menstruation) überprüft werden. Außerdem empfiehlt sich eine sonographische Bestimmung des Gestationsalters (s.u.).

Bei einem wachstumsretardierten Fetus können je nach Zustand des **fetalen Blutflusses** wiederum 2 Situationen unterschieden werden:
- **SGA-Situation:** Ist der fetale Blutfluss nicht verändert, liegt eine SGA-Situation vor („small for gestational age"). Darunter fallen auch genetisch kleine und damit gesunde Kinder. Etwa ein Drittel aller SGA-Feten erreicht den Entbindungstermin. Bei den übrigen kommt es spontan oder iatrogen induziert zur Frühgeburt.
- **IUGR-Situation:** Ist der fetale Blutfluss pathologisch verändert, spricht man von einer IUGR-Situation („intrauterine growth retardation"). Im Gegensatz zur SGA-Situation liegt immer eine fetale Beeinträchtigung vor. Andere Definitionen sprechen auch von einer IUGR-Situation, wenn der fetale Blutfluss zwar normal ist, die Wachstumsretardierung aber eine „pathologische" Ursache hat.

Diagnostik

Sonographische Biometrie Eine chronische Plazentainsuffizienz bremst das fetale Wachstum, sodass über die Biometrie des Fetus die Verdachtsdiagnose „Plazentainsuffizienz" meist leicht zu stellen ist. Ein wichtiges Kriterium bei der sonographischen Biometrie ist, ob der Fetus bereits bei Schwangerschaftsbeginn außerhalb der biometrischen Normwerte lag (≤ 10. oder ≤ 3. Wachstumsperzentile) oder ob sich das Wachstum erst im Schwangerschaftsverlauf verlangsamt hat (abgeflachte Wachstumskurve). Biometrische Parameter sind:
- Scheitel-Steiß-Länge (SSL): korreliert in den ersten 12 Schwangerschaftswoche mit einer Toleranz von 6 Tagen mit dem biologischen Schwangerschaftsalter
- Zerebellumdurchmesser: korreliert bis zur 24. Schwangerschaftswoche gut mit dem tatsächlichen Schwangerschaftsalter (Zerebellumdurchmesser von 20 mm entspricht der 20. Schwangerschaftswoche)
- Thoraxumfang: eignet sich insbesondere im 2. und 3. Trimenon („nicht symmetrische Wachstumsretardierung").

MERKE
Durch die fetale Biometrie werden etwa 87% aller wachstumsretardierten Feten entdeckt. Beim Screening ist die fetale Biometrie der Doppler-Sonographie überlegen.

Doppler-Sonographie Mit der Doppler-Sonographie können der fetale Zustand eingeschätzt und damit der optimale Entbindungszeitpunkt vor einer möglichen fetalen Dekompensation festgelegt werden. Die Doppler-Sonographie muss zur Diagnostik wachstumsretardierter Feten daher immer herangezogen werden (> Abb. 19-2).

Untersucht werden der uteroplazentare (mütterliche A. uterina beidseits) und der fetoplazentare Blutfluss (A. umbilicalis, fetale A. cerebri media, evtl. venöse Gefäße: V. umbilicalis, Ductus venosus). Die Beurteilung hängt vom Ausmaß der Wachstumsretardierung und von der Blutflussverminderung ab (> Abb. 19-3):
- **A. umbilicalis:** Pathologische fetale Blutflussveränderungen zeigen sich am empfindlichsten an der A. umbilicalis durch eine Widerstandserhöhung (erhöhter Widerstandsindex, Blutflussverminderung oder -umkehr während der Diastole).
- **A. cerebri media:** Eine in der A. umbilicalis nachweisbare periphere Widerstanderhöhung wird vom Fetus zunächst durch eine Dilatation zentraler Gefäße (Blutflusssteigerung in der A. cerebri media) kompensiert. In dieser Situation spricht man vom „Brain-sparing"-Effekt (hoher peripherer und niedriger zentraler Widerstand).
- **Fetale Venen:** Mit fortschreitender Schwere der Veränderungen des Blutflusses (fetale Dekompensation) kommt es zu einer zentralen Widerstandserhöhung und zu Doppler-Veränderungen des venösen fetalen Blutflusses (V. umbilicalis, Ductus venosus).

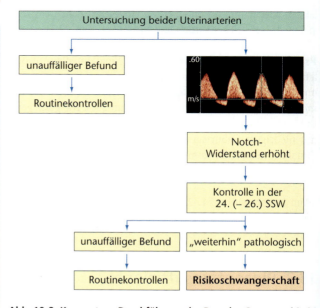

Abb. 19-2 Konzept zur Durchführung der Doppler-Sonographie in Hinblick auf die Vorhersage schwerer Verlaufsformen von Gestationshypertonie/Präeklampsie.

19.3 Plazentainsuffizienz

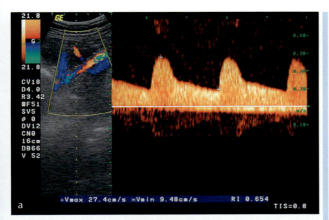

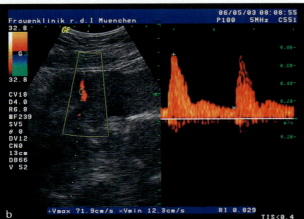

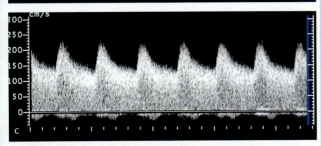

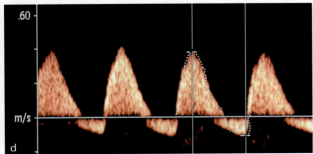

Abb. 19-3 Doppler-Sonographie.
a Unauffälliger Blutfluss der A. uterina.
b Notch-Phänomen (frühdiastolischer Flussverlust) bei Widerstandserhöhung der A. uterina.
c Unauffälliger Blutfluss in der A. umbilicalis.
d Pathologischer Rückwärtsfluss („reverse flow") in der A. umbilicalis.

102 Audio zur Abb. 19-3

- **A. uterina:** Mit der Doppler-Sonographie der Aa. uterinae können das Risiko mütterlicher schwangerschaftsassoziierter Erkrankungen (z.B. Präeklampsie) beurteilt und die uterine Durchblutung überprüft werden. Allerdings ist die Untersuchung der Uterinarterien keine fetale Zustandsbeurteilung. Eine Widerstandserhöhung beider Uterinarterien jenseits der 24. Schwangerschaftswoche geht mit einer signifikant erhöhten Präeklampsieinzidenz einher, sodass sich das routinemäßige Doppler-Screening der Uterinarterien in der 20.–24. Schwangerschaftswoche etabliert hat. Bei Doppler-Sonographiegraphischen Auffälligkeiten sollte die Untersuchung am Ende der 24. Schwangerschaftswoche wiederholt werden.

Weitere Parameter zur Diagnostik einer Plazentainsuffizienz
- Fruchtwassermenge: bei Plazentainsuffizienz reduziert
- Plazentadicke: Eine schmale und kleine Plazenta ist ein Hinweis auf eine Plazentainsuffizienz.
- strukturelle Plazentaveränderungen: Plazentainfarkt, retrochoriales Hämatom, Plazentateillösung
- fetales biophysikalisches Profil: Kindsbewegungsdauer und -anzahl (vermindert sich mit fortschreitender Plazentainsuffizienz)
- CTG: CTG-Veränderungen bei weit fortgeschrittener Plazentainsuffizienz
- fetale Herzfrequenzvariabilität: verminderte fetale Herzfrequenzvariabilität bei fortschreitender fetaler Dekompensation.

Therapie
Die Therapie der Plazentainsuffizienz richtet sich nach der Ursache:

Bei der **akuten Plazentainsuffizienz** ist die akute Bedrohung zu behandeln:
- Akuttokolyse bei uteriner Dauerkontraktion
- Änderung der mütterlichen Lage bei Nabelschnurkompression und Vena-cava-Kompressionssyndrom
- Behandlung der Praevia-Blutung durch körperliche Schonung und Tokolyse (nur bei geringer Symptomatik)
- antikonvulsive und antihypertensive Behandlung bei Eklampsie
- sofortige Entbindung bei Plazentalösung.

Bei der **chronischen Plazentainsuffizienz** können die zugrunde liegenden Krankheiten nur in einigen Fällen symptomatisch behandelt werden. Dazu gehören:
- die anthypertensive Therapie der arteriellen Hypertonie ab 160–170/100–110 mmHg
- Hämodilution bei Hämokonzentration
- strenge Blutzuckereinstellung bei Diabetes mellitus
- keimgerechte Behandlung bei Infektionen.

19.4 Placenta praevia

Definition Als Placenta praevia wird die dystope Lage der Plazenta vor dem Zervikalkanal bezeichnet (innerer Muttermund). Durch die Dehnung des Uterus kann sich im Schwangerschaftsverlauf die Lage einer am oder vor dem inneren Muttermund liegenden Plazenta „relativ verändern".

Epidemiologie Bei etwa 0,5% aller Schwangerschaften muss mit einer Placenta praevia gerechnet werden.

Einteilung Man unterscheidet 3 Formen (> Abb. 19-4):
- Placenta praevia totalis (20%; > Abb. 19-5): Der innere Muttermund wird durch die davor liegende Plazenta völlig überlappt. Diese Lage ist am meisten gefürchtet, da sie im Schwangerschaftsverlauf häufig zu Komplikationen (Blutungen, vorzeitige Lösung) führt und den Fetus (fetaler Blutverlust, Hypoxie) wie auch die Mutter (mütterlicher Blutverlust) gefährdet.
- Placenta praevia partialis (30%): Der innere Muttermund wird nur teilweise von der Plazenta überlappt, was in den meisten Fällen erst nach dem Beginn der Muttermundseröffnung zu diagnostizieren ist.
- Placenta praevia marginalis (50%): Der innere Muttermund wird bei dieser häufigsten Form einer Placenta praevia nur am Rand berührt.

Ätiologie und Pathophysiologie Die pathophysiologischen Mechanismen, die zu einer regelwidrigen Plazentalage führen, sind bisher nicht geklärt. Allerdings sind begünstigende Einflussfaktoren bekannt. Dazu gehören:
- vorausgegangene Operationen am Uterus (z.B. Sectio caesarea, Myomenukleation, Ausschabung)
- Mehrlingsschwangerschaften
- Nikotinabusus
- Endometritis.

Die bei einer Placenta praevia mögliche plazentare Blutung wird durch uteroplazentare Ablösungen verursacht, die durch Scherkräfte zustande kommen, wie sie bei Uteruskontraktionen auftreten. Dabei blutet es aus den intervillösen Räumen, womit es sich um eine mütterliche Blutung handelt. Werden durch die Scherkräfte auch die Zotten verletzt, kommt es zusätzlich zu einer fetalen Blutung. Da die Blutreserven des Fetus sehr begrenzt sind, ist er dabei hochgradig gefährdet. Die perinatale Mortalität der Placenta praevia totalis beträgt 4–8%.

Symptome

Bei einer bekannten Placenta praevia sollten die Patientinnen über die erhöhte Blutungsgefahr, deren Folgen und die Konsequenzen (sofortige Klinikvorstellung bei einer Blutung) aufgeklärt werden. Bei bekannter Placenta praevia ist eine schmerzlose Blutung – v.a. im 3. Trimenon – Leitsymptom und gleichzeitig die gefürchtetste Komplikation. Grundsätzlich können Placentapraevia-Blutungen aber in jedem Gestationsalter auftreten.

Der Schweregrad des mütterlichen und fetalen Blutverlusts variiert sehr stark.

Diagnostik

Hämatologische Diagnostik Bei einer Blutung der Mutter sollte ein Blutbild zur Anämiediagnostik (Hb, Hämatokrit) bestimmt werden, bei stärkeren Blutungen auch der Gerinnungsstatus. Schwere Blutungen können leicht zur Entwicklung einer disseminierten intravasalen Gerinnung (DIG) führen. Zum Ausschluss oder Nachweis einer DIC ist die Bestimmung der Thromboplastinzeit (Quick-Wert erniedrigt), der partiellen Thrombinzeit (PTT verlängert), von Antithrombin III (erniedrigt) und der Thrombozytenanzahl (erniedrigt) durchzuführen. Darüber hinaus kann auch die Bestimmung von Blutgerinnungszeit (verlängert), Thrombinzeit (TZ verlängert) und Fibrinogen (erniedrigt) hilfreich sein. Zur Klärung, ob es sich bei der Blutung um fetales oder mütterliches Blut handelt, kann in Einzelfällen die Bestimmung von HbF (fetales Hämoglobin) notwendig sein.

Weitere Diagnostik Der Gefährdungsgrad des Fetus ist mit den üblichen diagnostischen Methoden (CTG, Doppler) mitunter nur eingeschränkt beurteilbar. Der Blutfluss in der A. umbilicalis bleibt bei einer schweren fetalen Blutung (akute Anämie) unbeeinflusst, im CTG kann mitunter eine fetale Tachykardie mit Oszillationsverlust nachweisbar sein. Häufig kann eine intrauterine Blutung oder ein retroplazentares Hämatom sonographisch dargestellt werden. Zur Verifizierung der Blutungslokalisation (Blutung aus der Zervix oder nicht?) und zur Beurteilung der Zervixverhältnisse (Dilatationsgrad) kann eine Spekulumeinstellung durchgeführt werden. Die digitale Zervixbeurteilung sollte in der Regel vermieden werden

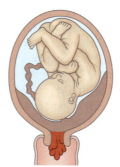 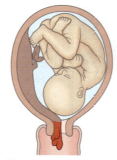 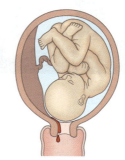

Placenta praevia totalis   Placenta praevia partialis   Placenta praevia marginalis

Abb. 19-4 Formen der Placenta praevia.

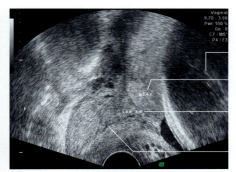

Abb. 19-5 Placenta praevia totalis. Sonographie.

und bleibt – falls sie doch zur Beurteilung des äußeren Muttermundes durchgeführt wird – ausschließlich dem erfahrenen Geburtshelfer vorbehalten.

MERKE
Aufgrund der intensiven sonographischen Diagnostik ist in den deutschsprachigen Ländern der Plazentasitz meist bereits im 1. Trimenon bekannt und im Mutterpass dokumentiert.

Therapie

Grundsätzlich muss jede Schwangere mit bekannter Placenta praevia bei einer Blutung stationär aufgenommen werden. Um Uteruskontraktionen mit der Gefahr eines weiteren Abscherens der Plazenta zu vermeiden, sollte eine sofortige **Tokolyse** mit β-Sympathikomimetika (Fenoterol [Partusisten®]) oder Oxytocinrezeptorantagonisten (Atosiban [Tractocile®]) durchgeführt werden.

Das weitere Vorgehen wird vom Gestationsalter und von der Blutungsstärke bestimmt:
- Gestationsalter: Zwischen der 24. und 34. Schwangerschaftswoche wird die **fetale Lungenreifung** induziert (Betamethason [Celestan®]), wenn dies noch nicht präventiv geschehen ist. Eine CTG-Überwachung ist obligatorisch. Nach der 37. Schwangerschaftswoche (also außerhalb der Frühgeburtsfrist) wird die **Schwangerschaft mittels Kaiserschnitt beendet.** Dies ist aufgrund der guten Prognose für das Neugeborene auch schon ab der 34. Schwangerschaftswoche möglich. Bei einem jüngeren Gestationsalter wird die Entscheidung zur Entbindung zunehmend schwieriger und hängt vom fetalen und mütterlichen Gefährdungsgrad ab.
- Blutungsstärke: Kann die Blutung nicht gestoppt werden oder droht eine akute fetale und mütterliche Gefährdung, muss die Entbindung – unabhängig vom Gestationsalter – sofort vorgenommen werden. Es empfiehlt sich, hierfür Erythrozytenkonzentrate und Fresh Frozen Plasma (FFP) bereitzustellen.

Die **Entbindung** muss bei einer Placenta praevia totalis stets durch Sectio durchgeführt werden. Bei einer Placenta praevia partialis ist in den meisten Fällen ebenfalls eine Sectio notwendig – ein vaginaler Entbindungsversuch kann bei ausbleibender Blutung jedoch versucht werden.

Bei einer Placenta praevia marginalis hängt der Entbindungsmodus vom klinischen Bild ab. Bei ausbleibender oder geringer Blutung kann in den meisten Fällen ein vaginaler Entbindungsversuch unternommen werden.

PRAXISTIPP
Präventive Hospitalisierung
Die Empfehlungen zur präventiven Hospitalisierung bei Placenta praevia sind sehr heterogen. Schwangere mit einer Placenta praevia, die im frühen Schwangerschaftsverlauf rezidivierende Blutungen haben, sollten großzügig hospitalisiert werden, da es bei ihnen im späteren Schwangerschaftsverlauf gehäuft zu schweren plazentaren Blutungen kommt. Die meisten Kliniken nehmen Schwangere mit Placenta praevia zwischen der 30. und 34. SSW präventiv stationär auf – auch bei blutungsfreiem Verlauf. Die elektive Entbindung bei Placenta praevia totalis wird spätestens in der 38. SSW vorgenommen.

19.5 Vorzeitige Plazentalösung (Abruptio Plazentae)

Definition Bei einer vorzeitigen Plazentalösung handelt es sich entweder um eine vollständige oder um eine partielle Lösung der Plazenta vor der Geburt des Kindes.

Epidemiologie Eine vorzeitige Plazentalösung ist ein seltenes Ereignis (0,2–1%), das aufgrund eines teils dramatischen Verlaufs mit einer hohen perinatalen Mortalität und Morbidität einhergeht.

Ätiologie Die vollständigen pathophysiologischen Mechanismen sind nicht geklärt. Wahrscheinlich ist eine der Ursachen eine ungenügende Invasion von Spiralarterien während der Plazentation. Hierfür spricht auch, dass vorzeitige Plazentalösungen signifikant häufiger mit Erkrankungen einhergehen, die auch mit einer gestörten Plazentation assoziiert sind. Dies gilt besonders für hypertensive Schwangerschaftserkrankungen und die Plazentainsuffizienz. Darüber hinaus können in seltenen Fällen abdominale Traumen (z.B. Sturz, Verkehrsunfall), Narbenbildungen (z.B. nach Sectio), Uterusanomalien (z.B. gestörte Implantation bei Myomen), Multiparität und vasokonstringierende Substanzen (z.B. Kokain) zu einer vorzeitigen Plazentalösung führen.

Symptome

Das klinische Vollbild einer vorzeitigen Plazentalösung ist durch plötzlich einsetzende Bauchschmerzen und eine vaginale Blutung gekennzeichnet. Die Schmerzen sind mit einer starken Wehentätigkeit, meist mit einer uterinen Dauerkontraktion verbunden. Die Blutung kann so stark sein, dass eine disseminierte intravasale Gerinnung (DIG) ausgelöst wird, kann aber auch ganz fehlen.

MERKE
Plötzlich auftretende abdominale Schmerzen mit einer uterinen Dauerkontraktion sind in Verbindung mit einer vaginalen Blutung hochgradig verdächtig für eine vorzeitige Plazentalösung.

Diagnostik

Eine vorzeitige Plazentalösung ist v.a. tückisch, wenn klinische Symptome fehlen, was in 20–30% aller Fälle vorkommt. Hierbei kann eine Verdachtsdiagnose nur sonographisch oder durch pathologische Veränderungen der fetalen Herzfrequenz (nachgewiesen im CTG) gestellt werden.

Therapie

Die einzige kausale Therapie einer vorzeitigen Plazentalösung ist die Entbindung. Ob eine Entbindung notwendig ist, hängt vom Gestationsalter und vom klinischen Ausmaß ab:
- **Vollständige Plazentalösung:** Eine vollständige vorzeitige Plazentalösung ist ein ernster klinischer Notfall. In dieser Situation kann nur eine sofortige Notfallsectio den Fetus vor einer hypoxischen Schädigung und die Mutter vor einem möglicherweise lebensbedrohlichen Blutverlust bewahren.
- **Partielle Plazentalösung:** Liegt eine Teillösung vor, die von der Mutter (stabiler Hb, keine DIC) und dem Fetus kompensiert wird (CTG und Doppler-Sonographie unauffällig), kann die Schwangerschaft bei niedrigem Gestationsalter verlängert werden (Hospitalisierung, körperliche Schonung, ggf. Tokolyse). Eine plazentare Teillösung schreitet häufig zu einem späteren Zeitpunkt fort und erfordert daher eine engmaschige klinische Beobachtung.

19.6 Fruchtwasseranomalien

Definition Unter einem Anhydramnion versteht man das vollständige Fehlen von Fruchtwasser, das Oligohydramnion bezeichnet ein Zuwenig, das Polyhydramnion ein Zuviel an Fruchtwasser. Die normale Fruchtwassermenge ist vom Gestationsalter abhängig (> Kap. 13.3) und weitgehend unabhängig von der mütterlichen Hydratation. Sie lässt sich sonographisch bestimmen (s.u.).

Epidemiologie Das Oligohydramnion kommt bei 1,7–7% aller Schwangerschaften vor, das Polyhydramnion bei 1–2,8% aller Schwangerschaften.

Ätiologie Neben einer Reihe von Ursachen für die verschiedenen Formen der Fruchtwasseranomalien (> Tab. 19-2) sind beim Oligo- und Polyhydramnion Dynamik und Gestationsalter zu berücksichtigen, um die klinische Bedeutung der Störung beurteilen zu können:
- **Oligohydramnion:** Fällt ein Oligohydramnion erstmals am Schwangerschaftsende bei sonst unauffälliger fetaler Entwicklung auf, ist an einen Blasensprung als Ursache zu denken. In manchen Fällen kann aber auch eine beginnende Plazentainsuffizienz für das verminderte Fruchtwasser verantwortlich sein. Die Prognose für das Neugeborene ist in diesem Gestationsalter gut. Ein Oligohydramnion im 1. und 2. Trimenon geht dagegen häufiger mit schwereren pathologischen Ursachen einher (> Tab. 19-2).

Tab. 19-2 Ursachen für Fruchtwasseranomalien.

Anhydramnion	Oligohydramnion	Polyhydramnion
• Blasensprung • fetale Fehlbildungen (z.B. Nierenagenesie bei Potter-Syndrom)	• Blasensprung • Plazentainsuffizienz • fetale Fehlbildungen (des Urogenitaltrakts: Nierendysplasie, polyzystische Nierenerkrankung, Ureteren- und Urethraobstruktion) • Behandlung der Mutter mit Prostaglandinsynthetasehemmern (z.B. Indometacin) • Übertragung • Oligohydramnion eines Zwillings durch fetofetales Transfusionssyndrom („Donor", „stuck twin")	• idiopathisch (keine erkennbare Ursache) • Diabetes mellitus • fetale Fehlbildungen (z.B. Verdauungstrakt: Ösophagus-, Duodenalatresie) • Neuralrohrdefekte: Anenzephalus, Spina bifida • immunologischer Hydrops fetalis • nichtimmunologischer Hydrops fetalis • Polyhydramnion eines Zwillings durch fetofetales Transfusionssyndrom („Akzeptor")

- **Polyhydramnion:** Am häufigsten ist das idiopathische Polyhydramnion (60% der Fälle), das weder mit einer fetalen noch mit einer mütterlichen Störung zusammenhängt. Zweithäufigste Ursache in etwa 20% der Fälle ist ein Diabetes mellitus der Mutter, gefolgt von fetalen Fehlbildungen in bis zu 20% der Fälle.

Einfluss auf das Kind Bei einem Oligo- oder Anhydramnion können Nabelschnurkomplikationen entstehen, wenn der Fetus die Nabelschnur am eigenen Körper oder an der Uteruswand komprimiert. Wenn der Blutfluss in der Nabelschnur dadurch nachhaltig gestört wird, ist eine ernste intrauterine Asphyxie oder der intrauterine Fruchttod möglich.

Symptome

Richtungweisend sind oft Begleitsymptome wie Fruchtwasserabgang (Blasensprung) oder bekannter Diabetes mellitus.

Oligo-, Anhydramnion Liegt einem Oligo- bzw. Anhydramnion eine fetale Fehlbildung bzw. ein fetofetales Transfusionssyndrom zugrunde, bleiben typische maternale Symptome aus. Die Diagnose ist ausschließlich sonographisch zu stellen. Eine deutlich verminderte Fruchtwassermenge kann in manchen Fällen zu einem für das Gestationsalter verminderten maternalen Abdomenumfang oder zu einem zu niedrigen Fundusstand führen. Ein Blasensprung kann klinisch durch einen vaginalen Fruchtwasserverlust imponieren.

Polyhydramnion Ein Polyhydramnion fällt häufig durch eine nicht adäquate Zunahme des maternalen Abdomenumfangs bzw. einen besonders hohen uterinen Fundusstand auf. Dadurch können Wehen, manchmal aber auch nur ein abdominales Spannungsgefühl oder eine Dyspnoe ausgelöst werden. Führt ein manifester Diabetes oder ein Gestationsdiabetes zu einem Polyhydramnion, können gelegentlich die für einen Diabetes typischen Symptome wie Polyneuropathie, Infektanfälligkeit, Gastropathie oder Polydipsie für die Diagnosestellung richtungweisend sein.

Diagnostik

Ein erfahrener Untersucher kann sonographisch leicht beurteilen, ob die **Fruchtwassermenge** verändert ist. Ist eine genauere Bestimmung erforderlich, hat sich die Bestimmung des AFI („amniotic fluid index") anhand der 4-Quadranten-Technik etabliert. Hierfür wird die Tiefe der Fruchtwasserdepots in den 4 Quadranten der Amnionhöhle gemessen und addiert. Normwerte für eine unauffällige Fruchtwassermenge sind vom Gestationsalter abhängig und werden unterschiedlich angegeben. Ein AFI zwischen 8 und 24 cm gilt als normal. Eine sonographisch nicht nachweisbare fetale Harnblase (Verdacht auf Nierenagenesie) oder diskordante Zwillinge (Verdacht auf fetofetales Transfusionssyndrom) sind Fälle, bei denen die Diagnose meist leicht zu stellen ist.

Das idiopathische Polyhydramnion ist eine Ausschlussdiagnose. Voraussetzung ist immer eine intensivierte **Fehlbildungsdiagnostik** zum Ausschluss fetaler Fehlbildungen und Chromosomenstörungen. In 8–18% sind fetale Fehlbildungen und in 10–22% Chromosomenanomalien zu finden.

Bei einem Polyhydramnion sollte zum Ausschluss einer diabetischen Stoffwechsellage immer ein oraler **Glukosetoleranztest** durchgeführt werden. Ist bei einem Oligo- bzw. Anhydramnion ein Blasensprung nicht sicher klinisch ausgeschlossen, kann bei frühem Gestationsalter intraamnial blauer Farbstoff (Indigokarmin) appliziert werden. Ist konsekutiv bei der Mutter ein transzervikaler Verlust des blauen Farbstoffes nachweisbar, gilt ein Blasensprung als gesichert.

Therapie

Wenn ein kausaler Zusammenhang zur Fruchtwasseranomalie bekannt ist, sollte die **Ursache** – soweit möglich – behandelt werden (z.B. Blutzuckereinstellung beim Diabetes mellitus oder Lasertherapie beim fetofetalen Transfusionssyndrom).

Gelingt dies nicht, muss die fetale Gefahrensituation (z.B. immunologischer Hydrops fetalis, vorzeitiger Blasensprung vor der 34. Schwangerschaftswoche) beobachtet und ggf. eine **Entbindung** erwogen werden. Bei einem vorzeitigen Blasensprung wird die Schwangerschaft maximal bis zur 34. Schwangerschaftswoche verlängert. Anschließend wird immer entbunden, da die Gefahr für den Fetus durch eine intrauterine Infektion oder eine Nabelschnurkompression größer ist als die Risiken einer Frühgeburt. Kritisch ist die Situation bei einem vorzeitigen Blasensprung vor der Lebensfähigkeit des Neugeborenen (< 23.–24. Schwangerschaftswoche). In diesen Fällen müssen die fetalen/neonatalen Risiken (Lungenhypoplasie, Beugekontrakturen, Amnioninfektionssyndrom) mit den Chancen, ein verhältnismäßig sicheres Schwangerschaftsalter jenseits der 28. Schwangerschaftswoche zu erreichen, gegeneinander abgewogen werden.

19.7 Blutgruppeninkompatibilitäten

Definition Unter Blutgruppeninkompatibilitäten werden Alloimmunerkrankungen gegen Blutbestandteile verstanden. Dabei sind erythrozytäre (Morbus haemolyticus neonatorum, Rhesus-Inkompatibilität) von thrombozytären Inkompatibilitäten zu unterscheiden. Bei der Alloimmunthrombozytopenie kommt es zu einem transplazentaren Übertritt von maternalen Antikörpern der IgG-Klasse, die gegen fetale Thrombozyten gerichtet sind.

Epidemiologie Bei den erythrozytären Inkompatibilitäten ist die Rhesus-Inkompatibilität am häufigsten (82%). In Mitteleuropa sind etwa 15% aller Schwangeren Rhesus-negativ. Thrombozytäre Inkompatibilitäten sind sehr selten und werden nicht besprochen.

Ätiologie und Pathogenese Begriffe wie „Morbus haemolyticus neonatorum", „immunologischer Hydrops fetalis" oder „fetale Erythroblastose" beschreiben stets den gleichen Vorgang, nämlich die Zerstörung fetaler Erythrozyten durch Antikörper der Mutter. Grund dafür ist eine Sensibilisierung der Mutter durch eine fetomaternale Bluttransfusion, wie sie z.B. bei Aborten, invasiven Eingriffen (z.B. Amniozentese), plazentaren Blutungen oder früheren Geburten möglich ist. Dazu können selbst kleinste Blutmengen (< 0,1 ml) ausreichen. Die mütterlichen IgG gehen dann transplazentar auf den Fetus über und schädigen dessen Erythrozyten. Dabei sind folgende Inkompatibilitäten möglich:

- Rhesus-Inkompatibilität: Eine Rhesus-negative Mutter wird sensibilisiert und bildet Antikörper gegen Rhesus-positive Erythrozyten des Kindes.
- Antikörperkonstellationen gegen andere Blutgruppeneigenschaften (Anti-c/C, Anti-e/E, Anti-Kell, Anti-Duffy).

Diagnostik

Antikörpernachweis

Da die größte Gefahr eines fetomaternalen Blutaustauschs bei der Geburt besteht, ist das Risiko einer Blutgruppenunverträglichkeit besonders in Schwangerschaften gegeben, die der ersten Geburt folgen. Um frühzeitig eine Blutgruppenunverträglichkeit nachzuweisen oder die Risikokonstellation abschätzen zu können, wird bei jeder Schwangeren bei der ersten Schwangerenvorsorge die Blutgruppe bestimmt und ein indirekter **Coombs-Test** durchgeführt. Bei einer Konstellation, bei der eine Blutgruppenunverträglichkeit auftreten könnte (Rhesus-negative Mutter und Rhesus-positiver Vater), muss nicht automatisch eine Inkompatibilität auftreten. Lassen sich jedoch bei der Mutter Antikörper nachweisen, muss stets daran gedacht werden.

Diagnostik bei vorhandenen Antikörpern

In dieser Situation werden die folgenden diagnostischen Methoden eingesetzt:

- **Sonographie:** Mit engmaschigen sonographischen Kontrollen können ernst zu nehmende Hinweise auf eine meist schwere fetale Anämie diagnostiziert werden: Hydrops fetalis (Aszites, Pleuraerguss, Hautödem; > Abb. 19-6), vergrößertes Herz, Trikuspidalinsuffizienz, hydropische Plazenta, Polyhydramnion.
- **Serielle Antikörperbestimmungen:** Durch einen möglichen Titeranstieg von Anti-D-Antikörpern ist z.B. die Dynamik der Ausbildung einer Rhesus-Inkompatibilität abschätzbar.
- **Doppler-Sonographie:** Im klinischen Alltag hat sich die Messung der Blutflussgeschwindigkeit während der Systole der fetalen A. cerebri media etabliert. Das Ausmaß der Geschwindigkeitszunahme eignet sich gut zur Beurteilung der fetalen Anämie.
- **Chordozentese:** Bei Unsicherheiten oder dem dringenden Verdacht auf eine fetale Anämie ist die sicherste Methode die Nabelschnurpunktion (Chordozentese), bei der die Hämoglobinkonzentration in einer fetalen Blutprobe bestimmt wird. Allerdings ist diese Methode invasiv und zeigt nur eine Momentaufnahme. In 2–3% der Fälle muss mit einer fetalen Komplikation (Bradykardie, anhaltende Blutung aus Punktionsstelle der Nabelschnur) gerechnet werden, sodass es entweder zum Abort (< 24. Schwangerschaftswoche) oder zu einer Notfallsectio (≥ 24. Schwangerschaftswoche) kommt.
- **Liley-Punktionen:** Durch die photometrische Bestimmung von Bilirubin im Fruchtwasser (Amniozentese) bei einer Wellenlänge von 450 nm kann man eine fetale Anämie indirekt abschätzen. Diese Untersuchung gibt allerdings nur eine momentane Situation wieder und ist fehleranfällig. Inzwischen sind Liley-Punktionen durch die dopplersonographische Blutflussgeschwindigkeit der A. cerebri media abgelöst. Bei differentialdiagnostischem Klärungsbedarf einer vermuteten fetalen Anämie wird die Bestimmung der Blutflussgeschwindigkeit mit einer Chordozentese kombiniert.

Therapie

Bluttransfusion Die Therapie einer schweren fetalen Anämie hängt in erster Linie vom Gestationsalter ab. Vor der Frühgeburtsgrenze wird bei schwerer fetaler Anämie eine Bluttransfusion über eine Chordozentese durchgeführt. Die zeitliche Grenze für diese komplikationsträchtigen Transfusionen ist in den deutschsprachigen Ländern unterschiedlich. Die meisten Kliniken führen sie bis zur 32.–36. Schwangerschaftswoche durch. Danach sind die durch eine intrauterine Transfusion bedingten fetalen Risiken höher als die neonatalen Risiken einer vorgezogenen Geburt. Transfundiert wird 0-negatives, bestrahltes, gewaschenes und serologisch getestetes Blut. Die präventive Bestrahlung reduziert Abstoßungsreaktionen. Hauptgefahr ist die Übertransfundierung des Fetus mit der Folge einer Kreislaufüberlastung und Herzinsuffizienz. Um dies zu vermeiden, wird während der Transfusion seriell aus der Nabelschnur Blut gewonnen, und der jeweilig aktuelle fetale Hämatokrit- und Hämoglobinwert bestimmt.

Prophylaxe Durch die prophylaktische Verabreichung von Anti-D-Immunglobulin konnte die Rate von Rhesus-Inkompatibilitäten gesenkt werden. Verabreicht wird Anti-D-Immunglobulin (300 µg):
- bei Rh-negativen Schwangeren zwischen der 28. und 30. SSW
- bei Risiken einer fetomaternalen Transfusion (Abort, Abruptio, invasive intrauterine Eingriffe, zervikale Blutungen, Extrauterinschwangerschaft, äußere Wendung, Geburt).

Eine postpartale Prävention ist dann nötig, wenn das Neugeborene einer Rhesus-negativen Mutter Rhesus-positiv ist. Die Prävention muss auch dann durchgeführt werden, wenn die Mutter zur Prophylaxe bereits zwischen der 28. und 30. Schwangerschaftswoche mit Anti-D-Immunglobulin behandelt wurde.

> **MERKE**
> Ohne eine präventive Anti-D-Prophylaxe würden 7–9% aller Rhesus-negativen Mütter Antikörper bilden, in 0,5–1% der Fälle käme es zu einer klinisch manifesten Rhesus-Inkompatibilität.

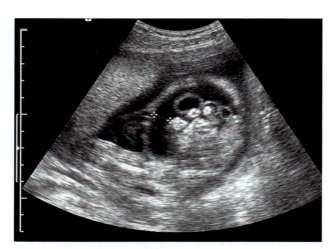

Abb. 19-6 Generalisierter Hydrops fetalis. Sonographie.

19.8 Mehrlingsschwangerschaften

Grundlagen

Epidemiologie Die Anzahl von Mehrlingsschwangerschaften nimmt in den Industrieländern seit Jahren v. a. aufgrund der steigenden Sterilitätsbehandlungen kontinuierlich zu. Die biologische Häufigkeit von Zwillingsschwangerschaften beträgt nach der Hellin-Regel 1 : 85 (1,18%), Drillingsschwangerschaften werden mit einer Häufigkeit von 1 : 85^2 (= 1 : 7.225), Vierlinge mit einer Häufigkeit von 1 : 85^3 (= 1 : 614.125) usw. beobachtet.

In den USA stieg die Rate an Zwillingsschwangerschaften seit 1980 um 65%, die Rate an Drillingsschwangerschaften sogar um 500%. Dort sind bereits 3% aller Kinder Mehrlinge und zu einem großen Anteil für die Rate der Frühgeburten verantwortlich. 17% aller Frühgeburten (< 37. Schwangerschaftswoche) und 23% der Frühgeburten unter der 32. Schwangerschaftswoche sind Mehrlinge.

Ätiologie Verantwortlich für die Zunahme der Mehrlingsschwangerschaften (Zwillinge: 1 : 50) über die biologische Rate hinaus sind die häufigen Sterilitätsbehandlungen. Da Zwillingsschwangerschaften im höheren Konzeptionsalter (35–39 Jahre) häufiger vorkommen, steigt heute bei ansteigendem Konzeptionsalter auch die Inzidenz von Zwillingsschwangerschaften. Der Grund hierfür liegt beim ovulationsauslösenden follikelstimulierenden Hormon (FSH). Die Konzentration von FSH steigt mit dem Alter kontinuierlich an, und somit die Häufigkeit von Mehrfacheisprüngen.

Einfluss auf die Schwangerschaft Die erhöhten Risiken einer Mehrlingsschwangerschaft sind:
- erhöhte Rate an Kaiserschnitten
- Plazentainsuffizienz bei Zwillingen 3- bis 7-mal häufiger
- vorzeitige Plazentalösungen bei Zwillingen 8,2-mal häufiger
- erhöhtes Frühgeburtsrisiko
- Gestationsdiabetes bei Zwillingen um 3–6% häufiger, bei Drillingen um 22–39%
- Lungenödem unter Tokolysetherapie
- Präklampsie bei Zwillingen 2,6-mal höher, bei höhergradigen Mehrlingen noch deutlicher gesteigert (früheres Auftreten und schwererer Verlauf)
- erhöhtes Thrombembolierisiko (durch Sectio, Frühgeburt, Alter über 35 Jahre und Immobilisierung)

Einfluss auf das Kind Das Kind kann bei einer Mehrlingsschwangerschaft ebenfalls gefährdet sein:
- perinatale Mortalität und Morbidität bei Zwillingen 3- bis 4-mal höher
- fetofetales Transfusionssyndrom
- Fehlbildungen
- pathologischer Karyotyp (das Risiko, dass z.B. ein Zwillingskind an einer Trisomie 21 leidet, entspricht bei einer 33-jährigen Zwillingsmutter dem Risiko einer 35-jährigen Einlingsmutter)
- Fettleber bei Zwillingsschwangerschaften 7-mal häufiger (1 : 10.000).

Krankheitsbilder

Plazentainsuffizienz

Eine Plazentainsuffizienz (> Kap. 19.3) führt bei Zwillingsschwangerschaften entweder zu einer Wachstumsretardierung beider oder nur eines Mehrlings und ist gegenüber Einlingsschwangerschaften 3- bis 7-mal häufiger.

Symptome und Diagnostik
Am häufigsten ist eine Wachstumsretardierung nur eines Zwillings (meist der 2. „obere" Zwilling). In diesen Fällen spricht man vom diskordanten Wachstum der Zwillinge. Sonographisch fällt eine Wachstumsabflachung der wichtigsten Messebenen auf (> Abb. 19-7). Dazu gehören anfangs der abdominale Durchmesser und Umfang, später auch der biparietale Durchmesser und Umfang. Insgesamt lässt sich eine Abflachung der ermittelten Gewichtskurve (meist nach der 24. Schwangerschaftswoche) nachweisen.

Eine frühe Wachstumsretardierung vor der 24. Schwangerschaftswoche kann auf einen pathologischen Karyotyp oder auf die Entwicklung eines fetofetalen Transfusionssyndroms hinweisen. Beim Verdacht auf eine Plazentainsuffizienz muss die Überwachung durch Doppler-Untersuchungen und die Ableitung der fetalen Herzfrequenz intensiviert werden. Eine fetale Gefährdung besteht v.a. bei einem ARED-Flow („absent" oder „reverse end-diastolic flow"; > Abb. 19-3d) in der Nabelschnurarterie. Ausdruck einer weiteren und sehr ernsten Verschlechterung der fetalen Situation ist ein pathologischer Blutfluss in den fetalen Venen.

Therapie
Die Indikation zur Entbindung muss bei sehr niedrigem Gestationsalter streng, bei Schwangerschaften über der 34. Schwangerschaftswoche dagegen großzügig gestellt werden.

Fetofetales Transfusionssyndrom (FFTS)

Epidemiologie Ein FFTS entsteht bei 15% aller monochorialen Zwillingsschwangerschaften.

Ätiologie Ursache sind arteriovenöse, seltener auch rein venöse oder rein arterielle Gefäßanastomosen. Die Gefäßshunts führen dazu, dass aufgrund plazentarer Druckdifferenzen der eine Zwilling Blut durch den plazentaren Kreislauf in den anderen Zwilling pumpt. Der pumpende Zwilling wird auch als Donor und der Blutempfänger als Akzeptor bezeichnet. Durch die Hypovolämie des Donors (Blutverlust zum Akzeptor) sind seine Nierendurchblutung und demzufolge die Harnprodukti-

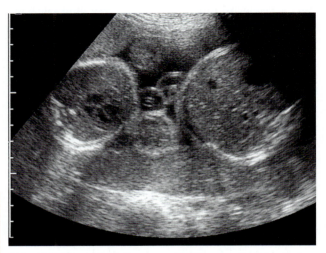

Abb. 19-7 Thoraxdarstellung von Zwillingen mit diskordantem Wachstum in der Sonographie.

on deutlich vermindert (leere Harnblase, geringere Fruchtwassermenge). Durch das Oligo- oder Anhydramnion klebt das Amnion regelrecht am Donor, sodass dieser wie in einer engen Hülle gefangen ist. Die Hypervolämie des Akzeptors führt dagegen zu einer vermehrten Urinproduktion mit der Folge einer vollen Harnblase und einer hohen Fruchtwassermenge.

Diagnostik

Sonographisch ist typisch:
- Wachstumsdiskordanz des Donors, der deutlich kleiner ist (> Abb. 19-7)
- Diskrepanz der Fruchtwassermengen
- deutliche Unterschiede des Bewegungsmusters: Bewegungsarmut des Donors, große Mobilität des Akzeptors
- unterschiedliche Harnblasenfüllung
- häufig pathologischer fetaler Blutfluss.

Therapie

Beide Feten sind durch ein FFTS äußerst gefährdet. Unbehandelt würden nur in 0–10% beide Feten und in 0–30% wenigstens ein Fetus überleben. Als Behandlungsstrategien haben sich etabliert:
- Amnionpunktionen zur Verminderung der Fruchtwassermenge des Akzeptors
- Fetoskopie mit Laserkoagulation der Gefäßanastomosen.

Gelingt eine Laserbehandlung, ist mit einer Überlebensrate von 35% für beide Zwillinge und 76% für einen Zwilling zu rechnen. Eine Reduktion der Fruchtwassermenge führt dagegen nur in 26% bzw. 51% zum Erfolg. Voraussetzungen für die Lasertherapie sind allerdings ein geeignetes Schwangerschaftsalter (meist vor der 25. SSW), ausreichendes und klares Fruchtwasser sowie oberflächlich liegende Gefäßanastomosen.

Nabelschnurumschlingung

Bei monoamnioten Zwillingen sind die Feten nicht durch getrennte Amnionhöhlen geschützt, sodass beide Feten durch eine gegenseitige Nabelschnurverwicklung gefährdet sind. Mögliche Folgen sind eine Strangulation oder Nabelschurverknotung. Dieses Ereignis ist nicht vorhersehbar und kann auch nicht durch präventive Maßnahmen verhindert werden. Es hat sich daher durchgesetzt, monoamniote Zwillinge zwischen der 32. und 34. Schwangerschaftswoche elektiv durch Sectio zu entbinden. Allerdings scheinen die meisten Nabelschnurkomplikationen bereits in einem niedrigeren Gestationsalter aufzutreten.

Früh- und Spätabort eines Zwillings

Die Angaben über die Inzidenz von Mehrlingsschwangerschaften beruhen in der Regel auf den tatsächlichen Geburten von Mehrlingen. Berücksichtigt man auch frühe Zwillingsanlagen, liegt die Inzidenz deutlich höher. Möglicherweise besteht eine frühe Anlage einer Zwillingsschwangerschaft bei 3% aller Schwangerschaften. Indem einer der beiden Zwillingsembryos oder -feten abstirbt, reduziert sich die Zwillingsinzidenz auf das bekannte Maß.

Das Absterben eines Zwillings korreliert häufig mit einer vaginalen Blutung. Die Schwangerschaft bleibt jedoch meist intakt, d.h., der überlebende Zwilling reift ohne weitere Komplikationen heran. Der abgestorbene Zwilling – auch als „vanishing twin" bezeichnet – wird meist vollständig resorbiert oder ist bei der Geburt nur in Fragmenten „papyrusartig" erkennbar.

Zweizeitige Geburt

Eine besonders schwierige Situation liegt vor, wenn es in einem niedrigen Schwangerschaftsalter (< 32. Schwangerschaftswoche) durch eine vorzeitige Wehentätigkeit oder einen vorzeitigen Blasensprung zur Geburt des führenden Zwillings kommt. Je nach Gesamtsituation kann in manchen Fällen versucht werden, eine zweizeitige Geburt durchzuführen, also nach der Geburt des führenden Zwillings die Geburt zu unterbrechen und die Schwangerschaft mit dem verbleibenden Zwilling fortzuführen.

Dazu wird nach der Geburt des ersten Zwillings sofort eine Notfalltokolyse begonnen und eine antibiotische Therapie weitergeführt oder spätestens jetzt begonnen. Im Anschluss wird der Muttermund operativ verschlossen und eine Zerklage angelegt (> Abb. 19-8). Zuvor wird die durchtrennte Nabelschnur des ersten Zwillings gekürzt und in der Gebärmutter versenkt. Auch die Plazenta des bereits geborenen Kindes verbleibt im Uterus. Falls die Fruchtblase des verbleibenden Zwillings prolabiert ist, wird sie vorsichtig reponiert (Cave: Blasensprung).

Da die Ursachen für die „ungeplante" Geburt kurzfristig häufig nicht wirksam behandelt werden können, gelingt eine zweizeitige Geburt nur selten. In etwa der Hälfte der Fälle kann eine Verlängerung um zumindest einige Tage erreicht werden und somit die Induktion der fetalen Lungenreife mit Kortison abgeschlossen werden. Insgesamt ist mit einer mittleren Schwangerschaftsverlängerung um 16 Tage zu rechnen.

Intrauteriner Fruchttod eines Zwillings

Mehrlingsschwangerschaften gehen mit einer erhöhten Rate eines intrauterinen Fruchttodes (Absterben nach der 24. Schwangerschaftswoche) einher. Da dieses Risiko nach der 38. Schwangerschaftswoche ansteigt, werden Zwillingsmütter spätestens zu diesem Zeitpunkt entbunden. Die Rate wird mit 0,5% bis fast 7% angegeben. Der Fruchttod eines Zwillings beeinträchtigt den zunächst überlebenden Fetus negativ, v.a. durch Mikrothromben oder eingeschwemmte gerinnungsaktive Substanzen. Das Ausmaß der Gefährdung ist nicht exakt abschätzbar. Es ist wahrscheinlich zum Zeitpunkt des intrauterinen Fruchttodes am größten. Eine disseminierte intravasale Gerinnung der Mutter entwickelt sich bei einem solchen Ereignis nur extrem selten.

Das weitere Prozedere nach dem Tod eines Mehrlings hängt in erster Linie vom erreichten Gestationsalter und vom Zustand des oder der Überlebenden ab. Zeigen der oder die überlebenden Mehrlinge keine Dekompensationszeichen, kann

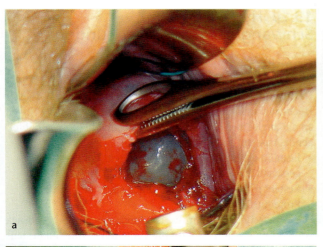
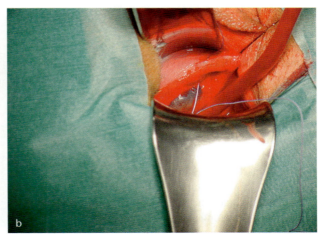
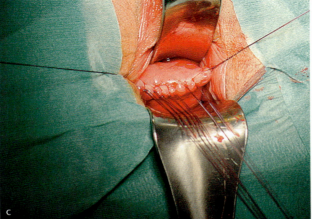

Abb. 19-8 Muttermundsverschluss bei Fruchtblasenprolaps.
a Fruchtblasenprolaps (Fruchtblase bereits mechanisch und durch Kopftieflagerung teilweise reponiert).
b Zustand nach Deepithelisierung.
c Situs vor Kürzung der Fäden am Ende der Operation.

 130 Audio Erklärung zur Abb. 19-8

man das Ende der Frühgeburtsperiode abwarten. Allerdings ist bis zur Entbindung eine engmaschige Überwachung (Sonographie, CTG) zumindest alle 2 Wochen notwendig.

19.9 Amnioninfektionssyndrom

Definition Beim Amnioninfektionssyndrom kommt es zu einer bakteriellen intraamnialen Infektion und damit zu einer Infektion des Fetus.

Ätiologie und Pathogenese Ursache ist eine meist aszendierende Infektion vaginaler Keime, die transzervikal zu einer Chorioamnionitis führen. Meist liegt gleichzeitig ein vorzeitiger Blasensprung vor.

Begünstigt wird die aszendierende Infektion durch Manipulationen am Zervikalkanal (häufige digitale oder vaginale sonographische Untersuchungen, Zerklagen) und durch Milieuveränderungen in der sonst sauren Scheide.

In seltenen Fällen kann es zu einer transamnialen Durchwanderung pathogener Keime (z.B. Chlamydien, Ureaplasmen) kommen. Noch seltener wurden die Keime transabdominal eingebracht, z.B. bei einer Punktion (Amniozentese).

Folgende Keime können gefunden werden (in der Reihenfolge ihrer Häufigkeit):
- Enterokokken
- Ureaplasma urealyticum
- Mycoplasma hominis
- Streptokokken
- Chlamydien.

Einfluss auf das Kind Bei fortgeschrittener intrauteriner fetaler Infektion ist das Neugeborene durch eine signifikant höhere Mortalität und Morbidität bedroht, insbesondere bei einer Frühgeburt.

Einfluss auf die Mutter Die progrediente uterine Infektion kann sich zu einer generalisierten Sepsis entwickeln.

Symptome

Typische Symptome sind eine uterine Aktivität (Wehen oder schmerzfreie Kontraktionen) und ein beidseitiger Schmerz im unteren Uterinsegment v.a. bei fortgeschrittener Infektion (Uteruskantenschmerz), die aber beide nicht obligat auftreten.

Diagnostik

Mit dem Amnioninfektionssyndrom steigt meist das C-reaktive Protein (CRP) im mütterlichen Serum an. Ist die Körpertemperatur der Mutter auf über 38 °C erhöht und ist bereits ein Uteruskantenschmerz nachzuweisen, muss mit einem fortgeschrittenen Amnioninfektionssyndrom gerechnet werden. Fetale Infektionszeichen sind eine Erhöhung der basalen Herzfrequenz (über 160 Schläge/min), mitunter mit einem Oszillationsverlust der fetalen Herzfrequenz.

Sind mehrere Symptome und Parameter kombiniert – v.a. in Verbindung mit einer typischen Risikokonstellation (z.B. vorzeitiger Blasensprung) –, lässt sich das Vollbild eines Amnioninfektionssyndroms meist rasch diagnostizieren. Andernfalls kann eine diagnostische Amniozentese durchgeführt werden. Hierbei können Bakterien und Leukozyten direkt nachgewiesen oder ein verminderter Glukosespiegel gefunden werden. Außerdem ist eine erhöhte Interleukin-6- und -8-Konzentration Marker einer intrauterinen Infektion.

> **MERKE**
> Bei vorzeitigem Blasensprung wird durch engmaschiges Monitoring und die Bestimmung von Infektionsparametern im Serum (CRP) die Entwicklung eines Amnioninfektionssyndroms frühzeitig erfasst.

Therapie

Bei Verdacht auf ein Amnioninfektionssyndrom muss möglichst sofort mit einer **Antibiotikatherapie** (Penicilline, Cephalosporine) begonnen werden. Eine neonatale Sepsis ist dadurch auch bei bereits manifestem Amnioninfektionssyndrom noch positiv zu beeinflussen. Wenn sich in seltenen Fällen eine antibiotisch nicht beherrschbare Endomyometritis entwickelt, kann eine **Hysterektomie** notwendig sein.

Bereits geringste klinische Zeichen eines Amnioninfektionssyndroms müssen richtig gedeutet werden, ggf. wird eine **Entbindung** in die Wege geleitet. Bei unreifem Zervixbefund ist meist eine Sectio indiziert.

Treten die Zeichen eines Amnioninfektionssyndroms beim reifen Kind erst im Geburtsverlauf auf und ist die Geburt in Kürze zu erwarten, kann der Versuch einer vaginalen Entbindung fortgesetzt werden.

> **MERKE**
> Beim Nachweis einer mütterlichen Infektion (Endomyometritis, Sepsis) muss immer – unabhängig vom Gestationsalter – eine Entbindung durchgeführt werden.

19.10 Hypertensive Schwangerschaftserkrankungen

Grundlagen

Definition Die Definition schwangerschaftsassoziierter Hochdruckkrankheiten (> Tab. 19-3) orientiert sich weltweit an der angloamerikanischen Einteilung und berücksichtigt folgende Aspekte:
- Bestand die arterielle Hypertonie bereits vor der Schwangerschaft?
- Besteht neben der Hypertonie auch eine signifikante Proteinurie?

Die klassische Präklampsie ist durch einen Bluthochdruck von ≥ 140/90 mmHg und eine Proteinurie von mindestens 300 mg/24 h gekennzeichnet. Der Schweregrad wird anhand folgender Druckwerte definiert:
- leichte Schwangerschaftshypertonie: systolischer Druck von 140–159 mmHg, diastolischer Druck von 90–109 mmHg
- schwere Schwangerschaftshypertonie: systolischer Druck von 160 mmHg oder mehr, diastolischer Druck von 110 mmHg oder mehr.

Eine Präklampsie führt im Gegensatz zu milden, chronischen Hypertonieformen zu einer stärkeren fetalen und mütterlichen Gefährdung. Das HELLP-Syndrom („syndrome of hemolysis, elevated liver enzymes, low platelet count") und die Eklampsie sind Sonderformen der Präklampsie.

Epidemiologie Hypertensive Schwangerschaftserkrankungen treten in 6–8% aller Schwangerschaften auf. Nach thromboembolischen Ereignissen sind sie die zweithäufigste Ursache der mütterlichen Mortalität und in den Industrienationen in 15–20% für mütterliche Todesfälle verantwortlich.

Physiologie und Pathophysiologie In der Schwangerschaft nimmt das Herzzeitvolumen um 30–40% zu, während der pe-

Tab. 19-3 Klassifikation der hypertensiven Erkrankungen in der Schwangerschaft.

Hochdruckform	Definitionen, Erläuterungen
Gestationshypertonie	• Hypertonie, die weder vor der 20. Schwangerschaftswoche bestand noch länger als 6 Wochen nach der Geburt anhält • keine Proteinurie

Präklampsie	• Hypertonie und Proteinurie mit/ohne Ödeme
	• Sonderformen der Präklampsie:
	  – Eklampsie: tonisch-klonische Krampfanfälle
	  – HELLP-Syndrom („hemolysis, elevated liver enzymes, low platelets")

chronische Hypertonie	• Eintritt der Hypertonie vor der Schwangerschaft oder vor der 20. Schwangerschaftswoche oder • Persistenz der Hypertonie von mindestens 6 Wochen nach der Geburt
Pfropfgestose (Pfropfpräeklampsie)	• charakteristische Gestosesymptome • Proteinurie bei Schwangeren mit chronischer Hypertonie oder chronischer Niereninsuffizienz, Lupus erythematodes o.Ä.

riphere Gefäßwiderstand abnimmt (> Abb. 19-9, > Kap. 15.6). Der arterielle Druck sinkt langsam ab dem Beginn der Schwangerschaft. Der Nadir wird zwischen der 20. und 24. Schwangerschaftswoche erreicht, dann steigt der arterielle Druck bis zum Entbindungszeitpunkt etwa auf das Niveau des Ausgangswerts.

Bei gesunden Schwangeren kommt es zu einer renalen Hyperfiltration, sodass das Serumkreatinin abfällt und die Kreatininclearance ansteigt (> Abb. 19-10).

Die pathophysiologischen Zusammenhänge sind unklar. Nach einem Erklärungsmodell könnte die Präeklampsie ihren Ursprung in einer fehlerhaften Implantation der Spiralarterien in das Myometrium des Uterus haben. Dann wäre die bei der Präeklampsie bekannte plazentare Minderperfusion dafür verantwortlich, dass immunogene Substanzen in den mütterlichen Kreislauf gelangen und die typischen Symptome (z.B. periphere Vasokonstriktion) auslösen. Es entsteht eine Dysbalance zwischen der Thrombozyten- und Gerinnungsaktivierung, die Synthese vasodilatierend wirkenden Prostazyklins ist vermindert, und das vasokonstringierend wirkende Thromboxan wird im Übermaß produziert. Weitere Mechanismen könnten sein:
- eine Überaktivierung des vasokonstriktorischen sympathischen Nervensystems
- eine gesteigerte Produktion vasokonstriktorisch wirkender Angiotensin II-AT_1-Autoantikörper
- eine verminderte NO-Synthese (NO hat vasodilatierende Wirkung).

Risikofaktoren Die Faktoren, die das Risiko für eine Präeklampsie erhöhen, sind vielfältig (> Tab. 19-4).

Einfluss auf das Kind Die verminderte uteroplazentare Perfusion kann pathologische fetale Herzfrequenzänderungen oder mittelfristig eine fetale Wachstumsverlangsamung (Plazentainsuffizienz) nach sich ziehen.

Symptome

Die Hochdruckerkrankungen in der Schwangerschaft unterscheiden sich in folgenden Punkten (> Tab. 19-5):
- Zeitpunkt des Auftretens
- Ausmaß der arteriellen Hypertonie und Proteinurie
- Laborveränderungen
- klinische Begleitsymptome
- Prognose.

Die Vasokonstriktion im mütterlichen Kreislauf führt nicht nur zur arteriellen Hypertonie, sondern auch zu Veränderun-

Tab. 19-4 Risikofaktoren einer Präeklampsie [15].

Präkonzeptionelle und/oder chronische Risikofaktoren	• partnerbezogene Risikofaktoren
	  – Erstgebärende
	  – zeitlich begrenzte Spermienexposition (kurzzeitig bestehende Partnerschaft, bisher mechanische Kontrazeption mit Kondomen)
	  – heterologe Insemination
	  – „Beteiligung" des Vaters an einer Präeklampsie in einer früheren Schwangerschaft einer anderen Partnerin (genetischer Einfluss des Vaters für die Entwicklung einer Präeklampsie)
	• mütterliche Risikofaktoren
	  – positive Eigen- oder Familienanamnese
	  – ansteigendes maternales Alter (Anstieg um den Faktor 1,3 alle 5 Jahre)
	  – langes Schwangerschaftsintervall (Anstieg um den Faktor 1,5 bei einem Intervall von 5 Jahren zwischen der 1. und 2. Schwangerschaft)
	  – Schwangerschaft durch Eizellspende
	• Grundkrankheiten
	  – chronische Hypertonie
	  – chronische Nierenerkrankungen
	  – Adipositas
	  – niedriges Geburtsgewicht der Mutter (< 10. Perzentile)
	  – Insulinresistenz
	  – Typ-1-Diabetes
	  – Antiphospholipidantikörper
	  – Homozysteinämie
	• exogene Faktoren
	  – Nichtraucherinnen
	  – psychosozialer Stress

Schwangerschaftsassoziierte Risikofaktoren	• Mehrlingsgravidität • Harnwegsinfektion • fetale Fehlbildung • Hydrops fetalis • pathologischer Karyotyp (Trisomie 13, Triploidien) • Blasenmole

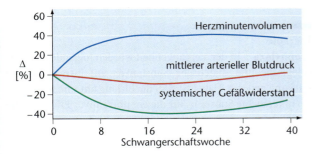

Abb. 19-9 Prozentualer Anstieg des Herzminutenvolumens und Abfall des mittleren arteriellen Blutdrucks und des systemischen Gefäßwiderstands in der Schwangerschaft.

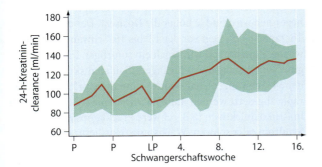

Abb. 19-10 Kreatininclearance in den ersten 16 Schwangerschaftswochen [7]; P = Periode, Menstruation, LP = letzte Periode, letzte Menstruation.

Tab. 19-5 Charakteristika hypertensiver Schwangerschaftserkrankungen.

Symptome	Chronische Hypertonie	Gestationshypertonie	Präeklampsie
Beginn der Hypertonie	vor der 20. Schwangerschaftswoche	in der Regel 3. Trimenon	ab der 20. Schwangerschaftswoche
Ausmaß der Hypertonie	+ bis +++	+	+ bis +++*
Proteinurie	–	–	+ bis +++*
Harnsäure > 5,5 mg/dl	selten	–	fast immer
Hämokonzentration	–	–	abhängig vom Schweregrad
Thrombozytopenie	–	–	abhängig vom Schweregrad, immer beim HELLP-Syndrom
Anstieg der Leberenzyme	–	–	schwere Verläufe und HELLP-Syndrom
Hämolyse	–	–	HELLP-Syndrom
Reflexsteigerung	–	–	abhängig vom Schweregrad
Oberbauchschmerzen	–	–	HELLP-Syndrom
Kopfschmerzen, Augenflimmern	selten	selten	häufig
Schwangerschaftsverlängerung	fast immer möglich	fast immer möglich	abhängig vom Schweregrad
Prognose der Mutter	gut	gut	Komplikationsrate erhöht
Prognose des Kindes	gut	gut	abhängig vom Gestationsalter

* HELLP-Syndrom: in 15–20% keine Hypertonie, in 5–10% der Fälle ohne Proteinurie

gen an anderen Organsystemen. Bei diesen Komplikationen stehen zerebrale, renale und hepatische Manifestationen im Vordergrund. Grundsätzlich kann sich die Präeklampsie an fast jedem Organsystem manifestieren und zu einem Multiorganversagen führen.

Präeklampsien sind durch eine verminderte uteroplazentare Perfusion gekennzeichnet. Eine **dopplersonographisch** messbare Widerstandserhöhung in den Aa. uterinae ist häufig nachweisbar.

Diagnostik

Neben den apparativen und Laboruntersuchungen ist eine genaue **Anamnese** wichtig, da möglicherweise auch eine bisher nicht diagnostizierte chronische Hypertonie zugrunde liegt.

Für die **Blutdruckmessung** reichen meist die Praxiswerte aus. Bei der auskultatorischen Messung wird die Korotkow-Phase V (Verschwinden der Strömungsgeräusche) verwendet. Allerdings leiden etwa 20% aller Schwangeren an einer „Weißkittelhypertonie". In diesen Fällen empfiehlt sich eine 24-Stunden-Blutdruckmessung oder ein häusliches Blutdruckmonitoring. Typisch für das normale Blutdruckverhalten ist der Erhalt der zirkadianen Rhythmik. Bleibt ein nächtlicher Blutdruckabfall von mindestens 10% aus, ist dies als ungünstiges prognostisches Zeichen mit einer erhöhten Präeklampsiegefahr zu werten.

Zur Beurteilung des Blutdruckstatus empfiehlt sich darüber hinaus die Funduskopie, die überwiegend bei präexistenten Hypertonieformen einen pathologischen Befund zeigt.

Eine Proteinurie wird zunächst durch U-Stix nachgewiesen. Die **Proteinausscheidung** wird im 24-Stunden-Urin bestimmt. Eine Proteinurie von ≥ 300 mg/24 h gilt als pathologisch.

Neben den Leitsymptomen „arterielle Hypertonie" und „Proteinurie" findet sich bei einer Präeklampsie meist auch eine Hämokonzentration (erhöhter **Hämatokrit**).

Therapie

Prophylaxe In der Vergangenheit wurden folgende pharmakologische und diätetische Substanzen auf ihre präventive Wirkung getestet. Dabei ist ASS die bislang am umfangreichsten untersuchte Substanz, für die ein präventiver Effekt auf die Präeklampsieinzidenz nachgewiesen werden konnte:

- **Azetylsalizylsäure (ASS):** ASS inaktiviert die Zyklooxygenase und blockiert damit die Synthetisierung von Thromboxan A_2. Damit beeinflusst sie das Ungleichgewicht zwischen der Prostazyklin- und Thromboxansynthese. Unter einer ASS-Therapie sinken Präeklampsieinzidenz, Frühgeburtsrate und perinatale Mortalität. Dieser Effekt ist umso ausgeprägter, je früher mit einer ASS-Therapie (100 mg/d) begonnen wird und je höher die Dosis ist. Der empfohlene Therapiebeginn liegt vor der 12. bis 16. Schwangerschaftswoche. Zunehmend wird auch ein sofortiger Therapiebeginn vom Anfang der Schwangerschaft an diskutiert. Nach der 34. Schwangerschaftswoche kann diese präventive Therapie abgesetzt werden. Eine ASS-Therapie sollte nur gezielt in Risikokollektiven (z.B. schwere Präeklampsie, HELLP-Syndrom oder schwere Wachstumsretardierung in einer früheren Schwangerschaft) eingesetzt werden.

Der immer wieder befürchtete vorzeitige Verschluss des Ductus Botalli konnte bei niedriger Dosierung nicht nachgewiesen werden.

- **Natriumrestriktion:** Für eine Kochsalzreduktion bei Schwangeren konnte weder ein therapeutischer noch ein präventiver Effekt einer Natriumrestriktion nachgewiesen werden. Im Gegenteil beeinflusst eine Kochsalzrestriktion die in der Schwangerschaft physiologische Zunahme des Plasma- und Herzzeitvolumens negativ und erhöht somit das Risiko für die Entwicklung einer Präeklampsie.
- **Nikotin:** Rauchen während der Schwangerschaft senkt das Präeklampsierisiko. Der in verschiedenen Studien nachgewiesene Effekt kompensiert die bekannten Nachteile (Plazentainsuffizienz, hämodynamische und onkologische Nebenwirkungen) natürlich nicht, sodass vom Rauchen grundsätzlich abgeraten werden muss. Ehemalige Raucherinnen, die in der Schwangerschaft nicht rauchen, haben ein normales Präeklampsierisiko. Der „präventive" Wirkungsmechanismus des Rauchens ist bislang unbekannt.
- **Thrombophilie:** Schwere Präeklampsien könnten mit einem erhöhten thrombophilen Risikoprofil einhergehen.
- **Kalzium:** Umfangreiche Studien kommen zu dem Ergebnis, dass Kalzium auch in Risikokollektiven die Inzidenz von Präeklampsien nicht signifikant senken kann. In anderen Studien konnte dagegen ein präventiver Effekt nachgewiesen werden.
- **Magnesium:** Mit einer präventiven Wirkung von Magnesium ist bei mitteleuropäischer Ernährung kaum zu rechnen, wohl aber in entsprechenden Mangelgebieten (Entwicklungsländern).
- **Vitamine C und E:** Entgegen früherer Untersuchungen konnte ein präventiver Effekt von hohen oralen Vitamin-C-Gaben in Kombination mit oralen Vitamin-E-Gaben nicht bestätigt werden.

Schwangerschaftsverlängerung/Geburtseinleitung Schwangerschaften, bei denen eine **chronische Hypertonie** oder eine **Gestationshypertonie** diagnostiziert wurde, können häufig noch lange fortgesetzt werden, ohne dass Mutter oder Fetus gefährdet sind. Aufgrund der neonatalen Risiken hat sich vor der 34. Schwangerschaftswoche der Versuch einer Schwangerschaftsverlängerung durchgesetzt. Diese ermöglicht v.a. die Induktion der fetalen Lungenreife mit Betamethason (Celestan®). Im Gegensatz dazu sind **Präeklampsien** und Pfropfpräeklampsien häufig progredient, schwere Präeklampsien (Blutdruck ≥ 170/110 mmHg oder höher, schwere Proteinurie ≥ 5 g/Tag) gehen mit Komplikationen einher. Die Entscheidung zwischen Schwangerschaftsverlängerung und Entbindung wird durch die klinische Situation und das Gestationsalter beeinflusst. Besonders bei therapierefraktärem Verlauf oder bei ernsten Begleitsymptomen (z.B. Lungenödem, DIC, zentralnervöse Störungen als Ausdruck einer Krampfbereitschaft, Niereninsuffizienz) bleibt meist nur die Entscheidung zur frühzeitigen Entbindung.

> **PRAXISTIPP**
> Wichtiger als die Vermeidung fetaler und neonataler Komplikationen ist jedoch die Fürsorge für die Mutter, die durch die Präeklampsie mitunter vital bedroht ist.

Antihypertensive Therapie Die **Indikation** einer antihypertensiven Therapie ist kritisch zu prüfen:
- Eine zu früh einsetzende antihypertensive Therapie senkt u.a. die uterine Perfusion und kann damit das Kind gefährden (für einige Betablocker nachgewiesen).
- Einige Antihypertensiva erhöhen den Gefäßwiderstand und verschlechtern damit die plazentare und fetale Zirkulation.
- Bei nur mäßig erhöhtem Blutdruck (unter 160/100–110 mmHg) beeinflusst eine antihypertensive Therapie weder das intrauterine fetale Wachstum noch das Fortschreiten der Erkrankung positiv. Darüber hinaus tritt die Proteinurie bei Präeklampsien (als Ausdruck einer glomerulären Endotheliose) unabhängig vom Maß der antihypertensiven Therapie auf.

Bei Schwangeren mit einer milden chronischen Hypertonie (bis 160/95 mmHg) sollten – wegen des Druckabfalls in der ersten Schwangerschaftshälfte – eine bestehende antihypertensive Therapie sogar abgesetzt und die Blutdruckentwicklung bei engmaschiger Kontrolle abgewartet werden. Neben der 24-Stunden-Blutdruckmessung hat sich dabei eine Selbstkontrolle der Patientinnen bewährt.

> **MERKE**
> Eine antihypertensive Langzeittherapie (➤ Tab. 19-6) sollte erst bei wiederholten Blutdruckspitzen von über 160–170/100–110 mmHg eingeleitet werden.

Bei den einzusetzenden **Präparaten** gilt α-Methyldopa als das Therapeutikum der Wahl zur Langzeitbehandlung. Es ist sehr effektiv und hat nur wenige Nebenwirkungen. Für einige Betablocker wurde dagegen ein negativer Einfluss auf die uteroplazentare Perfusion nachgewiesen. Auch auf den Kalziumantagonisten Nifedipin (z.B. Adalat®) und den Vasodilatator Dihydralazin (z.B. Nepresol®) spricht der Blutdruck meist gut an. Allerdings kann Dihydralazin durch sein Nebenwirkungsspektrum (Ödeme, Kopfschmerzen, Erbrechen) präeklamptische Symptome maskieren oder vortäuschen.

> **PRAXISTIPP**
> Eine Blutdrucksenkung sollte wegen der Gefahr pathologischer fetaler Herzfrequenzveränderungen nur unter CTG-Kontrolle durchgeführt werden. Während der 1. Stunde darf der Blutdruck keinesfalls um mehr als 20% gesenkt werden. Ziel der ersten antihypertensiven Therapie ist eine Blutdrucksenkung auf etwa 160/100 mmHg.

Volumengabe Gleichzeitig muss die bei Präeklampsien häufige Hämokonzentration behandelt werden. Bleibt der physiologische Abfall des Hämatokrits aus, ist dies als prognostisches Zeichen einer späteren Schwangerschaftshypertonie zu werten. Ein Hämatokrit von 38% oder mehr vermindert die plazentare Perfusion und muss durch die intravenöse Gabe von Flüssigkeit vermieden werden.

Tab. 19-6 Antihypertensive Langzeitbehandlung während der Schwangerschaft.

Substanzklasse	Wirkstoff	Wirkmechanismus	Initialdosis	Maximale Dosis	Bemerkungen
zentraler α_2-Agonist (Mittel der ersten Wahl)	α-Methyldopa (z.B. Presinol®)	Sympathikotonus ↓ durch Erregung zentraler und peripherer α_2-Rezeptoren	1–3 × 250 mg	4 g/d	• hohe Effektivität • gut verträglich • günstig für fetales Wachstum • längste Erfahrung bei Einsatz in Gravidität • Rebound-Phänomen möglich
Betablocker	Metoprolol (z.B. Beloc®)	selektive, kompetitive Hemmung der β_1-adrenergen Rezeptoren	50 mg/d	100 mg/d	• Verschlechterung der uteroplazentaren und fetalen Perfusion • Wachstumsretardierung • gut verträglich
Kalziumantagonist	Nifedipin (z.B. Adalat®)	Erschlaffung der glatten Gefäßmuskulatur durch Hemmung des intrazellulären Kalziumeinstroms	1–3 × 5–20 mg	120 mg/d	• bisher wenig Erfahrung in der Langzeittherapie • im 1. Trimenon nicht empfehlenswert (teratogen?) • Verbesserung der uteroplazentaren Perfusion • gut verträglich
Vasodilatator	Dihydralazin	peripherer Widerstand ↓ durch Vasodilatation	Bolus: 5–6,25 mg i.v. (5 mg alle 20 min als Bolus oder 2–20 mg/h über Perfusor) Initialdosis: 4,5 mg/h	100 mg/d	• hohe Effektivität • teils schlecht verträglich (Ödeme, Kopfschmerzen, Erbrechen) • bei zu rascher Blutdrucksenkung uterine Perfusionsstörungen längste Erfahrung bei Einsatz in Gravidität

Antikonvulsive Therapie Patientinnen sollten bei schweren Präeklampsien mit Hyperreflexie – auch wenn zentralnervöse Symptome wie Augenflimmern und Kopfschmerzen fehlen – immer mit Magnesiumsulfat behandelt werden. Zwar ist Magnesium kein „typisches" Antikonvulsivum, hat aber neben der sedierenden eine zentrale gefäßdilatierende Wirkung. Es ist gut zur Prävention eines eklamptischen Anfalls geeignet und dabei Phenytoin oder Diazepam überlegen.

Prognose Die Prognose der verschiedenen hypertensiven Schwangerschaftserkrankungen unterscheidet sich beträchtlich. Der Verlauf der schwangerschaftsinduzierten Hypertonie und der chronischen Hypertonie in der Schwangerschaft ist im Allgemeinen gut und es wird häufig ein Gestationsalter außerhalb der Frühgeburtlichkeit erreicht. Der klinische Verlauf der Präeklampsie, der Pfropfpräeklampsie und des HELLP-Syndroms ist dagegen sehr heterogen und v.a. durch eine hohe Frühgeburtsrate gekennzeichnet.

Krankheitsbilder

Eklampsie

Definition Im Rahmen einer Präeklampsie auftretende tonisch-klonische Krampfanfälle, die keiner anderen Ursache zugeordnet werden können.

Epidemiologie Die Häufigkeit von Eklampsien in den Industrieländern ist deutlich rückläufig. Hier muss mit einer Inzidenz von 0,5–0,3 : 1.000 Geburten gerechnet werden.

Pathophysiologie Die Ätiologie der Eklampsie ist bislang unbekannt. Ursächlich werden zerebrale Ischämien infolge von Spasmen und Mikrothromben kleiner intrakranialer Gefäße, zerebrale Ödeme und Blutungen diskutiert.

Komplikationen Gefürchtet sind die mit der Eklampsie einhergehenden bedrohlichen Komplikationen wie mütterliche intrazerebrale Blutung, vorzeitige Plazentalösung und intrauteriner Fruchttod.

Symptome

Eklampsien stehen im unmittelbaren Zusammenhang mit der Schwangerschaftshypertonie, müssen aber nicht immer Folge einer besonders schweren Hypertonie sein. Die obligaten Symptome der Präeklampsie „Hypertonie" und „Proteinurie" können gering ausgeprägt sein, und die Prodromalsymptome können fehlen.

Bei der Eklampsie treten neben den Symptomen der Präeklampsie auch generalisierte tonisch-klonische Krämpfe auf. Andere organische Ursachen wie Epilepsie oder intrazerebrale Raumforderungen müssen ausgeschlossen werden.

> **MERKE**
> Eine Eklampsie kann auch im Wochenbett auftreten.

Therapie

Entbindung Etabliertes Therapieziel nach einem eklamptischen Anfall ist die Entbindung im anfallsfreien Intervall, d.h. nach Stabilisierung der Eklampsie. Hierfür müssen rasch antikonvulsive und ggf. antihypertensive Notfallmaßnahmen ergriffen werden. Bei Schwangeren mit besonders niedrigem Gestationsalter ist nach einem eklamptischen Anfall in Einzelfällen bei intensiver Überwachung auch ein abwartendes Verhalten zur Verlängerung der intrauterinen Reifung möglich.

Antihypertensive Therapie Die antihypertensive Akutbehandlung unterscheidet sich nicht von der Behandlung der Präeklampsie (> Tab. 19-7).

Antikonvulsive Therapie Zur Akutbehandlung des Anfalls wird Diazepam eingesetzt (> Tab. 19-8). Zur Anfallsprophylaxe wird gleichzeitig eine Therapie mit Magnesiumsulfat begonnen, das dilatierend auf intrazerebrale Gefäße wirkt. Die bisherige Furcht, dass es bei einer gleichzeitigen Therapie mit Kalziumantagonisten zu einer Wirkungsverstärkung und damit zu einer Hypotonie kommen kann, hat sich nicht bestätigt. Magnesiumsulfat wird initial als intravenöser Bolus von 2–4 g über 10–15 Minuten verabreicht. Als Erhaltungsdosis sind 1–2 g pro Stunde – über Perfusor verabreicht – meist ausreichend. Aufgrund der zentralen Nebenwirkungen bei Überdosierung müssen v.a. die Sehnenreflexe und die Atemfrequenz engmaschig beobachtet werden. Eine Lähmung der Skelettmuskulatur kann ab einer Plasmakonzentration von 5,5 mmol/l auftreten. Magnesiumsulfat kann auch zu Nierenfunktionsstörungen führen, sodass es bei einer signifikanten Oligurie notwendig werden kann, die Magnesiumzufuhr zu reduzieren oder zeitweise zu unterbrechen. Bei Überdosierung (Plasmaspiegel über 10–20 mmol/l) kann es zum Herzstillstand kommen. In diesen Fällen ist Kalziumglukonat (1 g langsam i.v.) als Antidot wirksam.

HELLP-Syndrom

Definition Das HELLP-Syndrom („hemolysis, elevated liver enzymes, low platelets") ist eine Sonderform der Präeklampsie.

Epidemiologie Mit 0,3–0,8% aller Schwangerschaften ist das HELLP-Syndrom seltener als die Präeklampsie. Im Median tritt es zwischen der 32. und 34. Schwangerschaftswoche auf, in 20% der Fälle aber auch erst im Wochenbett. Vor der 24. Schwangerschaftswoche ist es selten.

Symptome

Klinisches Leitsymptom ist der – meist rechtsseitige – Oberbauchschmerz, der bei 90% aller Erkrankten zu finden ist. In Einzelfällen kann auch ein Brust- oder Schulterschmerz im Vordergrund stehen. Die Schmerzen können unterschiedlich stark sein, in Schüben verlaufen und korrelieren nicht mit der Ausprägung des HELLP-Syndroms.

> **PRAXISTIPP**
>
> Da Betroffene insbesondere den Oberbauchschmerz häufig anderen, harmlosen Ursachen zuschreiben und damit nicht beachten, müssen beim geringsten HELLP-Verdacht diese Symptome gezielt erfragt werden. Hat eine Schwangere ein erhöhtes Risiko (HELLP-Syndrom oder Präeklampsie in einer vorherigen Schwangerschaft, positive Familienanamnese), muss sie über diese Symptome informiert werden.

> **MERKE**
>
> Bei Oberbauchschmerzen einer Schwangeren über der 17. SSW muss zunächst immer ein HELLP-Syndrom ausgeschlossen werden. Erst danach folgt die weitere differentialdiagnostische Abklärung.

Auch **Hypertonie** und **Proteinurie** können sehr unterschiedlich ausgeprägt sein oder mitunter ganz fehlen. In 20% der Fälle sind Schwangere mit HELLP-Syndrom normotensiv, in 5–15%

Tab. 19-7 Antihypertensive Akutbehandlung während der Schwangerschaft.

Substanzklasse	Therapeutikum	Wirkmechanismus	Initialdosis	Maximale Dosis	Bemerkungen
Kalziumantagonist	Nifedipin (z.B. Adalat®)	Erschlaffung der glatten Gefäßmuskulatur durch Hemmung des intrazellulären Kalziumeinstroms	5–10 mg p.o.	100 mg/d	• gute Erfahrung in der Akuttherapie (rasche Wirkung) • im 1. Trimenon nicht empfehlenswert (teratogen?) • gut verträglich • bei zu rascher Blutdrucksenkung uterine Perfusionsstörungen
Alternativ: α₁-Rezeptor-Antagonist	Urapidil (z.B. Ebrantil®)	peripherer Gefäßwiderstand ↓	6,25–12,5 mg über 2 min	180 mg/d	• nur geringe Erfahrungen in Schwangerschaft
Alternativ: Vasodilatator	Dihydralazin (z.B. Nepresol®)	peripherer Widerstand ↓ durch Vasodilatation	Bolus: 5–6,25 mg i.v. (5 mg alle 20 min als Bolus oder 2–20 mg/h über Perfusor) Initialdosis: 4,5 mg/h	100 mg/d	• hohe Effektivität • teils schlecht verträglich (Ödeme, Kopfschmerzen, Erbrechen) • bei zu rascher Blutdrucksenkung uterine Perfusionsstörungen • längste Erfahrung bei Einsatz in Gravidität

Tab. 19-8 Antikonvulsive Behandlung der Eklampsie.

Indikation	Therapeutikum	Dosis	Bemerkungen
Akutbehandlung des Anfalls	Diazepam (z.B. Valium®)	10–20 mg i.v.	• Diazepam ist nur zur Anfallsbehandlung sinnvoll • Cave: Atemdepression, Intensivüberwachung • gleichzeitig antikonvulsive Therapie mit Magnesiumsulfat
Anfallsprophylaxe	Magnesiumsulfat (MgSO₄)	Bolus: bis 4 g i.v. über 10–15 min Erhaltungsdosis: 1–2 g i.v. über Perfusor	• Magnesiumsulfat ist zur Prophylaxe weiterer Anfälle wirksamer als Diazepam • zentrale Nebenwirkungen bis zur Lähmung der Skelettmuskulatur (engmaschige Beobachtung von Sehnenreflexen und Atemfrequenz) • Intoxikation kann zum Herzstillstand führen • Antidot: Kalziumglukonat

zeigen sie keine signifikante Proteinurie. Doch es kommen auch dramatische Blutdruckerhöhungen mit persistierenden und therapierefraktären Werten von über 200/110 mmHg vor.

MERKE
Ein HELLP-Syndrom kann besonders dann ernst verlaufen, wenn die präklamptischen Begleitsymptome (Hypertonie, Proteinurie) sehr ausgeprägt sind.

Eine seltene, aber gefürchtete Begleiterscheinung eines HELLP-Syndroms kann eine intermittierende, aber auch persistierende **Niereninsuffizienz** sein. Sogar terminale Niereninsuffizienzen sind in Einzelfällen vorgekommen.

Der Transaminasenanstieg als Folge eines **Leberzellverfalls** kann in Einzelfällen eindrucksvoll sein und in seltenen Fällen zu einer postpartal persistierenden Leberinsuffizienz führen. Sogar mit vital bedrohlichen Leberrupturen muss – auch noch postpartal – gerechnet werden. Der pathophysiologische Mechanismus dieser Rupturen scheint auf eine Vasokonstriktion der portalen Gefäße mit nachfolgender Ödembildung zurückzugehen.

Diagnostik
Jede der für das HELLP-Syndrom typischen **Laborveränderungen** (Hämolyse, erhöhte Transaminasen, Thrombozytopenie) kann allein auch bei Frauen mit Präklampsie beobachtet werden (➤ Tab. 19-9). Sensitivster Parameter zum Nachweis einer Hämolyse ist der Nachweis eines Haptoglobinabfalls. Das gemeinsame Auftreten aller Veränderungen ist dagegen typisch für das HELLP-Syndrom. Uneinigkeit herrscht über die Grenzwerte, ab welchen eine typische HELLP-Konstellation vorliegt. ➤ Tab. 19-9 zeigt die Einschlusskriterien und die möglichen klinischen und laborchemischen Veränderungen. Zu großer Irritation führt häufig eine assoziierte Erhöhung des C-reaktiven Proteins (CRP): Sie ist nicht Ausdruck einer Infektion, sondern dürfte die Folge lokaler Entzündungsreaktionen am Gefäßendothel sein. Der CRP-Anstieg ist ein Frühmarker bei der Diagnostik. Die Gefahr relevanter **Veränderungen im Gerinnungssystem,** v.a. die Entwicklung einer disseminierten intravasalen Gerinnung (DIG), ist geringer als häufig angenommen. Wahrscheinlich ist eine DIC beim HELLP-Syndrom weder als Initial- noch als Leitsymptom einzustufen, sie kann jedoch sekundär bei schweren Verlaufsformen auftreten.

Tab. 19-9 Klinische Symptome und Laborveränderungen beim HELLP-Syndrom und bei einer Präklampsie ohne HELLP-Syndrom.

Symptom/Parameter	HELLP-Syndrom	Präklampsie
Symptome		
Hypertonie	80% der Fälle	obligat
Proteinurie	80–95% der Fälle	obligat
Oberbauchbeschwerden	≥ 90% der Fälle	selten
Entzündungszeichen	CRP-Anstieg	selten
Nierenbeteiligung	variabel	variabel
neurologische Symptomatik	variabel	variabel
Ikterus	selten	sehr selten
Klinische Hämolysezeichen	in Abhängigkeit des Schweregrades	sehr selten
Sonographie		
Fetale Retardierung	häufig (bei Auftreten im frühen Gestationsalter)	häufig (bei Auftreten im frühen Gestationsalter)
Oligohydramnion	variabel	variabel
Pathologischer fetaler Blutfluss	häufig (bei Auftreten im frühen Gestationsalter)	häufig (bei Auftreten im frühen Gestationsalter)
Pathologischer uteriner Blutfluss	sehr häufig	sehr häufig
Laborveränderungen		
Thrombozytopenie	obligat	selten
Transaminasen erhöht	obligat	selten
LDH erhöht	meist	selten
Haptoglobin erniedrigt	häufig	nein
CRP erhöht	häufig	selten
Bilirubin erhöht	häufig	häufig
Hämatokrit > 38%	häufig	häufig
Kreatinin erhöht	variabel	variabel
Harnsäure erhöht	selten	häufig

Das HELLP-Syndrom ist häufig mit einer **Plazentainsuffizienz** assoziiert. Deshalb müssen auch Symptome wie eine fetale Wachstumsretardierung und ein pathologischer mütterlicher oder fetaler Blutfluss rechtzeitig erkannt und gedeutet werden.

> **PRAXISTIPP**
> **Erhöhtes HELLP-Risiko**
>
> Bei folgenden isolierten Symptomen und Laborveränderungen sollte an ein erhöhtes HELLP-Risiko gedacht werden:
> - Oberbauch-, Schulter- und Brustschmerzen
> - wiederholte Blutdruckerhöhungen (> 140/90)
> - Proteinurie (> 300 mg/d)
> - Thrombozytopenie
> - Anzeichen einer Hämolyse (Hämaturie, Abfall des Haptoglobins)
> - unklare CRP-Erhöhung
> - Plazentainsuffizienz

Die Intensität der **Überwachung** hängt vom Ausprägungsgrad und der Dynamik der pathologischen Veränderungen ab. Beobachtet werden sollten (prä- und postpartal!):
- der körperliche Befund
- der Blutdruck
- die Gerinnungsparameter (Quick-Wert, Thrombinzeit, PTT, Fibrinogen, AT III, ggf. D-Dimere und Fibrinspaltprodukte)
- die relevanten Laborparameter.

Nach Abklingen des HELLP-Syndroms kann gelegentlich eine kompensatorische Thrombozytose auftreten, die v.a. in Kombination mit einer Hämokonzentration zu einem erhöhten Risiko für Thrombembolien führen kann. Eine abschließende Kontrolle der biochemischen Parameter, des arteriellen Drucks und der Eiweißausscheidung ist nach etwa 3 Monaten ratsam. Bis dahin müssen sich Blutdruck und Nierenfunktion normalisiert haben.

Differentialdiagnose Zur Differentialdiagnose des HELLP-Syndroms s. ➤ Tab. 19-10.

Therapie

Die einzige bisher bekannte kausale Therapie des HELLP-Syndroms ist – wie bei der Präeklampsie – die Entbindung. Die weitere Therapie umfasst:

- Glukokortikoide (Dexamethason, 2 × 10 mg/d, oder Methylprednisolon, 32 mg/d): klinischer und biochemischer Verlauf werden in vielen Fällen positiv beeinflusst
- antihypertensive Therapie wie bei der Präeklampsie (➤ Tab. 19-6)
- antikonvulsive Therapie mit Magnesiumsulfat
- Heparin sollte bis zur Erholung der Gerinnungsparameter (Thrombozyten > 100.000/μl und Fibrinogen > 200 mg/dl) und bei persistierender oder drohender Blutung nicht gegeben werden.

Entbindungskriterien und Schwangerschaftsverlängerung Die Indikation zur Entbindung aus fetaler Sicht entspricht den allgemeinen Entbindungsindikationen unter Einsatz der bekannten diagnostischen Methoden mit Berücksichtigung des Gestationsalters. Mit dem Ziel einer Senkung der neonatalen Morbidität und Mortalität ist ein sog. konservatives Vorgehen (Schwangerschaftsverlängerung) – vorzugsweise in einem Perinatalzentrum – bei einem Gestationsalter unter der 34. kompletten Schwangerschaftswoche möglich.

Die Indikationen zur Schwangerschaftsbeendigung richten sich nach den mütterlichen und fetalen Indikationen wie bei der schweren Präeklampsie. Nur bei stabilem mütterlichem Zustand (u.a. keine DIC, therapeutisch beherrschbare Hypertonie, keine Niereninsuffizienz, kein Lungenödem) ist ein konservatives Vorgehen zu rechtfertigen.

Bei niedrigem Gestationsalter (< 34. komplette Schwangerschaftswoche) kann bei stabiler maternaler und fetaler Situation zumindest die Induktion der fetalen Lungenreife (Betamethason) abgewartet werden. Bei Progredienz der HELLP-Symptomatik oder instabilen maternalen und/oder fetalen Verhältnissen sollte die Schwangerschaft – meist durch Kaiserschnitt – terminiert werden. Nach der 34. kompletten Schwangerschaftswoche sollte bei nachgewiesenem HELLP-Syndrom immer eine Schwangerschaftsbeendigung angestrebt werden. Bei stabilen maternalen und fetalen Verhältnissen kann bei guter Wehentätigkeit und progredienter Muttermundseröffnung eine vaginale Entbindung durchgeführt werden. Eine Geburtseinleitung mit Prostaglandinen ist häufig erfolglos.

Die Symptomatik des HELLP-Syndroms bessert sich meist innerhalb der ersten 10 postpartalen Tage.

Tab. 19-10 Symptome und Differentialdiagnose von HUS, TTP und HELLP-Syndrom [17].

Parameter	HELLP-Syndrom	TTP	HUS
Hämolyse	++	+++	+++
Leberenzyme	++	(+)	(+)
Thrombozytopenie	++	+++	+++
Hypertonie	++ (fehlt in 15–20%)	–	sekundär
Proteinurie	+++ (fehlt in 10–15%)	+	++
Entzündungszeichen	+	+ (Fieber)	–
Nierenbeteiligung	selten	+	+++
Zentrale Symptome	+/++	+++	sekundär
Ikterus	(+++)	++	++
Zeitpunkt	3. Trimenon	häufig postpartal	

19.11 Thrombotische Mikroangiopathie der Niere

Das hämolytisch-urämische Syndrom (HUS) und die thrombotisch-thrombozytopenische Purpura (TTP, Moschkowitz-Syndrom) sind zwar seltene Erkrankungen mit Nierenbeteiligung, aber aufgrund ihrer klinischen Symptomatik für die Differentialdiagnose eines HELLP-Syndroms von Bedeutung.

Pathophysiologie Die Erkrankungen sind pathophysiologisch eng miteinander verwandt. Es kommt zu einer mikroangiopathischen Hämolyse, zu einer Thrombozytopenie und zu einer Mikroangiopathie v.a. der Nieren (HUS) und der Leber

(TTP). Häufigste und schwerste klinische Komplikation ist beim HUS die Niereninsuffizienz in 90% der Fälle, die sich aber meist innerhalb weniger Wochen zurückbildet.

Ätiologie   Typischerweise tritt das **HUS** im Kindesalter auf, manchmal auch sporadisch als atypische Form im Erwachsenenalter. Es kann darüber hinaus Folge einer Infektion mit Shigella dysenteriae oder E. coli, einer Ciclosporinbehandlung (sehr selten) oder einer hormonellen Kontrazeption sein. Bei der **TTP** werden eine erworbene Form durch inhibierende Antikörper und eine hereditäre Form bei inaktivierenden Genmutationen unterschieden.

Symptome und Diagnostik

HUS

Das HUS kann sich u.a. im Wochenbett, seltener während der Schwangerschaft entwickeln. Da das HELLP-Syndrom in bis zu 30% der Fälle ebenfalls erst im Wochenbett symptomatisch wird, ist die Differentialdiagnose mitunter schwierig. Charakteristische Befunde der HUS sind:
- rascher Beginn klinischer Symptome (> Tab. 19-10)
- Thrombozytopenie
- direkter Coombs-Test: negativ
- Haptoglobinabfall
- akutes Nierenversagen (mit sekundärer Hypertonie)
- Fragmentozyten im peripheren Blutausstrich
- Nachweis des E.-coli-Serotyps 0157:H7 oder von Shigellen
- blutige Diarrhö.

TTP

Klinisch wird man meist durch die Thrombopenie und die veränderten Erythrozyten auf diese Krankheit aufmerksam. Die neurologische Symptomatik kann anamnestisch und diagnostisch keiner anderen neurologischen Grunderkrankung zugeordnet werden. Charakteristische Befunde:
- rascher Beginn klinischer Symptome (> Tab. 19-10)
- neurologische Symptomatik mit Verwirrtheit, Cephalgie, Somnolenz und Krämpfen
- Purpura der Haut
- Coombs-Test: negative hämolytische Anämie (Haptoglobin)
- Thrombozytopenie
- Ikterus
- Fieber.

Therapie
Mögliche therapeutische Optionen sind:
- Plasmapherese
- Plasmaseparation
- Steroide nur in Einzelfällen wirksam
- symptomatische Therapie der Komplikationen (z.B. Niereninsuffizienz in 90% der Fälle, Hypertonie).

> **MERKE**
> Eine zumindest transitorische Dialysetherapie ist beim HUS häufig unumgänglich.

19.12 Diabetes mellitus

Grundlagen

Epidemiologie   Für Diagnostik, Therapie und die Beurteilung der Prognose ist es wichtig, einen vorbestehenden Typ-1- oder Typ-2-Diabetes von einem Gestationsdiabetes zu unterscheiden. 90% aller manifesten Diabeteserkrankungen in der Schwangerschaft sind einem Gestationsdiabetes zuzuschreiben. Etwa 10% der diabetischen Stoffwechsellagen sind einem Typ-1-Diabetes zuzuordnen. Typ-1-Diabetiker erkranken zu 50% vor dem 20. Lebensjahr mit einer Inzidenz von 4–8/100.000 pro Jahr. Der Typ-2-Diabetes, der typischerweise nach dem 40. Lebensjahr auftritt, ist in bis zu 80% mit einer Adipositas vergesellschaftet. Meist liegt bei dieser Diabetesform eine Insulinresistenz vor.

> **MERKE**
> Mit einem Gestationsdiabetes muss in 3–5% aller Schwangerschaften gerechnet werden.

Ätiologie und Pathogenese   In der Schwangerschaft besteht physiologischerweise eine diabetogene Stoffwechsellage. Die dadurch erhöhte Glukosekonzentration wird aber durch eine gesteigerte Insulinausschüttung kompensiert. Außerdem findet ein transplazentarer Glukosetransport zum Fetus statt. Reicht die Insulin produzierende Kapazität der Inselzellen im Pankreas nicht aus, kann sich – bevorzugt im 2. Trimenon – ein Gestationsdiabetes entwickeln.

Komplikationen   Schwangere mit einem **Gestationsdiabetes** entwickeln häufiger rezidivierende Harnwegsinfekte oder eine Präeklampsie. **Typ-I-Diabetikerinnen** sind in 5% bereits nach einer 10-jährigen Erkrankungsdauer von einer diabetischen Nephropathie betroffen, nach einer 15-jährigen Erkrankungsdauer in 90% von einer Retinopathie. Eine bereits bei Schwangerschaftsbeginn bestehende Retinopathie kann während der Schwangerschaft fortschreiten. Durch eine Laserbehandlung ist es manchen Fällen möglich, die Progression zu stoppen.

Einfluss auf das Kind   Besonders der Fetus (Fetopathia diabetica) ist von der diabetischen Stoffwechsellage der Mutter betroffen:
- **Fehlbildungen:** Die Fehlbildungsrate steigt mit dem Maß einer ungenügenden Blutzuckereinstellung und ist etwa auf das 3fache erhöht. Fehlbildungen können sich in Embryonal- und Fetalphase manifestieren. Hervorzuheben sind besonders Fehlbildungen der Wirbelsäule, der Nieren und des Herzens. Typisch für einen Diabetes ist das seltene kaudale Regressionssyndrom (Häufigkeit 1 : 60.000). Bei dieser besonders schweren Fehlbildung kommt es zu einer Hypopla-

sie der unteren Wirbelsäule, des Beckens und der Beine. Häufig liegen eine begleitende Analatresie und Nierengenesie vor.
- **Makrosomie:** Durch das erhöhte Glukoseangebot und Veränderungen im Aminosäuren- und Lipidprofil wird die Synthese von Insulin und Wachstumsfaktoren beim Fetus direkt stimuliert. Durch den Hyperinsulinismus entstehen eine Hyperplasie der β-Zellen des Pankreas und eine konsekutive „Kohlenhydrat-Fett-Mast". Dies führt zu der typischen fetalen Makrosomie (Geburtsgewicht über 4.000 g) bei 18–29% der diabetischen Mütter. Die Makrosomie kann zu einer vorzeitigen Wehentätigkeit und zu mechanischen Geburtskomplikationen führen.
- **Entwicklungsstörungen:** Verschiedene Organsysteme – besonders Lunge und Leber – entwickeln sich langsamer. Diese Unreife kann bereits pränatal zum intrauterinen Fruchttod oder postnatal zum Atemnotsyndrom oder zu einer teilweise schweren Hyperbilirubinämie führen.
- **Intrauteriner Fruchttod:** Die gefürchtetste fetale Komplikation ist der intrauterine Fruchttod, der besonders bei unerkanntem Gestationsdiabetes jederzeit im Schwangerschaftsverlauf auftreten kann. Bis zu 28% der pränatalen Todesfälle sind einer nicht diagnostizierten schwangerschaftsassoziierten diabetischen Stoffwechsellage zuzuschreiben.
- **Polyhydramnion:** Die diabetische Stoffwechsellage führt auch beim Fetus zu einer Polyurie und damit zum Polyhydramnion (> Kap. 19.6). In der Folge sind eine vorzeitige Wehentätigkeit, eine Einstellungsanomalie (z.B. Querlage), eine primäre Wehenschwäche (Überdehnung des Uterus) und eine postpartale Atonie möglich.
- **Frühgeburt:** Die durch den Gestationsdiabetes erhöhte Frühgeburtsrate liegt bei 56%.

PRAXISTIPP
Nur selten muss einer Diabetikerin von einer Schwangerschaft abgeraten werden, z.B. bei einer weit fortgeschrittenen Retinopathie oder Nephropathie. Besonders kritisch ist eine Schwangerschaft zu sehen, wenn der Serumkreatininspiegel 2 mg/dl überschreitet oder eine therapierefraktäre schwere Hypertonie besteht. Bei einem Serumkreatininwert von über 2 mg/dl kommt es gehäuft zu einem Fortschreiten der Niereninsuffizienz bis zur terminalen Niereninsuffizienz.

Symptome
Die klinischen Symptome hängen von der Schwere der diabetischen Stoffwechsellage und bei einem vorbestehenden Diabetes von der präkonzeptionellen Dauer der Erkrankung ab. Komplikationen sind:
- Mikro- und Makroangiopathie
- Retinopathie (Erblindung in 30% der Fälle nach 10 Jahren)
- Polyneuropathie
- Infektanfälligkeit
- Gastropathie
- Nephropathie

MERKE
Schwangere mit einem Gestationsdiabetes sind meist asymptomatisch. Bei ihnen fehlen auch die typische Polyurie und Polydipsie.

Diagnostik
Die diabetische Stoffwechsellage ist bei Typ-1- und meist auch bei Typ-2-Diabetikerinnen in der Regel bereits bei Schwangerschaftsbeginn bekannt. Manchmal wird der Diabetes aber auch erst durch das intensivierte Screening und die regelmäßige Schwangerenvorsorge entdeckt.

Screening Bei jeder Vorsorgeuntersuchung wird der Urin mit **Teststreifen auf Glukose** untersucht. Dieser Test ist relativ unspezifisch, da die Nierenschwelle für Glukose in der Schwangerschaft sinkt, womit in bis zu 50% falsch positive Werte diagnostiziert werden. In der Frühschwangerschaft kann eine Glukosurie allerdings ein Hinweis auf einen manifesten Diabetes ein. Bei Nachweis einer Glukosurie sollte unabhängig vom Schwangerschaftsalter ein oraler Glukosetoleranztest (s.u.) durchgeführt werden.

Aufgrund einer niedrigen Sensitivität und einer noch niedrigeren Spezifität ist ein Screening auf einen Gestationsdiabetes mit einer **HbA_{1c}-Bestimmung** nicht sinnvoll. Der OGTT ist der Bestimmung von HbA_{1c} deutlich überlegen.

Nachweis der diabetischen Stoffwechsellage In der 24.–28. Schwangerschaftswoche kann ein **50-g-Glukose-Belastungstest** durchgeführt werden. Hierfür trinkt die Schwangere eine Lösung mit 50 g Glukose. Nach 60 Minuten wird aus Kapillarblut oder venösem Blut der Blutzuckerspiegel bestimmt. Pathologisch ist der Glukosespiegel ab 140 mg/dl. Vorteil dieser schnell durchzuführenden Untersuchung ist, dass die Schwangere zuvor nicht nüchtern sein muss. Bei auffälligem Ergebnis sollte immer ein kompletter oraler Glukosetoleranztest durchgeführt werden.

Der **orale Glukosetoleranztest (OGTT, 75-g-Glukose-Belastungstest)** ist eine Methode mit hoher Sensitivität und Spezifität zur Entdeckung eines Gestationsdiabetes. Bei diesem Verfahren wird der Nüchternblutzucker bestimmt. Dann trinkt die Schwangere eine Lösung mit 75 g Glukose. Nach einer und nach 2 Stunden wird jeweils der Blutzuckerspiegel bestimmt. Der Nüchternwert sollte unter 90 mg/dl liegen, der 1-Stunden-Wert unter 180 mg/dl und der 2-Stunden-Wert unter 155 mg/dl (> Abb. 19-11). Bei positivem OGTT sollte zur weiteren Abklärung ein Blutzuckertagesprofil bestimmt werden.

Therapie
Diät Die vorrangige Strategie beim Gestationsdiabetes ist eine diätetische Einstellung, was meist auch gelingt. Die Kalorienzufuhr sollte 30 kcal/kgKG (maximal 40 kcal/kgKG) betragen und aus 40–50% Kohlenhydraten, 30% Fett und 20–30% Proteinen zusammengesetzt sein. Optimal ist eine Verteilung auf viele kleine Einzelmahlzeiten (mindestens 5). Gleichzeitig sollte – wenn keine Kontraindikationen wie Frühgeburtsbestrebungen dagegen sprechen – mit einem Bewegungs- und Sportprogramm begonnen werden. Ziel dieser Therapie ist es,

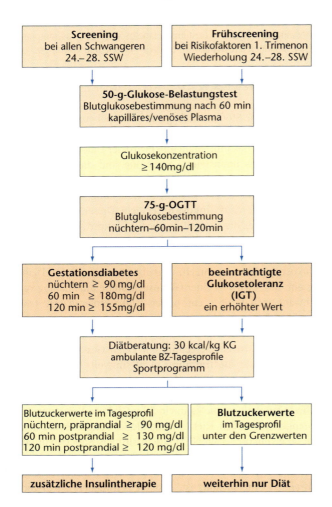

Abb. 19-11 Diagnose- und Behandlungsschritte beim Gestationsdiabetes.

einen fetalen Hyperinsulinismus zu vermeiden sowie den Nüchternblutzuckerwert unter 90 mg/dl und den postprandialen 2-Stunden-Wert unter 120 mg/dl zu halten.

Insulintherapie Gelingt es nicht, unter Diät zufriedenstellende Blutzuckerwerte zu erreichen, ist eine Insulintherapie indiziert (> Abb. 19-11). Dies betrifft meist Typ-1-Diabetikerinnen, bei Schwangeren mit Gestationsdiabetes ist dagegen Insulin nur selten erforderlich. Typ-1-Diabetikerinnen sollten schon perikonzeptionell möglichst normoglykämisch eingestellt sein, da erhöhte Blutzuckerwerte bereits in der Frühschwangerschaft das Risiko embryonaler Fehlentwicklungen erhöhen.

Der Insulinbedarf fällt im frühen Schwangerschaftsverlauf ab, steigt dann aber meist erheblich an und kann sich mitunter sogar gegenüber dem präkonzeptionellen Bedarf verdoppeln. Meist ist eine Kombination aus Altinsulin und Intermediärinsulin nützlich. Daneben haben sich auch Insulinpumpen bewährt.

Therapie einer Hypoglykämie Bei jeder insulinpflichtigen Diabetikerin besteht grundsätzlich die Gefahr einer schweren Hypoglykämie. Deshalb sollte sie stets einen Diabetikerausweis, oral applizierbare Glukose und Glukagon mit sich führen.

Schwere und zeitlich begrenzte Hypoglykämien haben keine negativen Auswirkungen auf den Fetus.

Schwere Hypoglykämien werden durch die i.v. Gabe von 25–100 ml 40%iger Glukose behandelt. Dies kann bei Bedarf wiederholt und mit einer Dauerinfusion mit 5%iger Glukose fortgesetzt werden. Falls ein intravenöser Zugang nicht möglich ist, sollte als Erstmaßnahme 1 mg Glukagon i.m. appliziert werden.

Prognose Postnatal haben die **Neugeborenen** durch die übermäßige Insulinproduktion eine Hypoglykämie.

Nach 10 Jahren müssen etwa 50% der **Frauen,** die einen Gestationsdiabetes entwickelt hatten, mit einem manifesten Typ-2-Diabetes rechnen. Dieser Wert erhöht sich nach 20 Jahren sogar auf bis zu 75%. Die gestationsbedingte diabetische Stoffwechsellage bleibt in etwa 10% der Fälle auch nach der Geburt bestehen. Dieses Risiko ist v.a. in folgenden Fällen erhöht:
- erhöhter Nüchternblutzuckerspiegel im präpartalen oralen Glukosetoleranztest
- Erstdiagnose eines Gestationsdiabetes vor der 26. SSW
- Geburt eines Kindes mit Fehlbildungen
- vorausgegangene Schwangerschaften mit Gestationsdiabetes.

MERKE
Ein in einer vorausgegangenen Schwangerschaft diagnostizierter Gestationsdiabetes führt bei rund 60% der nachfolgenden Schwangerschaften zu einer erneuten diabetischen Stoffwechsellage.

Ketoazidotisches Koma

Epidemiologie Ein ketoazidotisches Koma ist bei Schwangeren selten.

Ätiologie Ausgelöst werden kann das Koma durch Medikamente zur Behandlung einer vorzeitigen Wehentätigkeit (β-Sympathikomimetika) oder zur Induktion der fetalen Lungenreife (Glukokortikosteroide). Auch Harnwegsinfekte können eine Stoffwechselentgleisung begünstigen.

Pathophysiologie Pathophysiologisch liegt dem ketoazidotischen Koma ein absoluter oder relativer Insulinmangel zugrunde. Durch intrazellulären Mangel von Glukose werden vermehrt Ketonkörper aus der Fettsäureoxidation utilisiert (Azetoazetat, β-Hydroxybuttersäure). Durch die Hyperglykämie kommt es zum Anstieg der Osmolarität und konsekutiv zur intrazellulären Dehydratation und zu einer osmotischen Diurese mit Elektrolyt- und Wasserverlust. Gleichzeitig wird Glukose aus der Leber freigesetzt, und durch den Salzverlust und die Hypovolämie wird die Aldosteronproduktion sekundär gehemmt. Folgen sind eine Polyurie und damit eine ausgeprägte Exsikkose (Flüssigkeitsverlust von 6–8 l/d) sowie ein weiterer NaCl- und Kaliumverlust.

Symptome

Die beim ketoazidotischen Koma teils schwere metabolische Azidose geht mit einer ausgeprägten Somnolenz bis zur Bewusstlosigkeit einher. Hyperglykämien von über 22 mmol/l

(400 mg/dl) sind durch eine tiefe und schnelle Atmung (Kussmaul-Atmung) und einen typischen Azetonfötor gekennzeichnet.

Therapie
Die Therapie besteht in Flüssigkeitssubstitution und sofortiger Insulingabe (10 IE Altinsulin i.v.). Anschließend wird Insulin über einen Perfusor verabreicht (z.B. 4–8 IE/h, ggf. kombiniert mit 5%iger Glukose und Humanalbumin). Bei einer Hypokaliämie muss Kalium langsam i.v. zugeführt werden (z.B. 20–40 mval/h). Eine Substitution mit Natriumbikarbonat sollte nur bei schwerer Azidose (pH < 7,2) erwogen werden.

Prognose Bei rasch einsetzender Therapie sind keine ernsten Folgen für Mutter und Kind zu befürchten.

19.13 Thrombose und Embolie

Die Schwangerschaft ist ein Zustand der leichten, chronisch kompensierten intravasalen Gerinnung: Gerinnungsfaktoren steigen an und Gerinnungsinhibitoren nehmen ab. Die Aktivierung des Gerinnungssystems ist daher auch bei gesunden Schwangeren zu beobachten. Schwerwiegende Folgen sind Beinvenenthrombose, Ovarialvenenthrombose und Lungenembolie (> Kap. 18.1.4).

Angeborene Risikofaktoren für thrombembolische Komplikationen sind die **hereditären Thrombophilien**. Zu dieser Krankheitsgruppe zählen:
- APC-Resistenz (Faktor-V-Leiden-Defekt)
- Protein-S-Mangel
- Protein-C-Mangel
- Antithrombin-III-Mangel
- Prothrombinmutation G20210A.

Bei Frauen mit einer hereditären Thrombophilie sind **habituelle Aborte** erhöht. Präventiv kann hier mit niedermolekularem Heparin behandelt werden. Ob die **Präeklampsie** und das **HELLP-Syndrom** bei einer hereditären Thrombophilie gehäuft auftreten, ist umstritten. Ein Zusammenhang zwischen sehr schweren Präeklampsien und hereditären Thrombophilien gilt aber als wahrscheinlich. Der präventive Effekt niedermolekularer Heparine bei erhöhtem Präeklampsierisiko ist nicht abschließend untersucht. Eine erste Untersuchung konnte aber nachweisen, dass niedermolekulare Heparine (Dalteparin [Fragmin®]) die Präeklampsie-Inzidenz bei Risikoschwangeren senken. Bemerkenswert ist, dass dieser präventive Effekt bei fehlender Thrombophile-Disposition nachgewiesen wurde. Für den **intrauterinen Fruchttod** ist bisher weder eine Assoziation mit der hereditären Thrombophilie noch ein präventiver Nutzen niedermolekularen Heparins nachgewiesen.

⊕ **019** Literatur Kap. 19

⊕ **020** Praxisfragen Kap. 19

⊕ **081** IMPP-Fragen Kap. 19

KAP. 20

E. Schleußner

Normale Geburt

20.1 Geburtsmechanik 311

20.2 Geburtsauslösung 315

20.3 Phasen der normalen Geburt 317

> **Zur Orientierung**
>
> „Eine Geburt ist ein natürlicher, komplexer, physiologischer Vorgang, der dazu dient, das Kind (Geburtsobjekt) aus dem Uterus auszutreiben" (Pschyrembel: Klinisches Wörterbuch; 2004). Sie ist als normal anzusehen, wenn der vorangehende Teil der flektierte kindliche Schädel ist, der Ablauf spontan erfolgt und die zulässige Geburtsdauer nicht überschreitet.

20.1 Geburtsmechanik

Geburtsweg

Die Geburtswege bestehen aus dem knöchernen kleinen Becken und dem Weichteilrohr.

Kleines Becken

Der Knochenkanal des kleinen Beckens bestimmt die Weite, Form und Richtung der Geburtswege. Nach ihrer Form und Bedeutung für den Geburtsverlauf werden 3 Teile des Knochenkanals unterschieden: der Beckeneingangsraum, die Beckenhöhle und der Beckenausgangsraum (> Abb. 20-1). Durch die Mittelpunkte dieser klassischen Ebenen verläuft die Führungslinie des Geburtskanals, die vom Beckeneingang bis zur Beckenenge gerade verläuft und sich danach bogenförmig um die Symphyse krümmt (> Abb. 20-1).

Beckeneingang Der Beckeneingangsraum (BE) wird von 2 parallelen Ebenen begrenzt (> Abb. 20-2). Die obere Beckeneingangsebene spannt sich zwischen dem Promontorium und der Oberkante der Symphyse aus. Nach kaudal begrenzt die untere Beckeneingangsebene durch den am weitesten nach innen vorspringenden Punkt der Symphyse den Beckeneingangsraum. Der Beckeneingang ist queroval. In der oberen Beckeneingangsebene beträgt der quere Durchmesser (**Diameter transversa**) 13 cm, während die Weite des Längsdurchmes-

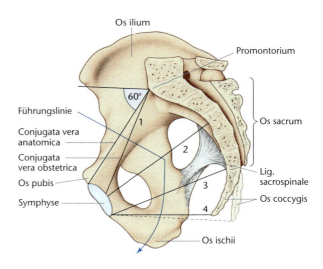

Abb. 20-1 Becken seitlich gesehen mit den divergierenden Beckenebenen nach Stöckel. 1 = Beckeneingang, 2 = Beckenmitte, 3 = Beckenenge (2 + 3 = Beckenhöhle), 4 = Beckenausgang. Die Führungslinie (Beckenachse) ist durch den Mittelpunkt der Ebenen bestimmt.

➕ 124 Zuordnungs-Quiz

sers (Conjugata anatomica) 12 cm beträgt. Von größter klinischer Bedeutung ist jedoch die **Conjugata vera obstetrica**, der kleinste Durchmesser im Beckeneingang vom Promontorium zum am weitesten nach innen vorspringenden Teil der Symphyse. Sie muss 11 cm messen.

Bei Frauen in Mitteleuropa beträgt im MRT die mittlere Weite der Conjugata vera 11,6 ± 1,1 cm (8,9–15,8 cm) und die der Diameter transversalis 12,6 ± 1,0 cm (8,8–15,5 cm).

Die beiden schrägen Durchmesser (**Diameter obliqua**) messen ca. 12 cm. Nach ihrer Richtung werden sie als I. schräger Durchmesser (von links ventral nach rechts dorsal) oder II. schräger Durchmesser (von rechts ventral nach links dorsal) bezeichnet.

Beckenhöhle In der sich nach kaudal anschließenden Beckenhöhle werden die Beckenmitte und die Beckenenge unterschieden. Die **Beckenmitte** (BM) wird vorn von der Mitte der

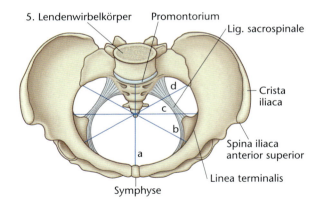

Abb. 20-2 Beckeneingangsebene mit Conjugata vera obstetrica (gerader Durchmesser) = 11 cm (a), Diameter obliqua I (I. schräger Durchmesser) = 12 cm (b), Diameter transversa (querer Durchmesser) = 13 cm (c), Diameter obliqua II (II. schräger Durchmesser) = 12 cm (d).

 125 Zuordnungs-Quiz

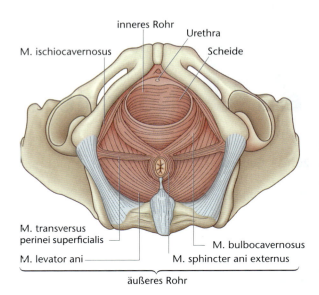

Abb. 20-3 Weichteilrohr.

hinteren Symphysenfläche begrenzt, hinten vom 3. Kreuzbeinwirbel und seitlich von den Innenflächen der Acetabula. Sie ist kreisrund mit einem Durchmesser von ca. 12–13 cm. Die **Beckenenge** ist eine Ebene, die vorn durch den Unterrand der Symphyse, seitlich durch die Spinae ischiadicae und hinten vom Articulus sacrococcygeus (Kreuzbeinspitze) begrenzt wird. Der gerade Durchmesser beträgt 11 cm und der quere Abstand der Spinae ischiadicae etwa 10,5 cm. Als **Interspinalebene** wird die Ebene zwischen den Spinae ischiadicae bezeichnet, die parallel zu der Beckeneingangsebene verläuft (Parallelebenensystem nach Hodge).

Beckenausgang Der Beckenausgang (BA) wird begrenzt durch die Unterkante der Symphyse, das Steißbein und seitlich die beiden Tubera ischiadica. Er hat eine längsovale Form mit einem Längsdurchmesser von 11,5 cm und einem Querdurchmesser von 11 cm. Durch die Möglichkeit des Steißbeines, sich nach dorsal vom Kreuzbein abzuwinkeln, kann sich der gerade Durchmesser noch erweitern.

Weichteilrohr

Das Weichteilrohr (➤ Abb. 20-3) ist am knöchernen Geburtskanal befestigt und besteht aus einem inneren und einem äußeren Anteil. Der **innere Anteil** setzt sich zusammen aus:
- unterem Uterinsegment
- Zervix
- Weichteilansatzrohr (Vagina und Vulva).

Der **äußere Anteil** wird von der Beckenbodenmuskulatur gebildet. Diese schließt den Beckenboden nach kaudal ab und besteht aus 3 dachziegelartig übereinander geschobenen Muskel- und Faszienschichten:
- Diaphragma pelvis: M. levator ani, der den „Levatorentrichter" bildet und nach vorn den Hiatus genitalis (Levatorenspalt) freigibt

- Diaphragma urogenitale: M. transversus perinei profundus, der den Hiatus verengt
- äußere Schließmuskelschicht: M. bulbocavernosus und M. sphincter ani sowie M. ischiocavernosus und M. transversus perinei superficialis.

Die äußere Öffnung des Geburtskanals wird vom M. bulbocavernosus, die Analöffnung vom M. sphincter ani ringförmig umschlossen, sodass sich dadurch das Bild einer großen Acht auf dem Diaphragma urogenitale darstellt. Unter der Geburt werden diese Schichten so verschoben, dass sie am Ende nebeneinander liegen und dorsal den von 4 cm auf bis zu 15 cm ausgewalzten Damm bilden, über den der kindliche Kopf geboren wird.

Geburtsobjekt

Das Kind wird durch die auf ihn wirkenden Kräfte durch den Geburtskanal bewegt. Ein Kind am Geburtstermin ist zwischen 49 und 54 cm lang und wiegt zwischen 2.800 und 4.030 g. Bei der Normalgeburt geht der Kopf des Kindes voran durch den Geburtskanal. Damit ist der Kopf als größter Teil des Kindes von größter Bedeutung für die Geburtsmechanik. Er füllt den Beckenraum fast vollständig aus, und die Umfänge und Durchmesser des kindlichen Kopfes (➤ Abb. 20-4, ➤ Tab. 20-1) im Verhältnis zu den Beckenmaßen sind ausschlaggebend, ob eine normale Geburt möglich ist.

Der kindliche Kopf besteht aus gegeneinander noch verschieblichen Knochenschuppen, die durch bindegewebige **Nähte** und **Fontanellen** verbunden sind (➤ Abb. 20-4a und b, ➤ Tab. 20-2). Diese Nähte sind bei der vaginalen Untersuchung tastbar und ermöglichen so die Beurteilung der Einstellung des Kopfes im Beckenkanal.

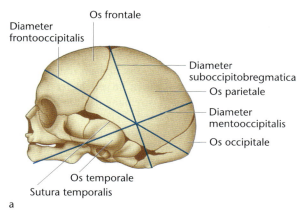
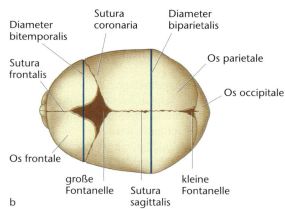

Abb. 20-4 Kindlicher Kopf.
a Seitenansicht. Die Diameter frontooccipitalis ist mit 12 cm größer als die Diameter suboccipitobregmatica, aber kleiner als die Diameter mentooccipitalis.
b Aufsicht. Die Diameter biparietalis ist etwa so groß wie die Diameter suboccipitobregmatica.

Tab. 20-1 Maße des kindlichen Schädels.

Durchmesser	Länge	Ebene	Umfang
Diameter biparietalis = größter querer Durchmesser	9,5 cm		
Diameter bitemporalis = kleiner querer Durchmesser	8 cm		
Diameter suboccipitobregmatica* = kleinster Längsdurchmesser	9,5 cm	Planum suboccipitobregmaticum*	32 cm
Diameter frontooccipitalis = gerader Durchmesser	12 cm	Planum frontooccipitale	34 cm
Diameter mentooccipitale = größter Längsdurchmesser	13,5 cm	Planum mentooccipitale	35 cm

* Bregma ist der Treffpunkt der Sutura sagittalis und Sutura koronalis

Tab. 20-2 Schädelnähte.

Pfeilnaht	Längsnaht zwischen den Scheitelbeinen
Stirnnaht	Längsnaht zwischen den Stirnbeinen
Kranznaht	Quernaht zwischen den Scheitel- und Stirnbeinen
Lambdanaht	Quernaht zwischen Scheitel- und Hinterhauptsbeinen
Große Fontanelle	Kreuzung von Pfeil-, Kranz- und Stirnnaht auf dem Vorderhaupt, vierzipflig (4 abgehende Nähte sind tastbar)
Kleine Fontanelle	Kreuzung von Pfeil- und Lambdanaht auf dem Hinterhaupts, dreizipflig (3 abgehende Nähte sind tastbar)

PRAXISTIPP

Die Beurteilung der Richtung der Pfeilnaht und der tastbaren Fontanellen ist von großer klinischer Bedeutung, da sich dadurch Abweichungen vom normalen Geburtsablauf erkennen lassen. Die Maße der anderen großen Teile des Kindes (> Tab. 20-3) sind von untergeordneter Bedeutung, da sie weich und damit verformbar sind und somit in der Regel problemlos durch den bereits vom Kopf aufgedehnten Geburtskanal passen.

Tab. 20-3 Maße des kindlichen Körpers.

Parameter	Maß
Schulterbreite	ca. 12 cm
Hüftbreite	ca. 11 cm
Schulterumfang	ca. 35 cm
Hüftumfang	ca. 27 cm

Geburtswehen werden schmerzhafte, regelmäßige Kontraktionen bezeichnet, die etwa alle 5 Minuten auftreten. Der Uterus kontrahiert sich physiologischerweise während der gesamten Schwangerschaft immer wieder in unregelmäßigen Abständen. Diese Kontraktionen werden im Schwangerschaftsverlauf häufiger. In der 32. Schwangerschaftswoche ist pro Stunde eine spürbare, jedoch nicht schmerzhafte Wehe normal. Entscheidend ist die Wirksamkeit der Kontraktionen bei der Reifung und Eröffnung des Muttermundes.
Man unterscheidet folgende **Wehenarten:**

- **Schwangerschaftswehen:** Schwangerschaftswehen sind unregelmäßige, nicht schmerzhafte und nicht muttermundswirksame Kontraktionen des Uterus. Lokale Kontraktionen, die sich nicht über den Uterus ausbreiten, werden als **Alvarez-Wellen** bezeichnet. Sie sind von niedriger Intensität, jedoch höherer Frequenz. Vereinzelte stärkere Kontraktionen des gesamten Myometriums nennt man nach deren Beschreibern **Braxton-Hicks-Kontraktionen.**

Geburtskräfte

Die austreibenden Kräfte unter der Geburt werden durch die koordinierten Kontraktionen des Myometriums bestimmt. Als

- **Senkwehen:** Unregelmäßige Wehen mit einem Abstand von bis zu einigen Stunden, die meist 3–4 Wochen vor dem Geburtstermin auftreten und mit dem Absenken des Leibes und dem Eintritt des kindlichen Kopfes in das Becken einhergehen.
- **Vor- oder Stellwehen:** Regelmäßigere Wehen vor der Geburt, die den kindlichen Kopf in das Becken einstellen, jedoch noch keine Muttermunderöffnung bewirken. Sie können schmerzhaft empfunden werden.
- **Eröffnungswehen:** Regelmäßige, schmerzhafte Wehen im Abstand von weniger als 5 Minuten, die zur Eröffnung des Muttermundes führen. Sie nehmen in Stärke und Frequenz während der Eröffnungsperiode zu.
- **Austreibungswehen:** Austreibungswehen sind starke, schmerzhafte Wehen nach vollständig eröffnetem Muttermund alle 2–3 Minuten, die das Kind durch den Geburtskanal schieben.
- **Presswehen:** Austreibungswehen, die kombiniert mit der Bauchpresse der Kreißenden („Mitpressen") zur Austreibung des Kindes führen. Sehr schmerzhaft und nicht mehr zu veratmen durch reflektorischen Pressdrang.
- **Nachgeburtswehen:** Nachgeburtswehen sind Uteruskontraktionen zur Lösung und Austreibung der Plazenta. Danach zur Tonisierung des Myometriums und damit zur Blutstillung durch Kontraktion der uteroplazentaren Gefäße.
- **Nachwehen:** Nachwehen sind Kontraktionen im Wochenbett zur Förderung der Uterusrückbildung (Involution). Sie treten insbesondere beim Stillen auf und können schmerzhaft sein.

Die **Wehenform** zeigt einen symmetrischen Verlauf, der zunächst aus einem Anstieg der uterinen Kontraktion (Stadium incrementi) besteht, dann in die Wehenakme (Höhepunkt) übergeht und schließlich allmählich abfällt (Stadium decrementi).

Die **Wehendauer** beträgt zwischen 20 bis maximal 90 Sekunden. Längere Kontraktionen sind unphysiologisch und werden als Dauerkontraktion bezeichnet.

Die **Wehenstärke** ist am einfachsten subjektiv durch Auflegen der Hand auf den Bauch der Schwangeren zu beurteilen. Heute nur noch selten durchgeführt wird eine objektive Messung des intrauterinen Druckanstiegs mit einem nach Blasensprung in die Gebärmutter eingeführten Katheter (interne Tokometrie). Die externe Tokometrie misst die Änderung der Bauchdeckenspannung während der Wehe mit einem Druckwandler.

> **MERKE**
> Mit der indirekten Messung können die Wehenfrequenz und -dauer, nicht aber deren Stärke aufgezeichnet werden, da die registrierten Druckänderungen einer Reihe von äußeren Einflussfaktoren unterliegen.

Der **Wehenablauf** folgt einem einheitlichen Muster. Die uterinen Kontraktionen beginnen meist im Bereich der Tubenwinkel (links häufiger als rechts) und breiten sich dann symmetrisch über den Fundus und Corpus uteri aus. Dabei ist der Uterus funktionell zweigeteilt. Während der Corpus uteri sich aktiv kontrahiert, werden das untere Uterinsegment und die Zervix passiv gedehnt und somit der Geburtsweg erweitert.

Die Muskelfasern des Corpus sind im unteren Uterinsegment verankert, sodass dadurch ein gerichteter Aufbau des intrauterinen Drucks zur Austreibung des Kindes nach kaudal erreicht wird.

Der Übergang zwischen den aktiven und passiven Uterusteilen wird als **Bandl-Furche** bezeichnet und ist als Kontraktionsring durch die Bauchdecken tastbar. Während der Geburt steigt dieser Ring Richtung Fundus an.

Geburtsvorgang

Definitionen

Zum Verständnis der Geburtsmechanik sind die in ➤ Tab. 20-4 genannten geburtshilflichen Definitionen wichtig.

Lage und **Stellung** können durch eine äußere Untersuchung (Leopold-Handgriffe, ➤ Kap. 21.1) oder mit der Sonographie ermittelt werden. Dagegen sind **Haltung** und **Einstellung** nur durch eine vaginale oder rektale Untersuchung erfassbar.

Lage und Haltung werden meist zusammengefasst. Da sich die kleine Fontanelle auf dem Hinterhaupt befindet, spricht

Tab. 20-4 Definitionen geburtshilflicher Grundbegriffe.

Lage	Verhältnis der Längsachse des Kindes zur Längsachse der Mutter • unterschieden werden Längs-, Schräg- und Querlage, wobei es bei der Längslage 2 Poleinstellungen (Schädellage und Beckenendlage) gibt • nur Längslagen sind vaginal gebärfähig
Stellung	Verhältnis des kindlichen Rückens zur Seite der Mutter • I. Stellung: kindlicher Rücken auf der linken Seite • II. Stellung: kindlicher Rücken auf der rechten Seite • dorsoanteriore Stellung: kindlicher Rücken vorn • dorsoposteriore Stellung: kindlicher Rücken hinten • dorsoinferiore/dorsosuperiore Stellung: bei Querlage
Haltung	Verhältnis des kindlichen Kopfes zum kindlichen Rumpf während des Durchtritts durch den Geburtskanal (innerkindliche Beziehung) • beim Eintritt des Kopfes in den Beckeneingang ist die Haltung des Kopfes indifferent und dann gebeugt (Flexionshaltung) • bleibt diese Beugung aus, spricht man von einer Deflexionshaltung (indifferente und überstreckte Kopfhaltung), die pathologisch ist
Einstellung	Verhältnis des vorangehenden Teils des Kindes zum Geburtskanal. Bei Schädellage geht entweder die kleine Fontanelle (Flexionshaltung) oder die große Fontanelle bzw. die Stirn voran (Deflexionshaltung) • vordere Einstellung: kleine Fontanelle ventral, d.h. unter der Symphyse • hintere Einstellung: kleine Fontanelle dorsal, d.h. in der Beckenhöhle

man bei der Flexionshaltung auch von einer **Hinterhauptslage**. Analog gilt bei der indifferenten Kopfhaltung, bei der die große Fontanelle führt, die Bezeichnung **Vorderhauptslage** und bei einer Überstreckung des Kopfes **Stirnlage**.

Über 90% der Kinder werden als „normale" vordere Hinterhauptslagen entbunden.

> **MERKE**
>
> Im geburtshilflichen Alltag wird die Beschreibung der kindlichen Position zu einem Begriff zusammengezogen. Für die normale Geburt wäre dies z.B. „II. vordere Hinterhauptslage". Dies bedeutet: II. = kindlicher Rücken rechts, vordere = kleine Fontanelle unter der Symphyse, Hinterhauptslage = Längslage mit Poleinstellung Schädellage bei flektiertem Kopf.

Ablauf einer normalen Geburt aus II. vorderer Hinterhauptslage

Beim Eintreten in den querovalen Beckeneingang muss sich der Kopf mit seinem längsten (frontookzipitalen) Durchmesser quer einstellen. D.h., die Pfeilnaht ist quer zu tasten, die Haltung des Kopfes indifferent. Diese Einstellung vollzieht sich bei Erstgebärenden in den letzten Schwangerschaftswochen, bei Mehrgebärenden erst mit Wehenbeginn.

Unter der Geburt muss das Kind dann 5 Bewegungen durchführen (> Tab. 20-5). Diese werden passiv durch äußere Kräfte verursacht. Das Kind folgt dem Profil des Geburtskanals nach dem Prinzip des geringsten Widerstandes.

Das Tiefertreten des kindlichen Kopfes durch den Geburtskanal bezeichnet man als **Progression**. Durch die **Flexion** des Kopfes wird der Kopfumfang verkleinert, da das sich einstellende Planum occipitobregmaticum mit 32 cm Umfang den geringsten Platzbedarf hat. Beim Tiefertreten des Kopfes kommt es zur **inneren Rotation** aus dem queren Kopfdurchmesser über den schrägen in den geraden Durchmesser, da der Beckenausgang längsoval ist. Im Normalfall rotiert das Gesicht nach dorsal, das Hinterhaupt stellt sich unter der Symphyse ein. Progression, Flexion und innere Rotation verlaufen dabei gleichzeitig in einer Schraubenbewegung (> Abb. 20-5a–c).

Erst wenn der Kopf den Beckenboden erreicht und sich die Nacken-Haar-Grenze unter der Symphyse einstellt, kann die **Deflexion** beginnen. Die Geburt des Kopfes über den Damm ist also eine Streckbewegung mit dem Drehpunkt (Hypomochlion) an der Nacken-Haar-Grenze. Mit dem Austritt des Kopfes treten die Schultern quer in das kleine Becken ein und müssen beim Tiefertreten in den längsovalen Durchmesser rotieren. Dies wird sichtbar an der **äußeren Rotation,** die einer Rückrotation des bereits geborenen Kopfes entspricht (> Abb. 20-5d–f).

✚ 126 Animation Normale Geburt

20.2 Geburtsauslösung

Über Auslösung und Steuerung der Geburt ist relativ wenig bekannt. Durch intensive Grundlagenforschung wurden in den letzten Jahren neue Erkenntnisse gewonnen.

Uterine Anpassungsvorgänge

Uterine Funktionsphasen Man kann den physiologischen Ablauf von Spätschwangerschaft und Geburt in 4 Phasen einteilen (> Abb. 20-6):

- **Ruhephase:** Die Schwangerschaft ist durch eine relative uterine Ruhe gekennzeichnet. Diese wird durch verschiedene humorale und parakrine Faktoren wie Progesteron, Relaxin, Stickstoffmonoxid (NO) und Prostazyklin gewährleistet.
- **Aktivierung:** In den letzten Wochen der Schwangerschaft folgt eine Phase der Aktivierung des Uterus, in der im Myometrium durch Östrogeneinfluss verstärkt Gap Junctions ausgebildet werden. Gemeinsam mit einer zunehmenden Expression von Oxytocinrezeptoren und Ionenkanälen wird die Kontraktionsbereitschaft des Myometriums erhöht und so die Möglichkeit einer koordinierten Kontraktionsausbreitung geschaffen.
- **Stimulationsphase:** Unmittelbar präpartal stimulieren Oxytocin und Prostaglandine die myometrane Aktivität und führen so zu einer regelmäßigen Wehentätigkeit.
- **Involution:** Nach der Geburt schließt sich die Phase der Uterusrückbildung an, wobei die Kontraktion durch Oxytocin vermittelt wird.

Erregungsleitung Um eine gerichtete Muskelkontraktion entstehen zu lassen, ist eine Koordination der Kontraktionen in den einzelnen Uterussegmenten notwendig. Der Uterus besitzt dafür kein eigenes Reizleitungssystem. Die Myometriumzellen sind aber zur autonomen Erregungsbildung fähig. Effektive Wehen beginnen in den Tubenwinkeln, wo die Erregungsschwelle am niedrigsten ist, und breiten sich über Gap Junctions konzentrisch bis in das untere Uterinsegment aus. Zusätzlich bildet das Zytoskelettprotein Titin ein kontraktiles Netzwerk, das die gesamte myofibrilläre Matrix überbrückt und temporäre Bindungsstellen für Aktin und Myosin besitzt.

Steuerung der Kontraktion Bei der Regulation der Aktin-Myosin-Interaktion spielt die freie intrazelluläre Kalziumkonzentration die entscheidende Rolle. Der Membrandepolarisie-

Tab. 20-5 Bewegungen des Kindes unter der Geburt.	
Progressionsbewegung	Tiefertreten des Kopfes durch den Geburtskanal
Flexion	Beugung des Kopfes beim Eintritt des Kopfes in die Beckenhöhle
Innere Rotation	Drehung des Kopfes aus dem queren in den Längsdurchmesser
Deflexion	Streckung des Kopfes bei Austritt aus dem Geburtskanal
Äußere Rotation	Rückdrehung des Rumpfes aus dem Queren in den Längsdurchmesser beim Tiefertreten der Schultern

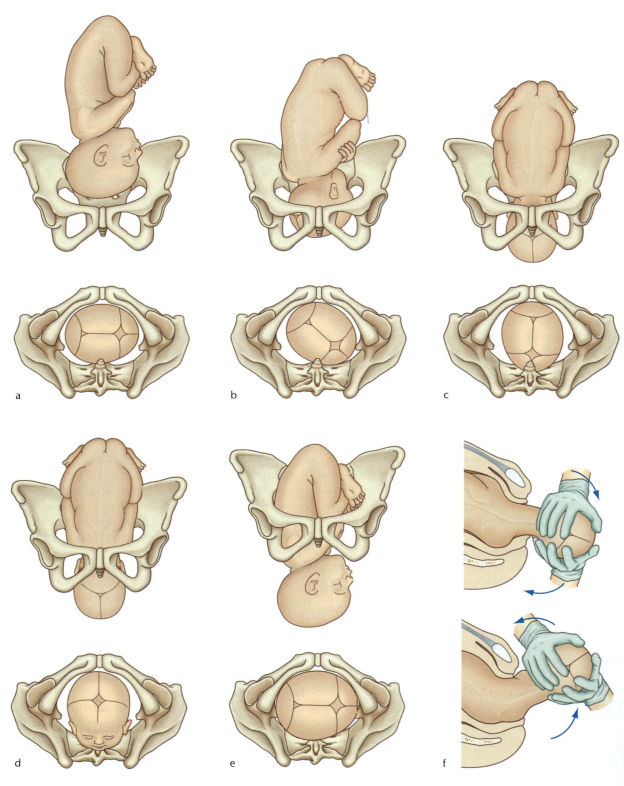

Abb. 20-5 Geburtsmechanik.
a Eintritt des Kopfes bei II. Schädellage (Rücken rechts).
b Rotation in Beckenmitte, Pfeilnaht im II. schrägen Durchmesser.
c Kopf auf Beckenboden, Pfeilnaht gerade.
d Geburt des Kopfes über den Damm, Pfeilnaht gerade.
e Äußere Drehung des Kopfes, Schultern stehen jetzt gerade.
f Geburt der Schultern.

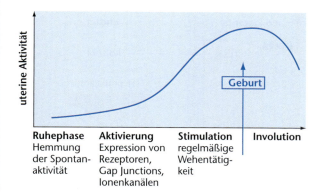

Abb. 20-6 Phasen der uterinen Aktivierung.

rung folgt ein Einstrom durch spannungsabhängige Kalziumkanäle. Im Myometrium korrelieren Veränderungen des intrazellulären Kalziumspiegels mit der Kraftentwicklung.

Die myometranen Rezeptoren für Oxytocin, Prostaglandin und andere Hormone vermitteln eine zeitweilige intrazelluläre Kalziumerhöhung und stimulieren so die Kontraktionen. Kalzium aktiviert in Kombination mit Calmodulin das Enzym „myosin light-chain kinase", das durch die ATP-abhängige Phosphorylierung von Myosin die Aktinbindung und damit die Kontraktion ermöglicht.

Zur Erschlaffung ist ein intrazellulärer Kalziumabfall notwendig. Dieser kommt zustande, indem Kalzium wieder in das endoplasmatische Retikulum aufgenommen wird, über energieabhängige Membrankanäle ausströmt oder gegen Natrium ausgetauscht wird.

Endokrine Geburtsauslösung

Eine zentrale Rolle bei der Auslösung der Geburt spielt das in der Plazenta gebildete Corticotropin-Releasing-Hormon **(CRH)**. CRH wird im Synzytiotrophoblasten synthetisiert und wird in mütterlichen und fetalen Kreislauf sezerniert. Der CRH-Spiegel steigt im Verlauf der Schwangerschaft signifikant an.

Im Unterschied zur Regulation der adrenergen hypothalamisch-hypophysären Achse unterliegt die plazentare CRH-Synthese einem positiven Feedback durch **Kortisol**, das sowohl aus der fetalen Nebennierenrinde als auch von der Mutter stammt. So erklärt sich auch die Wehen auslösende Wirkung chronischer mütterlicher oder fetaler Stresssituationen. **Progesteron** dagegen hemmt die trophoblastäre CRH-Synthese.

Der Antagonismus der beiden Steroidhormone hat eine zentrale Bedeutung für die CRH-Regulierung (➤ Abb. 20-7). Während in der Schwangerschaft der hemmende Progesteroneffekt überwiegt, führt gegen Ende der Schwangerschaft eine steigende Kortisolproduktion in der fetalen Nebennierenrinde zu einer verstärkten plazentaren CRH-Sekretion. Dies aktiviert die fetale adrenerge Achse und stimuliert damit die Sekretion von fetalem Dehydroepiandrosteronsulfat (DHEAS), das in der Plazenta zu Östrogen aromatisiert wird. Diese lokale Östrogendominanz steigert die Exprimierung von Oxytocinrezeptoren, die Bildung von Gap Junctions und die Prostaglandinsynthese in den Eihäuten. Durch die gleichzeitige Stimulierung der Organreifung des Fetus durch Kortisol und die Geburtsauslösung durch DHEAS wird zusätzlich eine Optimierung der postnatalen Anpassung erreicht.

Die hier dargestellte Kaskade der endokrinologischen Geburtsauslösung läuft bei Termin- und Frühgeburtsbestrebungen gleich ab, unterscheidet sich aber in den initial auslösenden Prozessen. Während am Termin vor allem fetale Signale der adrenergen Regulation wirken, sind bei vorzeitiger Wehentätigkeit zytokinvermittelte Entzündungsreaktionen und peroxidvermittelte lokale Ischämien die Auslöser.

Oxytocin

Oxytocin wird im Hypothalamus gebildet und über die Neurohypophyse sezerniert. Es wird seit Langem in der Geburtshilfe zur Unterstützung der Wehentätigkeit, zur Uterusrückbildung und bei Blutungen nach der Geburt eingesetzt.

Bereits in geringsten Konzentrationen (1–10 µU/ml) ist es in der Lage, am Ende der Schwangerschaft Wehen auszulösen. Die Halbwertszeit ist mit 4–7 Minuten sehr kurz. Aus der Neurohypophyse wird es pulsatil sezerniert, wobei unter der Geburt die Pulsfrequenz, nicht aber die Pulsamplitude ansteigt.

Reguliert wird die Oxytocinwirkung durch die im Laufe der Schwangerschaft enorme Zunahme von Oxytocinrezeptoren in Myometrium und Dezidua um fast das Hundertfache. Unmittelbar vor der Geburt steigt die Rezeptordichte nochmals um das 2- bis 3fache an, sodass der Übergang zu regelmäßigen Wehen (Stimulationsphase) maßgeblich gesteuert wird.

Der Oxytocinrezeptor bewirkt einen Anstieg des intrazellulären Kalziums und damit eine zunehmende Kontraktilität des Myometriums. Im aktiven Corpus uteri ist die Rezeptorkonzentration hoch, im passiven unteren Uterinsegment niedrig.

20.3 Phasen der normalen Geburt

Der Geburtsverlauf wird in 3 Perioden eingeteilt (➤ Tab. 20-6).

Eröffnungsperiode

Die Eröffnungsperiode ist der Zeitraum vom Geburtsbeginn bis zur vollständigen Eröffnung des Muttermundes auf 10 cm Durchmesser. Der Übergang von Schwangerschafts- zu Geburtswehen kann fließend sein. Beim Blasensprung werden verschiedene Formen unterschieden (➤ Tab. 20-7).

> **MERKE**
> Die Geburt beginnt, wenn etwa alle 5 Minuten regelmäßige, muttermundswirksame Wehen auftreten oder die Fruchtblase gesprungen ist.

In der **Latenzphase** besteht der Geburtsfortschritt in der Verkürzung der Portio bis zum Verstreichen und der Muttermundseröffnung bis 2–3 cm. Erst danach ist in der **Aktivitäts-**

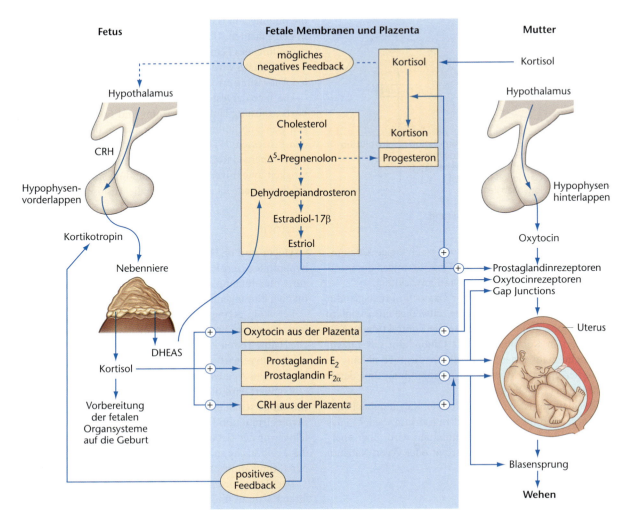

Abb. 20-7 Endokrine Regulierung der Wehentätigkeit.

 127 Audio Erklärung zur Abb. 20-7

Tab. 20-6 Phasen des Geburtsverlaufs.

1. Eröffnungsperiode	• Latenzphase • Aktivitätsphase
2. Austreibungsperiode	• frühe Austreibungsperiode • Pressperiode
3. Nachgeburtsperiode	• Plazentarperiode • Postplazentarperiode

Tab. 20-7 Formen des Blasensprungs.

Rechtzeitiger Blasensprung	am Ende der Eröffnungsperiode (2 Drittel aller Geburten)
Verspäteter Blasensprung	erst in der Austreibungsperiode
Frühzeitiger Blasensprung	während der frühen Eröffnungsperiode
Vorzeitiger Blasensprung	vor Eintreten regelmäßiger Wehen
Hoher Blasensprung	Fruchtwasserabgang, obwohl die Fruchtblase noch zu tasten ist, d.h. Blasensprung nicht am unteren Eipol

phase eine aktive Muttermundseröffnung von ca. 1 cm pro Stunde möglich. Bei vollständig eröffnetem Muttermund ist bei der vaginalen Untersuchung keine Muttermundslippe mehr tastbar. Die Dauer der Eröffnungsperiode variiert und beträgt für Erstgebärende durchschnittlich 8–9 Stunden und für Mehrgebärende 6 Stunden. Von einer protrahierten Eröffnungsperiode wird gesprochen, wenn die Dauer bei Erstgebärenden 18 Stunden und bei Mehrgebärenden 14 Stunden überschreitet.

Austreibungsperiode

Die Austreibungsperiode ist der Zeitraum von der vollständigen Muttermundseröffnung bis zur Entbindung des Kindes. Der Geburtszeitpunkt entspricht definitionsgemäß der Abnabelung, in der Praxis aber eher dem Moment der abgeschlossenen Austreibung. Die **frühe Austreibungsperiode** ist von der

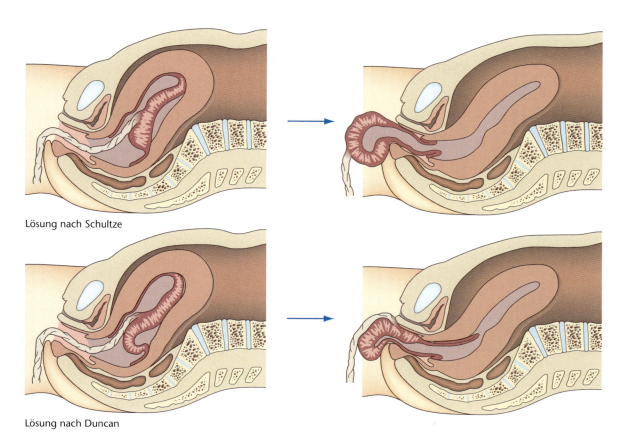

Lösung nach Schultze

Lösung nach Duncan

Abb. 20-8 Formen der Plazentalösung. Die Lösung nach Schultze ist mit ca. 80% der Fälle deutlich häufiger als die Lösung nach Duncan in ca. 20% der Fälle.

Rotation des Kopfes und dessen Tiefertreten bis auf den Beckenboden geprägt. Durch den Druck des Kopfes auf den Darm („Afterbürde") und den sympathischen Plexus lumbosacralis (Frankenhäuser-Plexus) wird ein reflektorischer Pressdrang ausgelöst. Während der **Pressperiode** kann die Kreißende die Wehen nicht mehr veratmen und die uteroplazentare Perfusion wird auf bis zu 5% reduziert, sodass bei zu langem Mitpressen die Gefahr einer fetalen Hypoxie besteht.

Die Dauer der Austreibungsperiode beträgt bei Erstgebärenden durchschnittlich eine Stunde, bei Mehrgebärenden häufig nur 20 Minuten. Sie sollte nicht länger als 2–3 Stunden dauern.

➕ 133 Animation Manuelle Ablösung der Plazenta
➕ 134 Animation Normaler Abgang der Plazenta

Nachgeburtsperiode

Die **Plazentarperiode** ist der Zeitraum von der Geburt des Kindes bis zur vollständigen Ausstoßung der Plazenta. Sie dauert normalerweise 10–20 Minuten und sollte 30 Minuten nicht überschreiten. Die Lösung der Plazenta beginnt bereits während der Austreibung des Kindes oder während der ersten Nachgeburtswehen. Die Ablösung der Plazenta findet innerhalb der Dezidua statt, also im mütterlichen Gewebe. Dabei werden die in die Plazentahaftfläche mündenden 80–100 Spiralarterien eröffnet, was mit einer Lösungsblutung von 200–400 ml verbunden ist.

Es werden 2 Lösungsmodi unterschieden (➤ Abb. 20-8):
- zentrale Ablösung (80% der Fälle, Modus Schultze) mit Bildung eines retroplazentaren Hämatoms, dadurch geringerer Blutverlust; die Plazenta wird mit der fetalen Seite und dem Nabelschuransatz zuerst ausgestoßen
- Lösung vom Rand her (20% der Fälle, Modus Duncan) mit einer Lösungsblutung nach außen, dadurch höherer Blutverlust; der Plazentarand wird zuerst ausgestoßen.

Die physiologische Blutstillung in der **Postplazentarperiode** kommt in erster Linie durch die schnelle Kontraktion des Myometriums zustande. Dadurch werden die Spiralarterien abgeklemmt. Die schnelle postpartale Tonisierung der Uterusmuskulatur wird durch einen hohen lokalen Spiegel von Prostaglandin $F_{2\alpha}$ und Prostaglandin E_2 hervorgerufen. Bleibt die Kontraktion aus (Atonie), droht ein rascher, hoher Blutverlust.

➕ 025 Literatur Kap. 20
➕ 026 Praxisfragen Kap. 20
➕ 082 IMPP-Fragen Kap. 20

KAP. 21

I. Hösli

Leitung und Überwachung der Geburt

21.1 Vor der Geburt ... 321	21.3.3 Überwachung der Wehen ... 334
	21.3.4 Fruchtwasser ... 335
21.2 Geburtsverlauf ... 322	21.3.5 Kindsbewegungen ... 335
	21.3.6 Management bei suspektem oder
21.3 Peripartale Überwachung ... 326	pathologischem CTG ... 335
21.3.1 Überwachung der Mutter ... 326	
21.3.2 Überwachung der fetalen Herzaktionen ... 327	21.4 Einleitung der Geburt ... 338

Zur Orientierung

Die normale Geburt beginnt nach unauffälliger Schwangerschaft zwischen der abgeschlossenen 37. und 42. Schwangerschaftswoche mit spontanen Wehen, das Kind liegt in Schädellage, postpartal sind Mutter und Kind gesund. Dies trifft für etwa 3 Viertel der Schwangeren zu. Doch selbst wenn im Voraus keine Risikofaktoren bekannt sind, können Probleme entstehen – immerhin bei bis zu einem Viertel aller Fälle von perinataler Morbidität und Mortalität. Deshalb benötigen alle Schwangeren eine adäquate qualifizierte Überwachung unter der Geburt.

Tab. 21-1 Mütterliche und kindliche Parameter bei der Klinikaufnahme.

Mütterliche Parameter	Kindliche Parameter
• Alter, Gravidität, Parität • Blutdruck, Puls, BMI, Temperatur • Zeitpunkt des Blasensprungs, Farbe des Fruchtwassers • Vorhandensein einer vaginalen Blutung • Schmerzen, Dauer und Qualität der Wehen • Kindsbewegungen • psychischer Zustand • Anamnese der aktuellen und früheren Schwangerschaften und Geburten inklusive Wochenbett • evtl. Laborparameter, Serologie	• Gestationsalter • Einling/Mehrling • klinisch und sonographisch geschätztes Gewicht • Leopold-Handgriffe • Herztöne (CTG)

21.1 Vor der Geburt

Zeichen der bevorstehenden Geburt

Die Vorbereitung auf eine normale Geburt am Termin beginnt bereits in der Schwangerschaft mit einer zielgerichteten Schwangerenvorsorge und Geburtsvorbereitung (➤ Kap. 16.9). Bereits in den letzten 3–4 Wochen vor der Geburt können sich Vorwehen einstellen, die allerdings nur wie leichte Menstruationsbeschwerden oder als ein Hartwerden des Uterus empfunden werden. Einige Tage vor der Geburt kann sich auch ein leicht blutiger Schleimpfropf aus dem Zervikalkanal lösen (**Zeichnen**).

PRAXISTIPP

Klinische Anzeichen des Geburtsbeginns, die einzeln oder kombiniert auftreten können, sind:
• Einsetzen regelmäßiger schmerzhafter Kontraktionen im Abstand von 5–10 Minuten über etwa eine Stunde
• Blasensprung.

Beurteilung bei der Klinikaufnahme

Zunächst werden sowohl die allgemeinen mütterlichen als auch kindlichen Parameter erfasst (➤ Tab. 21-1). Es folgen die körperliche und vaginale Untersuchung der Mutter.

Vaginale Untersuchung

Sie darf nur durchgeführt werden, wenn keine Kontraindikation wie z.B. eine Placenta praevia vorliegen. Dokumentiert werden:
• Länge der Zervix
• Position der Zervix zur Führungslinie und ihre Konsistenz
• Öffnungsgrad des Muttermundes
• Höhenstand des vorangehenden Kindsteils.

Der Bishop-Score (➤ Tab. 21-2), mit dem diese Merkmale quantifiziert werden, ist ein Maßstab zur möglichst objektiven Beurteilung der Zervixreife.

Tab. 21-2 Bishop-Score [5]. Höhenstand bezeichnet den Stand des vorausgehenden Teils zur Interspinalebene in Zentimeter. Ab einem Score von 6 bezeichnet man den Zervixbefund als reif, ein Score von unter 6 steht für einen unreifen Befund. Diese Einteilung spielt insbesondere bei der Wahl des Präparats zur Einleitung eine wichtige Rolle.

Punkte	0	1	2	3
Dilatation (cm)	0	1–2	3–4	> 4
Verkürzung der Zervix in %	0–30	40–50	60–70	80
Höhenstand in cm	–3	–2	–1/0	+1/+2
Konsistenz	derb	mittel	weich	
Position der Portio	sakral	mediosakral	zentriert	

Leopold-Handgriffe

Die Größe, Lage und Beziehung des vorangehenden Teils zum Becken können mit der systematischen Methode nach Leopold palpiert werden (➤ Abb. 21-1, ➤ Tab 21-3). Die Abweichung von geschätztem und tatsächlichem Geburtsgewicht ist untersucherabhängig und liegt bei 10–30%:

1. Leopold-Handgriff (➤ Abb. 21-1a) Mit dem ersten Leopold-Handgriff lassen sich 2 Fragen beantworten:
- **Fundusstand:** Die in der Mittellinie mit der Handkante gemessene Fundushöhe wird zum Schätzen des Gestationsalters eingesetzt. Bei Polyhydramnion, Mehrlingen, Uterus myomatosus oder Adipositas sind Abweichungen zu berücksichtigen.
- **Kindsteil im Fundus:** In 94% der Fälle tastet man einen großen weichen Teil des Kindes (Steiß), in 5% einen kleinen harten Teil (Kopf) und in ca. 1% den Bauch oder Rücken (Querlage).

2. Leopold-Handgriff (➤ Abb. 21-1b) Mit diesem Handgriff wird untersucht, wo sich der Rücken bzw. die Arme und Beine befinden. Die beiden Hände des Untersuchers gleiten dazu parallel vom Fundus seitlich herunter und tasten die Lage des Fetus. Mit den Fingern werden die fetale Wirbelsäule bzw. die kleinen Teile lokalisiert. Befindet sich der Rücken des Kindes auf der linken Seite, spricht man von der I. Stellung, ist der Rücken rechts, von der II. Stellung.

3. Leopold-Handgriff (➤ Abb. 21-1c) Mit dem 3. Leopold-Handgriff wird untersucht, welches der vorangehende Teil ist. Dieser wird mit lateral oberhalb der Symphyse angesetzten Fingern wie bei einem Zangengriff palpiert. Diese Untersuchung sollte behutsam durchgeführt werden, da sie sehr schmerzhaft sein kann. Der Steiß ist oft größer, weicher, schwerer abgrenzbar und ballottiert weniger als der Kopf, der sich hart und gut abgegrenzt anfühlt, falls der vorangehende Teil noch nicht zu tief ins Becken eingetreten ist. Unter **Ballottement** versteht man ein Anstoßen beim schnellen Hin- und Herbewegen. Beim Anstoßen an den Fingern lässt sich die Konsistenz des vorangehenden Teils besser beurteilen. Der Kopf lässt sich leicht schnell hin und her bewegen, der Steiß bremst die Bewegungen ab. Als Variante kann gleichzeitig der obere Pol des Kindes in Höhe des Fundus palpiert werden (auch als **Pawlik-Griff** bezeichnet).

4. Leopold-Handgriff (➤ Abb. 21-1d) Dieser Handgriff untersucht die Beziehung des vorangehenden Teils zum Beckeneingang. Man steht neben der Schwangeren mit Blick nach kaudal. Die Hände werden beidseits in Höhe der Spinae iliacae anteriores aufgelegt und entlang den oberen Schambeinästen nach kaudal geschoben, um den Eintritt in das Becken zu untersuchen. Können die Hände den vorangehenden Teil (meist der kindliche Kopf) umfassen, sodass sich die Fingerspitzen beider Hände berühren, befindet er sich noch außerhalb des Beckens, ansonsten ist er bereits in den Beckeneingang eingetreten.

5. Leopold-Handgriff (Zangemeister-Handgriff, ➤ Abb. 21-1e) Der 5. Leopold-Handgriff hilft bei der Beurteilung, ob der Kopf die Symphyse überragt. Zur Untersuchung steht man neben der Schwangeren, legt die eine Hand auf die Symphyse und die andere auf den vorangehenden Teil. Überragt die „Symphysenhand" den im Becken fixierten Kopf, ist kein Missverhältnis zu befürchten. Stehen die Hände jedoch gleich hoch oder steht die „Kopfhand" höher, obwohl der Blasensprung bereits stattgefunden hat und regelmäßige Wehen vorhanden sind, besteht der Verdacht auf ein Kopf-Becken-Missverhältnis.

21.2 Geburtsverlauf

Vorbereitung

Vorbereitende Maßnahmen Bei der Aufnahme sollte sich das betreuende Team der Schwangeren vorstellen: Neben der Hebamme sind dies der betreuende Arzt, bei Bedarf der Neonatologe, der Anästhesist und weitere Fachärzte. Die emotionale Unterstützung und professionelle, kontinuierliche Begleitung durch ein geburtshilfliches Team schafft eine wichtige **Vertrauensbasis,** reduziert den intrapartalen Analgesiebedarf, intrapartale Komplikationen sowie postpartale psychische Störungen und beeinflusst entscheidend das Geburtserleben. Die Schwangere sollte auch in **Entscheidungen** mit einbezogen werden.

Präventive Maßnahmen Vor geplanten Eingriffen (elektive Sectio) ist eine mind. 6-stündige Nahrungs- und Flüssigkeitskarenz sinnvoll. Sonst besteht freie Nahrungs- und Flüssigkeitsaufnahme. Sind Risikosituationen vorauszusehen, sollten präventive Maßnahmen ergriffen werden, z.B. eine frühzeitige Aufklärung hinsichtlich einer Sectio oder das großzügige Indizieren einer Periduralanästhesie (PDA).

21.2 Geburtsverlauf

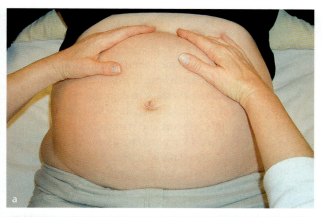
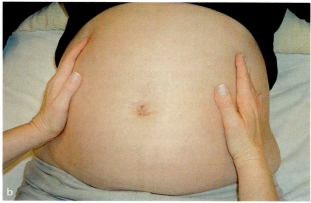
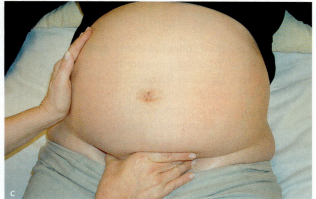
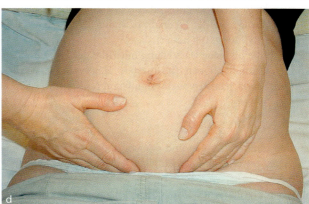
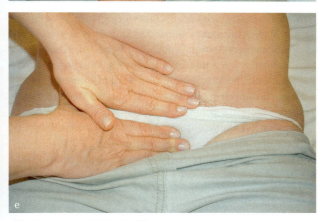

Abb. 21-1 Leopold-Handgriffe.
a 1. Leopold-Handgriff.
b 2. Leopold-Handgriff.
c 3. Leopold-Handgriff.
d 4. Leopold-Handgriff.
e 5. Leopold-Handgriff (Zangemeister-Handgriff).

Tab. 21-3 Leopold-Handgriffe.

Handgriff	Beurteilung
1. Leopold-Handgriff	Fundusstand, Kindsteil im Fundus
2. Leopold-Handgriff	Position des Rückens und der kleinen Teile
3. Leopold-Handgriff	Untersuchung des vorangehenden Teils
4. Leopold-Handgriff	Beziehung des vorangehenden Teils zum Beckeneingang
5. Leopold-Handgriff	Stellung des Kopfes zur Symphyse

Geburt

Dokumentation

Die Qualität der Wehen und die Veränderung der Zervix werden regelmäßig kontrolliert, wobei die vaginale Untersuchung nach Blasensprung auf ein Minimum beschränkt bleibt, um eine aszendierende Chorioamnionitis zu verhindern. Obgleich das Gehen während der Eröffnungsperiode die Schmerzempfindung günstig beeinflussen kann, bewirkt es keine signifikante Verkürzung der Geburt oder eine Reduzierung der Sectiorate.

Der Geburtsfortschritt (> Kap. 20.3) kann ab der Latenzphase, d.h. ab 2–3 cm Muttermundsweite und einer regelmäßigen Wehentätigkeit von 2–3 Wehen/10 Minuten graphisch dargestellt werden (Partograph; > Abb. 21-2). Neben der Muttermundsweite wird das Tiefertreten des vorangehenden Teils protokolliert. Der vorangehende Teil wird in Bezug auf die Interspinalebene (Nullebene) von –4 (Querfinger oder Zentimeter) bis +4 (Beckenboden) gesetzt.

Mütterliche Parameter wie Blutdruck, Puls, Urinausscheidung, der Zeitpunkt des Blasensprungs, die Gabe von Oxytocin oder anderen Medikamenten, das Legen einer Regionalanästhesie und die Lage der Pfeilnaht bzw. der Fontanelle werden ebenfalls im Partograph notiert.

Durch die bildliche Darstellung mit Hilfe des Partographen können Komplikationen (postpartale Hämorrhagie, Verletzungen, Sepsis, fetale Hypoxie) signifikant reduziert werden.

Schmerzbegrenzung

Zu den unterstützenden und erleichternden Maßnahmen gehören in erster Linie alle gängigen Formen der Schmerzbegrenzung:

- **Spasmolytika:** Krampflösende Medikamente (z.B. Scopolamin-Butylbromid) werden häufig in der Latenzphase oder zu Beginn der Eröffnungsperiode eingesetzt. Fetale Nebenwirkungen sind nicht bekannt.
- **Analgetika:** Paracetamol® wirkt analgetisch und kann in jeder Phase der Schwangerschaft und unter der Geburt eingesetzt werden, es ist plazentagängig, zeigt aber keine negativen Auswirkungen auf den Feten.
- **Opiate und Opioide:** Neben den natürlichen Opiaten werden synthetische Opioide i.m. oder i.v. in der Latenz- und frühen Eröffnungsphase eingesetzt, z.B. Pethidin® oder Tramadol. Der Vorteil besteht in einer raschen Analgesie und Sedierung der Schwangeren, der Nachteil in der Auswirkung auf das Neugeborene. Je nach Dosierung und Abstand zur Geburt kann es zu Atemdepressionen kommen.
- **Regionalanästhesie:** Unterschiedliche regionale Anästhesieverfahren wie Spinal- und Epiduralanästhesie oder eine Kombination sind effiziente analgetische Methoden während der Eröffnungs- und u.U. in der Austreibungsphase (z.B. Pudendusblock mit Lidocain).
  - Bei einer **Epiduralanästhesie** werden via Katheter kontinuierlich Lokalanästhetika und Opiate abgegeben. Die Wirkung tritt nach ca. einer halben Stunde ein, die Verweildauer des Katheters kann bis auf mehrere Tage ausgedehnt werden. Vor-und Nachteile: Der Oxytocinbedarf und die Rate an Hypotonien nehmen zu; durch zusätzliche Vasodilatation erhöht sich die maternale Temperatur auf ca. 38 °C. Während sich die Austreibungsperiode um 15 Minuten verlängert, wird die Eröffnungsperiode nicht signifikant verändert. Unbeeinflusst bleiben Anzahl an Sectiones oder vaginal-operativen Geburten, Apgar, pH und die Dauer der Stillperiode. Frauen mit Epiduralanalgesie leiden unmittelbar post partum eher an einer Urininkontinenz als Frauen ohne Epiduralanalgesie; nach 3 oder 12 Monaten besteht jedoch kein Unterschied.
  - Bei einer **Spinalanästhesie** wird einmalig ein Lokalanästhetikum in den Spinalkanal appliziert. Die analgetische Dauer ist zeitlich begrenzt, die Wirkung setzt innerhalb Minuten ein. Dieses Verfahren wird vorwiegend bei zeitlich überschaubaren Eingriffen wie z.B. einer geplanten Sectio oder einer manuellen Plazentalösung eingesetzt.
- **Intubationsnarkose:** Sie sollte nur in lebensbedrohlichen Ausnahmen zur sofortigen Geburtsbeendigung eingesetzt werden. Komplikationen einer Intubationsnarkose sind u.a. Aspiration von Mageninhalt und eine neonatale Atemdepression.
- **Pudendusanästhesie oder Lokalanästhesie:** Zur Geburtsbeendigung bei einer vaginal-operativen Geburt ohne Regionalanästhesie kann eine Relaxierung der Beckenbodenmuskulatur erleichternd und schmerzlindernd wirken. Bei der transvaginalen Leitungsanästhesie wird der N. pudendus mit einem Lokalanästhetikum umspritzt. Zur Versorgung einer Episiotomie oder eines Dammrisses können auch direkt Lokalanästhetika eingesetzt werden. Bei ausgedehnten Verletzungen empfiehlt sich jedoch immer eine Spinalanästhesie, um sich einen besseren Überblick zu verschaffen.

Daneben stehen verschiedene schmerzerleichternde Methoden zur Verfügung, die in randomisierten Studien zwar keine signifikante Schmerzreduktion, jedoch eine hohe Zufriedenheit der Schwangeren zeigten und in individuellen Situationen durchaus als schmerzlindernd empfunden werden können:

- Psychoprophylaxe (nichtpharmakologische Methoden zur Minimierung der Schmerzperzeption wie z.B. Relaxierung, Atmung, Bewegung, Rückenmassage und Unterstützung durch den Partner und die Hebamme)
- physikalische Verfahren (z.B. warmes Entspannungsbad, evtl. mit ätherischen Ölen)
- Akupunktur
- Homöopathie.

Prophylaxe von Verletzungen

Dammschutz Unter Anleitung zum Mitpressen wird dabei mit einer Hand der Damm gehalten, während die andere Hand den Durchtritt des Köpfchens bremst. Somit können Verletzungen des Dammes und ein zu rascher Geburtsdurchtritt des Kopfes vermieden werden.

Dammmassage Beginnt die Schwangere einige Wochen vor der Geburt eine Massage mit Öl, kann sich das Risiko für eine Verletzung des Beckenbodens reduzieren. Eine Untersuchung zeigte bei Erstgebärenden durch Vordehnung des Beckenbodens eine Verkürzung der Austreibungsphase und einen besseren Apgar nach einer Minute: Durch einen Ballon, der in die Vagina eingeführt und langsam gedehnt wurde, konnten die

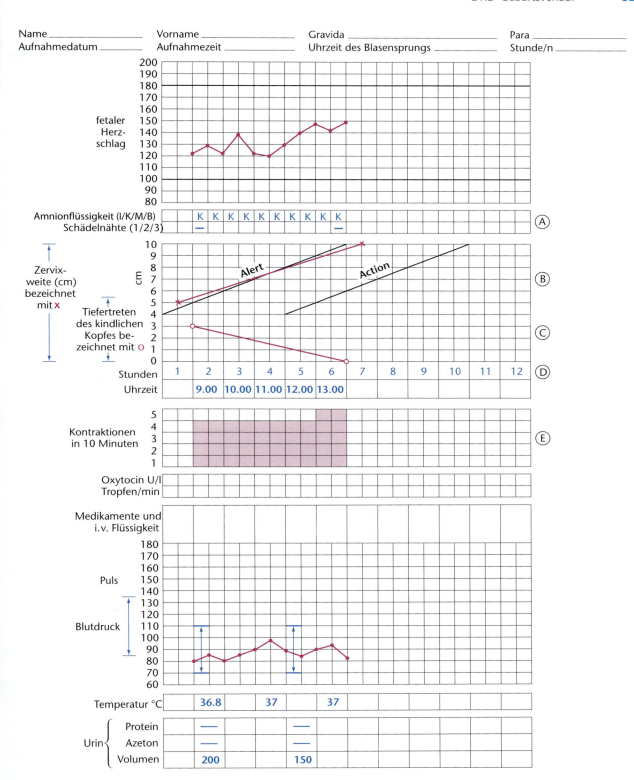

Abb. 21-2 Partograph. Der Geburtsfortschritt kann anhand der Eröffnung der Zervix und des Tiefertretens des fetalen Kopfes beobachtet werden. Auffälligkeiten können anhand des Kreuzens mit der „Alert"- und der „Action"-Linie festgestellt werden. **A:** Beurteilung der Amnionflüssigkeit: I = intakte Membranen, K = klares Fruchtwasser, M = mekoniumhaltiges Fruchtwasser, B = blutiges Fruchtwasser; Überlappen der Schädelnähte: 1 = kein Überlappen, 2 = Überlappen, aber zurückführbar, 3 = Überlappen, nicht verschieblich. **B:** Zervixweite bei vaginaler Untersuchung. **C:** Stand des kindlichen Kopfes. Dabei bedeutet 5, dass der Kopf sich 5 Querfinger über der Symphyse befindet. **D:** Stunden seit Beginn der Aktivitätsphase der Geburt. **E:** Kontraktionen pro 10 Minuten, gepunktet bei Wehen unter 20 s, gestrichelt bei Wehen zwischen 20 und 40 s und ausgefüllt bei Wehen über 40 s Dauer.

Raten von Episiotomien und Dammverletzungen signifikant reduziert werden. Zudem benötigten Frauen, die diese Methode benutzt hatten, weniger Analgetika und weniger häufig eine PDA.

Anleitung zum Pressen Einerseits werden durch dosiertes Pressen und gleichzeitigen Dammschutz die Verletzungsrate des Perineums reduziert und die Geburt des Köpfchens gebremst, andererseits kann besonders bei liegender Epiduralanästhesie eine Anleitung notwendig sein, da die Gebärende Wehen nur abgeschwächt spürt und damit auch die Richtung des Pressens nicht unbedingt nachvollziehen kann.

Episiotomie (Dammschnitt)

Definition Mit einer Episiotomie ist eine Inzision des Dammes gemeint, um eine schwierige Geburt zu erleichtern. Der Schnitt erfolgt entweder nach Setzen einer Lokalanästhesie, unter Epiduralanästhesie oder selten ohne Betäubung während einer Presswehe mit einer speziellen Episiotomieschere.

Indikation Entgegen früheren Vorstellungen kann eine Episiotomie die Rate an Dammrissen III. Grades (> Kap. 22.10) nicht reduzieren. Zudem sind Dyspareunien nach Episiotomie häufiger als nach Dammrissen I. oder II. Grades. Bei vaginal-operativer Geburtsbeendigung wurde früher eine Episiotomie empfohlen, doch auch hier gibt es keine Evidenz. Bei einer Vakuumentbindung, die heute die Forzepsentbindung weitgehend verdrängt hat, kann durchaus mit intaktem Damm geboren werden. Hingegen ist bei einer Forzepsextraktion die Episiotomie notwendig.

Formen Unterschieden wird je nach Schnittrichtung:
- mediolaterale Episiotomie: Ausgehend von der hinteren Kommissur wird im 45°-Winkel geschnitten (Durchtrennung des M. bulbospongiosus).
- mediale Episiotomie: Schnitt in der Mittellinie. Die Heilungstendenz ist zwar besser als bei der mediolateralen Episiotomie, aber das Risiko für ein Weiterreißen bis zu einem Dammriss III. oder IV. Grades ist um das 4- bis 6fache erhöht. Der Schnitt sollte deshalb nur angewendet werden, wenn der Damm lang genug ist.
- laterale Episiotomie: Die ebenfalls im 45°-Winkel, jedoch noch 2 cm nach lateral verschobene Episiotomie ist wegen schlechter Heilungstendenz und stärkerer Schmerzen verlassen worden.

Geburtspositionen

„Die Gebärende sollte während der Wehen und der Entbindung nicht generell in eine Steinschnittlage (Rückenlage mit angewinkelten Beinen) gebracht werden. Vielmehr sollte sie ermutigt werden, während der Wehen umherzugehen."

Generell sind die Atem- und Lungenfunktion im Stehen besser als im Liegen. Auch die hämodynamische Situation verbessert sich in der aufrechten Position: Das Angebot an Blutvolumen für den Fetus erhöht sich, und damit erhöht sich die Sauerstoffsättigung des fetalen Blutes, ein Vena-cava-Kompressions-

Tab. 21-4 Vor- und Nachteile der einzelnen Geburtspositionen.

Position	Pro	Contra
Bett	• Monitoring • direkter Zugang bei vaginal-operativer Geburt	• reflektorisches Anspannen des Beckenbodens • Pressen gegen die Schwerkraft • fetale O_2-Versorgung schlechter
Vertikale Position	• Schwerkraft ausgenutzt • weniger Episiotomien • Mobilität des Beckens	• Blutverlust höher • kein ausreichendes Muskeltraining, falls ohne Hocker • Hämorrhoiden, Perineaödem ausgeprägter
Wassergeburt	• schmerzlindernd • weniger Episiotomien	• Blutverlust nicht kalkulierbar

syndrom wird vermieden. Die Wehentätigkeit während der Eröffnungs- und Austreibungsperiode reduziert sich, die Intensität nimmt zu. Durch Spreizung und Beugung der Oberschenkel wird der Beckeneingang erweitert. Der Beckenausgang vergrößert sich im a.p. Durchmesser um 1,5 cm beim Hocken.

Psychologisch gesehen führt die Selbstbestimmung der Geburtsposition zu einer höheren Zufriedenheit, bzw. die Bindung ans Bett wird als eine Stresssituation angesehen (> Tab. 21-4).

Für die Eröffnungsperiode gibt es keine generelle Empfehlung hinsichtlich verschiedener Positionen. Während der Austreibungsperiode wird durch wechselnde Positionen die Wehenstärke verbessert. Die fetale Herzfrequenz zeigt weniger pathologische Veränderungen, und somit reduziert sich die Rate vaginal-operativer Entbindungen. Die Entscheidung der Schwangeren ist jedoch so weit zu berücksichtigen. Zur Unterwassergeburt gibt es ebenfalls keine randomisierten Studien. Zum Entspannungsbad liegen Metaanalysen vor, die im Vergleich zu einem Kollektiv ohne Entspannungsbad keinen Einfluss auf den Verbrauch von Analgetika, die Rate an Geburtsverletzungen maternale oder neonatale Infektionen oder kindliche Daten zeigten.

21.3 Peripartale Überwachung

21.3.1 Überwachung der Mutter

Im Geburtsbericht (Partogramm) werden diagnostische und therapeutische Maßnahmen unter Angabe der Namen der Ausführenden und des Zeitpunkts dokumentiert. Der **Geburtsfortschritt** wird im Partograph (> Abb. 21-2) festgehalten. Wichtig sind Kreislaufparameter, Urinausscheidung, Temperatur und psychische Befindlichkeit. Blutdruck, Puls und Temperatur werden bei Aufnahme in die Klinik und nach der Geburt gemessen. Sobald eine Regionalanästhesie gesetzt wurde oder mütterliche Risikofaktoren vorliegen, muss eine kontinuierliche Überwachung z.B. alle 30 Minuten erfolgen.

Vaginaluntersuchungen sind abhängig vom Geburtsverlauf und Management während der Geburt. Bei einem unkomplizierten Verlauf reichen zweistündliche Untersuchungen aus.

21.3.2 Überwachung der fetalen Herzaktionen

Ziele

Das Ziel der intrapartalen Überwachung kindlicher Herzaktionen ist:
- die Kontrolle der fetalen Oxygenierung unter Wehen
- das frühzeitige Erkennen einer Hypoxie.

Damit besteht die Möglichkeit, stufengerechte Maßnahmen zu ergreifen und einen schlimmstenfalls permanenten Schaden beim Neugeborenen zu verhindern. Eine längere Hypoxie kann lebenslange neurologische Schädigungen oder den Tod des Kindes zur Folge haben.

Irreversible Schädigungen treten meist in der Kombination mit einer metabolischen Azidose auf. In diesem Zusammenhang hat sich der Begriff der Asphyxie etabliert, worunter man eine unter der Geburt aufgetretene schwere Hypoxie, eine metabolische Azidose und eine Organschädigung des Gehirns (Enzephalopathie) mit Multiorganversagen versteht. Eine klare Korrelation zwischen dem Schweregrad der Hypoxie bzw. Asphyxie zur nachfolgenden Langzeitschädigung besteht jedoch nicht: Überleben Neugeborene, kann sich sowohl eine normale Entwicklung anschließen als auch eine Zerebralparese, d.h. eine spastische Bewegungsstörung mit unterschiedlich ausgeprägter mentaler Retardierung.

Die Rate an Zerebralparesen liegt allen medizinischen Fortschritten zum Trotz seit ca. 50 Jahren konstant bei ca. 2–3/1.000. Häufigste Ursache ist heute die Frühgeburtlichkeit.

Physiologische Schwankungen der fetalen Oxygenierung

Mechanismus Physiologischerweise ist die fetale Oxygenierung während des Höhepunktes der Wehen (Wehenakme) kurzzeitig massiv eingeschränkt, weil die Spiralarterien komprimiert werden und damit die fetomaternale Perfusion gestört ist. Der Fetus toleriert diese Perioden in den meisten Fällen problemlos. Wehen, die sehr kurz aufeinander folgen oder sehr lange andauern (Dauerkontraktionen), können jedoch zu kurzen Episoden fetaler Hypoxie führen. Die uterine Perfusion wird auch bei Rückenlage der Schwangeren mit konsekutiver Kompression der V. cava und einer dadurch ausgelösten mütterlichen Hypotonie beeinträchtigt (Vena-cava-Kompressionssyndrom, ➤ Kap. 17.1.2).

Eine Regionalanästhesie ohne prophylaktische Volumengabe oder präpartale Hämorrhagien sind weitere Faktoren, die die uterine Durchblutung ungünstig beeinflussen. Eine chronische Minderperfusion bei Plazentainsuffizienz (in der Folge von z.B. Präeklampsie, Hypertonie, Diabetes, Kollagenosen, Übertragung) reduziert die Austauschfläche ebenso wie eine vorzeitige Plazentalösung. Daneben können eine direkte Nabelschnurkompression oder ein Zug an der Nabelschnur den Sauerstofftransport beeinträchtigen.

> **MERKE**
> Mögliche Ursachen einer Hypoxie sind Wehen, Vena-cava-Kompressionssyndrom, Regionalanästhesie, mütterliche Hämorrhagien, Plazentainsuffizienz, vorzeitige Plazentalösung, Nabelschnurkompression.

Methoden

Hörrohr nach Pinard Früher wurde die fetale Herzfrequenz mit dem Hörrohr nach Pinard überwacht (➤ Abb. 21-3). Bei entsprechender Erfahrung des Untersuchers ist dies auch heute noch eine durchaus brauchbare Methode und in evidenzbasierten Studien bei unauffälligem Geburtsverlauf ausreichend. Sonst ist jedoch das CTG der international gültige Standard.

Kardiotokographie (CTG) Mit dem CTG wird die Herzfrequenz des Kindes durch Doppler-Sonographie über einen Messkopf registriert. Gleichzeitig wird die Wehentätigkeit (Tokometrie) erfasst (➤ Kap. 21.3.3).

Herzfrequenz und Wehen werden meist extern über die Bauchdecke abgeleitet (➤ Abb. 21-4). Bei schlechter externer Ableitung wird ein fetales EKG über eine Skalpelektrode am Kopf des Kindes durchgeführt. Kontraindikationen sind eine Placenta praevia oder eine HIV-Infektion der Mutter.

Auch wenn bei der CTG-Ableitung die Herzaktionen gemessen werden, geht es eigentlich um ein indirektes Monitoring der Sauerstoffversorgung des Gehirns. Das fetale Gehirn reagiert auf zentrale und periphere Stimuli mit Signalen, die die Herzfrequenz modulieren (➤ Tab. 21-5). Chemorezeptoren, Barorezeptoren und direkte metabolische Veränderungen wirken auf das fetale Gehirn zurück.

Überwachungsintensität Bei einer unauffälligen Schwangerschaft wird in der Eröffnungsperiode im Abstand von ca. 15 Minuten auskultiert oder über 30 Minuten ein CTG abgeleitet. In der Austreibungsphase auskultiert man alle 5 Minuten über

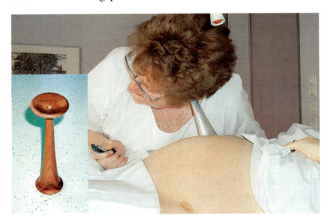

Abb. 21-3 Pinard-Hörrohr.

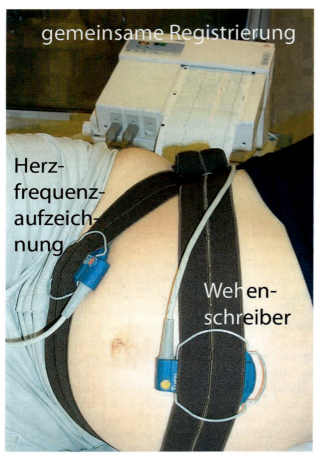

Abb. 21-4 **Kardiotokographie** (CTG).

Tab. 21-5 Einflussfaktoren und deren Auswirkung auf den fetalen Kreislauf.

Stimulus	Effekte
Lokale Faktoren	O_2-bedingte Perfusionssteigerung von Hirn, Myokard und Nebennieren
Baroreflex	arterieller Druckanstieg führt zum Abfall der Herzfrequenz
Chemoreflexe	Hypoxie führt über aortalen Rezeptor zu Hypertonie und Bradykardie
Autonome Regulation	cholinerge Innervierung bereits früh entwickelt, sympathische Innervierung unreif bis zur Geburt
Hormonelle Regulation	Renin-Angiotensin, (ADH), ANF, Prostaglandine
Schlaf-/Aktivitätsstadium	Vagotonus
Atembewegungen	
Elektrokortikale Aktivität	
Uterine Aktivität	Kompression: intervillöser Raum, Nabelschnur, Kopf

mindestens 60 Sekunden. Eine kontinuierliche CTG-Ableitung ist erforderlich, wenn die mittlere Herzfrequenz des Kindes (Baseline) unter 110 Schläge/min fällt oder auf über 160 Schläge/min steigt und außerdem, wenn das Fruchtwasser mekoniumhaltig ist oder andere intrauterine Risikofaktoren bekannt sind.

PRAXISTIPP
Da die Auskultation eine permanente Anwesenheit der Hebamme voraussetzt und keine dauernde Registrierung bietet, wird auch aus forensischen Gründen heute nicht mehr auf ein CTG verzichtet.

Interpretation des CTG

Aussagekraft Da viele verschiedene Reize die fetale Herzfrequenz beeinflussen können, ist die CTG-Überwachung eigentlich nicht spezifisch für die fetale Oxygenierung. Liegt ein unauffälliges CTG vor, ist die Oxygenierung mit großer Wahrscheinlichkeit normal, ist das CTG dagegen suspekt oder pathologisch, muss es sich nicht zwingend um eine Hypoxie handeln. Würde man die geburtshilflichen Entscheidungen vom CTG allein abhängig machen, so wäre etwa die Hälfte aller wegen einer scheinbar drohenden Asphyxie indizierten vaginal-operativen Geburten unnötig. Daher werden bei pathologischem CTG möglichst invasive Methoden zum direkten Nachweis einer Hypoxie angeschlossen, z.B. eine Fetalblutanalyse oder eine Pulsoxymetrie.

Rahmenbedingungen Bei der Auswertung des CTG werden neben der Signalaufzeichnung auch folgende Parameter berücksichtigt:
- Gestationsalter
- Lagerung der Mutter
- Art und Dosis verabreichter Medikamente.

Auch der Aktivitätszustand des Kindes wird berücksichtigt. Unterschieden werden Schlafphasen und aktive Phasen. Die Dauer der Phasen liegt bei jeweils 30–45 Minuten.

Beurteilung Beurteilt werden kurz-, mittel- und langfristige Veränderungen der Herzfrequenz (s.u.). Dabei ist zu berücksichtigen, dass die Herzfrequenz von verschiedenen Faktoren beeinflusst wird, z.B. durch:
- eine vagale Stimulation (da mit dem Gestationsalter der Einfluss des Parasympathikus zunimmt, sinkt die durchschnittliche Herzfrequenz von 155 Schlägen/min in der 20. Schwangerschaftswoche auf 144 Schläge/min in der 30. Schwangerschaftswoche)
- eine Unreife des Sympathikus oder eine Hypoxie (der Fetus reagiert zunächst mit einem kompensatorischen Herzfrequenzanstieg, bei Dekompensation mit einem Herzfrequenzabfall.

Langfristige Veränderungen: Baseline

Als **Baseline** (> Abb. 21-5) bezeichnet man die über einen längeren Zeitraum mit einem konstanten Mittelwert beobach-

tete Herzfrequenz ohne Berücksichtigung der Akzelerationen oder Dezelerationen. Sie liegt normalerweise bei 110–150 Schlägen/min über mindestens 10 Minuten. Abweichungen definieren sich wie folgt:
- leichte fetale Tachykardie: 150–170 Schläge/min für mindestens 10 Minuten
- schwere fetale Tachykardie: Frequenz > 170 Schläge/min für mindestens 10 Minuten

- fetale Bradykardie: 110–100 Schläge/min über mehr als 3 Minutenl
- schwere fetale Bradykardie: < 100 Schläge/min über mehr als 3 Minuten (➤ Abb. 21-6).

Mittelfristige Veränderungen: Akzeleration, Dezeleration

Akzeleration Als Akzeleration wird der Anstieg der fetalen Herzfrequenz um über 15 Schläge/min für einen Zeitraum von 15 Sekunden bis 10 Minuten bezeichnet (➤ Abb. 21-7).

> **PRAXISTIPP**
> 4–6 Akzelerationen pro 30 Minuten sind ein prognostisch günstiges Zeichen im CTG. Ein CTG ohne Akzelerationen bei sonst unauffälligem Muster ist kontrollbedürftig!

Dezeleration (DIP) Als Dezeleration wird ein Herzfrequenzabfall um mehr als 15 Schläge/min über einen Zeitraum von 10 Sekunden bis maximal 3 Minuten bezeichnet (➤ Abb. 21-8). Man unterscheidet **3 Schweregrade:**

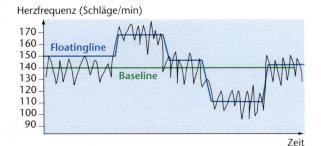

Abb. 21-5 Baseline und Floatingline. Die Floatingline ist die langfristige Oszillationsmittellinie.

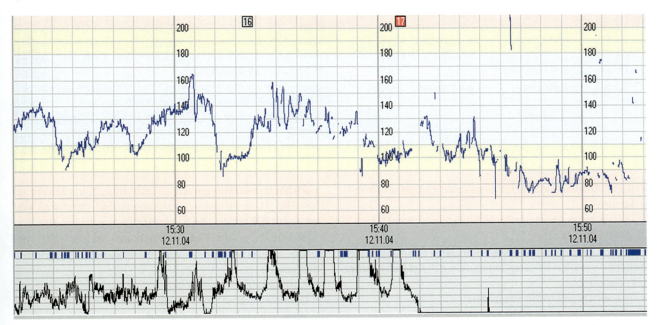

Abb. 21-6 Bradykardie. Im CTG verändert sich die Herzfrequenz zunächst nur kurzfristig (< 2 min), und zwar um 15:24 Uhr und um 15:32 Uhr. Um 15:45 Uhr sinkt die Herzfrequenz dauerhaft unter 110 Schläge/min.

Tab. 21-6 Ursachen von Veränderungen im CTG. SpM = Schläge pro Minute.

Veränderung	Einteilung	Definition	Ursachen
Langfristige Veränderungen			
Bradykardie	leicht	über mehr als 3 min < 110 SpM	fetaler Sauerstoffmangel, z.B. Nabelschnurkompression, selten Rhythmusstörungen
	schwer	über mehr als 3 min < 100 SpM	
Tachykardie	leicht	für mehr als 10 min > 150 SpM	ausgeprägte Kindsbewegungen, Stress- oder Angstsituation der Mutter, Pyrexie der Mutter, Infektion des Kindes, Zentralisation des fetalen Kreislaufs wegen Sauerstoffmangel, fetale Herzrhythmusstörungen
	schwer	für mehr als 10 min > 170 SpM	

Tab. 21-6 Ursachen von Veränderungen im CTG. SpM = Schläge pro Minute. (Forts.)

Veränderung	Einteilung	Definition	Ursachen
Mittelfristige Veränderungen			
Akzeleration		für einen Zeitraum von 15 s bis 10 min Anstieg der fetalen Herzfrequenz um > 15 SpM	Extremitätenbewegung, Stimulation von außen
Dezeleration		über einen Zeitraum von 10 s bis maximal 3 min Abfall der Herzfrequenz um > 15 SpM	akute plazentare Minderdurchblutung (Nabelschnurvorfall, Hypotonie der Mutter [z.B. durch Regionalanästhesie], Dauerkontraktionen des Uterus nach Amniotomie), Vena-cava-Kompressionssyndrom
	früh (DIP I)	wehensynchron	Kopfkompression, Vagotonus überwiegt
	spät (DIP II)	15–20 s nach der Wehenakme	uteroplazentare Durchblutungsstörung
	variabel	in Form, Dauer und hinsichtlich ihrer Beziehung zur Wehe uneinheitlich	Nabelschnurkomplikation (Umschlingung, Nabelschnurknoten)
	sporadische Spikes	kurze Herzfrequenzabnahme von weniger als 30 s mit steilem Abfall und steilem Wiederanstieg	Vagusreizung durch kurze Nabelschnurkompression während starker Kindsbewegungen, Schluckauf (ruckartige Zwerchfellkontraktionen)
Kurzfristige Veränderungen			
Oszillation		Schwingungen der fetalen Herzfrequenzkurve um die Baseline	
	undulatorisch	Amplitude von 10–25 SpM	normal
	eingeengt	Amplitude von 5–10 SpM	fetale Tiefschlafperiode (20 – 40 – 80 min), Sauerstoffmangel, Medikamente
	silent	Amplitude von < 5 SpM	Fetus im Tiefschlafzustand, CTG normalisiert sich nach 30 min, Medikamente (Sedativa), Sauerstoffmangel, Unreife des Nervensystems (vor 28–30. Schwangerschaftswoche)
	saltatorisch	Amplitude von > 25 SpM	„jogging fetus" (heftige Kindsbewegungen), intrakraniale Drucksteigerung, umbilikale oder plazentare Perfusionsstörung
	sinusoidal	Frequenz < 6/min, Amplitude < 10 SpM, Dauer > 20 min	Daumenlutschen, Saugbewegungen des Fetus oder idiopathisch (bei Normalisierung innerhalb von 20–30 min), sonst schwere Hypoxie oder präterminales CTG bei schwerer fetaler Anämie oder Fehlbildung

- leicht: Abfall um < 30 Schläge/min, nicht länger als 30 Sekunden
- mittelschwer: Abfall um 30–60 Schläge/min, nicht länger als 60 Sekunden
- schwer: Abfall um > 60 Schläge/min, länger als 60 Sekunden.

Außerdem werden Dezelerationen nach der **Art ihres Auftretens** unterteilt:
- sporadisch: gelegentlich auftretend
- periodisch: bei jeder Wehe auftretend
- prolongiert: Abfall der fetalen Herzfrequenz um mindestens 30 Schläge/min über 1–3 Minuten (kann fließend in eine Bradykardie übergehen).

Eine weitere Klassifizierung stützt sich auf den **Zeitpunkt des Auftretens:**
- frühe Dezeleration (DIP I): wehensynchron, der Tiefstpunkt der Dezeleration fällt mit der Wehenakme (Gipfelpunkt der Wehe) zusammen und kehrt am Ende der Wehe auf die Grundlinie zurück; sie ist auf eine vagale Reaktion zurückzuführen
- späte Dezeleration (DIP II): Tiefstpunkt ca. 15–20 Sekunden nach der Wehenakme, periodisch auftretend; sie ist ein Hinweis auf eine uteroplazentare Minderperfusion.

Variable Dezelerationen weisen kein einheitliches Muster auf (> Abb. 21-9). Sie sind eher als prognostisch günstig zu werten, wenn sich vor und nach dem Herzfrequenzabfall Akzelerationen finden, in der Tiefe Fluktuationen nachzuweisen sind und es zu einem raschen Wiederanstieg kommt. Dagegen sind eher ungünstig:
- Anstiegssteilheit abgeflacht
- Oszillationsverlust in der Tiefe
- Verlust der initialen Akzeleration
- Kompensatorische Akzeleration bleibt bestehen.
- Ursprüngliche Basalfrequenz wird nicht wieder erreicht.
- gedoppelte, verrundete Dezelerationen.

Als **sporadische Spikes (DIP 0)** bezeichnet man eine sporadisch auftretende kurze Herzfrequenzabnahme von weniger als 30 Sekunden mit steilem Abfall und steilem Wiederanstieg. DIP 0 können ohne bestimmten Grund auftreten und sind dann als normal zu interpretieren. Gehäuftes Auftreten kann bei Nabelschnurkompression vorkommen.

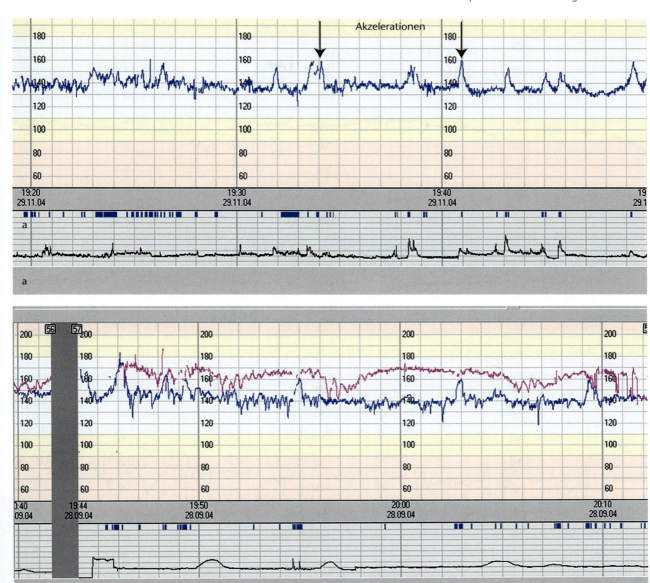

Abb. 21-7 Akzeleration.
a Akzeleration beim Einling.
b Zwillings-CTG.

Kurzfristige Veränderungen: Oszillation

Oszillation (Fluktuation) Oszillationen sind graphisch dargestellte Schwingungen der fetalen Herzfrequenzkurve um die Baseline (➤ Abb. 21-10). Man unterscheidet:
- Umkehrpunkte: Gipfelpunkte der Schwingungskurve
- Floatingline: virtuelle Mittellinie, die die lang-, mittel- und kurzfristigen Herzfrequenzveränderungen einschließt (➤ Abb. 21-5)
- Nulldurchgänge: Schnittpunkte der Schwingungskurve mit der Floatingline; normal sind 5–13 Nulldurchgänge/min (➤ Abb. 21-10a)
- Oszillationsfrequenz: Anzahl der Gipfelpunkte pro Minute; normal ist eine Oszillationsfrequenz von 2–6/min

Die normale Bandbreite (Amplitude) der Oszillation beträgt 10–25 Schläge/min. Bestimmt wird die Bandbreite, indem die niedrigste von der höchsten Frequenz abgezogen wird. Wenn also die höchste Frequenz z.B. 160 Schläge/min beträgt, die niedrigste 145 Schläge/min, dann hat die Oszillation eine Bandbreite von 15 Schlägen/min.

Unterschieden werden folgende Oszillationstypen (➤ Abb. 21-10b–d):
- **undulatorisch (normal):** Amplitude von 10–25 Schlägen/min
- **saltatorisch:** Amplitude > 25 Schläge/min (➤ Abb. 21-10b)

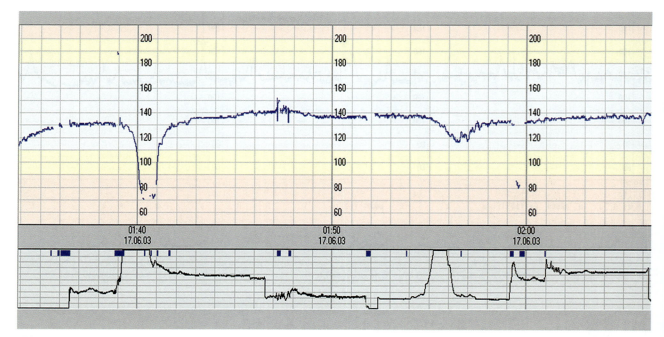

Abb. 21-8 Dezeleration. Dargestellt sind späte Dezelerationen (DIP II), bei denen der Tiefpunkt ca. 15–20 Sekunden nach der Wehenakme liegt.

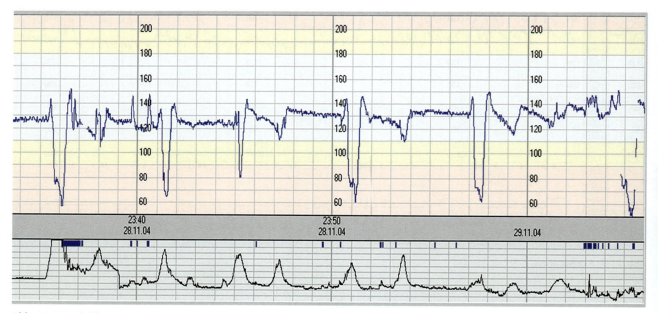

Abb. 21-9 Variable Dezeleration. Typisch sind das wechselnde Bild bezüglich Form und Zuordnung zur Wehe und der steile Frequenzabfall.

- **eingeengt:** Amplitude von 5–10 Schlägen/min (➤ Abb. 21-10c)
- **silent:** Amplitude unter 5 Schläge/min
- **sinusoidal** (➤ Abb. 21-10d): Oszillationen erscheinen als Sinuswellen; Sonderfall des silenten CTG; Kennzeichen sind eine Frequenz von unter 6/min, eine Amplitude unter 10 Schläge/min und eine Dauer von mehr als 20 Minuten.

Standardisierte CTG-Beurteilung (FIGO-Score)

Die Reproduzierbarkeit eines CTG ist umso besser, je einheitlicher die Beurteilung vorgenommen wird. Standard zur Analyse ist der FIGO-Score, der sowohl ante- als auch intrapartal eingesetzt werden kann. Bewertet werden dabei 4 Parameter (➤ Tab. 21-7). Von der Anzahl auffälliger Parameter hängt die Einstufung des CTG ab:

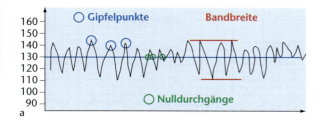

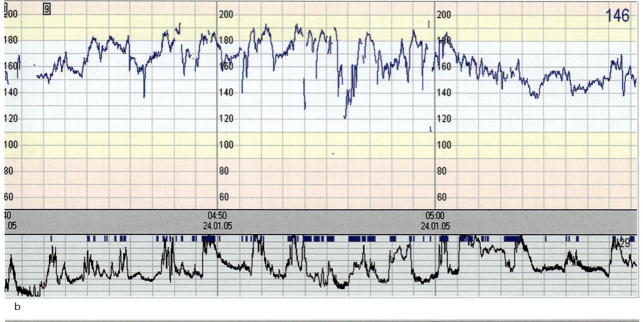

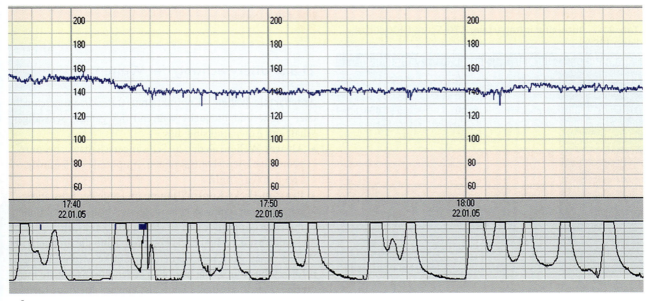

Abb. 21-10abc Oszillationstypen.
a Charakterisierung der Schwingungskurve durch Gipfelpunkte (Umkehrpunkte), Nulldurchgänge und Bandbreite.
b Saltatorische Oszillationen (Amplitude > 25 Schläge/min).
c Eingeengte Oszillationen (Amplitude von 5–10 Schlägen/min).

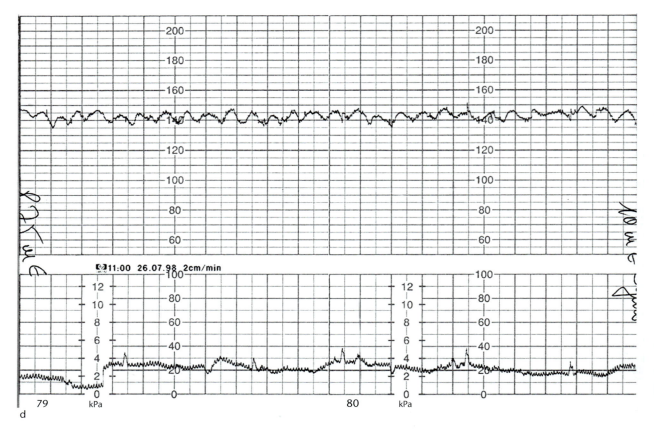

Abb. 21-10d Oszillationstypen.
d Sinusoidale Oszillationen (Oszillationen erscheinen als Sinuswellen).

 138 CTG-Quiz

Tab. 21-7 Ante- und intrapartaler CTG-Score (FIGO-Richtlinien 1987).

Parameter	Normal	Suspekt	Pathologisch
Baseline (Schläge/min)	110–150	• < 110 • > 150	• < 100 • > 170
Oszillationsamplitude (Bandbreite) (Schläge/min)	5–25	• 5–10 (< 40 min) • > 25	• < 5 (< 40 min) • sinusoidales CTG
Akzelerationen	≥ 2/10 min	keine (< 40 min)	
Dezelerationen	• keine • sehr kurze • sporadisch milde (inkl. DIP 0)	• sporadische (jeder Typ außer schwere)	• alle periodischen • sporadische prolongierte • schwere variable • wiederholt schwere • frühe oder späte

- normal: alle 4 Parameter unauffällig; keine speziellen Maßnahmen erforderlich
- suspekt: 1 Parameter auffällig; Verlängerung der Untersuchung oder Dauerüberwachung
- pathologisch: 2 oder mehr Parameter auffällig; unmittelbarer Handlungsbedarf (Fetalblutanalyse, Entbindung).

21.3.3 Überwachung der Wehen

Antepartale Wehen Kontraktionen treten in unterschiedlicher Stärke und Frequenz während der ganzen Schwangerschaft auf. Antepartal sind dies:
- **Alvarez-Wellen:** ab der 20. Schwangerschaftswoche, unregelmäßige Uteruskontraktionen, Amplitude ca. 5 mmHg, Frequenz ca. 1/min
- **Braxton-Hicks-Kontraktionen:** im Laufe der Schwangerschaft immer häufiger, konfluierende Muskelkontraktionen mit einer Amplitude von 10–15 mmHg, ca. 1–3/h.

Messverfahren Mit dem Tokogramm kann die Frequenz der Wehen genau gemessen werden. Die Stärke wird exakter palpatorisch bestimmt. Die nur noch selten durchgeführte intrauterine Druckmessung bietet als einzige Methode genaue quantitative Messungen.

Wehenfrequenz und -stärke Der uterine Grundtonus in der Wehenpause (Basaltonus) beträgt antepartal 6 mmHg und steigt intrapartal auf 10–15 mmHg. Bei Geburtsbeginn tritt alle 10–15 Minuten eine Wehe auf, in der Austreibungsperiode alle 2–3 Minuten. Der Tonus steigt von anfangs 20–30 mmHg bis auf 100 mmHg an. Die Dauer einer einzelnen Wehe nimmt von 30–40 Sekunden auf bis zu 60 Sekunden zu.

Pathologische Wehenformen Pathologisch sind zu häufige, zu lange und zu kurze Wehen:
- Polysystolie: mehr als 5–7 Wehen in 10 Minuten, Verhältnis Wehe zu Wehenpause = 1 : 2
- Dauerkontraktion: über mehrere Minuten anhaltende Wehe
- zu kurze Wehendauer von weniger als 20 Sekunden.

> **PRAXISTIPP**
> Die plazentare und fetale Reservekapazität reicht unter normalen Bedingungen aus, um eine Wehe von 60–120 Sekunden zu kompensieren. Bei zu langen oder zu häufigen Wehen kann es jedoch zu einer kritischen Reduktion der plazentaren Durchblutung kommen.

Protrahierter Geburtsverlauf Kommt es während der Eröffnungs- oder Austreibungsphase zu einer Wehenschwäche, entsteht ein protrahierter Geburtsverlauf, der zur Erschöpfung der Schwangeren führt. In diesen Fällen wird die Wehentätigkeit mit Oxytocin unterstützt (niedrigdosiert: 1–2 mIE/min Steigerung alle 30 Minuten; hochdosiert: 4 mIE/min alle 15 Minuten). Bei Erstgebärenden kann zusammen mit einer Amniotomie (künstliche Fruchtblasensprengung) auch eine höhere Dosis (6 mIE/min alle 15 Minuten) gegeben werden („active management of labour").

Hyperstimulation Eine Hyperstimulation liegt vor, wenn mehr als 5 Wehen pro 10 Minuten über mindestens 20 Minuten auftreten oder wenn ein Hypertonus mit einer Kontraktion von mindestens 2 Minuten Dauer auftritt. Von einem **Hyperstimulationssyndrom** spricht man, wenn das CTG zusätzlich suspekt oder pathologisch ist (persistierende Dezelerationen, Tachykardie, eingeschränkte Variabilität).

21.3.4 Fruchtwasser

Blasensprung Das Fruchtwasser ist vor der Geburt nur amnioskopisch oder durch eine Amniozentese beurteilbar. Mit dem Blasensprung tritt es aus und kann Hinweise auf eine kindliche Gefährdung geben.
Der Blasensprung wird eingeteilt in:
- vorzeitigen Blasensprung: Blasensprung vor Wehenbeginn. Wenn sich aus Blutuntersuchungen (CRP, Blutbild) und Temperaturanstieg Zeichen einer Chorioamnionitis ergeben oder bei starker vaginaler Blutung, bzw. pathologischem CTG, ist eine sofortige Geburtseinleitung indiziert.
- rechtzeitigen Blasensprung: Blasensprung bei vollständig eröffnetem Muttermund.
- frühzeitigen Blasensprung: Blasensprung während der Eröffnungsperiode.
- Blasensprung vor Termin: Blasensprung vor der 37. Schwangerschaftswoche.

Wichtig sind der Streptokokken-B-Status der Mutter und ggf. eine antibiotische Prophylaxe.

Mekoniumhaltiges Fruchtwasser Das Fruchtwasser ist am Geburtstermin klar bis leicht milchig, evtl. mit Vernixflocken

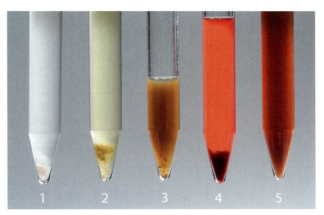

Abb. 21-11 Fruchtwasser. 1 = normal mit Vernix, 2, 3 = mekoniumhaltig, 4 = frisch blutig, 5 = älteres Blut.

(➤ Abb. 21-11). Ein Mekoniumabgang führt je nach Ausmaß zu einer grünlichen Verfärbung bis zu einer „erbsbreiartigen" Beschaffenheit. Stark mekoniumhaltiges Fruchtwasser kann im Zusammenhang mit einem pathologischen CTG ein Zeichen für eine fetale Hypoxie sein. Es weist auf eine reduzierte Fruchtwassermenge (Oligohydramnion) hin und birgt die Gefahr einer intra- oder extrauterinen Aspiration (Mekoniumaspiration). Um schwere pulmonale Störungen zu vermeiden, sollte man das Kind am Damm oropharyngeal und sofort nach der Geburt erneut absaugen.

Blutiges Fruchtwasser Bei blutig tingiertem Fruchtwasser sollte differentialdiagnostisch an eine vorzeitige Plazentalösung oder Uterusruptur gedacht werden; es kann sich aber auch „nur" um eine verstärkte Zeichnungsblutung handeln. Die Sonographie liefert Hinweise bezüglich Lage der Plazenta und evtl. retroplazentarer Hämatome.

21.3.5 Kindsbewegungen

Kindsbewegungen sind Zeichen des fetalen Wohlbefindens und ändern sich abhängig vom Gestationsalter in Stärke und Qualität. Nachweisen lassen sie sich durch Befragung der Mutter, Palpation, sonographische Darstellung oder durch die Aufzeichnung im Kineto-CTG (➤ Abb. 21-12). Allerdings liegt die Rate falsch positiver Bewegungsanzeigen unter der Geburt bei 10–30%.

> **PRAXISTIPP**
> Abnehmende oder fehlende Kindsbewegungen als Zeichen einer Muskelhypotonie sind ein sehr spät auftretendes Warnsignal einer fetalen Hypoxie.

21.3.6 Management bei suspektem oder pathologischem CTG

Bei einem nicht normalen CTG muss als Erstes die Ursache ermittelt werden. Dazu bedarf es einer raschen klinischen Beur-

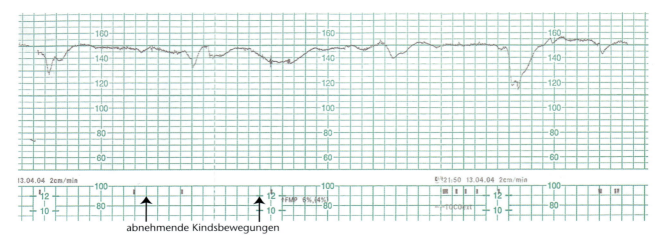

Abb. 21-12 Kineto-CTG.

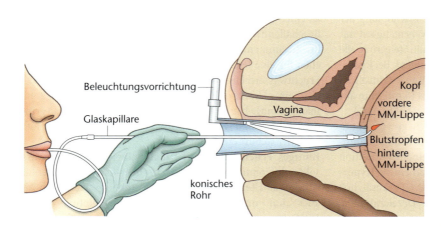

Abb. 21-13 Fetalblutanalyse.

teilung und der Kenntnis spezifischer CTG-Muster in unterschiedlichen pathophysiologischen Situationen. Bei suspekten CTG-Befunden reichen konservative Maßnahmen aus. Bei einem pathologischen CTG sollte der Hypoxieverdacht durch invasive Methoden abgeklärt werden. Ist dies nicht möglich, muss eine rasche Geburtsbeendigung angestrebt werden.

Konservative Maßnahmen

Zu den einfachen konservativen Maßnahmen zählen:
- **Sauerstoffgabe** über eine Maske
- **Seitenlagerung,** um eine Kompression der V. cava aufzuheben und die Uterusperfusion zu verbessern
- **Hydrierung** zur Erhöhung des intravasalen Volumens
- Bei suspektem CTG oder bei Polysystolie muss **Oxytocin,** das zur Wehenunterstützung gegeben wird, reduziert oder abgesetzt werden.
- Bei einem Hyperstimulationssyndrom oder bei Dauerkontraktion werden wehenhemmende Medikamente (meist β-Sympathikomimetika) gegeben **(Tokolyse).**

Intrauterine Reanimation Kombination von Wehenhemmung (Tokolyse), Oxygenierung der Mutter über eine Sauerstoffmaske und Beckenhochlagerung zur Dekompression des Kopfes.

Invasive diagnostische Maßnahmen

Fetalblutanalyse (FBA) Die Bestimmung des pH-Werts einer Blutprobe aus dem Kopf des Kindes (Skalpblut) ist eine invasive Diagnostik, die bei suspektem CTG empfohlen wird (> Abb. 21-13). Voraussetzungen sind Blasensprung oder Eröffnung der Fruchtblase, eine Muttermundsweite von 2–3 cm und ein fest in das Becken eingetretener Kopf. Unter amnioskopischer Kontrolle wird mit einer Lanzette am behaarten Kopf eine Stichinzision gesetzt. Anschließend werden aus der Hautläsion mit einer Kapillare 40–70 μl fetales Blut gewonnen (daher auch FBA [FBA] genannt). Nachteile sind (neben der invasiven Technik) die für die Schwangere unangenehme Lagerung in Steinschnittlage, die technische Ungenauigkeit und die Notwendigkeit der Testwiederholung bei grenzwertigem Resultat oder anhaltend pathologischem CTG. Je nach Testergebnis sind folgende Konsequenzen zu ziehen:

- pH < 7,20: fetale Azidose, umgehende Geburtsbeendigung
- pH 7,20–7,25: grenzwertig, FBA nach 30 Minuten wiederholen
- pH > 7,25: normal, bei anhaltend pathologischem CTG die FBA wiederholen.

Skalpstimulation Treten spontan oder nach einer Stimulation durch Untersuchung oder Weckversuch Akzelerationen der kindlichen Herzfrequenz auf, spricht dies gegen eine fetale Azidose.

Maßnahmen mit ungesichertem Nutzen

Bei folgenden Maßnahmen ist der klinische Nutzen noch nicht ausreichend gesichert, sodass sie nicht allein für die klinische Entscheidungsfindung herangezogen werden können.

Pulsoxymetrie Mit speziellen Sensoren, die intrauterin appliziert werden, lässt sich die fetale Sauerstoffsättigung kontinuierlich bestimmen und auf Papier aufzeichnen (> Abb. 21-14). Allerdings kann die Einführung des Sensors erst nach Blasensprung sowie bei einer Muttermundsweite von 2–4 cm und einem Höhenstand von –2 erfolgen. Außerdem ist wegen Kindsbewegungen, Mekonium oder Vernix nur in ca. 70% eine kontinuierliche Ableitung möglich. Die Normwerte sind geräteabhängig und liegen in der Eröffnungsperiode bei 40–60%. Werte unter 30% über 10 Minuten müssen abgeklärt werden.

Fetales EKG (ST-Analyse) Die Methode stützt sich darauf, dass es durch eine Hypoxie zu Veränderungen der elektrischen Herzaktivität (ST-Anhebung oder Senkung) kommt. Das EKG wird über eine spezielle Skalpelektrode abgeleitet und computergestützt analysiert.

Computergestützte CTG-Auswertung Die computergestützte Auswertung der lang-, mittel- und kurzfristigen Herzfrequenzveränderungen soll die visuelle Analyse und damit die hohe Inter- und Intraobservervariabilität vermeiden. Für die intrapartale Auswertung ist diese Methode aber noch nicht ausreichend evaluiert.

Sonographie und Doppler-Messung Mit einer sonographischen Eingangsuntersuchung erhält man neben Informationen über die Kindslage und das geschätzte Gewicht auch eine Aussage zur Fruchtwassermenge. Während der Geburt erbringen die Sonographie und die Doppler-Untersuchung der A. umbilicalis (> Abb. 21-15) nicht mehr Informationen als die etablierten Methoden. Gelegentlich wird die Sonographie bei einer Haltungs- oder Einstellungsanomalie eingesetzt.

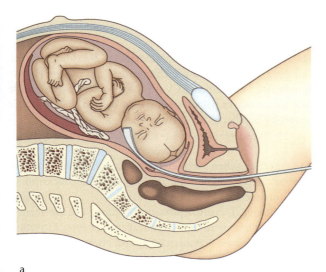
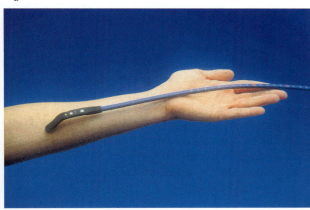
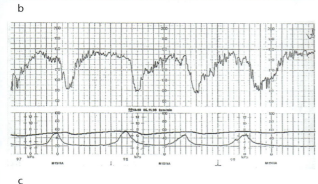

Abb. 21-14 Pulsoxymetrie.
a Prinzip.
b Sensor zur Aufzeichnung der Pulsoxymetrie.
c Aufzeichnung. Die Linie oberhalb der Wehenkurve ist die Pulsoxymetrie.

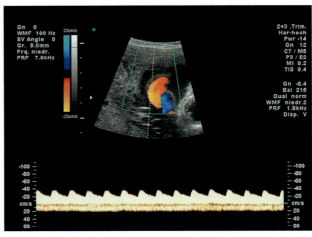

Abb. 21-15 Doppler-Sonographie der A. umbilicalis mit unauffälligem Flussmuster.

21.4 Einleitung der Geburt

Definition Unter einer Geburtseinleitung versteht man allgemein die vorzeitige Beendigung der Schwangerschaft bei lebensfähigem Kind innerhalb einer sinnvollen Frist, um ein besseres perinatales Ergebnis für Mutter und/oder Kind zu erzielen. Im engeren Sinne ist die Einleitung die künstliche Einflussnahme auf die Uteruskontraktionen, die zunächst zu einer Konsistenzveränderung und Verkürzung der Zervix (**Priming**), zur Eröffnung des Muttermundes und schließlich auch zur Geburt führen.

Der Erfolg der Maßnahmen hängt wesentlich vom initialen Zervixbefund ab (Bishop-Score, ➤ Tab. 21-2).

> **MERKE**
> In ca. 20% der Fälle wird eine Geburt medikamentös oder mechanisch eingeleitet. Voraussetzung ist, dass keine Kontraindikationen für eine Vaginalgeburt bestehen.

Indikationen Vor der Einleitung sollte die Schwangere ausführlich aufgeklärt werden. Erst danach und mit Einverständnis der Schwangeren sollte die Einleitung mit einem Medikament begonnen werden, welches abhängig von der Anamnese (z.B. Status nach Sectio) und Reife des Muttermundes gewählt wird.

Die folgende Liste umfasst die wichtigsten medizinischen und geburtshilflichen Gründe für eine Geburtseinleitung:
- Präeklampsie/schwangerschaftsinduzierte Hypertonie
- respiratorische, kardiale, hepatische oder renale Erkrankungen der Mutter
- Diabetes mellitus
- Chorioamnionitis
- intrauteriner Fruchttod
- intrauterine Wachstumsretardierung
- Blutgruppeninkompatibilität
- spezielle fetale Fehlbildungen (z.B. progressive fetale Nierenbeckendilatation mit abnehmendem Fruchtwasser)
- Terminüberschreitung über die 41. Schwangerschaftswoche hinaus
- vorzeitiger Blasensprung vor mehr als 24 Stunden.

Medikamente und Methoden Als **hormonelle Maßnahmen** werden für das Priming, also die Zervixreifung, meist Prostaglandin E_1 (Misoprostol, z.B. 25 μg/6 h) oder E_2 (Dinoproston: Vaginaltablette oder Gel oder Vaginalinsert, z.B. 1–3 mg/8 h, max. 4–6 mg/24 h bzw. 10 mg/24 h slow release) eingesetzt. Komplikationen sind v.a. ein Hyperstimulationssyndrom zusammen mit einem suspekten CTG. Durch die häufigen Wehen kann es sehr selten auch zur Uterusruptur kommen, besonders, wenn eine Sectio in einer früheren Schwangerschaft vorausgegangen ist. Oxytocin kommt zur Einleitung bei reifer Zervix in Frage (Bishop-Score > 6). Die Applikation ist nur als Infusion möglich:
- ein „low-dose"-Schema beginnend mit 1 mIE/min und Verdoppelung alle 30 Minuten oder
- ein „high-dose"-Schema mit 5 mIE/min und Steigerung alle 15 Minuten um 5 IE.

Das Ziel sind kräftige Kontraktionen alle 2–3 Minuten. Die niedrigste Stufe sollte ausgewählt werden, um uterine Hyperstimulationen zu vermeiden. Vor Erhöhung der Dosis sollte die Kontraktionsstärke palpatorisch erfasst werden. Die maximale Dosierung liegt bei 40 mIE/min.

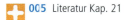 139 Pharma-Info Medikamente zum Einleiten der Geburt

Die **mechanischen Methoden** bewirken eine endogene Prostaglandinfreisetzung aus der Dezidua und den chorioamnialen Membranen.
- Amniotomie (künstliche Blasensprengung): Die chorioamniale Membran wird mit einem Haken oder einer Klemme perforiert. Dieses Verfahren ist nur bei etwas geöffnetem Muttermund möglich. Dabei sollte auf die Farbe des Fruchtwassers geachtet werden. Der vorangehende Teil sollte fest im Becken sitzen, da sonst das Risiko eines Nabelschnurvorfalls besteht.
- Eipollösung (membranes Stripping): Die chorioamniale Membran wird mit den Fingern vorsichtig von der Zervixwand und dem unteren Uterinsegment gelöst. Dies kann schmerzhaft sein und bluten. Bei tiefsitzender Plazenta ist dieses Verfahren kontraindiziert.
- Zervixdehnung: Mit einem Ballonkatheter oder Dilatator (Laminaria) kann die Zervix vorsichtig dilatiert werden.

Nichtpharmakologische Methoden zur Zervixreifung sind z.B. Rizinusöl, Homöopathie oder Akupunktur. Es ist unklar, ob diese Methoden effektiv sind.

005 Literatur Kap. 21

006 Praxisfragen Kap. 21

083 IMPP-Fragen Kap. 21

KAP. 22

E. Beinder

Risikogeburt

22.1	Frühgeburt	339	22.6	Nabelschnurkomplikationen ... 359
22.2	Übertragung	342	22.7	Blutungen unter der Geburt ... 360
22.3	Regelwidriger Geburtsmechanismus ... 343		22.8	Vaginal-operative Geburtshilfe ... 361
22.3.1	Regelwidrige Haltung	343	22.9	Kaiserschnittentbindung (Sectio caesarea) ... 362
22.3.2	Regelwidrige Einstellung	345		
22.3.3	Regelwidrige Lage	346		
22.3.4	Regelwidrige Poleinstellung	347	22.10	Postpartale Blutungen ... 368
22.3.5	Schulterdystokie	351		
22.4	Mehrlingsgeburt	353	22.11	Mortalität von Mutter und Kind ... 372
22.5	Mangelnder Geburtsfortschritt	355		

Zur Orientierung

Nach der Definition der WHO beginnt die normale Geburt spontan (Schädellage, zwischen abgeschlossener 37. und 42. Schwangerschaftswoche), hat anhand der Vorgeschichte, des Schwangerschafts- und Geburtsverlaufs und der postpartalen Phase ein niedriges Risiko und ist durch eine postpartal gute Gesundheit von Mutter und Kind gekennzeichnet. Risikogeburt kann dagegen bedeuten, dass die Geburt zu früh oder zu spät beginnt, der Geburtsmechanismus nicht regelrecht ist, eine Mehrlingsschwangerschaft vorliegt, der Fetus zu groß (Makrosomie), retardiert oder fehlgebildet ist, Blutungen unter der Geburt auftreten (was weitgehend harmlos sein oder einen akuten Notfall darstellen kann) oder die Mutter an Erkrankungen wie Herzfehler, Retinaablösung oder Hypertonie leidet. Bereits im Rahmen der Schwangerenvorsorge sollten mögliche Risiken der bevorstehenden Entbindung erkannt werden. Nur dadurch ist es möglich, das Vorgehen mit der Mutter zu besprechen, sie ggf. an ein perinatologisches Zentrum zu überweisen, die Geburt vorzubereiten und den optimalen Entbindungsmodus zu wählen.

Praxisfall

▍ Eine 37 Jahre alte Frau kommt in der 39. Schwangerschaftswoche in die Klinik. Der bisherige Schwangerschaftsverlauf war unauffällig, allerdings gibt die Patientin an, dass vor 3 Jahren aufgrund eines Geburtsstillstandes eine sekundäre Sectio caesarea durchgeführt werden musste.

Die Aufnahme erfolgt um 15:00 Uhr mit regelmäßigen starken Kontraktionen. Der Muttermund ist auf 3 cm eröffnet. Das Kardiotokogramm zeigt eine unauffällige fetale Herzaktion. Aufgrund von zunehmenden Schmerzen wird eine Periduralanalgesie angelegt. Um 20:00 Uhr kommt es zu einer plötzlichen vaginalen Blutung. Der Muttermund ist zu dieser Zeit auf 7 cm eröffnet, die Wehen sind mit einem Schlag beendet. Die kindlichen Herztöne sind bradykard (Herzfrequenz 60/min).

Unter dem Verdacht auf eine Uterusruptur wird sofort der Notsectioalarm ausgelöst. Mit einer E-E-Zeit (Entscheidung – Entbindung) von 12 Minuten wird ein 3.300 g schweres Kind mit Apgar 4–8–9 und einem Nabelarterien-pH-Wert von 7,03 geboren. Intraabdominal finden sich 2 l Blut. Ursache ist eine starke Blutung der rupturierten Sectionarbe, die erst nachlässt, als die beiden Uterinarterien ligiert sind. Intraoperativ werden 6 Erythrozytenkonzentrate und 4 Konserven fresh frozen plasma (FFP) transfundiert. Postoperativ erholt sich die Mutter schnell, und Mutter und Kind können am 10. postoperativen Tag entlassen werden. ▍

22.1 Frühgeburt

Grundlagen

Definition Die Frühgeburt ist als Geburt vor Vollendung der 37. SSW post menstruationem bzw. bei einer Tragzeit von weniger als 259 Tagen post menstruationem definiert. Die Frühgeburtlichkeit ist der Hauptgrund der perinatalen Mortalität und auch der schweren Morbidität. Die in Großbritannien durchgeführte EPIcure-Studie wies nach, dass weniger als 50% der Frühgeborenen vor der 26. SSW überleben und 50% der überlebenden Neugeborenen später neurologisch auffällig sind.

Epidemiologie In den meisten westlichen europäischen Ländern beträgt die Frühgeburtenrate zwischen 7 und 8%. Deutlich höhere Frühgeburtenraten werden aus den USA mit bis zu 12% berichtet. Einzelne skandinavische Länder haben eine Frühgeburtenrate von etwa 5%. Die Frühgeburtenrate nimmt weltweit nicht ab, sondern steigt eher an.

In Europa wird 1% aller Neugeborenen vor der 31+7 Schwangerschaftswoche geboren. Hierbei sind die perinatale Morbidität und Mortalität besonders hoch.

Ätiologie Zwei große Ursachengruppen der Frühgeburt können abgegrenzt werden:
- Eine **medizinisch indizierte Frühgeburt** aufgrund mütterlicher oder fetaler Indikationen zur Schwangerschaftsbeendigung ist für etwa 30–40% der Frühgeburten verantwortlich. Auf diese Ursachen wird in den Kap. 18 und 19 (➤ Kap. 18, ➤ Kap. 19) eingegangen.
- Eine **spontane Frühgeburt** ist auf eine vorzeitige Wehentätigkeit oder auf einen vorzeitigen Blasensprung zurückzuführen (60–70% der Frühgeburtlichkeit). Das Risiko einer spontanen Frühgeburt wird erhöht durch:
  - vorhergegangene Frühgeburt: Nach einer früheren Frühgeburt beträgt das Risiko für eine erneute Frühgeburt etwa 20%, bei zwei früheren Frühgeburten 35–40%.
  - Überdehnung des Uterus bei Hydramnion oder Mehrlingen: Bei Zwillingen ist das mediane Schwangerschaftsalter bei der Geburt 36 SSW, bei Drillingen 32 SSW.
  - Uterusfehlbildungen mit verändertem Uteruscavum (z.B. Uterus duplex)
  - vorangegangene Operationen an der Cervix uteri, v.a. Konisation.

PRAXISTIPP
Maßnahmen bei Frühgeburtsbestrebungen
- Verlegung in ein perinatologisches Zentrum, falls die Schwangerschaft unter der vollendeten 34. Schwangerschaftswoche ist
- Bei Frühgeburtsbestrebungen zwischen der 24. und 34. SSW verringert Betamethason (2 × 12 mg intramuskulär im Abstand von 24 Stunden) die Häufigkeit eines Atemnotsyndroms, eines neonatalen Todes und einer intraventrikulären Hirnblutung.
- Bei vorzeitiger Wehentätigkeit ohne Hinweise auf eine Infektion keine routinemäßige Gabe von Antibiotika.
- Engmaschige Überwachung des Kindes durch CTG und Sonographie (Biometrie und Doppler-Sonographie).

Symptome der spontanen Frühgeburt

Vorzeitiger Blasensprung

Definition Ein Blasensprung wird als vorzeitig bezeichnet, wenn er vor Beginn der Wehen eintritt (➤ Kap. 21.3.4).

Einfluss auf Mutter und Kind Ein Blasensprung vor der 37. Schwangerschaftswoche (PPROM = „preterm premature rupture of membranes" = früher vorzeitiger Blasensprung) geht mit einer erhöhten Gefahr einer Amnioninfektion einher und kann dadurch Mutter und Kind gefährden.

Diagnostik
- **Blasensprung:** In ca. 90% ist eine klinische Diagnose anhand des Fruchtwasserabgangs aus der Cervix uteri bei der Spekulumuntersuchung möglich. In den restlichen Fällen können der sonographische Nachweis einer verminderten Fruchtwassermenge und eine pH-Messung im Scheidensekret (> 7,0) die Verdachtsdiagnose stützen. Nur in sehr seltenen Fällen muss zur Diagnosesicherung eine Amniozentese mit Indigokarmin-Instillation durchgeführt werden. Bei dieser Methode beweist der Abgang von blauer Flüssigkeit aus der Vagina den Blasensprung.
- **Amnioninfektionssyndrom:** Temperaturerhöhung (> 38 °C), mütterliche Tachykardie (> 100–120 SpM), fetale Tachykardie (> 160 SpM), druckschmerzhafter Uterus, zunehmende Wehentätigkeit, übel riechendes Fruchtwasser, Leukozytose (> 20.000/µl), CRP-Erhöhung (einmaliger Wert > 40 mg/l, bzw. 2 Werte im Abstand von 24 Stunden > 20 mg/l) sind charakteristische Zeichen für ein Amnioninfektionssyndrom, die aber nicht gleichzeitig vorhanden sein müssen (➤ Kap. 19.9).

Therapie

Prophylaktische Maßnahmen
- Keine digitale vaginale oder rektale Untersuchung, da dies die Latenzzeit bis zur Geburt nachweislich verkürzt
- Keine prophylaktische Tokolyse (eine Tokolyse verzögert die Geburt bei vorzeitigen Wehen um durchschnittlich 2–7 Tage und sollte nur bei manifesten Wehen eingesetzt werden; diese Zeit kann für die Verlegung in ein Perinatalzentrum und zur Gabe von Betamethason genutzt werden)
- Vor der 34. SSW Lungenreifeinduktion mit Betamethason und ggf. Verlegung der Patientin in ein Perinatalzentrum
- Überwachung des Fetus mit CTG und Sonographie.

Antibiose
- Eine prophylaktische Antibiose sollte bei PPROM immer erfolgen. Wird eine vaginale Infektion nachgewiesen, die mit dieser Prophylaxe nicht ausreichend eliminiert wird, sollte spezifisch behandelt werden.

Entbindung
- Bei Anzeichen eines Amnioninfekts ist eine umgehende Entbindung unabhängig vom Schwangerschaftsalter notwendig.
- Beim Blasensprung nach der 34. Schwangerschaftswoche wird eine baldige Entbindung angestrebt.
- Ein konservatives Vorgehen ist zwischen der 24. und 34. SSW möglich, wenn eine Amnioninfektion ausgeschlossen ist und die Schwangere stationär beobachtet wird.

Vorzeitige Wehentätigkeit

Diagnostik

Bei Schwangeren mit spürbarer Wehentätigkeit vor der 37. Schwangerschaftswoche sollten folgende Untersuchungen durchgeführt werden:
- Kardiotokographie zur Beurteilung der Häufigkeit von Kontraktionen und des fetalen Zustands
- Spekulumuntersuchung mit Bestimmung des vaginalen pH-Wertes, bakteriologischen Abstrichen inklusive Chlamydienabstrich und Beurteilung der Zervixlänge. Auf eine Palpation der Zervix sollte insbesondere bei Verdacht auf einen Blasensprung verzichtet werden. Mit einem negativen Fibronektintest können Schwangere mit einem niedrigen Risiko für Frühgeburtlichkeit identifiziert werden.
- Vaginalsonographische Messung der Zervixlänge. Vor der 32. Schwangerschaftswoche ist eine Zervixlänge von < 25 mm als verkürzt anzusehen.
- Abdominalsonographie mit Fetometrie, Fruchtwassermengenbestimmung und Doppler-Sonographie der uteroplazentofetalen Einheit sowie Ausschluss fetaler Fehlbildungen und einer Mehrlingsschwangerschaft (v. a. Ausschluss eines fetofetalen Transfusionssyndroms)
- Ausschluss einer systemischen Infektion durch klinische Untersuchung, Temperaturmessung, Urinstix und Laboruntersuchungen (Leukozytenzahl, CRP-Konzentration).

PRAXISTIPP
Kriterium für die Behandlungsbedürftigkeit der Wehen ist die Zervixwirksamkeit in Kombination mit regelmäßigen, schmerzhaften Kontraktionen.

Therapie

Indikationen und Kontraindikationen der medikamentösen Wehenhemmung (Tokolyse)

Die frühgeburtsbedingte kindliche Morbidität und Mortalität sind bereits nach 34+0 Schwangerschaftswochen gering. Eine medikamentöse Tokolyse ist aufgrund der Nebenwirkungen für die Mutter und des ungünstigen Nutzen-Risiko-Verhältnisses für den Fetus nach 34+0 Schwangerschaftswochen in der Regel nicht mehr indiziert (> Abb. 22-1). Individuelle Ausnahmen können z.B. bei einer Verlegung in ein perinatologisches Zentrum bei zusätzlichen fetalen Problemen bestehen.

Der Haupteffekt der Tokolyse besteht in einer Verlängerung der Schwangerschaft um 2–7 Tage gegenüber Plazebo. Somit ist die Einleitung einer medikamentösen Tokolyse vor 22–24+0 SSW in der Regel ebenfalls nicht indiziert, da die Chancen auf das Erreichen eines mit dem Überleben des Neugeborenen vereinbaren Schwangerschaftsalters gering sind.

Es ist bekannt, dass 50–80% aller Fälle vorzeitiger Wehen nicht zur Frühgeburt führen und daher auch keiner medikamentösen Wehenhemmung bedürfen. Die besten derzeit bekannten **prädiktiven Marker** für eine echte Progredienz vorzeitiger Wehen sind der vaginalsonographische Nachweis einer Zervixverkürzung (> Abb. 22-2) und ein positiver Fibronektintest im Vaginalsekret. Fibronektin findet sich bei einer choriodezidualen Dissoziation in erhöhten Konzentrationen im Zervikalsekret und hat einen geringen positiven, aber hohen negativen Vorhersagewert für eine Frühgeburt. Die **Indikationen** für eine medikamentöse Tokolyse sind daher in der Regel:
- eine spontane vorzeitige Wehentätigkeit (schmerzhafte, palpable, länger als 30 Sek. andauernde Kontraktionen, die häufiger als 3-mal pro 30 Minuten auftreten) und eine gleichzeitige funktionelle Zervixverkürzung und/oder
- der Nachweis einer Muttermundserweiterung und/oder
- ein positiver Fibronektintest im Vaginalsekret.

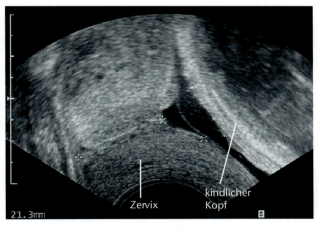

Abb. 22-2 Verkürzung der Zervix auf 21 mm.

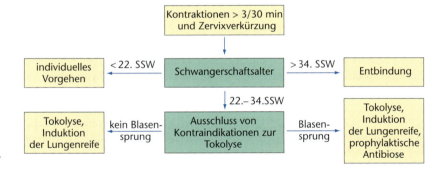

Abb. 22-1 Vorgehen bei vorzeitiger Wehentätigkeit.

Tab. 22-1 Charakteristika der gebräuchlichen Tokolytika.

Medikament/Gruppe	Zugelassen zur Tokolyse	Nebenwirkungen	Tagestherapiekosten	Administration
β-Sympathikomimetika	Fenoterol (Partusisten®)	hoch	mittel	intravenös
Atosiban	Atosiban (Tractocile®)	gering	hoch	intravenös
Kalziumantagonisten	nein	gering bis mittel	gering	oral
Magnesium	ja	hoch	mittel	intravenös
Indometacin	nein	gering (Mutter) hoch (Fetus)	gering	oral
NO-Donatoren	nein	gering bis mittel	gering	transdermal

Im Einzelfall oder in Hochrisikosituationen – wie z.B. bei höhergradigen Mehrlingen oder einer Blutung bei Placenta praevia – kann von diesen Kriterien abgewichen und nach individueller klinischer Evaluation bereits bei Nachweis von regelmäßigen Kontraktionen eine Tokolyse eingeleitet werden.

Folgende **Kontraindikationen** sind vor einer medikamentösen Tokolyse zu beachten:
- intrauterine Infektion
- nicht überlebensfähige Fehlbildung des Fetus oder intrauteriner Fruchttod
- mütterliche Indikation zur Schwangerschaftsbeendigung
- kindliche Indikation zur Schwangerschaftsbeendigung
- Gestationsalter von > 34 Schwangerschaftswochen.

Medikamente zur Tokolyse

Derzeit werden eingesetzt:
- β-Sympathikomimetika
- Oxytocinrezeptorantagonisten
- Kalziumantagonisten
- Magnesium
- Prostaglandinsynthasehemmer
- NO-Donatoren.

Diese Substanzen unterscheiden sich in ihrer Wirksamkeit, der Applikationsform, dem Nebenwirkungsprofil und den Kosten (> Tab. 22-1). In Deutschland sind zur Behandlung nur der Betaagonist Fenoterol (Partusisten®), der Oxytocinrezeptorantagonist Atosiban (Tractocile®) und Magnesium zugelassen.

Entbindung

Das Frühgeborene sollte in einem perinatologischen Zentrum entbunden werden. Der ideale Geburtsmodus bei medizinisch indizierter Frühgeburt (z.B. Präeklampsie oder fetale Retardierung) ist in der Regel die Sectio. Bei vorzeitiger Wehentätigkeit und Schädellage scheint die Spontangeburt für den Fetus genauso sicher wie die Sectio zu sein. Kontrollierte Studien zu dieser Fragestellung fehlen allerdings. Bei Beckenendlage wird überwiegend die Sectio durchgeführt, aber auch dieses Vorgehen ist nicht durch große kontrollierte Studien abgesichert.

> **MERKE**
> In jedem Fall sollte bei vaginaler Geburt ein protrahierter Geburtsverlauf oder eine peripartale Azidose des Fetus vermieden werden.

22.2 Übertragung

Definition Die Übertragung ist als ein Schwangerschaftsalter von mehr als 42 Schwangerschaftswoche definiert (mehr als 294 Tage post menstruationem oder mehr als 14 Tage nach dem errechneten Termin).

Epidemiologie Die Häufigkeit wird in älterer Literatur mit 10% angegeben. Dabei wurde das Schwangerschaftsalter nach der Angaben der Schwangeren aus dem Beginn der letzten Periode abgeleitet, was bekanntermaßen häufig zu falschen Einschätzungen führt. Mit einer frühen Sonographie zwischen der 8. und 12. Schwangerschaftswoche und Bestimmung der fetalen Scheitel-Steiß-Länge kann das Schwangerschaftsalter auf ± 5 Tage festgelegt werden.

Ätiologie Meist wird keine konkrete Ursache gefunden. Schwangerschaften mit gravierenden ZNS-Fehlbildungen des Fetus führen häufig zu Übertragungen, was auf die Bedeutung der fetalen Hypophysen-Nebennierenrinden-Achse beim Geburtsbeginn hinweist.

Komplikationen Bei einer Übertragung wird häufiger eine Sectio durchgeführt, ebenfalls häufiger ist eine Schulterdystokie. Allerdings ist wahrscheinlich nicht die Übertragung an sich Ursache dieser Komplikationen, sondern eine Makrosomie des Fetus. Das relative Missverhältnis und der mangelnde Druck auf den inneren Muttermund (fehlender „Ferguson-Reflex") sind für das Ausbleiben des spontanen Geburtsbeginns verantwortlich.

Für die Mutter geht die Übertragung meist mit erheblichen Sorgen und Ängsten einher. Bei einem Missverhältnis als Ursache der Übertragung drohen bei der Geburt weitere Gefahren wie eine erhöhte Rate vaginal-operativer Eingriffe und Blutungen.

Symptome

Die Übertragung kann zum **Überreifesyndrom** des Fetus führen. Symptome sind mekoniumhaltiges Fruchtwasser, Oligohydramnion, pathologisches Kardiogramm, Verlust des Unterhautfettgewebes und eine trockene, schuppige Haut des Neugeborenen. Wahrscheinlich ist die Plazentainsuffizienz dafür verantwortlich, dass ein intrapartaler Fruchttod nach der 42. SSW viermal häufiger auftritt. Eine Übertragung kann auch zu erhöhtem fetalen Stress unter der Geburt führen.

Therapie

Eine routinemäßige Einleitung der Geburt nach der 41. Schwangerschaftswoche vermindert die perinatale Mortalität und die Sectiorate. Aus diesem Grund wird eine echte Übertragung über die höchstens 42. Schwangerschaftswoche hinaus aus medizinischen Gründen nicht mehr akzeptiert. Die Überwachungsprotokolle der meisten Kliniken sehen eine Kontrolle am Termin und dann alle 3–4 Tage vor, wobei in der Regel zwischen dem 8. und 12. Tag über dem Termin die Geburt eingeleitet wird.
Die Untersuchungen umfassen dabei:
- sonographische Bestimmung der Fruchtwassermenge anhand des größten Fruchtwasserdepots („maximum pool depth")
- „non-stress"-Kardiotokographie
- Beurteilung des Zervixbefundes und evtl. Eipollösung zur Anregung von Wehentätigkeit
- Methoden, die einen Nutzen bei der Überwachung haben können, aber nicht regelmäßig angewendet werden, sind Doppler-Sonographie zum Ausschluss einer Plazentainsuffizienz und Amnioskopie zur Beurteilung der Fruchtwasserfarbe.

PRAXISTIPP

Falls die Fruchtwassermenge reduziert ist oder im „non-stress"-Kardiogramm verminderte Kindsbewegungen beobachtet werden, sollte die Geburtseinleitung nicht weiter verschoben werden. Eine lange Verzögerung bei der Entscheidung kann manche Frauen auch psychisch belasten. Dementsprechend sollte die Indikation zur Geburtseinleitung mit der Frau abgesprochen werden. Dabei muss auch der Wunsch nach einem natürlichen Geburtsbeginn oder bei ausgeprägten Ängsten der Wunsch nach einer frühzeitigen Einleitung beachtet werden.

22.3 Regelwidriger Geburtsmechanismus

Bei 92–94% aller Geburten wird das Kind aus einer vorderen Hinterhauptlage und somit regelrecht geboren. Regelwidrigkeiten des Geburtsmechanismus können die Ursache für einen protrahierten Geburtsverlauf (z.B. bei Deflexionshaltung), eine geburtsunmögliche Situation (z.B. Querlage) oder eine Gefährdung des Fetus (z.B. Beckenendlage) oder der Mutter (z.B. verschleppter hoher Geradstand) sein. Es ist deshalb wichtig, solche Situationen frühzeitig zu erkennen.

Der Geburtsmechanismus kann durch regelwidrige Haltung, Einstellung des fetalen Kopfes und regelwidrige Poleinstellung oder Lage beeinträchtigt sein (> Tab. 22-2).

22.3.1 Regelwidrige Haltung

Die Nomenklatur des regelwidrigen Geburtsmodus ist teilweise widersprüchlich. So werden die Deflexionshaltungen und Einstellungsanomalien mit dem Zusatz „-lage" bezeichnet, obwohl es sich nicht um eine Lageanomalie im eigentlichen Wortsinn handelt.

Tab. 22-2 Regelrechte und regelwidrige Geburtsmechanismen.

Parameter	Definition	Regelrecht	Regelwidrig
Haltung („attitude")	Beziehung des fetalen Kopfes zum Körper	• Beckeneingang: indifferent • Beckenausgang: gebeugt	• alle Deflexionshaltungen (1%) • Roederer-Kopfhaltung
Einstellung („position")	Verhältnis des den Geburtskanal passierenden Teils zum Geburtskanal	• Beckeneingang: hoher Querstand • Beckenausgang: tiefer Geradstand	Beckeneingang: • (hoher) Geradstand des Kopfes* • Schultergeradstand • Lateralflexionen (Asynklitismus)* Beckenausgang: • (tiefer) Querstand* • hintere Hinterhauptlage* • Schulterquerstand
Poleinstellung („presentation")	vorangehender Kindsteil	Schädellage	Beckenendlage (3–5%)
Lage („lie")	Verhältnis der Längsachse des Kindes zu der der Mutter	Längslage	• Querlage (0,5%) • Schräglage

* zusammen 2%

Bei der regelrechten Hinterhauptlage sind die Diameter suboccipitobregmatica mit 9,5 cm und der etwa gleich große biparietale Durchmesser die längsten Durchmesser, die das Becken passieren müssen (> Abb. 22-4). Der Umfang des fetalen Kopfes beträgt bei der Hinterhauptlage 32 cm. Die regelrechte Haltung des fetalen Kopfes am Beckeneingang ist indifferent. Im Verlauf der Geburt tritt der kindliche Kopf tiefer und beugt sich zunehmend. Eine Streckhaltung des Kopfes (Deflexionshaltung) oder eine ausgeprägte Beugung bereits am Beckeneingang (Roederer-Kopfhaltung, s.u.) unter der Geburt beinhaltet spezifische Gefahren für Mutter und Kind.

Deflexionshaltungen

Definition Mit der Deflexion des fetalen Kopfes werden der längste Durchmesser und der geburtsrelevante Umfang des Kopfes größer als bei der regelrechten Haltung:

- **Vorderhauptslage** (> Abb. 22-3a): Die Diameter frontooccipitalis (> Abb. 20-4) ist maßgebend (12 cm). Der Umfang des Kopfes in dieser Ebene beträgt 34 cm. Diese Haltungsanomalie tritt in 0,8% aller Geburten auf.
- **Stirnlage** (> Abb. 22-3b): Der größte Durchmesser (Diameter mentooccipitalis, > Abb. 20-4) beträgt 13,5 cm und der geburtsrelevante Umfang 36 cm. Diese Haltungsanomalie ist mit weniger als 0,1% aller Geburten sehr selten.
- **Gesichtslage** (> Abb. 22-3c): Die Diameter hyoparietalis (im Englischen als „submentobregmatic diameter" bezeich-

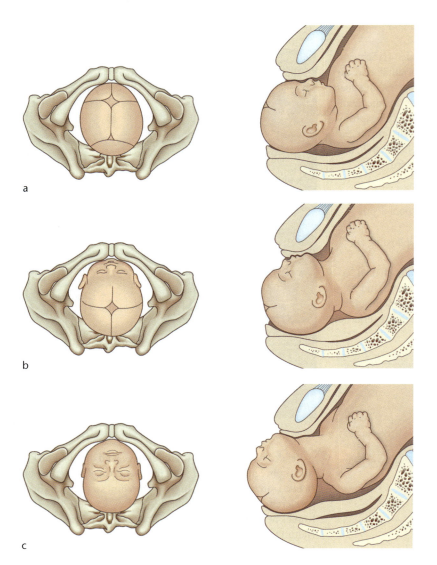

Abb. 22-3 Deflexionshaltungen. Befunde bei der inneren Untersuchung (links) und Seitenansicht (rechts).
a Vorderhauptslage.
b Stirnlage.
c Gesichtslage (mentoanterior).

net, ➤ Abb. 20-4) ist mit 12 cm geburtsbestimmend, der Umfang im Durchtrittsplanum beträgt 32–34 cm. Die Häufigkeit liegt bei 0,2% aller Geburten.
Deflexionshaltungen sind außerdem dadurch gekennzeichnet, dass sich die größte Kopfbreite zum Hinterhaupt hin verlagert („haltungsabhängige Kopfbreitenveränderung"). Daher dreht sich das Hinterhaupt in die voluminösere Sakralhöhle, was zu einer okzipitoposterioren Einstellung führt („Sternengucker").

Ätiologie Die Ursache einer Deflexionshaltung bleibt meist unklar. Nur bisweilen besteht eine von der Norm abweichende Beckenform (anthropoides Becken), ein Uterustumor (v.a. Myome) oder eine auffällige Kopfform des Kindes (Brachyzephalus). Sehr selten sind Fehlbildungen des Fetus (Anenzephalus, fetale Struma oder Nackenhygrom) oder Erkrankungen, die mit einer vermehrten Streckhaltung des Fetus einhergehen.

> **PRAXISTIPP**
> Bei Frühgeburten sind Deflexionshaltungen häufiger als bei termingerechten Geburten.

Risiken für Mutter und Kind Bei Deflexionshaltungen beansprucht der größte Teil des Fetus, der Kopf, bei Passage durch den Geburtskanal und Austritt aus dem Becken viel Raum. Dies führt zu signifikant verlängerten Geburten, der häufigeren Notwendigkeit von sekundären Sectiones oder vaginal-operativen Eingriffen, mehr Episiotomien oder gravierenden Dammverletzungen und häufiger zu postpartalen Nachblutungen.

Durch den verlängerten Geburtsverlauf besteht ein erhöhtes Risiko einer fetalen Asphyxie. Schwierige vaginal-operative Manöver können zu Verletzungen von Mutter und Kind führen. Bei Gesichtslage können ausgeprägte Ödeme in den fetalen Augenlidern, der Nase und den Lippen auftreten, die aber postpartal rasch rückläufig sind.

Diagnostik

Ein hochstehender fetaler Kopf am Geburtstermin, eine sonographisch dorsoposteriore Stellung des Fetus (Wirbelsäule des Fetus liegt neben der Wirbelsäule der Mutter) oder nach vorn schauende Augen sind verdächtig auf eine drohende Deflexionshaltung. Intrapartal fällt der protrahierte Geburtsverlauf auf.

Bei der vaginalen Untersuchung kann bei der **Vorderhauptslage** die große Fontanelle in Führung getastet werden (➤ Abb. 22-3a). Bei der **Stirnlage** können vorn die Orbitalwülste und etwas weiter dorsal die große Fontanelle getastet werden (➤ Abb. 22-3b). Bei der **Gesichtslage** fallen Nasenrücken, Kinn, Augenbrauenwülste und Mund auf (➤ Abb. 22-3c).

Bei hochstehendem Kopf kann die Diagnose schwierig sein. In diesen Fällen ist eine orientierende Sonographie hilfreich, bei der anhand der nach vorn schauenden Augen die dorsoposteriore Einstellung (außer bei Gesichtslage) diagnostiziert werden kann.

Therapie

Wenn eine Deflexionshaltung früh im Geburtsverlauf festgestellt wird, kann durch Lagerungsmaßnahmen auf die Seite der kleinen Fontanelle und durch eine Knie-Ellenbogen-Lage bisweilen doch noch eine Beugung des fetalen Kopfes erreicht werden. Bei fixierter Deflexionshaltung und verlängertem Geburtsverlauf, bei klinisch oder radiologisch engen Beckenverhältnissen und bei Erstgebärenden sollte die Indikation zur Sectio frühzeitig gestellt werden. Obligat ist die Sectio bei Stirnlagen und bei der mentoposterioren Gesichtslage, die geburtsunmöglich sind und früh zu einem Geburtsstillstand führen würden. Ein vaginal-operatives Vorgehen ist bei Vorderhauptlage zwar prinzipiell möglich, sollte aber aufgrund der erhöhten Risiken für Mutter und Kind zurückhaltend durchgeführt werden. Schwierige vaginal-operative Manöver (z.B. Rotationszange) gelten bei Deflexionshaltungen aufgrund der hohen Verletzungsgefahr von Mutter und Kind als obsolet.

Bei angestrebter Spontangeburt ist eine ausreichende Analgesie sinnvoll, am besten durch eine Periduralanästhesie. Auf einen ausreichenden Geburtsfortschritt muss geachtet werden. In der Austreibungsperiode ist ein guter Dammschutz wichtig. Eine normale vaginale Entbindung bei Vorderhauptlage kann bei ausreichend weitem mütterlichem Becken angestrebt werden.

> **MERKE**
> Obligat ist die Sectio bei Stirnlagen und bei der mentoposterioren Gesichtslage, die geburtsunmöglich sind und früh zu einem Geburtsstillstand führen würden.

Roederer-Kopfhaltung

Die Roederer-Kopfhaltung ist der Versuch des kindlichen Kopfes, sich an ein enges Becken anzupassen und den Beckeneingang zu überwinden. Dies wird durch die Beugung bereits im Beckeneingang und die maximale Verkleinerung des Durchtrittsplanums versucht.

Kommt es trotz kräftiger Wehentätigkeit nicht zum Geburtsfortschritt, ist bei Roederer-Kopfhaltung eine Sectio indiziert.

22.3.2 Regelwidrige Einstellung

Hoher Geradstand

Definition Charakteristisch ist, dass sich der fetale Kopf im geraden Durchmesser im Beckeneingang befindet (➤ Abb. 22-4).
Epidemiologie Die Inzidenz des hohen Geradstandes beträgt 0,5–1%. Er wird aber häufiger diagnostiziert, da verzögerte Geburtsverläufe in der frühen Eröffnungsperiode mit hochstehendem Kopf oft fälschlicherweise als hoher Geradstand eingestuft werden.
Ätiologie Die Ursache des hohen Geradstandes ist in den meisten Fällen unklar. Bisweilen ist das mütterliche Becken längsoval oder querverengt.

Diagnostik

Diagnostik Hinweise auf einen hohen Geradstand sind der positive Zangemeister-Handgriff (Schädelprominenz über der Symphyse, ➤ Abb. 16-3, Abb. 21-1) und ein Geburtsstillstand in der Eröffnungsperiode.

Therapie

Therapeutisch kann in der frühen Phase durch Lagerungsversuche (Knie-Ellenbogen-Lage) oder gelegentlich mit einer Tokolyse der hohe Geradstand überwunden werden. Bei ausreichend großem Becken kann der gut flektierte Kopf (v.a. bei Frühgeburten) manchmal auch im geraden Durchmesser in das Becken eintreten. Bei verschleppten Formen des hohen Geradstandes reicht der fetale Kopf mit der meist großen Kopfgeschwulst bis auf die Interspinallinie herunter. Der Versuch eines vaginal-operativen Entbindungsversuches ist kontraindiziert. Ebenso forcierte Pressversuche oder der Kristeller-Handgriff, da eine Ruptur im unteren Uterinsegment droht. Bei hohem Geradstand ist somit die Entbindung durch Sectio caesarea Therapie der Wahl.

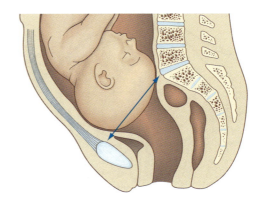

Abb. 22-4 Hoher Geradstand. Der fetale Kopf befindet sich im geraden Durchmesser im Beckeneingang.

Tiefer Querstand

Definition Die Längsachse des kindlichen Kopfes bzw. die Pfeilnaht steht am Beckenboden quer zur Sagittalebene des mütterlichen Beckens.
Epidemiologie Der tiefe Querstand ist die häufigste Einstellungsanomalie. Die Angaben zur Inzidenz schwanken zwischen 0,2 % und 2 %.
Ätiologie Ursache kann ein sehr weicher und nachgiebiger wie auch ein rigider Beckenboden sein.

Diagnostik
Bei der vaginalen Untersuchung ist der fetale Kopf in indifferenter Haltung mit querer Pfeilnaht auf dem Beckenboden zu tasten (➤ Abb. 22-5).

Therapie
Zur Überwindung des tiefen Querstands wird die Mutter auf die Seite der kleinen Fontanelle gelagert. Man stimuliert die Wehentätigkeit und versucht evtl. eine digital-manuelle Drehung. Bei Geburtsstillstand sollte die Vakuumglocke gegenüber der Rotationszange bevorzugt werden, um das Risiko mütterlicher Verletzungen gering zu halten. Das Vakuum sollte lateral über dem Flexionspunkt angelegt werden. Günstig ist z.B. das „soft cap" (➤ Abb. 22-20). Damit kann leicht in Richtung der Symphyse und der großen Fontanelle gezogen werden. Meist ist die Geburt nach der Drehung in den tiefen Geradstand problemlos.

Hintere Hinterhauptlage

Bei 2 % aller Geburten tritt der gebeugte Kopf nicht dorsoanterior, sondern dorsoposterior aus dem Geburtskanal. Stemmpunkt des kindlichen Kopfes ist die Haargrenze an der Stirn. Die hintere Hinterhauptlage tritt v.a. bei kleineren Kindern auf und ist in der Regel keine bedrohliche Geburtsanomalie.

Lateralflexionen

Die Lateralflexion ist der Versuch des kindlichen Kopfes, sich im Beckeneingang an ein plattes mütterliches Becken anzupassen. Dabei weicht die Pfeilnaht nach dorsal (vordere Scheitelbeineinstellung, vorderer Asynklitismus, ➤ Abb. 22-6) oder nach ventral (hintere Scheitelbeineinstellung, hinterer Asynklitismus) ab.

Beim hinteren Asynklitismus wird der fetale Kopf durch die Wehen nicht in den Beckeneingang, sondern nach vorn auf die Symphyse geschoben, woraus eine Geburtsunmöglichkeit entsteht. Daher ist eine Sectio indiziert. Beim vorderen Asynklitismus kann abgewartet werden, ob der fetale Kopf den Beckeneingang doch noch überwinden kann.

22.3.3 Regelwidrige Lage

Epidemiologie Eine fetale **Querlage** oder **Schräglage** in Terminnähe wird bei etwa 0,3–0,5 % aller Schwangerschaften beobachtet. Multiparae haben eine um den Faktor 10 höhere Inzidenz von Lageanomalien als Erstgebärende.
Ätiologie Ursachen einer Lageanomalie sind:
- Uterusanomalien: V.a. der Uterus arcuatus mit einer querovalen Uterushöhle
- Eine Placenta praevia verhindert häufig eine Längslage des Fetus.
- fetale Fehlbildungen, die die Körperform des Fetus erheblich verändern (z.B. Steißbeinteratom oder massiver Hydrozephalus)
- mütterliche uterine Tumoren, v.a. Myome
- Frühgeburt
- Hydramnion
- Mehrlinge.

Komplikationen Die Querlage ist eine geburtsunmögliche Lage. Bei Schräglage kommt es meist bei Beginn der Wehen entweder zu einer regelrechten Lage (Längslage), oder es tritt eine Quer-

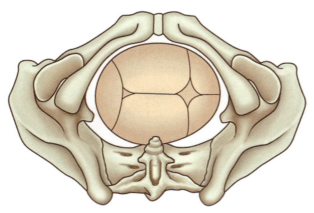

Abb. 22-5 Tiefer Querstand.

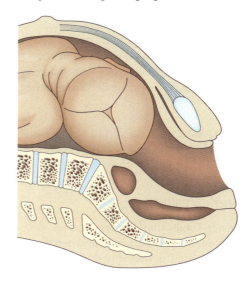

Abb. 22-6 Vorderer Asynklitismus. Die Pfeilnaht weicht nach dorsal ab.

lage ein. Bleibt die Schräglage bestehen, so ist diese geburtsunmöglich. Bei Querlage droht unter den Wehen die Verkeilung des Kindes im mütterlichen Becken mit möglichen Komplikationen wie Uterusruptur oder Tod des Kindes. Die traumatische Uterusruptur kann eine massive Gefährdung des Lebens der Mutter zur Folge haben. Bei der dorsosuperioren Querlage besteht die Gefahr eines Nabelschnurvorfalls beim Blasensprung (➤ Abb. 22-7).

Diagnostik
Die Diagnose der Quer- und Schräglage ist meist einfach:
- Bereits bei der Inspektion fällt das weit nach lateral ausladende mütterliche Abdomen auf.
- Der 1. Leopold-Handgriff weist einen niedrigen Fundusstand, der 2. Leopold-Handgriff 2 große Teile auf derselben Höhe des mütterlichen Abdomens und der 3. Leopold-Handgriff den fehlenden vorangehenden Teil des Kindes im Beckeneingang nach.
- Die Sonographie bestätigt den Verdacht und ermöglicht es, eine Placenta praevia auszuschließen.
- Bei der vaginalen Untersuchung ist das Becken leer; seltener lässt sich eine fetale Schulter tasten.

Therapie
Bei Diagnose **vor der 37. Schwangerschaftswoche** kommt es im Verlauf der weiteren Schwangerschaft häufig doch noch zur spontanen Längslage, wenn die Querlage nicht auf Uterusfehlbildungen, Zervixmyome, eine Placenta praevia oder Fehlbildungen des Kindes zurückzuführen ist. Ein abwartendes Vorgehen ist nach Ausschluss dieser Diagnosen möglich. Allerdings sollte aufgrund der Gefahren bei Wehenbeginn und Blasensprung die Schwangere stationär oder sehr engmaschig ambulant beobachtet werden.

Wenn eine Querlage **nach der 37. Schwangerschaftswoche** noch vor Wehenbeginn festgestellt wird, sollten zunächst die oben angeführten Begleitanomalien ausgeschlossen werden. Das weitere Vorgehen wird gut mit der Patientin abgesprochen, und es werden die Vorteile des Abwartens (doch noch spontane Drehung des Fetus) mit den Nachteilen (z.B. Nabelschnurvorfall bei Blasensprung, Uterusruptur bei Wehen) individuell abgewogen. In Einzelfällen kann eine äußere Wendung versucht werden (s.u.), wobei das Risiko einer spontanen Rückdrehung in eine Querlage v.a. bei Vielgebärenden hoch ist.

Wenn die Diagnose bei einem Fetus in **Terminnähe** gestellt wird und die Wehen bereits eingesetzt haben, sollte unverzüglich eine Sectio durchgeführt werden. Die Entwicklung des Kindes kann allerdings schwierig sein, da das untere Uterinsegment bei der Querlage nicht entfaltet ist. In diesen Fällen ist ein korporaler Längsschnitt am Uterus erforderlich. Der Versuch einer äußeren Wendung (s.u.) in eine Längslage ist bei bereits eingetretener Wehentätigkeit nicht aussichtsreich. Eine innere Wendung, d.h. der Versuch, den Fetus bei eröffnetem Muttermund von vaginal in eine geburtsmögliche Längslage zu drehen – und dabei meist gleichzeitig zu extrahieren –, ist bei einer Einlingsschwangerschaft kontraindiziert, da der quer liegende Fetus aufgrund der Wehentätigkeit verkeilt ist und die Drehung bzw. Extraktion mit schwerer mütterlicher und fetaler Morbidität einhergeht.

22.3.4 Regelwidrige Poleinstellung

Definition Die Beckenendlage ist eine Längslage des Kindes, wobei das Becken des Kindes (statt des Kopfes) vorausgeht. Folg. Formen der Beckenendlage sind klinisch wichtig (➤ Abb. 22-8):
- reine Steißlage („extended legs"; 60–70%, am günstigsten für eine vaginale Geburt)
- Steiß-Fuß-Lagen (20%), vollkommen (beide Beine angehockt) oder unvollkommen (nur ein Bein angehockt, das andere hochgeschlagen)
- Knie- und Fußlagen (15%), vollkommen oder unvollkommen (ein Bein hochgeschlagen).

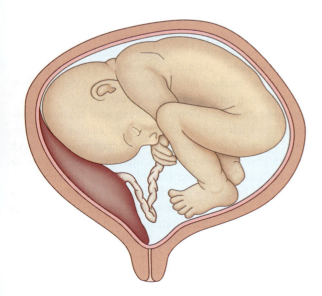

Abb. 22-7 Dorsosuperiore Querlage. Bei Blasensprung ist die Gefahr eines Vorfalls der Nabelschnur besonders groß.

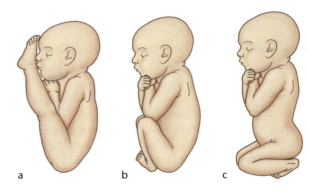

Abb. 22-8 Formen der Beckenendlage.
a Reine Steißlage.
b Vollkommene Steiß-Fuß-Lage.
c Intermediäre Situation zwischen Fußlage und Steiß-Fuß-Lage.

Epidemiologie Mit einer Häufigkeit von 3–5% bei Einlingsschwangerschaften, 10–15% bei Frühgeburten und etwa 25% bei Mehrlingen ist die Beckenendlage eine häufige geburtshilfliche Regelwidrigkeit.

Ätiologie In den meisten Fällen findet man keine Ursache für die Beckenendlage. Bei folgenden Veränderungen kommt eine Beckenendlage gehäuft vor:
- mütterliche Faktoren
  - uterine Veränderungen (z.B. Uterus arcuatus oder subseptus)
  - Tumoren im Becken der Mutter (großes Myom, Ovarialtumor)
  - sehr großes Cavum uteri mit vermehrter Beweglichkeit des Fetus (z.B. Hydramnion oder Mehrgebärende) oder sehr straffer Uterus
- fetale Faktoren
  - fetale Wachstumsretardierung, aber auch fetale Makrosomie
  - Fehlbildungen (Hydrozephalus, Spina bifida, Aneuploidien)
  - muskuläre Hypotonie des Fetus (auch bei Fetus mortuus)
- gemischte fetale und mütterliche Faktoren
  - Placenta praevia
  - Frühgeburt
  - Mehrlinge.

Diagnostik

Folgende klinische Befunde können auf eine Beckenendlage hindeuten:
- Der 1. Leopold-Handgriff ergibt ein Ballottement des fetalen Kopfes im Fundus uteri.
- Die Herztöne des Fetus sind über oder am Nabel zu hören.
- Bei der vaginalen Untersuchung fehlt das typische Gefühl der Palpation des fetalen Kopfes.

Die definitive Diagnose der Beckenendlage wird mit der Sonographie gestellt. Dabei können auch das Gewicht des Fetus geschätzt, die Stellung der Beine bestimmt, ein Vorliegen der Nabelschnur ausgeschlossen und eine evtl. Begleitpathologie (Hydrozephalus, Placenta praevia) nachgewiesen werden.

 149 Beckenendlage

Therapie

Wahl der Methode

Die günstigste Voraussetzung für eine vaginale Geburt bietet die reine Steißlage. Steiß-Fuß-Lagen führen oft zum Geburtsstillstand und zur sekundären Sectio, da der Umfang des Steißes und beider Füße den Beckeneingang häufig nicht passieren kann. Vollkommene Knie- und Fußlagen sollten durch eine primäre Sectio entbunden werden, da der größte Umfang im Bereich des Steißes des Fetus geringer ist als der Umfang des fetalen Kopfes und somit eine erschwerte Entwicklung des fetalen Kopfes (v.a. bei verfrühtem Mitpressen) droht.

Die geburtshilfliche Vorgehensweise bei Beckenendlage wird bis heute kontrovers diskutiert. Der routinemäßigen äußeren Wendung stehen die Sectio und die vaginale Geburt aus Beckenendlage gegenüber. In einer internationalen Studie (Hannah-Studie) wurde die geplante vaginale Entbindung mit einer geplanten Sectio bei reifen und unkomplizierten Terminschwangerschaften in Beckenendlage verglichen. Dabei ergab sich bei geplanter Sectio eine geringere Komplikationsrate für das Kind bei gleicher mütterlicher Komplikationsrate: Das kombinierte Risiko der perinatalen Mortalität und schweren Morbidität (perinatale Asphyxie, Verletzungen des Plexus brachialis, neurologische Schäden u.a.) betrug bei geplanter Sectio statt 3,3% nur noch 1,6% – wobei allerdings keine Langzeitverläufe für Mutter und Kind berücksichtigt sind. Ein mögliches Vorgehen bei einer Beckenendlage ist in > Abb. 22-9 angegeben.

> **PRAXISTIPP**
> - Bei Beckenendlage in Terminnähe sollte durch eine klinische und sonographische Untersuchung nach den Ursachen dieser Poleinstellungsanomalie gesucht werden.
> - Voraussetzung jeder Entbindung aus Beckenendlage ist eine ausführliche Beratung der Eltern über die Vor- und Nachteile beider Geburtsmethoden, ggf. auch der äußeren Wendung. Dem Wunsch der Mutter nach einer elektiven Sectio wird heute genauso entsprochen wie dem Wunsch nach einer geplanten Spontangeburt, wenn Kontraindikationen ausgeschlossen sind.
> - Zur vaginalen Geburt aus Beckenendlage sollte die erfahrenste Person des geburtshilflichen Teams bereitstehen.

Fragwürdige Maßnahmen bei Beckenendlage
- Knie-Ellenbogen-Lagerung vor der Geburt: 4 Studien wiesen keinen signifikanten Effekt der Durchführung einer Knie-Ellenbogen-Lagerung („indische Brücke") zur Drehung des Feten in eine Schädellage nach.
- Akupunktur: Auch bei der Akupunktur wird immer wieder eine Drehung des Fetus von Beckenend- in die Schädellage berichtet. Ob diese Rate der spontanen Drehungsrate entspricht oder erfolgreicher ist, kann aufgrund fehlender prospektiver Studien nicht beantwortet werden.

Äußere Wendung Die äußere Wendung ist der Versuch, einen Fetus in Querlage oder in Beckenendlage durch äußere Manipulation in eine Schädellage zu bringen.

Die Indikation der äußeren Wendung wird kontrovers diskutiert. Eine eindeutige Indikation besteht lediglich bei Patientinnen, die zwar die vaginale Beckenendlagengeburt für sich ablehnen, aber dennoch eine Spontangeburt wünschen. Da die Kontraindikationen für den Eingriff zahlreich sind (> Tab. 22-3) und die Erfolgsrate je nach Erfahrung des Geburtshelfers zwischen 8% und 97% (im Mittel 60%) angegeben wird, ist die Indikation zum Eingriff zurückhaltend zu stellen.

Komplikationen der äußeren Wendung sind eine – meist transiente – fetale Bradykardie (8%), vaginale Blutungen (3%) und selten ein Blasensprung (0,5%). Da nicht selten eine fetomaternale Bluttransfusion stattfindet, sollte bei allen Rhesusnegativen Frauen im Anschluss Anti-D-Immunglobulin verabreicht werden, bis der indirekte Coombs-Test positiv ist.

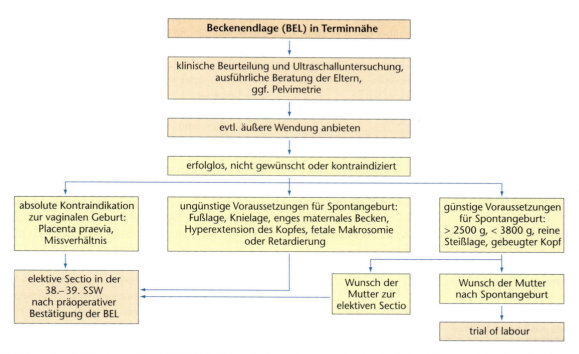

Abb. 22-9 Vorgehen bei Beckenendlage (BEL). Trial of labour bedeutet, dass unter Sectiobereitschaft und kontinuierlicher Überwachung von Mutter und Fetus eine vaginale Geburt angestrebt, aber bei Auftreten von Komplikationen frühzeitig auf die Sectio übergegangen wird.

Tab. 22-3 Indikationen und Kontraindikationen der äußeren Wendung.

Indikationen	Kontraindikationen	Relative Kontraindikationen
• Patientin will keine Geburt aus Beckenendlage, aber eine Spontangeburt • weitere Indikationen werden kontrovers diskutiert	• Frühgeburt • Mehrlingsschwangerschaft • vaginale Blutungen in der Schwangerschaft • Wehentätigkeit und Blasensprung • Wachstumsrestriktion des Fetus • Auffälligkeiten im CTG oder Perfusionsstörungen in der Doppler-Sonographie • Placenta praevia • Fehlbildungen des Fetus • Nabelschnurumschlingung um den fetalen Körper oder Hals • Uterusfehlbildungen • Präeklampsie • Verdacht auf Missverhältnis	• Oligohydramnion • frühere Sectio caesarea oder andere Uterusoperationen • Adipositas der Mutter • Vorderwandplazenta

Schwere Komplikationen mit massiver Plazentalösung, schweren Nabelschnurproblemen oder einer Verletzung des Fetus sind zwar beschrieben worden, aber selten.

Der **Eingriff** wird in der Regel in Bereitschaft zur Sectio nach Ausschluss der Kontraindikationen durchgeführt. Dies bedeutet, dass die Patientin für eine operative Entbindung aufgeklärt und seit mindestens 6 Stunden nüchtern ist, einen venösen Zugang hat und dass der Eingriff im oder in unmittelbarer Nähe des OP-Saales durchgeführt wird. Die Harnblase sollte entleert sein. Die Patientin liegt zur Vermeidung eines Vena-cava-Kompressionssyndroms mit angezogenen Beinen auf ihrer linken Seite in leichter Kopftieflage. Die meisten Geburtshelfer führen den Eingriff mit einer intravenösen Tokolyse durch. Eine Narkose oder die Gabe von Sedativa ist nicht notwendig und möglicherweise nachteilig. Der eigentliche Eingriff besteht je nach der Position des fetalen Kopfes aus einer Vorwärts- oder Rückwärtsrolle des Fetus. Während und unmittelbar nach dem Eingriff sollte die Herzfrequenz des Fetus sonographisch oder durch Kardiotokographie kontrolliert werden.

Über den **Wert der äußeren Wendung** gehen die Meinungen auseinander. Ein Vorteil des primären Versuchs einer äußeren Wendung gegenüber der routinemäßigen Durchführung einer Sectio oder einer vaginalen Geburt aus Beckenendlage konnte durch Studien nicht nachgewiesen werden. In Kliniken, in denen bei Beckenendlage routinemäßig eine Sectio durchgeführt wird, kann mit der äußeren Wendung allerdings die Sectiorate verringert werden. Es ist aber zu beachten, dass selbst nach einer erfolgreichen Wendung die Wahrscheinlichkeit einer Sectio erhöht ist.

Vaginale Geburt bei Beckenendlage Voraussetzungen für eine vaginale Geburt aus Beckenendlage sind die rechtzeitige Aufklärung der Schwangeren, ein sorgfältiger Ausschluss von relativen oder absoluten Kontraindikationen (> Tab. 22-4) sowie Erfahrung und Geschick des Geburtshelfers. Eine vaginale Geburt sollte nicht geplant werden, wenn sich aus der geburtshilflichen Anamnese oder aber aus der klinischen oder pelvimetrischen Untersuchung Hinweise auf ein Missverhältnis ergeben. Allerdings sind Beckeneingangsverengungen der klinischen Untersuchung nicht zugänglich. Eine Röntgen- oder MRT-Pelvimetrie ermöglicht dabei gegenüber der rein klinischen Beurteilung keine bessere Vorhersage des Erfolges einer vaginalen Geburt. Falls doch eine MRT-Pelvimetrie durchgeführt wird, sollte die Conjugata vera obstetrica über 11,5 cm betragen und die Beckenform unauffällig erscheinen.

> **PRAXISTIPP**
> Die vaginale Geburt aus Beckenendlage findet unter Bereitschaft zur Sectio mit venösem Zugang und ständiger CTG-Überwachung statt („trial of labour"). Eine Periduralanästhesie ist von Vorteil, da sie ein zu frühes Pressen der Schwangeren verhindert und die gute Kooperation mit dem Geburtshelfer ermöglicht.

Zur **Geburt des fetalen Körpers und Kopfes** bei Beckenendlage sind Handgriffe des Geburtshelfers notwendig, deren Anwendung ein exaktes Timing und eine gute Kooperation zwischen Mutter und Geburtshelfer erfordert:

Tab. 22-4 Indikationen und Kontraindikationen der vaginalen Geburt aus Beckenendlage.

Indikationen	Kontraindikationen	Relative Kontraindikationen
Wunsch nach Spontangeburt nach Ausschluss von Kontraindikationen	• Missverhältnis • Placenta praevia • Fehlbildungen des Fetus mit einer großen Wahrscheinlichkeit für eine Dystokie (z.B. Hydrozephalus)	• Fetus mit Wachstumsrestriktion • Fetus mit einem Schätzgewicht über 3.800 – 4.000 g • Fuß- oder Knielage • Hyperextension des Kopfes • komplette Nabelschnurumschlingung • Frühgeburt vor der 35. Schwangerschaftswoche

- In der Eröffnungsphase ist die maximale Zurückhaltung von Hebamme und Geburtshelfer oberstes Gebot. Eine Amniotomie, die Gabe von Oxytocin und zu häufiges Untersuchen sollten vermieden werden. Die Gebärende sollte nach Möglichkeit unter telemetrischer Kardiotokographie umhergehen können.
- Auch in der Austreibungsphase ist noch größte Zurückhaltung geboten, und etwaiges Ziehen an dem vorangehenden Teil des Fetus muss vermieden werden.
- Erst wenn der Steiß des Fetus durchzuschneiden beginnt, wird eine mediolaterale Episiotomie angelegt, die unabdingbar ist, falls bei hochgeschlagenen kindlichen Armen eine Armlösung notwendig sein sollte. Die Gebärende soll die nächsten 1–2 Wehen veratmen und in der darauf folgenden Wehe kräftig mitpressen. Dabei wird das Kind bis zum Nabel geboren. Nach leichtem Anheben (aber nicht Ziehen) des kindlichen Körpers fallen die Arme, die meist vor dem Bauch des Kindes liegen, spontan aus der Vagina heraus oder können leicht nach außen gestreift werden. Damit die nächste Wehe, die zur vollständigen Geburt führt, möglichst schnell eintritt, werden der Mutter 1–2 IE Oxytocin intravenös verabreicht.
- Der Rumpf des Kindes wird mit dem Bracht-Handgriff umfasst und bei der nächsten Wehe in einer starken Lordose (➤ Abb. 22-10) auf den Bauch der Mutter geführt. Dieser Schritt sollte mit einem kräftigen Fundusdruck mit der flachen Hand (Kristeller-Handgriff) durch eine Hilfsperson unterstützt werden (➤ Abb. 22-11).

Kommt es beim Durchschneiden des Steißes nicht zum spontanen Herausfallen der kindlichen Arme, dann sind spezielle Handgriffe zur Armlösung und anschließenden Geburt von Schulter und Kopf erforderlich.

Falls mit dem Bracht-Handgriff das Köpfchen nicht geboren wird, so wird der Veit-Smellie-Handgriff angewendet (➤ Abb. 22-12).

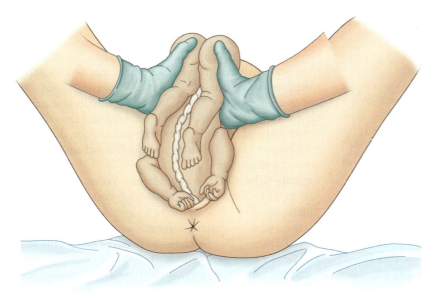

Abb. 22-10 Bracht-Handgriff. Der fetale Unterkörper wird mit beiden Händen umfasst, sodass die Daumen des Geburtshelfers parallel zu den Oberschenkeln des Kindes liegen. Durch das Anheben des kindlichen Rumpfes um die Symphyse der Mutter herum werden Arme, Schulter und Kopf in einer einzigen Bewegung entwickelt.

22.3 Regelwidriger Geburtsmechanismus

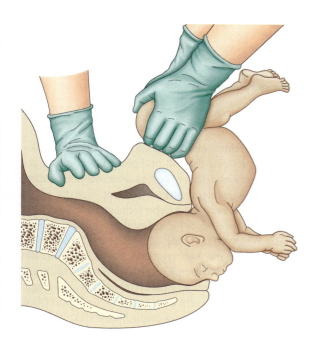

Abb. 22-11 Unterstützung des Bracht-Handgriffs durch den Kristeller-Handgriff. Der Bracht-Handgriff wird unterstützt durch das aktive Mitpressen der Mutter und durch den Druck von abdominal mit der flachen Hand in Richtung des Beckens.

ZUSAMMENFASSUNG
Beckenendlage

- Bei Beckenendlage in Terminnähe sollte durch klinische und sonographische Untersuchung nach den Ursachen (maternal, fetal, plazentar, gemischt) dieser Poleinstellungsanomalie gesucht werden.
- Unter Zugrundelegung der größten randomisierten Untersuchung zum Geburtsmodus bei Beckenendlage („term breech trial" oder „Hannah-Studie") muss von einer erhöhten kombinierten kindlichen Morbidität und Mortalität bei geplanter Spontangeburt ausgegangen werden. Fragen zur Langzeitmorbidität des Kindes und der Mutter (v.a. in Folgeschwangerschaften) sind in dieser Untersuchung allerdings nicht berücksichtigt.
- Voraussetzung jeder Entbindung aus Beckenendlage ist die ausführliche Beratung der Eltern über die Vor- und Nachteile der beiden Geburtsmethoden, ggf. auch der äußeren Wendung. Dem Wunsch der Mutter nach einer elektiven Sectio wird heute genauso entsprochen wie dem Wunsch nach einer geplanten Spontangeburt, wenn Kontraindikationen ausgeschlossen sind.
- Zur vaginalen Geburt aus Beckenendlage sollte die erfahrenste Person des geburtshilflichen Teams bereitstehen.

22.3.5 Schulterdystokie

Definition Als Schulterdystokie wird die regelwidrige Einstellung der Schulter bezeichnet. Die Häufigkeit wird mit 1% angenommen.

Ätiologie Prädisponierende Faktoren für eine Schulterdystokie sind:

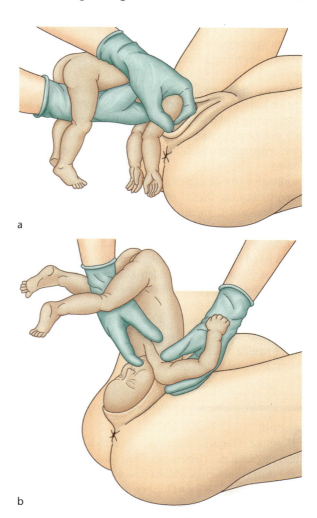

Abb. 22-12 Veit-Smellie-Handgriff.
a Der Körper des Kindes ruht auf dem rechten Unterarm, wobei je ein Bein und ein Arm des Kindes links und rechts des Unterarmes herabhängen („Reitarm"). Der Mittelfinger der rechten Hand wird in den Mund des Kindes eingeführt. Die linke Hand umgreift gabelförmig die Schulter des Kindes. Der Körper des Kindes wird nach dorsal abgesenkt, bis die Nackenhaargrenze unter der Symphyse sichtbar wird.
b Nun wird der Kopf des Kindes um die Symphyse herumgeführt, bis das Kinn und der Mund frei sind. Von da an wird der Rest des kindlichen Kopfes ganz langsam herausgeleitet, um Verletzungen des mütterlichen Damms zu verhindern.

- **fetale Makrosomie:** Die Häufigkeit einer Schulterdystokie steigt mit dem Gewicht des Fetus stark an (bei über 4.000 g beträgt die Häufigkeit 3%, bei über 4.500 g 11% und bei über 5.000 g 40%). Dennoch treten 50% aller Schulterdystokien bei einem Gewicht unter 4.000 g auf. Sonographische Gewichtsschätzungen sind nicht viel besser als klinische, die mit den Leopold-Handgriffen gewonnen wurden, und müssen deshalb kritisch bewertet werden.
- **Diabetes mellitus:** Bei einem Diabetes mellitus der Mutter tritt eine fetale Makrosomie häufiger auf. Zusätzlich ist jedoch das Risiko einer Schulterdystokie gegenüber gleichgewichtigen Feten deutlich erhöht.

- Terminüberschreitung, v.a. im Zusammenhang mit einer fetalen Makrosomie
- Geburtseinleitung, protrahierte Geburt und vaginal-operative Entbindung.

Die Wiederholungsgefahr für eine Schulterdystokie in einer nächsten Schwangerschaft beträgt etwa 10–15%. Dieses hohe Wiederholungsrisiko ist nicht allein auf eine erneute Makrosomie des Fetus, sondern wahrscheinlich auch auf mütterliche Eigenschaften wie die Form des Beckeneingangs zurückzuführen.

Komplikationen Risiken für den Fetus sind Klavikula- oder Humerusfrakturen. Diese heilen jedoch in der Regel schnell und folgenlos aus. Gefürchtet sind die traumatische Läsion des Plexus brachialis mit der Folge einer bleibenden Schwäche oder Lähmung eines Arms (meist Erb-Duchenne-Typ) und die hypoxisch-ischämische Enzephalopathie mit bleibenden neurologischen Schäden. Diese beiden Komplikationen kommen mit einer Häufigkeit von zusammen etwa 3% aller Schulterdystokien vor.

Für die Mutter besteht v.a. durch vaginale Manipulationen zur Behebung der Schulterdystokie ein erhöhtes Verletzungsrisiko (Scheiden- oder Dammrisse).

 150 Animation Schulterdystokie

Diagnostik

Die Diagnose einer Schulterdystokie ist subjektiv und wird gestellt, wenn nach der Geburt des Kopfes das Kinn des Kindes fest auf dem Perineum der Mutter aufsitzt („turtle-neck"-Zeichen, ➤ Abb. 22-13). Dabei bleiben die Schultern des Kindes in einem geraden Durchmesser über der Symphyse hängen und können dadurch nicht in das Becken eintreten.

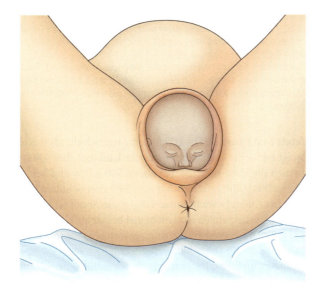

Abb. 22-13 „Turtle-neck"-Zeichen bei Schulterdystokie. Der fetale Kopf ist geboren, der Damm lässt sich nur schwer unter das kindliche Kinn schieben. Der Kopf ist auf die Vulva der Mutter gepresst.

> **MERKE**
> Die Schulterdystokie ist ein geburtshilflicher Notfall und erfordert schnelles und zielgerichtetes Eingreifen.

Therapie

Prophylaxe

Da auch die **Geburtseinleitung** selbst ein erhöhtes Risiko für eine Schulterdystokie darstellt und prospektive Studien keinen Nutzen nachgewiesen haben, kommt diese Maßnahme allenfalls bei einem mäßig gut eingestellten Schwangerschaftsdiabetes in Frage, bei dem ohnehin eine Geburtseinleitung indiziert ist.

Da die Inzidenz der Schulterdystokie selbst bei einem Gewicht des Fetus von mehr als 4.000 g selten ist und die Mehrzahl dieser Fälle mit konservativen Maßnahmen beherrscht werden kann, ist es schwer, Kriterien für die Durchführung einer Sectio bei erhöhtem Schulterdystokierisiko anzugeben. Einen praktikablen Weg geht das „American College of Obstetricians and Gynecologists" und empfiehlt die elektive Sectio bei einem geschätzten fetalen Gewicht von über 5.000 g oder über 4.500 g bei Gestationsdiabetes. Doch selbst unter diesen Vorgaben sind 443 Sectiones notwendig, um einen Fall einer permanenten Schädigung durch eine Schulterdystokie zu verhindern.

Maßnahmen bei Schulterdystokie

Bei Geburten mit einem erhöhten Schulterdystokierisiko sollten ein erfahrener Geburtshelfer anwesend und ein Neonatologe greifbar sein. Eine Periduralanästhesie ist günstig. Die Maßnahmen bei eingetretener Schulterdystokie können in einfache, fortgeschrittene und Ultima-Ratio-Maßnahmen unterteilt werden. Eine Episiotomie sollte bei erhöhtem Risiko für eine Schulterdystokie prophylaktisch und spätestens nach eingetretener Schulterdystokie und fehlgeschlagenen einfachen Maßnahmen angelegt werden.

Einfache Maßnahmen sind in über 90% der Fälle einer Schulterdystokie erfolgreich. Dazu gehören das McRoberts-Manöver (➤ Abb. 22-14) und der – meist durch den zweiten Geburtshelfer simultan zum McRoberts-Manöver angewendete – suprasymphysäre Druck, mit dem die sich über der mütterlichen Symphyse befindende vordere Schulter des Fetus vom Rücken kommend mit schräger Druckrichtung unter die Symphyse geschoben wird.

Falls McRoberts-Manöver und suprasymphysärer Druck nicht erfolgreich sind, werden **fortgeschrittene Maßnahmen,** d.h. vaginal-operative Maßnahmen erforderlich. Deren Ziel ist die Rotation der gerade stehenden Schultern in einen queren Durchmesser. Bei diesen Manövern wird entweder mit der auf der Bauchseite des Fetus eingebrachten Hand versucht, die hintere Schulter um 180° zu drehen (**Woods-Manöver),** oder mit der auf der Rückenseite eingebrachten Hand die vordere Schulter durch Druck zu adduzieren und zu drehen (**Rubin-Manöver),** sodass in beiden Fällen die vordere Schulter unter die Symphyse gleiten kann. Nur in extremen Situationen wird eine absichtliche Frakturierung der fetalen Klavikulae oder die Entwicklung des hinteren Armes aus der Sakralhöhle notwendig.

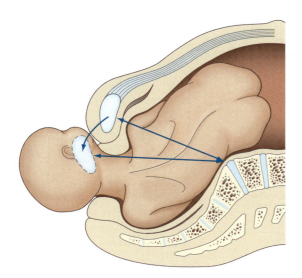

Abb. 22-14 McRoberts-Manöver. Die Gebärende befindet sich in Steinschnittlage. Ihre Beine werden durch zwei Hilfskräfte im Hüftgelenk hyperflektiert und anschließend wieder maximal gestreckt. Dadurch vollführt die Symphyse der Mutter eine Auf- und Abbewegung. Parallel dazu senkt der Geburtshelfer den kindlichen Kopf sanft nach dorsal (nicht am Kopf ziehen und kein forcierter Kristeller-Handgriff!). Man kann es spüren, wenn die vordere Schulter unter die Symphyse der Mutter gleitet.

Nur sehr selten kommen die als **Ultima Ratio** bezeichneten Maßnahmen in Frage: die Symphysiotomie oder das Zavanelli-Manöver (Zurückstopfen des fetalen Kopfes und Sectio).

ZUSAMMENFASSUNG

Schulterdystokie

- Häufigste Ursachen: Risikofaktoren sind eine fetale Makrosomie, v.a. in Verbindung mit einem Gestationsdiabetes, eine protrahierte Geburt und die Anamnese einer Schulterdystokie in einer vorhergehenden Entbindung.
- Wichtigstes Symptom: „turtle-neck"-Zeichen
- Wichtigste diagnostische Maßnahmen: keine
- Wichtigste therapeutische Maßnahmen: McRoberts-Manöver ist als einfache Maßnahme in 90% der Fälle ausreichend; der Geburtshelfer sollte erfahren sein.

22.4 Mehrlingsgeburt

Epidemiologie Die spontane Zwillingsrate beträgt in Europa und den USA durchschnittlich 1 : 80 Entbindungen – dementsprechend ist jedes 40. Kind ein Zwilling. Die Rate an monozygoten Zwillingen ist weltweit relativ konstant, während sich die Rate an dichorialen Zwillingen erheblich unterscheidet. Z.B. ist in Japan nur jedes 250. Kind, aber in Nigeria jedes 11. ein Zwillingskind.

Spezielle Risiken Dichoriale Zwillingsschwangerschaften (von denen etwa 85% dizygot sind) haben eine geringere Komplikationsrate während der Schwangerschaft und unter der Geburt als monochoriale, die bis auf extreme Ausnahmen immer monozygot sind. Die Frühgeburtsrate ist bei Mehrlingen gegenüber Einlingsschwangerschaften um das 4- bis 6fache erhöht (30–50%). Lage- und Poleinstellungsanomalien treten gehäuft auf (in nur etwa 50% liegen beide Feten in Schädellage), Wachstumsrestriktionen sind häufig, postpartale Komplikationen sind gehäuft (v.a. atonische Nachblutung). Daher sollten Mehrlinge in einem Perinatalzentrum entbunden werden.

Geburtsmodus

Vaginale Entbindung Wenn bei einer dichorialen Zwillingsschwangerschaft der führende Fetus in einer Schädellage liegt und eine Wachstumsdiskrepanz ausgeschlossen ist, wird in der Regel die vaginale Entbindung angestrebt (etwa 60% aller Zwillingsschwangerschaften, > Abb. 22-15).

MERKE
Wenn Kontraindikationen ausgeschlossen sind, ist eine vaginale Geburt von Zwillingen nicht mit einer höheren Morbidität oder Mortalität verbunden als die Sectio.

Sectio Ähnlich wie bei der Beckenendlage steigt die Rate der Entbindungen durch Sectio bei Zwillingsschwangerschaften stetig an. Dies hängt mit der abnehmenden Erfahrung der Geburtshelfer zusammen, schwierige Situationen bei vaginalen Entbindungen zu bewältigen – v.a. die innere Wendung und Extraktion des 2. Zwillings. Auch die zunehmende Defensivhaltung aus Angst vor Haftungsansprüchen spielt eine Rolle.

Bei monochorialen diamnioten Schwangerschaften bestehen in über 70% der Fälle gemeinsame vaskuläre Areale in der Plazenta, die zu einer akuten Verschiebung von Blut zwischen den beiden Feten unter der Geburt führen können. Daher wird bei monochorialen Zwillingen in der Regel die Sectio als Entbindungsmodus vorgezogen. Dies gilt umso mehr bei monochorialen monoamnioten Zwillingen, bei denen die Gefahr einer Nabelschnurumwicklung besteht. Bereits während der Schwangerschaft kann es dadurch zu einem intrauterinen Fruchttod kommen. Deshalb werden monoamniote Zwillinge in der Regel entbunden, sobald keine größeren Komplikationen aufgrund der frühen Geburt mehr zu erwarten sind (zwischen 32. und 34. Schwangerschaftswoche).

Indikationen für eine elektive Sectio bei Zwillingen sind:
- Beckenendlage des führenden Zwillings, da besonders bei Schädellage des 2. Zwillings Verhakungen der Köpfe befürchtet werden
- Der 2. Zwilling ist mehr als 500 g schwerer als der führende Zwilling. In diesem Fall kann eine evtl. notwendige Extraktion erschwert oder unmöglich sein.
- Einer der beiden Zwillinge ist erheblich wachstumsretardiert oder zeigt im Kardiotokogramm oder in der Doppler-Sonographie Auffälligkeiten.
- geschätztes Gewicht der Feten unter 1.500 g (relative Indikation)

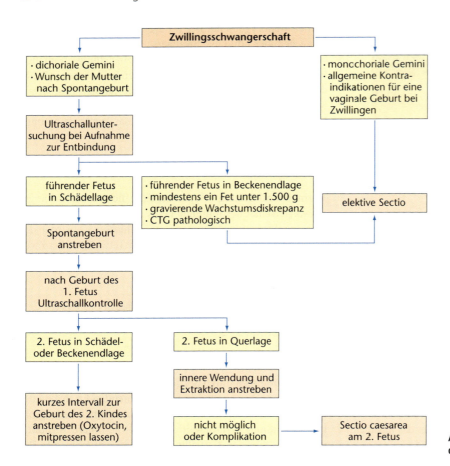

Abb. 22-15 Vorgehen bei Zwillingsentbindungen.

- Placenta praevia
- monochoriale (relative Indikation) und monoamniote Zwillinge
- seltene Situationen wie „conjoined twins" (siamesische Zwillinge) oder Fruchttod des führenden Zwillings
- frühere Sectio caesarea (relative Indikation)
- Wunsch der Mutter nach einer Sectio nach ausführlicher Aufklärung.

Falls eine elektive Sectio geplant ist, sollte diese (außer bei monoamnioten Zwillingen) zur Vermeidung von neonatalen Atemstörungen möglichst erst mit Abschluss von 38 Schwangerschaftswochen durchgeführt werden.

Kombinierte Entbindung Bei der Geburt von Zwillingen kann auch eine kombinierte Entbindung notwendig werden – das erste Kind wird vaginal entbunden, das zweite muss durch Sectio entbunden werden. Diese für die Mutter sehr belastende Entbindungsform wird nie angestrebt, sondern ergibt sich nur als Ausweg aus einer den 2. Fetus gefährdenden Situation, wenn das 1. Kind bereits geboren ist. Häufigste Gründe hierfür sind ein Nabelschnurvorfall, eine Plazentalösung und eine drohende fetale Asphyxie, sofern eine Extraktion des 2. Kindes auf vaginalem Wege nicht möglich erscheint.

Geburtsablauf

Vorbereitung Bei der Entbindung von Zwillingsschwangerschaften sollte ein erfahrener Geburtshelfer anwesend sein, um ggf. eine innere Wendung und/oder Extraktion des 2. Zwillings durchführen zu können. Eine Periduralanästhesie ist von Vorteil, da v.a. bei der Entbindung des 2. Zwillings vaginale Manipulationen notwendig sein können, die eine gute Analgesie erfordern. Alternativ sollte ein Anästhesist während der Geburt bereitstehen, um ggf. rasch eine Allgemeinanästhesie einleiten zu können.

Mit Aufnahme der Schwangeren in die Entbindungsklinik muss die geburtshilfliche Situation eingeschätzt werden, um die Lage der Feten oder eine neu aufgetretene Wachstumsdiskrepanz feststellen zu können. Während der Entbindung sind ein kontinuierliches Monitoring der Herztöne beider Feten und ein intravenöser Zugang bei der Mutter wichtig.

Geburt des 1. Kindes Eine Hilfsperson schient seitlich den Bauch der Mutter, damit sich das 2. Kind nicht in eine Querlage dreht.

Geburt des 2. Kindes Nun kontrolliert der Geburtshelfer die Lage des 2. Fetus mit Ultraschall. Ist eine Querlage ausgeschlossen, wird Oxytocin intravenös gegeben. Die Mutter wird angehalten, bei den nächsten Wehen mitzupressen. Mit diesen Maßnahmen kann die Zeit zwischen der Geburt des 1. und 2. Kindes kurzgehalten werden. Dies ist wichtig, da sich sonst der Muttermund wieder verengen kann und beim Eintritt einer Notlage (z.B. Plazentalösung) eine vaginale Extraktion des Kindes nicht mehr möglich ist. In den meisten Fällen wird das zweite Kind in weniger als 20 Minuten nach dem ersten Kind geboren. Liegt der zweite Zwilling allerdings in einer Querlage, wird eine innere Wendung durchgeführt. Dabei geht der Operateur mit der rechten Hand in das Cavum uteri ein und schiebt den Feten unter Führung der äußeren, linken Hand in eine Längslage, bevorzugt in eine Beckenendlage. Tritt das Kind nun mit dem Steiß oder dem Kopf in das mütterliche Becken ein, so folgt die Geburt meist rasch und problemlos. Falls es zu Komplikationen, wie Blutung oder einer fetalen Bradykardie kommt, muss der Fetus extrahiert werden. Wenn die Wendung und/oder die Extraktion des zweiten Feten misslingt, sollte unverzüglich auf die notfallmäßige Kaiserschnittentbindung gewechselt werden.

Nachgeburt Nach Mehrlingsgeburten kommt es infolge der Überdehnung des Uterus häufiger zu Störungen der Nachgeburtsphase, v.a. zu einer atonischen Nachblutung. Daher ist eine prophylaktische Verabreichung von Oxytocin nach der Geburt beider Kinder empfehlenswert.

Nach der Geburt der Plazenta sollten die Chorionverhältnisse kontrolliert und dokumentiert werden.

Geburtsmodus bei höhergradigen Mehrlingen

Aufgrund der deutlich erhöhten Rate an fetalen Lageanomalien und Retardierungen, des häufig erheblichen Frühgeburtsrisikos und der schwierigen simultanen Überwachung aller Feten unter der Geburt wird meist eine elektive Sectio durchgeführt. Bei Drillingen wird die elektive Sectio nach abgeschlossenen 34–35 Schwangerschaftswochen, bei Vierlingen mit abgeschlossenen 32 Schwangerschaftswochen durchgeführt, da dann die Frühgeburtsgefahren als geringer eingestuft werden als die Risiken durch eine Plazentainsuffizienz.

> **PRAXISTIPP**
> - Die Kenntnis der Chorionverhältnisse ist für die Geburtsplanung bei Mehrlingen wichtig.
> - Die Spontangeburt ist bei Schädellage des führenden Fetus und dichorialen Zwillingen der Entbindungsmodus der Wahl.
> - Es ist günstig, das zeitliche Intervall zwischen den Geburten der Zwillinge kurzzuhalten.

22.5 Mangelnder Geburtsfortschritt

Die normale Geburt ist ein komplexes Zusammenwirken mütterlicher Faktoren, fetaler Eigenschaften und einer ausreichenden Wehentätigkeit. Störungen in diesem Zusammenwirken von „passages, passenger and powers" führen zu einer protrahierten Geburt oder zum Geburtsstillstand. „Mangelnder Geburtsfortschritt" ist somit keine Diagnose, sondern ein Symptom, das je nach Ursache gut therapierbar (z.B. Wehenschwäche) oder auch nicht beeinflussbar sein kann (z.B. absolutes zephalopelvines Missverhältnis).

Abnorme Dauer der Geburt

Der Beginn der Geburt ist schwer exakt zu definieren, da es sich lediglich um eine Akzentuierung der bereits während der gesamten Schwangerschaft vorhandenen Kontraktionen handelt. Am häufigsten wird der Beginn der Geburt mit dem Auftreten regelmäßiger und schmerzhafter Wehen, die zu einem Verstreichen und zu einer Eröffnung der Zervix führen, definiert. Der Verlauf der Geburt ist von folgenden Variablen abhängig:
- Größe und Form des mütterlichen Beckens
- Flexibilität der mütterlichen Weichteile im Becken, Adaptation der Ligamente und des knöchernen Beckens an den Fetus
- Remodeling (Umstrukturierung) der Zervix
- regelrechter Geburtsmechanismus
- Anpassung des fetalen Kopfes an die Beckenverhältnisse
- effiziente Wehentätigkeit.

Noch immer gelten die Untersuchungsergebnisse von Friedman aus den 50er-Jahren als Grundlage der Diagnose einer verzögerten Geburt. Dabei werden folgende Phasen der Geburt unterschieden (➤ Kap. 20.3):
- Eröffnungsperiode:
  - Latenzphase (8–9 h bei Erst-, 5–6 h bei Mehrgebärenden): „Remodeling", Verkürzen und Verstreichen der Cervix uteri, gleichzeitige sukzessive Erweiterung auf 2–3 cm. Die Latenzphase ist für viele Frauen besonders anstrengend, weil der messbare Geburtsfortschritt gering, der Wehenschmerz aber bereits zermürbend sein kann. In dieser Phase ist eine gute und verständnisvolle Begleitung der Schwangeren wichtig. Weder die Stimulation noch die Blockade der Kontraktionen ist in dieser Phase angezeigt.
  - Aktivitätsphase (max. 12 h bei Erst-, 6 h bei Mehrgebärenden): Muttermunderweiterung von 3 auf 10 cm (Merkregel: mindestens 1 cm/h)
- Austreibungsperiode:
  - frühe Austreibungsperiode (max. 2 h): von der vollständigen Eröffnung des Muttermundes bis zum Beginn der Pressphase
  - Pressphase (max. 30 min bei Erst-, 20 min bei Mehrgebärenden): Zwischen der Anzahl von Presswehen und einer kindlichen Azidämie besteht eine bekannte positive Korrelation. Daraus ergeben sich die Maximalzeiten, die etwa 12 bzw. 8 Presswehen entsprechen.

In jeder Geburtsphase kann sich der Geburtsverlauf verzögern. Als Geburtsstillstand in der Eröffnungsperiode (➤ Kap. 20.3) wird ein fehlender Geburtsfortschritt während 2 Stunden bezeichnet. Alle diese Zeiten sind nur Orientierungswerte. Z.B. kann die Austreibungsphase bei gutem CTG und ausreichender Analgesie auch länger als 2 Stunden dauern, sofern noch ein Fortschritt der Geburt festgestellt wird. Bei Überschreiten der angegebenen Zeitwerte muss allerdings nach den Ursachen des verzögerten Geburtsverlaufs oder des Geburtsstillstandes gesucht werden. Um einen verzögerten Geburtsverlauf feststellen zu können, ist die Verwendung eines Partogramms (➤ Abb. 21-2) empfehlenswert.

Mangelnder Geburtsfortschritt aufgrund mütterlicher Faktoren („passages")

Kopf-Becken-Missverhältnis Ein mangelnder Geburtsfortschritt durch ein Kopf-Becken-Missverhältnis ist zusammen mit einer drohenden fetalen Asphyxie der häufigste Grund für eine sekundäre Sectio. Meist führt eine Kombination aus einem großen Kind, einem regelwidrigen Geburtsmechanismus und einem engen mütterlichen Becken zum Geburtsstillstand. Eine pathologische Beckenverengung findet sich nur bei 0,5– 1% aller Entbindungen.

Weil angeborene oder erworbene Beckenverengungen selten sind, ist die Beckenaustastung oder die radiologische Pelvimetrie (Röntgen, CT oder MRT) bei Erstgebärenden als Routinemaßnahme nicht indiziert. Umstritten ist, ob eine Pelvimetrie eine Prognose für die nächste Geburt zulässt, wenn bei einem Geburtsstillstand eine Sectio durchgeführt worden ist. Mit der Pelvimetrie können in dieser Hochrisikogruppe für einen erneuten Geburtsstillstand zumindest die Frauen mit eindeutig auffälliger Beckenform erkannt werden, für die bei der nächsten Schwangerschaft nur eine geringe Erfolgsaussicht für eine Spontangeburt besteht. Typische Formänderungen sind das allgemein verengte und das platte Becken (➤ Abb. 22-16).

Praxisfall

▌ Bei einer 24-jährigen Erstgebärenden kommt es im Geburtsverlauf zum Geburtsstillstand. Das Kind wird durch eine Sectio entbunden. Bei der MRT-Untersuchung zeigt sich eine Verengung in Beckenmitte (➤ Abb. 22-17). Dabei beträgt der Wert für die Conjugata vera obstetrica 12,9 cm (normal 12,2 ± 0,9 cm), für die Diameter transversa 11,2 cm (normal 13,0 ± 0,9 cm), für den intertuberalen Abstand 10,4 cm (12,1 ± 1,1 cm) und für den interspinalen Abstand 8,8 cm (normal 11,2 ± 0,8 cm). In der nächsten Schwangerschaft ist aufgrund der engen Beckenmaße eine elektive Sectio in Erwägung zu ziehen, da die Wahrscheinlichkeit eines erneuten Geburtsstillstandes hoch ist. ▌

Veränderungen des Geburtsweges Auch durch Veränderungen des Geburtsweges kann der Geburtsablauf verzögert werden oder zum Stillstand kommen:
- Zervixmyome können mit dem Kind um den Platz im Becken konkurrieren und damit ein Geburtshindernis sein.
- Vernarbungen der Zervix nach Operationen (Konisation, Zerklage) können wie die seltene hypertone Zervixdystokie die Dilatation und das Verstreichen der Zervix behindern. Therapeutisch kann die vorsichtige digitale Dilatation oder – bei Erfolglosigkeit – die Inzision bei 2, 6 und 10 Uhr unter Spekulumeinstellung und vorherigem Wegdrängen des fetalen Kopfes durchgeführt werden.
- Die Konglutination (Verklebung) des äußeren Muttermundes ist selten und meist auf eine Voroperation zurückzuführen. Die Zervix ist hauchdünn über dem tiefstehenden fetalen Kopf ausgespannt. Die Behandlung besteht aus einer digitalen Dilatation.

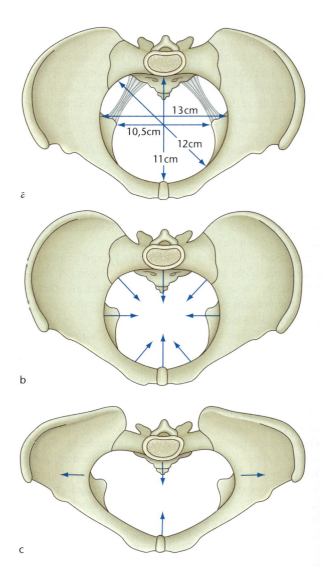

Abb. 22-16 Beckenformen.
a Unauffällige Beckenform und Beckenweite von kranial.
b Allgemein verengtes Becken: Alle Beckenmaße sind verkürzt.
c Plateloides Becken, d.h. stark verkleinerte Conjugata vera obstetrica.

- Beckentumoren können den Deszensus des Fetus behindern (große Ovarialzysten, Beckenniere).
- Bei Infibulation (weibliche Beschneidung mit anschließender fast vollständiger Vernähung des Introitus vaginae) muss in der Regel der stark eingeengte Scheideneingang durch eine Episiotomie eröffnet werden, um starke Gewebezerreißungen zu verhindern.

Mangelnder Geburtsfortschritt aufgrund fetaler Faktoren („passenger")

Am häufigsten ist ein regelwidriger Geburtsmechanismus (➤ Kap. 22.3) die Ursache für einen fetal bedingten mangelhaften Geburtsfortschritt.

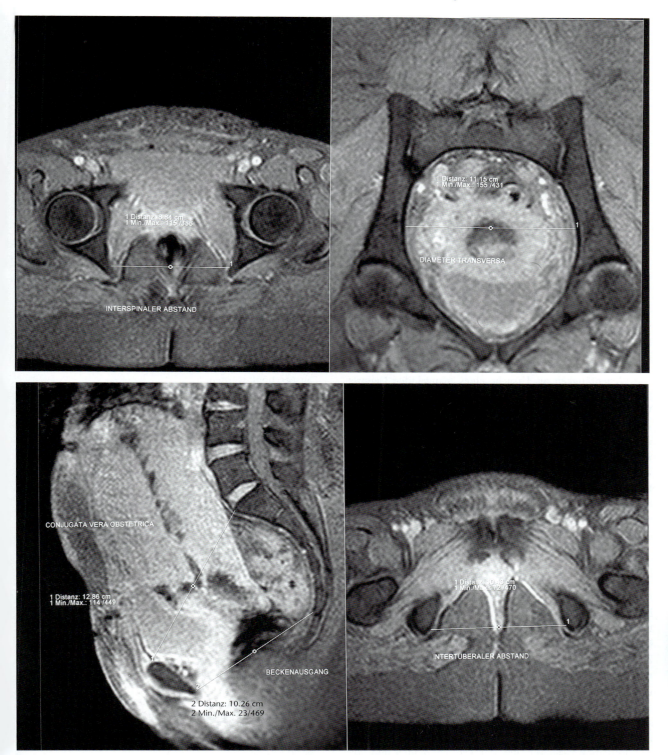

Abb. 22-17 MRT des Beckens. Es fällt v.a. der geringe interspinale Abstand auf. Zustand nach Sectio caesarea: Der noch deutlich vergrößerte Uterus und die Uterotomie sind klar zu erkennen (Abbildung überlassen von PD Dr. Rahel Kubik-Huch, Radiologisches Institut, Kantonsspital Baden).

Weitere Gründe sind:
- **Makrosomie des Fetus:** Bei Makrosomie kommt es gehäuft zu einem protrahierten Geburtsverlauf in der Eröffnungsperiode, zu einer vaginal-operativen Entbindung oder zu einer Schulterdystokie. Die Indikation zur Sectio sollte in diesen Fällen großzügig gestellt werden.
- **Fehlbildungen:** Fetale Fehlbildungen, die mit einem Makrohydrozephalus einhergehen oder zu einer erheblichen

Umfangszunahme des fetalen Abdomens oder Steißes führen (ausgeprägter Aszites, multizystische Nierendysplasie, Steißteratome, „conjoined twins"), werden heute fast immer bereits pränatal durch die Sonographie erkannt. Anderenfalls können katastrophale Situationen bei einer versuchten Spontangeburt eintreten.

- **Lageanomalie:** Das Vorliegen (geschlossene Fruchtblase) oder der Vorfall (gesprungene Fruchtblase) kleiner Teile des Fetus weist meist auf eine Quer- oder Schräglage hin. Falls Lageanomalien ausgeschlossen sind und bei geschlossener Fruchtblase lediglich eine Hand neben dem Kopf des Kindes zu tasten ist, kommt es meist zur Spontanreposition der Hand. Dies kann durch die Lagerung auf die der vorliegenden Hand entgegengesetzte Seite der Gebärenden unterstützt werden. Schwierig ist die Situation, wenn bei eröffneter Fruchtblase und hochstehendem fetalem Kopf der Arm des Kindes vorfällt. In dieser seltenen Situation wird eine Sectio gegenüber schwierigen Repositionsversuchen bevorzugt.

Mangelnder Geburtsfortschritt aufgrund einer ineffizienten Wehentätigkeit („powers")

Die Wehentätigkeit als Ursache eines mangelnden Geburtsfortschrittes kann am ehesten beeinflusst werden. Ineffiziente Wehentätigkeit kann sich als
- Hypoaktivität,
- Hyperaktivität,
- unkoordinierte Wehentätigkeit und
- hypertone Motilität äußern (> Kap. 20).

Es muss beachtet werden, dass die hypertone Motilität und die hyperaktive Wehentätigkeit den Fetus gefährden können (> Kap. 21). Sowohl Hypoaktivität wie auch Hyperaktivität können Ausdruck einer geburtsmechanischen Obstruktion sein.

Interventionen bei mangelndem Geburtsfortschritt

Mütterliche und fetale Faktoren des normalen Geburtsablaufs lassen sich kaum beeinflussen. Am besten kann die Wehentätigkeit gesteuert werden.

Oxytocin Wenn der Geburtsfortschritt hinter die normalen Zeitabläufe zurückfällt (Partogramm) und ein zephalopelvines Missverhältnis ausgeschlossen ist, wird die hypoaktive und unkoordinierte Wehentätigkeit medikamentös unterstützt. Medikament der Wahl ist dabei Oxytocin, dessen Dosierung so titriert wird, dass 4 Wehen in 10 Minuten auftreten mit einer Mindestdauer der Wehe von 40 Sekunden. Auf diese Stimulation reagieren 70% der Erstgebärenden und 80% der Mehrgebärenden mit einem Geburtsfortschritt. Während der Gabe von Oxytocin sollte kontinuierlich ein CTG abgeleitet werden.

Auf folgende Nebenwirkungen von Oxytocin muss geachtet und adäquat reagiert werden:

- **Überstimulation mit mehr als 5 Wehen pro 10 Minuten:** Die Oxytocinzufuhr muss unterbrochen und die Gebärende in Seitenlage gebracht werden.
- **fetaler Stress im Kardiotokogramm:** Eine Notfalltokolyse sollte vorbereitet sein und verabreicht werden (z.B. Fenoterol 10–20 µg langsam i.v.).
- selten: Uterusruptur, vorzeitige Plazentalösung.

Weitere Maßnahmen Folgende Interventionen bei mangelndem Geburtsfortschritt können Erfolg haben:

- **Hydratation der Gebärenden:** Häufig ist eine Wehenschwäche sekundär durch Flüssigkeitsmangel oder Hunger der Gebärenden verursacht. Die intravenöse Zufuhr von Elektrolyten und Flüssigkeit kann eine normale Wehentätigkeit wiederherstellen. Ebenso sind das Trinken und das Essen von leichten Speisen unter der Geburt sinnvoll, solange nicht eine hohe Wahrscheinlichkeit für einen definitiven Geburtsstillstand und damit die Notwendigkeit einer Sectio besteht.
- **Blasenentleerung:** möglichst durch Spontanurin oder ggf. durch Einmalkatheter
- **Schmerzbehandlung:** Bei verzögertem Geburtsverlauf ist eine Periduralanästhesie vorteilhaft, da dadurch Verspannungen beseitigt und die Kraftreserven der Gebärenden ausgeschöpft werden.
- **Mobilisierung:** Durch Mobilisierung, aufrechte Körperhaltung und Beckenkreisen kann ein relatives zephalopelvines Missverhältnis besser überwunden werden.
- **„Eins-zu-Eins"-Betreuung der Gebärenden:** Wenn eine Hebamme für nur eine Gebärende zuständig ist, dann ist der Schmerzmittelbedarf geringer, vaginal-operative Entbindungen und Sectiones werden seltener notwendig, und Apgar-Werte unter 7 treten seltener auf.

Amniotomie: Die frühe routinemäßige Amniotomie führt zu einer Verkürzung der Geburt, aber tendenziell kommt es dabei zu einem Anstieg der Sectiorate, weswegen diese Maßnahme nur gezielt bei Verzögerungen der Geburt eingesetzt werden sollte.

ZUSAMMENFASSUNG
Verzögerter Geburtsverlauf

- Ein verzögerter Geburtsverlauf ist meist auf eine komplexe Interaktion von mütterlichen und fetalen Faktoren und der Wehentätigkeit zurückzuführen. Er ist keine Diagnose, sondern ein Symptom.
- Das Führen eines Partogramms unter der Geburt ist sehr empfehlenswert. Therapeutische Entscheidungen (v.a. die Indikation zur Sectio) dürfen aber nicht als starre Konsequenzen des Überschreitens von Normwerten gefällt werden, sondern müssen der individuellen Situation angepasst werden.
- Während mütterliche und fetale Faktoren nur wenig beeinflusst werden können, ist die Oxytocingabe bei Wehenschwäche nach Ausschluss eines zephalopelvinen Missverhältnisses effektiv.
- Weitere Maßnahmen bei verzögertem Geburtsverlauf sind: ausreichende Flüssigkeitszufuhr, suffiziente Analgesie, „Eins-zu-Eins"-Betreuung, Mobilisierung und die Amniotomie.

22.6 Nabelschnurkomplikationen

Vorliegen der Nabelschnur

Definition Von einem Vorliegen der Nabelschnur wird gesprochen, wenn die Nabelschnur bei erhaltener Fruchtblase neben oder vor dem vorangehenden Kindsteil zu tasten ist (> Abb. 22-18). Diese Situation ist harmlos, solange der vorangehende Teil keine Beziehung zum mütterlichen Becken hat und keine Wehen und kein Blasensprung auftreten.

Therapie
Bei sonographischer Zufallsdiagnose des Vorliegens der Nabelschnur **lange vor dem Geburtstermin** sind in der Regel keine weiteren Maßnahmen notwendig. Meist liegt der Fetus in einer Schräg- oder Querlage, oder der vorangehende Teil steht hoch. Die Schwangere sollte darauf aufmerksam gemacht werden, dass sie sich bei Wehenbeginn oder Blasensprung sofort liegend in die Klinik bringen lässt.

Bei Diagnose des Vorliegens der Nabelschnur **bei Wehenbeginn** und geschlossener Fruchtblase kann unter kontinuierlicher CTG-Ableitung und Sectiobereitschaft versucht werden, durch Lagerungsmanöver eine Retraktion der Nabelschnur zu erreichen. Zu diesem Zweck wird eine Tokolyse durchgeführt und die Gebärende wird in eine Knie-Ellenbogen-Lage gebracht. Alternativ kann eine Lagerung auf die der Nabelschnur gegenüberliegende Seite zum Erfolg führen. Der Versuch des manuellen Hochschiebens ist nur selten erfolgreich und birgt die Gefahr des Blasensprungs mit dem Vorfallen der Nabelschnur.

Sind die genannten Maßnahmen nicht erfolgreich oder kommt es zu Dezelerationen im CTG oder zu einem Blasensprung mit Vorfall der Nabelschnur, ist die umgehende Entbindung durch Sectio notwendig.

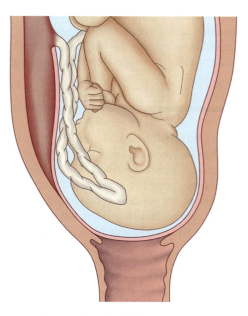

Abb. 22-18 Vorliegen der Nabelschnur. Die Fruchtblase ist geschlossen. Daher wird die Nabelschnur in der Regel nicht komprimiert.

Vorfall der Nabelschnur

Definition Bei gesprungener Fruchtblase kann die Nabelschnur über die Eihautlücke in oder vor die Vagina fallen.

Ätiologie Die Nabelschnur fällt nur vor (Häufigkeit etwa 0,3% aller Geburten), wenn das Kind das mütterliche Becken unzureichend abdichtet (> Abb. 22-19). Das ist besonders häufig bei Beckenendlage, Mehrlingen, Hydramnion, hochstehendem fetalem Kopf und besonders bei Quer- und Schräglagen der Fall.

Komplikationen Am gefährlichsten ist der Nabelschnurvorfall bei Schädellage, da es durch die Kompression der Nabelschnur zwischen dem Kopf des Fetus und dem Becken der Mutter jederzeit zu einer vollständigen Unterbrechung des Blutflusses mit akuter Asphyxie kommen kann. Bei Beckenendlage oder bei Schräg- und Querlagen ist die Gefahr einer vollständigen Kompression der Nabelschnur geringer.

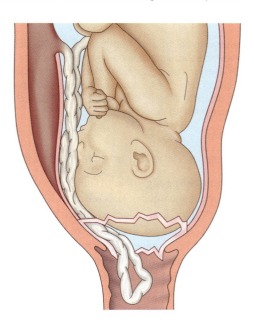

Abb. 22-19 Vorfall der Nabelschnur. Nach Wehenbeginn und gesprungener Fruchtblase kann die Nabelschnur über die Eihautlücke in oder vor die Vagina fallen. Da bei Blasensprung auch meist der fetale Kopf tiefer tritt, besteht die Gefahr der Nabelschnurkompression und damit eine akute fetale Gefahr.

Diagnostik
Der Nabelschnurvorfall tritt in über der Hälfte der Fälle in den ersten Minuten nach dem Blasensprung auf. Wenn einer der o.g. Risikofaktoren für einen Nabelschnurvorfall besteht und der Blasensprung eintritt, muss daher sofort vaginal untersucht und ein Nabelschnurvorfall ausgeschlossen werden.

Meist kann die in der Vagina liegende Nabelschnur eindeutig als pulsierender Strang getastet werden. Seltener fällt eine Nabelschnurschlinge bis vor die Vagina. Zusätzlich ist die Kontrolle der fetalen Herztöne nach Blasensprung unverzichtbar.

Therapie

Jeder Nabelschnurvorfall ist ein akuter Notfall, bei dem die Schwangerschaft bei lebendem und extrauterin lebensfähigem Fetus durch eine Notfallsectio sofort beendet werden muss. Nur in den sehr seltenen Fällen mit vollständiger Eröffnung des Muttermundes und auf dem Beckenboden stehendem fetalem Kopf ist eine vaginale Geburt anzustreben, sofern das Kind in wenigen Wehen oder durch Forzeps entbunden werden kann.

Bis zur Entwicklung des Kindes per Sectio muss der fetale Kopf durch die in die Vagina eingebrachte Hand über dem Beckeneingang gehalten werden. Unterstützend werden das Becken der Mutter hochgelagert und eine Akuttokolyse mit β-Sympathikomimetika durchgeführt. Es sollte nicht versucht werden, die Nabelschnur hochzuschieben.

> **MERKE**
> Der Nabelschnurvorfall ist eine Notsituation. Die Diagnose wird durch die vaginale Tastuntersuchung gestellt. Um eine fetale Asphyxie oder den Tod des Kindes zu vermeiden, wird das vorangehende Teil bis zur Notfallsectio hochgeschoben. Zusätzlich werden das Becken der Mutter hochgelagert und eine Akuttokolyse mit β-Sympathikomimetika durchgeführt.

Nabelschnurumschlingung und Nabelschnurknoten

Nabelschnurumschlingung Die Häufigkeit von Nabelschnurumschlingungen um den Hals oder den Körper liegt bei 30–35%. Bei 5% aller Entbindungen findet man mehrfache Umschlingungen. In diesen Fällen treten häufiger suspekte CTG-Muster in der Eröffnungs- oder Austreibungsperiode auf. Der pH-Wert des Nabelschnurblutes ist häufig erniedrigt. Dennoch ist aber eine vaginal-operative Entbindung oder eine Sectio nicht häufiger. Auch die Apgar-Werte sind nicht schlechter, und die Rate an Einweisungen in die Neonatologie ist nicht erhöht. Eine sonographische Suche nach Nabelschnurumschlingungen unter der Geburt ist deshalb nicht angezeigt und würde zu unnötigen Ängsten bei den werdenden Eltern führen.

Nabelschnurknoten Echte Nabelschnurknoten müssen von unechten Nabelschnurknoten unterschieden werden, die lediglich durch eine umschriebene Vermehrung von Wharton-Sulze entstehen.

Vereinzelt wurden echte Nabelschnurknoten sonographisch bereits vor der Geburt diagnostiziert. Auch diesem Befund kommt in der Regel keine Bedeutung zu, weil dabei nur selten die Gefäße komprimiert werden. Dementsprechend besteht die Konsequenz in einer engmaschigeren Kontrolle der fetalen Herztöne unter der Geburt.

Nabelschnurumwicklung

Bei monoamnioter Mehrlingsschwangerschaft (Häufigkeit 1 : 10.000 Schwangerschaften) kommt es in bis zu 70% zum Fruchttod – v.a. in der Frühschwangerschaft. Die Hauptursache ist eine Umschlingung und letztlich die Strangulation der beiden Nabelschnüre, die sich in einer gemeinsamen Amnionhöhle befinden.

Nach der 30. Schwangerschaftswoche tritt ein Fruchttod seltener auf – vermutlich, da wegen der Größe der Feten deren Mobilität vermindert ist oder weil die zunehmende Elastizität der Nabelschnur aufgrund der Zunahme der Wharton-Sulze eine Kompression verhindert. Dennoch wird die Entbindung durch elektive Sectio nach der 32.–34. Schwangerschaftswoche durchgeführt.

22.7 Blutungen unter der Geburt

Blutungen treten bei bis zu 3% aller Geburten auf und sind immer Anzeichen einer drohenden oder bereits bestehenden Gefahr für Mutter und Kind. Sie bedürfen der unmittelbaren Abklärung (➤ Tab. 22-5). Einzige Ausnahme ist der Abgang von nur wenig mit Schleim durchmischtem Blut am Anfang der Eröffnungsperiode. Diese geringe Blutung wird Zeichnungsblutung genannt und entsteht durch kleine Gefäßeinrisse bei der Eröffnung der Zervix.

Vorzeitige Plazentalösung (Abruptio Plazentae)

➤ Kap. 19.5

Plazenta-praevia-Blutung

➤ Kap. 19.6

Tab. 22-5 Differentialdiagnose der Blutung vor und unter der Geburt.

Blutungsursache	Vorzeitige Plazentalösung	Placenta praevia	Insertio velamentosa	Uterusruptur
Schmerzen, hyperfrequente Kontraktionen, harter Uterus	++	0	0	++ (manchmal stille Ruptur)
Beginn mit Blasensprung	0	0	++	0
Schocksymptomatik	+−++	0−++	0	++ (Ausnahmen möglich)
0 = nicht vorhanden, + = bisweilen vorhanden, ++ = regelmäßig vorhanden				

Uterusruptur

Definition Unter einer Uterusruptur versteht man die Zerreißung von Uterus und Peritoneum (komplette Uterusruptur) oder nur der Uteruswand (inkomplette Uterusruptur).

Epidemiologie Bei nicht voroperiertem Uterus ist eine Uterusruptur extrem selten. Die Häufigkeit wird nach Sectio mit isthmischem Querschnitt allgemein mit 0,25% und nach korporalem Längsschnitt („klassische Schnittführung") mit 3–4% angegeben. Laut einer großen Untersuchung ist die Gefahr einer Uterusruptur nach Sectio zudem davon abhängig, ob die Geburt medikamentös eingeleitet wird, und beträgt bei der Verwendung von Oxytocin 0,77% bzw. mit Prostaglandinen 2,45%.

Besonders häufig ist eine Uterusruptur nach der Enukleation transmuraler Myome mit Eröffnung des Uteruscavums (v.a. nach laparoskopischer Operation) und nach Operationen wegen uteriner Fehlbildungen.

Ätiologie In westlichen Ländern ist eine Uterusruptur fast ausschließlich Folge von vorhergegangenen Uterusoperationen (z.B. frühere Sectio, Enukleation von Myomen, Operation wegen Uterusfehlbildung). Die Ruptur eines nicht voroperierten Uterus ist fast immer die Folge eines extrem verzögerten Geburtsverlaufs (Überdehnungsruptur), wie er in der modernen Geburtsmedizin nicht mehr toleriert wird.

Symptome und Diagnostik

Typische klinische Symptome der drohenden Ruptur sind:
- protrahierter Geburtsverlauf oder Geburtsstillstand mit hyperfrequenten Wehen
- sehr schmerzhaftes unteres Uterinsegment
- Hochsteigen der „Bandl-Retraktionsfurche", die die Grenze zwischen unterem Uterinsegment und Corpus uteri markiert; dieses Hochsteigen kann bei schlanken Frauen am Bauch beobachtet werden
- geringe vaginale Blutung
- Hämaturie.

Bei **eingetretener Ruptur** hören die Wehen oft schlagartig auf, die Herztöne des Kindes verschlechtern sich abrupt (meist Bradykardie) oder sind nicht mehr nachweisbar, die vaginale Blutung verstärkt sich, und die Mutter entwickelt eine Schocksymptomatik. Bei voroperiertem Uterus kann die Operationsnarbe bisweilen auch ohne wesentliche Symptome rupturieren („stille Ruptur"). Der Fetus kann bei der kompletten Ruptur in die Bauchhöhle geboren werden.

Therapie

Aufgrund der hohen Rupturgefahr nach **Uterusoperationen** mit Eröffnung des Cavum uteri wird nach Eintritt der Reife des Fetus die elektive Sectio durchgeführt. Dies gilt auch, wenn eine Sectio mit korporalem Längsschnitt in der Vorgeschichte bekannt ist. Nach einer Sectio mit isthmischem Querschnitt kann man eine Spontangeburt versuchen, wenn die Indikation für die Durchführung der ersten Sectio nicht mehr besteht. Eine Geburtseinleitung mit Prostaglandinen sollte man jedoch vermeiden.

Bei **drohender Ruptur** werden sofort eine Tokolyse durchgeführt und die Sectio eingeleitet.

Bei **eingetretener Ruptur** oder Verdacht auf Uterusruptur ist sofort eine Laparotomie indiziert, auch wenn der Fetus bereits verstorben ist, um die Blutung zu stillen und damit das Leben der Mutter zu retten. Bei kompletter Ruptur wird in der Regel eine Hysterektomie durchgeführt, in besonderen Situationen (v.a. bei Narbenruptur) kann die alte Narbe ausgeschnitten und die Rupturstelle kann unter Erhalt des Uterus übernäht werden.

Blutung bei Insertio velamentosa

Definition Die Insertio velamentosa bezeichnet den Ansatz der Nabelschnur an den Eihäuten statt wie meist zentral an der Plazenta.

Pathophysiologie Durch den Blasensprung kann ein über die Eihäute verlaufendes fetales Gefäß einreißen. Diese Gefäße sind ohne Wharton-Sulze nur von Eihäuten umgeben. Da das Blut ausschließlich fetaler Herkunft ist, führen bereits geringe Blutverluste von 100–200 ml zu einer fetalen Notsituation.

Symptome und Diagnostik

Falls kurz nach dem Blasensprung eine schmerzlose vaginale Blutung auftritt, muss an die Ruptur eines fetalen Gefäßes gedacht werden. Im CTG ist ein pathologisches sinusoidales Blutflussmuster nachzuweisen. Zur Bestätigung der Diagnose sollte etwas Blut asserviert werden, um mit dem Kleihauer-Betke-Test (Blutuntersuchung bei der Mutter zum Nachweis der Menge an fetalen Erythrozyten im maternalen Blut mit einer speziellen Färbemethode) oder anhand des erythrozytären Volumens die fetale Herkunft des Blutes zu bestätigen.

Therapie

Nur die sofortige Sectio ist lebensrettend für den Fetus.

22.8 Vaginal-operative Geburtshilfe

Grundlagen

Einteilung Bei den vaginal-operativen Eingriffen werden 2 Gruppen unterschieden:
- vaginal-operative Eingriffe bei Schädellage: Forzeps und Vakuumextraktion
- vaginal-operative Eingriffe bei regelwidrigem Geburtsmechanismus wie Beckenendlage, Schulterdystokie und Querlage (> Kap. 22.3).

Derzeit werden zwischen 5 und 7% aller Geburten (in England und den USA etwa 10%) mit Forzeps oder Vakuumextraktion beendet.

Indikationen Die Indikation zu diesem Eingriff hat sich in den letzten Jahren erheblich gewandelt und wird zunehmend seltener gestellt (> Tab. 22-6). Durch die hohe Sicherheit der

Tab. 22-6 Indikationen für Forzeps- und Vakuumentbindung. Je nach individueller Situation ist die Sectio eine Alternative.

Forzeps- oder Vakuumentbindung	Forzepsentbindung	Vakuumentbindung
• Geburtsstillstand in der Austreibungsperiode • drohende fetale Asphyxie, also wenn sich das Kardiogramm in der Austreibungsphase verschlechtert, eine terminale Bradykardie auftritt oder sonstige Hinweise auf eine Bedrohung des Fetus bestehen (z.B. Plazentalösung) • Abkürzung der Austreibungsperiode aus mütterlichen Gründen (z.B. Erschöpfung, bekannte Herzerkrankung oder Retinaablösung)	• Frühgeburt vor der 35. Schwangerschaftswoche (schonender für den Fetus) • terminale Bradykardie des Fetus (schnellere Entbindung möglich) • mentoanteriore Gesichtslage (Vakuum kontraindiziert) • vorausgegangene mehrfache Fetalblutanalysen (Gefahr fetaler Blutungen)	• tiefer Querstand (Rotationszange hat hohes Verletzungsrisiko für die Mutter) • unzureichende Analgesie • enge Beckenverhältnisse • bereits verstorbener Fetus

Sectio in Lokalanästhesie sind riskante vaginal-operative Manöver heute obsolet bzw. absoluten Notsituationen vorbehalten. Wegen der Verletzungsgefahr des Beckenbodens durch den Forzeps bevorzugen viele Kliniken die Vakuumextraktion.

Kontraindikationen   Kontraindikationen für vaginal-operative Eingriffe sind:
- nicht vollständig eröffneter Muttermund
- Kopf-Becken-Missverhältnis
- bestimmte fetale Erkrankungen wie eine hämorrhagische Diathese, Osteogenesis imperfecta, Alloimmunthrombopenie.

PRAXISTIPP
Bei fetaler Makrosomie und einem geschätzten Geburtsgewicht über 4.500 g besteht ein hohes Risiko für eine Schulterdystokie; vaginal-operative Entbindungen sollten dann nur bei dringender Indikation durchgeführt werden.

Voraussetzungen   Vor einer vaginal-operativen Entbindung muss sich der Geburtshelfer davon überzeugen, dass folgende Voraussetzungen erfüllt sind:
- Der Muttermund ist vollständig eröffnet.
- Die Fruchtblase ist eröffnet.
- Die Harnblase der Mutter ist entleert.
- Der fetale Kopf muss voll in das mütterliche Becken eingetreten sein, und die Leitstelle muss sich auf dem Beckenboden oder zumindest 2 cm unter der Interspinalebene befinden.
- Idealerweise ist eine Periduralanästhesie oder eine kombinierte Peridural-Spinal-Anästhesie angelegt – in Notfällen zumindest eine Pudendusanästhesie in Kombination mit einer Infiltration des Damms mit Lokalanästhetika.

MERKE
Der Geburtshelfer muss sich unmittelbar vor dem Eingriff erneut von der Haltung und Einstellung des fetalen Kopfes überzeugen.

Verfahrenswahl   Grundsätzlich richtet sich die Wahl des Instruments nach dessen Verfügbarkeit und der Erfahrung des Geburtshelfers. Allgemein ist die Anwendung des Vakuums einfacher zu erlernen. Mit dem Forzeps ist die Entbindung schneller als mit Vakuum möglich, was bei einer drohenden fetalen Asphyxie vorteilhaft ist. Das Vakuum ist dagegen mit einer geringeren mütterlichen Morbidität (Verletzungen von Zervix, Vagina, Perineum und Sphincter ani) verbunden als der Forzeps (➤ Tab. 22-6).

➤ Abb. 22-20 zeigt Forzeps und Vakuuminstrumente. Das „soft cap" ist mit einer geringeren Traumatisierung des fetalen Kopfes verbunden. Allerdings ist die Erfolgsrate geringer, da das „soft cap" leichter abgleiten kann. Ob ein neues Einmalsystem mit Handpumpe zur Vakuumextraktion („Kiwi") dieselbe Sicherheit bietet wie Vakuumsysteme mit elektrischer Pumpe oder Fußpumpe, muss sich noch herausstellen.

Komplikationen   Die Häufigkeit mütterlicher Verletzungen mit möglichen Spätfolgen (Descensus uteri, Inkontinenz) hängt von der Erfahrung des Geburtshelfers und von der Schwierigkeit des Eingriffs ab. Schwierige Eingriffe müssen deshalb immer gegen die Vor- und Nachteile einer Sectio abgewogen werden.

Nach vaginal-operativer Entbindung treten signifikant mehr mütterliche Verletzungen, Schmerzen, Hämatome, Harnverhalte und Anämien auf als nach Spontangeburt. Sugillationen der fetalen Kopfhaut treten beim Einsatz der Vakuumglocke fast regelmäßig auf. Schwere intrakraniale oder subdurale Blutungen sind jedoch nur selten auf eine vaginal-operative Entbindung zurückzuführen. Vermutlich ist der lange Geburtsverlauf an sich ein Risikofaktor für solche Blutungen und nicht der Entbindungsmodus.

Durchführung

Die Durchführung der Vakuumextraktion ist in ➤ Abb. 22-21, die der Forzepsentbindung in ➤ Abb. 22-22 dargestellt.

22.9 Kaiserschnittentbindung (Sectio caesarea)

Grundlagen

Einteilung   Die Kaiserschnittentbindung wird primär (geplant) oder sekundär (nicht geplant, sich aus der Geburt heraus ergebend) durchgeführt.

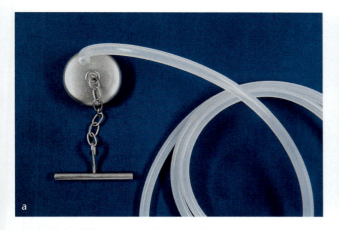
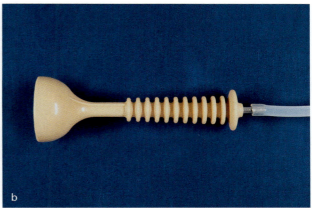
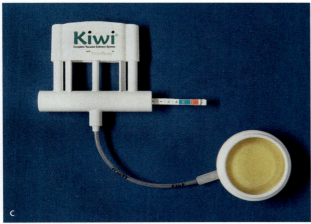
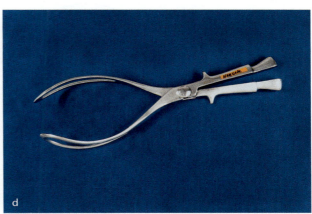

Abb. 22-20 Forzeps und Vakuuminstrument.
a Vakuumglocke, an die die elektrisch betriebene Saugvorrichtung angeschlossen wird.
b „Soft cap". Dieses Vakuumsystem passt sich dem fetalen Kopf elastisch an und ist deshalb wahrscheinlich schonender für den Fetus.
c Das „Kiwi"-System ist ein Handgerät mit manuell bedienbarer Saugvorrichtung.
d Forzeps (Naegele-Forzeps). Der linke Löffel ist der Löffel, der bei der Patientin auf der linken Seite zu liegen kommt (> Abb. 22-22).

Epidemiologie Die Gesamtzahl primärer und sekundärer Sectiones ergibt die Gesamt-Sectiorate, die derzeit in den westlichen Ländern zwischen 15 und 30% liegt (USA 2002: 26%, England 2000: 21%, Deutschland 1991: 16%, 2003: 25,5%, Schweiz 2003: 29,2%) und eine steigende Tendenz aufweist.

Die Letalität der Sectio hat mittlerweile auf 0,004% abgenommen und unterscheidet sich damit kaum noch vom Risiko einer Spontangeburt (0,0017%). Diese annähernde Angleichung der Mortalitätsrisiken zwischen Spontangeburt und elektiver Sectio weicht die einst starren Grenzen der Indikation für die Sectio auf. Neben den individuellen Wünschen der Mutter rücken fetale Aspekte immer mehr in den Vordergrund: Z.B. werden die Risiken für den Fetus bei schwierigen vaginal-operativen Entbindungen oder bei drohender fetaler Asphyxie zunehmend als gewichtiger als das Sectiorisiko für die Mutter angesehen.

Eine starke Zunahme der elektiven Sectiorate ohne eigentliche medizinische Indikation („Wunschsectio") ist bisher ausgeblieben. Die spontane Geburt wird von den meisten Müttern als existenzielles Ereignis von lebenslanger Bedeutung und als eine Quelle von Zufriedenheit und Stolz angesehen und deshalb gewünscht.

Indikationen zur Sectio

Absolute Indikationen zur Sectio (z.B. Placenta praevia oder absolutes zephalopelvines Missverhältnis) sind selten. Fast alle Indikationen sind relativ, und es ist möglich, dass ein und dieselbe Indikation bei der einen Schwangeren zum Entschluss zur Sectio und bei der anderen zur vaginalen Geburt führt. Im klinischen Alltag werden etwa 75% der Sectiones aus einem der folgenden vier Gründen durchgeführt:
- vorhergehende Sectio
- Geburtsstillstand in der Eröffnungsperiode
- regelwidriger Geburtsmechanismus
- drohende fetale Asphyxie.

Weitere relative und absolute Indikationen zur Sectio ergeben sich aus der individuellen geburtshilflichen Vorgeschichte der Patientin sowie aus Befunden während der Schwangerschaft oder unter der Geburt (> Tab. 22-7).

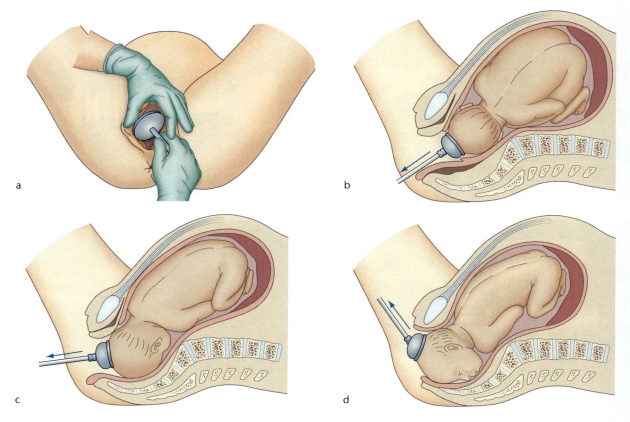

Abb. 22-21 Vakuumentbindung.
a Die Metall- oder Plastikglocke („soft cap") wird mit Gleitmittel eingeschmiert, über die Kante an den gespreizten Labien vorbei in die Vagina eingeführt und auf dem fetalen Kopf über dem Flexionspunkt angesetzt. Der Flexionspunkt befindet sich auf der Sagittalnaht etwa 3 cm anterior zur kleinen Fontanelle. Der Operateur sollte vor der Anlage der Vakuumglocke den Flexionspunkt auf dem fetalen Kopf sicher identifiziert haben. Nun muss der Geburtshelfer tasten, ob sich keine mütterlichen Gewebeanteile zwischen Glocke und Kopf des Kindes befinden. Dann wird langsam ein Unterdruck aufgebaut.
b Wehensynchron und unterstützt durch das Mitpressen der Schwangeren und den Kristeller-Handgriff einer Hilfsperson (nur flache Hand verwenden!) wird vorsichtig in Richtung der Beckenachse gezogen.
c, d Nachdem der Kopf tiefergetreten ist, wird er um die Symphyse der Mutter herum entwickelt. Die Vakuumentbindung sollte nach maximal 3–4 wehensynchronen Zügen oder einer Zeitdauer von 15 Minuten beendet sein. Falls dann die Geburt nicht unmittelbar bevorsteht sollte auf eine Notfallsectio gewechselt werden.

 140 Audio Erklärung zur Abb. 22-21

Prinzipiell ist die Indikation zur Sectio immer dann gegeben, wenn die Risiken der Spontangeburt für Mutter und/oder Kind größer sind als die Risiken der Sectio. Diese Abwägung ist bisweilen schwierig, da die Risiken der beiden Entbindungsarten nicht direkt miteinander vergleichbar sind. In Zukunft wird die persönliche Einstellung der Schwangeren einen noch stärkeren Einfluss auf den Geburtsmodus haben.

Ablauf der Sectio

Aufklärung

Vor der Operation müssen die Patientin über Nutzen und Risiken des Eingriffs aufgeklärt und ihr Einverständnis eingeholt werden. Das Ausmaß der Aufklärung richtet sich nach der Dringlichkeit des Eingriffs und ist deshalb bei elektiven Eingriffen ausführlich, während es bei Notfalleingriffen auf das Notwendigste beschränkt wird.

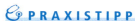
Bei der Aufklärung ist nicht nur die Unterschrift auf dem Aufklärungsbogen wichtig, sondern eine verstandene und mitgetragene Entscheidung der Schwangeren („informed consent").

Operationsablauf

Um ein Vena-cava-Kompressionssyndrom zu vermeiden, wird die Schwangere in eine 20°-Linksseitenlage mit leichter Kopftieflage gebracht. Zur Analgesie wird außer bei Notfalleingriffen oder seltenen speziellen Indikationen eine Peridural- oder eine Spinalanästhesie oder eine Kombination beider Methoden durchgeführt. Eine Antibiotikaprophylaxe ist obligat und wird in der Regel nach der Abnabelung des Kindes verabreicht.

22.9 Kaiserschnittentbindung (Sectio caesarea)

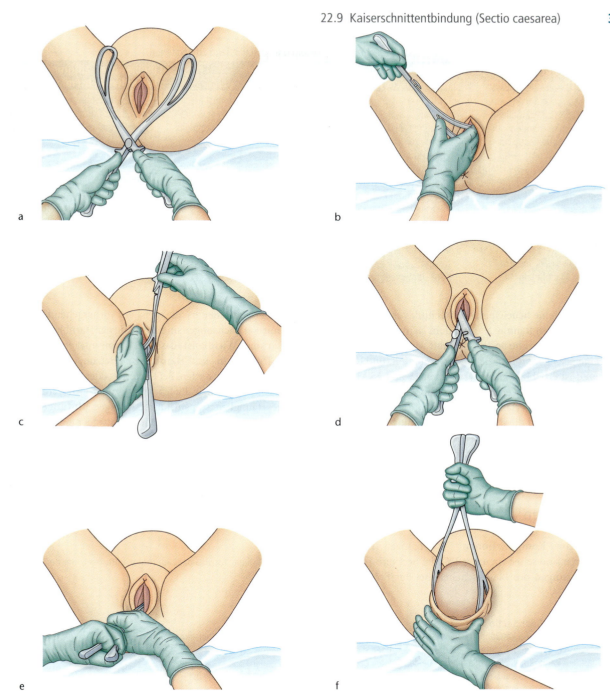

Abb. 22-22 Forzepsentbindung.
a Bevor die Zangenlöffel an den Kopf des Kindes angelegt werden, werden sie geschlossen vor die in Steinschnittlage gelagerte Frau gehalten, um eine Verwechslung von rechtem und linkem Löffel auszuschließen.
b Der Zeige- und der Mittelfinger der rechten Hand des Geburtshelfers werden links in die Vagina eingeführt. Der linke Zangenlöffel wird mit Gleitgel eingeschmiert und mit 2 Fingern der linken Hand pendelnd gefasst. Dieser linke Löffel gleitet nun unter Führung des rechten Daumens fast von selbst in die Lücke, die von der rechten Hand aufgehalten wird. Bei diesem Schritt darf keine Kraft aufgewendet werden.
c Nun werden Zeige- und Mittelfinger der linken Hand in die Vagina eingeführt und der linke Löffel mit dem abgespreizten 4. und 5. Finger der linken Hand abgelegt. Analog zum linken Löffel wird nun der rechte Löffel mit der rechten Hand pendelnd in die von der linken Hand aufgehaltene Lücke (und vor dem linken Löffel) eingeführt. Auch bei diesem Schritt darf keine Kraft angewendet werden, und der Löffel muss fast von allein unter Führung des linken Daumens in die Lücke gleiten.
d Zange schließen. Häufig muss man den Löffel etwas um den kindlichen Kopf wandern lassen. Die Zange wird nicht vollständig geschlossen, sondern muss mit einem Tuch oder dem Zeigefinger offengehalten werden.
e Wehensynchron unter Mitpressen der Gebärenden und unterstützt vom Kristeller-Handgriff wird nun in Richtung der Beckenachse gezogen. Es sollte nicht zu kräftig gezogen werden. Besser ist es, den Fetus statt in einer in 2–3 Wehen zu entwickeln.
f Bevor der Kopf aus dem Geburtskanal austritt, werden die Zangengriffe mit der rechten Hand angehoben. Die linke Hand führt einen Dammschutz durch.

141 Audio Erklärung zur Abb. 22-22

Tab. 22-7 Indikationen der Sectio. Diese Liste ist nicht als vollständig und abschließend zu verstehen.

Indikationen aufgrund der geburtshilflichen Vorgeschichte	Indikationen aufgrund von Befunden in der Schwangerschaft	Indikationen aufgrund von Befunden während der Geburt
• vorangegangene Sectio, wenn die Indikation zur damaligen Sectio weiterhin vorhanden ist (eine vorangegangene Sectio an sich ist keine Indikation) • andere vorangegangene Uterusoperationen mit Eröffnung der Uterushöhle • vorhergegangene schwere Schulterdystokie mit kindlicher Verletzung • gravierender Deszensus des inneren Genitales oder frühere Operation am M. sphincter ani	• fetale Erkrankungen, die durch eine Spontangeburt verschlechtert würden (z.B. Spina bifida oder Blutungsdiathese des Fetus) • absolutes Missverhältnis von mütterlichem Becken und fetalem Kopf („zephalopelvines Missverhältnis") • Placenta praevia (absolute Indikation) • primärer Herpes genitalis und HIV-Erkrankungen der Mutter (letztere Indikation wird bei fehlender Viruslast derzeit in Frage gestellt) • monoamniote Zwillinge • obstruierende Tumoren im Becken der Mutter (z.B. Zervixmyome) • Mehrlinge und Beckenendlage (Indikationen nach individueller Beurteilung der Situation) • einige mütterliche Erkrankungen (z.B. Ablatio retinae, Gehirnarterienaneurysma, frühere Operation einer Rektovaginalfistel, frühere Dammverletzung Grad III oder IV)	• drohende fetale Asphyxie aufgrund der Befunde im Kardiotokogramm und evtl. der Fetalblutanalyse • Geburtsstillstand in der Eröffnungs- oder Austreibungsperiode • geburtsunmögliche oder geburtsungünstige Situationen unter der Geburt (z.B. Fußlage, Gesichtslage) • Notfälle unter der Geburt (Nabelschnurvorfall, starke vaginale Blutung, Uterusruptur)

1994 wurde eine neue Operationstechnik vorgestellt, die im deutschsprachigen Raum v.a. unter dem Namen „Misgav-Ladach-Sectio" oder „sanfte Sectio" bekannt wurde. Diese Technik weist eine geringere mütterliche Morbidität auf, und die Operationszeit ist erheblich kürzer (zwischen 15 und 25 Minuten) als bei der klassischen Technik. In ➤ Abb. 22-23 wird ein gängiges modifiziertes Verfahren dargestellt.

Postoperativ wird die Patientin nach Abklingen der Periduralanästhesie rasch mobilisiert. Auch ein zügiger Nahrungsaufbau wird angestrebt. Nach längstens 12 Stunden werden Blasenkatheter und Infusion entfernt.

Komplikationen

Intraoperative Komplikationen Verletzungen von Darm und Ureteren sind selten (in unter 1% aller Sectiones). Häufiger sind **Verletzungen** des Blasenscheitels bei der Eröffnung des parietalen Peritoneums, die meist auf vorhergehende Operationen mit Verwachsungen und Hochzug der Harnblase zurückzuführen sind. Wichtig ist, dass die Läsion intraoperativ erkannt wird. Dünndarm- und Harnblasenverletzungen können meist einfach übernäht werden. Bei Ureteren- oder Dickdarmläsionen muss ein Urologe bzw. Bauchchirurg zugezogen werden.

Die Häufigkeit transfusionsbedürftiger **Blutungen** bei der Sectio beträgt 1–2%. Die Ursache ist entweder eine akzidentelle Eröffnung uteriner Gefäße bei der Uterotomie oder eine Uterusatonie. Schwere Blutungen können auch bei Placenta praevia und Plazenta accreta auftreten (➤ Kap. 26.10). Das Risiko sowohl der Plazenta accreta wie auch der Placenta praevia steigt mit jeder Sectio an. Ultima Ratio bei nicht kontrollierbarer Blutung ist die Hysterektomie.

> **MERKE**
> Die Häufigkeit transfusionsbedürftiger Blutungen bei der Sectio beträgt 1–2%.

Abb. 22-23 Ablauf der Sectio.
a Suprapubisch und knapp kaudal der Schamhaargrenze wird der leicht bogenförmige Pfannenstiel-Querschnitt angelegt.
b Die Subkutis wird nur in der Mitte bis auf die Faszie eröffnet, die auf 2 cm inzidiert wird.
c Der Operateur kann nun die Subkutis mit den beiden Zeigefingern zur Seite hin aufdehnen.
d Die Faszie wird ebenfalls auf beiden Seiten mit dem Finger unterfahren und stumpf vom Muskel abgelöst.
e Die Faszie wird nun mit den beiden Zeigefingern aufgedehnt und nach oben vom M. rectus abgehoben.
f Der M. rectus wird stumpf in der Mitte auseinandergedrängt und das parietale Peritoneum durch ziehende Bewegungen eröffnet.
g Die Bauchdecke wird mit Fritsch-Haken gedehnt.
h, i Man eröffnet das viszerale Peritoneum, die Harnblase wird mit einem Tupfer etwas nach kaudal geschoben.
j Zur Uterotomie wird eine tiefe, quere, nach lateral leicht ansteigende („fischmaulartige") Inzision im unteren Uterinsegment angelegt, wobei nur die oberen Muskelfasern scharf mit dem Messer eröffnet werden.
k Die vordere Uteruswand wird stumpf mit dem Zeigefinger perforiert und nach lateral entlang der Inzision aufgedehnt.
l, m Nun wird das Kind entwickelt.
n Die Plazenta wird durch Zug an der Nabelschnur gelöst.
o Man verschließt die Uterotomie durch eine einschichtige, fortlaufende Naht.
p Meist verzichtet man heute auf eine Naht des viszeralen und peritonealen Peritoneums und auf eine Adaptation des M. rectus in der Mittellinie. Die Faszie wird ebenfalls durch fortlaufende Naht verschlossen.
q Die Haut wird für ein günstiges kosmetisches Ergebnis meist intrakutan fortlaufend genäht. Eine bipolare Koagulation ist nur ausnahmsweise notwendig, Drainagen werden nicht eingelegt.

 142 Video einer Sectio caesarea

22.9 Kaiserschnittentbindung (Sectio caesarea)

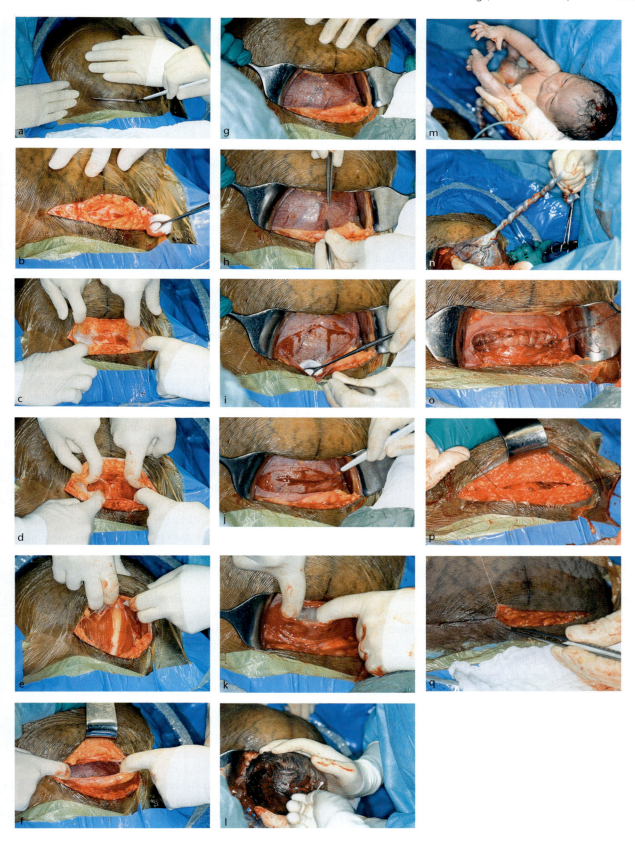

Postoperative Komplikationen Das Risiko einer postoperativen **Endomyometritis** beträgt bei einer geplanten Sectio ohne Antibiotikaprophylaxe und bei intakten Eihäuten etwa 5% und bei sekundärer Sectio nach langem Geburtsverlauf bis zu 80%. Durch eine einmalige Antibiotikaprophylaxe wird die Infektionsrate um etwa 60% gesenkt. Andere häufige Infektionen nach Sectio sind **Harnwegsinfekte** mit 10–30%. **Wundinfektionen** werden bei 2–5% aller Sectiones beobachtet. Therapie der Wahl ist die Eröffnung, Reinigung und Drainage der Wunde.

Ein Hauptgrund der mütterlichen Mortalität ist die fulminante **Lungenembolie** aufgrund einer Becken- oder tiefen Beinvenenthrombose im Wochenbett. Diese Komplikation ist nach Sectio 3- bis 4-mal häufiger als nach Spontangeburt. Eine tiefe Beinvenenthrombose tritt bei Schwangeren meist links auf und äußert sich in – allerdings nicht obligaten – Beinschmerzen, Muskelkrämpfen, Empfindlichkeit und Schwellung. Zur Prophylaxe thrombembolischer Komplikationen sind die tägliche Verabreichung von niedermolekularem Heparin, die Frühmobilisierung und die Verwendung von Kompressionsstrümpfen obligat.

> **MERKE**
> - Die Indikation zur Sectio wird in den letzten Jahren immer weiter gestellt. Ein Grund dafür sind die abnehmende Morbidität und Mortalität des Eingriffs für die Mutter, die durch neue operative Techniken, Lokalanästhesie, routinemäßige Antibiotikagabe und Thromboseprophylaxe erreicht wurden.
> - Das Erlebnis der Geburt ist heute für viele Mütter ein wichtiger Faktor bei der Entscheidung über den Geburtsmodus.
> - Mit jeder Sectio steigt die Gefahr einer Placenta praevia oder Placenta accreta in Folgeschwangerschaften an.

22.10 Postpartale Blutungen

Grundlagen

Postpartale Blutungen tragen entscheidend zu der mütterlichen Morbidität und Mortalität bei und können sowohl nach vaginaler Geburt wie auch nach Sectio vorkommen. Sie können primär (innerhalb der ersten 24 Stunden) oder sekundär auftreten (nach 24 Stunden).

Definition Da der Blutverlust in der postpartalen Phase nicht genau messbar ist, wird eine verstärkte postpartale Blutung am besten definiert als starker Blutverlust in Kombination mit mütterlichen Symptomen wie Synkope, Schwindel und Übelkeit oder Zeichen der Hypovolämie wie Tachykardie, Hypotonie und Oligurie. Andere Definitionen, die sich am Volumen des Blutverlusts orientieren (über 500 ml nach Spontangeburt, über 1.000 ml nach Sectio), sind problematisch, da der absolute Blutverlust meist unterschätzt wird.

Epidemiologie Bei etwa 3% aller Geburten kommt es zu einer verstärkten postpartalen Blutung. Ein Blutverlust von über 1.000 ml tritt bei 0,6–1,4% aller Geburten auf.

Ätiologie Die Ursachen für postpartale Blutungen kann man sich anhand der 4 T leicht merken:
- „tone": Uterusatonie
- „trauma": Verletzungen des Geburtstrakts, z.B. Zervixriss, Episiotomie, Dammriss, Scheidenriss, Uterusruptur
- „tissue": plazentare Ursachen wie Plazentaretention, unvollständige Plazentalösung, Plazenta accreta, increta oder percreta
- „thrombin": Gerinnungsstörung, die primär oder aufgrund eines Verlusts von Gerinnungsfaktoren auftreten kann.

Symptome

Symptome sind Synkope, Schwindel und Übelkeit oder Zeichen der Hypovolämie wie Tachykardie, Hypotonie und Oligurie. Im weiteren Verlauf kann es zu Schock, Nierenversagen, Verbrauchskoagulopathie und zum Sheehan-Syndrom (durch Hypovolämie bedingte Nekrose und Insuffizienz des Hypophysenvorderlappens) kommen.

Therapie

Prophylaktisch kann die Häufigkeit postpartaler Blutungen durch eine intensive Betreuung in der Nachgeburtsperiode wesentlich reduziert werden. Besonders bedeutend sind dabei:
- Gabe von Oxytocin nach oder unter der Geburt
- sanfter Zug an der Nabelschnur unter gleichzeitigem Zurückhalten des Uterus von abdominal („cord-traction" nach Brandt-Andrews).

Bei einer postpartalen Blutung ist ein rasches und **zielgerichtetes Handeln** von größter Wichtigkeit (➤ Abb. 22-24): Noch vor der vollständigen Klärung der Blutungsursache sollte eine kontinuierliche Uterusmassage durchgeführt werden, um entweder die noch retinierte Plazenta vollständig zu lösen oder einen atonen Uterus zur Kontraktion zu bringen. Parallel dazu werden folgende Maßnahmen ergriffen:
- großlumigen i.v. Zugang legen (falls nicht schon vorhanden)
- Blutdruck und Puls kontrollieren
- Labor: Blutbild, Gerinnungsstatus und Kreuzblut
- kristalloide Lösung mit Oxytocin infundieren
- Blutbank informieren, dass möglicherweise sehr schnell Blutkonserven und FFP benötigt werden
- Anästhesisten informieren, dass möglicherweise eine instrumentelle Uterusausräumung oder eine Laparotomie notwendig wird
- Plazenta auf Vollständigkeit beurteilen, Geburtsverletzungen durch Spekulumuntersuchung ausschließen
- transurethralen Blasenkatheter legen.

Idealerweise arbeiten Geburtshelfer und Hebamme Hand in Hand: Die Hebamme massiert den Uterus, der Geburtshelfer führt unter Assistenz einer Hilfsperson die Spekulumuntersuchung durch, eine weitere Person beurteilt die Plazenta und übernimmt die Überwachung der Patientin, die Blutabnahme und die Verständigung des Anästhesisten und der Blutbank.

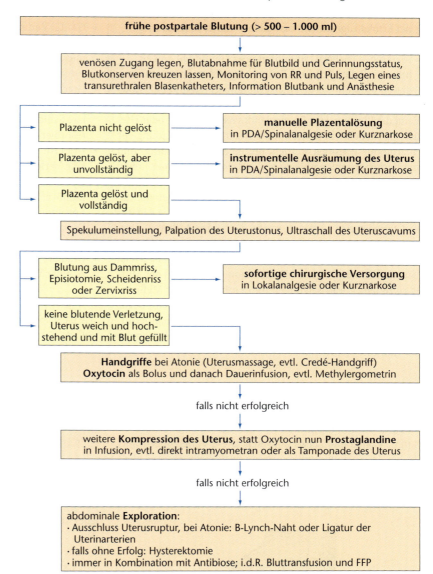

Abb. 22-24 Therapiealgorithmus bei postpartalen Blutungen.

Krankheitsbilder

Uterusatonie

Diagnostik
Charakteristisch ist bei der abdominalen Palpation der schlaffe, manchmal kaum abgrenzbare Uterus, der nach der Geburt noch weit über dem Nabel steht. Die Blutung kommt aus dem Uterus, Geburtsverletzungen liegen nicht vor, und die Plazenta ist vollständig.

Therapie
Da eine Uterusatonie eine uterine Blutung zur Folge hat, muss rasch gehandelt werden. Folgende Maßnahmen werden nach der Diagnose einer Atonie ergriffen:

- Zunächst versucht man, durch Reiben mit der flachen Hand eine Kontraktion des Uterus zu provozieren. Man kann zusätzlich versuchen, mit dem Credé-Handgriff (➤ Abb. 22-25) vorsichtig Koagel aus dem Uterus auszustreifen. Der Credé-Handgriff ist aber nur äußerst zurückhaltend anzuwenden, da bei einer zu starken Kompression der aufgelockerte Uterus verletzt wird und die Atonie eher zunimmt.
- Um den Uterustonus zu erhöhen, gibt man 10 IE Oxytocin als Bolus i.v. Anschließend legt man eine kontinuierliche Oxytocininfusion an.
- Bleiben die bisherigen Maßnahmen erfolglos, wird die Oxytocininfusion beendet und stattdessen Prostaglandin gegeben. Zur Behandlung der Atonie stehen 2 Präparate (Sulproston und Misoprostol) zur Verfügung, wobei Misoprostol nicht zur Anwendung in der Schwangerschaft zugelassen ist. Sulproston wird in kristalloider Lösung infundiert; Misoprostol wird rektal oder oral verabreicht.

- Bei Erfolglosigkeit wird bisweilen als letzte konservative Maßnahme die Uterushöhle mit – evtl. prostaglandingetränkten – Tüchern tamponiert oder ein mit Flüssigkeit füllbarer Ballon („Bakri"-Ballon) eingeführt. Spätestens in dieser Situation werden meist Blutkonserven und FFP-Konzentrate erforderlich.

Wenn die Blutung trotz Prostaglandinverabreichung oder Uterustamponade nicht sistiert, muss rasch die Entscheidung zur Laparotomie getroffen werden, um eine Schocksituation und eine Verlustkoagulopathie zu verhindern, die mit einer hohen Mortalität einhergehen. Früher wurde versucht, eine rasche Hysterektomie durchzuführen. Heute werden dagegen uteruserhaltende Methoden vorgezogen. Dazu gehören die Ligatur der Uterinarterien – oder alternativ der beiden A. iliacae internae – und die Kompression des Uterus mit speziellen Umstechungstechniken (z.B. „B-Lynch"-Naht). In manchen Fällen ist aber letztlich nur durch die Hysterektomie das Leben der Mutter zu retten. Voraussetzungen für den Erfolg dieser Maßnahmen sind ein vorausschauendes und rasches Handeln, bevor ein manifester Schock oder eine Verbrauchskoagulopathie auftritt, eine gute Ausbildung von Geburtshelfer und Hebamme und eine gute Infrastruktur der Klinik.

Geburtsverletzungen bei Spontangeburt

Blutende Verletzungen können bei der Spontangeburt an Damm, Vagina und Zervix auftreten. Diese Verletzungen werden bei der Spekulumuntersuchung festgestellt und in Lokalanästhesie unter sorgfältiger Adaptation der Schichten genäht.

Dammrisse Dammrisse, d.h. Verletzungen am Damm oder der Scheide, werden in 4 Schweregrade eingeteilt:

- Grad I: Verletzung lediglich der Haut von Damm oder Vagina. Diese Verletzungen sind in der Regel unproblematisch und sollten nur bei Blutung aus der Wunde operativ versorgt werden.
- Grad II: Verletzung von Haut und zusätzlich des M. bulbocavernosus. Die Versorgung erfolgt mehrschichtig (muskuläre Schicht, Dammhaut, Scheidenhaut) fortlaufend mit resorbierbaren Fäden der Stärke 2–0 oder 3–0.
- Grad III: Neben Haut und M. bulbocavernosus wird auch eine Verletzung des M. sphincter ani beobachtet. Risikofaktoren für einen Dammriss Grad III sind vaginal-operative Manöver (v.a. Forzepsentbindung) und eine mediane Episiotomie. Die operative Versorgung muss unter exakter Darstellung der Sphinkterenden erfolgen, die entweder End-zu-End vereinigt oder überlappend vernäht werden.
- Grad IV: Bei einem Dammriss Grad IV kommt es zusätzlich zu einer Verletzung des Rektums.

MERKE
Ein Dammriss Grad I oder II tritt bei etwa 50% aller Spontangeburten auf, wenn keine Episiotomie durchgeführt wird. Ein Dammriss Grad III findet sich bei etwa 1–2% aller vaginalen Entbindungen.

PRAXISTIPP
Zur Nachbehandlung von Dammrissen Grad III und IV ist für weichen Stuhlgang zu sorgen, Antiphlogistika (z.B. Diclofenac) sollten verabreicht und die Naht täglich mehrmals mit lauwarmem Wasser abgerieselt werden.

Scheiden- und Zervixrisse Scheiden- und Zervixrisse treten v.a. nach vaginal-operativen Manövern (v.a. Forzepsentbindung) auf. Aus diesem Grund sollten Vagina und Zervix nach jeder vaginal-operativen Entbindung sorgfältig inspiziert werden.

- Scheidenrisse (etwa 2–3%): Sie werden unter sorgfältiger Darstellung des obersten Wundwinkels und Beginn der Naht oberhalb dieses Bezirks mit fortlaufender Naht versorgt.
- Zervixrisse (etwa 1%): Diese werden nur dann operativ versorgt, wenn eine deutliche Blutung besteht. Hierbei ist eine exakte Darstellung des Wundgebietes mit Spekula unter leichtem Herunterziehen der Zervix mit atraumatischen Klemmen wichtig. Die Versorgung erfolgt mit Einzelknopfnähten. Der Eingriff sollte nur mit ausreichender Analgesie (ausreichend wirksame Periduralanalgesie oder Allgemeinanästhesie) erfolgen.

Hämatome Bisweilen tritt auch ohne Verletzung von Damm oder Vagina ein Hämatom in der Fossa ischiorectalis (infralevatorielles Hämatom) auf, das zu einer lividen Vorwölbung der Haut führt, die als weicher, schmerzhafter Tumor zu tasten ist. Dieses Hämatom entsteht durch den Abriss eines Astes der A. pudenda. Man eröffnet das Hämatom und räumt es aus, der Gefäßstumpf wird ligiert.

Blutungen aus Ästen der A. uterina, die zu einem retroperitonealen Hämatom führen, sind selten.

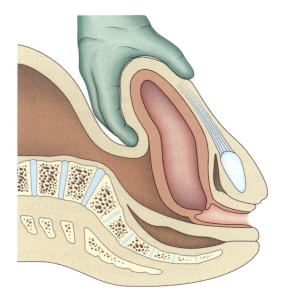

Abb. 22-25 **Credé-Handgriff.** Nach Anreiben einer Wehe wird der Uterus mit einer Hand mitsamt den Bauchdecken umfasst, massiert und in Richtung des Beckens geschoben. Dieser Handgriff muss so schonend wie möglich angewendet werden, da sonst der Uterus verletzt werden kann.

Geburtsverletzungen bei Sectio

Nach Sectio können Blutungen v.a. aus der Uterotomie oder aus einem nicht ligierten parametranen Gefäß in die Bauchhöhle vorkommen. Schocksymptome, ein praller Bauch, Hb-Abfall und sonographisch nachweisbare freie Flüssigkeit im Abdomen erfordern eine umgehende Relaparotomie. Subkutane oder subfasziale Hämatome nach Sectio müssen meist ebenfalls ausgeräumt werden.

Plazentaretention

Definition Die Plazenta löst sich normalerweise innerhalb von 10–20 Minuten nach der Geburt des Kindes. Dabei gehen 200–400 ml Blut verloren (> Kap. 20.3). Als Plazentaretention wird die verzögerte Ausstoßung der Plazenta bezeichnet, die oft mit einer stärkeren postpartalen Blutung einhergeht.

Ätiologie Ursache kann eine Wehenschwäche oder aber eine Plazentainvasionsstörung sein, bei der sich 3 Formen unterscheiden lassen:
- Placenta accreta (Plazenta oberflächlich mit Myometrium verwachsen)
- Placenta increta (Plazenta tief in das Myometrium gewachsen, aber nicht bis zur Serosa)
- Placenta percreta (Plazenta wächst bis über die Serosa oder infiltriert die Harnblase).

Plazentainvasionsstörungen sind bei vorgeschädigtem Endometrium nach wiederholten Kürettagen, nach Uterusoperationen (auch der Sectio im Bereich der Uterotomie) und nach Entzündungen des Endometriums häufiger. Die Placenta praevia geht ebenfalls häufig mit einer Invasionsstörung der Plazenta einher.

Diagnostik

Ist die Plazenta nach 30 Minuten noch nicht geboren, ist von einer Plazentaretention auszugehen. Gelingt die manuelle Lösung der Plazenta nicht (s.u.), da die Schicht zwischen Uteruswand und Plazenta nicht auffindbar ist, muss an eine Plazentainvasionsstörung gedacht werden.

Therapie

Erstmaßnahmen

Bei starker postpartaler Blutung und noch nicht gelöster Plazenta werden folgende Maßnahmen durchgeführt:
- Harnblase der Mutter entleeren
- mit der flachen Hand kreisförmig den Uterusfundus massieren, bis eine Uteruskontraktion einsetzt, und anschließend den Uterusfundus mit dem Credé-Handgriff komprimieren (bei diesen Handgriffen ist darauf zu achten, dass die Uterusmuskulatur nicht gequetscht wird, was eine Verstärkung der Atonie zu Folge haben könnte)
- vorsichtig an der Nabelschnur ziehen.

Manuelle Plazentalösung

Löst sich die Plazenta durch die genannten Maßnahmen nicht, sollten sofort die Vorbereitungen zur manuellen Plazentalösung getroffen werden. Bei geringer Blutung wird spätestens 30 Minuten nach der Geburt eine manuelle Lösung in die Wege geleitet. Für diesen Eingriff ist eine ausreichende Analgesie in Form einer Kurznarkose, einer Spinal- oder einer Periduralanästhesie notwendig. Die Patientin wird in Steinschnittlage gebracht. Der Operateur geht mit einer Hand in die Vagina ein („innere Hand") und hält sich mit der anderen Hand den Uterus von abdominal entgegen („äußere Hand"). Die „innere Hand" tastet sich an der Nabelschnur entlang bis in die Uterushöhle und versucht, die Trennschicht zwischen Plazenta und Uteruswand zu finden.

Gelingt dieser Schritt, kann die Plazenta meist leicht mit der Hand- oder Fingerkante in der richtigen Schicht vollständig abgelöst (> Abb. 22-26) und durch einen leichten Zug an der Nabelschnur entfernt werden.

Der Eingriff wird durch eine Kürettage zur Entfernung etwaiger Plazentareste abgeschlossen. Mit einer sonographischen Kontrolle kann die vollständige Entfernung der Plazenta bestätigt werden.

Eine instrumentelle Ausräumung der Uterushöhle durch eine Kürettage ist auch in allen Fällen notwendig, in denen die Plazenta nicht vollständig entwickelt wurde.

Hysterektomie

V.a. bei stärkeren Blutungen ist die Hysterektomie unvermeidlich.

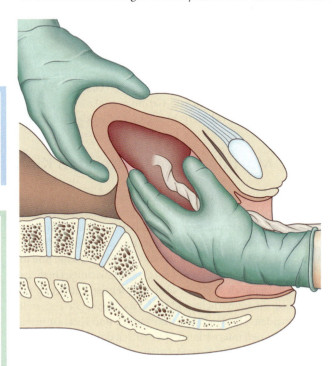

Abb. 22-26 Manuelle Lösung der Plazenta. Mit der Hand- oder Fingerkante der „inneren Hand" wird der Rand der Plazenta ertastet, um von dort aus die Plazenta in der richtigen Schicht von der Uteruswand abzuschälen. Gelingt dies nicht, muss an eine Plazentainvasionsstörung gedacht werden.

Gerinnungsstörungen

Ätiologie Geburtshilfliche Koagulopathien sind als Ursache postpartaler Blutungen selten (etwa 0,05%), können aber lebensbedrohlich sein. Sie können sich auf einen massiven Blutverlust aufpfropfen (Verlustkoagulopathie) oder durch eine disseminierte intravasale Gerinnung (DIC) mit nachfolgender Hyperfibrinolyse gekennzeichnet sein. Ursachen eines DIC-Syndroms in der Schwangerschaft sind:
- vorzeitige Plazentalösung
- Fruchtwasserembolie
- bakterielle Sepsis
- „dead-fetus"-Syndrom.

Diagnostik
Die Diagnose wird gestellt durch:
- Nachweis der vollständig gelösten Plazenta und Ausschluss einer Atonie oder blutender Geburtsverletzungen
- Laboruntersuchungen (Hypofibrinogenämie, Thrombozytopenie und veränderte plasmatische Gerinnung)
- Clot-Observation-Test als Bedside-Suchtest: Venöses Blut wird in ein Glasröhrchen gegeben; es bildet im Normalfall innerhalb von 8–12 Minuten ein Gerinnsel. Bei einem Mangel an Gerinnungsfaktoren ist diese Zeit verlängert; bei Hyperfibrinolyse löst sich ein anfänglich gebildetes Gerinnsel innerhalb einer Stunde wieder auf.
- In der Gerinnungsabklärung nimmt heutzutage die Rotations-Thrombelastometrie einen wichtigen Stellenwert ein.

Therapie
Im Vordergrund stehen Behandlung der Ursache (Blutung oder Sepsis), Substitution von Gerinnungsfaktoren unter Berücksichtigung der Laborergebnisse und Schockbekämpfung.

22.11 Mortalität von Mutter und Kind

Die Mortalität von Mutter und Kind im Zusammenhang mit Schwangerschaft, Geburt und Wochenbett ist meist der Endpunkt einer katastrophalen Entwicklung und somit nur bedingt als allgemeiner Qualitätsindikator der geburtshilflichen Medizin geeignet. Die Morbidität von Mutter und Kind und die Zufriedenheit der Eltern sind heute weitere wichtige Qualitätskriterien. Dennoch bleibt es oberstes Ziel der klinischen Geburtsmedizin, mütterliche und fetale bzw. neonatale Todesfälle zu vermeiden. Die Mortalität von Mutter und Kind ist insbesondere für den internationalen Vergleich der Qualität der Geburtsmedizin ein wichtiger Maßstab.

Kindliche Mortalität

Definition Die perinatale Mortalität umfasst alle lebend geborenen Kinder, die innerhalb von 7 Lebenstagen verstorben sind, sowie alle tot geborenen Kinder mit einem Gewicht von über 500 g. Die Anzahl dieser Kinder wird bezogen auf die Zahl aller lebend und tot geborenen Kinder.

Epidemiologie Seit Anfang der 80er-Jahre liegt die perinatale Mortalität in Deutschland (und bis 1989 in der DDR) unter 1% und pendelt in den letzten Jahren zwischen 0,5 und 0,8%.

Ätiologie Ursachen der perinatalen Mortalität sind:
- Frühgeburt: In Deutschland betrug 1999 die perinatale Mortalität von Neugeborenen mit einem Geburtsgewicht unter 1.000 g 42,6% und unter 1.500 g 23,9%. Somit wird die perinatale Mortalität entscheidend von der Frühgeburtsrate beeinflusst.
- der ätiologisch unklare intrauterine Fruchttod
- Folgen einer Plazentainsuffizienz
- Infektionen
- letale fetale Fehlbildungen
- Sterbefälle von Kindern unter der Geburt sind heute sehr selten.

Müttersterblichkeit

Definition Als Müttersterbefall gilt der Tod jeder Frau während der Schwangerschaft oder innerhalb von 42 Tagen nach Beendigung der Schwangerschaft, unabhängig von Dauer und Sitz der Schwangerschaft. Dazu zählt jede Ursache, die in Beziehung zur Schwangerschaft oder deren Behandlung steht oder durch diese verschlechtert wird, nicht aber Unfall oder zufällige Ereignisse. Bezugsgröße ist die Zahl der Müttersterbefälle pro 100.000 Lebendgeborene.

Direkt gestationsbedingte Sterbefälle ereignen sich aufgrund folgender Umstände:
- Komplikationen von Schwangerschaft, Geburt oder Wochenbett
- Eingriffe, Unterlassungen, unsachgemäße Behandlung
- Kausalkette, die von einem dieser Zustände ausgeht.

Indirekt gestationsbedingte Sterbefälle ergeben sich dagegen aus Krankheiten, die bereits vor der Schwangerschaft bestanden oder sich in der Schwangerschaft entwickelt haben und die durch die Schwangerschaft an sich, die Geburt oder das Wochenbett verschlechtert worden sind.

Epidemiologie Die Müttersterblichkeit liegt in Deutschland seit 1990 unter 10/100.000 Lebendgeborene. Im Jahr 2000 lag sie bei 5,6/100.000 Lebendgeborene (absolut: 43 verstorbene Mütter im Jahr 2000).

Ätiologie Ursachen der Müttersterblichkeit sind vorwiegend Thrombembolien, Krankheiten des Kreislaufsystems und postpartale Blutungen. Interessant in diesem Zusammenhang sind die Zahlen des Mortalitäts- und Letalitätsrisikos von Vaginalgeburt bzw. Sectio:
- Sectiomortalität: Anzahl der in zeitlichem Zusammenhang mit einer Sectio während oder innerhalb von 42 Tagen nach dem Eingriff verstorbener Mütter, bezogen auf 1.000 Sectiones
- Sectioletalität: Anzahl der in ursächlichem Zusammenhang mit einer Sectio während oder innerhalb von 42 Tagen an

operations- oder anästhesiebedingten Komplikationen verstorbenen, präoperativ gesunden, risikofreien Schwangeren, bezogen auf 1.000 Sectiones.

Nur die Sectioletalität kann dem operativen Eingriff angelastet werden. Das Verhältnis der Letalität der Vaginalgeburt zur Sectioletalität beträgt 1 : 2,3. Werden allerdings nur elektive Sectiones mit der Vaginalgeburt verglichen, dann kann kein Unterschied in der Letalität mehr festgestellt werden.

007 Literatur Kap. 22

008 Praxisfragen Kap. 22

084 IMPP-Fragen Kap. 22

KAP. 23

H. Stepan

Mutter und Kind im Wochenbett

23.1	Das normale Wochenbett 375	23.4	Das pathologische Wochenbett 387
23.2	Stillen 376	23.4.1	Blutungen 388
		23.4.2	Fieber 389
23.3	Das Neugeborene 380	23.4.3	Thrombosen und thrombembolische Erkrankungen 390
23.3.1	Definitionen 380	23.4.4	Endokrinologische Störungen 391
23.3.2	Untersuchung und Beurteilung 380	23.4.5	Symphysenschäden und urologische Probleme 392
23.3.3	Erstversorgung des reifen, gesunden Neugeborenen 381	23.4.6	Psychische Veränderungen und Erkrankungen 393
23.3.4	Postnatale Adaptation und ihre Störungen . . . 383		
23.3.5	Reanimation des Neugeborenen 386		

Zur Orientierung

Das normale Wochenbett (Puerperium) umfasst den Zeitraum von der Ausstoßung der Plazenta bis 6–8 Wochen post partum. In diesem Zeitraum vollziehen sich neben der Heilung von Geburtsverletzungen die physiologische Rückbildung der genitalen und extragenitalen Schwangerschaftsveränderungen sowie die Laktation und die Wiederaufnahme der Ovarialfunktion.

23.1 Das normale Wochenbett

Physiologische Rückbildungsvorgänge im Wochenbett

Im Wochenbett vollzieht sich die Rückbildung des Genitalsystems und anderer extragenitaler Veränderungen. Das Gewicht des Uterus am Schwangerschaftsende von ca. 1.000 g reduziert sich auf ein Normalgewicht von ca. 50–80 g (➤ Abb. 23-1). Dieser Prozess der **Involutio uteri** vollzieht sich unterstützt durch die Uteruskontraktion stimulierender Faktoren wie z.B. Stillen, wobei durch den Saugreiz vermehrt Oxytocin aus dem Hypophysenhinterlappen ausgeschüttet wird. Die puerperale Uterusinnenfläche weist anstelle der früheren Plazentahaftstelle eine Wundfläche auf, die sich durch die Uteruskontraktion und -rückbildung stetig verkleinert und zusätzlich durch lokale Thromben und einwandernde Granulozyten und Lymphozyten gedeckt und umgewandelt wird. Dieser temporäre Gewebedefekt ist am Ende des Wochenbetts durch das regenerierte Endometrium wieder epithelialisiert (➤ Tab. 23-1).

Lochien

Die Lochien (Wochenfluss) sind das Wundsekret, das sich im durch die Plazentalösung entstandenen Wundbett bildet. Menge, Farbe und Beschaffenheit ändern sich im Verlauf des Wochenbetts und hängen von der Zusammensetzung der Lochien (Blut, Lymphflüssigkeit, seröses Exsudat, Zelldetritus, Makrophagen) ab. Die durchschnittliche Menge des Lochialsekrets wird mit 200–500 g angegeben. Da in der Vagina immer Keime vorhanden sind, müssen die Lochien generell als infektiös angesehen werden.

MERKE
Lochia rubra (blutig) postpartal, Lochia fusca (braunrot) am 4. Tag post partum, Lochia flava (gelb) ab ca. dem 14. Tag, Lochia alba (weißlich) ab dem 21. Tag.

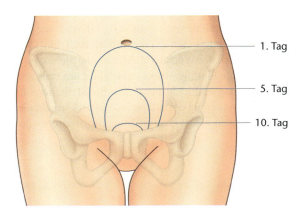

Abb. 23-1 Rückbildung des Uterus.

Tab. 23-1 Klinische Befunde im Wochenbett.

Zeit	Fundusstand	Zervix	Lochien
post partum	Zwischen Nabel und Symphyse	weit	L. rubra (blutig)
nach 24 h	Nabelhöhe	Beginn der Formierung	
1. Tag	täglich einen QF tiefer		
3. Tag	N/3	formiert	
4. Tag	N/4		L. fusca (braunrot)
5. Tag	zwischen Nabel und Symphyse	für Finger eingängig	
2 Wochen			L. flava (gelblich)
3 Wochen			L. alba (weißlich)

Tab. 23-2 Postpartale Hormonumstellung.

- plötzlicher Wegfall der plazentaren Hormone (hCG, hPL, Östrogene und Gestagene)
- langsame Wiederaufnahme der Ovarialfunktion (Wegfall der Hemmung des Hypophysenvorderlappens)
- starker Prolaktinanstieg mit Beginn der Laktation
- relativer Hypogonadotropinismus und Hyperprolaktinämie

Hormonelle Umstellungen

Die hormonellen Umstellungen im Wochenbett ergeben sich aus dem abrupten Wegfall der plazentaren Hormonproduktion nach der Entbindung und der Wiederaufnahme der hypothalamisch-hypophysär-ovariellen Regulationsachse im Wochenbett. Das humane Choriongonadotropin (hCG) fällt bereits am 1. Tag nach der Entbindung stark ab (> Tab. 23-2). Die mütterliche Serumkonzentration von Prolaktin fällt langsamer und kontinuierlicher ab, wird jedoch beim Stillen neu stimuliert, was für die Aufrechterhaltung der Laktation von Bedeutung ist. Ebenfalls reduzieren sich in den ersten Tagen des Wochenbetts die mütterlichen Östrogen- und Progesteronkonzentrationen (> Kap. 23.2).

Während der Schwangerschaft war die gonadotrope Funktion von **Hypophysenvorderlappen und Ovar** durch die Bildung der Hormone des **Corpus luteum graviditatis** und später der Plazenta gehemmt. Nach der Entbindung nimmt der Hypophysenvorderlappen (HVL) langsam seine Funktion wieder auf und die ovarielle Funktion kommt nach und nach in Gang. Die Ovarialfunktion im Wochenbett ist von der Laktation bzw. vom Stillverhalten der Wöchnerin abhängig:

- Bei Frauen, die nicht stillen, findet gewöhnlich die erste Ovulation ca. 6 Wochen nach der Entbindung statt.
- Bei voller Stilltätigkeit kommt es aufgrund der durch die Hyperprolaktinämie verursachten HVL-Hemmung bei ca. 80 % der Wöchnerinnen zu einer **Stillamenorrhö**.

Der kleinere Teil der Wöchnerinnen hat eine mehr oder weniger regelmäßige Blutung, wobei es sich hier um eine anovulatorische Blutung und nicht um eine echte Menstruation handelt. Nach Beendigung der Stillperiode nimmt bei abfallenden Prolaktinspiegeln die Ovarialfunktion schrittweise wieder ihre Funktion auf.

MERKE
Die Stillamenorrhö stellt keinen sicheren Empfängnisschutz dar!

Extragenitale Rückbildungsvorgänge

Die extragenitalen Rückbildungsvorgänge umfassen zum einen eine erhebliche Ausschwemmung von Flüssigkeit von 5–10 l, was eine Reduzierung des Herzminutenvolumens bewirkt. Durch eine forcierte Diurese wird in den ersten Tagen des Wochenbetts das vor allem im Extravasalraum eingelagerte Wasser ausgeschwemmt.

Die Harnblase ist im Wochenbett durch einen verminderten Tonus und eine höhere Füllungskapazität charakterisiert. Dies kann im Zusammenspiel mit einem geburtsbedingten Ödem der Urethra zu Blasenentleerungsstörungen führen. Generell ist darauf zu achten, dass die Wöchnerin innerhalb der ersten 6 Stunden nach der Geburt spontan Wasser lassen kann. Herz-Kreislauf-System und Atmung normalisieren sich in den Tagen nach der Geburt. Ebenso verschwinden schwangerschaftsspezifische Hautveränderungen wie Striae am Bauch und Pigmentierungen im Gesicht (**Chloasma uterinum**).

Therapie

Komplementäre Therapie bei Rückbildungsverzögerung

Stillen, Frühmobilisierung und Ruhe sind die besten vorbeugenden Maßnahmen!
- Rückbildungstee aus Schafgarbe, Frauenmantel, Hirtentäschelkraut und Melisse
- mindestens 2-mal täglich 30 Minuten Bauchlage (Uterus fällt in physiologische Lage, Lochien können besser abfließen).

23.2 Stillen

Praxisfall

Eine 24-jährige Wöchnerin stellt sich 2 Wochen nach unauffälliger Spontangeburt in der Klinik vor. Sie habe gestern plötzlich Fieber bis 39,5 °C bekommen, empfinde ein schweres „Grippegefühl" und fühle sich sehr schwach. Am Vorabend habe sie Schüttelfrost gehabt. Das Stillen habe bisher gut funktioniert, jetzt sei die rechte Brust aber schmerzhaft.

Bei der Untersuchung ist der Uterus gut zurückgebildet und nicht dolent. Die rechte Brust ist überwärmt, hochrot, schmerzhaft und prall. Aus der Anamnese und der Klinik ergibt sich somit das Bild einer Mastitis. Dies bestätigt sich in der Laboruntersuchung, die eine Leukozytose von 17×10^9/l und ein CRP von 220 mg/dl zeigt. Die axillären Lymphknoten rechts sind geschwollen und druckdolent. Die Sonographie der Brust zeigt keinen eingeschmolzenen Abszess. Aufgrund des schlechten Allgemeinzustands wird die junge Mutter mit Kind in die Klinik aufgenommen. Sie erhält intravenös Penicillin und antipyretische Medikamente (Paracetamol, Metamizol). Unter konsequentem Abpumpen beider Brüste – wobei das Kind weiterhin regelmäßig angelegt wird – ist die Patientin nach 2 Tagen fieberfrei. Beide Brüste sind nach dem Abpumpen/Anlegen des Kindes weich. ∎

Physiologie des Stillens

Bereits während der Schwangerschaft wachsen die Milchgänge und Lobuli der Brust unter dem Einfluss der plazentaren Hormone (> Abb. 23-2). Das insbesondere in der 2. Schwangerschaftshälfte bzw. im 3. Trimenon verstärkt gebildete Prolaktin hat dabei einen entscheidenden Anteil. Als Zeichen der beginnenden funktionellen Vorgänge bildet sich ebenfalls bereits während der Schwangerschaft das Kolostrum in der Brust, welches sich aus der Brust auspressen lässt und eine trübe, gelbliche Flüssigkeit mit hohem spezifischem Gewicht darstellt. Die eigentliche Laktation beginnt dann mit dem „Milcheinschuss" am 2.–4. Wochenbettstag. Durch Anschwellung des Drüsenkörpers und Hyperämie schwillt die Brust stark an, die Venenzeichnung ist verstärkt. Zunächst wird eine Übergangsmilch abgegeben, die weniger kolostrale Zellelemente enthält. Die reife Frauenmilch wird ab dem 15. Tag produziert und sezerniert. Durch den Saugreflex beim Anlegen des Kindes wird dann die Laktation unterhalten. Dieser Stimulus führt auch zur mütterlichen Oxytocinausschüttung, was als Nachwehen spürbar wird und zur physiologischen Rückbildung des Uterus beiträgt.

Vorteile des Stillens

MERKE
Über die Vorteile des Stillens gibt es derzeit keine Zweifel mehr.

Muttermilch bietet die beste Nährstoffzusammensetzung für das Neugeborene und belastet auch den Stoffwechsel des Frühgeborenen nicht (> Tab. 23-3). Durch die Gabe von Muttermilch kann für das Kind niemals eine Mangelsituation entstehen. Zudem bietet Muttermilch einen umfassenden Immunitätsschutz gegen fast alle Infektionen in der Umgebung. Der Infektionsschutz entsteht durch den hohen Anteil an sekretorischem IgA, das den kindlichen Verdauungstrakt intakt passiert und gegen enteropathogene E. coli und darmwirksame Viren schützt. Der Infektionsschutz wird durch unspezifische Abwehrfaktoren in der Milch (Lysozym, Laktoferrin) sowie zelluläre Komponenten (Makrophagen, Granulozyten) weiterhin unterstützt.

Zudem ist der Vorgang des Stillens durch den engen Kontakt zwischen Mutter und Kind ideal geeignet, die emotionale Bindung zwischen beiden zu prägen und zu vertiefen. Dem Stillen kommt demnach neben der ernährungsphysiologischen Seite eine nicht minder bedeutende psychosoziale Komponente zu (> Abb. 23-2). Darüber hinaus unterstützt das Stillen die

Tab. 23-3 Nährwerte der Muttermilch pro 100 g.

Nährstoff	Gehalt
Energie	289 kJ (69 kcal)
Eiweiß	1,1 g
Fett	4,0 g
Kohlenhydrate	7,0 g
Cholesterin	25 mg
Natrium	13 mg
Kalium	47 mg
Kalzium	29 mg
Phosphor	15 mg
Magnesium	3 mg
Eisen	58 µg
Zink	134 µg
Jod	5 µg
Selen	3 µg
Kupfer	35 µg
Mangan	712 ng
Vitamin A	69 µg
Vitamin D	67 ng
Vitamin E	278 µg
Vitamin K	483 ng
Vitamin C	6,5 mg
Vitamin B_1	15 µg
Vitamin B_2	38 µg
Vitamin B_6	14 µg
Folsäure	8,0 µg
Niacin	170 µg
Pantothensäure	210 µg
Vitamin B_{12}	50 ng
Biotin	580 ng

Rückbildung des Uterus, da durch eine Oxytocinausschüttung beim Anlegen Uteruskontraktionen ausgelöst werden.

Für die Mutter ergibt sich durch das Stillen ein relativ protektiver Effekt gegen bestimmte Krebserkrankungen (Mammakarzinom, Ovarialkarzinom). Für das Kind ergibt sich ein relativer Schutz gegen Allergien. Stillen kann Allergien nicht verhindern, aber bei entsprechender Familienanamnese deren Schwere möglicherweise positiv beeinflussen.

PRAXISTIPP
Trotz der eindeutig überwiegenden Vorteile des Stillens und der Notwendigkeit eines positiven und engagierten Propagierens des Stillens darf nie ein Zwang zum Stillen oder ein Druck auf die Wöchnerin aufgebaut werden.

Vorgang des Stillens und praktische Aspekte

Das erste Anlegen des Kindes sollte unmittelbar nach der Geburt noch im Kreißsaal erfolgen. Das Kind wird dabei in Herz-

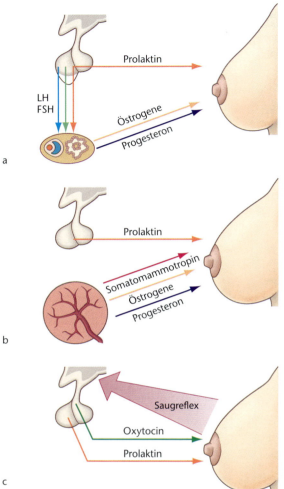

Abb. 23-2 Hormonale Faktoren bei der Mammogenese, Laktogenese und Galaktopoese.
a Mammogenese: Unter der Einwirkung ovarieller Hormone bildet und entwickelt sich die Brust in der Pubertät und Geschlechtsreife.
b Laktogenese: Während der Schwangerschaft entwickeln sich die Milchdrüsen unter dem Einfluss der hohen Östrogen- und Progesteronkonzentration. Ihre Differenzierung wird im 3. Trimenon durch Prolaktin gefördert.
c Galaktopoese: Der Saugreiz bewirkt, dass Oxytocin und Prolaktin ausgeschüttet werden, was die Milchproduktion (Galaktopoese) aufrechterhält. Oxytocin fördert auch die Kontraktion der Myoepithelien in den Alveoli und damit den Milchfluss.

Tab. 23-4 Mütterliche und kindliche Ursachen für Störungen der Laktation und der Stillfähigkeit.

mütterliche Ursachen	kindliche Ursachen
• Anomalien der Brustwarzen • Milchstau • Rhagaden der Brustwarzen • konsumierende Erkrankungen • primäre/sekundäre Agalaktie/Hypogalaktie	• Trinkschwäche bei Unreife • Lippen-Kiefer-Gaumen-Spalte • konnatales Vitium cordis

höhe auf den Bauch der Mutter gelegt. Die Vorteile dieses frühen Anlegens bestehen im schnelleren Ingangkommen der Milchsekretion und einer physiologischen Anregung der Uteruskontraktion durch ausgeschüttetes Oxytocin. Nach dem ersten Schreien des Kindes nach der Geburt und einer großen Saugbereitschaft kann der Hunger des Kindes in den ersten 2–3 Lebenstagen durchaus gering sein, dagegen wird viel geschlafen. Ängste der Mutter, das Kind könne „verhungern", sind jedoch unbegründet, da das Neugeborene in den ersten Lebenstagen in der Tat wenig Nahrung braucht und eine Abnahme des Körpergewichts um 10% physiologisch ist. Danach kommt in der Regel ein fester Stillrhythmus in Gang, wobei man heute nicht auf fixe Uhrzeiten festgelegt ist, sondern das Kind zum Stillen anlegt, wenn es hungrig schreit („**self demand feeding**"). Nach einigen Wochen stellt sich automatisch ein Stillrhythmus mit längeren Pausen bei längeren Stillzeiten ein.

Wichtig ist eine für Mutter und Kind korrekte Position beim Stillen. Sowohl das Stillen im Liegen (Seiten- oder Rückenlage) als auch im Sitzen ist möglich. Eine bequeme Position (z.B. mit Stillkissen) und eine entspannte Atmosphäre sind für diese Situationen extrem wichtig.

Stillposition Das Kind soll auf der Seite in den Armen der Mutter liegen, wobei Gesicht, Brust, Bauch und Knie der Mutter zugewendet sein sollten. Der Kopf des Kindes sollte in der mütterlichen Armbeuge und der untere Arm des Kindes um die mütterliche Taille liegen. Die mütterliche Hand, die das Kind hält, umfasst Gesäß und Oberschenkel.

Stillzeiten 90% der Mahlzeit werden in den ersten 4–7 Minuten getrunken, nach 15 Minuten dagegen nur noch wenig. Längere Stillzeiten sind zu vermeiden, da sie die Brustwarzen über Gebühr strapazieren. Es sollte stets wechselseitig gestillt werden. Eine konsequente Entleerung der Brust ist die beste Prophylaxe für einen Milchstau bzw. eine Mastitis.

Pflege Eine sorgfältige Pflege und Hygiene der Brustwarzen (am besten unter kompetenter Anleitung einer nachsorgenden Hebamme) ist für das Wohlbefinden der Wöchnerin und die Vermeidung einer Keimansammlung als Ausgangspunkt einer Mastitis sehr wichtig. Tägliches Duschen oder Waschen ohne Seife, Verzicht auf desinfizierende Zusätze und das Antrocknenlassen des letzten Milchtropfens auf der Mamille sowie die Abdeckung der Brustwarzen mit trockenen Stilleinlagen sind unbedingt empfohlen (➤ Tab. 23-4).

Stillen bei Infektionen und Infektionskrankheiten der Mutter

Bei mütterlicher **Hepatitis-B-Infektion** muss nach der Geburt eine simultane Impfung des Neugeborenen erfolgen. Ob das geimpfte Kind gestillt werden darf, ist definitiv nicht geklärt und wird unterschiedlich gehandhabt. **HIV** und **Hepatitis C** sind eine Kontraindikation für das Stillen. Bei Tuberkulose ist Stillen in Abhängigkeit von den gegebenen Tuberkulostatika erlaubt. Bei einer **Herpes-simplex**-Infektion kann gestillt werden, wenn die manifeste Infektion nicht auf den Brustwarzen lokalisiert ist (➤ Tab. 23-5).

Milchstau und Mastitis

Praxisfall

Eine Wöchnerin entwickelt zwei Wochen nach unauffälliger Spontangeburt plötzliches Fieber bis 39,5 °C. Sie klagt über ein schweres „Grippegefühl" und fühlt sich sehr schwach. Am Abend tritt zusätzlich Schüttelfrost auf. Der Uterus ist gut zurückgebildet und nicht dolent. Die rechte Brust ist, obwohl bislang das Stillen funktionierte, überwärmt, hochrot, schmerzhaft und prall. Die Laboruntersuchung zeigt eine Leukozytose von 17 Gpt/l und ein CRP von 220 mg/dl. Die axillären Lymphknoten rechts sind geschwollen und druckdolent. Die Sonographie der Brust zeigt keinen eingeschmolzenen Abszess. Aufgrund des schlechten Allgemeinzustands der Frau erfolgt die stationäre Aufnahme der jungen Mutter mit Kind in die Klinik. Dort erfolgt die intravenöse Antibiose mit einem Penicillin, flankiert von fiebersenkenden Medikamenten (Paracetamol, Metamizol). Unter konsequentem Abpumpen beider Brüste, wobei das Kind weiterhin regelmäßig angelegt wird, ist die Patientin nach zwei Tagen fieberfrei, beide Brüste sind nach dem Abpumpen/Anlegen des Kindes weich. Die bei Aufnahme bestehende Rötung ist verschwunden.

Ätiologie Ein **Milchstau** kann trotz richtiger Stilltechnik und normalem Trinkverhalten des Kindes jederzeit auftreten. Prädisponierend sind immer eine nicht vollständige Entleerung der Brust sowie Rhagaden an den Brustwarzen, die den Keimeintritt erleichtern.

Symptome und Therapie bei Milchstau

Symptome sind eine pralle Brust mit z.T. strangförmigen Verhärtungen und Fieber der Mutter. Der Übergang zur Mastitis puerperalis ist fließend. Die Behandlung besteht in einer konsequenten Entleerung der gestauten Brust (Stillen oder Abpumpen) und konservativen Maßnahmen wie Kühlung und Quarkauflagen.

 128 Abbildung Mastitis

> **MERKE**
> Auch ein Milchstau ohne Mastitis kann mit Fieber, Schüttelfrost und einem schwer beeinträchtigten Allgemeinzustand der Wöchnerin einhergehen.

Entwickelt sich ein Milchstau zur **Mastitis** weiter, ist die Brust gespannt, dolent und gerötet. Dies geht mit Fieber, erhöhten Entzündungsparametern (Leukozyten und CRP) sowie oft schwerem Krankheitsgefühl einher. Prädisponierende Faktoren sind wieder eine unzureichende Entleerung der Brust sowie Rhagaden. Die Erreger sind in den allermeisten Fällen Hautkeime (Staphylococcus aureus), die über den kindlichen Nasen-Rachen-Raum auf die Mutter übertragen werden.

Symptome und Therapie bei Mastitis

Pathogenetisch werden eine **interstitielle** und eine **parenchymatöse Mastitis** unterschieden. Die Entzündung folgt dem segmentären Bau der Brust. Das keilförmige Infiltrat zeigt mit der Spitze zur Brustwarze. Die erkrankte Brust ist gerötet, dolent, vergrößert und überwärmt. Die axillären Lymphknoten sind in der Regel vergrößert. Dies ist begleitet mit hohem Fieber und schwerem Krankheitsgefühl. Durch Einschmelzung der Entzündung kann ein mastitischer Abszess entstehen, der sonographisch diagnostiziert wird.

Die Therapie der Mastitis puerperalis besteht in einer Drosselung der Milchproduktion durch die Gabe von Bromocriptin. In schwersten klinischen Fällen muss abgestillt werden (➤ Tab 23-6). Die intravenöse Gabe von Antibiotika (Penicilline als erste Wahl, Cephalosporine als zweite Wahl) ist obligat (➤ Tab. 23-5). Bei Entwicklung eines mastitischen Abszesses muss dieser chirurgisch durch Inzision versorgt werden. Weiterhin sind allgemeine fiebersenkende Maßnahmen notwendig. Unterstützend wirken Kühlen, Hochbinden der Brüste und Rotlichtbestrahlung.

> **PRAXISTIPP**
> Eine Mastitis ist keine Kontraindikation für das Stillen! Auf das Stillen sollte nur verzichtet werden, wenn sich sehr eitriges Sekret aus der Brust entleert bzw. es der Allgemeinzustand der Wöchnerin nicht erlaubt.

Tab. 23-5 Medikamente in der Stillzeit.

Stoffgruppe	Gut einsetzbar	Nur bei strenger Indikation	Kontraindiziert
Analgetika	Paracetamol Ibuprofen ASS Sumatriptan	Indometacin Diclofenac Tramadol	Metamizol
Antibiotika	Penicilline Cephalosporine Makrolide	Doxyzyklin Trimethoprim Cotrimoxazol Spiramycin Metronidazol Aminoglykoside Ciprofloxacin Clindamycin	Chloramphenicol Gyrasehemmer
Tuberkulostatika	Isoniazid + Vitamin B$_6$ Rifampicin Pyrazinamid Ethambutol		Streptomycin
Virostatika	Aciclovir	Famciclovir Ganciclovir	
Antihypertensiva	Metoprolol α-Methyldopa Dihydralazin Nifedipin	Captopril Enalapril	Clonidin Losartan
Thyreostatika	Propylthiouracil	Carbimazol Thiamazol	

Tab. 23-5 Medikamente in der Stillzeit. *(Forts.)*

Stoffgruppe	Gut einsetzbar	Nur bei strenger Indikation	Kontraindiziert
Kortikoide	Prednisolon Prednison Methylprednisolon		
Antiasthmatika	Cromoglicinsäure Salbutamol Reproterol Budesonid Theophyllin		
Schlafmittel	Baldrian	Diphenhydramin Lormetazepam Oxazepam Temazepam Diazepam	Benzodiazepine Barbiturate
Antipsychotika	Levomepromazin Haloperidol	Clozapin Lithium	Sulpirid
Gerinnungshemmer	ASS alle Heparine	Phenprocoumon	
Ulkusmittel/ Antazida	Magaldrat Sucralfat	Famotidin Nizatidin Roxatidin Omeprazol	Pirenzepin Misoprostol
Laxantien	Füll- und Quellstoffe Laktulose Sennapräparate Bisacodyl		Rizinus Natriumpicosulfat

Tab. 23-6 Indikationen zum Abstillen.

primär	sekundär
bei Totgeburt	eitrige Mastitis
vorausgegangene schwere Mastitis	schwere funktionelle Laktationsstörung
HIV-Infektion/Hepatitis-C-Infektion	
Einnahme milchgängiger, ansonsten kontraindizierter Arzneimittel	
Frau möchte nicht stillen	Frau möchte nicht stillen

Tab. 23-7 Erstuntersuchung des Neugeborenen (U1).
- Geburtsdatum und -zeit, Gestationsalter bei Geburt
- Geschlecht, Geburtsmodus, Geburtslage, Gewicht, Länge, Kopfumfang
- Apgar 5 min/10 min
- Nabelarterien-pH-Wert
- körperliche Untersuchung: Fehlbildungen? Besonderheiten?
- Vitamin-K-Prophylaxe?
- Augenprophylaxe?

Tab. 23-8 Neugeborenen-Basisuntersuchung (U2).
- Anamnese: Atemstillstand? Krämpfe? Trink- und Schluckprobleme?
- Gewicht, Länge, Kopfumfang (Vergleich mit den entsprechenden Perzentilen)
- Reifezeichen
- Haut: Blässe, Zyanose, Ikterus, Ödeme, Hämatome, Hämangiome, Verletzungen, Fisteln
- Herz: Frequenz, Rhythmus, Geräusch
- Lunge: Frequenz, Stridor, Dyspnoezeichen
- Abdomen: Nabel, Hernien, Leber- und Milzgröße, pathologische Resistenzen, Anus
- Kopf: Form, Fontanelle, Geburtsgeschwulst
- Auge: Motilitätsstörung, Katarakt, Mikro-/Makroophthalmie, Kolobom
- Nase: Durchgängigkeit
- Ohren: Sitz und Form
- Mund: große Zunge, Lippen-Kiefer-Gaumen-Spalte
- Skelett: Wirbelsäule (Spaltbildungen, Fehlhaltungen, Steißbeinporus)
- Extremitäten (Beweglichkeit, Frakturen, Fehlbildungen)
- Hüfte: Ortolani-Zeichen, Dysplasiezeichen
- Genitalien: Hypospadie, Klitorishypertrophie, Descensus testis, Hymenalatresie
- Haltung und Motorik: symmetrische Beugung der Extremitäten? Muskeltonus, Paresen

Hypotrophes Neugeborenes (small for gestational age): Körpergewicht unterhalb der 10. Perzentile und unabhängig vom Gestationsalter.

23.3 Das Neugeborene

23.3.1 Definitionen

Neugeborenes: Ein Neugeborenes ist ein lebendgeborenes Kind, bei dem nach Definition der WHO Lebenszeichen (Atmung, Herzschlag bzw. Nabelschnurpulsationen) vorliegen. Gestationsalter und Geburtsgewicht spielen hierbei keine Rolle.

Neugeborenenperiode: die ersten 28 Lebenstage (frühe Neonatalperiode bis zum 7. Lebenstag; späte Neonatalperiode bis zum 8.–28. Lebenstag);

Frühgeborenes: Neugeborenes, das vor der vollendeten 37. Schwangerschaftswoche geboren wurde. Das Geburtsgewicht spielt keine Rolle.

23.3.2 Untersuchung und Beurteilung

Unmittelbar nach der Geburt erfolgt beim Neugeborenen die aktuelle Zustandsbeurteilung sowie die Erstversorgung. Die erste vorgeschriebene Untersuchung (U1) erfolgt innerhalb der ersten 24 Lebensstunden (➤ Tab. 23-7), das Neugeborenen-Screening nach dem zweiten Lebenstag und die zweite Neugeborenenuntersuchung (U2) zwischen dem 3. und 10. Lebenstag (➤ Tab. 23-8).

Die Beurteilung der klinischen **Reifezeichen** eines eutrophen Neugeborenen umfasst die **Ohrmuschelknorpel** (vollständiges Knorpelgerüst), die Durchmesser der **Brustdrüsen** (ca. 10 mm) die **deszendierten Tests** beim Jungen, die die kleinen Labien bedeckenden **großen Labien** beim Mädchen, die die Fingerkuppen **überragenden Fingernägel** sowie die gefältelte Fußsohle. Die Lanugohärchen befinden sich nur an Schul-

Tab. 23-9 Reifezeichen bei Neugeborenen.
- Nägel überragen die Finger- bzw. Zehenkuppen
- Lanugohärchen nur an Schultern, Streckseiten der Oberarme und am oberen Teil des Rückens
- Kopfhaare schneiden an der Stirn scharf ab
- Nabel liegt in der Mitte zwischen Symphyse und Schwertfortsatz
- bei Knaben sind die Tests im Scrotum
- bei Mädchen bedecken die großen Labien Klitoris und die kleinen Labien
- Fußsohlenfalten über der ganzen Fußsohle
- fester Ohrmuschelknorpel
- Brustdrüsendurchmesser 1 cm

Tab. 23-10 Apgar-Score.

Punkte	0	1	2
Puls	fehlt	< 100/min	≥ 100/min
Atmung	fehlt	schnappend	rhythmisch
Tonus	fehlt	schlaff	kräftig
Farbe	blass	blau	rosig
Reflexe	keine	Grimassieren	Husten/Niesen

Tab. 23-11 pH-Wert des Nabelarterienblutes.

pH-Wert	Bewertung
7,24–7,20	Präazidose
7,19–7,15	leichte Azidose
7,14–7,10	mittelgradige Azidose
7,09–7,00	fortgeschrittene Azidose
< 7,00	schwere Azidose

tern, Streckseiten der Oberarme und am oberen Teil des Rückens (➤ Tab. 23-9).

Einen differenzierten Score zur Beurteilung der klinischen Reife eines Neugeborenen stellt der **Ballard-Score** dar, der neben morphologischen auch neurologische und statomotorische Faktoren beinhaltet.

Neugeborenenreflexe

- **Greifreflex:** Bei Berührung der Handinnenseite greift das Neugeborene zu.
- **Rooting-Reflex:** Bei Berührung der Wange bzw. des Mundwinkels wendet das Neugeborene den Kopf zu.
- **Moro-Reflex:** Bei plötzlicher Erschütterung der Unterlage breitet das Kind die Arme aus und führt sie anschließend wieder über der Brust zusammen.
- **Saugreflex:** Beim Berühren der Lippen kommt es zum Spitzen des Mundes sowie zu kräftigen Saugbewegungen.
- **Galant-Reflex:** Bestreichen des Rückens seitlich der Wirbelsäule führt zur Biegung der Wirbelsäule, wobei die Konkavität der gereizten Seite zugewandt ist.
- **Schreitphänomen:** Beim Berühren der Unterlage werden in senkrechter Haltung Schreitbewegungen gemacht.
- **Fluchtreflex:** Beim Bestreichen der Fußsohlen wird das Bein angezogen.

 129 Abbildungen Neugeborenenreflexe

Screeninguntersuchungen

In der Verantwortlichkeit der entbindenden Klinik liegt die Durchführung der vorgeschriebenen Screeninguntersuchungen auf angeborenen Stoffwechselstörungen: Hypothyreose, Galaktosämie, Phenylketonurie, Biotinidasemangel = herkömmlicher Guthrie-Test am 5. Lebenstag, nachdem die Kinder 3 Tage Milchnahrung erhalten haben sollten, oder Tandem-Massenspektroskopie nach der 48. Lebensstunde.
Durchführung Es erfolgt die Blutentnahme aus der Ferse. Das Blut wird auf ein spezielles Testkärtchen aufgebracht, wobei alle Ringe auf dem Kärtchen komplett mit Nativblut durchtränkt werden müssen. In vielen Regionen Deutschlands wurde das Screening mit der moderneren Technik der **Tandem-Massenspektroskopie** ersetzt. Mit dieser Methode können wesentlich mehr Stoffwechseldefekte auch unabhängig von der Nahrungsaufnahme bereits nach der 48. Lebensstunde diagnostiziert werden.

Apgar-Score

Beim Apgar-Score (nach der amerikanischen Anästhesistin Virginia Apgar) werden nach **1, 5 und 10 Minuten** die **Atmung**, der **Puls**, der **Tonus**, das **Hautkolorit** und die **Reflexe** beurteilt (➤ Tab. 23-10).

Ein Wert von 8–10 zeichnet ein lebensfrisches Neugeborenes, Werte zwischen 5 und 7 ein beeinträchtigtes Kind, Werte < 5 ein schwerst deprimiertes Kind aus.

Nabelarterien-pH

Da der Apgar-Wert eine subjektive Komponente enthält, muss zusätzlich die Bestimmung des Nabelarterien-pH-Wertes erfolgen. Dazu wird nach Abnabelung eine Nabelarterie punktiert und eine Blutgasanalyse durchgeführt. Eine klinisch relevante Azidose liegt bei einem pH-Wert < 7,10 vor (➤ Tab. 23-11). Heute weiß man, dass selbst Kinder mit einem Nabelarterien-pH-Wert < 7,00 keine Folgeschäden erleiden, wenn die respiratorische Azidose kurzfristig bestand. Deswegen muss um die klinische Bedeutung und Schwere der Azidose richtig beurteilen zu können, der Basenüberschuss (BE, Base Excess) mit beurteilt werden. Ein Basenüberschuss ab −10 mmol/l („Basendefizit") steht für eine klinisch relevante Azidose.

23.3.3 Erstversorgung des reifen, gesunden Neugeborenen

Die Erstversorgung des Neugeborenen soll die Vitalfunktionen überwachen und das Kind vor Schäden (z. B. Unterkühlung) schützen. Empfehlenswert ist eine kurze und technisch nicht aufwendige Messung der Sauerstoffsättigung beim Neugeborenen, weil diese eine wichtige Information über die Oxygenierung des Blutes nach Abnabelung liefert und z.B. bei nicht erkannten kindlichen Herzfehlern einen wichtigen klinischen Hinweis geben kann.

Abnabelung

Die Abnabelung erfolgt etwa drei Finger breit über dem Nabel, indem die Nabelschnur zweifach abgeklemmt und mit einer sterilen Schere zwischen den Klemmen durchtrennt wird. Vor dem Abklemmen sollte das Kind nicht über Plazentaniveau gehalten werden, da es sonst zu einer Umverteilung des Blutes in Richtung Plazenta kommt. Bei Frühgeborenen sollte durch niedrigere Lage des Kindes bzw. Ausstreichen der Nabelschnur in Richtung Kind bzw. autologer Transfusion bei Sectio caesarea versucht werden, das kindliche Blutvolumen zu maximieren.

Generell unterscheidet man die Sofortabnabelung unmittelbar nach der Entwicklung des Kindes (notwendig bei Rh-Inkompatibilität), die Frühabnabelung ca. 1 Minute nach der Geburt sowie die Spätabnabelung nach Sistieren der Nabelschnurpulsation.

Geburtsverletzungen

Trotz sachgerechter Leitung der Geburt können u.U. klinisch mehr oder weniger schwere Geburtsverletzungen beim Neugeborenen vorkommen.

Nach protrahierten Geburtsverläufen findet man in aller Regel harmlose Stauungshämatome. Die häufigste Geburtsverletzung, das **Kephalhämatom**, welches von der **Geburtsgeschwulst (Caput succedaneum)** abzugrenzen ist, ist eine Blutansammlung zwischen Knochen und Periost. Es überschreitet im Gegensatz zur Geburtsgeschwulst die Schädelnähte nie und bedarf in der Regel keiner besonderen Therapie (➤ Abb. 23-3).

Ebenso können sowohl nach normaler Geburt als auch bei schwerer Schulterentwicklung **Frakturen der kindlichen Clavicula** auftreten, deren Prognose jedoch sehr gut ist. Die Therapie besteht in einer Schmerzbekämpfung und ggf. Ruhigstellung des Armes der betroffenen Seite.

Nach Schulterdystokie bzw. schwierigen Armlösungen kann es zu einer Dehnung bzw. zum Abriss des Plexus brachialis kommen (➤ Abb. 23-4). Nach entsprechender Lagerung des geschädigten Armes auf einer Schiene ist die Funktionsbeeinträchtigung innerhalb der ersten Tage nach der Geburt oft reversibel, es kann jedoch das Schädigungsbild einer **Erb-Lähmung** oder **Klumpke-Lähmung** fortbestehen.

Nach Zangenentbindungen kann es durch Kompression und Ödem zu einer **Fazialisparese** des Neugeborenen kommen.

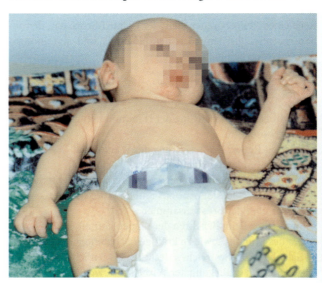

Abb. 23-4 Plexusparese bei einem Neugeborenen. Der rechte Arm liegt unbeweglich auf der Unterlage.

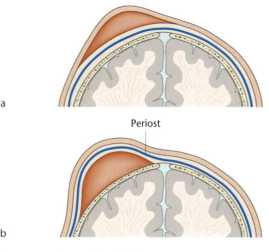

Caput succedaneum (Geburtsgeschwulst)
Teigige Anschwellung des lockeren Bindegewebes zwischen Galea und Periost unter der Geburt (= supraperiostales Ödem bzw. Serohämatom), **reicht über die Schädelnähte hinaus**.
Nicht therapiebedürftig. Bildet sich innerhalb von 1–2 Tagen zurück.

Kephalhämatom
Hämatombildung mit Abhebung des Periosts (= subperiostales Hämatom). Häufigkeit ca. 0,5% aller Geburten. **Schädelnähte sind immer Begrenzung des Kephalhämatoms**.
Entwicklung innerhalb der ersten Lebenstage, Rückbildung innerhalb von 8–16 Wochen. Keine besondere Therapie erforderlich.

Abb. 23-3 Caput succedaneum/Kephalhämatom.
a Geburtsgeschwulst (Caput succedaneum). Sie entsteht bald nach der Geburt und bildet sich innerhalb von 1–2 Tagen wieder zurück.
b Kephalhämatom (durch Schädelnähte begrenzt). Es entsteht innerhalb der ersten Lebenstage und bildet sich innerhalb von 8–16 Wochen wieder zurück.

Nabelpflege

Die Reinigung des Nabels ist sehr wichtig. Eine Omphalitis beim Neugeborenen ist selten, kann aber tödlich verlaufen. Die Säuberung des Nabels sollte mit einem sterilen Tupfer und Alkohol erfolgen. Der Nabel wird mit einer sterilen Kompresse abgedeckt. Ob das verbreitete Pudern des Nabels mit Chlorhexidin sinnvoll und notwendig ist, ist nicht bewiesen.

Absaugen

Das reife, kräftig durchschreiende Neugeborene muss nicht abgesaugt werden. Generell hat sich in letzter Zeit der ehemals angenommene Nutzen des Absaugens nicht bestätigt. Bei reifen Kindern, die mit mekoniumhaltigem Fruchtwasser geboren wurden, kann durch generelles Absaugen die Rate an Mekonium-Aspirationssyndromen nicht positiv beeinflusst werden. Das Absaugen ist indiziert, wenn die Atmung durch Schleim- oder Blutansammlungen stark beeinträchtigt ist und kann durch Mund oder Nase erfolgen.

Abtrocknen und Warmhalten

Das Neugeborene soll aufgrund der noch instabilen Thermoregulation auf jeden Fall mit vorgewärmten Tüchern abgetrocknet und darin eingehüllt werden. Es darf auf keinen Fall nass und ohne Abdeckung auf den Bauch der Mutter gelegt werden, da es dort sofort auskühlen würde.

Erstkontakt mit der Mutter

Das warm eingewickelte Neugeborene sollte in den Arm der Mutter bzw. der Eltern gegeben werden, damit es im Leben begrüßt werden kann und sich ein erster Kontakt aufbauen kann. Das erste Anlegen an der Brust unter Anleitung und Hilfestellung einer Hebamme kann noch im Kreißsaal erfolgen. Es dient vor allem dem engen Hautkontakt und besseren Milcheinschuss und weniger der Nahrungsaufnahme. Da heute die meisten Kaiserschnitte in Regionalanästhesie durchgeführt werden, ist auch diese Situation mit einer frühzeitigen Kontaktaufnahme zwischen Mutter und Kind im Kreißsaal vereinbar.

Credé-Prophylaxe

Die postnatale Konjunktivitisprophylaxe mit 1%igem Argentum nitricum hat ihre historische Wurzeln in der Vermeidung der Gonoblenorrhoe. Da dieses Krankheitsbild heute selten geworden ist, wird die Credé-Prophylaxe mittlerweile nicht mehr vorgeschrieben. Der Umgang mit dieser Thematik wird in den Kliniken sehr unterschiedlich gehandhabt. Eine generelle Empfehlung gibt es nicht mehr. Die Credé-Prophylaxe kann aber als allgemeine Infektionsprophylaxe angeboten werden. Bei korrekter Applikation des Tropfens in den Bindehautsack ist eine chemische Reizkonjunktivitis sehr selten.

23.3.4 Postnatale Adaptation und ihre Störungen

Praxisfall

Ein am Termin entbundenes Neugeborenes mit einem Geburtsgewicht von 3.300 g zeigt, nachdem es sich nach unauffälliger Spontangeburt zunächst gut angepasst hat, am 3. Lebenstag eine Tachypnoe und eine ausgeprägte Zyanose.

Nach Aufnahme auf eine neonatologische Intensivstation und dortiger Akutversorgung mit Sauerstoff und kreislaufstabilisierenden Maßnahmen wird eine Echokardiographie durchgeführt. Damit wird die Diagnose einer Transposition der großen Arterien gestellt. Daraufhin wird sofort ein Prostaglandinpräparat gegeben, um den Ductus arteriosus offenzuhalten. Anschließend wird die herzchirurgische Versorgung mit Atrioseptostomie (Rashkind-Manöver) in die Wege geleitet. Später wird eine kurative Operation („Switch"-Operation) erforderlich.

Die Trennung des kindlichen vom mütterlichen Organismus und die dabei erforderliche Umstellung der Vitalfunktionen ist wahrscheinlich einer der kritischsten Momente im Leben eines Menschen überhaupt und umfasst Kreislauf, Atmung, Stoffwechsel, Temperaturregulation, Ernährung, Ausscheidungsfunktion und Immunabwehr.

Kardiopulmonale Umstellung

Die kardiopulmonalen Umstellungsphänomene sind durch
- den Wegfall der fetoplazentaren Durchblutung,
- den Verschluss fetaler Shunts und
- durch die veränderten pulmonalen Druckverhältnisse.

Vor der Geburt ist der pulmonale Gefäßwiderstand 5-mal höher als nach der Geburt. Die Lunge ist aufgrund des hohen Drucks relativ gering perfundiert (ca. 5–10% des Herzzeitvolumens), und es besteht ein physiologischer Rechts-links-Shunt. Ein Drittel des fetalen Herzzeitvolumens perfundiert die Plazenta. Mit Einsetzen der Atmung sinkt der pulmonale Gefäßwiderstand rapide ab und die pulmonale Durchblutung steigt an. Es kommt zu einer Shuntumkehr im am ersten Lebenstag noch offenen Ductus arteriosus Botalli und zu einem funktionellen Verschluss des Foramen ovale durch den Druckanstieg im linken Vorhof. Der Links-rechts-Shunt im Ductus arteriosus sistiert nach Verschließen desselben innerhalb der ersten Lebenstage aufgrund des angestiegenen Sauerstoffpartialdrucks und der verminderten Prostaglandineinwirkung (> Abb. 23-5).

Die perinatale Atmungsadaptation umfasst das Auspressen der Lungenflüssigkeit unter der Geburt, die Belüftung der Lunge nach dem ersten Atemzug, die Resorption von verbliebenem Fruchtwasser. Der Surfactant-Film wird an die Alveolarwand adsorbiert und dadurch die Oberflächenspannung der Alveolen gesenkt. Weiterhin wird in der Pleura ein negativer Druck aufgebaut, was eine Grundvoraussetzung für Atmung ist, und Kapillarbettdurchblutung und Sauerstoffpartialdruck steigen.

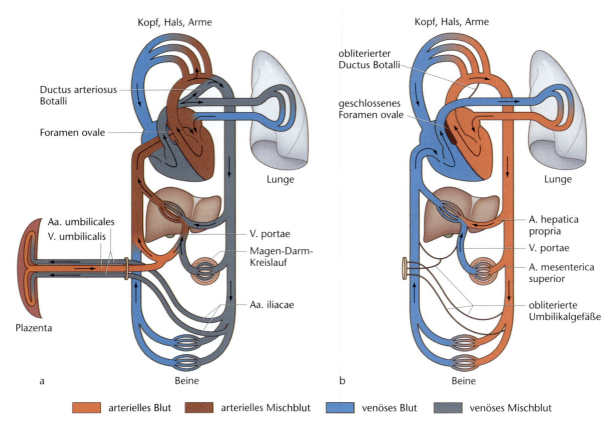

Abb. 23-5 Postpartale Kreislaufumstellung.
a Vor der Geburt.
b Nach der Geburt.

 131 Audio Erklärung zur Abb. 23-5

> **PRAXISTIPP**
> Da zahlreiche angeborene Herzfehler über den offenen Ductus arteriosus in utero hämodynamisch kompensiert werden (sog. „ductusabhängige Vitien"), fallen diese Kinder nicht sofort nach der Geburt klinisch auf, sondern erst, wenn sich in den ersten Lebenstagen der Ductus arteriosus verschließt.

Stoffwechselumstellung

Die physiologische Umstellung auf den extrauterinen Stoffwechsel umfasst den Beginn des Stillens und die damit verbundene Induktion der Verdauungsenzyme. Die erste Mekoniumausscheidung sollte innerhalb der ersten 48 Lebensstunden erfolgen. Eine Abnahme von bis zu 10% des Geburtsgewichts ist physiologisch. Ebenso ist es normal, dass Neugeborene in den ersten Lebenstagen nur geringen Appetit haben und sehr viel schlafen.

Temperaturregulation

Die beim Neugeborenen im Verhältnis zur Körpermasse große Körperoberfläche ist verantwortlich für einen relativ großen Wärmeverlust und eine labile Thermoregulation. Dabei kann dem Kind durch Konvektion, die von Umgebungstemperatur und Luftbewegungen abhängig ist, viel Wärmeenergie verloren gehen, was durch Einhüllen des Kindes und Vermeidung von Zugluft minimiert werden kann. Durch sofortiges Abtrocknen nach Geburt kann Verdunstungskälte vermieden werden. Eine besonders hohe Gefahr der Unterkühlung besteht für Frühgeborene und Neugeborene mit instabiler Kreislaufsituation nach der Geburt.

Störungen der unmittelbaren postnatalen Umstellung

Pulmonale Anpassungsstörungen (Atemnotsyndrom)

Pulmonale Anpassungsstörungen zählen zu den häufigsten Problemen nach der Geburt und erfordern die Betreuung des Kindes durch den Neonatologen. Die Symptomatik besteht aus einer **Tachypnoe** (Atemfrequenz > 60/min), einer **Zyanose** bei Luftatmung, einem **exspiratorischen Stöhnen** („Knorksen"), sternalen und interkostalen **Einziehungen** und **„Nasenflügeln"**.

Ätiologie Als Ursachen kommt in erster Linie das Atemnotsyndrom des Frühgeborenen in Frage. Auch asphyktisch geborene Kinder können pulmonale Anpassungsstörungen zeigen. Kinder von diabetischen Müttern können aufgrund der generellen Organunreife bei diabetischer Stoffwechselsituation während der Schwangerschaft häufiger ein **Atemnotsyndrom** bekommen als Neugeborene vergleichbaren Gestationsalters.

Symptome

Die Symptomatik besteht aus:
- einer Tachypnoe (Atemfrequenz > 60/min)
- einer Zyanose bei Luftatmung
- einem exspiratorischen Stöhnen („Knorksen")
- sternalen und interkostalen Einziehungen
- „Nasenflügeln".

Reife Kinder, die durch Kaiserschnitt am wehenlosen Uterus geboren wurden (z.B. „Wunschkaiserschnitt"), können das klinische Bild einer **„wet lung"** zeigen, da keine Wehen zum Auspressen der Lungenflüssigkeit beitragen konnten. Eine Gruppe besonderer klinischer Situationen bzw. angeborener Fehlbildungen, bei denen sich die fetale Lunge nicht adäquat entwickeln konnte („Lungenhypoplasie"), kann ebenfalls zu pulmonalen Problemen nach der Geburt beitragen (lange bestehendes Anhydramnion, Zwerchfelldefekt mit Verlagerung von Bauchorganen in den Thorax).

Therapie

Die Therapie besteht neben allgemeinen kreislaufstabilisierenden Maßnahmen je nach klinischer Schwere aus der Maskenbeatmung mit Luft oder Sauerstoff, CPAP (continuous positive airway pressure) bzw. Intubation und Beatmung. Zur Behandlung des Atemnotsyndroms des Frühgeborenen steht heute die Gabe von Surfactant zur Verfügung.

Kardiale Anpassungsstörungen

Persistierende pulmonale Zirkulation Dieses Krankheitsbild kann idiopathisch oder nach Asphyxie und Mekoniumaspiration auftreten. Durch den pulmonalen Hochdruck persistiert ein Rechts-links-Shunt mit konsekutiver Hypoxie. Die Therapie besteht in einer Senkung des pulmonalen Widerstandes. Dies erfolgt zunächst durch die Gabe von Sauerstoff und Volumen. Sollte dies keinen ausreichenden Effekt haben, kommen Katecholamine und letztendlich NO zum Einsatz.

Persistierender Ductus arteriosus Beim persistierenden Ductus arteriosus bleibt der Verschluss des Ductus arteriosus nach Shuntumkehr aus. Gehäuft tritt dies bei kleinen Frühgeborenen durch Hypoxie und vermehrte Prostaglandinbildung mit resultierender pulmonaler Hyperperfusion auf. Die Therapie erfolgt konservativ mit Ibuprofen in den ersten Lebenstagen, was sehr effektiv ist. Eine chirurgische Versorgung mit Ligatur und Durchtrennung des Ductus ist nur bei einem großen persistierenden Ductus arteriosus mit hämodynamischer Wirksamkeit indiziert und sehr selten nötig.

Metabolische Anpassungsstörungen

Hypoglykämie Eine Hypoglykämie (Blutzucker < 2,5 mmol/l) entwickeln vor allem Frühgeborene sowie Kinder mit angeborenen Stoffwechselerkrankungen (z.B. Glykogenspeicherkrankheiten). Typischerweise kommt es bei Neugeborenen diabetischer Schwangerer nach der Geburt zu hypoglykämischen Krisen, da mit Abnabelung das hohe mütterliche Glukoseangebot unterbrochen ist, die in utero hochregulierte fetale Insulinproduktion aber noch bestehen bleibt. Symptomatisch wird eine postnatale Hypoglykämie durch Übererregbarkeit, Zittern, Tachypnoe, Apnoen und Krämpfe. Dies erfordert die Überwachung des Kindes auf einer neonatologischen Station, wo ein engmaschiges Blutzuckermonitoring und die entsprechende Therapie mit Glukosegabe und adaptierter Ernährung erfolgen können.

Hyperbilirubinämie Der Bilirubinstoffwechsel des Neugeborenen unterscheidet sich von dem des Erwachsenen durch:
- ein erhöhtes Angebot (kürzere Erythrozytenlebenszeit)
- eine verminderte Transportkapazität (verminderte Albuminkonzentration)
- eine verlangsamte Konjugation (unreife UDP-Glukuronyltransferase).

Risikoneugeborene stellen Frühgeborene und Kinder nach Schwangerschaften mit Rhesus-Inkompatibilität oder anderen irregulären hämolytisch wirksamen mütterlichen Antikörpern dar. Auch die Resorption von Geburtshämatomen kann den Bilirubinstoffwechsel zusätzlich belasten. Eine Hyperbilirubinämie > 340 μmol/l ist auf jeden Fall therapiepflichtig. Ansonsten gilt die Regel, dass der Bilirubinwert in μmol/l 10% des Geburtsgewichts nicht übersteigen darf (Bsp.: Therapiepflichtigkeit ab 250 μmol/l bei einem 2.500 g schweren Neugeborenen).

Der sogenannte **physiologische Neugeborenenikterus** tritt am 3.–6. Lebenstag des Säuglings auf und bildet sich bis zum 10. Lebenstag zurück. Ab der zweiten Lebenswoche spricht man von einem Icterus prolongatus. Bei gestillten Neugeborenen kann zusätzlich durch Bestandteile der Muttermilch die Aktivität der Glukuronyltransferasen gehemmt werden – in diesen Fällen wird auch von einem Muttermilchikterus gesprochen, dessen eigentliche Ursache nicht geklärt ist und bei dem keine gefährliche Konzentrationen auftreten, sodass ein Abstillen bei entsprechender Überwachung nicht erforderlich ist. Ohne Therapie kann ein schwerer Ikterus zum Kernikterus führen, bei dem es durch Bilirubin zu irreversibler toxischer Schädigung von Basalganglien und Hirnnervenkernen kommt (> Tab. 23-12).

Die **Therapie** besteht in einer ausreichenden Flüssigkeitszufuhr, einer **Phototherapie** mit blauem Licht (Wellenlänge

425–475 nm, kein UV-Licht!), in sehr schweren Fällen auch in einer Austauschtransfusion.

23.3.5 Reanimation des Neugeborenen

Jede geburtsmedizinische Einrichtung muss zur Reanimation eines Neugeborenen in der Lage sein. Die Reanimation erfolgt nach der ABCD-Regel (> Tab. 23-13). Darüber hinaus ist der Schutz vor Auskühlung besonders wichtig.

A – Atemwege freihalten („Airway") Dieser Schritt beinhaltet das Vorlegen von Sauerstoff über eine Maske und das Absaugen von Nase und Rachen.

B – Beatmen („Breathing") Das Beatmen erfolgt mittels Masken-Beutel-Beatmung (> Abb. 23-6) bzw. durch Intubation.

> **MERKE**
> Da die meisten Ursachen für eine postnatale Depression des Neugeborenen pulmonaler Ursache sind, kommen bei der Reanimation die Beatmung bzw. Maßnahmen zur Oxygenierung an erster Stelle. Dies kann auch bei Fehlen von medizinischer Ausstattung durch Mund-zu-Nase-Beatmung begonnen werden. Alle Maßnahmen zur Stabilisierung des Kreislaufs kommen als nächster Schritt.

C – Circulation Die externe Herzdruckmassage (> Abb. 23-7) ist bei schwerer Bradykardie (< 60/min) bzw. Asystolie indiziert. Dabei wird der Thorax mit beiden Händen umgriffen, und mit den Daumen wird Druck auf den Thorax in Sternummitte ausgeübt. Die Frequenz der Herzdruckmassage beträgt 2 pro Sekunde. Nach 5 Massagehüben erfolgt ein Beatmungszug.

D – Drugs Zur Kreislaufstützung wird hauptsächlich Adrenalin gegeben. Bei Kreislaufinstabilität des Neugeborenen ist in den meisten Fällen auch eine Volumensubstitution indiziert (> Abb. 23-8). Die blinde Pufferung mit Natriumbikarbonat ist heute obsolet! Die Therapie der Azidose besteht in der Gabe von Volumen und Sauerstoff.

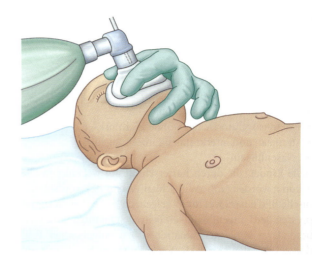

Abb. 23-6 Masken-Beutel-Beatmung.

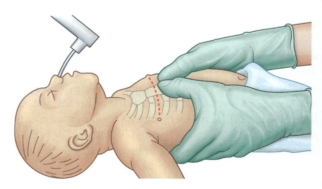

Abb. 23-7 Herzdruckmassage.

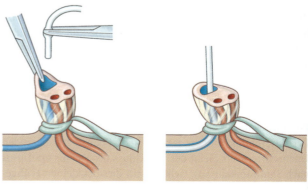

Abb. 23-8 Nabelvenenkatheterisierung.

Tab. 23-12 Differentialdiagnose des Icterus neonatorum.
- pathologisches Hämoglobin (z.B. Sichelzellen)
- Glukose-6-Phosphatdehydrogenasemangel
- Crigler-Najar-Syndrom
- Rotor-Syndrom
- Dubin-Johnson-Syndrom
- Gallengangsatresie
- schwere Infektion/Sepsis
- α-1-Antitrypsinmangel

Tab. 23-13 Reanimation des Neugeborenen nach der ABCD-Regel.

Parameter	Symptome	Maßnahmen
Airway	Fruchtwasser? Mekonium? Blut?	absaugen, Esmarch-Handgriff
Breathing	Atemexkursionen ausreichend und seitengleich? Atemfrequenz und -muster?	Sauerstoffgabe, ggf. Maskenbeatmung, R-CPAP, R-IPPV, Intubation/IPPV
Circulation	Herzfrequenz? Nabelschnurpuls oder Herztöne, Brachialis- oder Femoralispulse?	ggf. Herzdruckmassage
Drugs	Medikamente erforderlich?	außer Sauerstoff selten erforderlich

ZUSAMMENFASSUNG
Übersicht der angeborenen Anomalien und Fehlbildungen

chromosomale Abberationen	Trisomie 21 Trisomie 18 Trisomie 13 Monosomie X0 (Turner) Klinefeltersyndrom XXY
Herzfehler	Vorhofseptum-/Ventrikelseptumdefekt hypoplastisches Linksherz hypoplastisches Rechtsherz Transposition der großen Arterien Fallotsche Tetralogie Aortenstenose/-atresie Pulmonalstenose/-atresie Ebstein-Anomalie DORV (double-outlet right ventricle)
Lungenfehlbildungen	Lungensequester CCAML (congenital cystic ademomatoid malformation of the lung)
Bauchwanddefekte	Omphalozele Gastroschisis Zwerchfelldefekte
zentrale Fehlbildungen und Neuralrohrdefekte	Anenzephalus Enzephalocele Meningomyelozele/Meningozele Hydrozephalus internus/externus Holoprosenzephalie Spina bifida Arnold-Chiari-Syndrom Dandy-Walker-Malformation
urogenitale Fehlbildungen	originäre Nierenatresie (Potter-Syndrom) Zystennieren Becken- und Hufeisennieren Prune-belly-Syndrom Hypospadie Urethralklappen
Knochen- und Extremitätenfehlbildungen	Achondrodysplasie Amelie, Dysmelie, Phokomelie Radiusaplasie Klumpfüße Spalthände Arthrogryposis multiplex
faziale Fehlbildungen	Lippen-Kiefer-Gaumenspalte Pierre-Robin-Syndrom

23.4 Das pathologische Wochenbett

Unter den gegenwärtigen geburtsmedizinischen Bedingungen kommt dem Erkennen eines pathologischen Verlaufs im Wochenbett eine große Bedeutung zu, da viele, die heutige mütterliche Mortalität verursachenden Komplikationen post partum auftreten. Zudem prägt das Wohlbefinden im Wochenbett erheblich das subjektive Geburtserlebnis der Frau. Die Leitsymptome eines pathologischen Wochenbettverlaufs sind ein schlecht zurückgebildeter, druckdolenter Uterus, vaginale Blutungen und Fieber.

Praxisfall

Am 4. Tag nach unauffälliger Spontangeburt entwickelt die Wöchnerin Fieber bis 38,5 °C mit jeweils einer Fieberspitze am Abend. Der Uterus erscheint palpatorisch aufgelockert, steht einen Querfinger unter dem Nabel und ist leicht druckdolent. Der Wochenfluss ist reduziert und die Lochien sind fötid. Die Brüste sind bei einem voll gestillten Kind unauffällig.

Die Laboruntersuchung zeigt eine Leukozytose von 15×10^9/l, das CRP beträgt 160 mg/dl. Die Sonographie des Uterus zeigt ein leeres Cavum uteri, dagegen erscheint der Uterus aufgelockert und ungenügend zurückgebildet. Es erfolgt die intravenöse Gabe von Uterotonika (21 IE Oxytocin in 500 ml NaCl), außerdem Methylergometrin und ein Cephalosporin. Das Stillen wird konsequent weitergeführt. Nach 2 Tagen ist die Patientin fieberfrei, der Uterus deutlich fester und kleiner, sodass die Wöchnerin aus der Klinik entlassen werden kann.

Subinvolutio uteri

Definition und Ätiologie Die mangelnde Rückbildung des Uterus (Subinvolutio uteri) ist oft Folge einer Überdehnung und Schwäche des Myometriums nach protrahiertem Geburtsverlauf oder einer Überdehnung bei Mehrlingsschwangerschaft oder Polyhydramnion.

Symptome und Diagnostik
Der Fundus uteri steht höher als normal, der Wochenfluss ist verstärkt und blutiger.

Therapie
Die Therapie der Wahl ist die Gabe von Uterotonika (Oxytocin bzw. Methylergometrin). Stillen ist die beste natürliche Vorbeugung einer Subinvolutio uteri.

Lochialstau

Ätiologie Können die Lochien durch einen Spasmus oder der Verlegung der Zervix durch Koagel oder Eihautreste nicht abfließen, entwickelt sich ein Lochialstau (= Lochiometra). Diese Komplikation des Wochenbetts entwickelt sich meist zwischen dem 4. und 7. Tag nach der Geburt.

Symptome
Der Wochenfluss ist übel riechend, reduziert oder ganz aufgehoben. Der Uterus ist nicht zeitgemäß zurückgebildet, weich und druckdolent. Zusätzlich hat die Wöchnerin meist Fieber und einen charakteristischen **Stirnkopfschmerz.**

Therapie

Die Therapie entspricht der der Subinvolutio uteri. Die Dilatation des Muttermundes (manuell oder mit Hegar-Stiften) hat ein relativ hohes Infektionsrisiko und bedarf einer strengen Indikationsstellung. Das Dilatieren der Cervix uteri bei primärer Sectio caesarea und nicht eröffneter Zervix zur Vermeidung eines Lochialstaus ist heute obsolet.

23.4.1 Blutungen

Allgemeines

Ätiologie Blutungen im Wochenbett treten meist innerhalb der ersten 2 Wochen nach der Entbindung auf (> Tab. 23-14). Bei einer vaginalen Blutung innerhalb der ersten 24 Stunden nach der Entbindung muss sofort sichergestellt werden, ob nicht eine bislang nicht wahrgenommene **Geburtsverletzung** (z.B. Scheiden- oder Zervixriss) hier die Ursache ist. Als weitere Ursache kommt eine **Retention von Plazenta- und Eihautresten** in Frage, was trotz einer unmittelbar nach der Geburt für vollständig angesehenen Plazenta auftreten kann (z.B. Nebenplazenta).

Weiterhin kann eine **atonische Blutung** (Spätatonie) zu Beginn des Wochenbettes auftreten.

Diagnostik

Es muss unbedingt abgeklärt werden, ob das Cavum uteri leer ist. Auch eine Kombination der genannten Ursachen kann eine Blutung hervorrufen. Die Methode der Wahl, die Blutungsursache zu verifizieren ist eine sterile Spiegeleinstellung mit Inspektion von Vulva, Damm, Scheide und Zervix. Gleichzeitig werden palpatorisch der Höhenstand und die Konsistenz des Uterus beurteilt. Sonographisch kann zusätzlich das Cavum uteri beurteilt werden (> Tab 23-14).

Tab. 23-14 Differentialdiagnose der Blutung im Wochenbett.

Erkrankung	Ausschlussmaßnahme
Atonische Blutung (Spätatonie)	Palpation des Uterus am Fundus
Unmittelbar übersehene Geburtsverletzung	sterile Spiegeleinstellung
Endometritis, Endomyometritis	Druckschmerzhaftigkeit des Uterus, Entzündungsparameter
Plazentarest, Plazentapolypen, Eihautreste	Sonographie, Kürettage
Gerinnungsstörung	Labor: Quick, Thrombozyten, Fibrinogen, Antithrombin III
Funktionelle Ursachen	sehr selten, in der klinischen Praxis kaum relevant, ergeben sich nach Ausschluss der oben genannten Ursachen

Therapie

Die Therapie einer postpartalen Blutung richtet sich nach deren Ursache. Eine Geburtsverletzung wird umgehend chirurgisch versorgt. Sollten Plazenta- bzw. Eihautreste im Uterus verblieben sein oder Koagel das Cavum uteri ausfüllen und den Uterus am Kontrahieren hindern, ist eine Kürettage notwendig. Dabei ist zu beachten, dass diese beim geringsten Zweifel an der Vollständigkeit von Plazenta und Eihäuten unmittelbar nach der Geburt zu erfolgen hat. Zu einem späteren Zeitpunkt ist der Eingriff mit einem erheblich höheren Infektions- und Verletzungsrisiko verbunden und sollte nur unter strengster Indikationsstellung und beim Versagen von konservativen Maßnahmen (Uterotonika: Oxytocin, Methylergometrin) unter antibiotischem Schutz und sonographischer Kontrolle durchgeführt werden.

Spätatonie

Eine atonische Blutung kann unmittelbar während der Nachgeburtsperiode auf dem Kreißsaal, aber auch später nach Verlegung der Wöchnerin auf Station auftreten. Da diese Blutungskomplikationen mit einer terminal nicht mehr beherrschbaren Gerinnungsstörung einhergehen können und mit einem Anteil von 18–22% neben den thrombembolischen Komplikationen an erster Stelle der mütterlichen Todesursachen stehen, ist ihre frühzeitige Erkennung und sachgerechte Behandlung außerordentlich wichtig.

Ätiologie Als Risikofaktoren gelten:
- protrahierter Geburtsverlauf mit sekundärer Wehenschwäche
- Mehrlingsgeburten
- Polyhydramnion
- Uterus myomatosus

Diagnostik

Zur sachgerechten Erkennung gehört das realistische Einschätzen des Blutverlustes, da sich eine erhebliche Menge im Cavum uteri ansammeln kann, was die Kontraktionsfähigkeit des Uterus weiter reduziert und eine Diskrepanz des außen wahrgenommenen Blutverlustes zum Gesamtblutverlust verursacht. Als erste klinische Tätigkeit ist in dieser Situation das Auspressen des Uterus mit dem **Handgriff nach Credé** erforderlich bzw. die bimanuelle Kompression des Uterus mit dem **Handgriff nach Hamilton** (> Abb. 23-9).

Therapie

- frühzeitige und ausreichende Volumensubstitution
- frühzeitige und ausreichende Substitution mit Erythrozytenkonzentraten und FFP
- intravenöse Applikation von Uterotonika (Oxytocin, Prostaglandin 2Fα)
- prostaglandingetränkte Uterustamponade
- Operation (B-Lynch-Naht, Hysterektomie als Ultima Ratio)

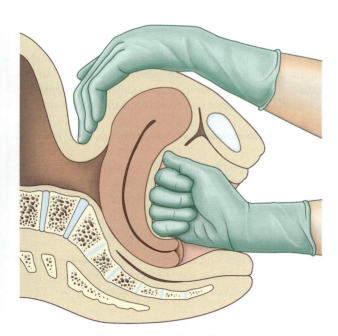

Abb. 23-9 Uteruskompression nach Hamilton.

> **MERKE**
> Die Therapie einer starken postpartalen Blutung muss eingeleitet und klinisch wirksam werden, bevor die Patientin in eine irreversible Situation des Kreislaufversagens und der Gerinnungsstörung gerät! Bei erfolglosem Einsatz der First-Line-Behandlung hat die rektale Applikation von 1.000 μg Misoprostol einen großen Effekt gezeigt!

23.4.2 Fieber

Unter Fieber im Wochenbett (Puerperalfieber, Kindbett- oder Wochenbettfieber) versteht man eine Temperatur > 38 °C im Wochenbett mit Ausgang der Infektion vom Genital. Es muss klar zum „extragenitalen" Fieber abgegrenzt werden (➤ Tab. 23-15). Die Häufigkeit liegt bei ca. 5–10 %. Das Keimspektrum umfasst in erster Linie nosokomiale Erreger (aerobe Staphylokokken und Streptokokken, E. coli, anaerobe gramnegative Keime).

Endo(myo)metritis puerperalis

Ätiologie und Pathogenese:
- verzögerte Rückbildung des Uterus
- protrahierte Geburt
- lange zurückliegender Blasensprung
- postpartale Operationen

Symptome
Die Symptomatik ist zunächst unspezifisch und beginnt schleichend. Es treten meist nach dem 2. Tag post partum subfebrile bis febrile Temperaturen auf, die einen typischen „zick-zack"-förmigen Verlauf haben.

Tab. 23-15 Differentialdiagnose des Fiebers im Wochenbett.

Wochenbettfieber	Extragenitales Fieber
• reaktiv nach protrahiertem Geburtsverlauf, lange zurückliegendem Blasensprung oder Sectio • Lochialstau • Endomyometritis	• Milcheinschuss • Mastitis • sekundär heilende Sectionaht • Thrombose, Thrombophlebitis, Sinusvenenthrombose • Harnwegsinfekt, Pyelonephritis • infiziertes Hämatom (parakolpisch, parametran)

Diagnostik
Die Diagnose wird in erster Linie klinisch durch die Beurteilung des Uterus (Palpation, ggf. Sonographie) und dem Ausschluss anderer Fieberursachen gestellt. Sonographisch erscheint der Uterus aufgelockert mit unscharfer Begrenzung des Cavum uteri. Typisch sind übel riechende, eitrige Lochien sowie der hochstehende Uterus mit typischem Kantenschmerz.

Therapie
Die Therapie besteht in der Gabe von Kontraktionsmitteln (Oxytocin-Infusion mit 21 IE Oxytocin in 500 ml NaCl) sowie Antibiotika (Kombination eines Penicillins bzw. Cephalosporins mit Metronidazol). Als Komplikation kann sich eine Puerperalsepsis entwickeln. Durch die Entwicklung einer begleitenden Adnexitis können später Fertilitätsstörungen entstehen.

Puerperalsepsis

Definition Als Puerperalsepsis bezeichnet man ein infektiös-septisches Krankheitsbild, das von einer Geburtswunde oder Geburtsverletzung ausgeht.

Ätiologie und Pathogenese:
- hämatogene und/oder lymphogene Verschleppung von Erregern einer Endomyometritis oder ausgehend von einem anderen Fokus (z.B. Thrombophlebitis).
- Sepsis durch Organbeteiligung.

Symptome
Zu den Symptomen der Endomyometritis kommen die klinischen Zeichen der Sepsis wie hohes Fieber, Schüttelfrost, Tachykardie, Hypotonie, ausgeprägte Leukozytose mit Linksverschiebung, Anämie, Thrombozytopenie. Z.T. treten rheumatische Gelenk- und Gliederschmerzen sowie ein Ikterus auf. Bei Fortschreiten der Erkrankung bzw. beim Endotoxinschock treten Zyanose, Schocksymptomatik, Verbrauchskoagulopathie und Multiorganversagen (Schocklunge, Nierenversagen) auf.

> **MERKE**
> Als paraklinischer Marker zur Diagnostik einer Puerperalsepsis steht heute Prokalzitonin zur Verfügung!

Therapie

Die Behandlung besteht neben Kontraktionsmitteln und einer Low-Dose-Heparinisierung vor allem in einer hochdosierten und am Keimspektrum orientierten Antibiotikatherapie. Weiterhin sind intensivmedizinische Maßnahmen zur Stabilisierung der Vitalfunktionen unerlässlich (ZVK, Volumengabe, Substitution von Gerinnungsfaktoren). Als Ultima Ratio zur Fokussanierung ist ggf. die Hysterektomie unerlässlich, die aufgrund des möglichen fulminanten Verlaufs nicht zu spät erfolgen darf.

> **MERKE**
> Die Puerperalsepsis ist heute ein seltenes Krankheitsbild. Trotzdem muss sie aufgrund des möglichen rasanten klinischen Verlaufs sehr ernst genommen werden!

23.4.3 Thrombosen und thrombembolische Erkrankungen

Thrombembolische Erkrankungen und Komplikationen stellen unverändert einen hohen Anteil der heutigen mütterlichen geburtsbedingten Mortalität und sind aus diesem Grund besonders ernst zu nehmen. Da im Wochenbett physiologisch die Balance zwischen gerinnungshemmenden und gerinnungsfördernden Faktoren zugunsten der Gerinnung verschoben ist, stellt das Wochenbett per se eine relative Thrombosedisposition dar. Andere Faktoren wie reduzierte Bewegung (z.B. nach Kaiserschnitt) unterstützen dies. Je nach Schweregrad, Lokalisation und Ausdehnung werden verschiedene thrombotische bzw. thrombembolische Erkrankungen unterschieden.

Praxisfall

❚❚ Fünf Tage nach sekundärer Sectio wegen protrahierter Geburt und zephalopelvinen Missverhältnisses bemerkt die Wöchnerin, dass das rechte Bein deutlich dicker, wärmer und gerötet erscheint. Zusätzlich bestehen subfebrile Temperaturen bis 37,8 °C. Das Gehen ist sehr schmerzhaft.
Die Doppler-Sonographie zeigt eine Thrombose der rechten Vv. iliacae externa und communis. Es erfolgt daraufhin die gewichtsadaptierte Behandlung mit einem niedermolekularen Heparin im therapeutischen Bereich sowie die orale Antibiose mit einem Cephalosporin. Die Wöchnerin kann weiter stillen und muss keine strenge Bettruhe einhalten. Die laborchemischen Untersuchungen erbringen eine homozygote Faktor-V-Leiden-Mutation. ❚❚

Thrombophlebitis

Dies ist eine Entzündung der oberflächlichen Venen, meist am Arm oder Bein und kann spontan oder nach Punktionen (z.B. Flexüle) entstehen.

Symptome

Die Symptomatik besteht in einer oberflächlichen, strangförmigen, dolenten und geröteten Induration der Haut. An den Extremitäten besteht keine Umfangsdifferenz. Allgemeinerscheinungen wie Fieber und Tachykardie treten nicht auf.

Therapie

Die Behandlung ist hauptsächlich symptomatisch Kühlung, Heparinsalbenverbänden, Alkoholwickeln und Antiphlogistika. Die Patientinnen müssen nicht immobilisiert werden.

Tiefe Beinvenen- und Beckenvenenthrombose

Die tiefe Beinvenen- und Beckenvenenthrombose entsteht auf Grundlage einer Läsion der Gefäßwand, reduzierter Strömungsgeschwindigkeit sowie einer Weitstellung der Venen (**Virchow-Trias**).

Symptome

Klinisch äußert sich eine tiefe Beinvenen- oder Beckenvenenthrombose durch folgende Charakteristika:
- einseitiges Spannungs- und Schweregefühl in den Beinen
- druckdolente Leisten bei der Beckenvenenthrombose
- Beinumfangsdifferenz
- überwärmtes, gerötetes, glänzendes Bein
- positives **Homann- und Payr-Zeichen**
- Schmerzen bei der Wadenkompression (**Lowenberg-Zeichen**)
- Fieber
- Tachykardie mit treppenförmig ansteigendem Kletterpuls (**Mahler-Zeichen**)

Diagnostik

Die Diagnose wird in erster Linie klinisch gestellt und durch die Doppler- und Farbdoppler-Sonographie gesichert. Eine Phlebographie ist obsolet. Bei einer tiefen Beinvenen- bzw. Beckenvenenthrombose im Wochenbett muss immer das mögliche Vorliegen einer angeborenen Thrombophilie (Faktor-V-Leiden-Mutation, Faktor-II-Prothrombin-Mutation) gedacht werden.

Therapie

Die Behandlung einer tiefen Beinvenen- oder Beckenvenenthrombose besteht aus:
- Bettruhe
- Vollheparinisierung mit niedermolekularem Heparin
- keine i.m. Injektionen
- ggf. Thrombolyse und Thrombektomie
- überlappend orale Antikoagulation

> **MERKE**
> Ein geschwollenes, gerötetes, schmerzhaftes Bein ist das Leitsymptom der tiefen Beinvenen- bzw. Beckenvenenthrombose.

Ovarialvenenthrombose

Ätiologie Die Ovarialvenenthrombose kann in seltenen Fällen während der Schwangerschaft auftreten, meist jedoch innerhalb der ersten Wochen post partum.

Symptome und Diagnostik
Die Symptome bestehen aus einem rechtsseitigen Unterbauchschmerz und Fieber. Die Diagnose wird durch die Farbsonographie bzw. MRT gestellt.

Therapie
Die Therapie besteht in einer Low-dose-Heparinisierung.

> **PRAXISTIPP**
> Die Ovarialvenenthrombose betrifft meist das rechte Ovar, da ein vermehrter venöser uteriner Rückstrom über die rechte Ovarialvene erfolgt.

Lungenembolie

Ätiologie Eine Lungenembolie entsteht durch die Ausschwemmung eines Thrombus (meist aus den tiefen Beinvenen) in die Lungenstrombahn.

Symptome und Diagnostik
Die Symptomatik umfasst:
- plötzliche thorakale Schmerzen
- Schweißausbruch
- Dyspnoe/Tachypnoe
- Husten
- Schocksymptomatik.

Diagnostik:
- Echokardiographie (Rechtsherzbelastung!)
- EKG
- Blutgasanalyse
- Spiral-CT

Therapie
Intensivüberwachung ist erforderlich. Neben allgemeinen Maßnahmen wie Bettruhe, Oberkörperhochlagerung, Sauerstoffgabe und ausreichender Flüssigkeitszufuhr sind u.U. folgende spezielle Maßnahmen erforderlich:
- bei Rechtsherzinsuffizienz evtl. Katecholamine
- evtl. Beatmung und Reanimation
- therapeutische Heparinisierung unter PTT-Kontrolle
- passagerer oder permanenter Kavafilter
- Lysetherapie (mit Streptokinase, Urokinase oder tPA)
- chirurgische Embolektomie (Trendelenburg-Operation).

23.4.4 Endokrinologische Störungen

Sheehan-Syndrom

Definition Seltene, peripartal entstandene ischämische Läsion des Hypophysenvorderlappens (HVL) mit den klinischen Zeichen einer HVL-Insuffizienz.

Ätiologie Das Sheehan-Syndrom ist Folgeerscheinung einer kurzfristigen Mangeldurchblutung des HVL während oder nach der Geburt durch hohen Blutverlust oder extreme Kreislaufschwankungen (hypovolämischer Schock).

Symptome
Das Sheehan-Syndrom tritt nach der Geburt auf. Dabei muss mehr als 75% des Drüsengewebes der Adenohypophyse in ischämische Nekrosen umgewandelt sein, bevor sich klinische Symptome manifestieren. Klinisch zeigen sich die Symptome einer HVL-Insuffizienz mit Laktationsstörung, später Libidoverlust, Amenorrhö, Verminderung der sekundären Genitalbehaarung, Hypoglykämien und Pigmentmangel der Haut.

> **MERKE**
> Das typische Erstsymptom des Sheehan-Syndroms ist ein Versagen der Laktation.

Diagnostik
Die Diagnose wird durch die Bestimmung der Gonadotropine und Östrogene in Blut und Urin der Wöchnerin bzw. durch endokrinologische Funktionstests gestellt.

Therapie
Die Therapie besteht in einer Substitution der fehlenden Hormone (Testosteron, L-Thyrexoin, Kortison).

Chiari-Frommel-Syndrom

Definition Das Chiari-Frommel-Syndrom ist eine sekundäre postpartale Amenorrhö durch persistierende Hyperprolaktinämie.

Ätiologie Das Chiari-Frommel-Syndrom kommt zustande durch eine Dysfunktion der hypothalamisch-hypophysären Achse mit einer Überfunktion der prolaktinproduzierenden Zellen. Es kommt nach Ende der Stillperiode noch Monate bis Jahre zu einer andauernden Laktation, Hemmung der ovariellen Funktion und Atrophie des Uterus.

Symptome und Diagnostik
Die Symptome bestehen neben der verlängerten Laktation (**Galaktorrhö**) in einer Amenorrhö und einem Libidoverlust. In jedem Fall, aber besonders bei neurologischen Symptomen

(Kopfschmerzen, Gesichtsfeldveränderungen), muss ein Prolaktinom ausgeschlossen werden. Diagnostisch lassen sich im Blut erhöhte Prolaktinspiegel sowie verminderte Gonadotropin-, Östrogen- und Progesteronspiegel nachweisen. Ein vermutetes Prolaktinom muss durch bildgebende Diagnostik (Sellaaufnahmen, Schädel-CT/MRT) abgeklärt werden.

Therapie
Die Therapie besteht in der Gabe von Dopaminantagonisten (z.B. Bromocriptin) bzw. der Operation des Prolaktinoms.

23.4.5 Symphysenschäden und urologische Probleme

Die Schwangerschaft bedingt generell eine durch Östrogene induzierte physiologische Auflockerung des Beckenrings. Trotz dieser Vorbereitung kann es während der Schwangerschaft bzw. unter der Geburt zu einer **Beckenringlockerung** und einem **Symphysenschaden** mit Krankheitswert kommen. In schweren Fällen kommt es zu einer **Symphysenruptur**.

Symphysenschaden

Ätiologie Das Geburtstrauma kann nur bedingt für einen Symphysenschaden verantwortlich gemacht werden, da bei vielen Frauen bereits während der letzten Schwangerschaftswochen Beschwerden auftreten.

Symptome und Diagnostik
- Druckschmerzhaftigkeit des Beckenrings
- reflektorische muskuläre Schmerzen im Adduktorenbereich und in der Glutealmuskulatur
- Behinderung beim Herausheben der Beine aus dem Bett
- „Watschel- oder Entengang"
- Patientin kann schlecht oder nicht auf einem Bein stehen

Diagnostiziert wird der Symphysenschaden röntgenologisch.

Therapie
Die Behandlung des Symphysenschadens besteht in körperlicher Schonung, analgetischer Behandlung sowie einer vom Orthopäden verordneten Symphysenbandage. Die Prognose ist im Allgemeinen gut.

Harnverhalt

Ätiologie Ein Harnverhalt nach Geburt entsteht durch ein Ödem im Bereich der Urethra bzw. des Blasenhalses (z.B. nach protrahierten Geburten oder vaginal-operativen Entbindungen), aber auch als puerperale Blasenatonie. Es besteht die Gefahr eines aszendierenden Harnwegsinfekts.

Therapie
Die Behandlung erfolgt zunächst rein konservativ (Laufenlassen von Wasser) bzw. durch Spasmolytika und Parasympathikomimetika. Führt dies nicht zum Erfolg, muss die Harnblase unter strenger Anti- und Aseptik mit einem Einmalkatheter entleert werden.

> **MERKE**
> Die Frage an die Wöchnerin nach der ersten Spontanmiktion nach der Geburt gehört zu den grundlegendsten und wichtigsten Dingen bei der Wochenbettbetreuung! Kann die Wöchnerin spontan Wasser lassen, kann der Uterus gut kontrahieren und auch einem Harnwegsinfekt ist vorgebeugt.

Inkontinenz

Ätiologie Eine Harninkontinenz post partum entsteht auf Grundlage einer geburtstraumatischen funktionellen Störung des Blasenverschlusses.

Therapie
Die Therapie besteht hauptsächlich im Training des Blasenverschlussapparats durch Beckenbodengymnastik. Diese Behandlung kann medikamentös durch Relaxierung des Blasendetrusors sowie Tonisierung des Sphinkters mit Parasympathikomimetika unterstützt werden.

> **MERKE**
> Ein Training des Beckenbodens unter qualifizierter Anleitung im Rahmen der Rückbildungsgymnastik nach der Geburt sollte jeder Wöchnerin empfohlen werden.

Harnwegsinfekt

Ätiologie Da nach der Geburt die physiologischen Schwangerschaftsveränderungen des Urogenitaltrakts eine gewisse Zeit persistieren, stellt das Wochenbett eine prädisponierende Situation für einen Harnwegsinfekt dar. Alterationen der Urethra sowie häufiges Katetherisieren unter der Geburt können dies weiter begünstigen. Die häufigsten Erreger sind E. coli, Klebsiellen, Proteus, Enterobacter und grampositive Keime.

Symptome und Diagnostik
Die Hauptsymptome eines Harnwegsinfektes im Wochenbett sind Dysurie, Algurie sowie Pollakisurie. Die Diagnose wird durch einen Urinstreifentest (Leukozyten und Nitrit positiv), ein Urinsediment sowie eine Urinkultur gestellt.

Therapie
Die Behandlung orientiert sich an der Schwere der Beschwerden und umfasst neben viel Trinken eine gezielte orale Antibiotikagabe, in schweren Fällen auch eine i.v. Antibiose.

MERKE
Um Harnwegsinfekte im Wochenbett zu vermeiden, sollten die Indikation für einen Blasenkatheter streng gestellt und ein transurethraler Blasenkatheter so bald wie möglich wieder entfernt werden.

23.4.6 Psychische Veränderungen und Erkrankungen

Die veränderte Lebenssituation der Frau nach der Geburt, die neuen Anforderungen an die junge Mutter sowie die massiven hormonellen Umstellungen im Wochenbett führen ohnehin zu einer besonderen psychischen Situation, die in psychische Probleme mit Krankheitswert fließend übergehen können, von diesen jedoch klar unterschieden werden sollten.

„Heultage"

Es handelt sich hierbei um eine häufig auftretende Stimmungsschwankung der Mutter im Wochenbett, die mit dem **Progesteronabfall** in Zusammenhang gebracht wird und durch Weinerlichkeit, milde depressive Verstimmung und Abgeschlagenheit während der ersten Woche post partum charakterisiert ist. Die Prävalenz ist mit 30–70% relativ hoch. Begünstigend können Stress, Versagensängste, Stillschwierigkeiten oder familiäre Probleme wirken.

Symptome
Typisch sind eine Weinerlichkeit, eine milde depressive Verstimmung und Abgeschlagenheit während der ersten Woche nach der Geburt. Die Symptome verschwinden von selbst.

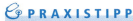
PRAXISTIPP
Die Patientin braucht Aufklärung über die „Normalität" dieses Zustands und Zuwendung.

Therapie

Komplementäre Therapie
- homöopathische Komplexmittel (Zincum valerianicum Hevert®, Hypericum Comp.® ALCEA, PSY-stabil® spag. Tropfen)
- Kneipp-Anwendungen
- Lichttherapie
- Aromatherapie mit z.B. Bergamotte, Iris, Jasmin (Massageöle, Badezusatz)
- zusätzlich evtl. Phytotherapie mit Johanniskraut.

Wochenbettdepression

Definition und Ätiologie Bei der Wochenbettdepression handelt es sich um eine schwere depressive Verstimmung 5–30 Tage post partum. Prädisponierend können vorbestehende Tendenzen sowie besondere Belastungssituationen (Stillprobleme, Frühgeburt etc.) sein. Die Häufigkeit ist kaum exakt zu benennen, da die meisten Fälle mit Wochenbettdepression nicht erkannt werden. Ursache dafür ist, dass die Symptome schwer von den „normalen" psychischen Veränderungen im Wochenbett abzugrenzen sind und auch die Wahrnehmung und Akzeptanz dieses Themas ungenügend entwickelt sind. Schätzungen geben eine Häufigkeit > 10% an!

Symptome
- Denk- und Konzentrationsstörungen
- Versagensängste
- Schlafstörungen
- Antriebsminderung
- Müdigkeit
- Suizidgedanken.

Therapie
Die Wochenbettdepression erfordert im Gegensatz zu den „Heultagen" psychiatrische Mitbehandlung. Die Therapie der Wochenbettdepression besteht neben einer Basisbehandlung (Stressreduktion, regelmäßiger Tag-Nacht-Rhythmus) in psychotherapeutischer Unterstützung mit geschulter persönlicher Zuwendung und Gruppentherapie sowie Psychopharmaka (selektive Serotoninwiederaufnahmehemmer und trizyklische Antidepressiva). Die Problematik liegt in ihrer unzureichenden Erkennung. Die Prognose ist jedoch deutlich besser als bei der Wochenbettpsychose.

Wochenbettpsychose

Definition Bei der Wochenbettpsychose handelt es sich um eine schwere psychische Erkrankung, die durch eine akute depressive und/oder psychotische Symptomatik gekennzeichnet ist. Die Erkrankung tritt mit einer Häufigkeit von ca. 0,5% meist im späten Wochenbett bis einige Monate post partum auf. Es eine Häufung bei Erstgebärenden bzw. bei bestehenden Psychosen in der Eigen- und Familienanamnese.

Symptome
- Zerfahrenheit
- starke Erregungszustände
- Affektinkontinenz
- manische Zustände
- Angst
- Halluzinationen
- suizidale Gefährdung
- Fremdgefährdung (Kind)

Therapie
Die Erkrankung bedarf in jedem Fall der Behandlung durch einen Psychiater. Die Therapie erfolgt medikamentös (Antidepressiva, Tranquilizer, Neuroleptika) bzw. durch Psychotherapie.

Psychosomatische Aspekte des Wochenbetts

Belastungen der Mutter Die Zeit des Wochenbetts ist geprägt von extremen physiologischen und psychologischen Veränderungen der Wöchnerin. Das einschneidende Erlebnis der Geburt, die nachfolgenden Rückbildungsvorgänge und die Umstellung auf die Mutterrolle verlangen von ihr eine Neudefinition des Selbsterlebens sowie der Beziehung zu ihrem Partner und ihrer Familie. Das Wochenbett ist also im wahrsten Sinne des Wortes als ein psychosomatischer Vorgang zu bezeichnen: als Wechselwirkung körperlicher Veränderung und seelischen Erlebens.

Belastungen der Partnerschaft Ein Ziel der psychosomatischen Geburtshilfe besteht darin, Umstände, Faktoren und Situationen zu schaffen, die sich günstig auf die Mutter/Eltern-Kind-Beziehung auswirken. Die sensible Phase nach der Geburt hat eine Triggerfunktion für die Bindungsprozesse. Die Unterstützung des Partners, auch unter der Geburt, kann den Stress der Mutter wesentlich mindern. Dass die meisten Ehen innerhalb der ersten 2 Jahre nach der Geburt eines Kindes geschieden werden, zeigt, wie belastend der Neuanfang auf die Paarbeziehung sein kann. Das verminderte Bedürfnis der Partnerin nach Sexualität während der ersten postpartalen Monate ist physiologisch und sollte vom Partner nicht als Zurückweisung erlebt werden.

Stillen Die Bedeutung der vertrauensvollen, sozialen Unterstützung gerade in der Zeit des Wochenbettes unterstreichen Klaus et al. (1992) durch das Konzept des „woman care giver". Die psychosoziale Begleitung einer Erstgravida zeigte positive Auswirkungen auf das Stillen, die Eltern-Kind-Beziehung und die Verminderung von Ängsten und depressiven Verstimmungen.

Das Stillen ist ein vielschichtiges interpersonales Geschehen, das der Ausgestaltung und Festigung der Beziehung zwischen dem Neugeborenen, seiner Mutter und den Personen ihrer Umgebung dient. Stillstörungen kommen nur selten aus isoliert endokrinen Problemen und niemals alleine aus Unwillen oder Abneigung der Mutter zustande. Sie können auch dadurch entstehen, dass die Mutter aus Erwartungsangst, aus ängstlicher oder zorniger Angespanntheit oder weil sie sich selbst nicht geborgen oder gelassen fühlt, keinen Milcheinschuss bekommt.

Psychosomatische Maßnahmen Als unterstützende Maßnahmen im Wochenbett empfiehlt sich die Möglichkeit zum **„rooming-in"** und **„self demand feeding"** zu geben, um psychohygienische Aspekte wie Hautkontakt, Stillen und **„bonding"** zu fördern. Wünschenswert wäre zudem eine Wochenbettvisite, die nochmals auf das Geburtserleben im Vergleich von idealer und realer Geburt eingeht. Dies soll einer Prävention von Schuldgefühlen, in der persönlichen Wahrnehmung haften bleibenden „Negativerfahrungen" und depressiven Reaktionen dienen.

✚ 040 Literatur Kap. 23
✚ 041 Praxisfragen Kap. 23
✚ 085 IMPP-Fragen Kap. 23

IV Spezielle Gynäkologie

24 Entzündliche Erkrankungen 397

25 Endometriose 423

26 Tumorartige Veränderungen und Tumoren 431

27 Urogynäkologie 509

28 Notfallsituationen in der Gynäkologie 531

KAP. 24

E.E. Petersen

Entzündliche Erkrankungen

24.1	Grundlagen	397	24.4.3	Salpingitis und Adnexitis	413
			24.4.4	Infektionen nach Eingriffen	415
24.2	Entzündungen der Vulva und der Vagina	399	24.5	Entzündungen der Mamma	419
24.2.1	Perivulväre Dermatitis	400			
24.2.2	Vulvitis	400	24.6	Sexuell übertragbare Infektionen	419
24.3	Entzündungen der Vagina	406	24.7	Andere Infektionen	421
			24.7.1	Harnwegsinfektionen	421
24.4	Entzündungen des inneren Genitales	411	24.7.2	Tuberkulose	421
24.4.1	Zervizitis	412			
24.4.2	Endometritis	413			

> **Zur Orientierung**
>
> Während Entzündungen des äußeren Genitales häufig und eher lästig sind, können die selteneren Infektionen des inneren Genitales irreparable Folgeschäden bewirken und je nach Erreger in lebensbedrohliche Situationen übergehen. Generell ist bei entzündlichen Erkrankungen an drei Ursachen zu denken: Erreger, Immunerkrankungen und Verletzungen (auch Operationen). Erregerbedingte Infektionen sind fast immer zu heilen, Immunerkrankungen sind chronisch, schwerer zu diagnostizieren und meist nur zu bessern, und bei Verletzungen kann es schwierig sein, eine Infektion von einer physiologischen Entzündungsreaktion abzugrenzen.

24.1 Grundlagen

Begriffsbestimmungen und Übersicht

Betroffene Strukturen Eine entzündliche Erkrankung kann alle äußeren und inneren Geschlechtsorgane betreffen, also Vulva, Vagina, Zervix, Uterus und Eileiter mit Umgebung. Darüber hinaus kann sie auf das Bauchfell übergreifen oder bei hämatogener Streuung zur Sepsis bis hin zum septischen Schock führen.

Erreger Grundsätzlich ist zwischen Kolonisationskeimen und Erregern zu unterscheiden. Kolonisationskeime sind Bakterien, aber auch Hefen, die in diesem Bereich keine Entzündung auslösen (fakultativ pathogene Keime). Alle im Darm vorkommenden Mikroorganismen, die im Perianalbereich und in geringer Zahl auch auf der Vulva und während der Generationsphase in noch geringerer Menge auch in der Vagina anzutreffen sind, können Kolonisationskeime sein. Erreger lösen dagegen eine Entzündung und damit Infektionen aus. Je nach befallener Struktur kommen verschiedene Erreger in Frage (> Tab. 24-1). Einige von ihnen werden als Auslöser der „sexually transmitted diseases" (STD) zusammengefasst.

Allgemeine Diagnostik

Während generell gilt, dass die klinische Erfahrung das wichtigste Element der Diagnostik ist, ist dies bei den Entzündungen oft schwieriger (> Tab. 24-2). Nur wenige Infektionen sind so typisch, dass sie ohne Zusatzdiagnostik erkannt werden können, z.B. der primäre Herpes genitalis.

> **PRAXISTIPP**
>
> Der klinische Zustand des Patienten bestimmt das Ausmaß der Diagnostik. Bei Hinweisen auf eine schwere Infektion/Erkrankung sind Entzündungsparameter (z.B. CRP) entscheidend, da sie die bedrohliche Situation am sichersten anzeigen.

Kolposkopie

Mit der Vergrößerung durch das Kolposkop lassen sich Hautstrukturen sehr viel besser beurteilen bzw. werden überhaupt erst erkennbar. Die Unterscheidung zwischen kleinen Kondylomen und Hirsuties (harmlose, haarartige Epithelfortsätze) ist

Tab. 24-1 Bekannte Infektionserreger im Genitalbereich, nach Bedeutung und Häufigkeit sortiert.

Infektion	Bakterien	Viren	Andere
Vulvitis/ Vaginitis	• A-Streptokokken • Staphylococcus aureus • (Treponema pallidum*) • (Chlamydia trachomatis L1–L3*)	• Herpes-simplex-Virus* • HPV* • (Varicella-Zoster-Virus)	• **Candida albicans** • Trichomonaden*
Kolpitis	• A-Streptokokken • Staphylococcus aureus	• Herpes-simplex-Virus* • HPV*	• **Candida albicans** • **Trichomonaden***
Zervizitis	• **Chlamydia trachomatis*** • Gonokokken* • A-Streptokokken	Herpes-simplex-Virus* HPV*	
Endometritis	• **Chlamydia trachomatis*** • Gonokokken* • A-Streptokokken		
Salpingitis (Adnexitis) Peritonitis	• **Chlamydia trachomatis*** • Gonokokken* • A-Streptokokken • Darmflora • (Aktinomyzeten) • (Tuberkelbakterien)	(Herpes-simplex-Virus*)	
Sepsis	• **A-Streptokokken** • Staphylococcus aureus • Darmflora		(Candida albicans) nur bei Immunsuppression

* = STD-Erreger, in Klammern = seltene Erkrankungen, fett = Haupterreger

Tab. 24-2 Diagnostische Methodik.

Anamnese und Beschwerden	• Dauer der Beschwerden: Infektionen meist Tage (bis Wochen), Dermatosen Monate bis Jahre • Juckreiz, Brennen, Berührungsschmerz, Schmerzen
Klinisches Bild	Rötung, Schwellung, Ausfluss, Eiter, Lymphknotenschwellung
Kolposkopie	• ohne Vorbehandlung • mit Essigsäurebehandlung (3%) zur Erkennung von Dysplasien

Mikrobiologie	• Mikroskopie
	  – direkte Beurteilung des verdünnten Fluors/Sekrets (Nativmikroskopie) mit Methylenblau für Bakterien, Pilze und Leukozyten oder ohne Methylenblau für Trichomonaden zum Bewegungsnachweis
	  – Gramfärbung zur besseren morphologischen Darstellung von Bakterien und Pilzen
	  – Giemsa-Färbung für Trichomonaden
	• Pilzkultur zur Anzüchtung mikroskopisch nicht erkennbarer Pilzmengen und Differenzierung bei mikroskopischem Nachweis von nur Sprosszellen
	• bakteriologische Kultur zum Nachweis und zur Differenzierung von Bakterien
	• Blutkultur bei Verdacht auf Sepsis
	• Zellkultur zum Nachweis von Viren, z.B. HSV
	• PCR zum DNA-Nachweis von z.B. HSV, HPV, Chlamydien, Gonokokken
	• Serologie zum Antikörpernachweis bei z.B. Lues, Chlamydien

Biopsie	• Färbung und Histologie • Immunreaktion
Laborparameter	• Blutbild • BSG • CRP

nur hiermit möglich. Auch für die Beurteilung der Hautbeschaffenheit und den Nachweis von z.B. Filzläusen ist es unentbehrlich. Wird die Haut zusätzlich für 3–5 Minuten mit 3%iger Essigsäure betupft, werden subklinische HPV-Infektionen und Dysplasien erst erkennbar.

Mikrobiologie

> **PRAXISTIPP**
>
> Abstriche für die Bakteriologie sind immer dann notwendig, wenn die Patientin Beschwerden hat und ein Erreger klinisch vermutet wird, aber weder mikroskopisch noch klinisch Hinweise auf andere Erreger bestehen.

Manche Erreger sind sehr labil, sodass eine Anzüchtung im Labor nur noch möglich ist, wenn Transportmedien oder bestimmte Abstrichbestecke verwendet werden. Postoperativ und bei kranken Patientinnen mit diffusen Schmerzen, auch ohne Fieber sind Abstriche aus dem Operationsgebiet bzw. der Wunde und auch Blutkulturen zu entnehmen.

Mikroskopie Mit der Mikroskopie können erkannt werden:

- Normalflora (Laktobazillen)
- Superfizialzellen (ausgereifte Epithelien unter Östrogenwirkung)
- Entzündungsreaktion (> 3× mehr Leukozyten als Epithelzellen)
- Atrophie (überwiegend Parabasalzellen)
- Pilze (große oder kleine Sprosszellen, Pseudomyzel [meist Candida albicans])
- Trichomonaden (in Nasspräparat an ihrer Bewegung durch das Gesichtsfeld)
- Clue Cells (bei Aminvaginose, BV)
- Mischflora (wenig Laktobazillen, viele kleine Bakterien)

Kulturen Ist mikroskopisch kein Pseudomyzel erkennbar oder werden nur Sprosszellen gesehen, dann ist eine **Pilzkultur** unerlässlich. Sie wird entweder in Sabouraud-Lösung oder auf der Sabouraud-Agarplatte angelegt und ermöglicht nach der Anzüchtung die biochemische oder morphologische (Reisagar-)Typisierung:

- Candida albicans (> 95% aller Candidosen)
- Candida glabrata (harmlos)
- Saccharomyces (harmlos).

Liegen Hinweise auf eine entzündliche Infektion vor (sehr viele Leukozyten im mikroskopischen Bild) und ist kein anderer Erreger im Mikroskop zu erkennen, ist eine **bakteriologische Kultur** notwendig. Die wichtigsten Bakterien sind A-Streptokokken, Staphylococcus aureus und – im Augenblick relativ selten – Gonokokken.

Eine **Viruskultur** wird fast nur für den Nachweis des Herpes-simplex-Virus verwendet.

PCR Viren (Papillomaviren, Herpes-simplex-Viren) und besonders labile oder schwierig nachzuweisende Bakterien (Chlamydien, Gonokokken, Tuberkelbakterien) werden zunehmend mit Hilfe der Polymerase-Kettenreaktion (PCR) nachgewiesen.

Serologie Die Serologie spielt bislang nur bei den sexuell übertragbaren Infektionen wie Chlamydia trachomatis, Lues und Lymphogranuloma inguinale (LGV) oder beim Immunstatus für Herpes-simplex-Viren eine Rolle.

> **PRAXISTIPP**
> Für eine bakteriologische Kultur und den Nachweis mittels PCR bei Bakterien müssen spezielle Transportmedien verwendet werden.

Biopsie und Histologie

Viele Hauterkrankungen (z.B. Lichen planus, Lichen sclerosus, Ekzem, Lichen simplex, Psoriasis) können nur durch Biopsien diagnostisch gesichert werden. Die Histologie differenziert zwischen einer Hautbeschädigung und einer Erkrankung und ist unersetzlich zum Nachweis einer Dysplasie oder eines Malignoms. Fast immer reicht eine Biopsie von ca. 4 mm aus.

> **PRAXISTIPP**
> **Vorgehen bei der Biopsie**
> - Betäubung an der Vulva mit Lokalanästhesie (z.B. Emla®-Creme oder Mepivacain subkutan), an der oberen Vagina oft keine Betäubung notwendig
> - Gewebeentnahme mit der Knipsbiopsiezange oder mit einer Stanze
> - keine Naht
> - Blutstillung mit Monsel-Lösung (Eisensubsulfat), Eisen(III)-chlorid Höllenstein, oder nur Kompression

Laborwerte

Hohe Leukozytenzahlen im Blut sind normalerweise Ausdruck von ausgedehnten oder schweren Infektionen/Entzündungen. Bei Sepsis und v.a. septischem Schock kann es auch zum Abfall der Leukozytenzahl kommen. Im Differentialblutbild lässt sich die bedrohliche Situation an der Linksverschiebung, d.h. der Zunahme unreifer Formen, erkennen. Die zuverlässigste Methode ist die quantitative Bestimmung des CRP. Je ausgedehnter die Entzündung ist, desto höher ist der CRP-Wert.

> **PRAXISTIPP**
> Auch nach Verletzungen und Operationen ist der CRP-Wert erhöht, steigt aber „nur" auf das 5- bis 10fache an und sinkt bald wieder.

Auch andere Laborparameter wie Gerinnung, Nieren- oder Leberwerte steigen mit zunehmender Schädigung durch die Infektion.

Allgemeine Therapie

Bei allen therapierbaren und eliminierbaren, meist sexuell übertragenen Erregern ist eine **Partnertherapie** angezeigt, d.h. bei Lues, Gonorrhö, Chlamydieninfektionen (Chlamydia trachomatis Serogruppe L1–L3 und D–K) und Trichomoniasis. Beim Herpes genitalis ist eine Partnertherapie ohne Wert, bei der HPV-Infektion umstritten bzw. ohne großen Erfolg.

24.2 Entzündungen der Vulva und der Vagina

Ätiologie Ursache für entzündliche Hautveränderungen sind nicht nur Infektionen, sondern auch Immunerkrankungen (z.B. Dermatosen) und Hautbeschädigungen (➤ Tab. 24-3). Die Erreger, die in der äußeren Haut und deren Anhangsgebilden Entzündungen auslösen können, werden auch im vaginalen Bereich angetroffen. Nur wenige von ihnen führen zu schweren, lebensbedrohlichen Infektionen oder bleibenden Schäden.

Tab. 24-3 Erkrankungen und Beschwerden der Vulva.

Infektionen	Entzündliche, nichtinfektiöse Dermatosen	Andere Erkrankungen
Pilze • Hefepilze, meist Candida albicans (häufig) Viren • Kondylome (HPV) • primärer Herpes genitalis (HSV) • rezidivierender Herpes genitalis • Herpes zoster (VZV, selten) Bakterien • Pyodermie (A-Streptokokken) • Follikulitis (Staphylococcus aureus) • Vulvitis plasmacellularis Protozoen • Trichomoniasis Parasiten • Oxyuren (Madenwürmer, selten) • Skabies (Krätze, selten) • Phthiriasis (Filzläuse, selten)	• Lichen sclerosus • Psoriasis • Lichen planus (erosivus) • Ekzem • irritative Dermatitis • Behçet-Syndrom	• Lichen simplex chronicus • Hautbeschädigung • Urtikaria factitia • Karzinom • Morbus Paget (selten) • Stoffwechselerkrankungen (Diabetes mellitus, Hepatitis) • psychische Erkrankung (Depression)

24 Entzündliche Erkrankungen

> **PRAXISTIPP**
> Da der Stuhlgang bis zu 50% aus Bakterien besteht, sind im äußeren Genitalbereich immer Darmbakterien nachweisbar. Falsche Hygiene, Hautbeschädigung durch zu häufiges Waschen und fehlende Pflege sind weitere Gründe für hohe Keimzahlen in diesem Bereich. Beim Immunkompetenten lösen sie jedoch keine Entzündungsreaktion aus.

Symptome

Infektionen der Vulva sind meist harmlos und eher lästig. Im Vestibulum vaginae (Scheidenvorhof) ist dabei die sensible Versorgung am höchsten, Entzündungen werden hier als besonders unangenehm und schmerzhaft empfunden. In der Vagina nimmt die Sensibilität nach proximal hin immer weiter ab. Entzündungen lösen dort und an der Portio also deutlich weniger oder gar keine Schmerzen, sondern nur Ausfluss aus.

24.2.1 Perivulväre Dermatitis

Hierbei handelt es sich um eher seltene Infektionen, z.B. Tinea inguinalis (Fadenpilze), die Phthiriasis (Filzläuse am behaarten Mons pubis), Oxyuren (Befall des perianalen Bereichs mit Madenwürmern), die Krätze (Befall der perigenitalen Haut mit Skabies) oder die Acne inversa.

24.2.2 Vulvitis

Grundlagen

Definition Vulvitis bezeichnet die entzündliche Veränderung der Vulva, unabhängig von der Ursache.
Ätiologie Insgesamt sind es nur wenige Erreger, die eine Entzündungsreaktion auslösen. Die häufigste Ursache ist eine Infektion durch Candida albicans. Sie ist fast immer mit einer Kolpitis vergesellschaftet (> Kap. 24.3). Die schmerzhafteste Vulvitis wird durch einen primären Herpes genitalis ausgelöst. Hautbeschädigung und Immunschwäche können das Geschehen verstärken. Auch Stoffwechselstörungen, (z.B. Diabetes mellitus) oder Wundsekret, fördern die Vermehrung von Erregern.
Verlauf Inkubationszeit und Krankheitsverlauf hängen vom Erreger ab. Die Inkubationszeit beim primären Herpes genitalis beträgt 3–6 Tage, bei Kondylomatose (Papillomaviren) z.T. auch Wochen und Monate. Meist sind Inkubationszeit und Verlauf kurz.

Symptome und Diagnostik

Typische Beschwerden der Vulvitis sind:
- Juckreiz: Candidose, Dermatosen (Lichen sclerosus, Lichen planus, Ekzem, Psoriasis), Phthiriasis, Oxyuren
- Brennen: Herpes genitalis, Streptokokken der Gruppe A, Staphylococcus aureus, Trichomoniasis, Vulvitis plasmacellularis, Dermatosen (Lichen planus erosivus)
- Schmerzen: Herpes genitalis, Follikulitis, Abszess, Bartholinitis, Verletzungen, Vulvitis plasmacellularis, Dermatosen (Behçet-Syndrom), Verletzungen (Rhagaden).

Ohne Beschwerden gehen einher: Condylomata acuminata (s.u.), Erythrasma, der Lues-Primäraffekt (mit Einschränkung) und die Condylomata lata (Lues II).

Differentialdiagnostisch muss bei Ausfluss an Trichomoniasis, Aminvaginose/BV, Candidose, Herpes genitalis, Zervizitis, Colpitis plasmacellularis oder hormonell bedingten Ausfluss gedacht werden. Harndrang spricht für eine Urethritis, Zystitis oder Skenitis (Entzündung der Skene-Gänge, selten).

Infektiöse Vulvitis

Candidose

Ätiologie Erreger ist in 95% der Fälle Candida albicans, seltener Candida tropicalis, Candida krusei und Candida parapsilosis. Andere Hefearten, v.a. Candida glabrata und Candida saccharomyces (Bäckerhefe), aber auch Candida pseudotropicalis, sind häufig nur Kolonisationskeime.

Symptome und Diagnostik

Die Candidose juckt und führt an der Vulva zu einer flächigen Rötung mit Fluorauflagerungen (> Abb. 24-1) oder zu einer papulösen/pustulösen Entzündung (> Abb. 24-2). Die Diagnose beruht auf:
- dem klinischen Bild mit Rötung, Knötchen und gelbem, klumpigem Fluor
- dem mikroskopischen Nachweis von Pseudomyzel und Leukozyten (> Abb. 24-14)
- dem kulturellen Nachweis von Candida albicans.

Therapie

Zur Therapie stehen viele Substanzen und Galenikformen zur Verfügung (> Tab. 24-4). Eine **gelegentlich auftretende Candidose** wird lokal behandelt. Kommt es zu einem Rezidiv, so war entweder die Therapie nicht ausreichend durch ungenügende oder falsche Applikation, oder das Antimykotikum war unwirksam (Resistenzen sind sehr selten). Häufig handelt es sich um Reinfektionen, entweder aus anderen Körperbereichen, durch den Partner oder durch andere Kontakte, da Pilze in der Natur weit verbreitet sind. Treten 4 und mehr symptomatische Pilzinfektionen pro Jahr auf, spricht man von einer **chronisch rezidivierenden Candidose.** Dabei haben meist die Pilzfäden schon tiefere Epithelschichten befallen, sodass eine orale Therapie notwendig ist. Diese erfolgt unter Mitbehandlung des Partners und einer prophylaktischen Oralapplikation alle 4 Wochen und bringt in vielen Fällen erhebliche Erleichterung, in Verbindung mit Hautpflege im Vulva- und Analbereich und einer verminderten Exposition auch langfristige Heilung. In schweren Fällen kann das Prophylaxeintervall auf wöchentlich verkürzt werden.

24.2 Entzündungen der Vulva und der Vagina

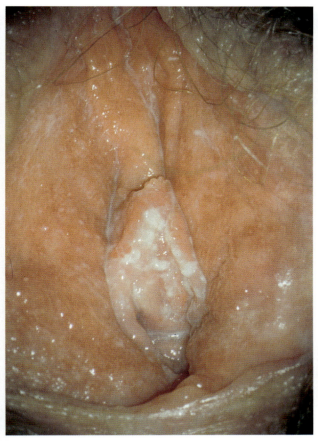

Abb. 24-1 Candida-albicans-Vulvitis.

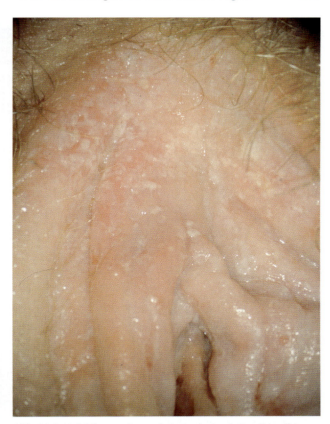

Abb. 24-2 Vulvitis pustulosa mit Juckreiz durch Candida albicans.

Tab. 24-4 Therapie bei Candidose.

Topische Antimykotika	Orale Antimykotika
• Polyene: Nystatin • Imidazol: z.B. Clotrimazol, Econazol, Miconazol, Oxiconazol, Tioconazol, Fenticonazol • Pyridon: Ciclopiroxolamin	• Triazole: Fluconazol, Itraconazol

A-Streptokokkenvulvitis

Ätiologie Die typischste und nahezu einzige Vulvitis bei Kindern wird durch Streptokokken der Gruppe A ausgelöst. Hier scheint es ein lokales Geschehen zu bleiben. Bei der erwachsenen Frau ist wegen des Aszensionsrisikos und der Gefährlichkeit des Erregers im Genitalbereich eine systemische Therapie (Penicillin, Cephalosporin) immer vorzunehmen, um eine Sepsis zu verhindern.

Symptome und Diagnostik
Hauptsymptom ist ein brennender Schmerz. Die Diagnose beruht auf:
- dem klinischen Bild (➤ Abb. 24-3): Rötung, trüber Fluor/Sekret mit vielen Leukozyten
- dem Erregernachweis (kulturell).

Therapie
Penicillin wird oral für 10 Tage gegeben. Alternativen sind Cephalosporine, Makrolide oder Clindamycin.

Staphylococcus aureus

Definition und Ätiologie Dieser Erreger benötigt Eintrittspforten wie Hautanhangsgebilde oder Verletzungen. Die Entzündung der Haarbälge durch Staphylococcus aureus nennt man Follikulitis. Gelegentlich kann dieser Erreger auch die Talgdrüsen befallen. Kommt es zu größeren Einschmelzungen, so führt dies zu kleinen oder großen Abszessen.

Symptome und Diagnostik
Auch hier steht der brennende Schmerz im Vordergrund. Die Diagnose beruht auf:
- dem klinischen Bild (➤ Abb. 24-4, ➤ Abb. 24-5)
- dem Erregernachweis (kulturell).

MERKE
Abszesse werden zu 90% durch Staphylococcus aureus verursacht.

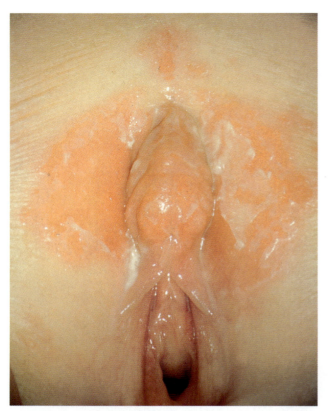

Abb. 24-3 **A-Streptokokken-Vulvitis bei einem 3-jährigen Mädchen.** Diffuse Rötung, gelber Ausfluss und starkes Brennen.

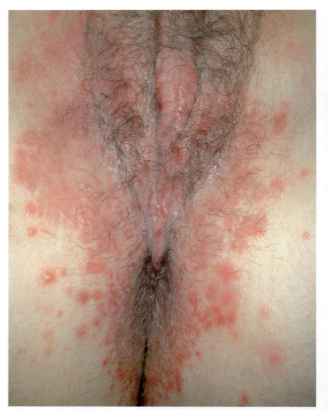

Abb. 24-4 **Follikulitis.** Ausgeprägte Vulvitis mit starker knötchenartiger Rötung und Schmerzen.

Therapie
Follikulitis wird mit lokalem Antiseptikum (z.B. Povidon-Iod) oder oral mit Cephalosporinen behandelt. Ein Abszess muss – meist in Lokalanästhesie – breit eröffnet werden. Eine lokale Nachbehandlung mit Povidon-Iod kann die Heilung beschleunigen.

Herpes genitalis

Ätiologie Der **primäre Herpes genitalis** (HSV 2 und HSV 1) kann die schwerste Entzündungsreaktion an der Vulva auslösen. Er wird sexuell übertragen, v.a. durch asymptomatische Virusausscheider. Der **rezidivierende Herpes genitalis** entsteht durch die endogene Reaktivierung des Virus im Sakralganglion.

Symptome und Diagnostik
Es besteht ein starker brennender Schmerz. Typisch ist das bunte Bild der Effloreszenzen auf der gesamten Vulva mit Rötung und Schwellung. Die Stadien gehen innerhalb von Stunden ineinander über: Rötung → Knötchen → Bläschen → Eintrübung → Erosion/Ulkus → Kruste. Diagnoseweisend ist auch die schmerzhafte Anschwellung der Leistenlymphknoten. Der rezidivierende Herpes genitalis verläuft viel milder und tritt so gut wie immer nur an einer Stelle auf. Die Diagnose beruht in beiden Fällen auf:

- dem klinischen Bild (➤ Abb. 24-6)
- dem Erregernachweis (kulturell, PCR).

Therapie
Beim **primären Herpes genitalis** lassen die Schmerzen unter oraler Therapie mit Aciclovir (5 × 200 mg für 5 Tage) bald nach, und die Infektion heilt rascher ab. Schmerztherapeutisch kann außerdem Diclofenac gegeben werden. Beim **rezidivierenden Herpes genitalis** wird ebenfalls Aciclovir (in gleicher Dosierung) gegeben, aber nur für 1–2 Tage.

HPV-Infektionen/Kondylome

Ätiologie Kondylome, oder Condylomata acuminata, finden sich bei ca. 1% aller Frauen und beruhen meist auf einer Infektion mit humanen Papillomaviren (CAPV, mind. 50%). Diese gehören zu den am häufigsten sexuell übertragenen Erregern. Von den > 150 Genotypen kommen über 30 Typen im Genitale vor, wobei Kondylome v.a. von den harmlosen Typen HPV 6 und HPV 11 verursacht werden. Die High-Risk-Typen HPV 16, 18 u.a. sind an der Entstehung des Zervixkarzinoms und anderer Karzinome (z.B. Vulvakarzinom) beteiligt.

24.2 Entzündungen der Vulva und der Vagina

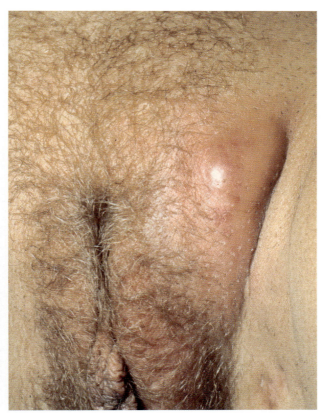

Abb. 24-5 Abszess in der linken Vulva, von einer Talgdrüse ausgehend.

Symptome und Diagnostik

Kondylome sind lästige, aber schmerzlose Epitheliome. Sie werden allerdings nur selten sichtbar. Die Diagnose beruht auf:
- dem klinischen Bild (➤ Abb. 24-7)
- der Histologie (Koilozytose)
- dem DNA-Nachweis.

Therapie

Die Therapie bei **Erstmanifestation** besteht aus
- Abwarten: Spontanremission ca. 60%
- Denaturierung durch Podophyllotoxin (Wartec® = 0,15% Creme [kann die Patientin selbst auftragen] oder Condylox® = alkoholische Lösung [kann brennen])
- Denaturierung durch Trichloressigsäure (Konzentration > 60%), bevorzugt in der Schwangerschaft

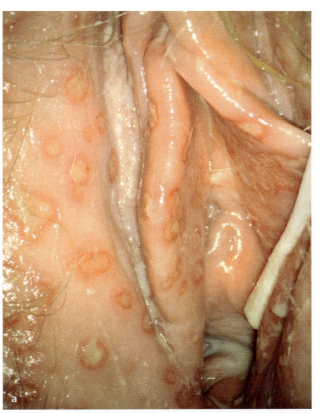
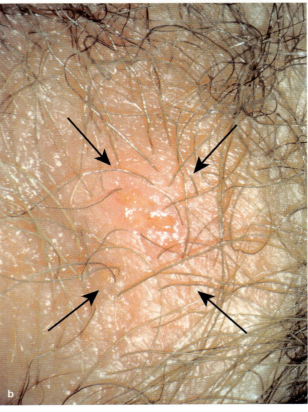

Abb. 24-6 Herpes genitalis.
a Primärer Herpes genitalis mit multiplen oberflächlichen Läsionen. Erreger ist HSV 2.
b Rezidivierender Herpes genitalis mit gruppenförmigen Läsionen nur an einer Stelle.

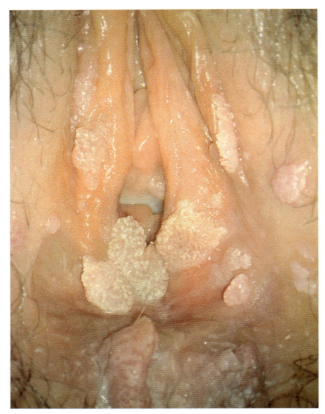

Abb. 24-7 Kondylome im Scheideneingang.

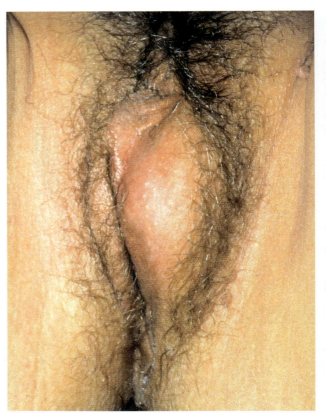

Abb. 24-8 Bartholinitis links mit starker Schwellung der Bartholin-Drüse bzw. des Ausführungsgangs.

- Abtragung durch Laser: rasche Entfernung, aber mit Läsionen
- Abtragung durch Exzision: Messer, Elektroschlinge.

Bei **chronisch rezidivierendem Verlauf** ist eine Immunmodulation mit Imiquimod (Aldara®, 3 × pro Woche für bis zu 12 Wochen) indiziert. Dabei wird eine Entzündung ausgelöst und das Immunsystem lokal aktiviert.

Bartholinitis

Ätiologie Eine schmerzhafte Bartholinitis ist seltener als die schmerzlose reine Stauung der Bartholin-Drüse durch Verlegung des Ausführungsgangs. Als Erreger kommen selten Gonokokken, meist Darmflora vor.

Symptome
Schmerzen und Schwellung. Die Diagnose wird durch das klinische Bild (> Abb. 24-8) gestellt.

Therapie
Die Therapie besteht in der Marsupialisation, also der Fensterung der betroffenen Drüse. Eine Antibiotikatherapie ist nur beim Nachweis von Gonokokken indiziert.

Vulvitis bei Dermatosen

Lichen sclerosus, Lichen planus

Definition Lichen bedeutet Hautflechte oder -ausschlag.

Symptome
Klinisch können verschiedene Formen des Lichens unterschieden werden (> Tab. 24-5).
Die Diagnose wird durch das klinische Bild gestellt und histologisch bestätigt.

Therapie
Bei den 2 entzündlichen Lichenformen sind eine lokale Kortikosteroidbehandlung (Salbe) im Intervall und eine regelmäßige Fettpflege der Haut indiziert. Halbjährige ärztliche Kontrollen werden wegen des Entartungsrisikos infolge der chronischen Entzündung empfohlen. Beim Lichen simplex chronicus ist das Kratzen möglichst zu unterlassen, und eine regelmäßige Fettpflege ist indiziert.

24.2 Entzündungen der Vulva und der Vagina

Tab. 24-5 Verschiedene Formen des Lichens im Vergleich.

Kriterium	Lichen sclerosus	Lichen planus (erosivus)	Lichen simplex
Morphologie	weißliche Verquellung, Hyperkeratose und Hautrunzeln (➤ Abb. 24-9a), subepitheliale Entzündung (Leukozyten, Histologie)	weiße, netzartige Strukturen, im Spätstadium brennende Erosionen möglich (➤ Abb. 24-9b)	Vergröberung des Epithels mit Oberflächenbeschädigung ohne Entzündung in der Haut (Histologie)
Juckreiz	chronisch, besonders nachts	nur im Frühstadium, später Brennen bei erosiver Form (Spätstadium)	stark ausgeprägt, Verstärkung durch häufiges Reiben
Vorkommen	nur im Genitale, in jedem Alter, gehäuft bei älteren Patientinnen	am ganzen Körper, auch solitär im Genitale, häufig gleichzeitig im Mund	nicht nur im Genitale, oft nach Infektionen oder Hautbeschädigung
Therapie	Kortikosteroidsalbe und Dauer-Fettpflege	Kortikosteroidsalbe und Dauer-Fettpflege	Kratzen/Reiben unterlassen und Dauer-Fettpflege
Bemerkung	Verwechslung mit Candidose möglich, führt zu Labienschwund und Synechien, kann entarten	erosive Form führt zu Synechien, kann entarten	Prozess wird durch das Reiben unterhalten und die Chronifizierung verstärkt

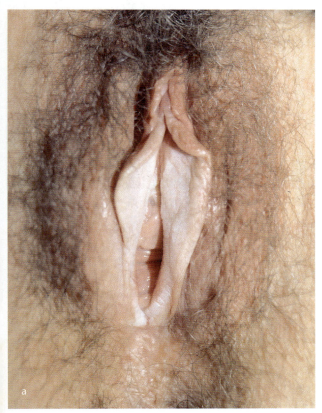 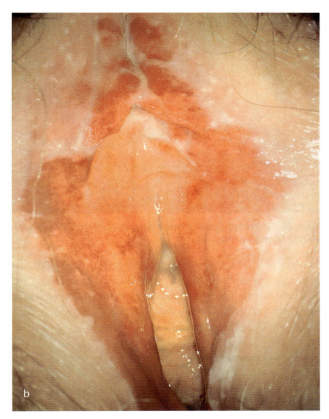

Abb. 24-9 Lichen.
a Lichen sclerosus der Vulva mit chronischem Juckreiz und weißer Verfärbung.
b Lichen planus erosivus mit Rötung und starkem Brennen.

Allergie

Allergische Hautveränderungen wie die irritative Dermatitis, das Kontaktekzem oder das fixe Arzneimittelexanthem sind wichtige differentialdiagnostische Erkrankungen zu Infektionen und werden nur vom Erfahrenen oder durch eine Biopsie diagnostiziert. Sie werden häufig mit einer Candidose verwechselt.

Behçet-Syndrom

Definition Der **Morbus Behçet** ist charakterisiert durch schmerzhafte, rezidivierende Ulzera in der Vulva, selten in der Vagina, und oft auch gleichzeitig im Mundbereich. Auch Gelenkbeschwerden und eine rezidivierende Iridozyklitis sind möglich. Vom **Behçet-Syndrom** spricht man, wenn nur Ulzera an den kleinen Labien und z.T. im Mund auftreten. Das Ulcus acutum Lipschütz ist wahrscheinlich die gleiche Erkrankung.

Symptome
Sehr starke Schmerzen. Das klinische Bild mit multiplen rezidivierenden Ulzera meist an den kleinen Labien ohne einen

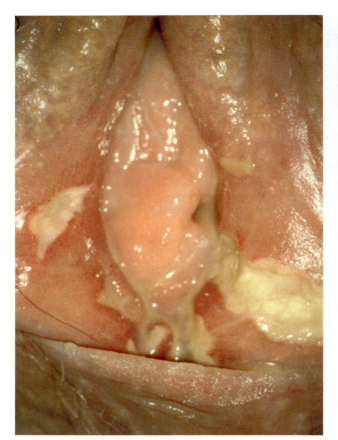

Abb. 24-10 Behçet-Syndrom mit multiplen, tiefen, sehr schmerzhaften Ulzera im Introitus.

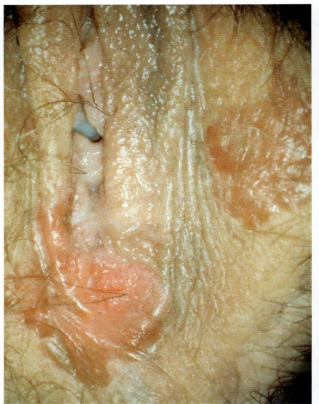

Abb. 24-11 Morbus Bowen (VIN III).

Erreger und sehr langsamer Abheilung (Wochen) führt zur Diagnose (> Abb. 24-10). Das gute Ansprechen auf eine lokale Kortikosteroidtherapie stützt die Diagnose. Differentialdiagnostisch müssen ein Primäraffekt bei Lues (Serologie) und ein Karzinom (Biopsie) ausgeschlossen werden.

Therapie
Die Symptome sprechen gut auf Kortikosteroidsalben an.

Präkanzerosen

Morbus Bowen

Der Morbus Bowen stellt eine echte Präkanzerose dar (VIN III) mit rötlichen, braunen oder weißen erhabenen Flecken der Haut (> Abb. 24-11) und gelegentlichem Juckreiz. Wegen des hohen Invasionsrisikos ist er möglichst rasch chirurgisch oder mit Laser zu entfernen, wobei regelmäßige Kontrollen empfohlen werden.

Verletzungen

Ätiologie Ursachen sind meist Stürze. Auch eine Kohabitation ist als Ursache möglich.

Symptome
Plötzliche starke Schmerzen. Vorausgegangenes Ereignis (Anamnese). Das klinische Bild ist bunt (> Abb. 24-12) und reicht von Schwellung und Rötung und Hämatomen bis zu Einrissen und Wunden.

Therapie
Wichtig ist eine effiziente Schmerztherapie. Nur bei stark blutenden und sehr tiefen, offenen Verletzungen ist eine chirurgische Versorgung sinnvoll. Sonst stehen Kühlung und Hautpflege (z.B. Fettsalbe) im Vordergrund.

24.3 Entzündungen der Vagina

Grundlagen

Definition Kolpitis (griech.) bzw. Vaginitis (lat.) bezeichnen Entzündungen des Vaginalepithels.

Symptome
Typisch für die Kolpitis sind eine Rötung des Epithels und ein gelblicher, meist vermehrter Fluor mit sehr vielen Leukozyten (daher gelbe Farbe). Je nach Erreger kann er fest (Candida albicans) oder dünn sein (Trichomonaden, A-Streptokokken, Kol-

24.3 Entzündungen der Vagina

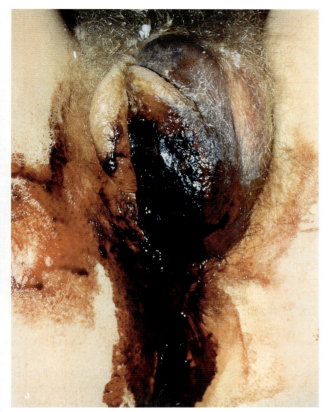
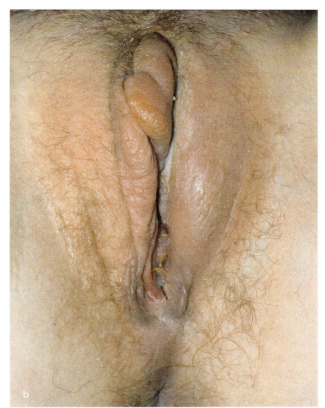

Abb. 24-12 Verletzung der Vulva.
a Großes blutendes Hämatom nach Sturz auf Fahrradstange.
b Befund 8 Tage später bei konservativer Behandlung.

pitis plasmacellularis). Der normale Fluor ist dagegen weiß, mittelfest/körnig und geruchlos (> Tab. 5-5).

Diagnostik
Die Diagnostik umfasst:
- Spekulumuntersuchung: Beurteilung von Fluor und Vaginalepithel
- Streifentest: Messung oder Bestimmung des pH-Werts (> Tab. 24-6)
- Mikroskopie
- bakteriologische Kultur.

Tab. 24-6 Beurteilung des pH-Werts in der Vagina.

pH-Wert	Beurteilung
3,8–4,5	Laktobazillenflora, Hefepilzinfektionen möglich
4,8–5,5	Fehlen von Laktobazillen oder anderen Bakterien, z.B. nur Epithelien, gestörte Vaginalflora (Mischflora), Aminvaginose/BV, Trichomoniasis
> 6,0	atrophisches Epithel/atrophische Kolpitis (Senium, Wochenbett, Mädchen vor der Östrogenproduktion), Blasensprung in der Gravidität, Blutung, Zervixsekret

Bei der **Mikroskopie** ist ein normales Lichtmikroskop mit 40er Objektiv ausreichend. Mit dem Phasenkontrastmikroskop sind einige Erreger (Trichomonaden und Hefen) leichter auffindbar, es hat bei Bakterien aber keinen Vorteil. Zur Mikroskopie muss der Fluor verdünnt werden, da Mikroorganismen am besten zwischen den Epithelien beurteilbar sind (> Tab. 24-7). Die Verwendung einer 0,1%igen Methylenblaulösung lässt die Mikroorganismen und Leukozyten besser erkennen. Bei Verdacht auf eine Trichomoniasis sollte kein Methylenblau verwendet werden, da die Trichomonaden dadurch abgetötet werden und ihre Beweglichkeit verschwindet.

Eine **bakteriologische Kultur** ist notwendig, wenn klinisch oder mit dem Mikroskop kein Erreger zu erkennen ist. Dabei muss bei der Bewertung der kulturell angezüchteten Keime zwischen Erregern und harmlosen Kolonisationskeimen unterschieden werden. Häufig sind E. coli, Proteus-Arten, Enterokokken, Streptokokken der Gruppe B, verschiedene Mykoplasmenarten, Anaerobier wie Bacteroides-Arten, Porphyromonas, Prevotella und auch Hefen. Seltener sind Haemophilus influenzae, Pseudomonaden und Clostridien.

Diagnostik
Abzugrenzen von der Kolpitis sind Störungen der Vaginalflora mit Fehlen der normalen Laktobazillenflora und z.T. hohen Konzentrationen von Gardnerella vaginalis und Darmbakterien ohne Entzündungsreaktion (Aminvaginose/bakterielle Va-

ginose). Sie wurden früher unter dem Begriff der unspezifischen Kolpitis geführt.

Tab. 24-7 Mikroskopische Bilder und ihre Interpretation.

Befund der Mikroskopie	Interpretation
Viele große Stäbchenbakterien (= Laktobazillen), wenig Leukozyten, ausgereifte Epithelzellen	Normalbefund, der bei 70% aller Frauen gefunden wird (➤ Abb. 24-13)
Laktobazillen und viele andere Bakterien ohne erhöhte Leukozytenzahl	sog. Mischflora (Darmbakterien), die bei 10–20% aller Frauen zu sehen ist
Sprosszellen, ggf. auch Pseudomyzel (➤ Abb. 24-14), mäßig viele bis viele Leukozyten	Hefepilze (Sprosszellen sind verdächtig, Pseudomyzel nahezu beweisend für eine Candidose)
Massenhaft kleine Bakterien, wenig Leukozyten und Clue Cells (mit Bakterien bedeckte Epithelzellen = Schlüsselzellen, ➤ Abb. 24-15)	Aminvaginose/BV (ca. 5% aller Frauen)
Massenhaft Leukozyten mit Trichomonaden (ruckende Bewegung mit Zurücklegung von Wegstrecke, Geißelbewegung)	Trichomoniasis (➤ Abb. 24-16)
Massenhaft Granulozyten ohne Trichomonaden und ohne kulturellen Nachweis von A-Streptokokken	Colpitis plasmacellularis
Parabasalzellen ohne oder mit Leukozyten	Atrophie, atrophische Kolpitis

Typische Kolpitiden

Candidose

Symptome

Die Vagina ist gerötet und juckt. Der Fluor ist weiß- bis gelbflockig, fest und krümelig. Die Diagnose beruht auf:
- dem klinischen Bild (➤ Abb. 24-17)
- dem Erregernachweis (mikroskopisch [Pseudomyzel] oder kulturell [Candida albicans]).

Therapie

Bei der unkomplizierten Candidose wird eher lokal (Vaginalovula und Creme mit Nystatin, Clotrimazol oder Ciclopiroxolamin), bei der rezidivierenden oder komplizierten Candidose oral (Fluconazol oder Itraconazol) behandelt.

Trichomoniasis

Symptome

Leichtes Brennen, chronischer Ausfluss und Unsauberkeitsgefühl. Typisch für die Trichomoniasis ist ein gelber, gelegentlich auch grünlicher, klebriger Ausfluss mit diffuser oder fleckförmiger Rötung (➤ Abb. 24-18). Die Diagnose wird üblicherweise mikroskopisch durch den Nachweis von massenhaft Leukozyten und Trichomonaden gestellt.

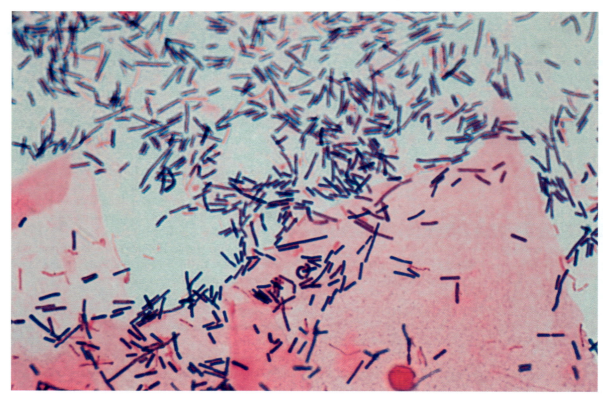

Abb. 24-13 Normale Vaginalflora mit reichlich Laktobazillen in der Gramfärbung (1.000fach).

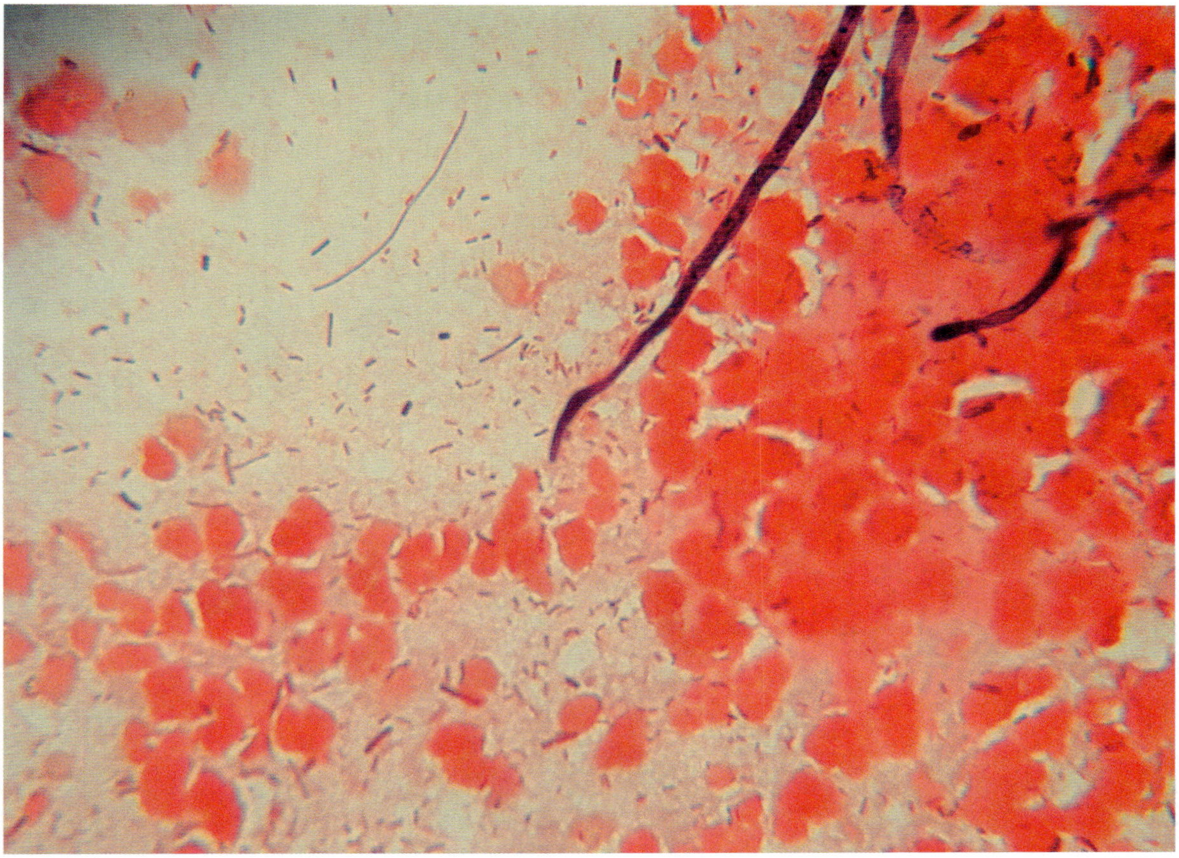

Abb. 24-14 Candidose. Mikroskopisches Bild mit reichlich Leukozyten, Pseudomyzelfäden und Mischflora in der Gramfärbung (1.000fach). Pseudomyzel ist fast beweisend für eine Candidose, Sprosszellen sind verdächtig darauf.

Therapie

Die Therapie besteht aus der Einmalgabe von 2 g Metronidazol oral. Der Partner muss jeweils mittherapiert werden. Bei Therapieversagern kann die orale Einmaldosis verdoppelt werden.

Colpitis plasmacellularis

Symptome

Brennende Schmerzen und chronischer Ausfluss über Wochen. Gelber, klebriger Ausfluss mit meist fleckförmiger Rötung und mikroskopischem Nachweis von massenhaft Leukozyten ohne Nachweis eines bekannten Erregers.

> **MERKE**
> Unbedingt bakteriologische Kultur zum Ausschluss von A-Streptokokken!

Therapie

Mit Clindamycin, am besten als Vaginalcreme, für 1–2 Wochen lassen sich Heilungsraten von > 90% erzielen. Rezidive sind möglich. Die mikroskopische Kontrolle nach der Therapie ist wichtig, da nur das Verschwinden der Leukozyten die Diagnose bestätigt.

> **PRAXISTIPP**
> Das Verschwinden sämtlicher Symptome durch Clindamycin sichert die Diagnose.

Kolpitis durch A-Streptokokken

Symptome

Brennende Schmerzen und mäßiger, akuter Ausfluss. Auch bei dieser Kolpitisform findet sich eine diffuse Rötung der Vagina. Der gelbliche, leukozytenhaltige Fluor ist kaum vermehrt. Die Diagnose wird durch den kulturellen Nachweis der A-Streptokokken gestellt. Deshalb ist bei jeder Kolpitis ohne erkennbaren Erreger immer eine bakteriologische Kultur anzulegen. Allgemeinsymptome (Abgeschlagenheit, Schwäche, Bauchschmerzen) sind erste Zeichen der gefürchteten Aszension.

Therapie

Penicillin wird oral für 10 Tage gegeben. Alternativen sind Cephalosporine, Makrolide oder Clindamycin.

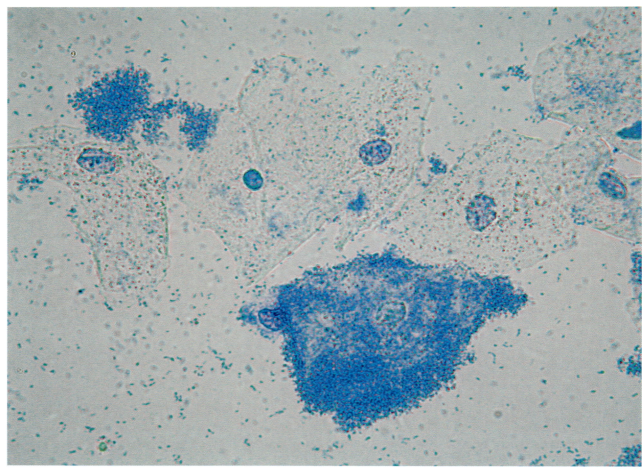

Abb. 24-15 Aminvaginose/BV. Mikroskopisches Bild mit Clue Cells, vielen kleinen Bakterien, fehlenden Laktobazillen ohne Leukozyten (nativ mit 0,1 % Methylenblaulösung, 600fach).

Atrophische Kolpitis

Ätiologie Die atrophische Kolpitis wird typischerweise durch einen Hormonmangel verursacht und ist von daher häufiger bei älteren Patientinnen oder gelegentlich bei Patientinnen im Wochenbett zu finden.

Symptome
Verletzlichkeit, Berührungsschmerz. Das Epithel ist gerötet, dünn und leicht verletzlich, weshalb es bei mechanischer Belastung leicht zu punktuellen Einblutungen kommt. Mikroskopisch sind überwiegend unausgereifte Epithelien (Parabasalzellen) und viele Leukozyten zu finden. Die Diagnose beruht auf dem klinischen Bild und der Mikroskopie mit überwiegend Parabasalzellen.

Therapie
Lokale Östrogengabe, z.B. 1- bis 2-mal pro Woche als Ovulum oder Creme.

Aminvaginose/Bakterielle Vaginose (BV)

Definition Hierbei handelt es sich um eine massive Störung der Vaginalflora mit dünnem Ausfluss und fischartigem Geruch. Die Aminvaginose ist keine Kolpitis, da Rötung und Leukozyten fehlen. Die besondere Bedeutung liegt im Infektionsrisiko während Schwangerschaft und Geburt sowie postoperativ.

Ätiologie und Pathogenese Die Störung der Vaginalflora wird durch Gardnerella vaginalis und Anaerobier (aus dem Darm) in hoher Konzentration verursacht. Sie produzieren Proteasen, die für die Dünnflüssigkeit des Fluors verantwortlich sind, und Amine, die den fischartigen Geruch verursachen. Begünstigt wird die Vermehrung der Anaerobier durch Gardnerella vaginalis, welche Wachstumsstoffe für Anaerobier bilden.

Symptome
Der Fluor kann cremig sein, ist aber meist dünn und blasig (> Abb. 24-19). Typisch ist der fischartige Geruch.

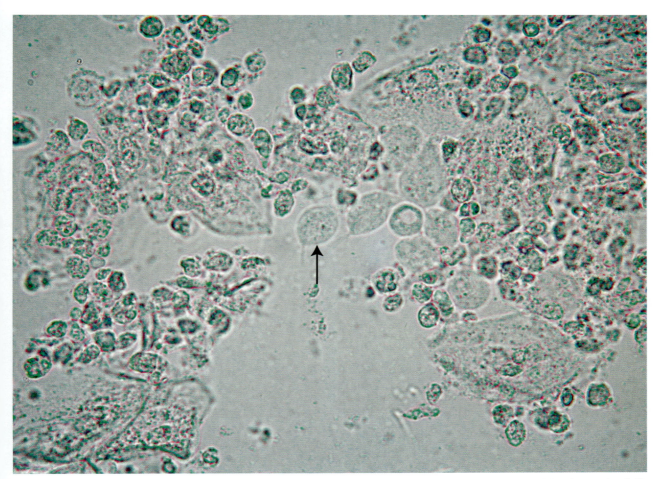

Abb. 24-16 **Trichomoniasis**. Nativmikroskopie (Nasspräparat ohne Methylenblau) mit mehreren Trichomonaden (Pfeil) und reichlich Leukozyten (400fach).

Die Diagnose beruht auf:
- dem dünnen, cremigen oder blasigen weißen Fluor
- dem Geruch (positiver Amintest): Durch die Zugabe eines Tropfens 10%iger KOH-Lösung zum Fluor (auf Watteträger oder Objektträger) wird im Fall der Aminvaginose der typische fischartige Geruch verstärkt.
- dem pH-Wert des Fluors (ca. 5–5,5, ➤ Tab. 24-6)
- dem mikroskopischen Nachweis von Clue Cells (Vaginalepithelzellen, bedeckt mit Bakterienrasen, ➤ Tab. 24-7)
- (dem kulturellen Nachweis von Gardnerella vaginalis und Anaerobiern).

Therapie
Die Therapie besteht aus:
- Metronidazol oral 2 × 400 (500) mg für 5 Tage oder lokal 1–2 × 500 mg
- Clindamycin (Sobelin® Vaginalcreme) für 5–7 Tage (hemmt auch Laktobazillen)
- Ansäuerung mit Vitamin C (Vagi-C®) oder Milchsäure 5 Tage und länger
- Laktobazillenpräparaten (Vagiflor®, Gynoflor®, Döderlein Med) für 6 Tage.

Prophylaktisch ist eine Analpflege mit Fett möglich. Um den Übertritt von Keimen zu verhindern, sollten Analverkehr vermieden und eine Blutungsstörung rasch behandelt werden.

 132 Blickdiagnose-Quiz

24.4 Entzündungen des inneren Genitales

Zu den inneren Geschlechtsorganen der Frau gehören – infektiologisch gesehen – Uterus, Tuben und Ovarien. Die Vagina ist mit einem relativ widerstandsfähigen mehrschichtigen Epithel ausgestattet, sodass nur wenige Erreger Infektionen und Entzündungsreaktionen auslösen können. Aszendierende Erreger können am einschichtigen Zylinderepithel des inneren Gebärmutterhalses Fuß fassen. Das hormonabhängige Zervixsekret stellt dabei eine gewisse Barriere dar. Die für Infektionen in Frage kommenden Erreger lassen sich einteilen in:
- Erreger, die zur Aszension fähig sind (STD-Erreger)
- Erreger, die nur durch Manipulation, in der Schwangerschaft und im Wochenbett Infektionen auslösen
- Sehr seltene Erreger.

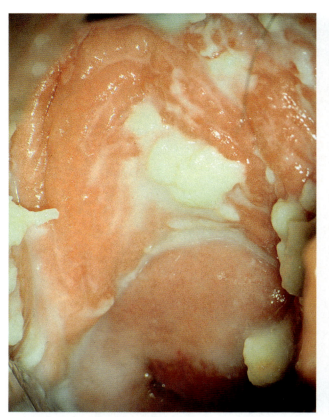

Abb. 24-17 Candida-Kolpitis mit flockigem (bröckeligem), gelblichem Fluor.

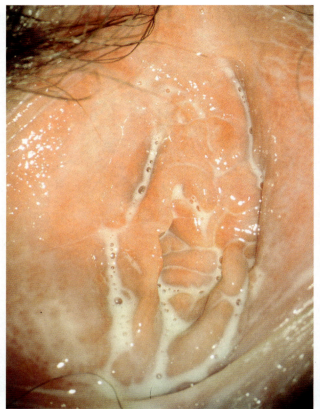

Abb. 24-18 Trichomoniasis mit Rötung, leichtem Brennen und schaumig-gelblichem Fluor.

24.4.1 Zervizitis

Ätiologie Eine Entzündung der Zervix wird nur von Chlamydia trachomatis, Gonokokken, A-Streptokokken und vom Herpes-simplex-Virus verursacht. Alle anderen nachgewiesenen Keime sind Kolonisationskeime. Während die Portio mit ihrem mehrschichtigen Plattenepithel relativ gut geschützt ist, ist das einschichtige Epithel des Zervikalkanals die „Eintrittspforte" für die Erreger. Weitere Risikofaktoren für eine Aszension sind Geburt, operative Eingriffe oder sonstige Manipulationen.

Pathogenese **Chlamydien** sind die Haupterreger. Es sind hoch spezialisierte winzige Bakterien, die selbst kein ATP bilden können und daher ihre Vermehrung in die Zelle verlagert haben. Sie vermehren sich relativ langsam (2 Tage) und bilden nur wenige Nachkommen. Das erklärt, warum die Symptome nur sehr gering sind und die Infektion langsam verläuft. Es werden keine chlamydienspezifischen Antigene auf der Oberfläche der befallenen Zelle exprimiert, weshalb das Immunsystem sie nicht eliminieren kann. **Herpes-simplex-Viren** befallen auch die Portio und können sogar bis zu den Tuben aszendieren. **Gonokokken** sind selten geworden. Auch sie lösen eine Zervizitis aus, die symptomlos sein kann.

> **PRAXISTIPP**
>
> Eine Ektopie der Portio begünstigt eine aszendierende Infektion. Das gilt besonders für Chlamydien, die nur in das Zylinderepithel eindringen können.

Symptome

Das klinische Bild besteht aus einer geröteten Zervix (> Abb. 24-20) und einem gelblich-klebrigen Ausfluss. Schmerzen sind üblicherweise nicht vorhanden. Kommt es zur Aszension, können Gonokokken jedoch starke Beschwerden (> Kap. 24.4.3) und A-Streptokokken eine gefährliche systemische Infektion verursachen.

Therapie

Die Therapie erfolgt immer oral und richtet sich nach dem Erreger:
- Gonokokken: nach Antibiogramm, z.B. Amoxicillin, Cephalosporin, Fluorchinolon für 1–3 Tage
- Chlamydia trachomatis: Doxyzyklin 200 mg für 10 Tage
- A-Streptokokken: Penicillin für 10 Tage
- Herpes-simplex-Viren: Aciclovir oral (nur beim primären Herpes genitalis) für 5 Tage.

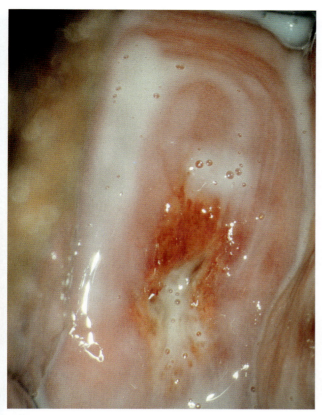

Abb. 24-19 Aminvaginose mit reichlich dünnem, blasigem, weißem Fluor.

24.4.2 Endometritis

Ätiologie Die typischen aszendierenden Erreger sind Gonokokken und Chlamydia trachomatis. Dabei ist die Endometritis eine Art Durchgangsstation zwischen Zervizitis und Salpingitis. Andere Infektionen durch Erreger wie A-Streptokokken, Hautflora (Staphylococcus aureus) oder Darmflora (z.B. E. coli, Klebsiellen, Anaerobier) treten fast nur nach Manipulationen oder im Gefolge einer Schwangerschaft auf.

Symptome
Hauptsymptom ist die Blutung. Schmerzen sind kaum vorhanden.

> **PRAXISTIPP**
> Eine schwere Endometritis mit Befall des Myometriums (Endomyometritis) ist heute sehr selten, da kriminelle und unfachmännische Abbrüche bei uns so gut wie nicht mehr vorkommen.

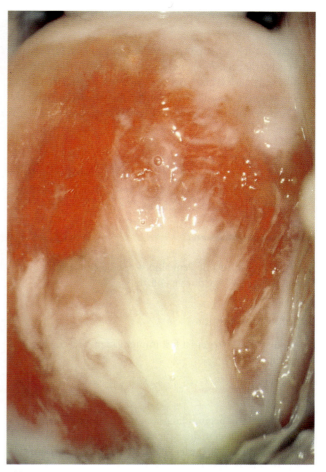

Abb. 24-20 **Zervizitis mit Rötung und gelbem, klebrigem Sekret durch Chlamydia trachomatis** (könnten auch Gonokokken sein).

Therapie
Antibiose in Abhängigkeit vom Erreger.

24.4.3 Salpingitis und Adnexitis

Die Salpingitis ist die Entzündung der filigranen Innenstruktur in den Tuben. Es lassen sich die akute und die subakute Salpingitis unterscheiden. Wird die Salpingitis nicht rechtzeitig diagnostiziert und therapiert, breitet sie sich auf weitere Organe im kleinen Becken aus. Es entstehen Verwachsungen mit dem Darm, dem großen Netz und den Ovarien. Dabei ist das Ovar so gut wie nie entzündet. Je nach Erreger und Dauer kommt es zur Auftreibung der Tuben, zu Abszessen und großen Tumoren, an denen neben den Tuben auch der Darm und das große Netz beteiligt sind, bis hin zum Tuboovarialabszess.

Akute Salpingitis

Ätiologie Die akute Salpingitis wird von Gonokokken verursacht.

Symptome
Charakteristisch sind plötzlicher Beginn, hohes Fieber und starke Unterbauchschmerzen. Leukozyten und CRP (> 10fach) im Blut sind stark erhöht. Bei der Palpation ist ein Druck- und Schiebeschmerz auszulösen. Weitere diagnostische Maßnahmen sind der Abstrich aus dem Zervikalkanal und eine Sonographie.

> **PRAXISTIPP**
> Da Gonokokken sehr labil sind, gelingt ihr Nachweis in der Kultur nur, wenn ein Transportmedium verwendet wird und die Transportzeit kurz ist.

Therapie
Die Antibiose wird mit Penicillin, Cephalosporin oder Fluorchinolon für 3–8 Tage durchgeführt.

Subakute Salpingitis

Ätiologie Der Erreger ist fast immer Chlamydia trachomatis (Serogruppe D–K).

Symptome
Die Symptomatik beginnt langsam, meist sind nur wenige Beschwerden vorhanden, die Patientinnen haben kein Fieber, etwas Ausfluss und oft eine leichte Blutungsstörung. Leukozyten und CRP (bis ca. 5fach) sind nur gering erhöht. Die Diagnose beruht auf:
- dem klinischen Bild
- dem nur geringen Anstieg der Entzündungsparameter (Leukozyten im Blut, CRP)
- dem Erregernachweis mit PCR (Abstrich aus der Zervix oder Erststrahlurin).

Therapie
Für 10 oder besser 20 Tage wird Doxyzyklin in einer Dosierung von 200 mg/d gegeben.

> **PRAXISTIPP**
> Nur bei ca. 10% der Patientinnen kommt es durch die erfolgreiche Antibiotikatherapie (Erregerelimination) auch zum Rückgang der Antikörpertiter. Die Persistenz des Antikörpertiters spricht für einen länger (Jahre) zurückliegenden Infektionsbeginn. In 20% der Fälle kommt es zu einer **Perihepatitis**, einer Entzündung zwischen Leber und dem Peritoneum des Rippenbogens. Diese ruft Schmerzen in der rechten Schulter (N. phrenicus) hervor, langfristig sind Verwachsungsstränge zwischen der Leber und dem Peritoneum des Rippenbogens möglich. Die Diagnose erfolgt laparoskopisch, Therapie ist die der Chlamydiensalpingitis.

Adnexitis/„pelvic inflammatory disease" (PID)

Symptome
Die Diagnose beruht auf (> Tab. 24-8):
- dem klinischen Bild (Bauchschmerz, Druckschmerz Unterbauch)
- dem Palpationsbefund (Portioschiebeschmerz, Resistenzen im Adnexbereich)
- der Ultraschalluntersuchung (zystisch-solider Tumor, Flüssigkeit im Douglas-Raum).

Therapie
Bei Chlamydiennachweis werden Antibiotika über mindestens 20 Tage gegeben, z.B. Doxyzyklin 200 mg/d, sonst Penicillin oder Cephalosporin zusammen mit Metronidazol.

Tuboovarialabszess

Er kann durch die verschiedenen bereits genannten Erreger bei zu später Therapie ausgelöst werden. Weitere sehr seltene Erreger sind Aktinomyzeten und Tuberkelbakterien. Letztere sind meist Zufallsdiagnosen beim operativen Vorgehen.

Symptome und Diagnostik
Hohe Leukozytenwerte im Blut bei nur mäßig erhöhtem CRP, stark erhöhte BSG und chronische Beschwerden bei sonst einigermaßen ordentlichem Allgemeinzustand sollten den Verdacht auf einen abszedierenden Prozess lenken. Die Diagnose beruht auf:
- dem klinischen Bild (Schmerzen)
- erhöhten Entzündungsparametern
- dem Erregernachweis (Chlamydien, Gonokokken, Staphylococcus aureus, Aktinomyzeten)
- dem Nachweis des Adnextumors (Palpation, Ultraschall).

Therapie
Zunächst konservative Therapie mit Antibiotika für z.B. 2 Wochen. Spricht diese nicht an, ist eine pelviskopische oder chirurgische Sanierung erforderlich.

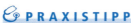

Tab. 24-8 Differentialdiagnostik der Adnexitis/PID.

Erkrankung	Abgrenzung durch
Appendizitis	lokalisierten Schmerz mit Loslassschmerz im rechten Unterbauch
Extrauteringravidität	positiven Schwangerschaftstest, negativen Entzündungsparameter
Große Ovarialzyste	negative Entzündungsparameter, Diagnose durch Ultraschall

Folgeschäden einer Salpingitis

Bei nicht rechtzeitiger Therapie kommt es zu Verwachsungen in den Tuben mit der Gefahr einer **Eileiterschwangerschaft** und schließlich zum völligen Verschluss der Tube (tubare Sterilität). Äußere Verwachsungen können die Tuben so weit fixieren, dass das Ei beim Follikelsprung nicht aufgenommen werden kann.

Pyosalpinx ist die Aufblähung der verschlossenen Tube durch leukozytäres Entzündungssekret. Nach Wochen und Monaten kommt es zum Abbau der Entzündungsreaktion, und es bleibt eine verdickte, verschlossene, mit klarer Flüssigkeit gefüllte Tube **(Hydrosalpinx)** zurück. Beides ist im Ultraschall gut erkennbar. Eine weitere mögliche Spätfolge einer Chlamydieninfektion ist eine chronische Arthritis, die besonders die großen Gelenke befällt.

Ein **Douglas-Abszess** wird heute nur noch selten gesehen, da durch intensive ärztliche Betreuung chronische Entzündungen mit Eiteransammlung im Douglas-Raum weitgehend vermieden werden. Diagnose und Therapie erfolgen laparoskopisch.

24.4.4 Infektionen nach Eingriffen

Pathogenese Eingriffe bedeuten immer eine erhöhte Infektionsgefahr. Das Risiko steigt mit der Anwesenheit pathogener Keime (A-Streptokokken, Staphylococcus aureus) oder hoher Konzentrationen fakultativ pathogener Keime (z.B. Darmflora bei Aminvaginose oder bei Darmverletzung). Lange Operationszeiten, Gewebeschädigung und gebremstes Immunsystem sind weitere Risikofaktoren.

Prophylaxe Durch eine Antibiotikaprophylaxe, d.h. die einmalige Gabe eines Antibiotikums bei Narkoseeinleitung, kann das Risiko erheblich (z.B. auf ein Drittel) gesenkt werden.

Kommt es trotzdem zu einer Infektion, so ist die Prognose abhängig vom Erreger und davon, wann die Infektion entdeckt und die Behandlung begonnen wurden.

Wundinfektionen

Ätiologie und Pathogenese Haupterreger bei Wundinfektionen der Haut (> Abb. 24-21) ist **Staphylococcus aureus,** den viele Menschen auf der Haut tragen. Durch seine Koagulase bleibt der Entzündungsprozess meist begrenzt, und es bleibt bei Abszessbildung. Wird er aber in die Blutbahn eingeschwemmt, z.B. durch Nadeln und Implantate, kommt es zur Sepsis und Abszedierung an verschiedenen Lokalisationen.

Bei Wundinfektionen in der Vagina, der Episiotomie oder am Scheidenstumpf sind es besonders die aeroben und anaeroben **Darmbakterien,** die gefunden werden.

Die gefährlichsten Erreger sind **A-Streptokokken.** Durch ihre Enzyme, z.B. Streptokinase, breiten sie sich sehr rasch aus und lösen durch ihre Superantigene überschießende Reaktionen aus.

Diagnostik
Die Diagnose beruht auf:
- dem klinischen Bild: Rötung, Schwellung, leukozytäres Sekret (Eiter)
- einem Abstrich aus dem Wundgebiet mit nachfolgendem Erregernachweis
- den Laborparametern
- einer Ultraschalluntersuchung.

Prophylaxe und Therapie
Prophylaxe Eine gute Desinfektion (Keimreduktion) des Operationsgebietes, spezielle operative Maßnahmen (z.B.

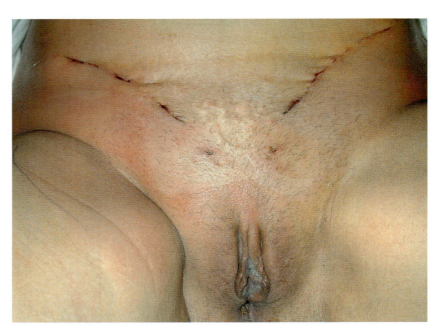

Abb. 24-21 Wundinfektion nach Entfernung von Leistenlymphknoten wegen eines kleinen Vulvakarzinoms. Erreger ist Staphylococcus aureus.

Drainage des Scheidenstumpfs bzw. Offenlassen des Scheidenstumpfes nach Hysterektomie) und eine einmalige Antibiotikaprophylaxe bei Narkoseeinleitung vermindern postoperative Infektionen auf weniger als 3%.

Therapie Generell führen die Eröffnung der Wunde, Spülungen und eine frühzeitige Antibiotikagabe meist zu rascher Besserung. Man unterscheidet:
- A-Streptokokken sofort Penicillin oder Cephalosporingabe,
- Staphylococcus aureus oder Darmflora Wundspülungen mit z.B. Desinfektiva, Wasserstoffperoxid (Anaerobier), bzw. Gabe von Cephalosporin, da > 50% der Staphylococcus-aureus-Stämme Penicillinase bilden.

> **PRAXISTIPP**
> Je schlechter der Zustand des Patienten, desto eher muss ein Antibiotikum gegeben werden. Ausnahme sind A-Streptokokken, die bei jedem postoperativen oder postpartalen Nachweis sofort antibiotisch zu behandeln sind! Die alleinige Bestimmung eines kleinen Blutbildes bei schlechtem Zustand des Patienten ist ein schwerer ärztlicher Fehler!

Peritonitis

Ätiologie Das Spektrum reicht von einer leichten lokalen Entzündung bei einer Chlamydieninfektion bis hin zur schweren Peritonitis des gesamten Bauchraums. Letztere wird entweder durch besonders pathogene Erreger wie A-Streptokokken oder nach Operationen und Darmverletzungen auch durch Darmflora ausgelöst.

Symptome
Zeichen der Peritonitis sind Abdominalschmerzen, Übelkeit, Erbrechen und Fieber. Durchfall oder Obstipation sind möglich. Bei der klinischen Untersuchung sind ein Portioschiebeschmerz (eher bei lokaler Peritonitis und Adnexitis) und gespannte Bauchdecken (nicht im Wochenbett) sowie ein Druck- und v.a. Loslassschmerz nachweisbar. Labortechnisch sind eine Leukozytose und CRP-Erhöhung (> 20fach) nachzuweisen.

Therapie
Die Therapie gleicht der bei einer Sepsis (s.u.).

Sepsis

Definition Die Sepsis ist eine bakterielle Allgemeininfektion mit ausgeprägten Krankheitserscheinungen und dem Nachweis von Bakterien im Blut. Die Sepsis im Wochenbett wird Puerperalsepsis genannt.

Ätiologie Als Verursacher einer Sepsis kommen viele Bakterien in Frage (> Tab. 24-9). Streptokokken der Gruppe A sind dabei einer der wichtigsten Erreger, weil ihr Anteil an der Sepsis zunimmt und sie außerdem die gefährlichsten Erreger im Genitaltrakt darstellen. Sie stammen meist aus dem Vaginalbereich der Patientin. Es sind viele verschiedene Stämme von A-Streptokokken mit unterschiedlicher Virulenz bekannt, was die verschiedenen Krankheitsverläufe erklärt. Außer der Sepsis können Streptokokken der Gruppe A verschiedene weitere Erkrankungen verursachen (> Tab. 24-10).

Tab. 24-9 Sepsiserreger.

Erreger	Bedeutung/Bemerkung
Streptokokken der Gruppe A (= Streptococcus pyogenes)	• Haupterreger von Puerperalsepsis und postoperativen Todesfällen • gefährlichster Erreger überhaupt • Nachweis bei bis zu 5% aller Menschen, insbesondere Kindern, im Nasen-Rachen-Raum
Streptokokken der Gruppe G	• weniger gefährlich als A-Streptokokken • werden zunehmend differenziert
Staphylococcus aureus	• Haupterreger von Wundinfektionen • Erreger kann hämatogen streuen von Zugängen, Abszessen, Wundinfektionen
E. coli und andere Darmkeime	vorwiegend nach Darmverletzung, Operationen, Harnwegsinfekten (Katheter)
Streptococcus pneumoniae (= Pneumokokken)	• selten • besonders gefährdet sind Schwangere nach Milzverlust
Anaerobier	• langsamer Verlauf • eher postoperativ
Listerien	über Darminfekt während Gravidität

Tab. 24-10 Erkrankungen durch Streptokokken der Gruppe A.

Erkrankung	Bemerkung
Eitrige Pharyngitis/Tonsillitis	• tritt gewöhnlich erst jenseits des 2. Lebensjahres auf • gehäuft im Winter und Frühjahr • gelegentlich gefolgt von einer Otitis media, selten auch von einer absteigenden Infektion in den unteren Respirationstrakt
Erysipel, Phlegmone und Impetigo contagiosa	• Hautmanifestationen einer A-Streptokokken-Infektion • Erysipel = oberflächliche, Phlegmone = tiefe Entzündung der Haut • Ausgangspunkt sind meist Verletzungen oder Operationen
Scharlach	• Beginn mit Pharyngitis/Tonsillitis • ist der Erregerstamm in der Lage, ein erythrogenes Toxin zu bilden, kommt es zum typischen Bild des Scharlachs
Vulvitis	• präpubertäre Vulvitis durch A-Streptokokken ist häufig • Zunahme der Vulvitis und Kolpitis durch A-Streptokokken auch bei der erwachsenen Frau
Sepsis	• zunehmender Anteil der A-Streptokokken an der Sepsis in den letzten 20 Jahren • Ausgangspunkte sind häufig die Haut, der untere Respirationstrakt und besonders Wundinfektionen (Puerperalsepsis) • Inkubationszeit 1–5 Tage, je kürzer, desto schlechter die Prognose

Tab. 24-10 Erkrankungen durch Streptokokken der Gruppe A. (Forts.)

Erkrankung	Bemerkung
„toxic shock-like syndrome" (TSLS)	• schwerste Form einer A-Streptokokken-Infektion • kommt auch im Wochenbett vor • Zeichen eines septischen Schocks mit Multiorganversagen und sich fulminant entwickelnden Weichteilinfektionen (nekrotisierende Fasziitis) • Ursache ist weniger die massive Keimeinschwemmung als vielmehr die Bildung von bestimmten Toxinen
Postinfektiöse Krankheitsbilder	• akutes rheumatisches Fieber • Post-Streptokokken-Glomerulonephritis

MERKE
A-Streptokokken sind die gefährlichsten Erreger im Genitaltrakt.

Pathogenese Ob ein Erreger eine Sepsis auslöst, hängt von seiner Virulenz, seiner Menge, seiner Häufigkeit und einer geeigneten Eintrittspforte ab. Eintrittspforten sind Wundinfektionen, Nadeln, Implantate und v.a. der puerperale Uterus. Während der Schwangerschaft sind die häufigsten Eintrittspforten venöse Zugänge, die Zervix nach Manipulation und gelegentlich der Darmtrakt. Bei der Geburt und im Wochenbett ist die Schwangere besonders gefährdet, wenn sich pathogene Bakterien im Geburtskanal befinden. Von der Sepsis werden so gut wie alle Organe befallen, sogar das Gehirn kann betroffen sein. Das Schicksal des Patienten entscheidet sich meist in der Lunge. Auch die Gerinnungsstörung ist im fortgeschrittenen Stadium ein großes Problem. Große flächenhafte Einblutungen können zu erheblichen Gewebe- und Funktionsverlusten führen.

Bei der gefährlichen Sepsis durch **A-Streptokokken** breiten sich die Erreger so rasch aus, dass es nicht immer zu Fieber kommt. Dadurch fehlt gerade bei den besonders schweren Fällen dieses frühe Warnzeichen. Schmerzen und Krankheitsgefühl mit Abgeschlagenheit stehen im Vordergrund. Auffällig ist zu diesem Zeitpunkt auch, dass Schmerzmittel nur kurzfristig wirken, sodass sie bis zu 4-mal pro Tag gegeben werden müssen. Schließlich zwingen die Toxine den Körper zur Ausschüttung von Mediatoren, an denen er dann letztlich auch zugrunde geht. In diesem Stadium versagen Antibiotika.

Ablauf einer Sepsis Typischerweise verläuft die Sepsis in 3 Phasen:
- Phase 1:
  - Entzündung im Rahmen einer Verletzung, Geburt oder Infektion mit hämatogener Streuung der Erreger
  - Freisetzung von Immunmodulatoren, u.a. proinflammatorische und thrombogene Faktoren einschließlich zahlreicher Zytokine
  - Zytokine provozieren Entzündungen im Verlauf der Blutgefäße, Erhöhung des Plasminogenaktivator-Inhibitors vom Typ 1 (PAI-1)
- Phase 2:
  - Bildung von Blutgerinnseln

Tab. 24-11 Schweregrade einer Sepsis nach klinischer Einteilung.

Schwere-grad	Charakteristika
Sepsis	Nachweis verminderter Organperfusion mit wenigstens einem Kriterium wie Hypoxämie, Laktazidose, Oligurie oder Verwirrtheitszustand
Schwere Sepsis	zusätzliche Symptome eines Organversagens, z.B. der Lunge (Hypoxie, respiratorische Azidose), der Niere (Oligurie/Anurie, metabolische Azidose), der Leber (z.B. Ikterus), des Herzens (Rechtsherzinsuffizienz); auch Hirn, Darmtrakt, Knochenmark und Immunsystem können betroffen sein
Septischer Schock	anhaltender Blutdruckabfall trotz ausreichender Flüssigkeitszufuhr

- Ausschüttung des sog. Tissue-Faktors, der wiederum Thrombin generiert
- Thrombin fördert die Koagulation durch die Bildung von Fibrin, ein Vorgang, der bei der Sepsis abnorm abläuft, da PAI-1 aktiviert wird.
- Phase 3:
  - Bildung von Thromben in lebenswichtigen Organen
  - schneller Verbrauch von Protein C, Defizit an aktiviertem Protein C
  - abnorme Koagulation, Bildung von mikrovaskulären Thromben, Untergang von Gewebe
  - Organdysfunktion, septischer Schock
  - Tod des Patienten.

Symptome
Eine schwere Atmung, Akrozyanose, diffuse Schmerzen im Bauchraum und allgemeines Krankheitsgefühl sind Hinweise auf eine Sepsis. Hinzu kommt oft eine auffällige Darmsymptomatik in Form von Diarrhö oder Obstipation. Fieber ist gerade bei schweren Fällen nicht obligat, deutet aber auf Infektion hin und ist bei einer Patientin im Wochenbett immer ernst zu nehmen. Anfängliches hohes Fieber (> 39 °C) ist eher als günstiges Zeichen zu werten. Die Sepsis wird klinisch in 3 verschiedene Schweregrade unterteilt (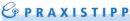 Tab. 24-11).

PRAXISTIPP
Bei der klinischen Untersuchung fehlt die Abwehrspannung im Wochenbett – bedingt durch die ausgeweiteten Bauchdecken.

Diagnostik

Entzündungsparameter
Diese sind neben der klinischen Untersuchung und der Erfahrung des Untersuchers die wichtigsten Parameter zum Ausschluss bzw. zur Erkennung einer Puerperalsepsis. Der zur Zeit wichtigste Entzündungsparameter ist das **CRP**. Es zeigt aufgrund seiner rasch einsetzenden Synthese in der Leberzelle (Halbwerts-

zeit des Anstiegs 5–7 Stunden, Maximalwert nach ca. 50 Stunden) und der schnellen Plasmaclearance (Halbwertszeit des Abfalls 2–4 Stunden) eine ausgeprägte Dynamik. Tägliche Bestimmungen und, bei Verdacht auf schwere Infektion, mehrfache tägliche Bestimmungen sind daher notwendig, um zwischen harmloser Gewebstraumatisierung, vorzeitigen Wehen und schwerer Infektion unterscheiden zu können (➤ Tab. 24-12). Der Entzündungsparameter Prokalzitonin ist etwas spezifischer als das CRP, aber teurer und nicht in allen Laboratorien erhältlich.

Tab. 24-12 Interpretation von CRP-Werten.

CRP-Wert	Bedeutung
bis 0,5 mg/dl oder 5 mg/l	Normalwert
bis 10 mg/dl oder 100 mg/l	nach Geburt oder Sectio normal
> 20 mg/dl oder 200 mg/l	verdächtig auf ein schweres, infektiöses Geschehen

Eine **Leukozytose** mit Werten über 20.000/µl kommt bei den leichteren Fällen mit gutem Ausgang bzw. im Anfangsstadium vor und ist daher als gutes Zeichen zu werten. Im Differentialblutbild lässt sich eine Linksverschiebung mit Zunahme unreifer Zellen erkennen.

Erregernachweis

Wenn auch das klinische Bild der Patientin über die therapeutischen Maßnahmen entscheidet, darf doch der Erregernachweis nicht versäumt werden. Vor der Gabe eines Antibiotikums ist ein **Abstrich** von der Episiotomiewunde und der Zervix oder wenigstens der Vagina zu entnehmen. Im Gewebe, d.h. in Abstrichen aus dem Bauchraum, der Wunde oder der Drainage ist der Erreger trotz Antibiotikum oft noch 2–3 Tage nachweisbar. Bei späterer Abnahme eines Abstrichs sind meist nur noch resistente Kolonisationskeime nachzuweisen.

Bei Fieber – bei schlechtem Allgemeinzustand auch ohne Fieber – ist, wenn möglich, auch eine **Blutkultur** (mindestens 2, besser 3 Proben) anzulegen. Wird die Blutkultur erst nach der Antibiotikumgabe, meist nach Verlegung in eine Großklinik, entnommen, ist der eigentliche Erreger im Blut oft nicht mehr nachweisbar.

Keinesfalls sollte es der Pathologe sein, der den ersten Keimnachweis vornimmt. Ebenso unverzeihlich ist es, wenn wegen des Durchfalls nur Stuhlproben zum Mikrobiologen geschickt werden.

Blutgerinnung

Die Sepsis gilt als häufigste Ursache einer disseminierten intravasalen Gerinnung (DIC). Die DIC zählt zu den häufigsten Komplikationen der Sepsis und erhöht das Letalitätsrisiko.

Als Prognoseparameter kann die Antithrombin-(AT-)III-Konzentration genommen werden, da sie bei der Sepsis rasch abfällt. Bei Werten unter 70% beträgt die Letalität ca. 90%.

Weitere Laborparameter und Kontrollen

Großes Blutbild, CRP oder Prokalzitonin, Leber und Nierenwerte, Elektrolyte und Gerinnung mit AT-III-Bestimmung sind je nach Schwere der Erkrankung täglich oder auch mehrmals täglich zu kontrollieren. Die Thrombozyten können auch bei der Sepsis lange im Normbereich bleiben und sind daher als Frühparameter ungeeignet.

MERKE
Klinische Beurteilung, Ultraschall des Abdomens und CRP-Wert sind geeignete Parameter, mit denen der Erfahrene gut zwischen postpartalem und postoperativem Normalverlauf, abszedierender Lokalinfektion und lebensbedrohlicher Puerperalsepsis unterscheiden kann.

Therapie

Unbekannte Erreger

Je schwerer die Infektion ist, desto breiter und wirksamer müssen die verabreichten Antibiotika sein. Kombinationen aus einem Cephalosporin der Gruppe 2 oder 3 zusammen mit Metronidazol und evtl. einem Aminoglykosid (z.B. Gentamicin, Tobramycin oder Netilmicin) waren früher die Standardtherapie. Inzwischen sind sie weitgehend durch Carbapeneme (Meronem®, ZIENAM®), die ein sehr breites Spektrum besitzen, verdrängt worden. Bei längerer Anwendung sind wegen des breiten Spektrums Pilzinfektionen (auch systemische) nicht ungewöhnlich. Sobald der Erreger bekannt ist, kann die Therapie entsprechend angepasst werden.

A-Streptokokken

Mittel der Wahl ist hochdosiertes **Penicillin G.** Resistenzen hierbei sind nicht bekannt, trotzdem gibt es Therapieversager. Bei Penicillinallergie kommen als Alternative Cephalosporine in Betracht. Makrolide (z.B. Erythromycin, Roxithromycin) wird man eher bei leichteren Verläufen geben, da erythromycin-resistente A-Streptokokken in den letzten Jahren zugenommen haben. Clindamycin ist ebenfalls wirksam und wird auch bei besonders schweren Fällen zum Penicillin gegeben. Cotrimoxazol und Fluorchinolone sind nicht genügend wirksam.

Der Stellenwert der **Hysterektomie** bei der Puerperalsepsis durch A-Streptokokken ist inzwischen umstritten, weil es sich bei der A-Streptokokken-Sepsis nicht um einen Streuherd im Uterus, sondern um einen massiven Organbefall nahezu aller Organe handelt. Zusätzlich bedeuten Intubation und Operation eine erhebliche Belastung für den Organismus.

Die bisherigen Ergebnisse mit einer **Immuntherapie** gegen mikrobielle Toxine und Mediatoren des Wirtsorganismus, z.B. monoklonale Antikörper gegen Endotoxin oder Tumornekrosefaktor sind unbefriedigend.

24.5 Entzündungen der Mamma

Definition Die Entzündung des Brustdrüsenkörpers wird Mastitis genannt.

Pathogenese Eine Mastitis wird durch Aktivierung mit Sekretion begünstigt. Daher wird sie am häufigsten im Wochenbett (Mastitis puerperalis) gesehen. Außerhalb des Wochenbetts (Mastitis nonpuerperalis) verläuft eine Mastitis oft viel milder, aber auch chronischer.

Symptome

Meist ist eine Mastitis einseitig lokalisiert und äußert sich durch Schmerzen, Rötung und – je nach Ausmaß – auch durch Fieber. Bei Abszessbildung ist ein prall fluktuierender Tumor zu tasten. Die axillären Lymphknoten können vergrößert sein. Der Verlauf bei der Mastitis nonpuerperalis ist chronischer und schleichender und die Rötung leichter (➤ Abb. 24-22b) als bei der Mastitis puerperalis (➤ Abb. 24-22a). Der Erregernachweis aus Sekret ergibt bei der Mastitis puerperalis in > 95% Staphylococcus aureus, bei der Mastitis nonpuerperalis ist kulturell vorwiegend Hautflora nachweisbar. Sonographisch kann eine Abszedierung nachgewiesen werden.

Therapie

Bei der **Mastitis puerperalis** ist der Übergang vom schmerzhaften Milchstau zur Entzündung fließend. Erste Maßnahme ist es, die Mamma zu entleeren und die Pflegemaßnahmen zu verbessern. Nicht zu spät darf dann aber mit einem betalactamasefesten Antibiotikum begonnen werden, z.B. einem Cephalosporin. Das Stillen muss nicht unterbrochen werden. Bei Abszedierung wird die Abszesshöhle punktiert oder inzidiert. Bei der **Mastitis nonpuerperalis** ist ein Versuch mit Prolaktinhemmern und Antibiotika indiziert. Sonst werden die chronischen Entzündungsherde chirurgisch saniert und exzidiert.

Differentialdiagnose

Bei Nichtansprechen einer Antibiotikatherapie sollte immer auch an die Möglichkeit eines inflammatorischen Mammakarzinoms gedacht werden. Die Diagnose kann nur histologisch gestellt werden. Die granulomatöse Mastitis als weitere Differentialdiagnose ist auch für den Histologen eine sehr schwierige Diagnosestellung. Sie kann durch Kortikosteroide gebessert und geheilt werden. Die Diagnose eines durch A-Streptokokken hervorgerufenen **Erysipels** der Mamma ergibt sich klinisch: Die Haut ist diffus gerötet. Durch Penicillin (10 Tage) ist rasche Heilung möglich.

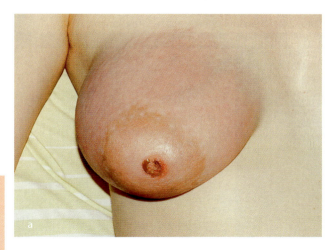

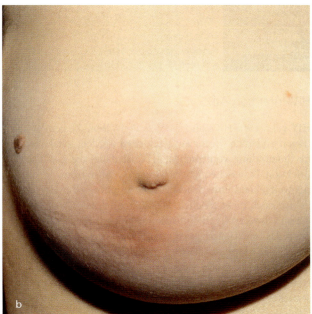

Abb. 24-22 Mastitis.
a Mastitis puerperalis 2 Wochen nach Geburt durch Staphylococcus aureus.
b Chronische Mastitis nonpuerperalis mit leichter Rötung, leicht eingezogener Brustwarze und mäßigen Schmerzen.

24.6 Sexuell übertragbare Infektionen

Man unterscheidet zwischen Erregern, die zu einer Entzündung des Genitales führen, und solchen, die das Genitale nur als Eintrittspforte benutzen. Es sind fast ausnahmslos sehr labile Erreger, die den engen körperlichen Kontakt zur Übertragung benötigen (➤ Tab. 24-13).

> **MERKE**
> Der Begriff „Geschlechtskrankheiten" ist verlassen worden. Dabei handelt es sich um die früher (heute für den behandelnden Arzt nicht mehr) meldepflichtigen, da mit Antibiotika behandelbaren bakteriellen Infektionen Gonorrhö, Lues, Lymphogranuloma venereum und Ulcus molle.

Tab. 24-13 Sexuell übertragbare Infektionen.	
Erregergruppe	**Erkrankungen**
Genitale Übertragung ohne Entzündung im Genitale	• AIDS • Hepatitis B • Zytomegalie
Genitale Übertragung mit Entzündung im Genitale	• Trichomoniasis • genitale Chlamydieninfektion (häufigste bakterielle STD-Infektion) • Gonorrhö • Lues • Lymphogranuloma venereum (bei uns sehr selten) • Ulcus molle (bei uns sehr selten) • primärer Herpes genitalis
Meist sexuell übertragene Infektionen	• Kondylome (HPV)
Fakultativ sexuell übertragbare Infektionen	• Candidose • Aminvaginose/bakterielle Vaginose • A-StreptokokkenInfektion

HIV-Infektion/AIDS

HIV gehört wie HBV und CMV zu den Viren, die genital übertragen und auch wieder ausgeschieden werden, lokal aber keine Entzündung verursachen. HIV ist dabei die gefährlichste Infektion. Inzwischen gibt es wirksame Substanzen, die das Virus weitgehend unterdrücken. Eine Impfung oder Heilung ist jedoch noch nicht möglich. Die anfänglich (1984–1995) gesehenen schweren Genitalinfektionen gibt es bei uns kaum noch. Auch das Infektionsrisiko für das Neugeborene bei HIV-positiver Mutter ist mit den heutigen Möglichkeiten kaum noch vorhanden. Das bedeutet, dass auch das Risiko im Umgang mit HIV-positiven Patienten nur noch sehr klein ist. Ein erhöhtes sexuelles Übertragungsrisiko besteht bei Entzündungen des Genitales durch das höhere Leukozytenangebot.

AIDS ist eine internistische Erkrankung, deshalb wird auf einschlägige Lehrbücher verwiesen.

Lues

Erreger ist Treponema pallidum, ein sehr labiles Bakterium, das nur über die PCR oder serologisch nachgewiesen werden kann. Die Lues ist in unseren Breiten selten, mit weniger als 1 Infektion auf 100.000 und kommt eigentlich nur noch in Risikogruppen vor. Bei jedem Ulcus einer sexuell aktiven Frau ist an die Möglichkeit eines Primäraffektes zu denken. Viele Erkrankungen werden nur durch Zufall oder Screening (Serologie) entdeckt. Wegen der erheblichen Folgeschäden ist die Lues immer ernst zu nehmen. Dies gilt insbesondere in der Schwangerschaft, da die Mehrzahl der Kinder infiziert wird.

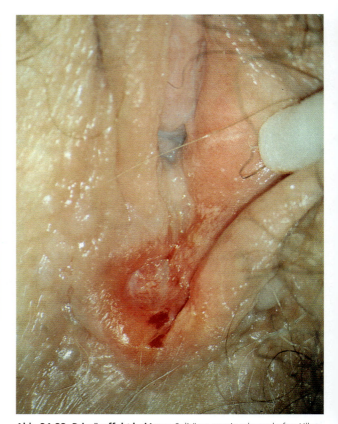

Abb. 24-23 Primäraffekt bei Lues. Solitäres, wenig schmerzhaftes Ulkus.

Symptome und Diagnostik

Die Lues läuft in 4 Stadien ab:
- Primärstadium: Innerhalb von 3–4 Wochen kommt es zu einem Knötchen, das in ein weitgehend schmerzloses Ulkus übergeht (> Abb. 24-23). Auch ohne Therapie heilt es nach einigen Wochen ab.
Sekundärstadium: Nach 6–12 Wochen kommt es zu einem papulösen Hautausschlag am ganzen Körper. Ein Befall weiterer Organe ist möglich.
- Latenzstadium: Dieses Stadium kann einige Jahre dauern. Beschwerden bestehen meist keine. Eine Infektiosität besteht in der Regel nur in den ersten beiden Jahren.
- Spät- oder Tertiärstadium: Nach 3–10 Jahren treten granulomatöse Veränderungen auf (Gummen).

Die definitive Diagnose ist serologisch durch den TPHA-Test möglich, der als Suchtest und Nachweis einer früher durchgemachter Lues dient, während der VDRL-Test und verschiedene IgM-Tests eine floride, behandlungsbedürftige Infektion nachweisen.

Therapie

Eine Spontanheilung ist in 50% möglich. Sonst werden täglich 1–2 Mio. IE Clemizol-Penicillin für 2–3 Wochen gegeben oder einmalig 2,4 Mio. IE Benzylpenicillin i.m., in der Gravidität

3-mal im Abstand von einer Woche. Versager bei Depotpenicillinen sind möglich. Bei der Spätsyphilis oder Neurosyphilis werden höhere und häufigere Dosen gegeben.

Chlamydien

Die genitale Chlamydieninfektion (C. trachomatis, Serogruppe D–K) ist die häufigste sexuell übertragene bakterielle Infektion. In Abhängigkeit von Alter und Risiko sind zwischen 1 und 10% aller Frauen betroffen.

Symptome
Die meisten Infizierten (90%) merken kaum etwas von der Infektion. Bei den anderen sind gelber Ausfluss, leichte Unterbauchbeschwerden und eine Blutungsstörung typisch. Bei ca. 40% kommt es innerhalb von Wochen und Monaten zur Aszension in die Tuben (➤ Kap. 24.4.3). Spätfolgen nach Jahren sind die tubare Sterilität und Gelenkbeschwerden (chronische Arthritis).

Therapie
Die Therapie ist in ➤ Kap. 24.4.1 (Zervizitis) bzw. ➤ Kap. 24.4.3 (Salpingitis) angegeben.

24.7 Andere Infektionen

24.7.1 Harnwegsinfektionen

Definition Harnwegsinfektionen (HWI) zählen zu den häufigsten Infektionen bei Frauen. Meist handelt es sich um harmlose, gelegentlich auftretende Infektionen der Blase (Zystitis). Problematisch wird es, wenn eine Zystitis sehr häufig auftritt oder die Infektion aszendiert. Von der Infektion ist die **Bakteriurie** abzugrenzen. Dabei handelt es sich um eine signifikante Bakterienerhöhung im Urin. Eine Bakteriurie ist nicht immer Zeichen einer behandlungsbedürftigen Infektion, sie kann auch durch Kontamination aus dem Genitale oder falsche Probenbehandlung zustande kommen. Von einem **komplizierten Harnwegsinfekt** spricht man, wenn anatomische Veränderungen das Angehen des Harnwegsinfektes begünstigen.

Ätiologie Die Erreger sind fast ausnahmslos Bakterien aus dem Darm (in > 70% E. coli), deren Eindringen in die kurze Harnröhre und Blase durch schlechte Hygiene, Hautbeschädigung und sexuelle Aktivitäten begünstigt wird.

Symptome
Klinische Symptome sind Harndrang und gehäuftes Wasserlassen (Pollakisurie). Bei der Urinuntersuchung sind mehr als 3 Leukozyten im Urin bei 400facher Vergrößerung oder mehr als 10^5 Bakterien pro Milliliter frisch gelassenen Urin zu finden.

Therapie
Orale Antibiose über 1–3 Tage (z.B. Cotrimoxazol 2 × 1 g). Beim komplizierten Harnwegsinfekt ist eine Therapie nur erfolgversprechend, wenn die anatomischen Veränderungen oder die Grundkrankheiten, die zum HWI geführt haben, beseitigt oder zumindest gebessert werden. Meist ist dann eine längere Antibiose notwendig.

Komplikationen Eine Zystitis kann – insbesondere in der Schwangerschaft – auf die oberen Harnwege übergreifen und dort zu einem unkomplizierten oberen Harnwegsinfekt führen. Hierbei handelt es sich um eine akute Pyelonephritis, eine aszendierte Infektion mit Fieber, Flankenschmerz und Krankheitsgefühl. Therapeutisch werden Antibiotika für 14 Tage nach Antibiogramm eingesetzt.

24.7.2 Tuberkulose

Sie ist heute eine Erkrankung der Armen und Immungeschwächten und bei uns so selten, dass sie fast nicht mehr gesehen wird (2007 wurden 5.020 Fälle gemeldet).

Pathogenese Hämatogen kann der Erreger (meist Mycobacterium tuberculosis) in die Tuben gelangen, von wo aus er sich lokal ausbreiten kann. Sehr selten kann der Erreger daher einen Konglomerattumor im Adnexbereich verursachen. Zahlen über die Häufigkeit einer genitalen Tbc sind nicht bekannt.

Diagnostik
Bei unklaren Fällen sollte ein Tuberkulintest vorgenommen werden. Die endgültige Diagnose wird durch den schwierigen Erregernachweis und die Histologie gestellt.

Therapie
Die Tuberkulose kann durch eine ambulante Kombinationstherapie mit Isoniazid + Rifampicin + Ethambutol über 6 Monate geheilt werden.

- ✚ **011** Literatur Kap. 24
- ✚ **012** Praxisfragen Kap. 24
- ✚ **086** IMPP-Fragen Kap. 24
- ✚ **095** Lerntrainer Infektionen

KAP. 25

B. Hinney, G. Emons
Endometriose

Zur Orientierung

Endometriose ist Gebärmutterschleimhaut am falschen Ort. Eine Theorie ihrer Entstehung geht davon aus, dass endometriales Gewebe durch retrograde Menstruation verschleppt wird und das Gewebe sich z.B. am Peritoneum ansiedeln kann. Die Bedeutung der Endometriose im klinischen Alltag besteht in ihrer häufigen Beteiligung an Unterbauchschmerzen und/oder unerfülltem Kinderwunsch.

❚❚ Eine 35-jährige Patientin stellt sich mit seit 2 Jahren zunehmender Dysmenorrhö sowie prä- und postmenstruellen Unterbauchschmerzen vor. Die Menarche sei bei ihr mit 13 Jahren aufgetreten, ihr Zyklus dann regelmäßig gewesen. Vor 5 Jahren sei sie wegen Unterbauchschmerzen laparoskopiert worden. Dabei habe man beidseits Ovarialzysten und eine Endometriose festgestellt. Die Ovarialzysten seien damals ausgeschält und die Endometrioseherde koaguliert worden. Danach habe sie über 2 Jahre einen Ovulationshemmer im Langzyklus eingenommen und sei damit beschwerdefrei gewesen. Der Ovulationshemmer sei dann aber wegen ihres Kinderwunsches abgesetzt worden, worauf relativ bald die jetzigen Beschwerden aufgetreten seien.

Palpatorisch findet sich ein Konglomerattumor im kleinen Becken. Sonographisch ist der Uterus retroflektiert, und ein 4 × 5 × 5 cm großes Hinterwandmyom ist nachzuweisen. Beide Adnexbereiche sind frei.

Unter der Verdachtsdiagnose eines Rezidivs der Endometriose wird der Patientin die erneute Laparoskopie empfohlen. Dabei zeigt sich eine ausgedehnte Endometriose. Der Fundus uteri ist mit dem Sigma verwachsen, der Douglas-Raum ist bei massiven Adhäsionen nicht einsehbar. Es wird eine Adhäsiolyse durchgeführt. Beidseits finden sich nur noch Restovarien, die Tuben werden überprüft und sind auf beiden Seiten verschlossen. Endometrioseverdächtiges Gewebe wird für die histologische Untersuchung entnommen und das Hinterwandmyom ausgeschält (Histologie: Endometriose, Myom mit ausgeprägter Adenomyosis).

Postoperativ erhält die Patientin eine GnRH-Analogatherapie. Nach dreimonatiger Down-Regulation der Hypophyse erfolgt die Stimulation zur IVF. Nach dem Transfer von 2 Embryonen kommt es schließlich zu einer Einlingsgravidität. ❚❚

Definition Die Endometriose ist eine benigne, hormonabhängige Erkrankung der geschlechtsreifen Frau. Die Erkrankung liegt vor, wenn sich endometriale Drüsen und Stroma ektop, d.h. außerhalb der anatomisch regelrechten Lokalisation befinden.

Epidemiologie Endometriose ist häufig. Da die Diagnose jedoch nahezu immer nur im Rahmen einer Laparotomie oder Laparoskopie gestellt wird, sind konkrete Aussagen zur Häufigkeit und zum Verlauf der Erkrankung nur begrenzt möglich. Nach derzeitigen Schätzungen findet man
- bei etwa 6–10% aller Frauen und
- bei 35–50% der Frauen mit Unterbauchschmerzen und/oder unerfülltem Kinderwunsch eine Endometriose.

Bei diesen Angaben muss allerdings berücksichtigt werden, dass Laparoskopien häufiger bei Frauen durchgeführt werden, die unter Unterbauchschmerzen oder unerfülltem Kinderwunsch leiden und dass die Diagnose allein deshalb in dieser Patientengruppe häufiger gestellt wird.

Ätiologie und Pathogenese Seit der wissenschaftlichen Erstbeschreibung durch v. Rokitansky im Jahre 1860 wurden zahlreiche Theorien zur Entstehung der Endometriose entwickelt (➤ Tab. 25-1). Bis heute ist die Pathogenese jedoch nicht eindeutig geklärt. Im Vordergrund steht heute die Transplantationstheorie. Bei den meisten Frauen kommt es zur retrograden Menstruation, d. h. zur Blutung über die Tuben in den Bauchraum. Dass dennoch nicht nahezu alle Frauen eine Endometriose entwickeln, wird damit erklärt, dass es bei gesunden Frauen zum Verschleppen der Funktionalis, bei Endometriosepatientinnen dagegen durch Hyperperistaltik zum Verschleppen der Basalis kommt. Die Basalis hat eine erhöhte Tendenz zur Implantation. Unbestritten ist die **Hormonabhängigkeit** der Endometriose: Östrogene fördern die Endometriose, und Gestagene hemmen sie. Unter Östrogeneinfluss wächst eine Endometriose also weiter bzw. rezidiviert. Eine Heilung kann daher nur bei vollständigem Östrogenentzug, z.B. durch Entfernung der Ovarien, erreicht werden.

Der Verlauf einer Schwangerschaft wird normalerweise durch Endometriose nicht beeinflusst. Andererseits kann sich die Endometriose im Verlauf der Schwangerschaft vorübergehend zurückbilden.

Pathologie Die **Aktivität** von Endometrioseherden kann aufgrund ihrer Färbung beurteilt werden. (➤ Abb. 25-1):
- Aktive Herde: Dies sind rote, vesikuläre und polypöse peritoneale Implantate, dünnwandige Zysten und diffuse Aussaat der tief infiltrierenden Endometriose mit Begleitentzündungen und Hypervaskularisierung.
- Wenig aktive Herde: blauschwarze und dunkelbraune Implantate.
- Ausgebrannte Herde: weiß-narbige Befunde.

Die Aktivität spielt vermutlich auch für die Wirksamkeit der Hormontherapie eine Rolle.

Tab. 25-1 Theorien zur Entstehung einer Endometriose.

Theorie/Ursache	Beschreibung	Belege
Transplantationstheorie	• während der Menstruation fließt bei 90% aller Frauen Blut (und damit auch endometriales Gewebe) retrograd über die Tuben in den Bauchraum • bei Patientinnen mit Endometriose implantiert sich das aktive Endometrium im Peritoneum (möglicherweise, weil es sich vorwiegend um die Basalis, bei gesunden Frauen dagegen eher um die Funktionalis handelt)	• das Endometrioserisiko ist bei Frauen mit relativ starken und langen Blutungen (und damit größeren Blutansammlungen im Bauch) erhöht • bei Patientinnen mit Endometriose besteht eine uterine Hyperperistaltik mit Erhöhung des intrauterinen Drucks, dies fördert die retrograde Menstruation. • eine Endometriose kann bei Pavianen durch Ligieren der Zervix induziert werden
Metaplasietheorie	pluripotentes Zölomepithel kann sich in Müller-Gangepithel umwandeln und Endometrioseherde bilden	Endometriose tritt gelegentlich bei Frauen mit nur rudimentärem Uterus und fehlendem Endometrium (Rokitansky-Küster-Meyer-Hauser-Syndrom) auf, ebenso bei Männern, die mit hohen Östrogendosen behandelt wurden
Induktionstheorie	• retrograde Menstruation ist der Stimulus für das Mesothel zur Ausbildung und Implantation endometrialer Zellen • Kombination von Transplantations- und Metaplasietheorie	
Genetik	• genetische Ursachen der Endometriose sind wahrscheinlich • bisher ist es aber nicht gelungen, spezielle „Endometriosegene" zu identifizieren	• erstgradige weibliche Verwandte von Frauen mit schwerer Endometriose haben gegenüber Verwandten gesunder Frauen ein deutlich höheres Risiko, ebenfalls an Endometriose zu erkranken • aus Zwillingsstudien an Patientinnen mit Endometriose wurde errechnet, dass die Wahrscheinlichkeit, an Endometriose zu erkranken, zu 51% auf genetische Faktoren zurückzuführen ist • berücksichtigt man alle Schweregrade der Endometriose, hat die Schwester einer erkrankten Patientin gegenüber der Normalpopulation ein 2- bis 9fach erhöhtes Risiko, an Endometriose zu erkranken, berücksichtigt man nur Frauen mit schwerer Endometriose, ist das Risiko 15fach höher
Immunsystem	• möglicherweise gestörte Aktivität der natürlichen Killerzellen mit inadäquatem Abbau des retrograd menstruierten Gewebes • Makrophagen im Peritoneum fördern die Proliferation von Endometrioseherden durch Sekretion von Wachstumsfaktoren und Zytokinen	• zellvermittelte und humorale Immunität sind verändert • Zahl der Immunzellen in der Peritonealflüssigkeit ist erhöht

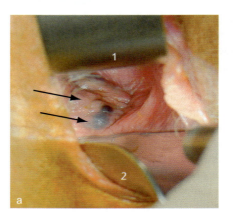
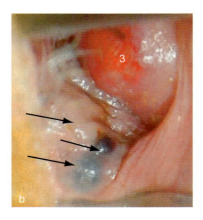

Abb. 25-1 Aktive (blaue) und ausgebrannte (weiße) Endometrioseherde der hinteren **Vaginalwand.** 1 = vorderes Spekulum, 2 = hinteres Spekulum, 3 = Portio.
a Übersicht.
b Vergrößerung.

MERKE
Immunologische Veränderungen scheinen eine bedeutsame Rolle bei der Implantation und Progression der Endometrioseherde zu spielen und tragen offenbar auch zu den endometriosebedingten Schmerzen und zur Infertilität bei.

Lokalisation Die **häufigsten Lokalisationen** der Endometriose sind in > Tab. 25-2 aufgelistet. Extraabdominale Lokalisationen von Endometrioseherden im Bereich des Nabels, in Narbengewebe oder Gehirn und Lunge sind selten.

Tab. 25-2 Lokalisationen der Beckenendometriose (ohne Adenomyose) und ihre Häufigkeit.

Lokalisation	Häufigkeit (%)
Lig. sacrouterinum	60
Ovar*	52
Douglas-Raum	28
Lig. latum	16
Harnblase	15
Rektum	12
Mesosalpinx	10
Dünn-/Dickdarm	7
Tube	2–8
Appendix	2

* Am Ovar entstehen häufig Endometriosezysten aus kleinen Endometrioseherden, die bei jeder Regelblutung mitbluten und dadurch eine beachtliche Größe erreichen können; wenn der Inhalt eindickt, spricht man von „Teer- oder Schokoladenzysten".

MERKE
Die Endometriose ist am häufigsten am Lig. sacrouterinum und am Ovar zu finden.

Problematische Lokalisationen sind:
- Endometriose im Rektosigmoidbereich: Der Darm kann beteiligt sein, wobei vom Befall der Serosa bis zum Befall der Muskel- und Mukosaschicht des Darms mit erheblicher Darmsymptomatik und zyklischen Darmblutungen alle Zwischenstufen möglich sind.
- Endometriose der Ligg. sacrouterina: Die Ureteren können ummauert werden, dies kann zu Stauungsnieren führen.

PRAXISTIPP
Wegen der möglichen Beteiligung der Ureteren müssen bei der Diagnostik einer Endometriose immer Nieren und ableitende Harnwege sonographisch untersucht werden.

Ausgehend von der Lokalisation ist die folgende **Einteilung der Endometriose** in drei Formen möglich:
- **Endometriosis genitalis interna:** Sie wird auch als **Adenomyosis uteri** bezeichnet (s.u.). Die Erkrankung ist durch fingerförmige Invasion der Basalis in das Myometrium der Uteruswand gekennzeichnet; die Einordnung der Adenomyose als Endometriose ist umstritten.
- **Endometriosis genitalis externa:** Lokalisationen der Erkrankung außerhalb des Uterus im kleinen Becken
- **Endometriosis extragenitalis:** Lokalisationen außerhalb des kleinen Beckens, z.B. in Narbengewebe, in der Lunge oder an den verschiedensten anderen Lokalisationen

Symptome

An Endometriose erkrankte Frauen leiden vor allem unter Schmerzen und/oder unerfülltem Kinderwunsch.

MERKE
Der unerfüllte Kinderwunsch ist bei an Endometriose erkrankten Frauen ein sehr häufiger Grund für die Inanspruchnahme ärztlicher Maßnahmen.

Schmerzen

Endometriosepatientinnen leiden häufig an Schmerzen, die nach Ausmaß, Lokalisation und Dauer sehr unterschiedlich sein können. Im Vordergrund stehen Dysmenorrhöen und Dyspareunien, nicht selten kommt es auch zu Rückenschmerzen. Die Schmerzen können zyklisch oder permanent auftreten. Manche Frauen sind auch völlig schmerzfrei, sodass die Endometriose anlässlich einer Laparoskopie oder Laparotomie nur zufällig entdeckt wird.

Stadieneinteilung

Zur intraoperativen Stadieneinteilung einer Endometriose dient die Klassifikation der „American Society of Reproductive Medicine" (rAFS), (letzte Revision 1996). Die Klassifikation berücksichtigt,
- wie weit sich die Endometriose am Peritoneum und am Ovar ausdehnt,
- wie tief die Herde eingedrungen sind,
- ob Adhäsionen vorhanden sind,
- ob die Fimbrien verschlossen sind.

Die erhobenen Befunde werden durch eine Punktzahl beschrieben, die Summe der Punkte ergibt das rAFS-Stadium (➤ Tab. 25-3). Die Art der Endometrioseimplantate sollte zusätzlich angegeben werden, indem die Implantate als R (für rot, pink, bläschenartig, flammenartig), W (für weiß, gelblich, peritoneale Defekte) oder B (für braun, schwarz, blau, Hämosiderinablagerungen) gekennzeichnet werden. Allerdings korreliert der Schweregrad der Endometriose kaum mit der klinischen Symptomatik (Schmerzen und Sterilität). Dies hängt möglicherweise mit der unterschiedlichen Aktivität der Endometriose zusammen (s.o.).

Diagnostik

Anamnese

Die Verdachtsdiagnose wird in erster Linie bei regelabhängigen Unterbauchschmerzen gestellt. Häufig werden Dyspareunien angegeben. Zusätzliche Hinweise kann die Zyklusanamnese liefern, als endometrioseverdächtig gelten prämenstruelle Schmierblutungen (➤ Kap. 9.1.1).

Untersuchung

Typischerweise finden sich bei der vaginalen und rektalen Untersuchung schmerzhafte Knoten im Septum rectovaginale und im Douglas-Raum (➤ Abb. 25-2). Nahezu beweisend sind bei der Spekulumuntersuchung erkennbare bläuliche, ro-

Tab. 25-3 rAFS-Stadieneinteilung der Endometriose (revidierte Fassung von 1996). Stadium I (minimal) = 1–5 Punkte, Stadium II (mild) = 6–15 Punkte, Stadium III (moderat) = 16–40 Punkte, Stadium IV (schwer) > 40 Punkte.

Endometriose		< 1 cm	1–3 cm	> 3 cm
Peritoneum	oberflächlich	1	2	4
	tief	2	4	6
Ovar	R oberflächlich	1	2	4
	R tief	4	16	20
	L oberflächlich	1	2	4
	L tief	4	16	20
Douglas-Obliteration		**partiell**		**komplett**
		4		40
Adhäsionen		≤ 1/3	1/3–2/3	≥ 2/3
Ovar	R schleierartig	1	2	4
	R dicht	4	8	16
	L schleierartig	1	2	4
	L dicht	4	8	16
Tuben	R schleierartig	1	2	4
	R dicht	4*	8*	16
	L schleierartig	1	2	4
	L dicht	4*	8*	16

* Falls die Fimbrien verschlossen sind, die Punktzahl auf 16 ändern.

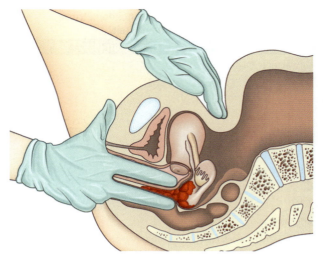

Abb. 25-2 Rektovaginale Untersuchung bei Endometriose. Typischerweise finden sich schmerzhafte Knoten im Septum rectovaginale und im Douglas-Raum.

te oder braune papilläre Knoten im hinteren Scheidengewölbe. Falls es als Folge ovarieller Endometrioseherde zu den sogenannten Teer- oder Schokoladenzysten kommt (die Bezeichnung ist auf die schwarzbraune Farbe zurückzuführen), lassen sich diese häufig sonographisch darstellen. Die endgültige Diagnose wird laparoskopisch gestellt.

> **MERKE**
> Die Diagnose kann meist nur operativ (Laparoskopie, Laparotomie) gestellt werden.

Therapie

Da die Endometriose sehr unterschiedliche Beschwerden verursachen kann und da die Probleme der betroffenen Patientinnen sehr variieren können, gibt es keine einheitliche Therapieempfehlung. Die Therapieoptionen reichen vom abwartenden Vorgehen (keine Therapie) bis zu eingreifenden operativen Behandlungen und Hormontherapien (➤ Abb. 25-3).

Operative Therapie

Das übliche operative Vorgehen besteht in der Beseitigung aller Endometrioseherde, soweit dies ohne Gefährdung der Patientin möglich ist. Kleinere Herde werden elektrisch oder durch Hitze koaguliert, größere Herde werden exzidiert, Schokoladenzysten werden unter Schonung des Ovarialgewebes ausgeschält. Erschwert wird die Operation häufig durch massive Adhäsionen („frozen pelvis"). Besonders problematisch ist die Therapie der tief infiltrierend wachsenden Endometriose im

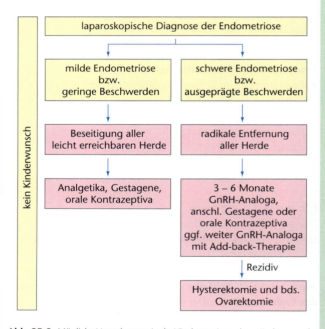

Abb. 25-3 Mögliche Vorgehensweise bei Endometriose ohne Kinderwunsch.

Douglas-Raum mit Beteiligung des Rektums. Nicht selten ist eine Rektumteilresektion mit nachfolgender Anastomose – u.U. mit meist passagerer Anlage eines Anus praeter – erforderlich. Ähnlich problematisch ist die Lokalisation im Bereich der ableitenden Harnwege (gelegentlich mit Ummauerung der Ureteren und Stauungsniere). Ob eine medikamentöse Vorbehandlung vor einer operativen Therapie erfolgen sollte, ist umstritten.

> **MERKE**
> Eine Endometrioseoperation kann ausgesprochen anspruchsvoll sein, und stets besteht die Gefahr eines Rezidivs. Die vollständige Heilung wird nur durch Entfernung beider Ovarien erreicht.

Medikamentöse Therapie

Die medikamentöse Therapie der Endometriose dient folgenden **Zielen:**
- Schmerzlinderung
- Verkleinerung der Endometrioseherde bzw. Progressionsprophylaxe
- Senkung der Rezidivrate.

Die Therapie bei Kinderwunsch wird nachfolgend gesondert dargestellt.

Im Vordergrund stehen Hormonpräparate. Die Wirkung beruht vor allem auf der Senkung des Östrogenspiegels, da an der östrogenabhängigen Proliferation und Progression von Endometrioseherden kein Zweifel besteht. Einige Präparate wirken zusätzlich antiöstrogen auf das Endometrium, dies führt zur sekretorischen Umwandlung sowie zur Dezidualisierung und nachfolgend zur Atrophie. Bei nur gering ausgeprägten Beschwerden können nichtsteroidale Antiphlogistika und Spasmolytika ausreichend wirksam sein.

Ausgesprochen effektiv sind somit antiöstrogene Behandlungsansätze (➤ Tab. 25-4). Im Vordergrund stehen heute **GnRH-Analoga.** Diese Präparate (Buserelin [Metrelef®], Goserelin [Zoladex®], Leuprorelin [Enantone®], Triptorelin [Decapeptyl®]) binden längerfristig an den hypophysären GnRH-Rezeptor und führen damit zu einer „Down-Regulation" der Hypophyse. Das vom Hypothalamus ausgeschüttete GnRH kann daher seine pulsatile Wirkung nicht entfalten, es kommt nach einem initialen „flare-up" (Gonadotropinanstieg) zum Abfall der beiden Gonadotropine LH und FSH und damit zur sekundären Ovarialinsuffizienz, d.h. zur vorübergehenden Funktionsruhe der Ovarien. Der Estradiolspiegel sinkt, und die Endometrioseherde bilden sich zurück. GnRH-Analoga werden zur Endometriosebehandlung als Depotpräparate i.m. verabreicht. Die Therapie kann jedoch aus zwei Gründen nur über begrenzte Zeit durchgeführt werden: Einerseits sind GnRH-Analoga sehr kostspielig, andererseits kommt es durch die Absenkung des Estradiolspiegels zu Östrogenmangelerscheinungen, die sich wie im Klimakterium durch Hitzewallungen, Schweißausbrüche, Schlaflosigkeit und depressive Verstimmung manifestieren. Des Weiteren wird eine Osteoporose begünstigt. Üblicherweise erfolgt die Therapie daher nur über einen Zeitraum von 3–6 Monaten.

> **PRAXISTIPP**
>
> Besonders ausgeprägte Beschwerden unter GnRH-Analoga-Therapie können durch eine sog. Add-back-Substitutionstherapie gelindert werden, d.h., es wird zusätzlich zu dem GnRH-Analogon eine möglichst niedrig dosierte Östrogen-Gestagen-Therapie kontinuierlich verabreicht. Die Wirksamkeit der Endometriosebehandlung wird dadurch nicht beeinträchtigt.

Weitere Therapieoptionen sind Gestagene und kombinierte orale Kontrazeptiva. **Gestagene** supprimieren die Hypothalamus-Hypophysen-Ovar-Achse und senken damit den Östrogenspiegel, des Weiteren haben sie einen direkten Effekt auf das Endometrium. Sie führen zur Dezidualisierung und Atrophie sowohl des eutopen Endometriums als auch der Endometrioseherde. Die genannten Wirkungen reduzieren die Menstruationsblutung und führen insgesamt zu einer Beschwerdelinderung. Unerwünschte Wirkungen sind Zwischenblutungen, Wassereinlagerungen, unreine Haut und psychische Veränderungen. Die Wirkungen kombinierter **oraler Kontrazeptiva** (Ovulationshemmer) sind grundsätzlich mit den Wirkungen der Gestagene vergleichbar. Allerdings kann Äthinylestradiol zu einer Stimulation der Endometriose führen, daher sind Präparate mit niedrigem Äthinylestradiolanteil (Mikropillen) zu bevorzugen. Zur Schmerztherapie ist die Gabe der Ovulationshemmer im Langzyklus (ohne die übliche 7-tägige Einnahmepause) empfehlenswert. Im Vergleich zu GnRH-Analoga können Gestagene und insbesondere Ovulationshemmer über einen längeren Zeitraum verabreicht werden, außerdem sind die Präparate weitaus kostengünstiger.

Ein neuer Therapieansatz unter Verwendung von **Aromatasehemmern** ist noch experimentell. Die Therapie beruht auf dem Nachweis von Aromatase-mRNA im Endometriosegewebe und im Endometrium von Patientinnen mit Endometriose. Endometriosegewebe und eutopes Endometrium von Endometriosepatientinnen sind daher im Gegensatz zum Endometrium gesunder Frauen zur Östrogenbiosynthese aus Androgenen befähigt. Unter der Annahme, dass die Proliferation des Endometriosegewebes durch die Aromataseaktivität gefördert wird, können Aromatasehemmer wirksam sein. Die Erfahrungen sind allerdings bisher sehr begrenzt.

> **MERKE**
>
> Zur Schmerztherapie können bei leichten bis mäßigen Beschwerden zunächst nichtsteroidale Analgetika eingesetzt werden, häufig ist jedoch eine Kombination mit Gestagenen oder oralen Kontrazeptiva erforderlich. Bei ausgeprägten Beschwerden sind, zumindest über einen begrenzten Zeitraum, GnRH-Analoga indiziert.

Therapie der zufällig entdeckten Endometriose

Wenn anlässlich eines operativen Eingriffs zufällig eine Endometriose entdeckt wird, stellt sich die Frage, ob eine Behandlung überhaupt erforderlich ist, d.h. ob sich bei Therapieverzicht eine schwere, progressive Erkrankung entwickeln würde. Die wenigen dazu vorliegenden Ergebnisse sind widersprüchlich: In etwa einem Drittel der Fälle kam es zur Progression, in einem weiteren Drittel zur Linderung oder sogar zum Verschwinden der Erkrankung. Bei den restlichen Fällen blieb die Endometriose unverändert. Leider gibt es bisher keine Möglichkeit, den Verlauf der Erkrankung vorherzusagen.

Therapie der endometriosebedingten Sterilität

Die Therapie der endometriosebedingten Sterilität ist besonders anspruchsvoll (➤ Abb. 25-4). Ein grundsätzliches Problem ergibt sich aus dem Widerspruch der Therapieziele:

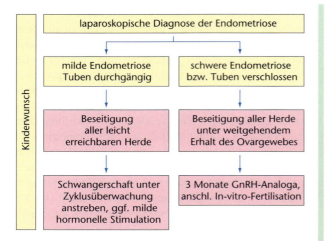

Abb. 25-4 Mögliche Vorgehensweise bei Endometriose und Kinderwunsch.

- Die Endometriose wird durch erhöhte Östrogenspiegel zur Proliferation angeregt, eine Endometriosetherapie muss daher in der Senkung der Östrogenspiegel bestehen.
- Zur erfolgreichen Therapie einer Sterilität ist eine gute Follikelreifung mit entsprechend ausreichend hohen Estradiolspiegeln zwingende Voraussetzung.

Beide Therapieziele können also nicht vereint werden, es muss daher stets eine Kompromisslösung gefunden werden:
- Bei **milder Endometriose** besteht das Vorgehen häufig darin, die Endometriose bei Diagnosestellung weitgehend operativ zu entfernen. Anschließend sollte die Patientin eine Schwangerschaft anstreben, dieses Ziel sollte durch eine Zyklusüberwachung mit Bestimmung des Ovulationstermins unterstützt werden, ggf. kann die Follikelreifung durch milde hormonelle Stimulation der Ovarien vorsichtig gefördert werden.
- Falls diese Maßnahmen nicht zur Schwangerschaft führen oder wenn eine **schwere Endometriose** mit ausgeprägten Adhäsionen und Beeinträchtigung der Tubenfunktion besteht, wird frühzeitig eine extrakorporale Befruchtung empfohlen. Die mit dieser Behandlung verbundene intensive hormonelle Stimulation der Ovarien mit dadurch bedingten hohen Estradiolspiegeln fördert jedoch zumindest kurzfristig die Progression der Endometriose. Durch eine auf 3 Monate verlängerte GnRH-Behandlung vor IVF wird die Schwangerschaftswahrscheinlichkeit erhöht.
- Die niedrigere Schwangerschaftsrate bei Endometriosepatientinnen ist jedoch nicht allein auf Tubenpathologie und Adhäsionen zurückzuführen. Offenbar kommt es zusätzlich zu Störungen der Ovarialfunktion. Wenn Endometriosepatientinnen, die mit eigenen Oozyten nicht schwanger geworden waren, im Rahmen einer extrakorporalen Befruchtung Embryonen aus Eizellen von gesunden Spenderinnen transferiert wurden, lag die Schwangerschaftsrate im erwarteten Bereich für gesunde Frauen. Erhielten Frauen jedoch eine Oozytenspende von an Endometriose erkrankten Frauen, war die Schwangerschaftsrate niedrig (Eizellspende in Deutschland nicht erlaubt).

Endometriose und Karzinomrisiko

Patientinnen mit Endometriose haben vermutlich ein erhöhtes Risiko für die Entwicklung von Ovarial- und Mammakarzinomen, Melanomen sowie Non-Hodgkin-Lymphomen. Die Wahrscheinlichkeit für die Entwicklung eines Ovarialkarzinoms aus einer Endometriose wird allerdings mit ≤ 1% angegeben.

ZUSAMMENFASSUNG
- Wesentliche Ursache: Verschleppung von implantationsfähigem Endometrium durch retrograde Menstruation
- Wichtigste Symptome: Schmerzen und Sterilität
- Wichtigste diagnostische Maßnahmen: sorgfältige Anamnese, Spekulumeinstellung und bimanuelle Palpation, **Laparoskopie**
- Wichtigste therapeutische Maßnahmen: weitgehende Entfernung der Endometrioseherde, anschließend medikamentöse Therapie (Gestagene, Ovulationshemmer, GnRH-Analoga); Therapie der Sterilität häufig nur durch extrakorporale Befruchtung möglich

Endometriosis uteri interna (Adenomyosis uteri)

Definition Benigne Invasion von Endometrium in das Myometrium, wobei ein diffus vergrößerter Uterus mit mikroskopisch kleinen ektopen, nichtneoplastischen endometrialen Drüsen, umgeben von hypertroph-hyperplastischen Muskelzellen entsteht.

Ätiologie und Pathogenese Ätiologie und Pathogenese der Adenomyose sind bislang nicht geklärt. Es wird vermutet, dass sich die Adenomyose durch Wachstum der Basalis in die Tiefe und durch Invagination in das Myometrium entwickelt, möglicherweise begünstigen operative Eingriffe am Uterus (z.B. Kürettagen) die Adenomyose. Für die Entstehung der Adenomyose – wie für die Endometriose – spielt der erhöhte intrauterine Druck bei Hyperperistaltik eine wesentliche Rolle.

Am häufigsten, nämlich in bis zu 80%, findet sich die Adenomyose in Hysterektomiepräparaten von Frauen zwischen 40 und 50 Jahren. Damit stellt sich die Frage, ob es sich bei der Adenomyose um eine Erkrankung oder nur um eine normale Alterserscheinung handelt.

Symptome und Diagnostik

Die typischen Beschwerden bei Adenomyose sind Dysmenorrhöen, Menorrhagien und Metrorrhagie. Bei der Tastuntersuchung kann der diffus vergrößerte, druckdolente und eher weiche Uterus zur Verdachtsdiagnose führen, bei gezielter Suche führt häufig die Vaginalsonographie zur richtigen Diagnose. Hier findet sich eine heterogene Echotextur des verdickten Myometriums mit hyper- und hypodensen Arealen. Da die Adenomyose vorrangig jenseits des 40. Lebensjahrs beobachtet wird, hat sie als Sterilitätsursache keine große Bedeutung. Vermutlich kommt es zu Implantationsstörungen und zu einer höheren Abortrate (Infertilität).

Tab. 25-4 Medikamentöse Therapie der Endometriose.

Therapieform	Prinzip	Vorteile	Nachteile
GnRH-Analoga	Down-Regulation der Hypophyse, damit Senkung der Gonadotropine und Senkung des Estradiolspiegels	sehr wirksam, da Östrogenabhängigkeit der Endometriose gesichert	• Östrogenmangelerscheinungen einschließlich Osteoporose • kostspielig
Gestagene, z.B. Levonorgestrel, Dienogest, Lynestrenol, Medroxyprogesteronazetat oder Norethisteronazetat	• Suppression der Gonadotropine • Atrophisierung des Endometriums	• zur Behandlung von Endometrioseschmerzen mit GnRH-Analoga vergleichbar • preiswert	• Durchbruchsblutungen • Wassereinlagerung • Akne • Östrogenmangelerscheinungen
Levonorgestrelhaltiges IUP	lokale Gestagenwirkung	kontinuierliche Gestagenabgabe über 5 Jahre	• intrauteriner Fremdkörper • geringe systemische Wirkung
Ovulationshemmer	Gestagenwirkung	• gute Zykluskontrolle • kontrazeptive Wirkung • längerfristige Therapie unproblematisch • preiswert	Wirkung durch Äthinylestradiol-Komponente eingeschränkt
Aromatasehemmer	Hemmung der Aromatase im Endometriosegewebe		begrenzte Erfahrungen

023 Literatur Kap. 25

024 Praxisfragen Kap. 25

087 IMPP-Fragen Kap. 25

093 Lerntrainer Endometriose

Therapie

Zur Therapie der Adenomyosis können Gestagene verabreicht werden, wegen der besonders intensiven lokalen Wirkung wird häufig ein gestagenhaltiges IUP (Mirena®) eingelegt. In vielen Fällen führt jedoch nur die Hysterektomie zur Beschwerdefreiheit.

ZUSAMMENFASSUNG

- Bei der Adenomyosis uteri handelt es sich um eine – vorwiegend jenseits des 40. Lebensjahres auftretende – fingerförmige Invasion der Basalis in das Myometrium.
- Häufigste Ursachen: wiederholte operative Eingriffe am Uterus, uterine Hyperperistaltik
- Wichtigstes Symptom: Hyper- und Dysmenorrhöen
- Wichtigste diagnostische Maßnahmen: Tastuntersuchung und Vaginalsonographie
- Wichtigste therapeutische Maßnahmen: gestagenhaltiges IUP, oft ist die Hysterektomie notwendig

KAP. 26 Tumorartige Veränderungen und Tumoren

M. Kiechle, S. Paepke, B. Schmalfeldt, N. Harbeck, S. Heywang-Köbrunner, M. Neises

26.1 **Grundlagen**
M. Kiechle 431

26.2 **Veränderungen und Tumoren der Vulva und Vagina** S. Paepke 432
26.2.1 Benigne, nichtentzündliche Veränderungen .. 432
26.2.2 Maligne Veränderungen der Vulva und Vagina 434

26.3 **Veränderungen und Tumoren der Cervix uteri** S. Paepke 438

26.4 **Veränderungen und Tumoren des Corpus uteri** M. Kiechle 444
26.4.1 Benigne Veränderungen des Corpus uteri 445
26.4.2 Maligne Veränderungen des Corpus uteri 450

26.5 **Trophoblasterkrankungen** M. Kiechle 456

26.6 **Veränderungen und Tumoren der Tuben**
B. Schmalfeldt 459
26.6.1 Benigne Veränderungen der Tuben 459
26.6.2 Maligne Veränderungen der Tuben 460

26.7 **Veränderungen und Tumoren des Ovars**
B. Schmalfeldt 461
26.7.1 Grundlagen 461
26.7.2 Funktionelle Zysten 461
26.7.3 Echte Neubildungen 464

26.8 **Veränderungen und Tumoren der Mamma**
N. Harbeck, S. Heywang-Köbrunner 475
26.8.1 Benigne Veränderungen der Mamma 475
26.8.2 Maligne Veränderungen der Mamma 479

26.9 **Psychoonkologie** M. Neises 501
26.9.1 Lebensqualität und Krankheitsbewältigung ... 501
26.9.2 Arzt-Patientin-Beziehung 501
26.9.3 Überbringen der schlechten Nachricht 504

Zur Orientierung

Veränderungen und Tumoren des äußeren Genitales werden in der Regel relativ früh bemerkt. Nicht so beim inneren Genitale: Auch maligne Veränderungen fallen manchmal erst spät und oft auch nur durch unspezifische Symptome wie Blutungsstörungen, Schmerzen oder Druck auf Nachbarorgane auf. Das gilt ähnlich an der Mamma, wobei die Problematik noch dadurch intensiviert wird, dass das Mammakarzinom so häufig ist.
Bei den benignen Neubildungen sind die an Vulva und Vagina selten, während am Uterus einerseits die Myome relativ häufig vorkommen und andererseits die Präkanzerosen an der Zervix von Bedeutung sind. Benigne echte Neubildungen der Tuben sind sehr selten, Tubenveränderungen infolge einer Entzündung oder bei Endometriose dagegen wesentlich häufiger. Am Ovar spielen vor allem die funktionellen Zysten eine Rolle.
Bei den malignen Neubildungen sind Vulva- und Vaginalkarzinom eher selten, ebenso ist das sich vom Tubenepithel ableitende Adenokarzinom eine Rarität. Zervix- und Endometriumkarzinom spielen dagegen zahlenmäßig eine bedeutendere Rolle – und Ovarialkarzinome sind die Genitaltumoren mit der höchsten Mortalität, weil sie sich bei Erstdiagnose zu 70% der Fälle bereits im fortgeschrittenen Tumorstadium befinden.
Bei den Veränderungen der Mamma spielen sowohl gut- als auch bösartige Veränderungen eine wichtige Rolle: Die Mastopathie betrifft die Hälfte aller Frauen, v.a. zwischen dem 35. und 50. Lebensjahr, und das Mammakarzinom ist die häufigste maligne Erkrankung der Frau.

26.1 Grundlagen
M. Kiechle

In Deutschland erkrankten im Jahr 2004 206.000 Frauen an Krebs. 85.000 dieser Krebserkrankungen gingen von den Genitalorganen und der Brust aus. Damit fallen 40% der Krebserkrankungen der Frau in den Zuständigkeitsbereich des Frauenarztes. Brustkrebs steht mit ca. 57.230 Neuerkrankungen an der Spitze, gefolgt vom Korpus- (11.700), Ovarial- (9.660) und Zervixkarzinom (6.190).

Stadieneinteilung und Prognosen

Stadieneinteilung Die Stadieneinteilung der Karzinome erfolgt nach dem **TNM-System,** wobei
- T die Tumorgröße,
- N den Lymphknotenstatus und
- M den Fernmetastasenstatus

bezeichnet. Die Genitalkarzinome werden nach der ursprünglich rein klinischen **FIGO**(Fédération Internationale de Gynécologie et d'Obstétrique-)Einteilung (FIGO I–IV) klassifiziert. Die klinische Stadieneinteilung und Abklärung des M-Status werden im Klinikjargon auch als **Staging** bezeichnet.

Prognose Die Prognose einer Krebserkrankung hängt vom **Stadium** ab. In Deutschland sterben jährlich insgesamt etwa 28.200 Frauen an Krebs der Genitalorgane (Ovar 5.910, Korpus 2.678, Zervix 1.763) und Brustkrebs (17.780). Das Ovarialkarzinom hat mit einer durchschnittlichen 5-Jahres-Überlebenszeit von 40% die schlechteste Prognose. Die 5-Jahres-Heilungschancen für das Zervixkarzinom liegen bei 67%, für das Korpuskarzinom bei 77% und für das Mammakarzinom bei 79%.

Über das Tumorstadium hinaus hängt die Prognose von weiteren Faktoren ab (z.B. postoperativer Tumorrest beim Ovarialkarzinom, Befall von Lymphgefäßen). Ein wichtiger, für alle gynäkologischen Krebsarten gültiger Prognosefaktor ist das **Grading.** Dieses beschreibt den histologischen Differenzierungsgrad und reicht von G1 (hochdifferenziert, günstig) über G2 (mittel) bis G3 (undifferenziert oder entdifferenziert, ungünstig).

Therapie

Prinzipien Die Therapie richtet sich nach dem Tumorstadium. Grundprinzipien der Therapie sind die Operation mit dem Ziel, den Primärtumor zu entfernen. Weitere Strategien sind die Bestrahlungstherapie, die Chemotherapie, die Antihormontherapie und die Antikörpertherapie. Hierbei wird unterschieden, ob die verschiedenen Behandlungsmaßnahmen zur Kuration oder zur Palliation eingesetzt werden. Liegen Fernmetastasen vor, so ist in der Regel keine Kuration mehr zu erzielen.

Adjuvante und systemische Therapie In einer kurativen Situation werden nach der Operation die sog. **adjuvanten** (begleitenden, vorbeugenden) Therapien eingesetzt, mit dem Ziel, das Risiko für Rezidiv und Fernmetastasierung zu senken. Eine **systemische** Therapie (Chemotherapie, Antihormontherapie) kann auch primär, d.h. vor einer Brustkrebsoperation eingesetzt werden, um den Tumor zu verkleinern und dadurch bessere Chancen für eine brusterhaltende Therapie zu schaffen. Man bezeichnet diese Art der Behandlung als primär systemische Therapie (alt: neoadjuvant).

Formen der Bestrahlung Eine Bestrahlung kann perkutan und homogen (gleiche Verteilung der Strahlendosis über dem Bestrahlungsfeld) mit einem Boost (Extradosis) im ehemaligen Tumorbett erfolgen. Sie kann (z.B. nach Operation eines Korpuskarzinoms) auch als sog. Brachytherapie (brachy = kurz) mittels Vaginalzylindern über die Scheide erfolgen. Hierbei wird die Strahlenquelle dem Zielort (Scheide, Scheidenende) im Vergleich zu einer perkutanen Bestrahlung angenähert. Darüber hinaus kommt bei einer primären Bestrahlung eines Zervix- oder Korpuskarzinoms ein sog. Afterloading-Verfahren zur Anwendung. Dies bedeutet, dass nach intrakavitärer und intravaginaler Platzierung von Stiften und Ringen die Strahlenquelle über die Hohlsysteme der Ring-Stift-Applikatoren an den Zielort gebracht (geladen) wird.

Nachsorge Nach Abschluss der Primärtherapie mit einem kurativen Ansatz sollten regelmäßige Nachsorgeuntersuchungen mit einem Intervall von 3 Monaten im 1. Jahr und 6 Monaten bis zum 5. Jahr nach der Erkrankung erfolgen. Diese haben zum Ziel, möglichst früh ein Lokalrezidiv zu entdecken, da dies beim Mamma-, Zervix- und Korpuskarzinom meist kurabel ist. Darüber hinaus verfolgt die Nachsorge auch das Ziel, ein Zweitkarzinom zu entdecken und sich der psychosozialen Probleme anzunehmen, die sich aus der Erkrankung ergeben können.

26.2 Veränderungen und Tumoren der Vulva und Vagina
S. Paepke

Als Veränderungen der Hautanhangsorgane finden sich funktionelle, tumoröse und entzündliche Veränderungen der Haarfollikel in den Labia majora, Schweiß-, Talg- und apokrinen Drüsen.

26.2.1 Benigne, nichtentzündliche Veränderungen

Grundlagen

VIN Die vulväre intraepitheliale Neoplasie (VIN) ist die häufigste prämaligne Erkrankung der Vulva. Die Inzidenz steigt seit den 70er-Jahren permanent und betrifft auch zunehmend prämenopausale Frauen. Entsprechend der Einteilung der „International Society for the Study of Vulvar Disease" werden
- leichte und mäßige Dysplasien als VIN I bzw. VIN II bezeichnet und
- von der schweren Dysplasie und dem Karzinoma in situ als VIN III

abgegrenzt. Die Graduierung erfolgt in Abhängigkeit vom Ersatz des normalen Plattenepithels durch proliferierende atypische Zellen. Charakteristika sind:
- gestörte Epithelschichtung und -ausreifung mit Para- und Dyskeratose,

- Polaritätsverlust atypischer Zellen, die durch pleomorphe, irregulär begrenzte und hyperchromatische Zellkerne gekennzeichnet sind.

Bei der VIN I sind diese Veränderungen auf das untere Drittel des Epithels, bei der VIN II auch auf das mittlere Epitheldrittel beschränkt. Die VIN III zeigt einen vollständigen Ersatz des Plattenepithels durch atypische Zellen. Unterschieden werden hier noch HPV-positive (klassische) von HPV-negativen (differenzierten oder Simplextypen) VIN-III-Typen.

Symptome

Leitsymptome vulvärer Erkrankungen sind Juckreiz, Brennen und Wundgefühl. Charakteristische Merkmale sind:
- Vulvadystrophie: weißliche (leukoplakische) Veränderungen
- Lichen simplex (squamöse Hyperplasie): weißlich-leukoplakische, mitunter auch rötliche Veränderungen (➤ Kap. 24.2.2)
- Lichen sclerosus (atrophische Dystrophie): pergamentartig dünne, weißlich verfärbte Haut (s.u.)
- Kondylome: Kondylomatöse Veränderungen, die vom Plattenepithel der Vulva ihren Ausgang nehmen, reichen oft bis weit in das hintere Scheidengewölbe, periklitorial und perianal (➤ Kap. 24.2).
- Atherome: als Veränderungen der Hautanhangsorgane; talggefüllte Zysten durch Verstopfungen des Follikelausführungsgangs im behaarten Bereich der Vulva
- Urethralkarunkel: meist bei älteren Frauen; tumorös/polypoid imponierende Evertierungen oder Prolaps der Urethralschleimhaut
- Vulvaendometriose: am häufigsten im Bereich der hinteren Kommissur nach vorausgegangener Episiotomie; mit den typischen bläulichen Knötchen, die hormonell-zyklischen Schwankungen unterliegen (➤ Kap. 25)
- Morbus Behçet: tiefe Aphthen und Ulzera im Bereich der Vulva, am Perineum und in der Vagina (➤ Kap. 24.2.2).

> **PRAXISTIPP**
> Eine Differenzierung zwischen Vulvadystrophie und Lichen simplex kann zu Beginn ihrer klinischen Ausprägung schwierig sein. Hier führt nur die Probeentnahme zur definitiven Diagnose. Im späteren Krankheitsverlauf zeigen sich beim Lichen Labienatrophie, Synechien und Kratzeffekte.

Diagnostik

Die Anamneseerhebung muss die Leitsymptome vulvärer Erkrankungen erfassen. Bei dystrophen Veränderungen kommt es häufig zu chronischen Schmerzzuständen. Da die Differenzierung zwischen dystrophen, dystroph-atypischen und präkanzerösen Veränderungen oft schwierig ist, muss der Befund frühzeitig histologisch gesichert werden. Dies ist durch Probeentnahmen nach Anwendung von Essigsäure und Toluidinblau-Test zur Darstellung atypischer Bereiche möglich.

> **PRAXISTIPP**
> Frühveränderungen von Vulva und Vagina sind im Rahmen der jährlichen Früherkennung nach entsprechender Anamneseerhebung sicher zu diagnostizieren. Problematisch ist, dass die meisten Veränderungen weit in der Postmenopause auftreten und die Diagnose sowohl patientinnenseitig als auch ärztlicherseits durch die Eingruppierung in ekzematöse Veränderungen und damit langwierige Salbenbehandlungen verzögert wird.

Krankheitsbilder

Lichen sclerosus (atrophische Dystrophie)

Die atrophische Dystrophie zeigt sich meist bei der weit postmenopausalen Frau (> 60. Lebensjahr) infolge des Östrogenmangels.

Symptome

Die Haut ist pergamentartig dünn und weißlich verfärbt. Durch den Elastizitätsverlust kommt es neben spiegelnd glatten Arealen zu Schrumpfungszonen, deren Symptomatik durch häufiges Kratzen noch verstärkt wird und im Spätstadium oft zur Atrophie der kleinen Labien, des Praeputium clitoridis und zur Verengung des Introitus vaginae führt. Meist ist die gesamte Anogenitalregion betroffen. Rhagadenbildung, Einrisse und Blutungen führen zu einem quälenden Krankheitsbild. Selten sind bei älteren Patientinnen Labiensynechien.

Diagnostik

Die klinische Diagnose ist meist eindeutig; das histologische Bild zeigt eine schwere Atrophie der Epidermis mit Schwund des Papillarkörpers und der Reteleisten. Das Epithel ist depigmentiert; im Bindegewebe der Haut liegt eine zellarme, hyalinisierte Zone, in der die elastischen Fasern zerstört sind mit darunter liegenden lymphozytären Infiltraten. Finden sich Anteile sowohl des Lichen als auch von VIN I–II, zeigen diese in ca. 5% Atypien und sind somit den Präkanzerosen zuzuordnen.

Therapie

In der Akutphase kommen lokale kortikoidhaltige Salben (z.B. Dermatop®, Prednisolon LAW, Linola®) zur Anwendung. Alternativ kann ein Therapieversuch mit Pimecrolimus (Elidel®) oder Tacrolimus (Protopic®) unternommen werden. Testosteronhaltige Salben haben sich als nicht sehr wirksam erwiesen und zeigen zusätzlich erhebliche und größtenteils irreversible Nebenwirkungen der Virilisierung. In der abklingenden Akutphase sind häufig Dexpanthenolsalben ausreichend.

Die Anwendung fetthaltiger Salben führt zur generellen Verbesserung der Haut. Wichtig ist ein sehr früher Beginn der Therapie. Eine operative Therapie (z.B. Laservaporisation) ist als Ultima Ratio indiziert.

Vulvazysten

Pathogenese Hauptursprungsort zystischer Veränderungen der Vulva sind die an der Hautoberfläche der Vulva mündenden, nur bei Vergrößerung sichtbaren Ausführungsgänge der Bartholin-Drüsen. Periurethral finden sich die Ausführungsgänge der sog. Skene-Drüsen.
- Bartholin-Zysten: häufigste Vulvazysten; entstehen bei Verschluss der Drüsenausführungsgänge meist nach Entzündungen
- epidermale Zysten: nach Traumen (z.B. Geburtstrauma)
- Vestibulumzysten: muzinös; aus den kleinen vestibulären Drüsen entwickelt
- Gartner-Gang-Zysten (mesonephrogen): aus den embryonalen Resten des Wolff-Gangs entwickelt im Bereich der Vagina und lateralen Vulva.

Symptome und Diagnostik
Oft sind kleinere Zysten asymptomatisch und bedürfen nur bei Wachstumsprogredienz einer Abklärung. Die Diagnostik fußt auf Inspektion und Palpation. Bei derben, unscharf berandeten Befunden sind die sehr seltenen malignen Erkrankungen mit in Betracht zu ziehen. Sie erfordern die umgehende Probeentnahme durch Komplettentfernung der Befunde.

Therapie
Die Bartholin-Zysten zeigen nach Gangokklusion oft konsekutiv Beschwerdebilder, die in z.T. rezidivierenden Entzündungen mit Abszedierungen enden. Hier ist die definitive chirurgische Intervention die Marsupialisation.

26.2.2 Maligne Veränderungen der Vulva und Vagina

Vulvakarzinom

Epidemiologie Das Vulvakarzinom stellt 3–5% aller Genitalkarzinome. Das Prädilektionsalter liegt im Durchschnitt bei 65 Jahren. Der Anteil jüngerer Frauen scheint zuzunehmen (10% < 50 Jahre, 4% < 40 Jahre).

Ätiologie Eigenanamnestisch gehen fast immer Juckreiz und Brennen voraus. Oft sind dystrophe Veränderungen nachzuweisen. Bei jüngeren Frauen finden sich gehäuft multifokale Veränderungen in der Vulva- und Perianalgegend. Virale Faktoren werden als Kofaktor für die Tumorentstehung angesehen. Bei den basaloiden und verrukösen verhornenden Plattenepithelkarzinomen wird häufig ein positiver HPV-Nachweis (PCR) geführt. Im Vergleich zu den HPV-negativen Vulvakarzinomen finden sich hier anamnestisch eine frühe Kohabitarche, genitale Verrucae (mit onkogenen HPV-Typen), eine höhere Zahl von Sexualpartnern und ein auffälliger Zervixabstrich. Immunsupprimierte Patientinnen weisen eine wesentlich höhere Inzidenz auf.

> **MERKE**
> Eine eindeutige Ursache für die Entstehung von Vulvakarzinomen konnte bisher nicht gefunden werden.

Einteilung Das Vulvakarzinom wird chirurgisch und nicht klinisch eingeteilt (> Tab. 26-1). Typischerweise (ca. 90%) finden sich im Vulvabereich verhornende Plattenepithelkarzinome, seltener nicht verhornende und basaloide Plattenepithelkarzinome mit häufiger Assoziation zu onkogenen HPV-Typen. Weitere Tumoren sind in > Tab. 26-2 zusammengestellt.

Symptome
Leitsymptome sind Juckreiz, brennendes Gefühl (auch bei der Miktion), trockene Scheide und sichtbare Hautveränderungen bis zum Tumorulkus. Weil diese Symptome unspezifisch sind, werden sie häufig fehlgedeutet, was eine zielgerichtete Diagnostik verzögert.

Tab. 26-1 FIGO-Klassifikation der malignen Vulvatumoren.

FIGO-Klassifikation		TNM-Klassifikation	
Stadium 0	Karzinoma in situ, vulväre intraepitheliale Neoplasie (VIN)	Tis	Karzinoma in situ, intraepitheliales Karzinom
Stadium Ia	Mikrokarzinom der Vulva mit einer histologisch ausgemessenen Invasionstiefe von ≤ 1 mm	T1	Tumor der Vulva bis 2 cm, Invasionstiefe bis 1 mm
Stadium Ib	makroskopischer Tumor auf die Vulva und/oder das Perineum beschränkt; histologisch nachgewiesene Invasionstiefe > 1 mm; keine Lymphknotenmetastasen	T1	Tumor begrenzt auf Vulva und Perineum, bis 2 cm, Invasionstiefe > 1 mm
Stadium II	Tumor auf die Vulva und/oder das Perineum beschränkt; Tumorknoten in seinem größten Durchmesser > 2 cm; keine Lymphknotenmetastasen	T2	Tumor der Vulva > 2 cm
Stadium III	Tumor gleich welcher Größe mit Übergreifen auf die untere Urethra und/oder Vagina oder den Anus und/oder unilaterale regionäre Lymphknotenmetastasen	T3	Übergriff auf Urethra, Vagina, Perineum, Anus
Stadium IVa	Tumor greift auf folgende Strukturen über: obere Urethra, Blasen- oder Rektumschleimhaut, Beckenknochen und/oder bilaterale regionäre Lymphknotenmetastasen	T4	Übergriff auf Beckenknochen, Schleimhaut von Blase und Rektum
Stadium IVb	Fernmetastasen inklusive pelviner Lymphknotenmetastasen	M1	Tumormetastasen

26.2 Veränderungen und Tumoren der Vulva und Vagina

Tab. 26-2 Seltene maligne Tumoren der Vulva.

Benennung	Charakteristika
Sarcoma botryoides (embryonales Rhabdomyosarkom)	polypoider Tumor, Auftreten bei kleinen Mädchen und Jugendlichen
Angiosarkom, Lymphangiosarkom, Leiomyosarkom, Kaposi-Sarkom, epitheloides Sarkom, malignes fibröses Histiozytom	meist derbe, immobile Tumoren mit Wachstumstendenz
Maligner rhabdoider Tumor	subkutan im Bereich der Bartholin-Drüse bei jungen Frauen auftretend
Alveoläres Weichteilsarkom	Auftreten im gesamten Genitalbereich, Tumorsubstrat unter einer intakten Hautschicht
Angiomyxom	ausgehend vom mesenchymalen Bindegewebe auch des Dammbereichs mit Tendenz zur Destruktion des Umgebungsgewebes, jedoch ohne Metastasierungsgefahr, unbedingte Tumorentfernung im gesunden Gewebe erforderlich
Keimzelltumoren (entodermaler Sinustumor)	uncharakteristisches Erscheinungsbild

PRAXISTIPP
Bei nicht abheilenden Epitheldefekten, Ulzerationen, Indurationen im Labienbereich und pigmentierten Veränderungen ist die histologische Klärung zu veranlassen. Dies gilt auch für den anhaltenden Pruritus.

Diagnostik
Die Zytologie erfordert viel Erfahrung. Ein negativer Befund spricht nicht sicher gegen das Vorliegen einer präinvasiven oder invasiven Veränderung. Für die histologische Beurteilung werden im Rahmen einer Kolposkopie unter Zuhilfenahme der Toluidinblau- und Essigsäureanfärbung multiple Biopsien entnommen.

Therapie der vulvären intraepithelialen Neoplasien
Die operative Therapie ist indiziert, wenn Atypien (VIN III) vorliegen, und hängt in ihrem Umfang von der Ausbreitung der Veränderungen ab: Der betroffene Bereich muss bis in gesundes Gewebe hinein komplett entfernt werden. Technisch ist dies im Fall kleinerer Veränderungen durch einfache Exzisionen möglich und bei größeren Veränderungen durch die Skinning-Vulvektomie (Entfernung der Haut im Vulvabereich). Bei relativ hoher Rezidivrate ist eine langfristige Nachkontrolle erforderlich.

Therapie des Vulvakarzinoms

Operation
Unbedingtes **Therapieziel** ist die radikale Entfernung der karzinomatösen und präkanzerösen bzw. dysplastischen Veränderungen im Randbereich mit tumorfreiem Rand von ca. 1 cm

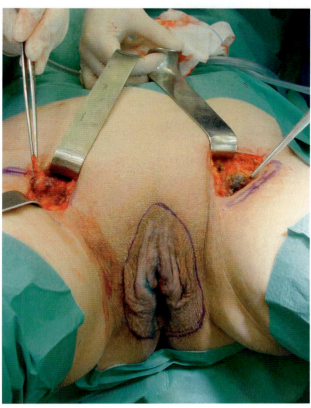

Abb. 26-1 Anzeichnung der Umschneidungsfigur für die Vulvektomie bei einem Vulvakarzinom im Stadium II mit Darstellung der Sentinel-Lymphknoten beidseits inguinal.

(> Abb. 26-1). Die Deckung des Wundbereichs ist möglich, weil das Scheiden- und perivulväre Gewebe gut mobilisierbar sind.

Technisch ist heute die **radikale Vulvektomie** mit beidseitiger inguinofemoraler Lymphonodektomie über separate Schnittführung Standard. Diese Operation kann in Spinal- bzw. Epiduralanästhesie durchgeführt werden. Dabei ist insbesondere in den Frühstadien eine individuelle Operationsplanung möglich, die die Tumorlokalisation und -größe, die Ausdehnung invasiver, präkanzeröser und dysplastischer Veränderungen im Tumorrandgebiet, weitere Risikofaktoren (Grading, Invasionstiefe) und nicht zuletzt die Meinung der Patientin einbezieht (> Tab. 26-3). Generell wird in den letzten Jahren operativ weniger radikal vorgegangen, wobei eine sichere Schnittrandfreiheit gewährleistet sein muss. In diesem Zusammenhang hat sich die **Sentinel-Lymphknoten-Biopsie** auch beim Vulvakarzinom durchgesetzt (> Abb. 26-1). Langzeitnachbeobachtungen, die allerdings meist nicht aus prospektiven, randomisierten oder Parallelgruppenstudien gewonnen wurden, zeigen kein erhöhtes lokoregionäres Rezidivrisiko. Bei inguinofemoralem Lymphknotenbefall und entsprechendem histologischem Befund sollte die extraperitoneale pelvine Lymphonodektomie angeschlossen werden. Der Lymphknotenbefall bestimmt die Indikation zur nachfolgenden Strahlentherapie (s.u.).

Tab. 26-3 Operative Empfehlungen beim Vulvakarzinom in Abhängigkeit von Tumorgröße und Invasionstiefe.

Stadium, Tumorgröße, Invasionstiefe	Operationsumfang
Operationsumfang	Hemivulvektomie (ausschließlich bei streng seitlichem Tumorsitz, kleiner Tumorgröße (< 1 cm und flacher Invasion), radikale Vulvektomie oder Sentinel-Lymphknotenbiopsie bei sonographischer und klinischer Nodalnegativität
Stadium I, ausschließlich lateraler Tumorsitz ohne Mittellinienkontakt	ipsilaterale Lymphonodektomie
Stadium I, Mittellinie wird erreicht, sowohl bilaterale als auch ausschließlich kontralaterale positive Lymphknoten	beidseitige Lymphonodektomie
Stadium II, sowohl bilaterale als auch ausschließlich kontralaterale positive Lymphknoten	beidseitige Lymphonodektomie
Stadium III, sowohl bilaterale als auch ausschließlich kontralaterale positive Lymphknoten	beidseitige Lymphonodektomie

> **PRAXISTIPP**
> Auf die bilaterale inguinofemorale Lymphonodektomie kann verzichtet werden, wenn der Tumor streng lateral lokalisiert ist, keinen Kontakt zur Mittellinie, zum Klitorisbereich oder zur hinteren Kommissur hat und keine zusätzlichen Risikofaktoren (Invasionstiefe, sehr ausgedehnter Befall) vorliegen.

Mögliche **postoperative Probleme** sind durch die Ausdehnung der Wundfläche, die operative Desintegration des Lymphabflussgebietes aus den Beinen und der Inguino-Femoralregion, das höhere Alter der Patientinnen und die damit eingeschränkte Mobilisierung sowie durch Komorbiditäten (z.B. Diabetes) bedingt. Dabei ist bei ca. 60% der Patientinnen mit Komplikationen zu rechnen (Wundinfektion, Erysipel, Lymphzysten).

> **PRAXISTIPP**
> Erfahrungsgemäß führen mit dem CO_2-Laser ausgeführte Operationen zu einer geringeren intraoperativen Blutung und besseren postoperativen Heilung.

Strahlentherapie

Die primäre bzw. alleinige Strahlentherapie reicht bei der eher als gering einzuschätzenden Strahlensensibilität des Vulvakarzinoms nicht aus und bleibt Sonderindikationen (inoperable Fälle, Komorbiditäten) sowie der ergänzenden Behandlung vorbehalten.

Systemische Therapie

Die systemische Behandlung des Vulvakarzinoms hat eine sehr eingeschränkte Indikation und ist als Ultima Ratio anzusehen. Bedingt ist dies durch die wenig gesicherte Datenlage und nur niedrige Remissionsraten. Zum Einsatz kommen hauptsächlich Platinderivate und die Kombination aus 5-Fluorouracil und Leucovorin.

Alternative Behandlungsformen wie die topische Anwendung von Zytostatika (Miltefosin) dienen der lokalen Eindämmung bzw. Linderung der Beschwerden und der hygienischen Probleme bei exulzerierten oder multiplen Rezidiven. Interferongaben können die Behandlung ergänzen.

Therapie des Rezidivs bzw. der Metastasierung

Die Lokalrezidivrate liegt bei nahezu 50% (18–51%). Die Ursache dafür ist entweder eine nicht ausreichende Radikalität der primären chirurgischen Eingriffe, oder die Tatsache, dass die mit beeinflussenden Kofaktoren nicht verändert werden können.

> **PRAXISTIPP**
> Die engmaschige und über mehr als 5 Jahre hinausgehende Nachsorge ist wichtig, da 50% der Rezidive nach 2 Jahren, aber ca. 20% erst nach 5 Jahren auftreten.

Kommt es zu einem Rezidiv, muss der Tumor wieder sicher im Gesunden exzidiert werden, was bei kleineren Rezidiven meist ohne Schwierigkeiten gelingt. In ausgedehnteren Fällen ist eine plastische Deckung (z.B. myokutane Verschiebelappenplastik) notwendig. Problematisch ist das wiederholte Auftreten von Rezidiven, weil die erneute lokale Sanierung schwierig ist.

Prognose Die 5-Jahres-Überlebensrate hängt zunächst vom Stadium der Erkrankung ab (> Tab. 26-4). Sind die femoroinguinalen Lymphknoten befallen, sinkt die 5-Jahres-Überlebensrate auf 60–15%, abhängig von der Lokalisation und der Ausdehnung, bzw. auf 20–8% bei pelvinem Befall. Des Weiteren korrelieren die Entdifferenzierung (G3), die ausgeprägtere Invasionstiefe und die flächige Ausdehnung mit einer schlechteren Prognose.

Vaginalkarzinom

Epidemiologie Primäre Vaginalkarzinome sind mit einer Inzidenz von 1,8 Neuerkrankungen/Jahr/100.000 Frauen selten. Risikofaktoren konnten nicht nachgewiesen werden. Der Häufigkeitsgipfel liegt bei durchschnittlich 62 Jahren.

Ätiologie Die kausale Genese des häufigsten vaginalen Tumors, des **Plattenepithelkarzinoms,** und der entsprechenden Tumorvorstufen ist unklar. Allerdings kommen intraepitheliale oder invasive Veränderungen synchron oder

Tab. 26-4 Stadienabhängige 5-Jahres-Überlebensraten (ohne Einbeziehung des Lymphknotenbefalls).

Stadium	5-Jahres-Überlebensrate (%)
I	82
II	60
III	50
IV	20

metachron im gesamten unteren Genitaltrakt gehäuft vor, woraus die sog. Feldtheorie entwickelt wurde. Sie besagt, dass Karzinogene (z.B. Viren-HPV, Herpes simplex, Zytomegalieviren) bei Strukturen, die sich aus dem Sinus urogenitalis entwickelt haben, identisch wirken. Prädisponierend sind auch eine angeborene oder erworbene Immunsuppression.

Einteilung Die **vaginalen intraepithelialen Neoplasien** (VAIN) werden in die Grade I–III eingeteilt (gering-, mittelgradige, schwere Dysplasie, Karzinoma in situ). Sie sind häufig HPV-assoziiert, die höhergradigen VAIN öfter mit onkogenen Typen (16, 18, 33), die VAIN I dagegen mit Typ 6 oder 11. Das **Vaginalkarzinom** wird nach der FIGO-Klassifikation eingeteilt (> Tab. 26-5).

Pathogenese und Lokalisation Vaginale **Präkanzerosen** finden sich häufig am Scheidenstumpf bei Frauen, die wegen zervikaler Präkanzerosen oder Neoplasien hysterektomiert worden sind. Das **Vaginalkarzinom** sitzt am häufigsten in der Scheidenhinterwand und im oberen Scheidendrittel. Es erfasst frühzeitig die nahe gelegenen Organe (Rektum, Blase, Urethra). Dabei ist zu berücksichtigen, dass die Lymphe aus den beiden oberen Dritteln der Vagina vornehmlich in die Nll. obturatorii und iliaci interni fließt (wie beim Zervixkarzinom) und aus dem unteren Drittel in die Nll. inguinales und iliaci externi (wie beim Vulvakarzinom).

Histologie Das Vaginalkarzinom entsteht meist aus dysplastischen oder präkanzerösen Läsionen. Überwiegend finden sich jedoch vaginale Beteiligungen an lokal fortgeschrittenen Zervix- oder Vulvakarzinomen. Histologisch kommen vor (in absteigender Häufigkeit):
- verhornende und nicht verhornende Plattenepithelkarzinome (histologisch identisch mit Zervixkarzinomen)
- verruköse und kondylomatöse Karzinome, die mit einer günstigeren Prognose einhergehen
- (meist hellzellige) Adenokarzinome der Vagina auf dem Boden einer Adenosis vaginae

- endometrioide Adenokarzinome, die embryonal vom Sinus urogenitalis abstammen
- mesonephrogene oder Gartner-Gang-Karzinome aus der Tiefe der Vaginalwand.

Plattenepithelkarzinome überschreiten oft Organgrenzen. Weil Vaginalkarzinome selten sind, hat man sich geeinigt, sie bei Befall der Zervix oder der Vulva nach diesen Organklassifikationen einzuteilen. Eine hämatogene Metastasierung ist selten. Bei Adenokarzinomen sollte geklärt werden, ob es sich um eine Vaginalmetastase oder einen Primärherd handelt.

Symptome
Die vaginalen Präkanzerosen sind asymptomatisch. Mögliche Symptome der karzinomatös veränderten Vaginalschleimhaut sind Fluor und irreguläre Blutungen. Blutungen treten in der Hälfte aller Fälle nach einer Kohabitation auf. Miktions- und Defäkationsbeschwerden sowie radikuläre Schmerzen sind Spätsymptome, die erst bei großen Tumoren auftreten.

Diagnostik
Fallen makroskopisch Läsionen auf, ist eine Kolposkopie indiziert, bei der eine Zytologie und gezielte Biopsien (zur histologischen Sicherung) durchgeführt werden.

MERKE
Jede suspekte Induration oder Ulzeration muss diagnostisch abgeklärt werden.

Um die Gesamtausbreitung des Tumors zu erfassen, sind weitere Untersuchungen notwendig:
- zytologische Kontrolle der Portio
- eingehende Inspektion und Palpation der Vulva und der Femoroinguinalregion
- Zysto und Rektoskopie
- Ausscheidungsurographie.

Tumormarker haben mit Ausnahme des CEA beim Adenokarzinom keine klinische Relevanz. Differentialdiagnostisch ist vor allem die squamöse Atypie des Vaginalepithels abzugrenzen, die eine reaktive Veränderung auf dem Boden einer Entzündung oder eines regeneratorischen Prozesses darstellt.

Therapie der vaginalen intraepithelialen Neoplasien (VAIN I–III)
Junge Frauen mit gering- und mittelgradigen Dysplasien (**VAIN I und II**) werden kolposkopisch-zytologisch kontrolliert. Sind die Veränderungen länger als 6 Monate nachzuweisen, ist zumindest bei VAIN II die oberflächliche Exzision bzw. Laservaporisation zu empfehlen. Bei postmenopausalen Frauen sollte zuerst eine lokale Östrogentherapie durchgeführt werden.

Bei Nachweis einer **VAIN III** ist es das Ziel, die Veränderung komplett zu entfernen. Dabei müssen die Schnittränder großzügig im gesunden Gewebe liegen, da die Rezidivrate

Tab. 26-5 FIGO-Klassifikation der Vaginalkarzinome.

Stadium	Charakterisierung
Stadium 0	vaginale intraepitheliale Neoplasie (VAIN), Karzinoma in situ
Stadium I	Tumor beschränkt sich auf die Vaginalschleimhaut
Stadium II	Tumorinfiltration des subvaginalen Gewebes; Beckenwand tumorfrei
Stadium IIa	Tumorinfiltration in die Submukosa
Stadium IIb	Tumorinfiltration in die Submukosa und das Parakolpium
Stadium III	Ausbreitung des Karzinoms bis zur Beckenwand und/oder Symphyse
Stadium IV	Ausbreitung des Karzinoms jenseits des kleinen Beckens mit Infiltration der Rektum- bzw. Blasenschleimhaut
Stadium IVa	Ausbreitung des Karzinoms zu benachbarten Organen und/oder jenseits des kleinen Beckens
Stadium IVb	Nachweis von Fernmetastasen

sonst hoch ist. Für solitäre Befunde besteht die Möglichkeit der CO_2-Laservaporisation. Problematisch sind VAIN-III-Rezidive nach lokaler Therapie oder ungünstige Lokalisationen am Vaginalstumpf nach Hysterektomie, vor allem, wenn bereits zervikale Dysplasien diagnostiziert wurden, die auf die Vagina übergreifen. In Einzelfällen muss dann die partielle Kolpektomie erwogen werden.

PRAXISTIPP
Grundsätzlich hat sich bei abgrenzbaren oberflächlichen, nichtinvasiven Herden die Laservaporisation durchgesetzt, da sie eine Gewebedestruktion in der angestrebten Tiefe und eine flächige Anwendung ermöglicht. Der Heilungsverlauf ist nahezu komplikationslos.

Therapie des Vaginalkarzinoms

Operation
Die Stadien I–IIa, teils auch IIb werden radikal operativ behandelt:
- Tumoren im oberen Scheidendrittel werden – wie das Zervixkarzinom – unter Mitnahme des Uterus, der Parametrien und der pelvinen und paraaortalen Lymphknoten operiert.
- Tumoren des mittleren und unteren Drittels werden – wie ein Vulvakarzinom – unter Mitnahme der femoroinguinalen Lymphknoten operiert.

Plastisch-rekonstruktive Verfahren können in diesen Fällen den Organerhalt bzw. die Kohabitationsfähigkeit gewährleisten. Bei ausgedehnten Karzinomen mit Befall der Nachbarorgane oder beim zentral sitzenden Rezidiv nach Strahlentherapie können Eviszerationsoperationen (Entfernung der Eingeweide) indiziert sein.

Die **Komplikationen** sind mit denen der Operation des Zervixkarzinoms identisch und bestehen in Verletzungen der unteren Harnwege, des Rektums, in Blasenentleerungsstörungen oder Fistelbildungen.

Strahlentherapie
Die Stadien III (IIb) und IV sollten primär bestrahlt werden. Dabei sind sowohl die alleinige perkutane Bestrahlung, die Brachytherapie als auch die kombinierte Bestrahlung etabliert. Zusätzliche operative Eingriffe, z.B. um die Tumormasse zu reduzieren und damit das strahlentherapeutische Ergebnis zu verbessern, haben sich nicht bewährt.
- **Perkutane Bestrahlung:** Ist der Tumor in den beiden unteren Scheidendritteln lokalisiert, sind Vulva und Leistenregionen mitzubestrahlen, im oberen Drittel wird der Tumor wie ein Zervixkarzinom bestrahlt. Die Dosierungen sollten 60 Gy am makroskopisch sichtbaren Tumor und 50 Gy an der Beckenwand betragen.
- **Brachytherapie:** Über einen intravaginal platzierten Applikator mit ^{192}Iridium wird die gesamte Scheidenoberfläche bis in eine Tiefe von 5 mm mit einer Dosis von 6 Gy bestrahlt. Die Therapie umfasst 4 Sitzungen im Wochenabstand. Ausgedehnte parametrane oder paravaginale Tumormassen, die

Tab. 26-6 Nebenwirkungen nach Brachytherapie.

Frühe Nebenwirkungen	Späte Nebenwirkungen
Vaginitis	- trockene Scheide mit Verklebungen und Stenosierungen - Irritationen der Nachbarorgane (Blase, Urethra, Rektum)

Tab. 26-7 5-Jahres-Überlebensrate beim Vaginalkarzinom.

Stadium	Stadienspezifische Überlebensrate (%)
I	60
II	50
III	23
IV	17

außerhalb der Applikatorreichweite liegen, erfordern eine interstitielle Brachytherapie, wobei die Applikatornadeln direkt in den Tumor eingebracht werden.

Mit erheblichen **Nebenwirkungen** wie Stenosierungen oder sogar Verklebung der Scheide muss gerechnet werden (> Tab. 26-6). Deshalb ist die lokale Applikation von reinigenden und östrogenhaltigen Salben in Form von Tamponaden zu empfehlen.

Systemische Therapie
Bei Inoperabilität und bei Z.n. Strahlentherapie kommt als Ultima Ratio zur Symptomminderung die systemische Therapie in Frage. Dabei liegen nur wenige Daten zur Chemotherapie des Vaginalkarzinoms vor. Prinzipiell gelten dieselben Überlegungen wie beim Zervixkarzinom (> Kap. 26.3), d.h., es kommen platinhaltige Substanzen und 5-Fluorouracil, teilweise simultan mit der Strahlentherapie, zum Einsatz. Dabei werden Remissionen bis zu 60% beschrieben.

Prognose Rezidive nach **VAIN** können nach konservativer, organerhaltender Therapie in 5–10% auftreten und werden erneut chirurgisch behandelt. Nach partieller oder totaler Kolpektomie oder Brachytherapie liegt die Rezidivrate unter 1%. Spätrezidive kommen jedoch vor, woraus sich die Notwendigkeit der Langzeitnachkontrolle ableitet.

Die 5-Jahres-Überlebensrate nach **Vaginalkarzinom** liegt insgesamt unter 50% (> Tab. 26-7), dies ist auf die späte Diagnosestellung meist erst in den Stadien II–IV zurückzuführen.

26.3 Veränderungen und Tumoren der Cervix uteri
S. Paepke

Praxisfall
Eine 26-jährige Patientin stellt sich in der Ambulanz mit seit mehr als einem Jahr rezidivierenden PAP-III-Abstrichen vor. Sie sei antiphlogistisch und östrogenunterstützend behandelt worden. Seit 3 Jahren habe sie eine IUP.

Im getrennt von der Portio und der Zervix abgenommenen Abstrich finden sich Plattenepithel und endozervikale Zellen, Proliferationsgrad 3–4, Mischflora und Granulozyten, z.T. Doppelkernigkeit und einzelne Dyskaryosen. Es wird eine leichte bis mäßige Dysplasie beschrieben. Kolposkopisch finden sich eine unscharf begrenzte jodnegative Zone an der vorderen Muttermundslippe und ein grobes Mosaik mit verstärkter Gefäßinjektion am Rande.

Aufgrund der Kombination aus suspektem kolposkopischen Befund und trotz adäquater Behandlung rezidivierendem PAP IIID wird die Indikation zur Konisation gestellt. Der ambulante operative Eingriff erfolgt problemlos. Histologisch findet sich im Bereich der Transitionszone über eine Gesamtausdehnung von 3 mm atypische plattenepitheliale Schleimhaut. Die Atypien bleiben überwiegend auf das untere Drittel begrenzt. Kein Nachweis einer Invasion. Resektion im Gesunden. Damit lässt sich die Diagnose einer zervikalen intraepithelialen Neoplasie Grad I stellen.

Zervikale intraepitheliale Neoplasie

Definition Die zervikale intraepitheliale Neoplasie (CIN) ist eine Dysplasie des Epithels und eine Vorstufe des Zervixkarzinoms (➤ Tab. 26-8). Eine CIN entsteht, wenn das normale mehrschichtige nicht verhornende Plattenepithel der Portio entdifferenziert und die geordnete Schichtung verloren geht.

Einteilung Der Entdifferenzierungsprozess mit Nachweis von zellulären Atypien und Mitosen tritt in verschiedenen Graduierungen auf:

- geringgradige Dysplasie (= zervikale intraepitheliale Neoplasie I)
- mäßiggradige Dysplasie (= zervikale intraepitheliale Neoplasie II)
- hochgradige Dysplasie sowie Karzinoma in situ (= zervikale intraepitheliale Neoplasie III).

Leichte bis mittelgradige Neoplasien (CIN I und II, s.u.) finden sich besonders im Alter zwischen 20 und 35 Jahren, schwere Dysplasien (CIN III = obligate Präkanzerose) im Alter zwischen 25 und 40 Jahren.

> **PRAXISTIPP**
> Der Übergang zwischen den CIN-Graden ist fließend und wird von unterschiedlichen Befundern verschieden interpretiert (Übereinstimmungsrate < 80%!).

Pathogenese Im Grenzbereich zwischen dem Plattenepithel der Portiooberfläche und dem Zylinderepithel des Zervikalkanals finden Umwandlungs- oder Transformationsprozesse statt, die das Ziel haben, statt des drüsigen Epithels, das sich in Form einer Ektopie aus dem Zervikalkanal entwickelt, die Plattenepitheloberfläche wiederherzustellen. Dies geschieht einerseits durch eine sog. Reservezellhyperplasie, andererseits aber auch durch Metaplasien im Bereich des originären Plattenepithels.

Rückbildungsfähigkeit CIN I und II sind zu ca. 70% rückbildungsfähig, CIN III und Karzinoma in situ sind dagegen obligate Präkanzerosen und kaum rückbildungsfähig.

> **MERKE**
> Der Durchbruch der Basalmembran führt zu Frühstadien des invasiven Zervixkarzinoms (beginnende Stromainvasion, frühinvasives Karzinom).

> **PRAXISTIPP**
> Der Grenzbereich zwischen dem Plattenepithel der Portiooberfläche und dem Zylinderepithel des Zervikalkanals ist altersabhängig variabel: Bei jüngeren Frauen liegt er auf der Portiooberfläche und ist damit kolposkopisch sehr gut einsehbar, bei älteren Frauen jedoch im Zervikalkanal.

Zervixkarzinom

Epidemiologie Der Anteil des Zervixkarzinoms an den Karzinomen der Frau beträgt 20–30%, wobei diese Häufigkeit tendentiell abnimmt. Dennoch ist das Zervixkarzinom die zweithäufigste Karzinomerkrankung der Frau weltweit. Je nach Alter sind die Karzinome unterschiedlich häufig: Plattenepithelkarzinome im Stadium Ia sind am häufigsten bei 45–54 Jahre alten Patientinnen zu finden, Plattenepithelkarzinome im Stadium III dagegen bei 60–69 Jahre alten Patientinnen. Adenokarzinome haben ihren Häufigkeitsgipfel jeweils 5 Jahre später.

Risikofaktoren Als Risikofaktoren für die Entwicklung neoplastischer Prozesse gelten:

Tab. 26-8 Charakteristika der zervikalen intraepithelialen Neoplasien (CIN).

Zervikale intraepitheliale Neoplasie	Charakteristika
CIN I	• Atypien im tieferen Drittel des Epithels • die Zellschichtung ist nicht mehr vollständig geordnet (Polaritätsverlust) • jahrelange Persistenz möglich
CIN II	• Differenzierungsverlust mit ausgeprägteren Atypien in den unteren 2 Dritteln des Epithels • Entwicklung in ein invasives Karzinom ohne den Zwischenschritt CIN III möglich
CIN III	• Störung der Ordnung der gesamten Epithelschichtung mit schweren Atypien
Squamöse Atypie	• reaktive Veränderung des Plattenepithels als Entzündungsfolge mit nachfolgender Regeneration
Glanduläre Dysplasie	• epitheliale Veränderung mit Kernabnormalitäten • Begleitbefund zum Adenokarzinoma in situ
Adenokarzinoma in situ	• ein- bis zweireihiges zylindrisches Epithel mit hyperchromatischen Zellen und Mitosen • zunehmende Häufigkeit, schwierige zytologische Diagnose • häufige Assoziation mit humanen Papillomaviren Typ 18

- Infektion mit humanen Papillomaviren (HPV) mit onkogenem Potential (s.u.)
  - HPV-Typen 6/11: Entwicklung einfacher und rückbildungsfähiger Dysplasien und von Condylomata acuminata
  - HPV-Typen 16/18 und weitere onkogene Typen: Induktion von schweren Dysplasien in Zusammenhang mit weiteren ungünstigen Kofaktoren (z.B. Herpes-simplex-2- und Chlamydieninfektion, Promiskuität, Rauchen).

MERKE
Für HPV ist ein kanzerisierender Effekt bei 3–6% der Karzinome anzunehmen. Die Latenzzeit beträgt ca. 10 Jahre. Hormonelle Kontrazeptiva haben bei einer bestehenden HPV-Infektion keinen Einfluss auf die Entwicklung oder die Progression von zervikalen intraepithelialen Neoplasien.

Prävention HPV-Impfung: 40-50% aller zervikalen Dysplasien und 70% aller Zervixkarzinome werden durch HPV 16/18 verursacht. Für die restlichen Läsionen sind weitere onkogene HPV-Typen verantwortlich.

In den letzten 3 Jahren haben zwei Impfstoffe die Zulassung erhalten und werden flächendeckend in der Prävention hochgradiger Zervix- und Vulvadysplasien angewendet. Die Anwendung erfolgt auf Empfehlung der STIKO bei jungen Frauen vor Aufnahme des Geschlechtsverkehrs. Inwieweit eine Schutzimpfung gegen HP-Viren bei vorhandenen Screeningprogrammen und per se niedriger Zervixkarzinominzidenz eine Absenkung der zervixkarzinomspezifischen Mortalität bewirkt, ist nicht explizit gezeigt. Evident ist lediglich die Schutzwirkung hinsichtlich präkanzeröser Läsionen.
Präparate:
- Gardasil®: Tetravalenter Impfstoff gegen HPV 6, 11, 16, 18
- Cervarix®: bivalenter Impfstoff gegen HPV 16, 18 (zeigt höhere Antikörperspiegel).

Kreuzreaktivität: In einer weltweit durchgeführten, 18.279 Frauen im Alter von 15 bis 25 Jahren umfassenden Studie, wurde bei HPV-naiven Frauen eine Schutzwirkung des Impfstoffes gegen die onkogenen HP-Viren der Subtypen 16/18 von 98,4% festgestellt und außerdem eine Schutzwirkung im Sinne einer Kreuzreaktion von 68,2% gegen die nicht im Impfstoff enthaltenen Serotypen 31, 33, 45, 52 und 58, denen ebenfalls ein onkogenes Potential zugeschrieben wird.
Histologie Das Zervixkarzinom tritt in ca. 90% als **Plattenepithelkarzinom** auf. Unterschieden werden verhornende, nicht verhornende, verruköse und papillomatöse Plattenepithelkarzinome. Die Karzinome wachsen jeweils zentrifugal in alle Richtungen, bei Organüberschreitung per continuitatem seitlich in Richtung Parametrien, ventral in das Septum vesicozervikale und später in die Blasenwand.

5–15% machen die **adenosquamösen Karzinome** aus, Mischtumoren, die aus malignen Drüsen und neoplastischem Plattenepithel bestehen. Klinisch treten sie v.a. bei jüngeren Frauen auf und zeigen eine frühe Metastasierungssequenz.

7–27% aller Zervixkarzinome sind **Adenokarzinome**.

Einteilung Die Einteilung des Zervixkarzinoms (> Tab. 26-9) nach der TNM-Klassifikation beruht auf der klinischen Untersuchung, bildgebenden Verfahren sowie der Zystoskopie. Die FIGO-Klassifikation entspricht der TNM-Einteilung, ohne Bezug zum Lymphknotenbefall (> Tab. 26-13).

Tab. 26-9 Klassifikation des Zervixkarzinoms.

FIGO	TNM	Beschreibung der Ausdehnung
Tumor		
	Tx	der Primärtumor kann nicht beurteilt werden
0	T0	kein Hinweis auf einen Primärtumor
Ia	T1a	nur mikroskopisch diagnostiziertes Karzinom; makroskopisch sichtbare Tumoren werden, selbst mit oberflächlicher Invasion, dem Stadium T1b zugeordnet
Ia1	T1a1	Stromainvasion bis 3 mm und Oberflächenausdehnung bis 7 mm
Ia2	T1a2	Stromainvasion > 3 mm bis 5 mm und Oberflächenausdehnung bis 7 mm
Ib	T1b	makroskopisch sichtbarer oder mikroskopisch diagnostizierter Tumor, der größer ist als das Stadium T1a2
Ib1	T1b1	klinisch sichtbarer Tumor bis 4 cm in seinem größten Durchmesser
Ib2	T1b2	klinisch sichtbarer Tumor > 4 cm in seinem größten Durchmesser
II	T2	Uterus ist überschritten, Beckenwand und unteres Drittel der Vagina nicht erreicht
IIa	T2a	Befall der Vagina, Parametrien sind nicht befallen
IIb	T2b	Parametrien oder Parametrien und Vagina befallen
III	T3	Tumor, der sich auf die Beckenwand und/oder das untere Drittel der Vagina ausbreitet und/oder eine Hydronephrose oder stumme Niere bedingt
IIIa	T3a	Tumor, der sich auf das untere Drittel der Vagina ausbreitet; tumorfreie Beckenwand
IIIb	T3b	Tumor, der sich auf die Beckenwand ausbreitet und/oder eine Hydronephrose oder stumme Niere bedingt
IVa	T4	Tumor, der die Blasen- oder Rektumschleimhaut infiltriert und/oder sich jenseits des Beckens ausdehnt
Lymphknoten		
IVb	Nx	die regionären Lymphknoten können nicht beurteilt werden
	N0	kein Hinweis auf regionäre Lymphknotenmetastasen
	N1	regionäre Lymphknotenmetastasen
Metastasierung		
IVb	M0	kein Anhalt für Fernmetastasen
	M1	Fernmetastasen

Symptome

Das Zervixkarzinom ist in Frühstadien weitgehend asymptomatisch. Bei größerem Tumorvolumen mit Tumorzellzerfall ist ein fleischwasserfarbener Ausfluss möglich, des Weiteren kann es zu Schmier- oder Kohabitationsblutungen kommen. In Spätstadien sind Miktions- und Defäkationsbeschwerden, Schmerzen im Kreuzbeinbereich, Lymphödeme in den Beinen und/oder vaginale, vesikale oder rektale Blutungen möglich.

Diagnostik

Das Screening von Veränderungen der Zervix beinhaltet im gesetzlichen Früherkennungsprogramm die Spiegeleinstellung und die Abstrichzytologie als Standarduntersuchungen. Ergänzt wird die Abstrichdiagnostik durch Kolposkopie und Zusatzuntersuchungen (Schiller-Jodprobe, Essigweißfärbung). Ein weiterer – wesentlicher – diagnostischer Baustein ist die HPV-Diagnostik. Die Durchflusszytometrie als untersucherunabhängigeres Verfahren findet zunehmend Einsatz.

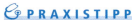

PRAXISTIPP

Bei regelmäßiger, qualitätsgesicherter Durchführung der Vorsorgeuntersuchungen würden sich ca. 80% der Zervixveränderungen im Stadium der Präkanzerose oder des Mikrokarzinoms erfassen lassen. Limitierend sind die mangelnde Bereitschaft zur Wahrnehmung der Vorsorgeuntersuchung, aber auch die objektiven Grenzen.

Abstrich/Zytodiagnostik

Für die Zytodiagnostik werden getrennte Abstriche von Ekto- und Endozervix entnommen (➤ Kap. 4.1.2), auf einen Objektträger aufgebracht und mikroskopisch beurteilt (➤ Kap. 4.2.1).

MERKE

Die Zytodiagnostik erfordert große Erfahrungen seitens des Zytologen, ist trotzdem oft fehlerbehaftet und bedarf der Ergänzung durch die Kolposkopie.

Kolposkopie

Die Kolposkopie wird als ergänzende Methode der Zytologie sowie bei der gezielten Abstrich- und Probenentnahme eingesetzt. Zusatzbefunde können nach Anwendung mit 3- bis 5%iger Essigsäure sowie mit Lugol-Jod-Lösung erhoben werden (➤ Kap. 4.1.2). Als abnorme Befunde gelten (➤ Tab. 26-10):
- essigweißes Epithel (45–50%)
- Mosaik (25%)
- Punktierung (12%).

MERKE

Beim Auftreten von Niveauunterschieden und ungleichförmigen Varianten von Mosaik und Punktierung innerhalb der Umwandlungszone sind bis zu 60% CIN III und zu 5% Mikrokarzinome zu erwarten. Leukoplakische oder keratotische Prozesse bieten Hinweise auf eine HPV-Genese und sind zu 40% mit einer CIN assoziiert. Gefäßveränderungen (geschlängelte, unregelmäßig strukturierte Gefäße mit Kalibersprüngen) deuten auf einen invasiven Prozess.

Die Übereinstimmung zwischen zytologischer Vorhersage und histologischem Ergebnis bewegt sich zwischen 40 und 95%. Die Kolposkopie, die ohnehin ihren Stellenwert vornehmlich bei jungen Frauen mit typischen Veränderungen auf der einsehbaren Portiooberfläche sich befindenden Veränderungen hat, weist eine Rate an falsch negativen Befunden von 9–23% auf.

PRAXISTIPP
Typische Befunde

In frühen Stadien finden sich:
- Portiooberfläche mit Erythroplakie
- jodnegative Areale
- verdächtige kolposkopische Bilder.

Bei ausgeprägten tumorösen Veränderungen sind typisch (➤ Abb. 26-2):
- knotig-höckrige Portiooberfläche, leicht blutend (Angabe Blutung bei Kohabitation)
- exophytische Tumormanifestationen oder endophytisch wachsend mit Auftreibung der Zervix (Tonnenkarzinom)
- Ulkus oder Tumorkrater
- bröcklig-blutiges Gewebe im Zervikalkanal bzw. auf die Scheide übergehend.

HPV-Diagnostik

Eine Infektion mit Papillomaviren findet sich in 90% der Präkanzerosen und in 98% aller invasiven Karzinome. Damit schließt ein negativer HPV-Befund ein unmittelbares Risiko nahezu aus, ein positiver Befund bedeutet lediglich ein potentielles Erkrankungsrisiko.

Die HPV-Diagnostik kann also als Entscheidungshilfe bei als suspekt eingestuften zytologischen und/oder kolposkopischen Befunden eingesetzt werden. Ihr Stellenwert als Routinescreening wird diskutiert.
Eine HPVInfektion ist
- zytomorphologisch (Koilozyten, 15%),
- kolposkopisch (70%) und
- molekularbiologisch (95%)

erfassbar. Die Prozentangaben beschreiben die diagnostische Sicherheit.

Histologische Sicherung

Bei auffälligen zytologischen und/oder kolposkopischen Befunden ist eine histologische Sicherung indiziert. Dabei stehen verschiedene Methoden zur Auswahl:
- gezielte Biopsie
- elektrochirurgische Schlingenresektion
- Zervixkürettage
- Konisation als Hochfrequenzschlingen-, Laser- oder Messerkonisation mit anschließender Koagulation der Abtragungsfläche.

Die Zervixkürettage ist bei suspektem Intrazervikalabstrich indiziert, v.a. bei wiederholtem PAP III mit Hysteroskopie und Korpuskürettage. Die Konisation hat den Vorteil, beim diagnostischen Eingriff präinvasive Veränderungen gleich komplett entfernen zu können. Dennoch ist die Indikation wegen der möglichen Komplikationen (Nachblutung, Zervixstenose) und Spätfolgen (Zervixinsuffizienz) streng zu stellen.

Prätherapeutisches Staging

Das prätherapeutische Staging umfasst:
- Spiegeleinstellung
- klinische Untersuchung (Tastbefund zur Abklärung der parametranen Ausbreitung), transvaginale und rektale Untersuchung
- transvaginalen Ultraschall
- ggf. Zysto und Rektoskopie
- MRT (exakte Größenbestimmung).

Problematisch ist einerseits die präoperative Bestimmung des Lymphknotenstatus (➤ Tab. 26-11), andererseits sind die Risikomerkmale für eine Metastasierungstendenz (Tumorgröße, Invasionstiefe, Tumorvolumen, zervikaler Volumenanteil, Tumorlokalisation, Tumorgestalt, Grading, histologische Zuordnung, Tumornekrosen, Einbruch in Lymph- oder Gefäßspalten) nicht trennscharf genug und erlauben keine sichere Stadienzuordnung. Bei fortgeschritteneren Stadien ist eine diagnostische Laparoskopie zum Ausschluss einer paraaortalen Lymphknotenmetastasierung indiziert.

Die früher auch in Deutschland durchgeführte **Lymphangiographie** ist zugunsten des operativen Lymphknotenstagings verlassen.

Auch die in den letzten Jahren trotz anhaltender Kontroversen etablierte laparoskopisch durchgeführte Radikaloperation des frühen Zervixkarzinoms beginnt mit der paraaortalen Exploration und Lymphonodektomie mit Schnellschnittuntersuchung zur Steuerung des weiteren operativen Vorgehens.

Bei Frühstadien hat sich die laparoskopische Sicherung des Sentinel-Lymphknotens konzeptionell durchgesetzt, da es bei einer Tumorgröße unter 2 cm der kompletten Lymphonodektomie ebenbürtig ist.

> **MERKE**
> Die Übereinstimmung zwischen dem klinisch bestimmten FIGO-Stadium mit der definitiven pTNM-Klassifizierung beträgt im Stadium Ib2–IIb nur 56–70%.

Therapie

Operative Therapie

Die **Vorbereitung** zur Operation umfasst exaktes Staging (s.o.) und Bildgebung, fakultativ mit einem i.v. Urogramm zur Darstellung der ableitenden Harnwege (ggf. mit präoperativer Schienung der Ureteren). Ab dem Stadium Ib2 (bulky disease) kann zum Downstaging des Tumors eine neoadjuvante Chemotherapie oder Chemo-Radiotherapie durchgeführt werden.

In ca. 60% der Fälle ist damit eine Tumorverkleinerung bis zur Komplettremission und damit eine Operation möglich.

Standardoperation des Zervixkarzinoms in den Stadien Ib/IIb (T1b und T2a) ist eine unterschiedlich radikale Operation (nach Piver):

Tab. 26-10 Kolposkopische Klassifikation.

Kolposkopische Klassifikation	Kolposkopische Befunde	Histologisches Korrelat
Normalbefunde		
Normalbefunde	• originäres (= primäres) Plattenepithel, unauffällige Transformationszone, Ektopie • außerhalb der Transformationszone: Adenosis	glykogenhaltiges Plattenepithel, reife Metaplasie, Zylinderepithel
Veränderungen		
Gruppe 0 (veränderte, unverdächtige Transformationszone)	jodnegatives Areal ohne essigpositive Reaktion	nicht glykogenhaltiges, akanthotisches Epithel
Gruppe I (zweifelhaft)	• flache Leukoplakie, flaches, essigpositives jodpositives Areal, regelmäßige Punktierung oder Mosaik, Erosion • keine Niveaudifferenz	nicht glykogenhaltiges, akanthotisches Epithel, CIN I oder CIN II/III, zarte Para- bzw. Hyperkeratose
Gruppe II (verdächtig)	• erhabene Leukoplakie • opakes ausgeprägt essigweißes Epithel • grobe, unregelmäßige Punktierung/Mosaik • Niveaudifferenzen • atypische Gefäße • Ulkus	• CIN I–III • mikroinvasives Karzinom, Karzinom, Para-/Hyperkeratose
Verdacht auf Invasion	pathologische Gefäße	Karzinom
Invasives Karzinom	pathologische Gefäße	Karzinom
HPV-Läsionen		
Gruppe M (sonstige Befunde)	A: kondylomatöse Läsionen • exophytisches oder flaches Kondylom • essigpositive Punktierung	kondylomatöse oder virustypische Läsionen
	B: Entzündungen, Zervizitis C: Atrophie D: Endometriose E: Adenose, Ovula Nabothi, Polypen, andere	
Gruppe U (ungenügende kolposkopische Beurteilung)	A: Plattenepithel-Zylinderepithel-Grenze nicht sichtbar B: schwere Entzündung C: Portio nicht einstellbar	

- Grad I (eingeschränkte Radikalität, Te Linde-Galvin): Entfernung des Uterus und eines geringen Parametrienanteils ohne vollständige Mobilisierung der Ureteren, beidseitige pelvine Lymphonodektomie
- Grad II: erweiterte Hysterektomie mit Erhalt der Blutversorgung des distalen Ureters und der Blase, beidseitige pelvine Lymphonodektomie

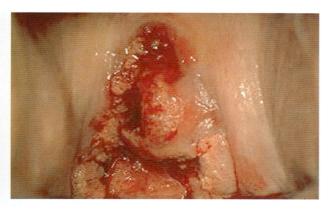

Abb. 26-2 Befund eines fortgeschrittenen Zervixkarzinoms.

Tab. 26-11 Wahrscheinlichkeit des Lymphknotenbefalls in Abhängigkeit von der Tumorgröße.

FIGO-Stadium	Pelviner Befall (%)	Paraaortaler Befall (%)
Ib (Invasionstiefe > 1 cm)	30–40	4–9
IIb	30–50	20–28
IIIb	40–65	30–40

- Grad III (Meigs-Operation): ausgedehnte Resektion des parazervikalen und paravaginalen Bindegewebes, beidseitige pelvine Lymphonodektomie
- Grad IV: zusätzlich zu Grad III vollständige Mobilisierung des distalen Ureters im Lig. vesicouterinum (a), Unterbindung der A. vesicalis superior (b) und Exzision von ¾ der Vagina (c)
- Grad V: Resektion von karzinombefallenen Teilen des Ureters oder der Blase.

Darüber hinaus wurden in den letzten Jahren verschiedene Modifikationen der Operationstechniken in die klinische Praxis übernommen. Dies betrifft auch die in Japan initiierte Technik der nervenschonenden radiklen Hysterektomie, die Entfernung des embryonal angelegten Mesometriums als der am meisten tumorgefährdeten Struktur und die Einführung roboterassoziierter Operationsverfahren.

Eine besondere Modifikation stellt die Trachelektomie dar, die bei Frauen mit Kinderwunsch und Frühstadium der Erkrankung eine vaginale Radikalentfernung der Zervix und der parazervikalen Strukturen beinhaltet, die Gebärmutter aber belässt. Die in Deutschland bislang unter Studienbedingungen durchgeführten ca. 250 Trachelektomien weisen eine Rezidivrate von < 5% und eine Mortalitätsrate von < 3% bei einer Schwangerschaftsrate von 70% auf.

MERKE
In Deutschland wird meist nach Piver Grad III/IVa operiert.

PRAXISTIPP
Wertheim-Meigs-Operation
Die erweiterte Radikaloperation nach Wertheim-Meigs umfasst:
- die Entfernung des Uterus mit Scheidenmanschette
- die Entfernung der Parametrien und Ligg. sacrouterina bis zur Beckenwand
- die Entfernung der pelvinen Lymphknoten entlang den großen Beckengefäßen (A. iliaca externa, A. iliaca interna, A. iliaca communis) und aus der Fossa obturatoria (s.u.). Bei Frauen mit fortgeschrittenem Zervixkarzinom scheint das Debulking tumorbefallener Lymphknoten vor Durchführung einer Radiochemotherapie vorteilhaft.
- die paraaortale Lymphonodektomie zur sicheren Stadieneinteilung, der Ableitung der Bestrahlungsoption in dieser Region (s.u.) und zum Tumordebulking bei bulky nodes mit dem Ziel der Verbesserung des Gesamtüberlebens und der Verbesserung der Strahleneffektivität.

Die Mitentfernung der Adnexe ist beim Plattenepithelkarzinom nicht erforderlich. Bei nachfolgend geplanter Bestrahlung empfiehlt sich bei jüngeren Frauen die Fixation der Ovarien außerhalb des Bestrahlungsfeldes.

Bei der pelvinen Lymphonodektomie werden die Nll. iliaci communes, Nll. iliaci externi, Nll. interiliaci (obturatorii und hypogastrici) meist komplett und die Nll. sacrales, Nll. pararectales, Nll. gluteales superiores et inferiores unvollständig entfernt.

Komplikationen der Operation sind in ➤ Tab. 26-12 angegeben.

Alternativen der abdominalen Radikaloperation sind:
- laparoskopische Lymphonodektomie + vaginale Radikaloperation mit Entfernung des Uterus, einer Scheidenmanschette und der Parametrien
- Exenteration (Evisceration, Entfernung der Eingeweide): Indikation ist ein primär organübergreifendes Wachstum (Stadium IV, Blase/Rektum befallen) und ein zentraler Tumorsitz oder ein zentral sitzendes Scheidenstumpfrezidiv nach vorausgegangener Radikaloperation, jeweils aber nur, wenn keine Fernmetastasierung vorliegt und der Tumor mit tumorfreien Schnitträndern abgesetzt werden kann. Außerdem hat die Exenteration eine extrem hohe postoperative Morbidität mit erheblicher Einschränkung der Lebensqualität (Anus praeter, künstliche Blase, Einschränkungen der Vita sexualis) und hohe Mortalität (2–5%), sodass sie nur durchgeführt wird, wenn keine andere Therapie möglich ist.

Strahlentherapie

In frühen Tumorstadien (Ib–IIa) ist die moderne Bestrahlungstechnik (Hochvolttherapie mit Linearbeschleunigung) der Operation gleichwertig (**primäre Strahlentherapie**). Dennoch wird die Operation gerade bei jüngeren Frauen bevorzugt (Funktion der Ovarien bleibt erhalten, exaktes Staging). Beim paraaortalen Lymphknotenbefall führt die Erweiterung des Bestrahlungsfeldes in die Paraaortalregion zur Verbesserung des Gesamtüberlebens. Dies wird angesichts der nicht unerheblichen Nebenwirkungen und der nur kleinen Patientinnenzahl, die von diesem Vorgehen angesichts früher Lokalrezidive und Fernmetastasierungen bei fortgeschrittenen Zervixkarzinomen profitieren, jedoch kontrovers diskutiert. In höheren Tumorstadien ist eine kombinierte Radiochemotherapie mit platinhaltigen Medikamenten der alleinigen Bestrahlung überlegen.

> **PRAXISTIPP**
> Eine Anämie bedeutet, dass die Strahlentherapie unwirksam sein wird! Die Korrektur der Anämie mit Transfusionen oder längerfristig und effektiv mit erythropoesestimulierenden Faktoren ist möglich.

Die Strahlentherapie wird als Kontakttherapie im Afterloading-Verfahren mit einer Perkutanbestrahlung der mittleren und seitlichen Anteile der Parametrien und der iliakalen Lymphknotenregionen durchgeführt, seltener als Homogenbestrahlung.

Bei Lymphknotenbefall wird die **Strahlentherapie adjuvant** eingesetzt, in Spezialfällen, bei Patientinnen mit hohem Lokalrezidiv- und Metastasierungsrisiko auch kombiniert oder sequenziell nach einer systemischen Therapie.

Systemische Therapie

Eine Fernmetastasierung ist beim Zervixkarzinom relativ selten und bekommt erst im späteren Krankheitsverlauf Bedeutung für die Palliativtherapie. Allerdings treten bei ca. 50% der Patientinnen mit lokoregionär rezidivierter Erkrankung in Folge Fernmetastasen auf. Adenokarzinome metastasieren häufiger in die Leber.

Die **Nachsorge** ist in Deutschland auf die Früherfassung von Rezidiven ausgerichtet und erfolgt deshalb regelmäßig mit weiter werdenden Abständen. Internationale Studien zum Wert der regelmäßigen Nachsorge zeigen kontroverse Ergebnisse.

> **MERKE**
> Die Fernmetastasierung ist beim Adenokarzinom 1,5- bis 2-mal häufiger.

Remissionen werden in Fällen einer Fernmetastasierung in 37–50% erreicht. Die Remissionsdauer bzw. Stabilisierung der Erkrankung liegt bei ca. 4–6 Monaten. Zunehmend kommen innerhalb von Studienprotokollen zielgerichtete Therapiemodalitäten zum Einsatz: Bevazizumab (Anti-Angiogenese) und EGFR-Tyrosinkinaseinhibitoren (Gefitinib) und Cetuximab zeigen nur minimale Wirksamkeit bei erheblichen zusätzlichen Nebenwirkungen.

Neuer Therapieansatz ist die Chemo- bzw. Radiochemotherapie, die bei lokal größeren, als inoperabel eingeschätzten Tumoren eingesetzt wird, um die Operabilität zu erreichen.

Prognose Die Prognose hängt vom Stadium des Zervixkarzinoms ab (Tab. 26-13).

146 Quiz zur Klassifikation des Zervixkarzinoms

26.4 Veränderungen und Tumoren des Corpus uteri
M. Kiechle

Praxisfall
Eine 67-jährige, adipöse Frau sucht nach 5 Jahren ihren Frauenarzt auf und beklagt einen intermittierend auftretenden, bräunlichen Ausfluss. Die Menopause ist mit 56 Jahren aufgetreten. Wechseljahresbeschwerden hat sie nicht gehabt. Neuerdings nehme sie Tabletten wegen eines Bluthochdrucks. Außerdem habe sie einen Diabetes mellitus Typ 2.

Tab. 26-12 Komplikationen nach abdominaler Radikaloperation. Die Gesamtmortalität des Eingriffs wird mit maximal 1,6% angegeben.

Intraoperative Komplikationen	Postoperative Komplikationen
• Blasenverletzung: bis 3% • Ureteralterationen: bis 1,5% • intraoperativ relativ hoher Blutverlust v.a. bei größeren Tumoren	• Blasenentleerungsstörung („Wertheim-Blase"): bis 30% (50%) • Lymphzysten 20–35%, Lymphödem der Beine 10–20% • Ureterstenosen: bis 10% • Nachblutung: bis 1,5% • thromboembolische Ereignisse: bis 5% • transfusionsbedürftige Anämie: 80–100% • Harnwegsfisteln: bis 4,5%

Tab. 26-13 Stadien des Zervixkarzinoms nach FIGO Annual Report 1998.

Stadium	Häufigkeit Deutschland/weltweit (%)	Begleitkomplikationen	Therapie	5-Jahres-Heilung (%)
Ib/T1b	54/43 (34–70)	selten	Operation nach Wertheim (primäre Strahlentherapie)	85–90
II/T2	26/32,5 (16–41)	evtl. Harnwegsinfektionen	Operation und/oder Radiochemotherapie	70–75
III/T3	15/20,5 (10–40)	Harnwegsinfekte, Stauung, Druck auf Nerven und Gefäße, Neuralgien, selten Ödeme	Radiochemotherapie	47–54
IV/T4	5/4 (1–13)	wie III/T3, zusätzlich direkte organspezifische Symptomatik (Blase, Darm, Scheide)	Radiochemotherapie, symptomatische Behandlung, Exenteration	0–27

Die gynäkologische Untersuchung zeigt einen altersentsprechenden Befund der Genitalorgane. In der Vaginalsonographie fällt zudem eine Endometriumverdickung von 10 mm auf. Der Frauenarzt veranlasst eine fraktionierte Abrasio und Hysteroskopie. Die histologische Beurteilung des Korpusabradates ergibt ein entdifferenziertes, endometrioides Adenokarzinom. Es erfolgt dann eine Längsschnittlaparotomie mit Hysterektomie, Adnexektomie beidseits und einer pelvinen Lymphonodektomie. Die postoperative Histologie ergibt ein endgültiges Tumorstadium pT1b, N0 (FIGO Ib) eines endometrioiden Adenokarzinoms des Corpus uteri, G3. Daraufhin erfolgt eine Bestrahlung in Form einer Brachytherapie mittels Vaginalzylindern. ∎

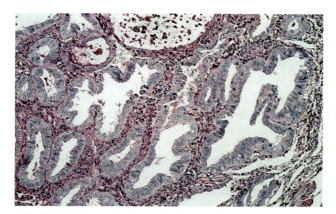

Abb. 26-3 Endometriumhyperplasie vom adenomatösen Typ.

26.4.1 Benigne Veränderungen des Corpus uteri

Hyperplasie

Tab. 26-14 Entartungsrisiko in Abhängigkeit vom Hyperplasietyp.

Hyperplasietyp	Regression (%)	Persistenz (%)	Entartung (%)
Einfache (zystische) Hyperplasie	80	19	1
Komplexe (adenomatöse) Hyperplasie	80	17	3
Einfache (zystische) Hyperplasie mit Atypien	69	23	8
Komplexe (adenomatöse) Hyperplasie mit Atypien	57	13	30

Definition Hyperplasien sind proliferative Veränderungen des Endometriums, die sowohl die Endometriumdrüsen als auch das Stroma betreffen. Dies führt zu einer Verdickung des Endometriums.

Ätiologie Vor allem hormonelle Einflüsse werden als Ursache angesehen. Dabei besteht eine Östrogendominanz mit einem relativen oder absoluten Gestagenmangel. Mögliche Ursachen dafür sind:
- eine endogen erhöhte Östrogenexposition z.B. bei Adipositas, lange anhaltenden Anovulationen (polyzystische Ovarien) oder als Folge einer frühen Menarche und späten Menopause
- eine exogene Östrogenzufuhr in der Postmenopause (Hormonersatztherapie).

Einteilung Die Hyperplasien werden in einfache (zystische) und komplexe (adenomatöse) Formen unterteilt. Darüber hinaus können zelluläre Atypien vorliegen, die dann zu einer Entartung und Entwicklung eines Korpuskarzinoms führen können (> Abb. 26-3). Die Hyperplasien mit Kernatypien werden daher auch als Präkanzerosen bezeichnet. Man nimmt an, dass ca. 50–60% aller Korpuskarzinome über die Entwicklung von atypischen Hyperplasien mit zunehmender präkanzeröser Potenz entstehen (> Tab. 26-14).

Symptome
Das Leitsymptom der Endometriumhyperplasien ist die vaginale Blutung, die sich als Postmenopausenblutung oder Meno-/Metrorrhagie manifestieren kann und daher grundsätzlich abgeklärt werden sollte. Sie kann sich aber auch über einen anhaltenden bräunlich-blutigen Fluor klinisch bemerkbar machen.

Diagnostik
Bei der gynäkologischen Untersuchung kann eine abnormale Blutung aus dem Zervikalkanal verifiziert werden. In der Vaginalsonographie fällt bei der postmenopausalen Frau eine Endometriumverdickung auf. Gesichert wird die Diagnose durch eine Hysteroskopie und eine fraktionierte Zervix-/Korpusabrasio mit histologischer Aufarbeitung.

Therapie
Entscheidenden Einfluss auf die Therapie haben der Typ der Hyperplasie sowie das Alter der Frau und die damit verbundene Familienplanung. Dabei wird entweder der Gestagenmangel ausgeglichen oder die Präkanzerose durch eine Hysterektomie entfernt, damit ein Korpuskarzinom gar nicht erst entstehen kann:
- **Einfache (glandulär-zystische) Hyperplasie ohne Atypien:** abwartendes Beobachten. Gibt es Hinweise auf eine Follikelpersistenz, sollte eine Abbruchblutung durch eine Gestagenbehandlung vom 12.–25. Zyklustag (z.B. MPA 10–20 mg/d oder äquivalent) ausgelöst werden. Hormonbildende Ovarialtumoren sollten ausgeschlossen werden (Sonographie der Ovarien, FSH- und Estradiolkontrolle).
- **Komplexe Hyperplasie ohne Atypien:** Mittel der Wahl ist eine hochdosierte Gestagentherapie (z.B. MPA 100 mg/d oder Megestrolazetat 4-mal täglich 20 mg p.o.) über 3 Monate. Ist die Hyperplasie danach in einer Kontrollabrasio (mit gleichzeitiger Hysteroskopie) immer noch nachzuweisen, sollten peri- und postmenopausale Frauen hysterektomiert werden. Bei prämenopausalen Frauen mit Kinderwunsch muss die Gestagentherapie wiederholt werden.

- **Einfache Hyperplasie mit Atypien:** Prinzipiell gleicht das Vorgehen dem bei komplexen Hyperplasien ohne Atypien, wobei man Frauen in der Peri- oder Postmenopause aufgrund des erhöhten Entartungsrisikos sofort die einfache Hysterektomie empfehlen sollte. Bei Frauen in der Prämenopause mit bestehendem Kinderwunsch ist nach sorgfältiger Aufklärung ein konservatives Vorgehen mit hochdosierter Gestagentherapie (s.o.) und Kontrollabrasio mit Hysteroskopie nach 3 Monaten sinnvoll.
- **Komplexe Hyperplasie mit Atypien:** Bei Frauen in der Peri- und Postmenopause ist eine vaginale oder abdominale Hysterektomie mit oder ohne Adnexe zu empfehlen. Die Entscheidung zur Adnexektomie sollte berücksichtigen, dass die endgültige histologische Untersuchung des Hysterektomiepräparats möglicherweise ein invasives Karzinom ergeben kann. Bei Frauen mit bestehendem Kinderwunsch ist nach sorgfältiger Aufklärung ein konservatives Vorgehen mit hochdosierter Gestagentherapie (s.o.) und Kontrollabrasio mit Hysteroskopie nach 3 Monaten sinnvoll. Bei Persistenz der Veränderungen ist eine Hysterektomie zu empfehlen.

Endometriumpolyp

Definition Endometriumpolypen sind hyperplastische Wucherungen des Endometriums, die meist von der Basalis ihren Ausgang nehmen. Sie enthalten in unterschiedlichem Ausmaß Drüsenstroma und Blutgefäße. Wesentlich seltener sind Polypen, die von der Funktionalis des Endometriums ausgehen. Sie reagieren auf den Zyklus der Frau. In etwa 20% der Fälle liegen multiple Polypen (Polyposis endometrii).
Epidemiologie Grundsätzlich können Polypen in jedem Alter auftreten. Das Prädilektionsalter liegt zwischen dem 40. und 60. Lebensjahr.
Ätiologie In 40% sind Endometriumpolypen mit einem Uterus myomatosus vergesellschaftet. Ursächlich werden Irregularitäten in der hormonellen Stimulation des Endometriums diskutiert. In nur etwa 1% der Fälle findet man ein Karzinom innerhalb des Polypen.
Pathologie Die Polypen entwickeln sich meist im Fundus uteri und wachsen dann nach kaudal in das Cavum uteri hinein. Sie können bis zu mehrere Zentimeter lang werden und auch aus dem Zervikalkanal in die Scheide prolabieren. Große Polypen werden auch als Matronenpolypen bezeichnet.

Symptome
Das Leitsymptom des Endometriumpolypen ist die vaginale Blutung, die sich als Postmenopausenblutung oder Meno-/Metrorrhagie manifestiert. Sie kann sich aber auch über einen anhaltenden bräunlich-blutigen Fluor klinisch bemerkbar machen. Manchmal treten besonders bei großen Polypen auch Unterbauchschmerzen ähnlich wie bei der Periode auf.

Diagnostik
Gelegentlich kann der Endometriumpolyp bei der Spiegeleinstellung gesehen werden, wie er aus dem Zervikalkanal prolabiert. In der Vaginalsonographie sieht man typischerweise eine glatt begrenzte, kleinzystische Endometriumverdickung.

Therapie
Die Therapie der Wahl ist eine Hysteroskopie (> Abb. 26-4), gefolgt von einer fraktionierten Abrasio, bei welcher der Polyp dargestellt und gezielt abgetragen werden kann.

Myom

Definition Bei den Myomen handelt es sich um benigne Wucherungen, die von den glatten Muskelzellen des Uterus ausgehen. Sie haben einen Anteil an Bindegewebe und werden daher auch als Fibroleiomyome bezeichnet. Bei meist kugelrundem Wachstum des Myoms wird das umliegende Muskelgewebe komprimiert, und es bildet sich eine Pseudokapsel, aus der sich die Myome meist gut ausschälen lassen.
Epidemiologie Myome sind die häufigsten Tumoren der Gebärmutter. Sie sind bei 20–30% aller Frauen jenseits des 30. Lebensjahres vorhanden.
Ätiologie Man vermutet, dass ein Überwiegen von Östrogenen, welche Myome im Wachstum stimulieren können, ursächlich für die Myome in Frage kommt. Diskutiert werden auch genetische Ursachen.

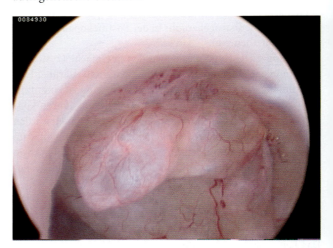
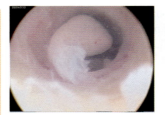
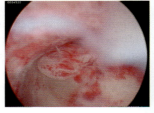

Abb. 26-4 Hysteroskopische Bilder eines Endometriumpolypen.

Myome wachsen nur, wenn die Ovarien funktionsfähig sind. Bei einem physiologischen Östrogenentzug in der Postmenopause ist oft eine Regression der Myome zu beobachten, nicht jedoch bei Frauen unter Hormonersatztherapie. Durch die physiologisch erhöhten Östrogenspiegel beobachtet man meist einen besonders starken Wachstumsschub der Myome in der Schwangerschaft. Die maligne Entartung eines Myoms in ein Sarkom liegt unter 1 %.

Lokalisation und Einteilung Selten treten Myome isoliert auf, meist ist der Uterus übersät von mehreren Myomen unterschiedlicher Größe. Man spricht dann von einem „Kartoffelsack"-Uterus. Hinsichtlich ihrer anatomischen Lage unterscheidet man Uterus- und Zervixmyome, wobei Letztere relativ selten vorkommen. Innerhalb der Gebärmutter können die Myome wie folgt lokalisiert sein (➤ Abb. 26-5):

- intramural: Wachstum in der Uteruswand (häufigste Wachstumsform)
- subserös: Wachstum an der Uterusaußenwand unter Vorbuckelung der Serosa, evtl. als gestielte subseröse Myome
- submukös: Wachstum in Richtung des Cavum uteri unter Vorbuckelung des Endometriums, evtl. als gestielte submuköse Myome mit Prolaps durch den Zervikalkanal in die Vagina (Myoma in statu nascendi)
- intraligamentär: Wachstum in Richtung des Lig. latum und Parametrien
- diffuse Leiomyomatose: Durchsetzung des Uterus mit multiplen kleineren Myomen (selten)
- Adenomyom: Sonderform eines Myoms, was auch eine Adenomyosis uteri (Sonderform der Endometriose, ➤ Kap. 25) enthält.

In seltenen Fällen kann sich eine Leiomyomatose auch außerhalb der Gebärmutter intravenös (mit Einwachsen per continuitatem in den rechten Vorhof), endolymphatisch oder peritoneal (oft Zufallsbefunde) entwickeln.

Durch eine gestörte Durchblutung der Myome sind verschiedene Sekundärveränderungen möglich. Hierzu zählen – je nach Ausmaß der Ischämie – degenerative Veränderungen (Erweichung, Zystenbildung), Verkalkungen und Nekrosen mit oder ohne Infektion und Verjauchung.

Symptome

Die uterinen Myome können völlig symptomlos bleiben oder aber je nach Lokalisation und Größe folgende Beschwerden verursachen (➤ Abb. 26-5):

- Blutungsstörungen (Hypermenorrhö, Meno-/Metrorrhagie), Anämie
- druckbedingte Symptome (Harnwegsinfektionen, Pollakisurie, Hydronephrose, Obstipation, Beinödeme)
- Schmerzen, Dysmenorrhö, Kreuzschmerzen, Schmerzen beim Verkehr, Nekrose/Verjauchung mit Superinfektion
- Schwangerschaftshindernis, Subfertilität, rezidivierende Aborte
- schnelles Wachstum: an Leiomyosarkom denken.

Die **Blutungsstörungen** haben folgende Ursachen:
- Beim submukösen Sitz ist die abblutende Endometriumsfläche vergrößert.
- Die Kontraktionsfähigkeit des Uterus ist durch das Myom beeinträchtigt.
- Die lokalen Blutstillungsmechanismen sind gestört.

Bricht das Myom durch das Endometrium völlig durch (Extremform: gestieltes Myom in statu nascendi), so können auch Zwischenblutungen (Metrorrhagien) auftreten. Letztendlich können die Blutungsstörungen zu einer konsekutiven Anämie mit Abgeschlagenheit, Müdigkeit und Leistungsknick führen.

> **MERKE**
> Myome zeigen meist in der Perimenopause ein verstärktes Wachstum, was auf einer relativen Östrogendominanz bei Follikelpersistenz und Gelbkörperinsuffizienz in dieser Lebensphase beruht. Daher ist ein Uterus myomatosus sehr oft mit funktionell bedingten Blutungsstörungen vergesellschaftet.

Entwickeln sich die Myome in Richtung auf Nachbarorgane wie Harnblase, Urethra oder Enddarm, kommt es zu **druckbedingten Symptomen** (➤ Tab. 26-15).

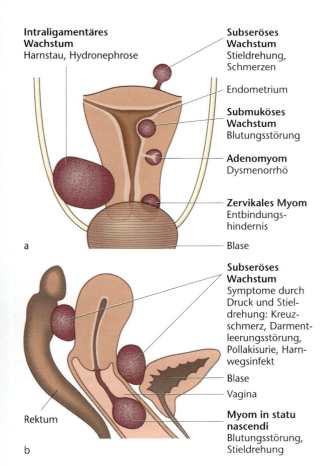

Abb. 26-5 Wachstumsformen der Myome.
a Frontalansicht.
b Seitliche Ansicht.

Tab. 26-15 Druckbedingte Symptome bei Uterusmyomen.

Betroffenes Organ	Symptome
Enddarm	erschwerte Darmentleerung oder Obstipation
Harnblase	verringerte Blasenkapazität und konsekutive Pollakisurie
Urethra	gestörte Blasenentleerung → vermehrte Restharnbildung → Harnwegsinfektion
Ureter	Hydronephrose mit Flankenschmerzen
Pelvine Gefäße (bei intraligamentärem Myom)	Behinderung des venösen Abflusses aus dem Bein

In vielen Fällen führt ein Uterus myomatosus auch zu **Schmerzen,** insbesondere Kreuzschmerzen, wenn sich die Myome in die Sakralhöhle entwickeln. Manchmal treten bei gestielten Myomen auch Schmerzen beim Verkehr auf. Entwickelt sich ein Adenomyom, so ist die Dysmenorrhö das Leitsymptom. Wehenartige Schmerzen können auch bei einem gestielten submukösen Myom in statu nascendi auftreten. Gelegentlich kommt es auch zu einer Nekrose, Verjauchung und Superinfektion eines Myoms. Auch dies kann starke Schmerzen mit peritonitischen Reizzuständen verursachen. Entwickeln sich derartige Myome submukös, tritt auch eitriger Fluor in Erscheinung.

Häufig machen Myome in der **Schwangerschaft** Probleme. In der Frühschwangerschaft führen sie v.a. bei submukösem Sitz zu einer gehäuften Frühabortrate oder überhaupt zu einer Infertilität, da die Nidation der befruchteten Eizelle gestört ist. Im 2. und 3. Trimenon der Schwangerschaft führen die Myome oft zu Schmerzen, die durch ihr verstärktes Wachstum in der Schwangerschaft bedingt sind und zu Kapselschmerzen führen. Meist sind gestielte Myome auch in der Durchblutung gestört, was zu einer zystischen Degeneration führen kann und die differentialdiagnostische Abgrenzung zu einem zystisch-soliden Adnextumor erschwert. Sitzen die Myome im Zervixbereich, können sie je nach Größe ein Geburtshindernis darstellen und eine Kaiserschnittentbindung zur Folge haben.

Diagnostik

Für die Diagnosestellung sind die Zyklusanamnese und die allgemeine Anamnese wichtig. Bei der gynäkologischen Untersuchung einschließlich der Ultrasonographie des kleinen Beckens kann dann die Diagnose meist gestellt werden. Myome imponieren in der Sonographie meist als glatt begrenzte, intramurale, echoarme Raumforderungen, umgeben von einer echodichten Kapsel. Schwieriger sind gestielte, subserös gelegene Myome zu beurteilen, da differentialdiagnostisch auch Adnextumoren in Betracht gezogen werden müssen und sonographisch nicht immer ein Bezug des Myoms zum Uterus dargestellt werden kann. Bei einer zystischen Degeneration des Myoms sieht man auch echoarme Anteile.

Therapie

Zur Behandlung stehen 2 Strategien zur Verfügung:
- Hormontherapie
- operative Therapie.

Die **Hormonbehandlung** ist entweder mit GnRH-Analoga oder mit Gestagenen möglich:
- **GnRH-Analoga:** Prinzip ist der Östrogenentzug, was zu einer Schrumpfung von Myomen führen kann. Die dadurch aber ebenfalls induzierte vorzeitige Menopause verursacht häufig starke Wechseljahresbeschwerden, sodass die Behandlung abgebrochen werden muss. GnRH-Analoga (z.B. 1 × 1 3-Monats-Spritze s.c., z.B. Trenantone Gyn®) werden gelegentlich verabreicht, um die Myome vor einer operativen Behandlung zu verkleinern, insbesondere wenn es sich um isolierte Myome handelt, die laparoskopisch reseziert werden sollen.
- **Gestagensubstitution in der 2. Zyklushäfte:** Prinzip ist der Ausgleich des Östrogendefizits, was ein weiteres Myomwachstum verhindert und gleichzeitig auch die damit verbundenen funktionellen Blutungsstörungen günstig beeinflusst. Die Gestagensubstitution ist nur erfolgversprechend bei perimenopausalen Frauen, deren Hauptsymptom die Blutungsstörungen darstellen.

Hormonbehandlungen sind grundsätzlich reversibel, sodass nach Absetzen der Therapie wieder mit einem Myomwachstum zu rechnen ist.

> **MERKE**
> Eine Frau mit einem asymptomatischen Uterus myomatosus bedarf keiner Behandlung. Die Myome sollten alle 6 Monate ultrasonographisch kontrolliert werden.

Die **Operation** ist die wirksamste Behandlungsmethode. Indikationen sind:
- Beschwerden
- unerfüllter Kinderwunsch
- rasche Wachstumstendenz.

Besteht eine Sterilität oder Infertilität bei gleichzeitigem Kinderwunsch, so wird eine uteruserhaltende Operation angestrebt, bei welcher die Myome laparoskopisch (➤ Abb. 26-6) oder per Laparotomie enukleiert werden. Dieses Vorgehen ist auch bei solitären Myomen anzustreben, wobei stets der Wunsch der Frau berücksichtigt werden muss. Isolierte submuköse Myome mit einer schmalen Basis oder einem Stiel können in den meisten Fällen durch operative Hysteroskopie reseziert werden. Besteht kein Kinderwunsch mehr, empfiehlt es sich, je nach Größe des Uterus eine vaginale oder abdominale Hysterektomie durchzuführen (➤ Abb. 26-7).

Bestehen Blutungsstörungen, muss zum Ausschluss eines malignen Prozesses vor jeder Operation eine fraktionierte Abrasio durchgeführt werden.

26.4 Veränderungen und Tumoren des Corpus uteri

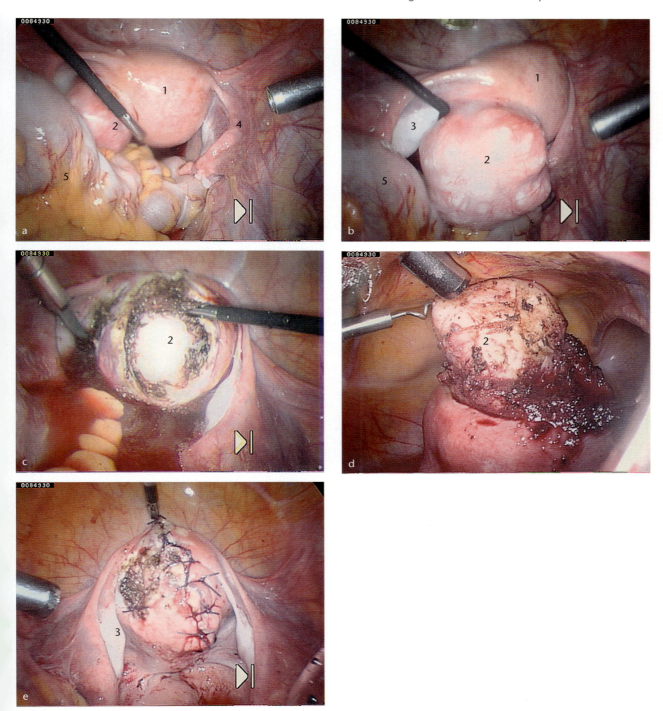

Abb. 26-6 Laparoskopische Myomenukleation; 1 = Uterus, 2 = submuköses Myom, 3 = linkes Ovar, 4 = rechte Tube, 5 = Sigma.
a–b Operationssitus.
c–e Gang der Operation: Eröffnen des Myometriums, Ausschälen des weiß spiegelnden Myoms, elektrokauterische Blutstillung und Naht des Myometriums.

143 Audio Erklärung der Abb. 26-6

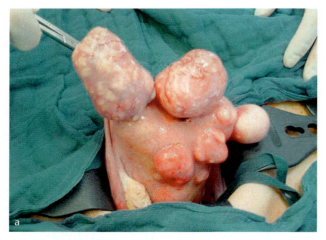

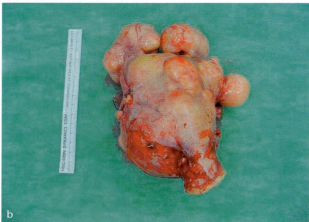

Abb. 26-7 Hysterektomiepräparat mit Myomen.
a Uterus während der Operation mit multiplen gestielten und submukösen Myomen.
b Derselbe Uterus total exstirpiert (750 g).

26.4.2 Maligne Veränderungen des Corpus uteri

Endometriumkarzinom

Definition Das Endometriumkarzinom ist eine maligne Zellproliferation der endometrialen Drüsen und des Stromas.
Epidemiologie Mit 10.000 Neuerkrankungen pro Jahr ist das Endometriumkarzinom in Deutschland die häufigste Krebserkrankung der weiblichen Geschlechtsorgane. Es tritt typischerweise bei der postmenopausalen Frau im Alter von durchschnittlich 68 Jahren auf. In nur 2% ist es bei Frauen vor dem 40. Lebensjahr zu finden. Die Inzidenz in Deutschland fällt in den letzten 20 Jahren geringfügig, aber anhaltend ab.
Ätiologie Für die Entstehung von Endometriumkarzinomen ist wie bei den Endometriumhyperplasien vor allem eine erhöhte Östrogenexposition verantwortlich. Des Weiteren sind Risikofaktoren ermittelt worden (➤ Tab. 26-16).

Tab. 26-16 Risikofaktoren für die Entstehung von Hyperplasien und Karzinomen des Endometriums.

Endogene Risikofaktoren	Exogene Risikofaktoren
• Adipositas • frühe Menarche • späte Menopause • Nulliparität • Diabetes mellitus • Kolon- und Korpuskarzinome in der Familienanamnese • Hypertonie • höheres Alter	• nichtzyklische Östrogenmonotherapie • vorangegangene Bestrahlung des kleinen Beckens • Tamoxifentherapie

Tab. 26-17 FIGO-Klassifikation des Endometriumkarzinoms von 1988.

TNM	FIGO Stadium	Kriterien 1988
(p)T1	I	Tumor auf das Corpus uteri begrenzt
(p)T1a	Ia	Tumor auf das Endometrium begrenzt
(p)T1b	Ib	Invasion < 50% des Myometriums
(p)T1c	Ic	Invasion > 50% des Myometriums
(p)T2	II	Tumor infiltriert die Cervix uteri
(p)T2a	IIa	nur endozervikale Drüsen befallen
(p)T2b	IIb	Invasion des Zervixstromas
(p)T3 und/oder (p)N1	III	Tumor außerhalb des Uterus, beschränkt auf kleines Becken
(p)T3a	IIIa	Tumor befällt Uterusserosa und/oder Adnexe und/oder positive Peritonealzytologie
(p)T3b	IIIb	Invasion der Vagina
(p)T3c, (p)N1	IIIc	Metastasen in pelvinen oder paraaortalen Lymphknoten
(p)T4 und/oder M1	IV	Ausbreitung auf Harnblase, Rektum oder Fernmetastasen
(p)T4	IVa	Infiltration der Mukosa von Rektum oder Harnblase
M1	IVb	Fernmetastasen

Eine genetische Prädisposition für das Korpuskarzinom ist im Rahmen des hereditären nonpolypösen Kolonkarzinoms (HNPCC) gegeben.

Das Endometriumkarzinom kann östrogenabhängig (80%) oder -unabhängig (20%) sein. Die beiden Formen unterscheiden sich in ihrem klinischen Verlauf und der Prognose. Bei den östrogenunabhängigen Karzinomen handelt es sich meist um entdifferenzierte Karzinome vom serösen oder klarzelligen Typ, die meist erst in fortgeschrittenen Tumorstadien in Erscheinung treten und daher eine wesentlich ungünstigere Prognose haben.
Stadieneinteilung Die Stadieneinteilung des Endometriumkarzinoms erfolgt nach der FIGO-Klassifikation von 1988 (➤ Tab. 26-17). Sie stützt sich auf pathologisch-anatomische

26.4 Veränderungen und Tumoren des Corpus uteri

Tab. 26-18 FIGO-Klassifikation des Endometriumkarzinoms von 1971.

TNM	FIGO-Stadium	Kriterien 1971
T1	I	Tumor begrenzt auf Corpus uteri
T1a	Ia	Sondenlänge ≤ 8 cm
T1b	Ib	Sondenlänge > 8 cm
T2	II	Ausbreitung auf die Cervix uteri
T3	III	Ausbreitung jenseits des Uterus, jedoch innerhalb des kleinen Beckens
T4 und/oder M1	IV	Ausbreitung auf Harnblase, Rektum oder Fernmetastasen
T4	IVa	Ausbreitung auf Harnblase, Rektum oder überschreitet die Grenzen des kleinen Beckens
M1	IVb	Fernmetastasen

bzw. chirurgische Korrelate und berücksichtigt wichtige Prognosekriterien wie die myometrane Infiltrationstiefe und den pelvinen und paraaortalen Lymphknotenbefall. Frauen, die keiner operativen Therapie unterzogen werden und z.B. primär bestrahlt werden, müssen klinisch nach der FIGO-Klassifikation von 1971 (➤ Tab. 26-18) eingeteilt werden.

Pathologie Das Endometriumkarzinom nimmt seinen Ausgang von den Endometriumdrüsen und wächst infiltrierend in das Myometrium ein (➤ Abb. 26-8). Es kann per continuitatem in die Cervix uteri oder aber bis in die Uterusserosa hineinwachsen und sich über die parametranen Lymphbahnen lymphogen durch Befall der pelvinen und paraaortalen Lymphknoten ausbreiten. Es kann darüber hinaus kontinuierlich, lymphogen oder hämatogen in die Ovarien oder Vagina metastasieren oder aber Fernmetastasen typischerweise in Lunge oder Leber bilden. Bei weiterem lokalem Progress werden die Harnblase oder das Rektum infiltriert. Gewinnt der Tumor Anschluss an den Peritonealraum, ist eine rasche peritoneale Aussaat die Regel. Histologisch werden die malignen epithelialen Tumoren gemäß der WHO 1994 eingeteilt (➤ Tab. 26-19).

Symptome

Das Leitsymptom des Korpuskarzinoms ist die irreguläre vaginale Blutung, die sich meist als Postmenopausenblutung oder Metrorrhagie manifestiert und immer abgeklärt werden muss.

> **MERKE**
> Von den postmenopausalen Blutungen sind 15% durch Endometriumkarzinome und weitere 15% durch hyperplastische oder polypöse Veränderungen im Bereich des Endometriums bedingt. Vaginale Blutungen, die durch eine maligne Erkrankung hervorgerufen werden, sind am häufigsten auf ein Endometriumkarzinom zurückzuführen, gefolgt von Zervix-, Vulva-, Vaginal-, Ovarial- und Tubenkarzinomen.

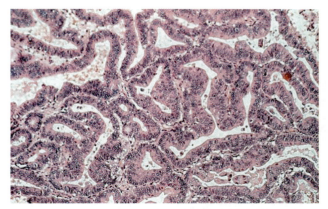
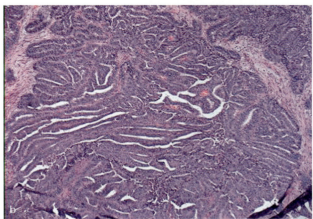
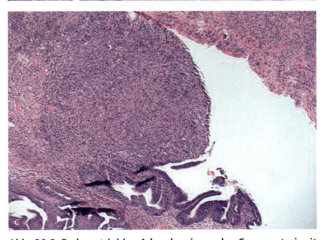

Abb. 26-8 Endometrioides Adenokarzinom des Corpus uteri mit unterschiedlichem Grading (G1–G3). Bilder von Dr. Nährig, Institut für Pathologie der TU München.
a Gut differenziert (G1).
b Mäßig differenziert (G2).
c Schlecht differenziert (G3).

Des Weiteren können Korpuskarzinome durch den geschwürigen Zerfall des Tumors zu einem eitrig-fötiden **Fluor corporalis** führen, welcher nicht selten eine therapieresistente Colpitis senilis unterhält.

26 Tumorartige Veränderungen und Tumoren

Tab. 26-19 Histologische Einteilung des Endometriumkarzinoms gemäß WHO 1994.

Maligne Läsionen	Häufigkeit (%)
endometrioid	80
• Adenokarzinom	5
• sekretorisch	
• Flimmerepithel	
• Adenokarzinom mit Plattenepitheldifferenzierung (Syn. Adenoakanthom, adenosquamöses Karzinom)	
serös	4
klarzellig	5
muzinös	2
plattenepithelial	1
gemischt	2
undifferenziert	1

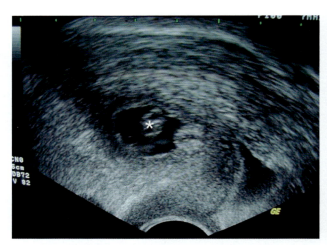

Abb. 26-9 Endometriumkarzinom in der Vaginalsonographie. Polypöser, sich in das Cavum uteri entwickelnder Tumor (*), umspült von einer Serometra (schwarz).

Diagnostik

Bis heute sind keine erfolgreichen Früherkennungsmethoden für das Endometriumkarzinom bekannt. Dennoch werden rund 75% aller Korpuskarzinome im Stadium I entdeckt, was an der relativ guten Prognose der Karzinome und dem relativ früh auftretenden Leitsymptom der Postmenopausenblutung liegen dürfte. Diagnostische Maßnahmen sind in ➤ Tab. 26-20 zusammengestellt.

Tab. 26-20 Diagnostik beim Endometriumkarzinom.

Abklärung einer postmenopausalen Blutung	Bemessung der Tumorausdehnung
• gynäkologische Untersuchung einschließlich Zytologie • transvaginale, abdominale Sonographie des inneren Genitales (➤ Abb. 26-9) • fraktionierte Abrasio, Hysteroskopie	• Sonographie der Leber und der Nieren • Zystoskopie und Rektoskopie • Röntgen-Thorax • i.v. Pyelogramm • CT Abdomen • MRT Abdomen, kleines Becken • Labor: Blutbild, Leber- und Nierenfunktionsparameter, Tumormarker CA 125 und CEA, Blutzucker

Differentialdiagnostisch sind in erster Linie benigne Läsionen des Endometriums (Atrophie, Hyperplasie, Polypen) abzugrenzen. Darüber hinaus kommen auch Uterussarkome, fortgeschrittene Zervixkarzinome und Ovarial- und Kolonkarzinome sowie entzündliche Erkrankungen des inneren Genitales in Betracht.

Therapie

Die Behandlung richtet sich nach dem Tumorstadium.

Operation

Die operative Therapie (➤ Abb. 26-10) ist in den Stadien I–III die Therapie der Wahl. Folgende **Schritte** sind dabei notwendig:

- mediane Längsschnittlaparotomie
- Spülzytologie aus dem Douglas-Raum, den parakolischen Rinnen, dem subdiaphragmatischen Raum bzw. Zytologie des Aszites
- Inspektion der Bauchhöhle (Beckenorgane, Netz, pelvine und paraaortale Lymphknoten, Leber, Zwerchfell, Peritoneum)
- Führung des Corpus uteri mit stumpfen geraden Klemmen, die die Tubenausgänge zusammen mit den Ligg. rotunda erfassen
- Schnellschnittdiagnostik zur Beurteilung der myometranen Invasionstiefe.

Bis heute ist der therapeutische Gewinn einer pelvinen und paraaortalen **Lymphonodektomie** nicht gesichert; dennoch ist sie für ein adäquates Staging notwendig. Als Indikationen für eine Lymphonodektomie gelten:

- Stadium Ic oder höher
- mittlerer und schlechter Differenzierungsgrad (G2, G3)
- ungünstige histologische Subtypen, wie klarzelliges oder seröses Adenokarzinom, Adenoakanthom (adenosquamöse Karzinome), maligne epithelial-mesenchymale Tumoren (maligne Müller-Mischtumoren).

Eine stadien- und risikoadaptierte operative Therapie ist in ➤ Tab. 26-21 zusammengefasst.

Strahlentherapie

Bei Inoperabilität steht mit der **primären Strahlentherapie** (➤ Abb. 26-11) eine kurative Behandlungsmethode zur Verfügung. Die Überlebensresultate liegen jedoch unter denen der operierten oder kombinierten Therapie. Im FIGO-Stadium I–III ist die Kombination von Brachy- und perkutaner Therapie die primäre Strahlentherapie der Wahl, im FIGO-Stadium IVa ist es die primäre perkutane Bestrahlung des kleinen Beckens (Ausnahme: isolierter Befall von Blase oder Rektum).

Eine **postoperative Strahlentherapie** hat das Ziel, die lokoregionäre Therapie zu optimieren. Allerdings ist die Komplikationsrate der Strahlentherapie deutlich erhöht, insbesondere ist mit frühen und späten Darmreaktionen und Lymphödemen zu rechnen. Die Empfehlungen zur postoperativen, adjuvanten Strahlentherapie sind daher auf Karzinome mit erhöhtem Rezidivrisiko beschränkt (➤ Tab. 26-22).

Systemische Therapie

In der adjuvanten Situation zeigen weder die Chemotherapie noch die Hormontherapie einen Vorteil für das frühe Endometriumkarzinom (Stadium I–II). Möglicherweise ergibt sich ein Vorteil für Endometriumkarzinome mit ungünstigen Zusatzkriterien, z.B. seröse Karzinome, die eine adjuvante Chemotherapie erhalten haben. Prospektive, randomisierte Studien fehlen jedoch bislang. Platinhaltige Kombinationschemotherapien, wie Carboplatin/Paclitaxel oder Doxorubicin/Cisplatin stehen zur Diskussion.

Rezidivtherapie

70% aller Rezidive treten in den ersten 3 Jahren und 80% aller Scheidenrezidive in den ersten 2 Jahren auf. Rezidive werden, wenn möglich, erneut radikal operativ therapiert, bestrahlt oder mit einer Kombination aus beidem behandelt. Bei einer Früherkennung ist mit einer erneuten 5-Jahres-Überlebenschance von 40–50% zu rechnen.

Palliative Therapie

Beim fortgeschrittenen Karzinom kommt neben einer palliativen Kombinationschemotherapie aus Carboplatin/Paclitaxel oder Doxorubicin/Cisplatin beim hormonrezeptorpositiven Karzinom auch eine Gestagentherapie in Frage (Medroxyprogesteronazetat 100–300 mg/d p.o. oder Megesterolazetat 80–160 mg/d p.o.).

Nachsorge

Die tumorspezifische Nachsorge zielt darauf ab, ein vaginales Rezidiv oder zentrales Rezidiv am Scheidenabschluss frühzeitig zu erkennen. Isolierte, lokoregionäre Rezidive haben eine Heilungsrate von 50%. Ein Überlebensgewinn durch die Frühentdeckung und Frühbehandlung von Fernmetastasen ist nicht belegt, weshalb eine generelle, umfassende apparative Diagnostik nicht zu empfehlen ist. Die Bestimmung von Tumormarkern, die postoperativ erhöht waren (CA 125, CEA), ist sinnvoll. In ➤ Tab. 26-23 sind die Häufigkeit und Art der empfohlenen Untersuchungen zusammengefasst.

Prognose Das Endometriumkarzinom hat von allen gynäkologischen Karzinomen die günstigste Prognose. Die 5-Jahres-Überlebensrate in Deutschland liegt bei rund 70%, ungeachtet der angewandten Therapie. Von den Fällen mit chirurgischem Staging des FIGO-Stadium I waren es 85%, über 70% bzw. 49% im Stadium II und III und 19% im Stadium IV. Die Daten der weltweit größten Datensammlung zu den Behandlungsergebnissen des Endometriumkarzinoms sind in ➤ Tab. 26-24 dargestellt.

Die wichtigsten prognostischen Faktoren, die einen Einfluss auf das krankheitsfreie Überleben beim Korpuskarzinom haben, sind in Tab. 26-25 zusammengefasst. Den ungünstigsten Einfluss hat hierbei der pelvine oder paraaortale Lymphknotenbefall. Daher sind für eine Prognoseeinschätzung Faktoren relevant, die eine pelvine und paraaortale Metastasierung vorhersagen können (Tab. 26-26).

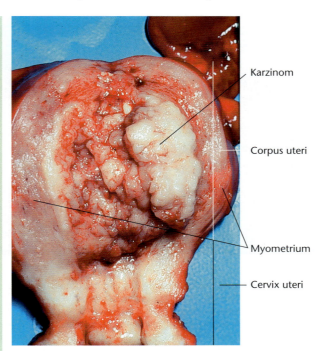

Abb. 26-10 Operationspräparat eines Endometriumkarzinoms.

 145 Quiz zur Klassifikation des Endometriumkarzinoms

Uterussarkom

Definition Beim Uterussarkom handelt es sich um eine maligne Entartung der mesenchymalen Muskelzellen des Uterus.

Epidemiologie Uterussarkome sind relativ selten. Die weltweite Inzidenz liegt bei 0,5–3,3 auf 100.000 Frauen. Aufgrund der geringen Fallzahl werden die Uterussarkome in amtlichen deutschen Statistiken nicht separat ausgewiesen. Das mittlere Erkrankungsalter liegt bei 63 Jahren.

Ätiologie Die Genese von Uterussarkomen ist unbekannt. Folgende Risikofaktoren wurden festgestellt:
- Bestrahlung des kleinen Beckens in der Vorgeschichte
- Auftreten der Trias Hypertonie, Diabetes mellitus, Adipositas
- Frauen der schwarzen Bevölkerungsgruppe
- sehr selten maligne Entartung von Leiomyomen (0,3%).

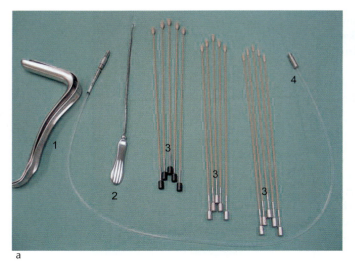
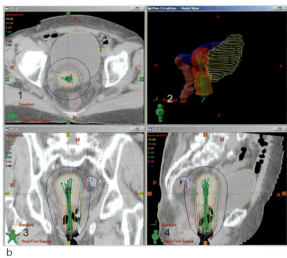

Abb. 26-11 Primäre Strahlentherapie des Endometriumkarzinoms.
Bilder von Frau Dr. Röper, Klinik für Strahlentherapie der TU München.
a Benötigte Instrumente: 1 = Spekulum, 2 = Messsonde für Cavumlänge, 3 = Heyman-Packapplikatoren verschiedener Größen, 4 = Ausfahrschlauch.
b Planungs-CT der Brachytherapie mit Heyman-Packapplikatoren (grün). 1 = axiale Ansicht, 2 = frontale Ansicht, 3 = sagittale Ansicht, 4 = 3-D-Ansicht des konturierten Planungsvolumens von 7,5 Gy. Uterus und proximale Vagina (rot, orange), deutlich geringere Dosisbelastung für gefüllte Harnblase (gelb), Rektum (dunkelrot) und Sigma (blau).

Tab. 26-21 Stadien- und risikoadaptierte operative Therapie beim Endometriumkarzinom.

FIGO-Stadium	Operatives Vorgehen
Ia G1–G3, Ib G1	abdominale Hysterektomie und Adnexektomie beidseits
Ib G2–G3, Ic G1–G3	abdominale Hysterektomie, Adnexektomie beidseits, pelvine, ggf. paraaortale Lymphonodektomie
II	abdominale erweiterte radikale Hysterektomie, Adnexektomie beidseits, pelvine, ggf. paraaortale Lymphonodektomie
IIIa	abdominale, ggf. erweiterte radikale Hysterektomie, Adnexektomie beidseits, pelvine, ggf. paraaortale Lymphonodektomie, Omentektomie
IIIb	abdominale, ggf. erweiterte radikale Hysterektomie, Adnexektomie beidseits, partielle, ggf. komplette Kolpektomie, pelvine, ggf. paraaortale Lymphonodektomie
IIIc	abdominale, ggf. erweiterte radikale Hysterektomie, Adnexektomie beidseits, pelvine, ggf. paraaortale Lymphonodektomie
IVa, bei isoliertem Befall von Rektum oder Blase ohne Befall der Parametrien oder der paraaortalen Lymphknoten	vordere und/oder hintere Exenteration
IVb	individuelle, palliative Chirurgie

Tab. 26-22 Strahlentherapie des Endometriumkarzinoms.

Status der Patientinnen	Stadium	Vaginale Brachytherapie	Perkutane pelvine Radiotherapie
Nach komplettem operativem Staging (Hysterektomie, Adnexektomie beidseits, pelvine + paraaortale Lymphonodektomie)	pT1a,b pN0, M0	nur bei ungünstigen Prognosefaktoren wie G3, Tumorzellen in Blut-/Lymphgefäßen, klarzelligen, serösen, adenosquamösen Karzinomen, malignen Müller-Mischtumoren	Keine
	pT1c pN0 pT2a,b pN0 pT3a pN0 M0 pT3b pN0 M0	ja	individuelle Indikationsstellung, nur bei ungünstigen Zusatzkriterien wie RX, G3, großem Primärtumor
	pT4a pN0 M0	individuelle Indikationsstellung	individuelle Indikationsstellung
	pN1	ja	ja
Ohne komplettes operatives Staging (Hysterektomie und Adnexektomie beidseits)	Ia G1, G2	keine	keine
	Ib G1, G2	ja	keine
	Ia G3	ja	ja
	Ib G3 Ic G1–G3	ja	ja
	II–III	ja	ja
	IV	individuelle Indikationsstellung	individuelle Indikationsstellung

Tab. 26-23 Nachsorgeprogramm bei tumor- und beschwerdefreier Patientin nach Abschluss der Primärtherapie eines Endometriumkarzinoms.

Untersuchung	1.–2. Jahr	3.–5. Jahr	Ab 6. Jahr
Anamnese, gynäkologische Untersuchung inkl. Zytologie und Sono	alle 3 Monate	halbjährlich	jährlich
Tastuntersuchung der Mammae	halbjährlich	halbjährlich	halbjährlich
Mammographie	jährlich	jährlich	jährlich

Tab. 26-24 Überlebenszeiten des Endometriumkarzinoms in Abhängigkeit vom Tumorstadium.

FIGO-Stadium	Häufigkeit	5-Jahres-Überlebensrate
I	ca. 75%	80–90%
II	ca. 11%	72–80%
III	ca. 11%	39–64%
IV	ca. 3%	17–20%

Tab. 26-25 Prognostische Faktoren des Endometriumkarzinoms.

Faktor	Rezidivfreies 5-Jahres-Überleben (%)
Myometrane Invasionstiefe	
inneres Drittel	98,4
mittleres Drittel	91,6
äußeres Drittel	53,1
Befall der Zervix	
nein	92,5
ja	63,8
Peritonealzytologie	
negativ	93,2
positiv	54,2
Gefäßeinbruch	
nein	96,7
ja	61,4
Histologischer Subtyp	
endometrioid	87,6
klarzellig	66,7
serös-papillär	46,7
Ovarieller Befall	
nein	87,1
ja	68,2
Lymphknotenbefall	
nein	88,8
ja	32,8
Grading	
G1	91,7
G2	98,2
G3	68,6

Tab. 26-26 Prädiktive Faktoren für eine pelvine Lymphknotenmetastasierung.

Faktor	Relatives Risiko
Tumoreinbruch in intramurale Blutgefäße	10,68
Tumoreinbruch in intramurale Lymphgefäße	5,76
Papillär-seröser Subtyp	2,21
Befall der Zervix	1,89
Myometrane Invasionstiefe	1,56
Grading	1,25

Einteilung Klinisch werden die Uterussarkome in 4 Stadien unterteilt:
- Stadium I: Tumor auf Corpus uteri beschränkt
- Stadium II: Tumor auf Cervix uteri ausgedehnt
- Stadium III: Tumorausdehnung über den Uterus hinaus, aber beschränkt auf das kleine Becken
- Stadium IV: Ausdehnung über das kleine Becken hinaus.

Histomorphologisch werden reine Sarkome von gemischten Formen unterschieden:
- Karzinosarkome (Müller-Mischtumoren, 40–50%)
- Leiomyosarkome (30%)
- endometriale Stromazellsarkome (15%)
- rein mesenchymale Tumoren
- gemischt differenzierte Sarkome ohne epitheliale Elemente
- andere Formen
- gemischt epitheliale Stromazellsarkome
- Adenosarkome.

Symptome

Das Leitsymptom ist die Blutungsstörung, die als Postmenopausenblutung, Meno- oder Metrorrhagie auftreten kann. Weitere Symptome können sein:
- Unterbauch-, Bauchschmerzen
- Uterusvergrößerung
- übel riechender Fluor durch Tumorzerfall
- Symptome bedingt durch Fernmetastasen in Lunge, Leber, Knochen und Gehirn.

Diagnostik

Ziel der Basisdiagnostik ist es, die Diagnose histologisch zu sichern und die lokale Tumorausbreitung prätherapeutisch einzuschätzen:
- gynäkologische Untersuchung
- transvaginale, abdominale Sonographie des inneren Genitales
- fraktionierte Abrasio, Hysteroskopie.

Weil Uterussarkome frühzeitig hämatogen metastasieren, sollten Lungen- und Lebermetastasen ausgeschlossen werden. Dazu sind Röntgen-Thorax, Lebersonographie oder CT der Lunge und Leber auch bei einer symptomfreien Patientin indiziert. Bei entsprechenden Symptomen sollten auch eine Skelettszintigraphie und/oder ein CT des Schädels veranlasst werden.

Differentialdiagnostisch sind in erster Linie die Endometriumkarzinome abzugrenzen. Darüber hinaus kommen auch fortgeschrittene Zervixkarzinome, Ovarialkarzinome und Kolonkarzinome sowie entzündliche Erkrankungen des inneren Genitales und des Darms in Betracht.

Therapie
Es gibt keine Standardtherapieempfehlungen für das Uterussarkom. Die operative Behandlung stellt, sofern sie sinnvoll und möglich ist, die akzeptierte Form der Primärbehandlung dar. Das primäre Behandlungsziel ist eine radikale Entfernung des Tumors mit Hysterektomie und Adnexektomie. Uterussarkome sprechen im Allgemeinen schlecht auf eine Strahlen- oder Chemotherapie an. Die Nachsorge ist identisch wie die beim Endometriumkarzinom.

Prognose Obwohl 65% aller Patientinnen mit Uterussarkomen im Stadium I diagnostiziert werden, haben die Sarkome aufgrund einer frühen hämatogenen Metastasierung eine ungünstige Prognose. Die hohe Metastasierungsrate im klinischen Stadium I von 50–80% unterstreicht den ungünstigen Verlauf. Ungünstige prognostische Kriterien sind:
- fortgeschrittenes Tumorstadium
- Karzinosarkome (Müller-Mischtumoren)
- Haemangiosis karzinomatosa
- Lymphknotenbefall
- tiefe myometrane Infiltration.

Nach 5 Jahren leben bei den endometrioiden Korpuskarzinomen noch 75% der Patientinnen, während bei den Leiomyosarkomen nur 45% und bei den Karzinosarkomen nur 21% überlebt haben.

26.5 Trophoblasterkrankungen
M. Kiechle

Praxisfall
Eine 41-jährige Frau berichtet über anhaltende Übelkeit und Erbrechen. Selbst Flüssigkeit könne sie nicht bei sich behalten. Heute früh seien vaginale Blutungen hinzugekommen, und es sei auch „wabiges Gewebe" aus der Scheide abgegangen. Vor 2 Tagen hätte sie einen positiven Schwangerschaftsschnelltest durchgeführt. Ihre ersten beiden Schwangerschaften seien problemlos verlaufen.

Die Patientin ist in einem schlechten Allgemeinzustand und wirkt exsikkiert. Rechnerisch befindet sie sich in der 8. Schwangerschaftswoche. Die gynäkologische Untersuchung zeigt palpatorisch einen kindskopfgroßen Uterus. In der Vaginalsonographie bestätigt sich der für das Schwangerschaftsalter zu große Uterus, welcher angefüllt ist mit reichlich zystisch-solidem Material. Eine intakte Schwangerschaft ist nicht zu sehen. Das hCG im Serum ist für die 8. Woche massiv erhöht. Es erfolgt eine operative Entleerung des Cavum uteri mittels stumpfer Kürettage, wobei sich reichlich blasiges Gewebe zeigt. Histologisch ergibt sich eine komplette hydatiforme Blasenmole.

Nach der Ausschabung sistieren die Blutungen. Der hCG-Wert wird postoperativ regelmäßig kontrolliert und ist bereits nach 14 Tagen auf null abgefallen.

Definition Proliferative Veränderungen des Trophoblasten können mit einer blasigen Degeneration einhergehen und umgrenzt sein (partiell) oder die gesamte Trophoblastanlage (total) umfassen. Sie können sich invasiv in das Myometrium entwickeln und bei einer karzinomatösen Entartung auch Fernmetastasen bilden. Bei den Trophoblasttumoren handelt es sich um paternale Allotransplantate. Die Plazentaneoplasien werden hinsichtlich ihrer Morphologie und Dignität unterteilt in:
- hydatiforme Blasenmole (komplett oder partiell)
- invasive Blasenmole
- schwangerschaftsassoziiertes Chorionkarzinom
- Trophoblasttumoren der Plazenta.

Epidemiologie und Morphologie Die Inzidenzen der verschiedenen Trophoblasterkrankungen sind unterschiedlich (➤ Tab. 26-27).

Tab. 26-27 Inzidenz und Morphologie der verschiedenen Trophoblasterkrankungen.

Erkrankung	Inzidenz in Europa und den USA	Morphologie
Hydatiforme Blasenmole	• 1 : 1.500 Schwangerschaften • in 15% Übergang in eine invasive Blasenmole • in 2–3% Übergang in ein Chorionkarzinom	komplette Mole • kein embryonales Gewebe • XX-Karyotyp partielle Mole • embryonales Gewebe vorhanden • triploider Karyotyp
Invasive Blasenmole	1 : 15.000 Schwangerschaften	• Wachstum in das Myometrium per continuitatem oder über venöse Sinus • in 15% Metastasen in Vagina, Lunge
Chorionkarzinom	• 1 : 40.000 Schwangerschaften • 50% nach hydatiformen Molen • 25% nach Aborten und Extrauteringravidität • 25% nach ausgetragenen Schwangerschaften	• maligne Variante • Invasion in das Myometrium • Metastasen in Lunge, Gehirn, Leber, Vagina, Milz, Nieren
Trophoblasttumoren der Plazenta	• sehr selten • produzieren wenig hCG	• Sonderform des Chorionkarzinoms • lokal invasives Wachstum • geringere Metastasierungsneigung

Tab. 26-28 Stadieneinteilung der Trophoblasterkrankungen nach prognostischen Kriterien.

Stadium		Kriterien
I		nicht metastasierende Trophoblasttumoren
II		metastasierende Trophoblasttumoren
	IIa	Niedrigrisikotumoren: • β-hCG ≤ 40.000 IE/ml im Serum • Symptomzeit ≤ 4 Monate • keine ZNS- oder Lebermetastasen • keine Chemotherapievorbehandlung • keine ausgetragene Schwangerschaft
	IIb	Hochrisikotumoren: • β-hCG > 40.000 IE/ml im Serum • Symptomzeit > 4 Monate • ZNS- oder Lebermetastasen • vorangegangene, erfolglose Chemotherapievorbehandlung • vorangegangene, bis zum Termin ausgetragene Schwangerschaft

Ätiologie Abnormitäten im paternalen Genom und bislang unklare Störungen der Gametogenese werden als Ursache diskutiert. Genetische Prädispositionen sind bislang nicht bekannt, jedoch sind Asiatinnen von hydatiformen Blasenmolen 10- bis 15fach häufiger betroffen als Kaukasierinnen. Weitere Risikofaktoren sind:
- Vitamin-A-Mangel
- Alter über 40 Jahre
- Alter unter 15 Jahren
- Spontanabort
- Infertilitätsanamnese
- Einnahme oraler Kontrazeptiva.

Einteilung Auf der Basis anatomischer Kriterien erfolgt die Stadieneinteilung nach FIGO:
- Stadium I: Tumor auf Corpus uteri beschränkt
- Stadium II: Tumor auf Adnexe und/oder kleines Becken ausgedehnt
- Stadium III: Lungenmetastasen mit oder ohne Beteiligung des inneren Genitales
- Stadium IV: metastasierte Erkrankung.

Klinisch gebräuchlich ist allerdings eine Stadieneinteilung nach prognostischen Kriterien (> Tab. 26-28).

Symptome
Folgende klinische Symptome sind typisch für eine Trophoblasterkrankung:
- vaginale Blutungen in der Frühschwangerschaft
- ausgeprägte Hyperemesis gravidarum
- Bild einer Präeklampsie bei hohen β-hCG-Werten und extensiver Uterusvergrößerung
- respiratorische Insuffizienz.

Diagnostik
Wesentliche diagnostische Maßnahmen sind:
- gynäkologische Untersuchung
- Labor: hCG-Bestimmung
- transvaginale, abdominale Sonographie des inneren Genitales
- stumpfe Kürettage oder Saugküretage.

Durch diese Untersuchungen sind Befunde zu erheben, die die typischen Symptome ergänzen:
- Uterus größer, als es dem Gestationsalter entspricht
- Labor: hohe β-hCG-Werte, Hyperthyreoidismus
- Bild eines „Schneegestöbers" im Ultraschall durch die blasige Wucherung des Trophoblasten (> Abb. 26-12)
- große Thekaluteinzysten durch hohe β-hCG Werte.

Bei gesicherter Diagnose sollten zur Einschätzung der Prognose und Therapie mit geeigneten bildgebenden Verfahren (z.B. CT) Metastasen in Lunge, Leber, Gehirn, Milz und Nieren ausgeschlossen und, falls vorhanden, die Anzahl und Größe der Metastasen bestimmt werden.

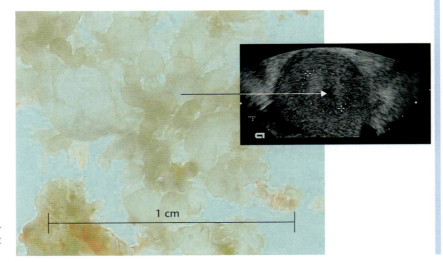

Abb. 26-12 Vaginalsonographie einer Blasenmole: „Schneegestöber". Das linke Bild zeigt formalinfixiertes Blasenmolengewebe.

Therapie

Zur Einschätzung der Prognose und für die Therapieentscheidung hat sich das WHO-Punktesystem durchgesetzt (> Tab. 26-29):
- Frauen mit 4 oder weniger Punkten haben ein niedriges Risiko, an der Erkrankung zu sterben.
- Frauen mit 5–7 Punkten haben ein mittleres Risiko, an der Erkrankung zu sterben.
- Frauen mit 8 oder mehr Punkten haben ein hohes Risiko, an der Erkrankung zu sterben.

Die Therapie umfasst folgende Maßnahmen:
- Bei der **hydatiformen Blasenmole** besteht das diagnostische und zugleich therapeutische Vorgehen in einer vollständigen Entleerung des Uterus durch eine stumpfe Kürettage oder Saugkürettage. Im Anschluss sollte der hCG-Titer im Serum nach 8–12 Wochen einen Normalbefund erreicht haben.
- Bei **malignen oder persistierenden Trophoblasterkrankungen** ist die Chemotherapie Therapie der Wahl. Die schwangerschaftsassoziierten Chorionkarzinome waren die ersten Karzinome, die in einem metastasierten Stadium durch eine Chemotherapie geheilt werden konnten. Eine Hysterektomie kommt nur in Ausnahmefällen in Betracht, wenn sich z.B. chemotherapieresistente Blutungen einstellen.
- **Trophoblasttumoren der Plazenta** sollten im Fall einer Chemoresistenz operativ mit sekundärer Hysterektomie und Metastasenresektion angegangen werden.

Chemotherapie

Indikationen für eine Chemotherapie sind:
- persistierender oder ansteigender hCG-Wert nach Kürettage einer hydatiformen Blasenmole
- invasive Blasenmole
- schwangerschaftsassoziiertes Chorionkarzinom
- Trophoblasttumoren der Plazenta.

Frauen mit einer persistierenden Blasenmole oder einem Niedrigrisikoprofil eines malignen Trophoblasttumors erhalten eine **Monochemotherapie** mit Methotrexat (± Folinsäure) oder Aktinomycin D. Die Heilungsrate beträgt nahezu 100%. Bei ca. 15% der Patientinnen muss bei Methotrexatresistenz auf eine Kombinationstherapie umgestellt werden.

Frauen mit intermediären oder hohen Risikoprofilen benötigen eine primäre **Kombinationschemotherapie,** die in bis zu 80% der Fälle zur Heilung führt. In der Kombinationschemotherapie kommen Etoposid, Methotrexat, Vincristin, Cyclophosphamid und Aktinomycin D zum Einsatz. Die Chemotherapie wird zunächst bis zur Normalisierung der hCG-Werte durchgeführt. Danach sind noch 2–4 weitere Therapiezyklen indiziert.

MERKE
Frauen, die eine Kombinationschemotherapie erhalten, haben ein erhöhtes Risiko (RR 4,6–16,6) für das Auftreten späterer Zweitmalignome (AML, Adenokarzinome, maligne Melanome, Mammakarzinome).

Rezidivtherapie

Tritt im Verlauf ein Rezidiv auf, so erhalten Frauen, die initial eine Monotherapie erhalten haben, eine Kombinationschemotherapie. Bei Frauen, die bereits eine Kombinationstherapie erhalten haben, kommen weitere, z.B. platinhaltige Kombinationsschemata in Frage.

Nachsorge

Die meisten Rezidive treten innerhalb der ersten 6-12 Monate nach der Erkrankung auf, weshalb in diesem Zeitraum eine besonders engmaschige Nachkontrolle wichtig ist:
- regelmäßige hCG-Kontrollen, bis 6 Monate nach Chemotherapieabschluss alle 4 Wochen, 6-12 Monate nach Chemotherapieabschluss alle 6-8 Wochen
- Kontrazeption für 12 Monate nach Abschluss der Chemotherapie
- nächste Schwangerschaft nach 24 Monaten zu empfehlen.

Prognose Durch den Einsatz der Chemotherapie ist die Prognose als sehr gut zu beurteilen. Bei Frauen mit einer **persistierenden Blasenmole** oder **einem Niedrigrisikoprofil** (> Tab. 26-29) eines malignen Trophoblasttumors liegt die Heilungsrate bei annähernd 100%. Bei Frauen mit **intermediären** oder **hohen Risikoprofilen** ist durch den Einsatz der Polychemotherapie eine Heilung in 80% zu erzielen.

Tab. 26-29 WHO-Punktesystem für die Therapieentscheidung und zur Einschätzung der Prognose.

Risikofaktoren	0 Punkte	1 Punkt	2 Punkte	4 Punkte
Alter	≤ 39 Jahre	> 39 Jahre	–	–
Vorangegangene Schwangerschaft	Mole	Abort oder unbekannt	Endtermin	–
Intervall zwischen vorangegangener Schwangerschaft und Therapie	< 4 Monate	4–7 Monate	7–12 Monate	> 12 Monate
hCG IE/ml Serum	< 10^3	10^3–10^4	10^4–10^5	> 10^5
ABO-Konstellation (Frau × Mann)	–	A × 0 0 × A	B × alle AB × alle	–
Zahl der Filiae	0	1–4	4–8	> 8
Metastasenlokalisation	Lunge, Vagina	Milz, Niere	GI-Trakt, Leber	Gehirn
Größter Tumordurchmesser	< 3 cm	3–5 cm	> 5 cm	–
Vorangegangene Chemotherapie	keine	–	Monotherapie	Kombinationstherapie

26.6 Veränderungen und Tumoren der Tuben
B. Schmalfeldt

Praxisfall
Eine 35-jährige Patientin stellt sich wegen rezidivierenden Unterbauchschmerzen bei ihrem Frauenarzt vor. Ihr Kinderwunsch sei trotz regelmäßigen Verkehrs bisher unerfüllt. In der Vergangenheit habe sie bereits mehrere Entzündungen der Eileiter mit vermehrtem Ausfluss gehabt, zuletzt sei sie deswegen vor einem halben Jahr stationär behandelt worden. Bei der gynäkologischen Untersuchung ist beidseits im Adnexbereich eine längliche prall-elastische Resistenz zu tasten. Die Entzündungsparameter sind im Normbereich. Bei der anschließend durchgeführten Laparoskopie zeigt sich eine ausgeprägte Hydrosalpinx mit Verschluss des Fimbrientrichters beidseits. Bei Destruktion der Tuben wird die Salpingektomie durchgeführt. Der Patientin wird bezüglich ihres Kinderwunsches zur Durchführung einer In-vitro-Fertilisation geraten.

26.6.1 Benigne Veränderungen der Tuben

Saktosalpinx

Definition Als Saktosalpinx wird die sack- oder schlauchförmige Erweiterung der Tube bezeichnet. Sie entsteht als Folge einer Salpingitis bei aszendierender Infektion, seltener aufgrund uterin fortgeleiteter Entzündungen bei puerperaler Infektion oder infiziertem Abort. Der entzündliche Prozess kann zum Verschluss des ampullären Tubenbereichs führen. Hält bei chronischer oder rezidivierender Entzündung die Exsudatbildung an, kommt es durch den Sekretstau zur Ausbildung der Saktosalpinx. Da der ampulläre Teil der Tube muskelschwächer ist als der isthmische, ist dieser stärker aufgetrieben. Der Eileiter sieht dann oft wie ein „Posthorn" aus. Folgende Formen sind möglich:

- **Pyosalpinx:** putrides Sekret bei akut entzündlichem Prozess
- **Hydrosalpinx:** seröses Sekret nach abgelaufener Entzündung
- **Hämatosalpinx:** Einblutung in die Tube z.B. aufgrund einer Eileitergravidität, bei retrograder Menstruation und verschlossenem Fimbrientrichter oder bei Endometriose.

Differentialdiagnostisch ist auch an eine Veränderung der Tube bei Genitaltuberkulose zu denken.

Symptome
Die Symptome hängen von der Grunderkrankung ab:
- akute Salpingitis: plötzlicher Beginn, hohes Fieber und starke Unterbauchschmerzen (➤ Kap. 24.4.3).
- subakute Salpingitis: meist nur wenige Beschwerden, kein Fieber, etwas Ausfluss und oft eine leichte Blutungsstörung (➤ Kap. 24.4.3).
- Bei Endometriose dominieren der unerfüllte Kinderwunsch und Schmerzen (➤ Kap. 25).

Diagnostik
Entscheidend ist die **Anamnese** mit der Frage nach Fieber, rezidivierenden abgelaufenen Entzündungen, Dysmenorrhö und Amenorrhö. **Labordiagnostisch** sind Entzündungsparameter, β-hCG im Urin und Serum wegweisend. **Sonographisch** ist die erweiterte Tube als längliche, zystische Struktur mit feinen Septen darzustellen. Dabei ist der Inhalt der Tube
- bei einer Pyosalpinx echoreich mit Spiegelbildung
- bei einer Hämatosalpinx echoreich mit Fibrin
- bei einer Hydrosalpinx echoleer (➤ Abb. 26-13).

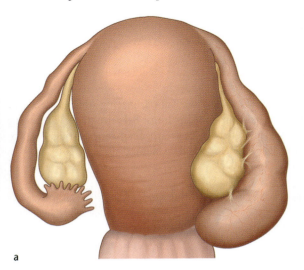
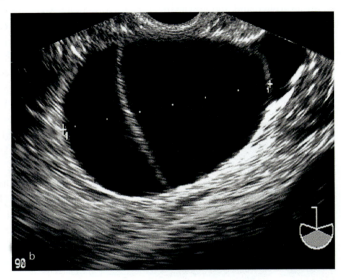

Abb. 26-13 Hydrosalpinx.
a Pathologischer Befund bei Hydrosalpinx (rechte Bildseite).
b Hydrosalpinx in der Sonographie als längliche Zyste mit Septen und echoleerem Inhalt. Die Zyste wird zum isthmischen Teil hin schmaler und sieht somit wie ein Posthorn aus.

PRAXISTIPP

Differentialdiagnostisch ist bei postmenopausalen Frauen mit Veränderungen an der Tube immer ein Tubenkarzinom auszuschließen (> Kap. 26.6.2).

Therapie

Im Allgemeinen wird bei persistierender Saktosalpinx die Laparoskopie mit Salpingotomie und bei Destruktion der Tube mit Funktionsverlust die Salpingektomie durchgeführt.

Serosazysten, Hydatiden, Paraovarialzysten

Definition und Pathogenese **Serosazysten** sind stecknadelkopfgroße Zysten der Tube, die durch Abschnürungen des Peritonealepithels entstehen. **Hydatiden** sind mit seröser Flüssigkeit gefüllte Zysten, die sich aus dem Müller-Epithel ableiten und zwischen 2 und 10 mm groß sind. Sie sind meist im ampullären Teil der Tube lokalisiert. Intraligamentäre Zysten, d.h. im Mesovar oder der Mesosalpinx gelegene Zysten werden als **Paraovarialzysten** bezeichnet. Sie sind meist größer als Hydatiden und gestielt (> Abb. 26-14).

Symptome und Diagnostik

Serosazysten und Hydatiden sind meist ein intraoperativer Zufallsbefund. Paraovarialzysten können gelegentlich aufgrund ihrer Größe durch eine Stieldrehung symptomatisch werden. Im Ultraschall stellen sie sich als blande, echoleere Zysten, die neben dem Ovar liegen, dar.

Therapie

Für Hydatiden gilt, dass sie nur abgetragen werden sollten, wenn sie größer sind und die Gefahr einer Stieldrehung besteht. Paraovarialzysten können laparoskopisch entfernt werden.

Salpingitis isthmica nodosa

Die Salpingitis isthmica nodosa bezeichnet die knotige Verdickung der Tubenwand bei Endometriosis genitalis interna

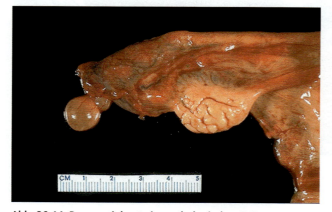

Abb. 26-14 Paraovarialzyste im pathologischen Präparat.

(> Kap. 25). Sie wird im Rahmen der diagnostischen Laparoskopie bei Verdacht auf Endometriose festgestellt.

Andere Neubildungen der Tube

Adenomatoidtumoren sind kleine subserös gelegene echte Neubildungen der Tube, die mesothelialen Ursprungs sind. Bei Anschnitt weisen sie eine grau-weiße Farbe auf. Adenomatoidtumoren sind benigne und gehören zu den intraoperativen Zufallsbefunden. **Leiomyome, Hämangiome und Lymphangiome** der Tuben sind in der Literatur beschrieben, aber eine echte Rarität.

26.6.2 Maligne Veränderungen der Tuben

Tubenkarzinom

Definition Das primär von der Tube ausgehende Karzinom ist selten, häufiger liegt ein sekundärer Befall bei primärem Ovarial- oder Endometrium-, selten auch Mammakarzinom vor.

Epidemiologie Mit einer Häufigkeit von 0,1–0,4% aller malignen Erkrankungen des weiblichen Genitales ist das Tubenkarzinom das seltenste Genitalmalignom. Das mittlere Erkrankungsalter beträgt 55–60 Jahre.

Pathologie Das Tubenkarzinom ist ein Adenokarzinom, das sich vom Müller-Epithel ableitet. Am häufigsten ist die seröse, gefolgt von der endometrioiden Differenzierung. 80% der Tubenkarzinome treten einseitig auf, meist im ampullären Teil der Tube. Peritoneale Implantationsmetastasen sind die häufigste Ausbreitungsform. Die lymphogene Metastasierung erfolgt in die retroperitonealen Lymphknoten. Die hämatogene Streuung ist selten.

Einteilung Die Stadieneinteilung entspricht der des Ovarialkarzinoms (> Kap. 26.7.3). Im Stadium FIGO I ist das Tubenkarzinom auf die Tuben beschränkt, im Stadium FIGO II breitet sich der Tumor im kleinen Becken, im Stadium FIGO III in der gesamten Bauchhöhle aus und/oder die retroperitonealen Lymphknoten sind befallen.

Symptome

Weil Tubenkarzinome die Tube frühzeitig verschließen, entsteht sehr bald ein Tubenhydrops. Bei retrograder Entleerung des Sekrets tritt fleischwasserfarbener, häufig putrider, vaginaler Ausfluss oder eine vaginale Blutung auf.

MERKE

Tubenkarzinome werden im Unterschied zum Ovarialkarzinom in 40% der Fälle im Stadium FIGO I entdeckt, da häufiger Frühsymptome auftreten.

Diagnostik

Im zytologischen Abstrich von der Zervix werden beim Tubenkarzinom in 10% Adenokarzinomzellen nachgewiesen. Sonographisch imponiert das Tubenkarzinom oft wie ein entzündlicher Adnextumor. Im Unterschied zu diesem wird der Befund aber in der Postmenopause festgestellt.

> **PRAXISTIPP**
> Wird im Ultraschall bei einer Patientin in der Postmenopause eine zystische Erweiterung der Tube mit Sekretstau und papillären Strukturen festgestellt, muss ein Tubenkarzinom ausgeschlossen werden.

Therapie
Die operative Therapie besteht in der radikalen Entfernung allen Tumorgewebes (analog zum Vorgehen bei Ovarialkarzinom). Ab Stadium FIGO Ib ist die systemische Therapie mit Carboplatin und Paclitaxel im Anschluss an die Operation indiziert.

Prognose Die 5-Jahres-Überlebensrate über alle Stadien beträgt 56%, 84% im Stadium FIGO I und 36% im Stadium FIGO IIIc.

Leiomyosarkome und Karzinosarkome

Leiomyosarkome und Karzinosarkome der Tube kommen vor, sind aber extrem selten. Ein kurativer Ansatz ist nur bei Entfernung allen Tumorgewebes möglich. Die Prognose dieser Tumoren ist ungünstig, die meisten Patientinnen versterben innerhalb der ersten 2 Jahre nach Diagnosestellung.

26.7 Veränderungen und Tumoren des Ovars
B. Schmalfeldt

26.7.1 Grundlagen

Veränderungen am Ovar können hervorgerufen werden durch:
- funktionelle Zysten
- echte Neubildungen.

Funktionelle Zysten

Funktionelle Zysten entstehen durch Störungen bei den hormonell bedingten zyklischen Veränderungen am Ovar (> Kap. 9.1). Dementsprechend kommen sie ausschließlich bei Frauen in der Geschlechtsreife oder bei Frauen unter hormoneller Therapie vor. Bei prämenopausalen Frauen haben sie den größten Anteil an ovariellen Veränderungen.

Echte Neubildungen

Die Oberfläche des Ovars wird von einem einschichtigen Epithel bedeckt, das mit dem Peritonealepithel identisch ist und sich aus dem Zölomepithel entwickelt. Aus diesem Oberflächenepithel leiten sich die epithelialen Tumoren ab (> Abb. 26-15). Darunter befindet sich die Tunica albuginea aus Bindegewebe, die in das Stroma ovarii übergeht, in dem hoch spezialisierte hormonbildende Theka- und Granulosazellen liegen. Tumoren, die sich aus diesen Zellen ableiten, werden als Keimstrang-Stroma-Tumoren bezeichnet (> Abb. 26-15). In das Ovarialstroma eingewandert sind die Keimzellen, die wiederum von Follikelepithel umgeben werden und als Ovarialfollikel unter der Rinde liegen. Die Keimzellen sind multipotent, demzufolge können sich aus ihnen Tumoren mit dem Differenzierungsmuster eines oder aller 3 Keimblätter ableiten (> Abb. 26-15). Die histologische Klassifikation der Ovarialtumoren nach WHO ist in > Tab. 26-30 dargestellt.

26.7.2 Funktionelle Zysten

Praxisfall

Eine 22-jährige Patientin kommt mit linksseitigen Unterbauchschmerzen in die Ambulanz. Die Schmerzen bestünden seit einer Woche, hätten im Verlauf an Stärke zugenommen und seien bewegungsabhängig. Vor allem beim Laufen seien sie besonders stark. Die letzte Menstruation liege 5 Wochen zurück bei bisher regelmäßigem 28-tägigem Zyklus.

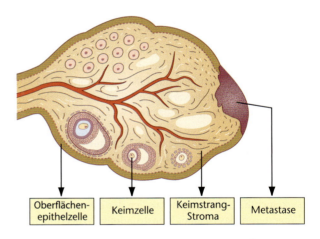

Abb. 26-15 Histogenese der echten Neubildungen des Ovars.

Tab. 26-30 Histologische Klassifikation der Ovarialtumoren nach WHO.	
Epitheliale Tumoren	• benigne: Kystom • atypisch proliferierende Tumoren: Borderline-Tumoren • maligne: Adenokarzinom des Ovars (histologische Subtypen: serös, muzinös, endometrioid, klarzellig, transitionalzellig, undifferenziert)
Keimstrang-Stroma-Tumoren	• Granulosazelltumor • benigne: Fibrome • maligne: Fibrosarkome • Sertoli-(Leydig-)Zell-Tumor, Androblastom
Keimzelltumoren	• Dysgerminom • Dottersacktumor • embryonales Karzinom • Chorionkarzinom • Teratom (benigne: reif, maligne: unreif)
Gonadoblastom	
Metastasen	

Der Schwangerschaftstest ist negativ. Palpatorisch ist das linke Ovar vergrößert mit einer prall-elastischen Resistenz. Bei der Ultraschalluntersuchung zeigt sich eine einfache 6 cm große Zyste am linken Ovar (> Abb. 26-17b).

Es wird die Diagnose einer Follikelpersistenz gestellt, und der Patientin wird eine symptomatische Schmerztherapie mit einem Spasmolytikum (z.B. Buscopan®) empfohlen.

Wie vereinbart stellt sich die Patientin nach 6 Wochen wieder vor und berichtet, dass die Menstruationsblutung vor 2 Wochen eingetreten sei. Im Ultraschall ist das linke Ovar regelrecht, die Zyste ist nicht mehr nachweisbar. ■

Pathogenese Mögliche funktionelle Zysten sind:
- **Follikelzysten:** Follikelzysten entstehen, wenn die Ovulation ausbleibt und der Graaf-Follikel bestehen bleibt (> Abb. 26-17a). Sie können durch Zunahme der Follikelflüssigkeit 3–6 cm und größer werden (> Abb. 26-17b). Eine Follikelpersistenz kommt gehäuft bei jungen Mädchen und Frauen im Klimakterium mit instabilen Menstruationszyklen vor. Die Follikelzyste wird im Allgemeinen nach 6–8 Wochen atretisch und bildet sich spontan zurück.
- **polyzystische Ovarien:** Polyzystische Ovarien sind die Folge einer Störung der hypothalamisch-hypophysär-ovariellen Funktionsachse, bei der die Follikelreifung gestört ist und es zur vorzeitigen Luteinisierung kommt. Die Zystenwand wird von Thekazellen gebildet, die vermehrt männliche Hormone produzieren, was Zyklusstörungen hervorruft.
- **Corpus-luteum-Zyste:** Die Corpus-luteum-Zyste entsteht aus einem hämorrhagischen Corpus luteum menstruationis (> Abb. 26-17c) oder graviditatis. Nach Resorption der Einblutung bildet sich eine Zyste, die klare, gelbliche Flüssigkeit enthält. Die Granulosazellen der Zystenwand bilden Progesteron, das zu einer Menstruationsverzögerung führt. In der Schwangerschaft sollte eine Corpus-luteum-Zyste lediglich beobachtet und nicht entfernt werden, da sie für die Progesteronbildung in der Frühschwangerschaft essenziell ist (> Kap. 8).
- **Granulosa-Thekaluteinzysten:** Hier besteht die Zystenwand aus Granulosa- und Thekazellen. Die meist doppelseitigen Zysten treten als Folge einer Überstimulierung nach hormoneller Ovulationsinduktion auf und können eine Größe bis 20 cm annehmen (> Abb. 26-17d). Nach Absetzen des hormonellen Stimulus bilden sie sich zurück.
- **Endometriosezyste:** Diese entsteht durch Endometrioseherde im Ovar und zyklische Einblutung. Aufgrund des zähflüssigen bräunlichen Inhalts wird sie auch als Schokoladenzyste oder Teerzyste bezeichnet (> Abb. 26-16, Abb. 26-17e, Kap. 25).
- **Paraovarialzysten:** Diese stellen Rudimente des Wolff-Gangs und Mesonephrons dar und sind benigne (> Kap. 26.6.1).

Pathologie Kennzeichnend für das PCO-Syndrom sind vergrößerte porzellanweiße Ovarien („Porzellanovar"), bei denen sich unter einer verdickten Tunica albuginea multiple Zysten finden.

Symptome

Am häufigsten werden funktionelle Zysten bei **Blutungsstörungen** festgestellt. Diese sind durch die gesteigerte Hormonsynthese der Epithelzellen in der Zystenwand bedingt:
- Bei Hyperöstrogenämie tritt meist eine Dauerblutung nach kurzfristiger Amenorrhö auf.
- Bei Hyperandrogenämie und gesteigerter Progesteronsekretion resultiert häufig eine Amenorrhö.

In Abhängigkeit von der Größe der Zysten kommt es zu lage- und bewegungsabhängigen **Schmerzen.** Aufgrund der dünnen Zystenwand kann die Zyste bei hohem Innendruck rupturieren. Die Entleerung des Zysteninhalts in die Bauchhöhle geht mit akuten Schmerzen aufgrund peritonealer Reizung einher. Eine ernste Komplikation stellt die Stieldrehung dar. Dabei torquiert sich das Ovar um seine eigene Achse im Lig. suspensorium ovarii mit Kompression der A. und V. ovarica bis hin zur irreversiblen Nekrose des Ovars. Hierbei treten stärkste pulsierende Schmerzen auf (> Kap. 28.1).

Diagnostik

Wegweisend ist die Anamnese mit:
- genauer Zyklusanamnese
- Frage nach dem Alter der Patientin
- Fragen nach hormoneller Kontrazeption oder anderen hormonellen Therapien.

Bei der gynäkologischen, bimanuellen **Untersuchung** tastet man ein vergrößertes, mobiles Ovar mit prall-elastischem Tumor. Der vaginale **Ultraschall** hat die größte diagnostische Aussagekraft. Vaginalsonographisch ist im Ovar eine Zyste mit dünner, glatt begrenzter Zystenwand zu sehen, papilläre Strukturen oder verdickte Septen fehlen (> Abb. 26-17). Beim PCO-Syndrom sind mindestens 10 subkapsulär gelegene Follikel von weniger als 10 mm Durchmesser in einer Schnittebene nachweisbar.

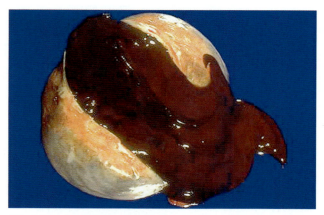

Abb. 26-16 Operationspräparat einer Endometriosezyste mit schokoladefarbenem Zysteninhalt [22].

26.7 Veränderungen und Tumoren des Ovars

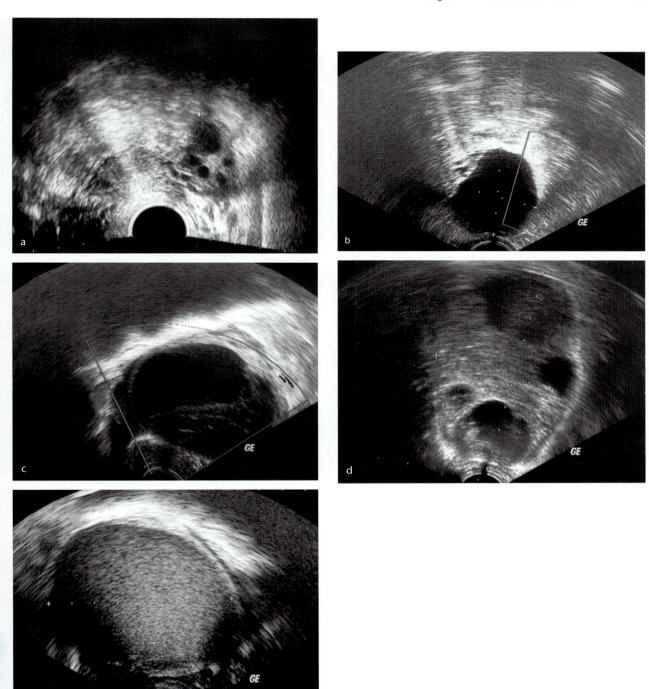

Abb. 26-17 Sonographische Bilder des normalen Ovars und funktioneller Zysten.
a Normales Ovar präovulatorisch mit Graaf-Follikel.
b Follikelzyste: glatt begrenzte Zyste mit dünner Zystenwand und echoleerem Inhalt.
c Eingeblutete Corpus-luteum-Zyste: glatt begrenzte Zyste mit Binnenechos durch Hämatom und Fibrinbildung.
d Ovarien bei Hyperstimulationssyndrom: vergrößertes Ovar mit multiplen, großen Zysten.
e Endometriosezyste: Zyste mit homogenem Inhalt von mittlerer Echodichte.

PRAXISTIPP
Bei einer Endometriosezyste und auch bei Ruptur einer Follikelzyste kann der Tumormarker CA 125 zwei- bis dreifach erhöht sein!

MERKE
Bei postmenopausalen Patientinnen gibt es keine neu aufgetretenen funktionellen Zysten. Lediglich bisher nicht diagnostizierte Paraovarial- oder Peritonealzysten können vorkommen.

Tab. 26-31 Differentialdiagnostik funktioneller Zysten des Ovars.

Diagnose	Ausschlussmaßnahme
Echte Neubildungen des Ovars	Sonographie, CA 125
Extrauteringravidität	Schwangerschaftstest
Peritonealzysten	Sonographie
Paraovarialzysten	Sonographie
Hydrosalpinx	Anamnese einer Adnexitis, CRP, Leukozyten

Therapie

Abwartendes Vorgehen

Die Therapie orientiert sich am Beschwerdebild der Patientin. Bei Schmerzen wird eine entsprechende Therapie mit Spasmolytika eingeleitet. Die funktionellen Zysten (Follikelzysten, Corpus-luteum-Zysten, Granulosa-Theka-Luteinzysten) bilden sich in der Regel spontan zurück. Nach 6–8 Wochen und stattgefundener Abbruchblutung erfolgen gynäkologische Tastuntersuchung und Vaginalsonographie.

Operative Therapie

Sind bei der Kontrolluntersuchung noch Schmerzen vorhanden oder die Zysten größer geworden, ist die operative Sanierung indiziert. Dies ist meist in Form einer Laparoskopie (➤ Kap. 4.5.2) mit Ausschälen der Zyste unter Erhalt des Ovars möglich (➤ Abb. 26-18).

 156 Video Laparoskopie einer stielgedrehten Ovarialzyste

 157 Animation Stieldrehung des Ovars

Bei Verdacht auf Stieldrehung des Ovars muss sofort operiert und das Ovar detorquiert werden, da es sonst hämorrhagisch infarzieren kann (➤ Kap. 28.1). Bei Ruptur und Verdacht auf eine intraperitoneale Blutung wird ebenfalls eine umgehende Laparoskopie durchgeführt.

Endokrine Therapie

Bei rezidivierender Entstehung von funktionellen Zysten kann die Zystenbildung durch die Gabe von Ovulationshemmern unterdrückt werden. Die früher bei funktionellen Zysten oft eingesetzte Gestagentherapie hat keinen nachgewiesenen Effekt auf die Rückbildung funktioneller Zysten.

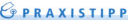

> **PRAXISTIPP**
>
> Im Unterschied zu den anderen extrauterinen Endometrioseherden bilden sich die Endometriosezysten des Ovars unter endokriner Therapie nicht zurück. Auch große Zysten über 8 cm bilden sich selten spontan zurück. In diesen beiden Fällen steht daher die operative Therapie im Vordergrund.

26.7.3 Echte Neubildungen

Epitheliale Tumoren

Definition Die benignen epithelialen Tumoren des Ovars werden als Zystadenome (Kystome), die malignen als Ovarialkarzinome bezeichnet. Eine Sonderform stellen die Borderline-Tumoren (LMP-Tumoren, „low malignant potential") des Ovars dar.

Pathogenese Das Oberflächenepithel des Ovars leitet sich vom Zölomepithel ab, aus dem sich auch das Epithel der Müller-Gänge entwickelt. Tumoren des Oberflächenepithels können demzufolge die verschiedenen Differenzierungsrichtungen des Müller-Gang-Epithels nachahmen. Es können sich seröse, muzinöse, endometrioide und klarzellige Tumoren ausbilden.

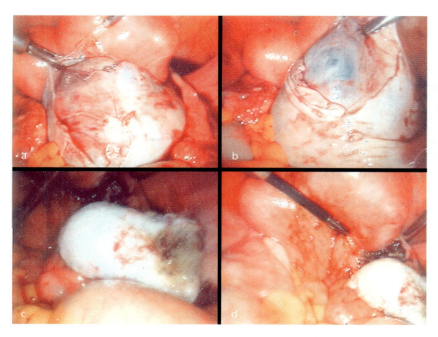

Abb. 26-18 Laparoskopie bei Endometriosezyste mit den einzelnen Operationsschritten.
a Spalten des ovariellen Oberflächenepithels.
b Ausschälen der Zyste.
c Situs am Ende der Operation mit erhaltenem Restovar.
d Übersicht, der Uterus (rechts oben im Bild) wird mit dem Taststab nach ventral gehalten, das rechte Ovar (rechts unten im Bild) hat nach Entfernung der Zyste eine normale Größe.

Selten sind auch Brenner-Tumoren, dem Übergangsepithel der ableitenden Harnwege ähnliche Tumoren, möglich. Verletzungen des Oberflächenepithels während der Ovulation mit Bildung von Inklusionszysten und Proliferationsvorgänge werden als Entstehungsursache epithelialer Tumoren des Ovars diskutiert.

Benigne epitheliale Tumoren

Epidemiologie 50–75% aller benignen Neubildungen des Ovars leiten sich vom Oberflächenepithel ab. Endometrioide und klarzellige Kystome sind selten, Brenner-Tumoren sehr selten.

Tab. 26-32 Seröse und muzinöse Zystadenome im Vergleich.

Kriterium	Seröse Zystadenome	Muzinöse Zystadenome
Lokalisation	in 80% einseitig	in 90% einseitig
Häufigstes Auftreten	7. Lebensjahrzehnt	zwischen 30 und 50 Jahren
Zysteninhalt	serös	gallertartig
Größe	zwischen 3 und 30 cm	können riesig werden

Einteilung Es ist zwischen serösen und muzinösen Zystadenomen zu unterscheiden (> Tab. 26-32). Seröse Zystadenome sind meist einkammerig, können aber auch als multilokuläre Kystome (mehrere Zysten, die von einer Kapsel umgeben sind) vorkommen. Muzinöse Zystadenome können riesige Ausmaße annehmen und das gesamte Abdomen ausfüllen. Als Sonderform gilt das **Pseudomyxoma peritonei,** bei dem die gesamte Bauchhöhle von einer zähen Schleimmasse überzogen ist. Als Ursache wird heute der Ursprung in einem primären Karzinom der Appendix vermiformis vermutet und der muzinöse Ovarialtumor als sekundäre Lokalisation interpretiert. Das Pseudomyxoma peritonei hat eine sehr ungünstige Prognose.

Symptome

Kystome verursachen in der Regel keine Symptome und sind häufig Zufallsbefund bei der gynäkologischen Vorsorgeuntersuchung. Bei prämenopausalen Frauen können Zyklusstörungen das erste Symptom sein. Größere Tumoren können Schmerzen durch Zug am Peritoneum hervorrufen. Eine Zunahme des Bauchumfangs und ein Druckgefühl im Abdomen bis hin zur Dyspnoe kommen erst bei sehr großen Tumoren (Muzinkystome) vor.

Diagnostik

Bei der bimanuellen gynäkologischen **Tastuntersuchung** wird im Adnexbereich ein mobiler Tumor getastet. Die **Vaginalsonographie** ist die beste Methode zur Abklärung eines Ovarialtumors. Seröse Kystome stellen sich als zystischer Tumor mit echoleerem (= schwarzem) Inhalt dar, bei muzinösen Kystomen weist der Inhalt eine mittlere Echodichte auf (> Abb. 26-19). Papilläre Strukturen sind immer verdächtig auf einen Borderline-Tumor. Charakteristische vaginalsonographische Befunde bei Kystom sind in > Abb. 26-19 dargestellt. Der bei serösen Ovarialkarzinomen erhöhte **Tumormarker** CA 125 liegt bei Kystomen meist im Normbereich, erhöhte Werte kommen aber vor.

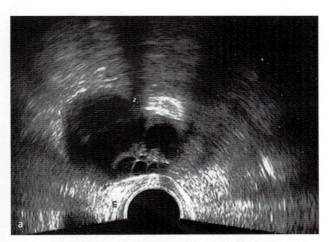

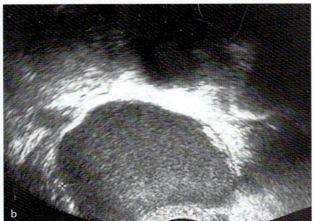

Abb. 26-19 Vaginalsonographie eines Kystoms.
a Seröses Kystom als zystischer Tumor mit echoleerem (= schwarzem) Inhalt.
b Muzinöses Ovarialkystom mit Zysteninhalt mittlerer Echodichte.

Therapie

Die Therapie besteht in der operativen Entfernung von Tumor (> Abb. 26-20) und zugehörigem Eileiter (> Abb. 26-21). Ein Erhalt der Tube ist nicht sinnvoll, da es gehäuft zu trophischen Störungen des Eileiters und zu Hydrosalpinx kommt (> Kap. 26.6.1).

Laparotomie oder Laparoskopie

Ob eine Laparotomie oder Laparoskopie durchgeführt wird, hängt von Größe und Dignität des Tumors ab:
- Eine Laparoskopie ist möglich, wenn das Adnexektomiepräparat im Ganzen im Endobag (Plastiksäckchen) geborgen werden kann. Eindeutig benigne, große zystische Tumoren können im Endobag punktiert und die Flüssigkeit abgesaugt werden. Hierdurch kann der Tumor verkleinert und über eine Erweiterung des Laparoskopieeinstichkanals auf 2–3 cm meist problemlos entfernt werden. Auf diese Weise können Tumoren bis zu 10 cm laparoskopisch operiert werden.

- Eine Laparotomie ist durchzuführen, wenn ein maligner Tumor nicht ausgeschlossen ist, und bei allen Tumoren, die ohne Gefahr der Ruptur nicht geborgen werden können.

MERKE
Nach Eröffnung des Peritoneums wird eine Spülzytologie zum Ausschluss bereits vorhandener intraabdominaler Tumorzellen entnommen.

Adnexektomie

Die Operationsschritte sind bei Laparoskopie und Laparotomie identisch.

MERKE
Bei postmenopausalen Patientinnen wird die beidseitige Adnexektomie durchgeführt. Bei prämenopausalen Frauen kann das kontralaterale Ovar erhalten werden, sofern es unauffällig ist.

Borderline-Tumoren

Definition und Pathologie Borderline-Tumoren sind histologisch definiert durch eine verstärkte atypische Epithelproliferation mit Papillenbildung, Mehrreihigkeit des Epithels, erhöhter Mitosezahl und nukleärer Atypie. Sie weisen im Unterschied zu den Ovarialkarzinomen keine Stromainvasion auf. Aber es kommen extraovarielle Herde im Peritoneum der gesamten Bauchhöhle und im Omentum majus in 25–30% der serösen Borderline-Tumoren vor. Histologisch können sich die gleichen Subtypen wie bei den Kystomen differenzieren.

Epidemiologie Die Häufigkeit von Borderline-Tumoren beträgt 5–10% aller benignen Neubildungen des Ovars. Das mittlere Erkrankungsalter liegt bei 45 Jahren.

Symptome und Diagnostik
Borderline-Tumoren sind symptomarm. Die Diagnostik entspricht dem Vorgehen bei Kystomen. Im Ultraschall ist eine glatt begrenzte Zyste typisch, die eine papilläre Struktur enthält. Der Tumormarker CA 125 ist oft leicht erhöht.

Therapie
Bei Borderline-Tumoren wird wie bei den frühen Ovarialkarzinomen vorgegangen (s.u.), da auch hier Tumorabsiedlungen im gesamten Abdomen vorkommen können. Auf die Entfernung der pelvinen und paraaortalen Lymphknoten kann dabei verzichtet werden, da ein positiver Nodalstatus keinen Einfluss auf die Prognose hat.

MERKE
Bei muzinösen Borderline-Tumoren muss immer eine Appendektomie durchgeführt werden, da ein simultanes Karzinom der Appendix vorliegen kann bzw. der Borderline-Tumor die sekundäre Absiedlung eines primären Appendixkarzinoms sein kann.

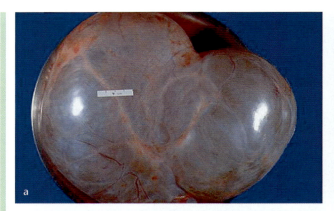
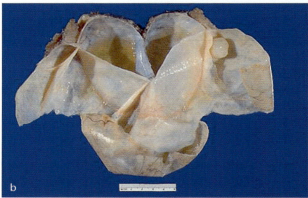

Abb. 26-20 Seröses Kystom [22].
a Operationspräparat eines serösen Kystoms.
b Pathologiepräparat eines multilokulären Kystoms.

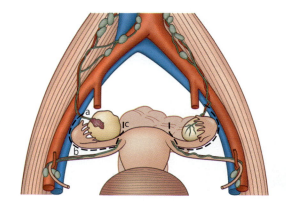

Abb. 26-21 Operationsschritte bei der Adnexektomie.
a Absetzen des Lig. suspensorium ovarii mit den ovariellen Gefäßen und Ligatur der Gefäßstümpfe.
b Abpräparieren des Ovars und der Tube aus dem Lig. latum.
c Absetzen von Tube und Lig. ovarii proprium uterusnah.

Maligne epitheliale Ovarialtumoren

Epidemiologie Das Ovarialkarzinom ist der zweithäufigste maligne Genitaltumor der Frau. Der Anteil an den weiblichen Krebserkrankungen beträgt 4,2%. Jährlich erkranken in Deutschland ca. 8.000 Frauen. Die Mortalität des Ovarialkarzinoms ist hoch, knapp 6.000 Frauen sterben jährlich in Deutschland. Das mediane Erkrankungsalter liegt bei 62 Jahren.

Ätiologie Risikofaktoren für das Entstehen eines Ovarialkarzinoms sind zunehmendes Lebensalter, dauerhaft ovulatorische Zyklen, Infertilität, Nulliparität, Hormonsubstitution in der Peri- und Postmenopause und ein Mammakarzinom in der Anamnese. Zu den protektiven Faktoren zählen das Austragen mehrerer Schwangerschaften und die langjährige Einnahme von Ovulationshemmern.

90% der Ovarialkarzinome treten sporadisch auf, 5–10% sind genetisch bedingt. Am häufigsten ist die Mutation des BRCA1-Gens („breast cancer gene" 1), gefolgt von der Mutation des BRCA2-Gens.

Einteilung Die **Stadieneinteilung** der Borderline-Tumoren und Ovarialkarzinome nach FIGO und TNM ist in ➤ Tab. 26-33 und in ➤ Abb. 26-22 dargestellt.

Pathologie Beim Ovarialkarzinom lassen sich verschiedene Subtypen unterscheiden (➤ Tab. 26-34). Eine Sonderform stellt das **extraovarielle Ovarialkarzinom** (Syn. primär peritoneales Karzinom) dar. Da Oberflächenepithel des Ovars und Peritonealepithel gleichen Ursprungs sind, kann das Karzinom auch pri-

Tab. 26-33 Stadieneinteilung der Borderline-Tumoren und Ovarialkarzinome. Die letzten beiden Spalten zeigen die Häufigkeit bei Erstdiagnose. Bei 75% der Patientinnen mit Ovarialkarzinom ist die Erkrankung bei Diagnosestellung bereits im Stadium FIGO III und IV.

TNM	FIGO	Befund	Borderline-Tumoren	Ovarialkarzinome
T1	I	Tumor begrenzt auf Ovarien		
T1a	Ia	Tumor auf ein Ovar begrenzt, Kapsel intakt	70% bei serösen, 85% bei muzinösen Tumoren	19%
T1b	Ib	Tumor auf beide Ovarien begrenzt, Kapsel intakt		
T1c	Ic	Tumor begrenzt auf Ovarien mit Kapselruptur und/oder Tumor an der Ovaroberfläche und/oder maligne Zellen in Aszites oder Peritoneallavage		
T2	II	Tumor breitet sich im Becken aus		
T2a	IIa	Ausbreitung auf Uterus und/oder Tube(n)		6%
T2b	IIb	Ausbreitung auf andere Beckengewebe		
T2c	IIc	Ausbreitung im Becken und maligne Zellen in Aszites oder Peritoneallavage		
T3	III	Tumor breitet sich in der Peritonealhöhle außerhalb des Beckens aus und/oder regionäre*		
T3a	IIIa	Lymphknotenmetastasen		55%
T3b	IIIb	mikroskopische Peritonealmetastasen jenseits des Beckens		
T3c	IIIc	Peritonealmetastasen < 2 cm jenseits des Beckens Peritonealmetastasen > 2 cm jenseits des Beckens und/oder regionäre* Lymphknotenmetastasen		
M1	IV	Fernmetastasen**		20%
N0		keine regionären* Lymphknotenmetastasen		
N1		regionäre* Lymphknotenmetastasen		

* regionäre Lymphknoten sind die retroperitoneal gelegenen pelvinen und paraaortalen sowie die inguinalen Lymphknoten.
** bei Tumorauflagerungen auf der Leber wird das Ovarialkarzinom als Stadium FIGO III klassifiziert, bei Metastasen im Leberparenchym als M1 bzw. FIGO IV; bei Vorliegen eines Pleuraergusses wird nur bei zytologisch gesichertem Tumorzellnachweis im Punktat als M1 bzw. FIGO IV klassifiziert.

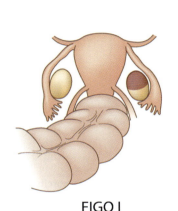
FIGO I

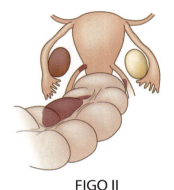
FIGO II

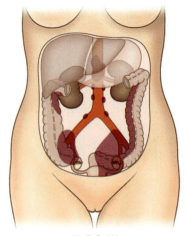
FIGO III

Abb. 26-22 Stadieneinteilung des Ovarialkarzinoms.

mär im Peritoneum entstehen. Beim extraovariellen Ovarialkarzinom findet sich eine disseminierte Peritonealkarzinose des gesamten Abdomens, die Ovarien sind häufig nur wenig vergrößert.

Bei der Ausbreitung des Ovarialkarzinoms sind eine intraperitoneale und eine lymphogene Form zu unterscheiden (> Abb. 26-23):
- **Intraperitoneale Ausbreitung:** Das Ovarialkarzinom breitet sich per continuitatem in der Bauchhöhle aus. Neben der Tumorzelldissemination wird die simultane De-novoTumorentstehung im Peritoneum diskutiert. Am häufigsten sind das Peritoneum des kleinen Beckens, insbesondere des Douglas-Raums mit Infiltration des Kolon sigmoideum, das Peritoneum entlang des Kolon ascendens und Kolon descendens, das Omentum majus und im Oberbauch die Zwerchfelle befallen.
- **Lymphogene Ausbreitung:** Der Lymphabfluss des Ovars erfolgt über das Lig. latum zu den pelvinen Lymphknoten und entlang dem ovariellen Gefäßbündel zu den paraaortalen und parakavalen Lymphknoten. Im Stadium T1 liegt der Befall bei 10–24%, in den fortgeschrittenen Stadien bei 50–75%.

Die hämatogene Aussaat (Leber und Pleura) zum Zeitpunkt der Diagnosestellung ist selten, Knochenmetastasen sind eine echte Rarität, zerebrale Metastasen können in seltenen Fällen bei Rezidiv auftreten.

Symptome

Typische Frühsymptome fehlen. In 10–15% der Fälle ist eine Postmenopausenblutung das einzige Symptom. Die Spätsymptome sind v.a. durch Aszites und Darmbefall bedingt:
- Stuhlunregelmäßigkeiten, Obstipation, Durchfälle, Bleistiftstühle
- Meteorismus
- Zunahme des Bauchumfangs durch Aszites
- Kachexie mit typisch eingefallenem Gesicht (Facies ovarica).

MERKE
Bisher gibt es keine effektive Screeningmaßnahme zur Früherkennung des Ovarialkarzinoms.

Diagnostik

Gynäkologische Untersuchung

Bei der Palpation des Abdomens ist Aszites durch Ballottement und gedämpften Klopfschall bei der Perkussion festzustellen, Meteorismus durch hypersonoren Klopfschall. Bei der rektovaginalen Tastuntersuchung werden vergrößerte, derbe und höckerige Ovarien, ein im Becken fixierter Tumor und häufig Tumorknoten im Douglas getastet.

Transvaginalsonographie

Die Vaginalsonographie hat hinsichtlich der Beurteilung des inneren Genitales die beste diagnostische Aussagekraft (> Abb. 26-24). Dabei sind die folgenden Befunde als dringend malignitätsverdächtig zu werten:
- Aszites im Douglas
- zystisch solide Adnextumoren
- Ovarialtumoren > 3 cm in der Postmenopause, > 8 cm in der Prämenopause

Tab. 26-34 Histologische Subtypen der Ovarialkarzinome.

Histologischer Subtyp	Häufigkeit (%)	Besonderheit
seröse Karzinome	50	histologisch häufig Kalkkugeln im Papillenstroma, sog. Psammomkörper
muzinöse Karzinome	10	
endometrioide Karzinome*	20	häufig Endometriose in der Vorgeschichte, in 20% simultanes Endometriumkarzinom des Uterus
klarzellige Karzinome	5–10	
transitionalzellige Karzinome	sehr selten	
entdifferenzierte Adenokarzinome	15	

* Zu den endometrioiden Karzinomen gehören die mesodermalen Mischtumoren (Syn. Müller-Mischtumoren, Karzinosarkom), die mesenchymale und epitheliale Tumorkomponenten aufweisen. Die Prognose dieser Tumoren ist ungünstig.

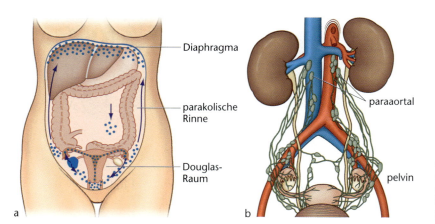

Abb. 26-23 Tumorausbreitung beim Ovarialkarzinom.
a Intraperitoneale Ausbreitung.
b Lymphogene Ausbreitung in die pelvinen und paraaortalen Lymphknoten.

- Ovarialtumoren mit multiplen Septen oder verdickter Zystenwand
- Ovarialtumoren mit papillären oder soliden Anteilen oder heterogenen Binnenechos.

Mit der Doppler-Sonographie kann zusätzlich die Durchblutung eines Ovarialtumors dargestellt werden. Dabei ist eine zentrale Vaskularisierung von papillären und soliden Arealen malignitätsverdächtig.

MERKE
Jede neu aufgetretene Ovarialzyste in der Postmenopause ist suspekt und muss abgeklärt werden!

Abklärung der Tumorausbreitung

Bei Verdacht sind die folgenden Untersuchungen sinnvoll, um die Tumorausbreitung abzuklären:
- In der Oberbauchsonographie können Aszites, Pleuraerguss, Leberfiliae und ein Stau des Nierenhohlsystems als indirektes Zeichen einer Ureterkompression nachgewiesen werden.
- Die Durchführung einer CT des Beckens und Abdomens ist nicht obligat, aber hierdurch kann ein Befall des Oberbauches und des Retroperitoneums präoperativ besser eingeschätzt werden.

Präoperativ ist des Weiteren ein Röntgen-Thorax obligat. Größere Pleuraergüsse sollten vor der Operation punktiert werden.

Laborparameter

Neben bzw. bei den üblichen Laborparametern, die zur Operationsvorbereitung notwendig sind, sind der Hämoglobin- und der Kreatininwert wichtig. Ersterer ermöglicht die Abklärung einer Tumoranämie, Letzterer die einer postrenalen Obstruktion. Der **Tumormarker** CA 125 ist ein hochmolekulares Glykoprotein, das von serösen Ovarialkarzinomen gebildet wird und bei 80 % der Patientinnen mit fortgeschrittenem Tumorstadium erhöht ist. Der Tumormarker CA 72-4 hat eine höhere Spezifität, aber geringere Sensitivität als CA 125, der Tumormarker CA 19-9 ist bei muzinösen Ovarialkarzinomen erhöht.

MERKE
Tumormarker haben nur für die Verlaufskontrolle Bedeutung.

Tab. 26-35 Differentialdiagnosen des Ovarialkarzinoms.

Erkrankung	Ausschlussmaßnahmen
Tuboovarialabszess	Anamnese (Frage nach einer Adnexitis)
Endometriose	Anamnese (Frage nach Dysmenorrhö und Endometriosezysten)
Benigne Adnextumoren	Sonographie
Gestielte oder intraligamentär liegende Myome	Sonographie
Ovarialmetastasen	bei Tumoren des Gastrointestinaltrakts Gastroskopie (Ausschluss eines Magenkarzinoms), bei Mammakarzinom
Lymphome und Sarkome	CT zur Beurteilung des Retroperitoneums

Therapie

Wichtigstes Therapieprinzip ist es, sämtliches Tumorgewebe zu entfernen. Ab dem Stadium FIGO Ib ist zusätzlich eine Chemotherapie obligat.

Operation

Vor der Operation sollte die Bereitstellung eines Intensivbettes, von Blutkonserven und Fresh Frozen Plasma sichergestellt sein sowie eine orthograde Darmspülung für den Fall einer erforderlichen Darmresektion durchgeführt werden.

Während der Operation ist neben der Entfernung des Primärtumors (➤ Abb. 26-25) ein sorgfältiges **chirurgisches Staging** erforderlich, da ein Drittel aller Ovarialkarzinome, die klinisch als Stadium FIGO I eingestuft werden, postoperativ als Stadium FIGO IIIc klassifiziert werden. Zu diesem Staging gehören:
- medianer Längsschnitt von der Symphyse bis unter den Rippenbogen
- Exploration der gesamten Bauchhöhle mit Entnahme einer Zytologie aus Aszites oder Spülflüssigkeit
- Inspektion des gesamten Abdomens einschließlich Dünn- und Dickdarm sowie Oberbauchorganen hinsichtlich Tumorabsiedlungen
- Entnahme von Probebiopsien aus dem Peritoneum des Douglas, der Blase und beider Kolonrinnen
- Entnahme zytologischer Abstriche von den Zwerchfellkuppeln
- Hysterektomie und Adnexektomie beidseits
- Resektion des Omentum majus (Omentektomie)
- Systematische pelvine und paraaortale Lymphonodektomie bei kompletter Tumorresektion
- Appendektomie, da bei muzinösen Tumoren ein simultanes oder primäres Karzinom der Appendix vorliegen kann.

PRAXISTIPP
Bei jungen Frauen mit Kinderwunsch können bei Borderline-Tumor und Ovarialkarzinom im Stadium FIGO Ia das kontralaterale Ovar und der Uterus unter der Voraussetzung belassen werden, dass alle operativen Stagingmaßnahmen durchgeführt werden. Das Rezidivrisiko ist bei diesem Vorgehen erhöht. Die Patientin muss darüber aufgeklärt werden.

Bei fortgeschrittenem Ovarialkarzinom der Stadien FIGO IIb–IV (➤ Abb. 26-26) ist die **Tumorentfernung** oberstes Ziel, d.h., alles sichtbare Tumorgewebe in der Bauchhöhle wird entfernt. Dazu gehören:
- die Hysterektomie und Adnexektomie beidseits
- die Resektion des Omentum majus unterhalb der großen Magenkurvatur (infragastrische Omentektomie)
- die großflächige Entfernung des befallenen Peritoneums, einschließlich des Zwerchfellperitoneums
- die Resektion von befallenen Darmanteilen
- bei ausgedehntem Befall des Oberbauchs die Splenektomie, die Pankreas- oder Magenteilresektion, wenn hierdurch Tumorfreiheit zu erzielen ist
- die Lymphonodektomie, wenn ein postoperativer Resttumor < 1 cm erreicht werden kann.

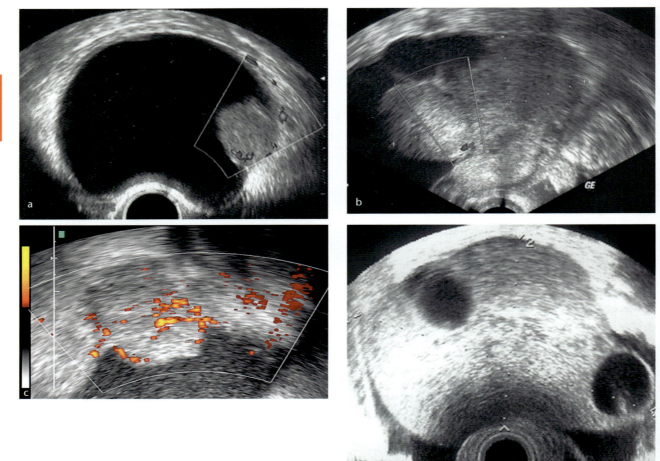

Abb. 26-24 Vaginalsonographie bei Ovarialkarzinom.
a Frühes Ovarialkarzinom (FIGO I).
b Fortgeschrittenes Ovarialkarzinom (FIGO IIIc) mit Aszites.
c Doppler-Sonographie beim Ovarialkarzinom mit Nachweis einer zentralen Vaskularisierung.
d Ovarialmetastase bei primärem Magenkarzinom (Krukenberg-Tumor).

> **MERKE**
> Die Patientin mit fortgeschrittenem Ovarialkarzinom überlebt umso länger, je weniger Resttumor nach der Operation zurückbleibt.

Bei Tumoraussaat im Bereich der gesamten Dünndarmserosa oder bei Befall der Mesenterialwurzel ist eine komplette Tumorreduktion häufig nicht möglich. Als optimal für den weiteren Verlauf der Erkrankung gilt eine Tumorresektion mit einem zurückbleibenden **Tumorrest** < 1 cm. Darunter wird der Durchmesser des größten im Abdomen verbleibenden Tumorkonglomerates verstanden. In jedem Fall müssen Größe und Lokalisation des Tumorrestes im Operationsbericht vom Operateur angegeben werden, am besten anhand einer Skizze.

Je nach Radikalität des Eingriffs (zusätzliche Resektionen im Oberbauch) liegt die perioperative Morbidität bei 40%, die **Mortalität** bei 1–3%. Die häufigsten Ursachen sind postoperative Lungenembolie, Herz-Kreislauf-Versagen, Sepsis und Anastomoseninsuffizienz.

Systemische Therapie

Das Ovarialkarzinom gehört zu den chemosensiblen Tumoren mit Ansprechraten von 80% bei Erstbehandlung. Eine disseminierte miliare Peritonealkarzinose kann sich unter Chemotherapie zurückbilden.

Bei Borderline-Tumoren und gut differenzierten frühen Ovarialkarzinomen der Stadien FIGO Ia besteht keine **Indikation** zur Durchführung einer adjuvanten (unterstützenden) Chemotherapie, da hier das Rezidivrisiko sehr gering ist und durch eine Chemotherapie nicht gesenkt wird. Dagegen profitieren Patientinnen mit mäßig bis schlecht differenziertem Ovarialkarzinom der Stadien FIGO Ia sowie alle Patientinnen mit Stadium FIGO Ib und höher von einer postoperativen Chemotherapie. Dadurch kann ihr Überleben verlängert werden.

Platin ist die Substanz mit dem besten Ansprechen. Aufgrund der besseren Verträglichkeit wird heute Carboplatin verwendet. In den frühen Stadien wird die platinhaltige Mono- oder Kombinationstherapie über 3–6 Zyklen im Abstand von

3 Wochen appliziert, in den fortgeschrittenen Stadien ist die Kombinationstherapie aus Carboplatin und Paclitaxel über 6 Zyklen im Abstand von je 3 Wochen Therapie der Wahl.

Dabei muss die Knochenmarksuppression durch Blutbildkontrollen überwacht werden. **Nebenwirkungen** der Kombinationschemotherapie sind Alopezie, Neurotoxizität, Myalgien und eine ausgeprägte Knochenmarksuppression. Die Rate an schweren febrilen Neutropenien, die lebensbedrohlich werden können, liegt unter 2%.

Strahlentherapie

Das Ovarialkarzinom ist strahlensensibel. Die zur Nachbehandlung erforderliche Ganzabdomenbestrahlung ist mit einer erhöhten Toxizität, vor allem einer Strahlenkolitis und einem Strahlenileus assoziiert und wird deshalb heute nicht mehr als adjuvante Therapie angewendet.

Andere Therapieansätze

Endokrine Therapien und biologische Therapieansätze haben bisher keine Überlegenheit gegenüber der klassischen Chemotherapie gezeigt und kommen daher nicht zum Einsatz.

Tumornachsorge

Nach Primärtherapie eines Borderline-Tumors bzw. eines Ovarialkarzinoms umfasst die Nachsorge:
- Erkennung einer Rezidiverkrankung
- Erkennung und Behandlung therapieassoziierter Nebenwirkungen wie gastrointestinaler Morbidität, Parästhesien, sekundärer Malignome, Hormonausfallerscheinungen
- Einleitung von rehabilitativen Maßnahmen
- psychosoziale Betreuung
- Maßnahmen zur Verbesserung der Lebensqualität.

Prognose Borderline-Tumoren haben eine sehr gute Prognose. Das 5-Jahres-Überleben liegt im Stadium FIGO I bei 99%, im Stadium FIGO III bei 80%. Die 5-Jahres-Überlebensrate der Ovarialkarzinome ist stadienabhängig und beträgt im:
- Stadium FIGO I 80–90%
- Stadium FIGO II 60–74%
- Stadium FIGO III 25–40%
- Stadium FIGO IV 11%.

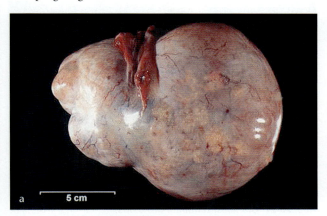
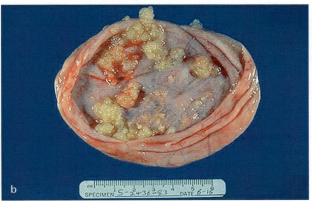

Abb. 26-25 Seröses Ovarialkarzinom im Stadium FIGO Ic [22].
a Operationspräparat mit malignem Ovarialtumor und Tumorwachstum an der Oberfläche.
b Pathologiepräparat, nach Eröffnung der Zyste ist das papilläre Wachstum zu erkennen.

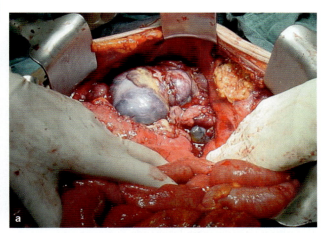
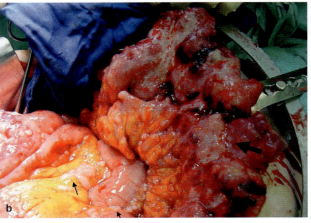

Abb. 26-26 Fortgeschrittenes Ovarialkarzinom im Stadium FIGO IIIc.
a Situs bei Ovarialkarzinom. Blick ins kleine Becken mit großen zystischen Ovarialtumoren.
b Blick in den Oberbauch. Das Omentum majus (dicker Pfeil) ist in eine riesige Tumorplatte verwandelt. Zusätzlich liegt eine ausgedehnte Mesenterial- und Dünndarmkarzinose (dünne Pfeile) vor.

Beim fortgeschrittenen Ovarialkarzinom ist der postoperativ verbliebene Tumorrest der stärkste Prognosefaktor für das Überleben der Patientin. Durch zunehmende Radikalität bei der Primäroperation und Einsatz der platin- und taxanhaltigen Chemotherapie ist die Überlebensrate bei Patientinnen mit Ovarialkarzinom in den letzten Jahren gestiegen. Trotzdem erleiden 60% der Patientinnen mit Stadium FIGO III und IV eine primäre Progression oder einen Rückfall der Erkrankung. Je nachdem, wann das Rezidiv auftritt, unterscheidet sich das Vorgehen:

- Bei Rezidiv innerhalb von 6 Monaten nach abgeschlossener Primärtherapie wird eine palliative Chemotherapie mit nicht platinhaltigen Substanzen empfohlen. Die Linderung von krankheitsbedingten Symptomen (Schmerzen, Kachexie, Subileusbeschwerden) steht im Vordergrund.
- Bei einem rezidivfreien Intervall > 6 Monaten ist die Prognose günstiger, und es wird erneut eine platinhaltige Kombinationschemotherapie durchgeführt. Eine sekundäre tumorreduktive Operation kann erwogen werden.

Keimstrang-Stroma-Tumoren

Definition und Einteilung Diese Tumoren leiten sich aus den Keimsträngen (Granulosa- und Sertoli-Zellen) und aus dem Mesenchym (Theka-, Lutein- und Leydig-Zellen) der embryonalen Gonaden ab (➤ Tab. 26-36). Das undifferenzierte gonadale Mesenchym der embryonalen Gonaden ist in der Lage, sich in weibliche (Granulosazellen) und männliche Strukturen (Sertoli-Zellen) zu differenzieren. Sertoli-Zell-Tumoren zeigen eine testikuläre Differenzierung, Gynandroblastome sind Mischformen aus ovariellen und testikulären Zellen.

Östrogenproduzierende Tumoren

Definition Östrogenproduzierende Tumoren sind Granulosazelltumoren und Thekome.
Pathologie Granulosazelltumoren weisen makroskopisch eine grau-gelbe Farbe durch Lipoideinlagerungen auf, häufig sind hämorrhagische Anteile (➤ Abb. 26-27). Bei Erstdiagnose sind die Tumoren meist einseitig und auf das Ovar beschränkt (Stadium FIGO I). Die Malignität ist gering.

Symptome
Die verstärkte Östrogenbildung und die daraus resultierende Hyperöstrogenämie rufen bei prämenopausalen Frauen Blutungsstörungen hervor, während es bei postmenopausalen Frauen zu Postmenopausenblutungen kommt. Eine Endometriumhyperplasie wird in 30% der Fälle festgestellt, ein Endometriumkarzinom in 10%.

Tab. 26-36 Einteilung der Keimstrang-Stroma-Tumoren. Insgesamt machen Keimstrang-Stroma-Tumoren 5–8% aller Neubildungen des Ovars aus.

Tumor	Häufigkeit	Alter	Charakteristika
Granulosazelltumor	1–2% aller Ovarialtumoren	mittleres Erkrankungsalter: 52 J., juvenile Granulosazelltumoren auch bei Frauen unter 20 J.	in der Regel benigne, östrogenproduzierend
Thekazelltumor, Thekom		höheres Lebensalter	fast immer benigne, östrogenproduzierend, wächst langsamer als der Granulosazelltumor
Fibrom	5% aller Ovarialtumoren	überwiegend in der Peri- und Postmenopause	immer benigne, häufig gestielt
Sertoli-Leydig-Zell-Tumor	sehr selten	überwiegend bei jungen Frauen zwischen 20 und 40 Jahren	malignes Verhalten nur in 10%, v.a. bei wenig differenzierten Formen

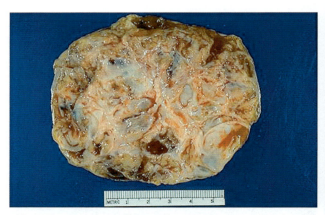

Abb. 26-27 Granulosazelltumor des Ovars. Der Tumor ist in der Mitte aufgeschnitten, es sind hämorrhagische Anteile zu erkennen [22].

Diagnostik
Sonographisch imponieren wabig-zystische Tumoren. Im Serum ist der Östrogenspiegel erhöht, als spezifischer Marker gilt das Inhibin aus den Granulosazellen.

Therapie
Bei benignen Tumoren reicht die Adnexektomie aus. Bei jungen Frauen mit einseitigem Granulosazelltumor im Stadium FIGO I kann das kontralaterale Ovar erhalten werden. Weil eine Hyperplasie oder ein Korpuskarzinom des Endometriums häufig simultan vorkommt, ist die diagnostische fraktionierte Kürettage der Gebärmutter obligat. Bei potentiell malignen Tumoren mit einer Ausbreitung über das Ovar hinaus wird wie beim Ovarialkarzinom vorgegangen (s.o.). Bei Tumorresten oder Metastasen ist eine platinhaltige Chemotherapie indiziert.

26.7 Veränderungen und Tumoren des Ovars

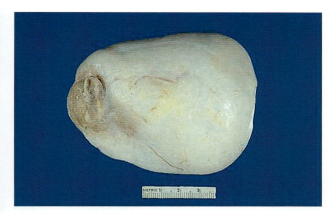

Abb. 26-28 Ovarialfibrom [22].

Prognose Rezidive können lokal oder als Fernmetastasen bis zu 30 Jahre nach Ersttherapie auftreten.

Fibrome

Pathologie Aufgrund ihres Bindegewebsanteils sind Fibrome derbe, weiße Tumoren (> Abb. 26-28). Sie können bis Kindskopfgröße erreichen und sind häufig gestielt.

Symptome
Die Tumoren sind meist asymptomatisch, allerdings besteht die Gefahr der Stieldrehung. Z.T. kommt es zur Ausbildung von Aszites und einem Pleuraerguss (**Meigs-Syndrom**).

Therapie
Nach Ovarektomie bilden sich Aszites und Erguss spontan zurück.

Androgenproduzierende Tumoren

Symptome und Diagnostik
Die vermehrte Androgenproduktion bedingt eine Oligo- bis Amenorrhö sowie eine zunehmende Virilisierung mit Bartwuchs (> Abb. 26-29), Hirsutismus, Tieferwerden der Stimme. Laborchemisch sind die Androgenspiegel (Testosteron, Androstendion) im Serum erhöht.

Therapie
Bei benignen Tumoren reicht die Adnexektomie aus. Bei jungen Frauen mit einseitigem Sertoli-Leydig-Zell-Tumor im Stadium FIGO I, G1 kann das kontralaterale Ovar belassen werden. Bei mäßig bis schlecht differenzierten Tumoren (G2 und G3) wird wie beim Ovarialkarzinom vorgegangen (s.o.). Bei Tumorresten oder Metastasen ist eine platinhaltige Chemotherapie indiziert.

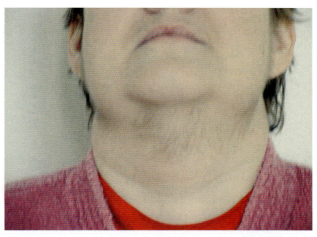

Abb. 26-29 Bartwuchs bei einer Frau mit Sertoli-Leydig-Zell-Tumor.

Keimzelltumoren

Keimzelltumoren leiten sich von den Keimzellen des Ovars ab. Das Dysgerminom ist am häufigsten. Bei embryonaler Differenzierung entsteht ein reifes oder unreifes Teratom mit Anteilen aller 3 Keimblätter, bei extraembryonaler Differenzierung ein Chorionkarzinom oder ein entodermaler Sinustumor (Dottersacktumor).

Epidemiologie 15–20% aller Ovarialtumoren sind Keimzelltumoren. Nur 3–5% davon sind maligne. Keimzelltumoren kommen überwiegend bei sehr jungen Frauen vor.

Pathologie **Benigne Keimzelltumoren** sind Gonadoblastome und die meisten Teratome. **Maligne Keimzelltumoren** sind Dysgerminome, entodermale Sinustumoren (Dottersacktumoren) und unreife Teratome. Primäre Chorionkarzinome des Ovars, die schwangerschaftsunabhängig entstehen, embryonale Karzinome und Polyembryome sind seltene, aber hochmaligne Keimzelltumoren.

Teratome

Teratome mit zystischem Anteil werden Dermoidzysten genannt. Am häufigsten enthalten sie epitheliale Bestandteile wie Haare, Talgdrüsen mit Talg, Zahnanlagen, des Weiteren Glia und Nervengewebe, Fett, selten Knorpel- oder Muskelanteile (> Abb. 26-30a). Die Struma ovarii ist eine hoch spezialisierte Form des Teratoms, bei dem sich ausschließlich Schilddrüsengewebe differenziert hat. Karzinoide des Ovars als Sonderform des Teratoms sind eine Rarität.

Symptome
Teratome haben keine spezifischen Symptome, bei Stieldrehungstendenz treten Schmerzen auf.

Diagnostik
In der Sonographie (> Abb. 26-30a) sind ein zystischer, echoleerer Anteil und ein talghaltiger, echodichter Anteil nachzuweisen.

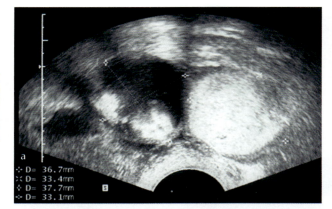

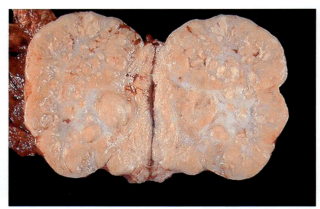

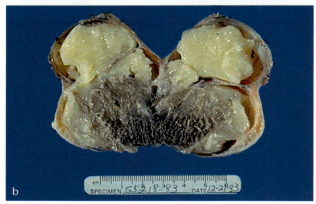

Abb. 26-30 Dermoidzyste.
a Vaginalsonographisches Bild bei Dermoidzysten beider Ovarien, die Dermoidzyste links im Bild zeigt neben dem zystischen Anteil einen echodichten talghaltigen Anteil, bei der Dermoidzyste rechts überwiegt der echodichte Anteil.
b Pathologiepräparat einer Dermoidzyste, Talg und Haarbalganteile sind zu erkennen [22].

Abb. 26-31 Dysgerminom. Im Pathologiepräparat ist ein großer Tumor, der in der Mitte aufgeschnitten wurde, zu erkennen [22].

Therapie
Die Behandlung besteht bei jungen Frauen in der laparoskopischen Ausschälung der Zyste. Eine Ruptur sollte vermieden werden, da bei Versprengung der Talg- und Haaranteile eine chemische Peritonitis auftreten kann. Rezidive kommen nach alleiniger Ausschälung gehäuft vor. Deshalb sollte bei perimenopausalen Frauen die Ovarektomie vorgenommen werden.

Prognose Eine maligne Entartung von Dermoidzysten ist selten.

Gonadoblastome

Gonadoblastome sind benigne Tumoren, die sich aus Keimzellen und Zellen des Keimstrangs zusammensetzen. Sie kommen bei abnormer Gonadenentwicklung, ein- oder beidseitigen Streak-Gonaden und hypoplastischem Uterus vor. Hierzu zählen Patientinnen mit reiner oder gemischter Gonadendysgenesie, mit Androgenresistenz und testikulärer Feminisierung (weiblicher Phänotyp, Karyotyp XY oder X/XY). Werden die Tumoren in situ belassen, entwickeln sich in 50% Ovarialmalignome, deshalb ist die Entfernung notwendig.

Maligne Keimzelltumoren

Definition und Epidemiologie Dysgerminome (> Abb. 26-31) sind die häufigsten malignen Keimzelltumoren (1–3% aller malignen Ovarialtumoren), entodermale Sinustumoren die zweithäufigsten. Unreife Teratome sind dagegen seltener. Das mediane Erkrankungsalter liegt bei allen 3 Formen bei 22 Jahren.

Pathologie Das **Dysgerminom** entspricht dem Seminom beim Mann, es entsteht zu 5% aus Gonadoblastomen. Dysgerminome breiten sich am häufigsten lymphogen in die paraaortalen Lymphknoten aus. Peritoneale Aussaat, Lungen-, Leber- und Hirnmetastasen können vorkommen, vor allem bei Rezidiven. **Entodermale Sinustumoren** enthalten aufgrund ihres schnellen Wachstums häufig hämorrhagische und nekrotische Anteile. **Unreife Teratome** enthalten undifferenzierte Anteile aller 3 Keimblätter, am häufigsten unreifes Neuralgewebe, und metastasieren frühzeitig.

Symptome und Diagnostik
Maligne Keimzelltumoren werden aufgrund des raschen Wachstums meist früh symptomatisch, 75% werden im Stadium FIGO I diagnostiziert. Labordiagnostisch sind bei
- Dysgerminomen LDH und plazentare AP erhöht, α-Fetoprotein (AFP) und humanes Choriongonadotropin (hCG) meist negativ,
- entodermalen Sinustumoren AFP erhöht und hCG negativ,
- unreifen Teratomen AFP und hCG im Serum negativ.

Dysgerminome sind sonographisch große, solide Tumoren. Zum Ausschluss eines Syndroms mit Gonadendysgenesie sollte bei ihnen eine Karyotypisierung vorgenommen werden.

Therapie

Operation
Bei unilateralen Tumoren werden bei den meist jungen Frauen die einseitige Adnexektomie und ein sorgfältiges chirurgisches Staging vor allem der retroperitonealen Lymphknoten durch

geführt. Bei Auffälligkeit sollte eine Biopsie des kontralateralen Ovars erfolgen, da Dysgerminome in 15% beidseitig auftreten. In den fortgeschrittenen Stadien werden die großen Tumoren entfernt. Eine aggressive Tumorentfernung wird nicht angestrebt, da die Tumoren sehr gut auf Chemotherapie ansprechen und somit in vielen Fällen ein Organerhalt möglich ist.

Systemische Therapie
Die Chemotherapie mit Bleomycin, Etoposid, Cisplatin (BEP-Schema, modifiziertes Einhorn-Schema) über 2–4 Zyklen ist in fortgeschrittenen Stadien des Dysgerminoms sowie bei Metastasierung indiziert. Maligne Teratome mit mäßiger und schlechter Differenzierung sowie alle anderen malignen Keimzelltumoren erhalten im Anschluss an die Operation grundsätzlich eine zytostatische Nachbehandlung.

Strahlentherapie
Die meisten Keimzelltumoren sind strahlensensibel. Die Radiotherapie ist aber mit dem Verlust der Fertilität verbunden.

Nachsorge
Zur Überwachung des Krankheitsverlaufs sind die für die einzelnen Keimzelltumoren spezifischen Marker (AFP, hCG, LDH) geeignet.

Prognose Die 5-Jahres-Überlebensrate ist beim Dysgerminom aufgrund der Erstdiagnose in frühem Stadium und der hohen Chemosensibilität mit 95% günstig, beim Dottersacktumor und unreifen Teratom liegt sie bei 70%, bei allen anderen Keimzelltumoren ist sie ungünstiger.

Metastatische Tumoren

Metastatische Absiedlungen im Ovar liegen in 5–10% vor. Am häufigsten ist der Primärtumor ein Endometriumkarzinom, ein Mammakarzinom oder ein gastrointestinaler Tumor.

> **MERKE**
> Krukenberg-Tumoren sind metastatische Geschwülste, die im Ovarialstroma entstehen und durch muzingefüllte Siegelringzellen charakterisiert sind (➤ Abb. 26-24d). Primärtumor ist meist ein Magenkarzinom oder ein anderes gastrointestinales Karzinom.

 144 Quiz zur Klassifikation des Ovarialkarzinoms

26.8 Veränderungen und Tumoren der Mamma
N. Harbeck, S. Heywang-Köbrunner

26.8.1 Benigne Veränderungen der Mamma

Benigne Veränderungen der Brustdrüse sind die Mastopathie und das Fibroadenom. Auch bei einer Mastodynie und Galaktorrhö, die primär Symptome sind, können Erkrankungen zugrunde liegen, die mit einer Veränderung der Mamma einhergehen. Die Mastitis als entzündliche Veränderung der Mamma wird in ➤ Kap. 24.5 abgehandelt.

Mastopathie

Definition Bei der Mastopathie handelt es sich um proliferative und regressive Veränderungen des Brustdrüsengewebes, die in der Regel beidseitig auftreten.
Epidemiologie Die Mastopathie ist die häufigste Erkrankung der weiblichen Brust und betrifft in unterschiedlicher Ausprägung bis die Hälfte aller Frauen, v.a. zwischen dem 35. und 50. Lebensjahr.
Ätiologie und Pathogenese Die Ätiologie ist unbekannt, diskutiert wird ein hormonelles Ungleichgewicht, bedingt durch einen relativen Östrogenüberschuss.

 136 Histopathologische Einteilung der Mastopathie

Symptome
Das klinische Erscheinungsbild ist heterogen, im Vordergrund stehen Brustschmerzen (→ Mastodynie), die v.a. prämenstruell auftreten.

Diagnostik
Palpation, Mammographie und Sonographie werden zur Differentialdiagnostik eingesetzt, das weitere Vorgehen richtet sich nach dem erhobenen Befund.
- Bei der **Palpation** fällt eine (kleinknotige) Verdichtung des Drüsenkörpers auf, die oft in den oberen äußeren Quadranten lokalisiert ist.
- **Mammographisch** ist mastopathisches Gewebe dicht, manchmal knotig. Bisweilen finden sich sog. Mikroverkalkungen, die aber in der Regel verstreut liegen und eher monomorph imponieren. In röntgendichtem Gewebe können Herdbefunde verborgen sein, die mammographisch nicht erkannt werden. Brustkrebs, der typischen Mikrokalk (➤ Abb. 26-34) ausbildet, kann dagegen in jedem Gewebe mammographisch erkannt werden. Da Frühkarzinome mit Mikrokalk meist nur mammographisch sichtbar sind, ist die Mammographie in der Abklärung von Brustveränderungen ab dem 40. Lebensjahr als erste Methode und ab dem 25.–30. Lebensjahr ergänzend zur Sonographie einzusetzen, wenn die Symptome nicht ausreichend zu erklären sind oder Brustkrebs nicht mit ausreichender Sicherheit ausgeschlossen werden kann. In der Früherkennung wird Mammographie in den USA ab dem 40. Lebensjahr jährlich empfohlen, in Deutschland ab dem 40. Lebensjahr nur bei positiver Familienanamnese sowie erhöhtem individuellem Risiko. Bei hohem Risiko und jungem Ersterkrankungsalter in der Familie kann sie ggf. auch früher eingesetzt werden. Die qualitätsgesicherte Screeningmammographie steht Frauen ohne Risiko alle 2 Jahre

zwischen dem 50.–69. Lebensjahr zu. Sie darf nur im Rahmen des bundesweiten Screeningprogrammes an hierfür ausgewiesenen Institutionen angeboten werden.
- **Sonographisch** ist mastopathisches Drüsengewebe oft echoreich. Hier können echoarme Herdbefunde oft gut erkannt werden. Bisweilen ist aber mastopathisches Gewebe auch inhomogen und führt zu Schallschatten. Hier ist die Beurteilbarkeit eingeschränkt. Ultraschall sollte ab dem 40. Lebensjahr bei Verdacht nicht als alleinige Methode eingesetzt werden. Er ergänzt die Mammographie in idealer Weise bei der Abklärung, ist aber nicht für ein Screening, anerkannt. Einfache Zysten (echoleer, glatt begrenzt, ➤ Abb. 26-32) können bei Beschwerden punktiert werden wobei eine zytologische Beurteilung des Punktates empfohlen wird. Die früher eingesetzte Pneumozystographie zur Darstellung der Zystenwand ist in den letzten Jahren durch den hochauflösenden Ultraschall zunehmend abgelöst worden.

> **PRAXISTIPP**
> Sonographisch komplizierte Zysten (z.B. Binnenstrukturen) sowie alle anderen suspekten Befunde sollten histologisch gesichert werden.

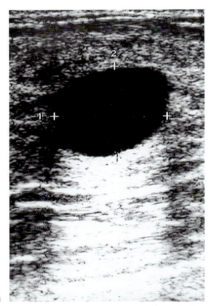
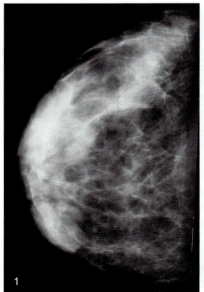
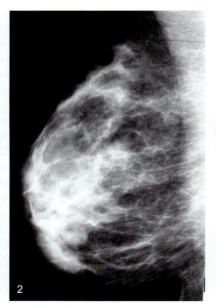
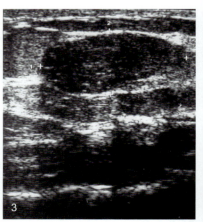

Abb. 26-32 Bildgebung bei benignen Läsionen der Mamma.
a Einfache Zyste im Ultraschallbild.
b Fibroadenom: Im dichten Drüsenparenchym ist das Fibroadenom mammographisch (1 = kraniokaudal, 2 = mediolateral) nur schwer (unter Kenntnis des klinischen und des sonographischen Befundes) abgrenzbar. Im Ultraschall (3) zeigt sich der typische Befund eines Fibroadenoms.

Therapie

Das therapeutische Vorgehen bei einer fibrozystischen Mastopathie richtet sich nach dem vorrangigen Symptom (z.B. → Mastodynie) bzw. dem zugrunde liegenden histologischen Befund (z.B. → einfache Zyste, lobuläre Neoplasie). Stehen die Schmerzen im Vordergrund (Mastodynie), sind zunächst symptomatische Maßnahmen (z.B. gut sitzender BH, Kühlung) anzuraten. Medikamentös können pflanzl. Präparate (Mönchspfeffer), oder bei stärkeren Beschwerden auch gestagenbetonte Hormonpräparate (z.B. Progestogel äußerlich oder Duphaston als Tabletten) bzw. Prolaktinhemmer (z.B. Bromocriptin) sinnvoll sein.

Fibroadenom

Definition Fibroadenome sind knotige Vermehrungen des Bindegewebes der Drüsenläppchen, bestehend aus epithelialen Anteilen und Stromaanteilen.

Ätiologie und Epidemiologie Fibroadenome sind die häufigsten benignen Knoten in der weiblichen Brust zwischen dem 20. und 40. Lebensjahr mit einem Altersgipfel im 3. Jahrzehnt. Sie können auch bei älteren Frauen in den Wechseljahren auftreten, v.a. bei einer Hormonbehandlung. Die Entartungswahrscheinlichkeit ist äußerst gering. Meist besteht ein einziger, einseitiger Befund, nur in bis zu 15% kommen mehrere oder beidseitige Fibroadenome vor.

Symptome

Meist sind Fibroadenome symptomlos, gelegentlich können sie Schmerzen verursachen.

Diagnostik

Bei der **Palpation** tastet sich ein runder oder gelappter, derber Knoten, der mobil und gegen Haut und Brustwand verschieblich ist. Je nach Brustgröße und Lokalisation sind Fibroadenome allerdings nicht immer palpabel. Im **Ultraschall** zeigt sich das charakteristische Bild einer homogen echoarmen, glatt begrenzten, rundlichen bis ovalen Struktur, die gut verschieblich und elastisch ist mit beidseitigem lateralem Schallschatten. Benachbarte Strukturen werden verdrängt, aber nicht unterbrochen (> Abb. 26-32). Die **Mammographie** zeigt eine glatt begrenzte Verdichtung. Die Abgrenzung von einer Zyste gelingt mittels Ultraschall. Bei suspektem klinischem oder bildgebendem Befund ist immer eine histologische Sicherung, in der Regel durch **minimal-invasive Diagnostik** (z.B. Stanzbiopsie), erforderlich. Bei jungen Frauen mit klinisch und apparativ nicht suspektem Befund können regelmäßige Kontrolluntersuchungen besprochen werden.

Therapie

In der Regel reicht die histologische Sicherung durch minimal-invasive Diagnostik aus. Bei Größenzunahme oder Beschwerden kann eine vollständige Exzision durchgeführt werden.

Mastodynie

Definition Mastodynie ist die Bezeichnung für Brustschmerzen und Brustspannen.

Ätiologie Meist handelt es sich um zyklische Schmerzen, die in der 2. Zyklushälfte auftreten und hormonell bedingt sind (z.B. Östrogeneinfluss, Corpus-luteum-Insuffizienz). Die genaue Ätiologie ist unklar. Möglich sind aber auch nichtzyklische (z.B. Mastitis, Mammakarzinom) oder extramammäre Schmerzen (z.B. kardiale Genese, Interkostalneuralgien, Tietze-Syndrom, Morbus Mondor [oberflächliche Thrombophlebitis, die in der Regel spontan abklingt]), bei denen die jeweilige Grunderkrankung Ursache der Schmerzen ist.

> **MERKE**
> In der Regel ist die beidseitige und zyklusabhängige Mastodynie hormonell bedingt und kein Hinweis auf ein Malignom.

Symptome

Bei einer zyklischen Mastodynie werden die Schmerzen oft als Spannen oder Ziehen beschrieben, bei der nichtzyklisch oder extramammär verursachten Mastodynie als unterschiedlich starke Schmerzen, die möglicherweise von weiteren Symptomen begleitet werden (z.B. Rötung und Fieber bei Mastitis, Hauteinziehung bei Mammakarzinom).

Diagnostik

Die diagnostischen Untersuchungen umfassen Anamnese, vorsichtige Palpation sowie Ultraschall. Eine ergänzende Mammographie sollte erwogen werden bei einseitiger, lokalisierter Mastodynie, bei brennend-juckenden Schmerzen (verdächtig!), den o.g. Begleitsymptomen oder bei sonstigem Verdacht.

> **MERKE**
> Wichtigste Aufgabe bei der Mastodyniediagnostik ist es, eine zugrunde liegende therapierbare Erkrankung differentialdiagnostisch auszuschließen.

Therapie

Nach Ausschluss einer zugrunde liegenden Erkrankung und ausführlicher Aufklärung der Patientin über die Befunde (Karzinomangst nehmen!) benötigen in der Regel nur etwa 10% der Patientinnen eine weitere spezifische Therapie.

Symptomatische Therapie

Sie ist bei leichter bis mittelgradiger Mastodynie indiziert und umfasst lokale Maßnahmen (z.B. straffer Sport-BH, Kühlung) oder hormonfreie medikamentöse Ansätze (z.B. Vitex agnus castus). Kurzfristige diätetische Maßnahmen (z.B. Koffeinreduktion) waren in plazebokontrollierten Studien oft nicht besser als Plazebo, die Umstellung auf eine fettarme Ernährung kann allerdings erfolgreich sein.

Medikamentöse Therapie

Bei längerfristigen oder starken Beschwerden können folgende Präparate gewählt werden, die endokrin basiert sind:
- Progesterongel (lokale Applikation)
- Danazol (Androgen; Beginn: 200 mg/d) per os
- Tamoxifen (Antiöstrogen; Beginn: 10 mg/d, dann 10 mg jeden 2. Tag für 3 Monate) per os
- Bromocriptin (Prolaktinhemmer; Beginn: 2 × 2,5 mg/d)
- ggf. Gestagene oder Östrogen-Gestagen-Präparate.

> **PRAXISTIPP**
> Die Indikation zur medikamentösen Therapie sollte aufgrund der möglichen Nebenwirkungen mancher Präparate streng gestellt werden, ggf. muss die Patientin auf eine adäquate Verhütung hingewiesen werden.

Sezernierende Mamma

Definition Die Galaktorrhö ist eine Flüssigkeitsabsonderung aus der Mamille. Sie kann ein- oder beidseitig auftreten.

Ätiologie Die Sekretion aus der Mamille kann:
- physiologisch sein (bei etwa 2 Drittel aller Frauen durch Mamillenstimulation auch außerhalb von Schwangerschaft und Stillperiode)
- hormonelle Ursache haben, nämlich eine Hyperprolaktinämie, die organisch (Prolaktinom) oder medikamentös (v.a. Psychopharmaka) bedingt sein kann
- pathologische Ursachen haben, z.B. Prozesse im Milchgangsystem (z.B. Papillome, Morbus Paget, DCIS, Mammakarzinom).

Als eine pathologische Sekretion, die Bildgebung erfordert, ist ausschließlich die Sekretion definiert, die spontan (also nicht auf Provokation wie starkes Drücken) auftritt und nicht milchig ist. In der Regel ist die sog. „pathologische Sekretion" einseitig und tritt meist nur aus einem oder wenigen Gängen aus. Sie kann klar, blutig, gelblich oder bräunlich sein.

Symptome

Die Sekretion kann ein- oder beidseitig auftreten (eine physiologische oder hormonell bedingte Sekretion ist in der Regel beidseitig, die pathologische Sekretion einseitig) und unterschiedlich gefärbt sein (klar, milchig-wässrig, gelblich, blutig tingiert, dunkelbraun-schwarz). Je nach Ursache sind weitere Symptome möglich.

Diagnostik

Am Anfang stehen klinische Palpation, Mammographie und Ultraschall (+ Duktussonographie) zum Ausschluss eines Herdbefundes. Eine Exfoliativzytologie kann bei aktiver Sekretion hinweisgebend sein, sie reicht jedoch als alleiniges Diagnostikverfahren nicht aus. Bei einseitiger Sekretion kann eine Kontrastmitteldarstellung des sezernierenden Milchgangs (Galaktographie) zur Darstellung intraduktaler Prozesse (Gangabbruch) sinnvoll sein (> Abb. 26-33a). Der klinische Stellenwert Duktoskopie (> Abb. 26-33b) und MRT zur Diagnostik und Therapie wird derzeit evaluiert, ebenso die MRT.

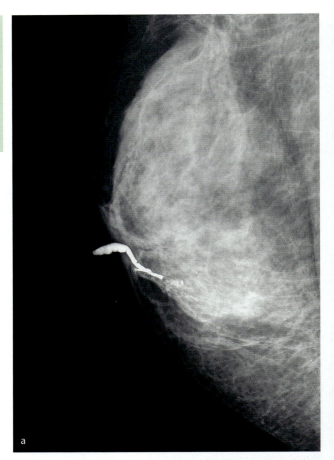

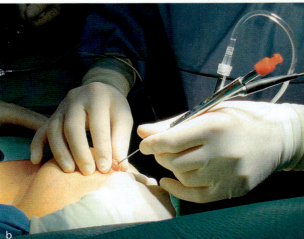

Abb. 26-33 Sezernierende Mamma.
a Galaktographie mit retromamillärem Gangabbruch bei intraduktalem Papillom.
b Vorgehen bei der Duktoskopie.

Therapie

Die Therapie richtet sich nach der Ursache. Z.B. kann eine Hyperprolaktinämie ohne organische oder medikamentöse Ursache durch Bromocriptin behandelt werden, während ein Papillom operativ vollständig entfernt (z.B. OP nach Urban – Milchgangexzision nach Farbmarkierung) und histologisch untersucht wird.

26.8.2 Maligne Veränderungen der Mamma

Nichtinvasives (In-situ-)Mammakarzinom

Duktales Karzinoma in situ

Definition Das DCIS ist ein intraduktales, nichtinvasiv wachsendes Mammakarzinom, das als Präkanzerose gilt. Der Anteil multizentrischer Läsionen beträgt je nach Größe zwischen 10 und 50%, bilaterale Läsionen gibt es in etwa 10–15% (s.a. Morbus Paget, s.u.).

Symptome
Klinische Symptome sind selten (< 10%), jedoch kann ein DCIS z.B. bei einseitiger Sekretion oder ekzematöser Veränderung der Brustwarze (Morbus Paget) vorkommen. Sehr selten findet sich ein DCIS im Bereich eines klinischen Tastbefundes. Meist handelt es sich um einen Zufallsbefund.

Diagnostik
Das DCIS wird am häufigsten durch einen auffälligen Mammographiebefund entdeckt (➤ Abb. 26-34), typisch sind gruppierte Mikrokalzifikationen, die durch Verkalkung nekrotischer Karzinomzellen in den Gängen entstehen. Mit zunehmendem

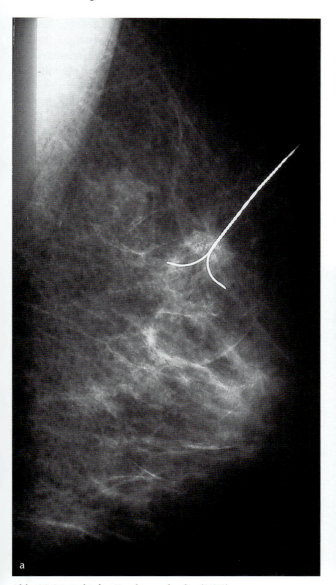
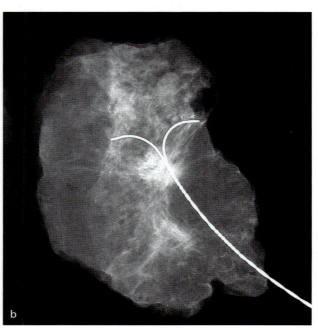

Abb. 26-34 Duktales Karzinoma in situ (DCIS).
a In der Mammographie deutlich sichtbarer Mikrokalk.
b Im Präparateradiogramm ebenfalls sichtbarer Mikrokalk.

Mammographie-Screening nimmt der Anteil der DCIS unter den neu entdeckten primären Mammakarzinomen zu. Im Screening beträgt er ca. 20%. DCIS sind in der Regel nicht palpabel. Wenige DCIS wachsen herdförmig und werden sonographisch entdeckt. Die Diagnosesicherung sollte, wenn möglich, minimalinvasiv erfolgen, da die präoperative Kenntnis der Histologie die Operationsplanung wesentlich unterstützt und damit zu besseren Ergebnissen und weniger Re-Operationen führt. Ein sicher benignes Ergebnis ist bei qualitätsgesichertem Vorgehen ebenso sicher wie eine Operation und ermöglicht meist die Vermeidung von operativen Eingriffen. Als Methode der Wahl für die histologische Klärung von Mikroverkalkungen hat sich inzwischen die stereotaktische Vakuumbiopsie etabliert. Sollte eine offene Biopsie im Einzelfall erforderlich sein, so ist diese nach Feinnadelmarkierung durchzuführen (> Kap. 4.3.3). Ob der Mikrokalk im OP-Präparat vollständig enthalten ist, muss mittels Präparateradiographie überprüft werden. (> Kap. 4.3.2).

Therapie
Therapieziel ist die vollständige Entfernung mit einem gesunden Randsaum, der idealerweise ≥ 1 cm breit ist. Eine Axilladissektion ist nicht notwendig. Bei einem großen DCIS (≥ 4–5 cm) kann eine Mikroinvasion histologisch nicht sicher ausgeschlossen werden, daher ist eine Wächterlymphknotenentfernung sinnvoll. Durch **einfache Mastektomie** ist das DCIS zu fast 100% heilbar (> Kap. 4.5.3). Bei **brusterhaltender Therapie** (BET, > Kap. 4.5.3) kann eine Nachbestrahlung die Lokalrezidivrate nahezu halbieren. Bei einfacher Exzision besteht ein hohes Lokalrezidivrisiko, davon ist etwa die Hälfte ein invasives Karzinom. Bei hormonrezeptorpositivem DCIS reduziert Tamoxifen (20 mg/d über 5 Jahre) nach BET mit Nachbestrahlung die Rate neuer Mammakarzinomereignisse (DCIS/invasiv; ipsi-/kontralateral) um 30–40%. Bei einem **Lokalrezidiv** nach BET und Nachbestrahlung ist die einfache Mastektomie Therapie der Wahl. Bei einem invasiven Rezidiv erfolgt die weitere Therapie wie beim primären Mammakarzinom.

Lobuläre Neoplasie

Definition Unter dem Begriff lobuläre Neoplasie werden alle atypischen Epithelproliferationen der Drüsenläppchen zusammengefasst, d.h. die atypische lobuläre Hyperplasie (ALH), das Karzinoma lobulare in situ (LCIS) sowie das pleomorphe LCIS. LN ist keine Präkanzerose, gilt aber als Indikator für ein erhöhtes Mammakarzinomrisiko beidseits (jährliches, lebenslanges Risiko ca. 1%). LN ist häufig (> 50%) multifokal oder bilateral (ca. 30%).

Epidemiologie LN ist selten (Inzidenz < 5%) und tritt zu über 80% in der Prämenopause auf (40.–50. Lebensjahr), das durchschnittliche Erkrankungsalter ist ca. 10 Jahre niedriger als beim DCIS.

Symptome und Diagnostik
In der Regel handelt es sich um einen Zufallsbefund ohne charakteristisches klinisches Erscheinungsbild. Oft zeigt sich mammographisch kein auffälliger Befund. LN als Zufallsbefund in einer Gewebeprobe sollte eine sorgfältige Mammadiagnostik beidseits nach sich ziehen. Bei Nachweis von LN in einer Stanzbiopsie sollte eine offene Biopsie vorgenommen werden, da in ca. einem Drittel höhergradige Läsionen vorliegen können.

Therapie
Therapieempfehlungen sind die Exzision und ein sorgfältiges Nachsorgeprogramm. Im Gegensatz zum DCIS ist es nicht zwingend erforderlich, operativ einen möglichst breiten gesunden Randsaum zu erreichen. Auch sind weitergehende Operationen (ggf. einseitige Mastektomie, Axilladissektion) bzw. eine Nachbestrahlung therapeutisch nicht notwendig.

Aufgrund des beidseits erhöhten Mammakarzinomrisikos sollte eine regelmäßige klinische Brustuntersuchung mit Bildgebung empfohlen werden. Als präventive Maßnahme auf Wunsch der Patientin kann die bilaterale Mastektomie (mit Rekonstruktion) aufgrund des beidseits erhöhten Mammakarzinomrisikos eine Behandlungsalternative darstellen. Auch Tamoxifen (20 mg/d über 5 Jahre) senkt das Mammakarzinomrisiko nach LCIS (Risikoreduktion ca. 55%).

> **MERKE**
> Das duktale Karzinoma in situ (DCIS) ist eine Präkanzerose und sollte daher therapeutisch möglichst weit im Gesunden entfernt werden. Die lobuläre Neoplasie (LN) ist Ausdruck einer abnormalen proliferativen Aktivität beidseits und gilt daher als Indikator für ein erhöhtes Mammakarzinomrisiko beidseits (jährlich 1%).

Mammakarzinom

Primäres Mammakarzinom

Praxisfall
Eine 53-jährige perimenopausale Patientin tastet beim Duschen einen ca. 2 cm großen Knoten im unteren äußeren Quadranten der rechten Brust.

Die von der Frauenärztin durchgeführte Mammographie ergibt den dringenden Verdacht auf ein invasives Mammakarzinom, der sich histologisch in der Stanzbiopsie bestätigt. Bei einem invasiv-duktalen Mammakarzinom (pT1 pN0 [0/17] G3; ER-negativ, PR-positiv, HER2 -negativ) erhält die Patientin eine brusterhaltende Therapie (Tumorektomie + Nachbestrahlung). Aufgrund des entdifferenzierten Tumors (G3) werden ihr eine adjuvante Chemotherapie (6-mal FEC) sowie im Anschluss eine adjuvante endokrine Therapie mit Tamoxifen 20 mg/d über 5 Jahre empfohlen.

Nach 3 Jahren zeigt sich bei Mammographie und Ultraschall im Rahmen der Nachsorge eine suspekte Verdichtung im Bereich der Narbe rechts, woraufhin eine Stanzbiopsie durchgeführt wird. Die Re-Staginguntersuchungen sind ohne Befund. Bei histologisch gesichertem Lokalrezidiv wird daraufhin eine Mastektomie rechts mit gleichzeitigem Wiederaufbau mittels Expandereinlage durchgeführt. Tamoxifen wird abgesetzt, die jetzt postmenopausale Patientin erhält postoperativ eine Aromataseinhibitortherapie.

Das kosmetische Ergebnis nach Einsetzen einer Silikonprothese nach weiteren 3 Monaten ist gut, die Patientin fühlt sich wohl und kehrt in ihren Beruf zurück. Die regelmäßig im Abstand von 3–6 Monaten durchgeführten Nachsorgeuntersuchungen sind auch nach weiteren 3 Jahren unauffällig. ■

Definition Beim Mammakarzinom handelt es sich um eine maligne Erkrankung der Brustdrüse. Ausgangspunkt sind entweder die Milchgänge (duktales Karzinom) oder die Drüsenläppchen (lobuläres Karzinom).

Epidemiologie Das Mammakarzinom ist die häufigste Krebserkrankung der Frau mit einem Anteil von etwa 26% aller weiblichen Krebserkrankungen. Etwa 1% aller Mammakarzinome treten bei Männern auf. In den westlichen Industrieländern erkrankt derzeit etwa jede 8.–10. Frau im Laufe ihres Lebens an einem Mammakarzinom. In Deutschland schätzt man die Zahl der **Neuerkrankungen** auf etwa 47.000 pro Jahr. Dabei ist das Mammakarzinom bei Frauen unter 30 Jahren noch selten, wird aber mit zunehmendem Lebensalter häufiger und erreicht einen Gipfel zwischen 60 und 80 Jahren. Etwa 19.000 Patientinnen versterben an ihrer Erkrankung. Mit einem Anteil von etwa 17% ist das Mammakarzinom die häufigste tumorbedingte Todesursache bei Frauen und bei Frauen zwischen dem 40. und 55. Lebensjahr die häufigste Todesursache überhaupt. Die **Mortalität** sinkt in mehreren westlichen Industrieländern wie Großbritannien oder den USA seit den 90er-Jahren; als Ursache hierfür werden Fortschritte bei Früherkennung (Mammographie-Screening) und adjuvanter systemischer Therapie angenommen.

Ätiologie und Pathogenese Die genaue Ätiologie des Mammakarzinoms ist nach wie vor unbekannt, man geht von einem multifaktoriellen Geschehen aus. Die meisten (> 90%) Mammakarzinome entstehen spontan („sporadisch"), seltener (ca. 5%) sind familiäre Genveränderungen Ursache des Karzinoms („hereditär").

Beim **sporadischen Auftreten** ist eine Reihe von epidemiologischen Risikofaktoren (hormonelle Faktoren, Parität, Lebensstil/Ernährung, Familie, eigene Vorerkrankungen) bekannt (➤ Tab. 26-37). Eine lange Hormoneinwirkung erhöht das Mammakarzinomrisiko:

- Als endogene Faktoren gelten eine frühe Menarche und eine späte Menopause sowie hohe endogene Östrogenspiegel (z.B. erhöhter Body-Mass-Index) bei postmenopausalen Frauen.
- Bei exogener Hormonzufuhr gelten orale Kontrazeptiva auch bei Langzeiteinnahme nicht als unabhängiger Risikofaktor. Dagegen scheint die Hormonersatztherapie in der Postmenopause, v.a. von Östrogen-Gestagen-Kombinationspräparaten über mehr als 5 Jahre, das Brustkrebsrisiko zu erhöhen (RR ca. 1,5 [RR = relatives Risiko, d.h. Risikoerhöhung/-erniedrigung im Vergleich zur Kontrollgruppe mit RR = 1,0]).

Spezielle Computerprogramme (z.B. Gail-Modell) berechnen das individuelle Risiko, an einem Mammakarzinom zu erkranken.

Die **hereditären Mammakarzinome** unterscheiden sich von den sporadischen Karzinomen durch ein früheres Erkrankungsalter, eine höhere Prävalenz bilateraler Mammakarzinome, histologische Subtypen sowie die Häufung assoziierter Krebserkrankungen (z.B. in den Ovarien, in Magen-Darm-Trakt, Lunge, Pankreas, Nieren oder Blase bzw. Leukämien) in betroffenen Familien. Bei etwa der Hälfte der hereditären Mammakarzinome liegt eine Mutation in einem der beiden „**Br**east-**Ca**ncer-Gene" (BRCA1, auf Chromosom 17q21, oder BRCA2, 13q12-13) vor. Frauen mit einer solchen Mutation haben ein lebenslang erhöhtes Risiko, an einem Mammakarzinom (Risiko 80–90%) und an einem Ovarialkarzinom (Risiko 30–60%) zu erkranken. Dieses hohe Erkrankungsrisiko erfordert interdisziplinäre Empfehlungen zur Beratung, genetischen Testung und Prävention. Weitere seltene genetische Prädispositionen sind z.B. das Li-Fraumeni-Syndrom (Keimbahnmutationen im Tumorsuppressorgen p53 auf 17q13) oder das Ataxie-Teleangiektasie-(AT-)Syndrom (11q23). Die Existenz weiterer hochpenetranter Suszeptibilitätsgene, d.h. Gene, bei denen Mutationen mit einer familiären Häufung von Krebserkrankungen einhergehen, wird vermutet und ist derzeit Gegenstand intensiver Forschung.

Tab. 26-37 Risikofaktoren für die Entwicklung eines Mammakarzinoms. RR = relatives Risiko, − = RR von 0,7–0,8 = Risikosenkung, + = RR von 1–1,4 = leichte Risikoerhöhung, ++ = RR von 1,5–2,9 = deutliche Risikoerhöhung, +++ = RR von 3,0–6,9 = starke Risikoerhöhung [62].

	Faktoren	RR
Endogene hormonelle Einflussfaktoren	Alter Menarche (> 12 J. vs. < 12 J.)	−
	Alter bei 1. Geburt (> 35 vs. < 20)	++
	Anzahl Geburten (0 vs. 1)	+
	Alter Menopause (5-Jahres-Intervalle)	+
	Stillen (> 1 Jahr vs. nicht)	−
Externe hormonelle Einflussfaktoren	orale Kontrazeptiva (aktuelle Einnahme vs. keine Einnahme)	+
	Hormonersatztherapie (Östrogen)	+
	Hormonersatztherapie Östrogen + Progesteron (> 5 Jahre vs. nicht)	++
Ernährung/ Lebensstil	Übergewicht (BMI > 27 vs. > 15 vs. 11) • Prämenopause • Postmenopause	− +
	Alkohol (1 Drink/Tag vs. kein Alkohol)	+
Sonstige Faktoren	Familienanamnese: • Verwandte 1. Grades (Mutter/Schwester) • Verwandte 2. Grades	+++ ++
	benigner Befund bei Biopsie	++

MERKE
Wenn anamnestisch z.B. in einer Familie eine sehr junge Frau (≤ 35 Jahre), mehr als 2 junge Frauen (≤ 50 Jahre) oder ein Mann und eine weitere Person an einem Mammakarzinom oder mindestens eine Frau an Mamma- und Ovarialkarzinom erkrankt sind, besteht die Wahrscheinlichkeit, dass ein hereditäres Mammakarzinom mit BRCA1- oder BRCA2-Mutation vorliegt.

Lokalisation und Ausbreitung Etwa die Hälfte der Mammakarzinome ist im oberen, äußeren Quadranten lokalisiert, am seltensten findet sich das Karzinom im unteren, inneren Quadranten. Die übrigen Regionen (oben innen, unten außen oder retromamillär/zentral) sind mit jeweils ähnlicher Häufigkeit betroffen (ca. 15%). Unter **Multifokalität** versteht man mehrere Herde im selben Quadranten, **Multizentrizität** bezeichnet mehrere Herde in unterschiedlichen Quadranten bzw. mindestens 4 cm voneinander entfernt. Das Mammakarzinom metastasiert entweder lymphogen, d.h. zunächst in die regionären Lymphknoten (Axilla, Infra- und Supraklavikulargrube, ➤ Abb. 1-10) oder hämatogen in entfernte Organe (z.B. Knochen, Lunge, Leber, ZNS, Ovarien).

Pathologie Das Mammakarzinom ist eine sehr heterogene Erkrankung (➤ Abb. 26-35). Wichtigste histologische Typen sind das **invasiv-duktale Karzinom** (70–80%) und das **invasiv-lobuläre Karzinom** (ca. 10%). Eine extensive intraduktale Komponente (EIC, mehr als 25% der Tumorfläche) findet sich bei etwa 20% der invasiv-duktalen Karzinome, wobei hier ein erhöhtes Lokalrezidivrisiko bei brusterhaltender Therapie besteht und daher der Resektionsrand weit im Gesunden liegen sollte (s.a. DCIS). Seltene Subtypen sind u.a. das medulläre (ca. 5%), das tubuläre (ca. 2%), das muzinöse (ca. 2%) oder das papilläre (ca. 1%) Karzinom.

Einteilung Die Stadieneinteilung des Mammakarzinoms wird nach der TNM-Klassifikation vorgenommen (➤ Tab. 26-38).

Symptome
Klinisches Leitsymptom ist ein tastbarer Knoten in der Brust. Aber auch andere neu aufgetretene Beschwerden oder Veränderungen an der Brust können durch ein Mammakarzinom bedingt sein (➤ Abb. 26-36): Größen- oder Formveränderungen (z.B. Plateauphänomen, bei dem die Haut durch den darunterliegenden Tumor fixiert wird), entzündliche oder ekzemartige Veränderungen, Mamillenretraktion, Mamillensekretion, Hautveränderungen (z.B. Orangenhaut, „peau d'orange"), axilläre Lymphknotenschwellungen oder selten auch lokalisierte Schmerzen, die oft als juckend-brennend beschrieben werden. Das Jackson-Phänomen ist dann positiv, wenn es bei Zusammendrücken der Haut über dem Tumor zu einer Hauteinziehung kommt – bei benignen Veränderungen würde sich die Haut hier vorwölben.

PRAXISTIPP
Tastbar werden Knoten erst ab etwa 1 cm Größe. Die durchschnittliche Größe des mittels Tasten gefundenen Mammakarzinoms liegt aber über 2 cm.

Diagnostik
Die präoperative Diagnostik (➤ Abb. 26-37) sollte klinische Untersuchung (Inspektion, Palpation, ➤ Kap. 4.3.1), Mammographie (➤ Abb. 26-38a–b) und Sonographie (➤ Abb. 26-38c) beinhalten. Bei allen symptomatischen Befunden sowie bei klinisch okkulten, mammographisch suspekten Herden ist eine histologische Sicherung mittels minimalinvasiver Diagnostik anzustreben. Die früher gemeinsam mit Palpation und Mammographie unter dem Begriff „Triple-Diagnostik" zusammengefasste Feinnadelaspiration ist heute durch minimalinvasive Biopsieverfahren ersetzt (➤ Abb. 26-38d–f).

Inspektion und Palpation
Mehr als 70% der Mammakarzinome werden in Deutschland in Ermangelung eines Screeningprogramms von den Frauen selbst ertastet. Die Selbstuntersuchung der Brust, die die Inspektion und die Palpation umfasst (➤ Abb. 4-14), ist auch in Zukunft wichtig für die Entdeckung von Brustkrebs bei Frauen der Altersgruppen, die nicht am Screening teilnehmen. Da es allerdings Brustkrebs gibt, der mammographisch nicht fassbar ist, sollten auch Frauen, die am Screening teilnehmen, zur regelmäßigen Selbstuntersuchung motiviert werden.

MERKE
Die regelmäßige Brustselbstuntersuchung ist eine wichtige Ergänzung der Früherkennung. In großen Studien konnte aber keine Mortalitätssenkung durch sie allein festgestellt werden.

Mammographie
Die einzige Früherkennungsmethode, die in großen randomisierten Studien eine Senkung der Mammakarzinommortalität ergeben hat, ist die Mammographie. Damit gilt sie als wichtigste apparative Untersuchungsmethode der Brust („Goldstandard"). In Deutschland ist inzwischen ein flächendeckendes, qualitätsgesichertes, nationales Screeningprogramm etabliert worden. Alle Frauen zwischen 50 und 69 Jahren haben Anspruch auf eine kostenlose qualitätsgesicherte Screening-Mammographie. Sie wird alle 2 Jahre an hierfür zertifizierten Instituten durchgeführt. Berechtigte Frauen werden hierfür eingeladen. Sie können sich aber auch selbst bei der sog. zentralen Stelle oder den zugelassenen Screeningstandorten melden. Für die Screening-Mammographie ist keine Überweisung erforderlich. Es wird keine Praxispauschale erhoben. Bei familiärem Risiko besteht Anspruch auf eine jährliche Mammographie. Gleichermaßen ist die Mammographie bei klinischem Verdacht ab dem 40. Lebensjahr immer ergänzend einzusetzen. Vor dem 40. Lebensjahr soll zuerst die Sonographie eingesetzt werden. Eine ergänzende Mammographie ist indiziert, wenn die Auffälligkeit durch Sonographie nicht geklärt ist, bzw. ein Mammakarzinom nicht sicher ausgeschlossen ist.

26.8 Veränderungen und Tumoren der Mamma

> **MERKE**
> Bildgebende Diagnostik und Brustselbstuntersuchung sollten bei prämenopausalen Frauen möglichst zyklusgerecht (Tag 7–17 des Zyklus) durchgeführt werden.

Bei der Mammographie lassen sich direkte Malignitätskriterien (radiologisch dargestellte Herdbefunde, Mikrokalzifikationen) und indirekte Malignitätskriterien (Veränderung von Drüsenarchitektur oder Dichte, Asymmetrie der Mammae, Vergrößerung eines Gangs oder Gefäßes in der Brust) feststellen (➤ Tab. 26-39). Die Beurteilung erfolgt nach der BIRADS-Klassifikation (Breast Imaging Reporting and Data System des American College of Radiology, ➤ Tab. 26-40).

Die Verlässlichkeit der Mammographie beim Malignomausschluss hängt stark von der Brustdichte ab. Sie ist im fettreichen Gewebe am höchsten (bis 100%) und nimmt mit zunehmender

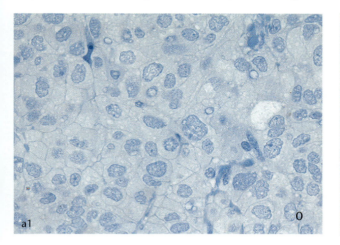
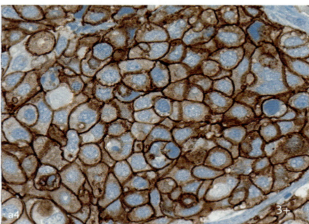
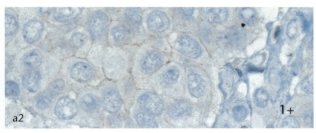
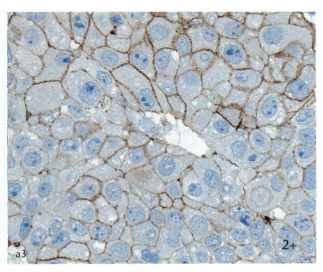

Abb. 26-35a Histologie des Mammakarzinoms. Die Präparate wurden von Dr. Nährig (Institut für Pathologie, Technische Universität München) zur Verfügung gestellt.
a1–a4 HER2; Immunhistochemie: Bei einem Färbeergebnis 3+ für HER2 kann ein Tumor mit Trastuzumab behandelt werden, da hier ein Ansprechen zu erwarten ist. Bei einem Färbeergebnis 2+ sollte mittels einer FISH-Analyse (Fluoreszenz-In-situ-Hybridisierung) überprüft werden, ob eine Genamplifikation für HER2 vorliegt. Nur bei solchen Tumoren (ca. 25% der 2+ gefärbten Tumoren) ist dann ein Ansprechen auf eine Trastuzumab-Therapie zu erwarten. Bei 0 oder 1+ liegt keine HER2-Überexpression vor, eine Trastuzumab-Therapie ist nicht indiziert.

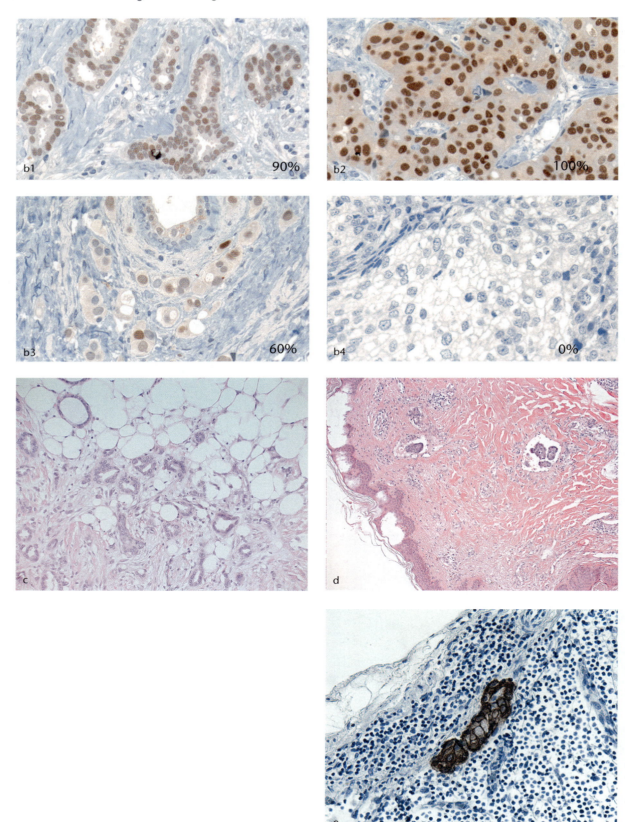

Tab. 26-38 TNM-Klassifikation des Mammakarzinoms (UICC 2002). Zur genauen Beschreibung der Art der Befunderhebung wird den Kategorien ein Präfix vorangestellt: Das Präfix p bedeutet pathologische Diagnose, y die Diagnose nach präoperativer Chemotherapie, c bedeutet klinisch, r ein Rezidiv und a die Befunderhebung bei Autopsie.

Stadium	Beschreibung
pT – Primärtumor	
pTx	Primärtumor kann nicht beurteilt werden
pT0	kein Anhalt für Primärtumor
pTis	Karzinoma in situ
pTis (DCIS)	duktales Karzinoma in situ
pTis (LCIS)	lobuläres Karzinoma in situ
pTis (Paget)	Paget-Erkrankung der Brustwarze ohne erkennbaren Tumor (Anmerkung: die Paget-Erkrankung, kombiniert mit einem nachweisbaren Tumor, wird entsprechend der Größe des Tumors klassifiziert)
pT1	Tumor 2 cm oder weniger in größter Ausdehnung
• pT1mic	Mikroinvasion von 0,1 cm oder weniger in größter Ausdehnung
• pT1a	mehr als 0,1 cm, aber nicht mehr als 0,5 cm in größter Ausdehnung
• pT1b	mehr als 0,5 cm, aber nicht mehr als 1 cm in größter Ausdehnung
• pT1c	mehr als 1 cm, aber nicht mehr als 2 cm in größter Ausdehnung
pT2	Tumor mehr als 2 cm, aber nicht mehr als 5 cm in größter Ausdehnung
pT3	Tumor mehr als 5 cm in größter Ausdehnung
pT4	Tumor jeder Größe mit direkter Ausdehnung auf Brustwand oder Haut (Anmerkung: die Brustwand schließt die Rippen, die interkostalen Muskeln und den vorderen Serratusmuskel mit ein, nicht aber die Pektoralismuskulatur)
• pT4a	mit Ausdehnung auf die Brustwand
• pT4b	mit Ödem (einschließlich Apfelsinenhaut), Ulzeration der Brusthaut oder Satellitenmetastasen der Haut der gleichen Brust
• pT4c	Kriterien pT4a und pT4b gemeinsam
• pT4d	inflammatorisches Karzinom
pN – Regionäre Lymphknoten	
pNx	regionäre Lymphknoten können nicht beurteilt werden (zur Untersuchung nicht entnommen oder früher entfernt)
pN0	keine regionären Lymphknotenmetastasen*

Tab. 26-38 TNM-Klassifikation des Mammakarzinoms (Forts.)

Stadium	Beschreibung
pN – Regionäre Lymphknoten	
pN1mic	Mikrometastase (größer als 0,2 mm, aber nicht größer als 2 mm in größter Ausdehnung)
pN1	Metastase(n) in 1–3 ipsilateralen axillären Lymphknoten und/oder ipsilaterale Lymphknoten entlang der A. mammaria interna mit mikroskopischen/-r Metastase(n), die bei der Sentinel-Lymphknoten-Dissektion entdeckt wurden, aber nicht klinisch erkennbar** waren
• pN1a	Metastase(n) in 1–3 ipsilateralen axillären Lymphknoten, zumindest eine größer als 2 mm in größter Ausdehnung
• pN1b	Lymphknoten entlang der A. mammaria interna mit mikroskopischen/-r Metastase(n), die bei der Sentinel-Lymphknoten-Dissektion entdeckt wurden, aber nicht klinisch erkennbar waren
• pN1c	Metastase(n) in 1–3 ipsilateralen axillären Lymphknoten und ipsilaterale Lymphknoten entlang der A. mammaria interna mit mikroskopischen/-r Metastase(n), die bei der Sentinel-Lymphknoten-Dissektion entdeckt wurden, aber nicht klinisch erkennbar waren
pN2	Metastase(n) in 4–9 ipsilateralen axillären Lymphknoten oder in klinisch erkennbaren*** ipsilateralen Lymphknoten entlang der A. mammaria interna ohne axilläre Lymphknotenmetastasen
• pN2a	Metastase(n) in 4–9 ipsilateralen axillären Lymphknoten, zumindest eine größer als 2 mm in größter Ausdehnung
• pN2b	Metastase(n) in klinisch erkennbaren ipsilateralen Lymphknoten entlang der A. mammaria interna ohne axilläre Lymphknotenmetastasen
pN3	Metastase(n) in mindestens 10 ipsilateralen axillären Lymphknoten; oder in ipsilateralen infraklavikulären Lymphknoten; oder in klinisch erkennbaren Lymphknoten entlang der A. mammaria interna mit mindestens einer axillären Lymphknotenmetastase; oder mehr als 3 axilläre Lymphknotenmetastasen mit klinisch nicht erkennbaren/-r, mikroskopisch nachweisbaren/-r Metastase(n) in Lymphknoten entlang der A. mammaria interna; oder Metastase(n) in ipsilateralen supraklavikulären Lymphknoten

Abb. 26-35 b Histologie des Mammakarzinoms. Die Präparate wurden von Dr. Nährig (Institut für Pathologie, Technische Universität München) zur Verfügung gestellt.
b1-b4 Östrogenrezeptor (ER)/Progesteronrezeptor (PR); Immunhistochemie: Ab einer Anfärbung von > 10% der Tumorzellen für ER und/oder PR gilt ein Mammakarzinom als hormonrezeptorpositiv und somit endokrin empfindlich. Bei einer Anfärbung von 1–9% der Tumorzellen gilt der Tumor als fraglich endokrin empfindlich. Tumoren mit gar keiner Anfärbung von ER und PR sollten nicht mit einer endokrinen (antihormonellen) Therapie behandelt werden, da hier kein Ansprechen zu erwarten ist.
c Tubuläres Mammakarzinom, Grading G1.
d Lymphangiosis karzinomatosa (L1) bei invasiv-duktalem Mammakarzinom, Grading G3.
e Isolierte Tumorzellen in einem axillären Lymphknoten bei Mammakarzinom. Die histopathologische Klassifikation lautet pN0 (i+), da diese Zellen nur immunhistochemisch nachweisbar waren und sonst keine weiteren Tumorzellen gefunden wurden.

Tab. 26-38 TNM-Klassifikation des Mammakarzinoms. (Forts.)

Stadium	Beschreibung
• pN3a	Metastase(n) in mindestens 10 ipsilateralen axillären Lymphknoten (zumindest eine größer als 2 mm in größter Ausdehnung) oder in ipsilateralen infraklavikulären Lymphknoten
• pN3b	Metastase(n) in klinisch erkennbarem/-n Lymphknoten entlang der A. mammaria interna bei Vorliegen von mindestens einer axillären Lymphknotenmetastase oder Metastasen in mehr als 3 axillären Lymphknoten und in Lymphknoten entlang der A. mammaria interna, nachgewiesen durch Sentinel-Lymphknoten-Dissektion, aber nicht klinisch erkennbar
• pN3c	Metastase(n) in ipsilateralen supraklavikulären Lymphknoten
M – Fernmetastasen	
Mx	Vorliegen von Fernmetastasen kann nicht beurteilt werden
M0	keine Fernmetastasen
M1	Fernmetastasen
*	Fälle, bei denen nur isolierte Tumorzellen in regionären Lymphknoten nachgewiesen werden, werden als pN0(i+) klassifiziert. Isolierte Tumorzellen sind definiert als einzelne Tumorzellen oder kleine Ansammlungen von Zellen, die in ihrer größten Ausdehnung 0,2 mm nicht überschreiten und gewöhnlich mittels Immunhistochemie oder molekularer Methoden entdeckt werden. Manchmal können sie mittels H&E-Färbung verifiziert werden. Isolierte Tumorzellen zeigen typischerweise keine Hinweise auf metastatische Aktivität, d.h. Proliferation oder Stromareaktion
**	nicht klinisch erkennbar = nicht entdeckt im Rahmen der klinischen Untersuchung oder mit bildgebenden Untersuchungsverfahren (ausgenommen Lymphszintigraphie)
***	klinisch erkennbar = entdeckt im Rahmen der klinischen Untersuchung oder mit bildgebenden Untersuchungsverfahren (ausgenommen Lymphszintigraphie) oder makroskopisch vom Pathologen erkannt

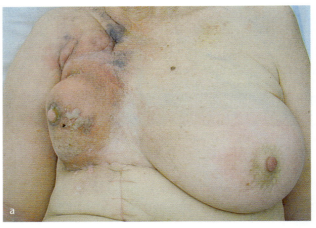
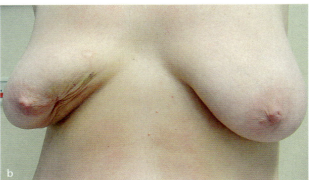
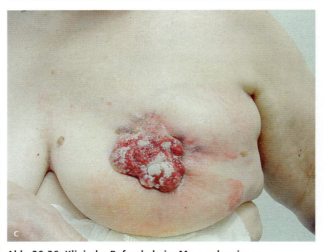

Abb. 26-36 Klinische Befunde beim Mammakarzinom.
a Ausgedehnter Lokalbefund.
b Hauteinziehung rechts unten innen.
c Exulzeration linke Mamma.

Brustdichte (auf 50–60%) ab. Da Mikrokalk, der bei 50% der kleinen Karzinome vorhanden ist und in der Regel nur mammographisch sicher zu diagnostizieren ist, in jedem Brusttyp sichtbar ist, sollte auf die Mammographie bei Verdacht auf Brustkrebs nie verzichtet werden.

Weitere apparative Diagnostik

Die **Sonographie** ist vor allem hilfreich bei der Unterscheidung zwischen soliden und zystischen Befunden und als bildgebende Methode bei minimalinvasiver Diagnostik (> Tab. 26-41). Die Qualität der Sonographie ist allerdings stark untersucherabhängig. Durch die fehlende Strahlenbelastung eignet sich der Ultraschall als erste Methode für die Abklärung von tastbaren Knoten in der Schwangerschaft (unter Berücksichtigung eines adäquaten Strahlenschutzes kann auch die Mammographie sinnvoll sein).

Die **Magnetresonanztomographie** (MRT) hat eine sehr hohe Sensitivität von über 95% bei der Diagnostik invasiver Mammakarzinome. Die Spezifität der MRT ist eingeschränkt und liegt deutlich unter der Mammographie. Unter Berücksichtigung

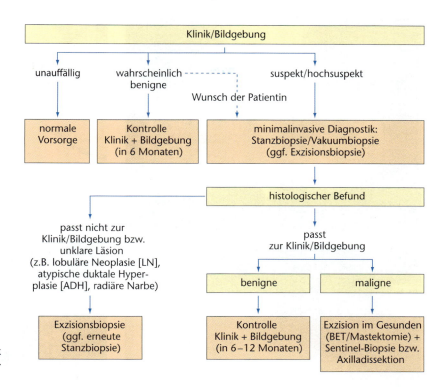

Abb. 26-37 Flussdiagramm zur Diagnostik und weiteren Abklärung von Mammabefunden.

dieser Grenzen soll die MRT (mit wenigen Ausnahmen) nur als Zusatzuntersuchung, also ergänzend und in Kenntnis der indizierten Basisdiagnostik (in der Regel Mammographie und Sonographie) eingesetzt werden. Mit Ausnahme der gezielten Untersuchung von Implantatrupturen muss die MRT immer mit Kontrastmittelgabe durchgeführt werden.
Als gesicherte Indikationen für die MRT gelten:
- die Differentialdiagnose zwischen Narbe und Rezidiv nach brusterhaltender Primärtherapie,
- die Primärtumorsuche bei axillären Metastasen eines unbekannten Primärtumors („cancer of unknown primary" = CUP-Syndrom) sowie
- bei Implantaten die Abklärung von verdächtigen Befunden oder Defekten.
- Bei Hochrisikopatientinnen soll die MRT an hierfür ausgewiesenen Zentren erfolgen.
- Für die lokale Ausdehnungdiagnostik nach histologisch gesichertem Mammakarzinom wird die ergänzende MRT präoperativ zur Therapieplanung empfohlen.

Die **Computertomographie** (CT) spielt in der bildgebenden Brustdiagnostik keine wesentliche Rolle.

> **PRAXISTIPP**
>
> Vor der Primärtherapie sind Staginguntersuchungen zum Ausschluss von Fernmetastasen sinnvoll. Hierzu gehören neben der gynäkologischen Untersuchung Röntgen-Thorax, Lebersonographie und Knochenszintigramm.

Minimalinvasive Diagnostik (Biopsie)

Die präoperative histologische Sicherung zur weiteren Therapieplanung gilt heute als Standard. Bei tastbaren oder sonographisch darstellbaren Läsionen wird eine Stanzbiopsie (➤ Kap. 4.3.3) unter sonographischer Kontrolle durchgeführt. Nicht palpable Läsionen (z.B. Mikrokalk) sollen unter mammographischer Kontrolle („stereotaktisch") perkutan biopsiert werden. Für Mikroverkalkungen ist die stereotaktische Vakuumbiopsie Methode der Wahl.

Zum **histopathologischen Routinebefund** gehören Tumorgröße (T), Befall und Anzahl der befallenen axillären Lymphknoten (N) und das histopathologische Grading (Score aus Tubulusausbildung, Kernpolymorphie, Mitoserate), das den Differenzierungsgrad (G1 = gut, G2 = mäßig, G3 = schlecht differenziert) des Tumors beschreibt. Des Weiteren sollte das Ergebnis der immunhistochemischen Färbung der Tumorzellen für die Steroidhormonrezeptoren, Östrogenrezeptor (ER) und Progesteronrezeptor (PR), sowie für den Wachstumsfaktorrezeptor HER2 angegeben werden. Am Stanzpräparat können histologischer Typ, Grading und immunhistochemische Färbeergebnisse (Hormonrezeptoren, HER2) angegeben werden.

Neben den Angaben im histologischen Befund gibt es auch weitere **Prognose- und prädiktive Faktoren:** Prognosefaktoren helfen den Krankheitsverlauf vorherzusagen, prädiktive Faktoren erlauben eine Abschätzung des zu erwartenden Therapieansprechens. Viele Faktoren auf Protein-, RNA- und

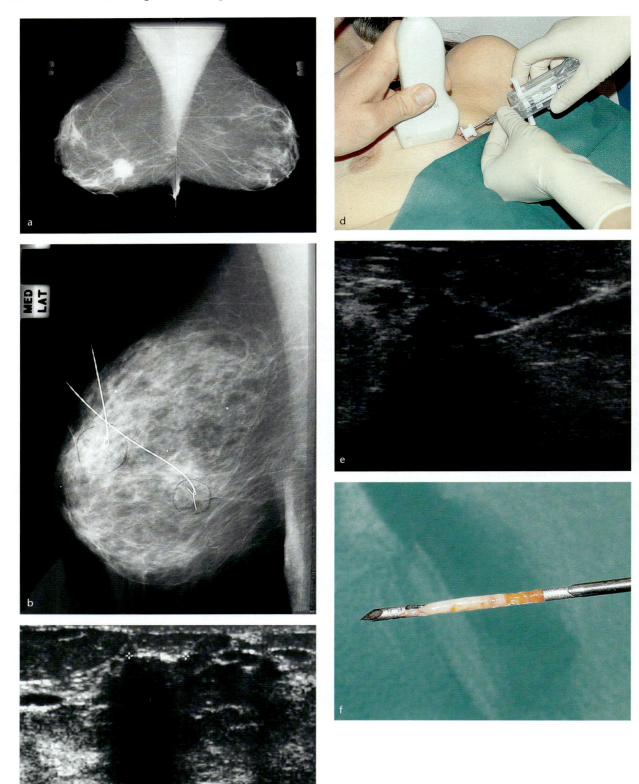

Tab. 26-39 Wichtige Kriterien für maligne Befunde in der Mammographie.
- Herdbefunde (meist unregelmäßig oder unscharf begrenzt)
- Mikroverkalkungen, wenn diese duktal angeordnet und/oder polymorph sind oder an einer Stelle zunehmen bzw. neu auftreten
- Architekturstörungen
- selten Asymmetrien (hier besteht ein großer Überlappungsbereich mit benignen Veränderungen)
- Retraktionsphänomen in der Umgebung
- umschriebene Verdickungen (Haut, Mamille)

Tab. 26-40 BIRADS-Klassifikation. BIRADS = Breast Imaging Reporting and Data System.

BIRADS	Diagnose	Weiteres Vorgehen
0	bildgebende Diagnostik noch nicht abgeschlossen	weitere Bildgebung
I	unauffällig	normale Vorsorge
II	benigne	normale Vorsorge
III	unklar, wahrscheinlich benigne	Kontrolle in 6 Monaten
IV	suspekt	histologische Sicherung
V	malignitätsverdächtig	histologische Sicherung
VI	histologisch gesichertes Mammakarzinom	

Tab. 26-41 Sonographische Kriterien maligner Befunde.
Das oft sehr unterschiedliche Erscheinungsbild von Mammakarzinomen im Ultraschall hängt u.a. vom histologischen Typ und von der Zell-Stroma-Relation ab. Die in der Tab. aufgeführten Kriterien sind für stromareiche, d.h. bindegewebsreiche, zellarme, invasiv-duktale oder invasiv-lobuläre Mammakarzinome typisch.

Schallphänomen	Ausprägung
Echogenität	echoarm
Dorsales Schallverhalten	Schallabschwächung, indifferent, selten Schallverstärkung
Lateraler Randschatten	selten
Randsaum	breit, gezackt, echoreich
Tumorachse (längster Durchmesser)	senkrecht
Komprimierbarkeit	schlechte Komprimierbarkeit
Umgebungsarchitektur	gestört, Septen und Oberflächen unterbrochen

DNA-Ebene (z.B. „gene arrays") wurden bisher untersucht, um das Proliferations-, Invasions- und Metastasierungspotential der Karzinome besser charakterisieren zu können und neue Zielstrukturen für zielgerichtete Therapien (z.B. Antikörper, „small molecules") zu finden. So sollen Therapiekonzepte besser auf die einzelne Patientin zugeschnitten und Unter- sowie Übertherapie vermieden werden können.

Die Invasionsfaktoren uPA und PAI-1 können im Primärtumorgewebe biochemisch (ELISA) gemessen werden. Hohe Werte deuten auf eine aggressive Erkrankung hin. Als einer von wenigen der neuen prognostischen und prädiktiven Faktoren können uPA und PAI-1 bereits die klinische Therapieentscheidung unterstützen: Patientinnen ohne befallene axilläre Lymphknoten („nodal negativ") mit niedrigem uPA und PAI-1 im Primärtumor haben sehr gute Heilungschancen, sodass bei ihnen u.U. auf eine adjuvante Chemotherapie verzichtet werden kann.

Prävention und Therapie

Prävention

Für die **primäre Prävention** (Verhinderung des Krankheitsauftretens) gibt es operative oder endokrine Therapiemöglichkeiten:
- Beim hereditären Mammakarzinom kann das Erkrankungsrisiko durch die beidseitige Adnexektomie (Reduktion ca. 50%) bzw. die beidseitige Mastektomie (Reduktion ca. 90%) deutlich gesenkt werden. Diese Eingriffe sind irreversible, drastische Maßnahmen und müssen daher sehr genau überlegt und abgesprochen sein.
- Zur medikamentösen Prävention kann Tamoxifen bei Frauen mit deutlich erhöhtem Mammakarzinomrisiko (➤ Tab. 26-37) eingesetzt werden, die Indikation muss jedoch aufgrund der Nebenwirkungen im Einzelfall sorgfältig geprüft werden. Eine Zulassung hierfür besteht in Deutschland nicht. Der präventive Nutzen von Aromataseinhibitoren (z.B. Anastrozol) bei postmenopausalen Frauen wird derzeit in Studien geprüft.

Für die **sekundäre Prävention** stehen die diagnostischen Möglichkeiten der intensivierten Krankheitsfrüherkennung (v.a. Mammographie, Sonographie, ggf. MRT) zur Verfügung.

Therapieprinzipien

Das primäre Mammakarzinom gilt bereits im Frühstadium (d.h. auch ohne Nachweis manifester Fernmetastasen) als eine potentiell systemische Erkrankung. Die Standardtherapie umfasst daher lokale (Operation, ggf. Strahlentherapie) und systemische medikamentöse (Chemotherapie, endokrine Therapie, ggf. Antikörpertherapie) Maßnahmen (➤ Abb. 26-39).

Lokoregionäre Therapie

Die **Operation** umfasst als onkologische Mindestanforderung die Entfernung des Tumors mit gesundem Randsaum und die Entfernung befallener axillärer Lymphknoten. Die Radikalität des lokalen Vorgehens hat keinen Einfluss auf die Heilungsaussichten, daher gilt beim operativen Vorgehen der Grundsatz „so wenig wie nötig" unter Berücksichtigung der lokalen Tumorausdehnung, der Wünsche der Patientin sowie des zu erwartenden kosmetischen Ergebnisses. Als Verfahren kommen die brusterhaltende Therapie (BET) und die modifiziert radikale Mastektomie in Frage:

Abb. 26-38 Diagnostik beim Mammakarzinom – Fallbeispiele.
a Mammographie beidseits (mediolaterale Ansicht): Mammakarzinom rechts.
b Mammographie mit präoperativer Drahtmarkierung bei Mikrokalk.
c Ultraschallbild.
d Ultraschallgestützte Stanzbiopsie linke Mamma.
e Ultraschallbild bei Stanzbiopsie (Nadel in verdächtiger Läsion).
f Entnommener Stanzzylinder in Nadel.

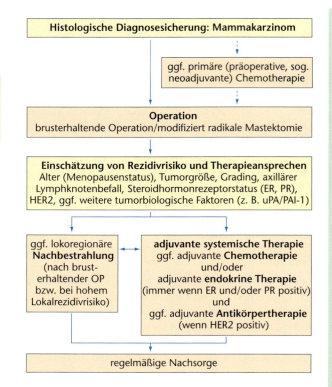

Abb. 26-39 Therapiestrategie beim primären Mammakarzinom.

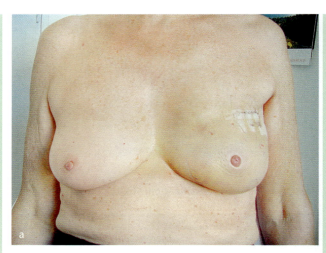

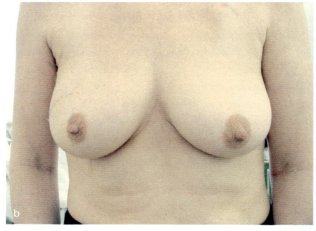

Abb. 26-40 Brusterhaltende Therapie (BET).
a Kosmetisches Ergebnis 5 Tage postoperativ.
b Kosmetisches Ergebnis 10 Tage postoperativ.

- Die BET mit Tumorentfernung im Gesunden, Entfernung der axillären Lymphknoten sowie Nachbestrahlung des Restdrüsenkörpers ist onkologisch gleichwertig zur vollständigen Entfernung der Brust (Ablatio, Mastektomie) mit Axilladissektion (> Kap. 4.5.3). BET ist heute bei etwa 70% der Patientinnen möglich. Sie ist immer dann indiziert, wenn aufgrund des Tumor-Brust-Größenverhältnisses ein gutes kosmetisches Ergebnis zu erwarten ist (> Abb. 26-40) und keine Kontraindikationen (z.B. Multizentrizität, ausgedehnte intraduktale Komponente, Nachresektion nicht im Gesunden, Kontraindikation gegen Nachbestrahlung oder inflammatorisches Karzinom) vorliegen.
- Die modifiziert radikale Mastektomie mit Entfernung von Brustdrüse, axillären Lymphknoten und Pektoralisfaszie (> Abb. 26-41) ist dann indiziert, wenn keine BET möglich ist.

Bei der klassischen **Entfernung der axillären Lymphknoten** (axilläre Lymphonodektomie, Axilladissektion) wird das Lymphknoten-Fettgewebe aus Level I und II, d.h. bis zum Unterrand der V. axillaris, entfernt (> Kap. 4.5.3, > Abb. 1-10). Mindestens 10 axilläre Lymphknoten sollten untersucht werden. Eine moderne Alternative zur Axilladissektion ist die **Sentinel-Lymphonodektomie** (> Abb. 26-42, > Kap. 4.5.3). Diese Methode beruht auf der Theorie, dass primär lymphogen metastasierende Tumoren immer erst durch einen Wächterlymphknoten drainiert werden. Diesen Lymphknoten kann man radioaktiv (Technetium 99m) oder zusätzlich durch Blaufarbstoff mit einer peritumoralen oder periareaolären Injektion markieren. Wichtig ist hier die Erfahrung des Operateurs („learning curve"). Diese Methode wird heute bei klinisch nicht befallener Axilla und Tumoren ≤ 5 cm eingesetzt. Bei mikroskopisch oder makroskopisch befallenem Sentinel-Lymphknoten wird die komplette Axilladissketion durchgeführt, bei tumorfreiem Sentinel-Lymphknoten kann darauf verzichtet werden.

153 Video Lymphonodektomie

Die **Bestrahlung** des Restdrüsenkörpers (50–60 Gy) ist obligater Bestandteil der BET, da sonst ein Lokalrezidivrisiko von mehr als 40% besteht. Die Thoraxwand sollte nach Mastektomie immer dann bestrahlt werden, wenn ein erhöhtes Lokalrezidivrisiko besteht (z.B. Tumorgröße > 3 cm, ausgedehnte Lymphangiosis, keine Resektion im Gesunden möglich). Bei ausgedehntem axillärem Lymphknotenbefall (> 3 befallene Lymphknoten) sollten auch die Lymphabflusswege (Infra- und Supraklavikulärgrube, Parasternalregion) bestrahlt werden.

Adjuvante Systemtherapie

Ziel der adjuvanten Systemtherapie ist es, potentiell im Körper bereits verstreute Tumorzellen abzutöten, sodass diese keine Fernmetastasen bilden können. Sie wird in der Regel etwa

1–2 Wochen nach der Operation begonnen. Etablierte adjuvante Therapiemöglichkeiten sind die endokrine Therapie und die Chemotherapie. Beide reduzieren – unabhängig voneinander – das individuelle Rezidivrisiko um etwa 25 %. Das Rezidivrisiko einer Patientin kann aus ihrem Tumorstadium sowie zusätzlichen Prognosefaktoren abgeleitet werden. Bei der Aufklärung über die adjuvante Therapie spielen zusätzlich die zu erwartenden Therapienebenwirkungen eine entscheidende Rolle. Computerprogramme (z.B. Adjuvant! Online) können helfen, für die einzelne Patientin die zu erwartende Verbesserung ihrer Heilungschancen durch die adjuvante medikamentöse Therapie zu berechnen (www.adjuvantonline.com). Empfehlungen zur adjuvanten Therapie finden sich für Deutschland in der jährlich aktualisierten evidenzbasierten AGO-Leitlinie, der S3-Leitlinie der DKG sowie in der Experten-Konsenuskonferenz von St. Gallen (➤ Tab. 26-42).

> **PRAXISTIPP**
> Bei prämenopausalen Patientinnen muss **vor** einer adjuvanten/palliativen Systemtherapie eine adäquate, nichthormonelle Verhütung bzw. auch Kinderwunsch und Erhalt der Fertilität unter Chemotherapie besprochen werden.

- Die **endokrine Therapie** („Antihormontherapie") wirkt nur, wenn Östrogen- (ER) und/oder Progesteronrezeptoren (PR) auf den Tumorzellen vorhanden sind. Dies ist bei etwa 70–80 % der Mammakarzinome der Fall:
- **Tamoxifen:** Das Antiöstrogen Tamoxifen ist das Standardmedikament, das kompetitiv an die Östrogenrezeptoren auf den Tumorzellen bindet und bei prä- und postmenopausalen Frauen eingesetzt werden kann (➤ Abb. 26-43). In der adjuvanten Situation gelten 20 mg/d über 5 Jahre als Standarddosierung. An einigen Organen hat Tamoxifen eine erwünschte (z.B. Knochen), an anderen eine unerwünschte (z.B. Endometrium) östrogene Restwirkung, was sein Nebenwirkungsprofil erklärt. Bei insgesamt guter Verträglichkeit kann es zu Wechselbeschwerden, thrombembolischen Ereignissen oder Endometriumproliferation (u.a. Blutungsstören, sehr selten Endometriumkarzinom) kommen.
- **GnRH-Analoga:** Bei prämenopausalen Patientinnen ist die Ausschaltung der Ovarialfunktion ebenfalls ein wichtiger endokriner Therapieansatz. Dies kann temporär medikamentös durch Gabe von GnRH-Analoga (z.B. Goserelin, Leuprorelin) oder dauerhaft durch Operation (z.B. laparoskopische Adnexektomie beidseits) oder – heute selten – durch Bestrahlung (Radiomenolyse) geschehen. Die Gabe von GnRH-Analoga über 2–5 Jahre ist heute die gebräuchlichste Methode zur Ovarablation, meist wird sie mit Tamoxifen kombiniert.
- **Aromataseinhibitoren:** Bei postmenopausalen Patientinnen bieten die Aromataseinhibitoren (z.B. Anastrozol, Letrozol oder Exemestan) eine neue Möglichkeit der endokrinen Therapie, die heute in der adjuvanten Situation je nach Verträglichkeit und Risikosituation anstelle von Tamoxifen (upfront) für 5 Jahre, nach 2–3 Jahren Tamoxifen (Sequenz/Wechsel) bis zum Erreichen von insgesamt 5 Jahren endokriner Therapie oder nach 5 Jahren Tamoxifen für weitere 2–5 Jahre (erweiterte adjuvante Therapie) eingesetzt wird. Aromataseinhibitoren hemmen die Umwandlung von androgenen Vorstufen zu Östrogenen, die in der Postmenopause in Fett-, Muskel- oder Lebergewebe stattfindet. Dieser komplette Östrogenentzug führt u.a. zu Wechselbeschwerden und Knochendichteverlust. Langzeitnebenwirkungen sind noch nicht vollständig bekannt.

Eine adjuvante **Chemotherapie** ist bei erhöhtem Rezidivrisiko indiziert, d.h. immer bei Befall der axillären Lymphknoten, aber auch bei nodal negativen Patientinnen mit ungünstiger Prognose (z.B. G3, ER **und** PR negativ, hohes uPA/PAI-1). Anthrazykline und Taxane gelten derzeit als die wirksamsten Chemotherapiesubstanzen beim Mammakarzinom (➤ Abb. 26-44). Als Standardchemotherapie in der adjuvanten Situation gilt die anthrazyklinhaltige Therapie, bei axillärem Lymphknotenbefall werden zusätzlich Taxane eingesetzt. In der Regel werden 4–6 Zyklen einer Kombinationstherapie verabreicht, eine sequenzielle Gabe ist zulässig. Die Therapiedauer richtet sich nach dem Therapieschema (➤ Tab. 26-43).

> **MERKE**
> Bei steroidhormonrezeptorpositivem Tumor ist eine adjuvante endokrine Therapie Standard. Bei erhöhtem Rezidivrisiko ist zusätzlich noch eine adjuvante Chemotherapie empfohlen, die in der Regel vor der endokrinen Therapie verabreicht wird.

Neue Daten deuten darauf hin, dass bei HER2-positivem Mammakarzinom eine einjährige adjuvante **Antikörpertherapie** mit dem humanisierten monoklonalen Antikörper Trastuzumab gegen den Wachstumsfaktorrezeptor HER2 (s.a. Abschnitt Metastasiertes Mammakarzinom) die Rezidivrate innerhalb der ersten 2 Jahre nach Operation um etwa die Hälfte senken kann. Die Zulassung für diese Therapie ist erteilt, in den nationalen Leitlinien (AGO, DGHO) wird diese Therapie bereits für Patientinnen, die auch eine adjuvante Chemotherapie erhalten, empfohlen. Neue Daten deuten darauf hin, dass auch die adjuvante Gabe von **Bisphosphonaten**, z.B. Clodronat p.o. 1600 mg täglich für 2–3 Jahre oder Zoledronat 4 mg i.v. alle 6 Monate über 3 Jahre, nicht nur den therapieinduzierten Knochendichteverlust verringern, sondern auch das krankheitsfreie Überleben signifikant verbessern kann.

Neoadjuvante Therapie

Bei der primär systemischen („neoadjuvanten") Therapie (PST) wird zuerst medikamentös behandelt und dann operiert. Wie bei der adjuvanten Therapie sind sowohl eine Chemo als auch eine endokrine Therapie möglich: Die primär systemische **Chemotherapie** ist der adjuvanten Chemotherapie hinsichtlich der Heilungschancen gleichwertig. Sie wird dann eingesetzt, wenn die Indikation zur postoperativen Chemotherapie gegeben ist und durch die präoperative Therapie und die dadurch bedingte Tumorschrumpfung evtl. eine brusterhaltende Operation möglich wird. Eine primär systemische **endokrine Therapie** ist eine individuelle Therapiemöglichkeit bei postmenopausalem, hormonrezeptorpositivem Mammakarzinom und z.B. reduziertem Allgemeinzustand oder Kontraindikationen gegen eine Operation.

Rezidivtherapie

Die meisten lokoregionären Rezidive treten in den ersten 2 Jahren nach Primärtherapie auf. Es handelt sich entweder um Rezidive in der Brust nach BET, Lymphknotenrezidive (axillär, supra-/infraklavikulär) oder Thoraxwandrezidive nach Ablatio. Im Gegensatz zur Fernmetastasierung (s.u.) stellt die lokoregionäre Metastasierung eine potenziell kurativ behandelbare Erkrankung dar. Die Patientinnen haben jedoch ein erhöhtes Risiko für eine Fernmetastasierung, sodass vor Therapie ein komplettes apparatives Re-Staging indiziert ist. In bis zu 50% der Fälle liegt bereits gleichzeitig eine Fernmetastasierung vor, insgesamt entwickeln etwa 20–30% der Patientinnen im Verlauf nach lokoregionärem Rezidiv Fernmetastasen. Therapie der Wahl bei lokoregionärem Rezidiv ist die lokale Behandlung mittels Operation, d.h. Ablatio bei Rezidiv in der Brust, sonst Resektion, ggf. Bestrahlung. Der Stellenwert einer zusätzlichen medikamentösen Therapie, v.a. einer Chemotherapie, ist nicht geklärt. Bei hormonrezeptorpositivem Tumor wird in der Regel eine endokrine Therapie angeschlossen.

Nachsorge

Nach der Primärtherapie wird eine regelmäßige leitliniengerechte Tumornachsorge (zunächst 3- bis 6-monatlich, nach 5 Jahren jährlich) empfohlen. Wichtigste Bestandteile sind ausführliche Anamnese, klinische und gynäkologische Untersuchung sowie apparative Brustdiagnostik. Zu berücksichtigen ist außerdem das nach Mammakarzinom 2- bis 5fach erhöhte Erkrankungsrisiko für die Gegenseite (insgesamt 2–11% der Mammakarzinompatientinnen). Weitergehende Laboruntersuchungen oder bildgebende Untersuchungen werden nur bei Beschwerden oder klinischem Verdacht empfohlen.

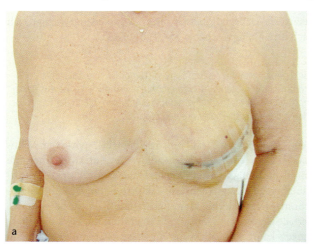
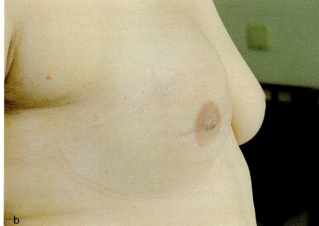
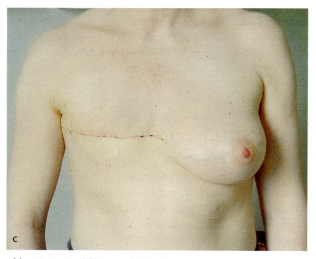
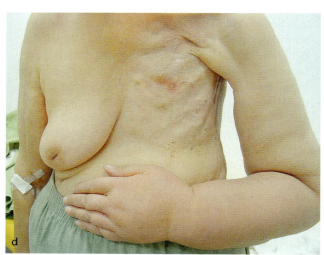

Abb. 26-41 Modifiziert radikale Mastektomie.
a OP mit subpektoraler Expanderprothese am 3. postoperativen Tag.
b OP mit subpektoraler Protheseneinlage und Mamillenrekonstruktion.
c OP ohne Wiederaufbau 11 Tage postoperativ.
d Deutliches Lymphödem links nach einer radikalen Mastektomie nach Halstedt (unter Mitnahme des M. pectoralis major) 10 Jahre postoperativ. Dieser Eingriff ist aufgrund der mit seiner lokalen Radikalität verbundenen Morbidität und Einschränkung der Lebensqualität heute obsolet.

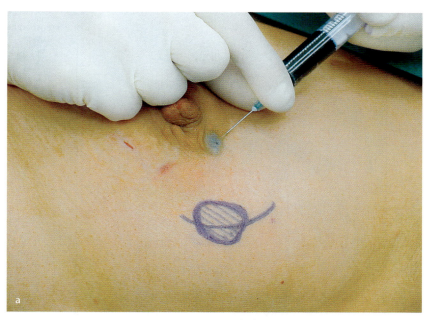

Abb. 26-42 Sentinel-Lymphknoten-Biopsie (SLNB).
a Injektion des Farbstoffes (Patentblau) periareolär.
b Präoperative Darstellung des radioaktiv (^{99}Technetium) markierten Sentinel-Lymphknotens.
c Intraoperative Darstellung des blau angefärbten Sentinel-Lymphknotens.

Prognose Bei standardgerechter Primärtherapie richten sich die Heilungschancen nach dem Tumorstadium bei Erstdiagnose. Der Befall der axillären Lymphknoten ist hierbei der wichtigste Prognosefaktor für eine spätere Fernmetastasierung (> Abb. 26-45):
- Bei nodal negativen Patientinnen beträgt das zu erwartende Rezidivrisiko über 10 Jahre etwa 20–30%.
- Bei nodal positiven Patientinnen beträgt das Rezidivrisiko insgesamt etwa 75%, wobei sich die Prognose in Abhängigkeit von der Anzahl der befallenen Lymphknoten deutlich verschlechtert.

Das Lokalrezidivrisiko beträgt nach standardgerechter lokoregionärer Therapie (Operation und/oder Bestrahlung) etwa 5–10%.

MERKE
Das primäre Mammakarzinom ist prinzipiell eine heilbare Erkrankung, die Primärtherapie wird in kurativer Absicht durchgeführt.

Metastasiertes Mammakarzinom

Praxisfall

Eine 42-jährige Patientin ist seit 4 Monaten wegen Kreuzschmerzen in physiotherapeutischer Behandlung. Bei einem Routinebesuch beim Frauenarzt fallen ein ca. 2 cm messender derber Knoten im oberen äußeren Quadranten der linken Brust sowie 2 derbe vergrößerte Lymphknoten in der linken Achselhöhle auf. Die Mammographie ergibt den dringenden Verdacht auf ein Mammakarzinom, der sich nach einer sonographisch gestützten Stanzbiopsie histologisch bestätigt. Immunhistochemisch sind Östrogen- und Progesteronrezeptoren hochgradig positiv, HER2 ist negativ. Im Rahmen der Staginguntersuchungen zeigt das Knochenszintigramm mehrere Knochenmetastasen im Bereich der Wirbelsäule, in den konventionellen Röntgenaufnahmen besteht kein Frakturverdacht. Leber und Lunge sind unauffällig.

Aufgrund der nicht rasch fortschreitenden M1-Situation wird bei hormonrezeptorpositivem Tumor und prämenopausaler Patientin zunächst eine medikamentöse endokrine Therapie mit GnRH-Analogon (Goserelin) und Tamoxifen eingeleitet. Zusätzlich erhält die Patientin ein Bisphosphonat (Zoledronat) alle 4 Wochen i.v. Auf Wunsch der Patientin wird zur lokalen Kontrolle zusätzlich eine operative brusterhaltende Therapie durchgeführt.

Die Therapie wird von der Patientin gut vertragen, sie ist schmerzfrei, und der Tumormarker CA 15-3 fällt in den Normbereich. Nach 2,5 Jahren kommt es zum langsamen Tumormarkeranstieg bei beschwerdefreier Patientin. Das Knochen-

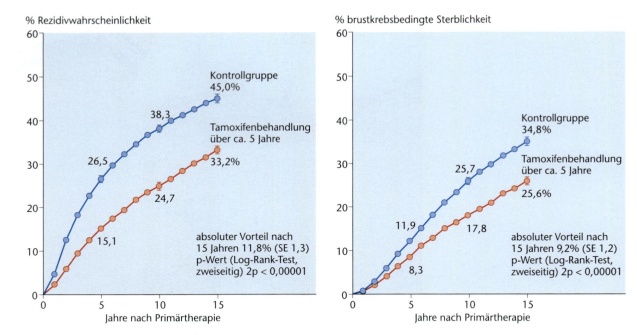

Abb. 26-43 **Adjuvante endokrine Therapie mit Tamoxifen (5 Jahre).** Rezidivrate (links) und Mortalität (rechts) nach 15 Jahren (n = 10.386; Mammakarzinom mit positivem bzw. unbekanntem Östrogenrezeptorstatus). 15 Jahre nach der Primäroperation leben im Vergleich zur Kontrollgruppe etwa 9% mehr von den Patientinnen, die etwa 5 Jahre lang eine adjuvante endokrine Therapie mit Tamoxifen erhalten haben. Abbildung aus der Metaanalyse der Early Breast Cancer Trialists' Cooperative Group (EBCTCG), Lancet 2005.

szintigramm zeigt eine langsame Zunahme der Knochenmetastasierung, CT Thorax und Abdomen sind weiter unauffällig. Die endokrine Therapie wird auf GnRH-Analogon und Aromataseinhibitor (Exemestan) umgesetzt, hierunter ist die Erkrankung fast ein weiteres Jahr stabil. Bei einer Kontrolluntersuchung berichtet die Patientin über Belastungsdyspnoe beim Bergwandern, der Röntgen-Thorax zeigt mehrere intrapulmonale Metastasen sowie einen rechtsseitigen Pleuraerguss. Weil die Symptomatik rasch zunimmt, wird bei der jungen Patientin eine First-Line-Kombinationschemotherapie mit Anthracyclin/Taxan (Doxorubicin/Docetaxel) 3-wöchentlich begonnen. Die Patientin erhält insgesamt 6 Zyklen, nach dem 3. Zyklus ist sie bereits nahezu beschwerdefrei, nach dem 4. Zyklus sistiert die Monatsblutung. Nach Abschluss der Chemotherapie wird bei der jetzt postmenopausalen Patientin eine endokrine Erhaltungstherapie mit Fulvestrant begonnen. Nach etwa 6 Monaten zeigt sich eine erneute Progression der pulmonalen Metastasierung, als Second-Line-Chemotherapie wird Capecitabin oral indiziert. Nach initial gutem Ansprechen kommt es im Folgenden zu einem fulminanten Fortschreiten der Erkrankung, und die Patientin verstirbt etwa 4 Jahre nach der Erstdiagnose und einem erneuten (Third-Line-)Therapieversuch mit Vinorelbin i.v. an Ateminsuffizienz aufgrund ihrer ausgedehnten Lungenmetastasierung. ▮

Epidemiologie Bei etwa 5% aller Mammakarzinome finden sich bereits bei der Erstdiagnose Fernmetastasen (Stadium M1), darüber hinaus sind bei etwa 30% der Patientinnen mit primärem Mammakarzinom (initial Stadium M0) im Verlauf der Erkrankung Metastasen nachzuweisen. Die meisten Rezidive treten innerhalb der ersten 5 Jahre nach Primärtherapie auf, jedoch ist eine Metastasierung auch nach 10–20 Jahren möglich. Die häufigsten Metastasenlokalisationen sind Knochen (ca. 50%), Leber, Lunge und ZNS.

> **MERKE**
> 5–10% lokoregionäres Rezidiv, ca. 5% Fernmetastasierung bei Erstdiagnose, ca. 30% der Brustkrebspatientinnen haben im Krankheitsverlauf Metastasen.

Symptome

Die Symptomatik ist vom Ort der Metastasierung abhängig. Am häufigsten sind Metastasen im Knochen z.B. der Wirbelsäule mit Rückenschmerzen, aber auch in der Lunge (z.B. Dyspnoe), der Leber (oft symptomlos), der Haut (> Abb. 26-46) oder dem ZNS (verschiedene neurologische Symptome).

Therapie

Therapieprinzipien

Anders als bei der potentiell kurativen Therapie des primären Mammakarzinoms hat die Therapie bei Fernmetastasierung das Ziel, die Lebensqualität zu erhalten, Beschwerden zu reduzieren und das Leben zu verlängern. Die **Therapieführung** ist individualisiert und krankheitsadaptiert, sie richtet sich nach der Patientin (Allgemeinzustand, Beschwerdebild, Vorstellun-

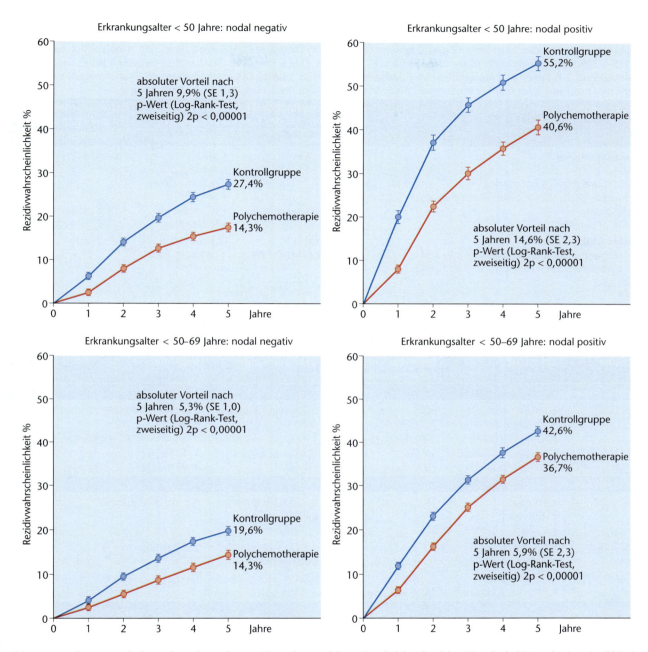

Abb. 26-44 Adjuvante Polychemotherapie. 5-Jahres-Rezidivrate beim nodal negativen (links) und nodal positiven (rechts) Mammkarzinom in Abhängigkeit vom Alter der Patientinnen (oben: < 50 Jahre, unten: 50–69 Jahre). Eine adjuvante Polychemotherapie reduziert die Rezidivwahrscheinlichkeit unabhängig von Alter oder axillärem Lymphknotenbefall – der absolute Vorteil durch die Therapie ist besonders ausgeprägt bei jungen Patientinnen und bei denjenigen mit tumorbefallenen Achsellymphknoten. Abbildung aus der Metaanalyse der Early Breast Cancer Trialists' Cooperative Group (EBCTCG), Lancet 2005.

gen), der Erkrankung (Metastasierungsmuster, Fortschreiten) sowie den vorausgegangenen Therapien (➤ Abb. 26-47).

MERKE

Beim metastasierten Mammakarzinom handelt es sich um eine mit heutigen Therapiemöglichkeiten nicht heilbare Erkrankung, die Therapie erfolgt unter palliativen Gesichtspunkten.

Vor Therapiebeginn erfolgt ein komplettes **Re-Staging:** Mammographie, ggf. Sonographie, Knochenszintigramm (➤ Abb. 26-48), Röntgen- bzw. CT-Thorax (➤ Abb. 26-49), abdominaler Ultraschall bzw. CT des Abdomens und Beckens.

Therapie der 1. Wahl ist die **medikamentöse Therapie.** Die Therapeutika entsprechen im Wesentlichen denen der Primärtherapie. Je nach Beschwerdebild (z.B. Schmerzen, Frakturgefahr) und Metastasierungslokalisation kann zusätzlich auch eine Bestrahlung bzw. Operation notwendig werden. Die Kontrolle des Therapieerfolges erfolgt mittels Tumormarker (CA 15-3, ggf. CEA) oder apparativer Diagnostik der Leitmetastase.

Tab. 26-42 Empfehlungen der St.-Gallen-Konsensuskonferenz 2005 zur adjuvanten medikamentösen Therapie beim primären Mammakarzinom [Goldhirsch A, Ingle JN, Gelber RD, Coates AS, Thürlimann B, Senn HJ & Panel members. Thresholds for therapies: highlights of the St Gallen International Expert Consensus on the Primary Therapy of Early Breast Cancer 2009. Annals of Oncology 20: 1.319–1.329, 2009]. Mögliche Chemotherapieschemata ➤ Tab. 26-43; TAM = Tamoxifen (Standardtherapiedauer 5 Jahre); GnRH = Gn-RH-Analogon (2–5 Jahre); AI = Aromataseinhibitor (Standardtherapiedauer 5 Jahre); OFS = Ausschaltung der Ovarialfunktion (vorübergehend medikamentös durch GnRH oder permanent durch Adnexektomie bds./Radiomenolyse); CT = Chemotherapie.

Risikogruppe	Hormonempfindlich (ER und/oder PR in mindestens 1% der Tumorzellen positiv)		Hormonunempfindlich (ER und PR in allen Tumorzellen negativ)
	Prämenopausal	Postmenopausal	
Niedriges Risiko pN0 G1 pN0 G2 **und** günstige Tumorbiologie (z.B. pT1a, hoch hormon-empfindlicher Tumor, uPA/PAI-1 niedrig, etc.) HER2-positiv (bei ≥ pT1b pN0)	• TAM (+ OFS) • (GnRH) + Chemotherapie + Trastuzumab	• TAM • Sequenz TAM – AI oder AI – TAM • AI + Chemotherapie + Trastuzumab	Chemotherapie + Trastuzumab
Hohes Risiko pN0 G2 **und** ungünstige Tumorbiologie (z.B. ≥ pT1b, wenig hormonempfindlicher Tumor, uPA/PAI-1 hoch, etc.) pN0 G3 pN+ HER2-positiv	Chemotherapie + endokrine Therapie (s.o.) + Trastuzumab	Chemotherapie + endokrine Therapie (s.o.) + Trastuzumab	Chemotherapie + Trastuzumab

Tab. 26-43 Gebräuchliche Chemotherapieschemata für die adjuvante Therapie.

Schema	Zytostatika	Dosierung (mg/m² Körperoberfläche)	Verabreichung	Indikation
Anthrazyklinhaltig				
FEC (FAC)	• 5-Fluorouracil • Epirubicin (Adriamycin) • Cyclophosphamid	500 100 (50–60) 500	6 Zyklen alle 3 Wochen (q21)	• anthrazyklinhaltiges Standardschema • N0 • N+ (falls keine Taxane möglich/indiziert)
EC (AC)	• Epirubicin (Adriamycin) • Cyclophosphamid	90 (60) 600	4–6 Zyklen alle 3 Wochen (q21)	• Wirksamkeit vergleichbar mit CMF • N0 (falls FEC/FAC nicht möglich)
Anthrazyklin-/taxanhaltig				
TAC	• Docetaxel • Adriamycin • Cyclophosphamid	75 50 500	6 Zyklen alle 3 Wochen (q21)	N+, ggf Hochrisiko N0
FEC → D	• FEC (s.o.) • danach Docetaxel	FEC (s.o.) Docetaxel 100	3 × FEC q21, danach 3 × Docetaxel q21	N+, ggf. Hochrisiko N0
EC (AC) → P (D)	• EC (AC) (s.o.) • Paclitaxel (Docetaxel)	EC (AC) (s.o.) → Paclitaxel 175 (Docetaxel 100)	4 Zyklen q21, danach 4 Zyklen q21	N+, ggf. Hochrisiko N0
Anthrazyklinfrei				
CMF	• Cyclophosphamid • Methotrexat • 5-Fluorouracil	500–600 40 600 Cyclophosphamid auch oral möglich: 100 p.o, Tag 1–14	6 Zyklen (jeweils Tag 1 + 8) alle 4 Wochen (q28)	• N0 • Kontraindikation gegen Anthrazykline • Wirksamkeit vergleichbar mit EC (AC) • erste adjuvante Standardchemotherapie in den 70er-Jahren
TC	• Docetaxel • Cyclophosphamid	75 600	4 Zyklen alle 3 Wochen (q21)	bei Kontraindikation gegen Anthrazykline (N0 oder N+), wirksamer als AC

Endokrine Therapie

Bei hormonrezeptorpositivem Tumor ist die palliative endokrine Therapie die Therapie der ersten Wahl, sie kann als endokrine Sequenz in mehreren Schritten durchgeführt werden, wobei die einzelnen Therapieschritte jeweils bis zum Fortschreiten der Erkrankung fortgeführt werden:

• Bei prämenopausalen Patientinnen gilt die Kombination aus Tamoxifen und ovarieller Suppression (GnRH-Analogon) bzw. Ovarablation als 1. Schritt (First-Line-Therapie). Schreitet die Erkrankung fort, wird ein Aromataseinhibitor mit ovarieller Suppression/Ablation eingesetzt (Second-Line-Therapie).

26.8 Veränderungen und Tumoren der Mamma

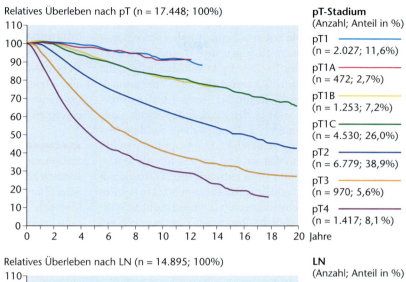

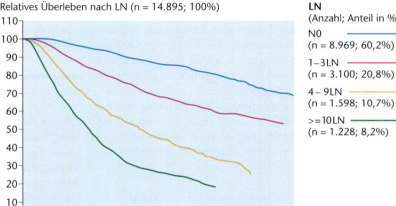

Abb. 26-45 Gesamtüberleben beim primären Mammakarzinom in Abhängigkeit von Tumorgröße (pT, oben) und axillärem Lymphknotenbefall (LN, unten). (Abbildungen aus dem Tumormanual Mammakarzinom 2005, Tumorzentrum München).

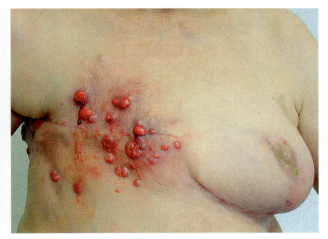

Abb. 26-46 Hautmetastasen rechte Thoraxwand bei Z.n. modifiziert radikaler Mastektomie rechts.

- Bei postmenopausalen Patientinnen gelten Aromataseinhibitoren als 1. Schritt, bei Fortschreiten wird Tamoxifen bzw. der Östrogenrezeptor-Downregulator Fulvestrant eingesetzt. Als 3. Therapieschritt (Third-Line) können hochdosiert Gestagene (z.B. Methroxyprogesteronazetat, Megestrolazetat) eingesetzt werden. Die Nebenwirkungen dieser Gestagentherapie (z.B. Thromboserisiko) müssen hierbei gegenüber dem zu erwartenden Therapieerfolg abgewogen werden.

Chemotherapie

Bei hormonrezeptornegativen Tumoren bzw. nach Ende der endokrinen Therapiesequenz oder bei raschem Fortschreiten der Erkrankung bzw. lebensbedrohlicher Metastasierung ist eine palliative Chemotherapie indiziert. Auch hier gelten Anthrazykline (z.B. Epirubicin, Doxorubicin, liposomales Doxorubicin) und Taxane (Docetaxel, Paclitaxel) als wirksamste Medikamente, weitere wirksame Substanzen sind u.a. Capecitabin, Vinorelbin oder Gemcitabin. Bei starkem Remissionsdruck wird eine Polychemotherapie eingesetzt, sonst ist eine Sequenz von Monotherapien sinnvoll.

Weitere Therapieansätze

Eine in der metastasierten Situation zugelassene Therapie ist die **Antikörpertherapie** mit dem humanisierten monoklonalen Antikörper Trastuzumab gegen den Wachstumsfaktorrezeptor HER2. Bei etwa 20–25% der Mammakarzinome, die eine Überexpression für HER2 aufweisen, wirkt Trastuzumab als zielgerichtete Therapie, die nur bei diesen Tumoren wirksam ist. Trastuzumab wird in der Regel zunächst mit einer Chemotherapie kombiniert (v.a. Taxane), dann als Monotherapie bis zur Progression verabreicht. Die Ansprechraten liegen bei 50–60% in Kombination bzw. bei 25–40% als Monotherapie. Für die Patientin ist es entscheidend, Trastuzumab so früh wie möglich zu erhalten. Die Therapie wird in der Regel gut vertragen, Nebenwirkungen (v.a. grippeähnliche Symptome, sehr selten allergische Reaktionen) treten meist bei der ersten Infusion auf. In Kombination mit Anthrazyklinen sind schwere kardiale Nebenwirkungen (z.B. Herzinsuffizienz) beschrieben.

Bisphosphonate (z.B. Pamidronat, Zoledronat, Ibandronat) gelten als Standardtherapie bei Knochenmetastasierung und werden so lange gegeben, wie sie von der Patientin vertragen werden. Sie wirken schmerzlindernd und senken die Rate an metastasierungsbedingten Komplikationen. Als Nebenwirkung sind v.a. grippeähnliche Symptome zu nennen, bei Niereninsuffizienz ist ggf. eine Dosisanpassung vorzunehmen. In jüngster Zeit wurden abakterielle Kieferosteonekrosen v.a. unter i.v. Bisphosphonattherapie beschrieben.

Prognose Die mittlere Überlebenszeit nach Fernmetastasierung beträgt etwa 2 Jahre. Nur etwa 5–10% der metastasierten Patientinnen überleben die nächsten 5 Jahre. Die krankheitsfreie Zeit nach der Primärtherapie und das Metastasierungsmuster sind prognostisch relevant.

Sonderformen des Mammakarzinoms

Inflammatorisches Karzinom

Definition Das inflammatorische Mammakarzinom (1–5% aller Mammakarzinome) ist eine lokal fortgeschrittene, rasch progrediente Form des Mammakarzinoms, das mit einer ausgeprägten Lymphangiosis karzinomatosa der Haut einhergeht.

Symptome

Klinisch zeigen sich eine oft schmerzlose großflächige Rötung, Schwellung und Überwärmung der Haut im Brustbereich (> Abb. 26-50). In etwa der Hälfte der Fälle gibt es keinen umschriebenen Tastbefund in der Brust, jedoch haben die meisten Patientinnen bereits tastbare axilläre Lymphknoten.

> **MERKE**
> Beim klinischen Bild einer Mastitis nonpuerperalis muss immer ein inflammatorisches Mammakarzinom ausgeschlossen werden!

Diagnostik

Das inflammatorische Mammakarzinom ist eine klinische Diagnose (Stadium T4d). Die Differentialdiagnose zur Entzündung kann schwierig sein. In der **Mammographie** zeigen sich meist eine diffuse Verdichtung und eine diffuse Hautverdickung (wie bei Entzündungen). Malignomtypische Mikroverkalkungen können richtungsweisend sein. Bisweilen ist auch ein isolierter Herdbefund vorhanden. Der **sonographische Befund** kann zur Therapiekontrolle im Verlauf herangezogen werden. Die histologische Sicherung erfolgt durch eine **Stanzbiopsie** mit repräsentativen Hautanteilen. Um eine bereits vorhandene Fernmetastasierung auszuschließen, sollte prätherapeutisch ein komplettes Staging durchgeführt werden.

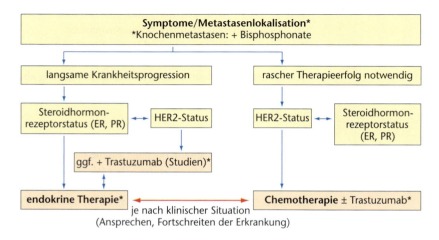

Abb. 26-47 Therapiestrategie beim metastasierten Mammakarzinom.* Eine zielgerichtete Therapie (endokrine Therapie/Antikörpertherapie mit Trastuzumab) ist nur indiziert, wenn die entsprechenden Rezeptoren auf den Tumorzellen vorhanden sind.

26.8 Veränderungen und Tumoren der Mamma

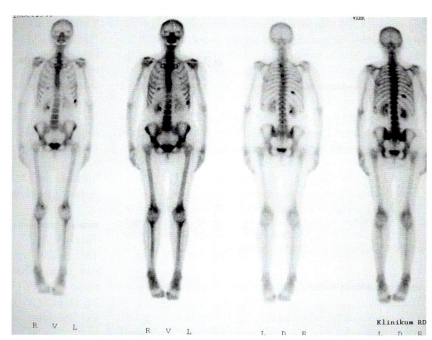

Abb. 26-48 Multiple Knochenmetastasen (Wirbelsäule, Rippen) beim Mammakarzinom im Skelettszintigramm.

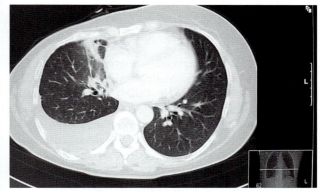

Abb. 26-49 Lungenmetastasen beim Mammakarzinom im CT-Thorax.

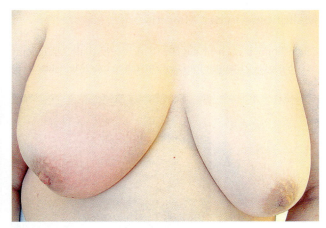

Abb. 26-50 Inflammatorisches Mammakarzinom rechts.

Therapie
Die **primär systemische Polychemotherapie** mit einer anthrazyklinhaltigen Kombination (z.B. FEC, FAC; > Tab. 26-43) gilt als Standard. Taxane können als nicht kreuzresistente Chemotherapeutika zusätzlich eingesetzt werden (> Tab. 26-43). Im Anschluss an die präoperative Chemotherapie werden eine modifiziert radikale Mastektomie sowie die lokoregionäre Nachbestrahlung (Brustwand + Lymphabflussgebiete) durchgeführt. Bei hormonrezeptorpositiver Erkrankung folgt standardgemäß die adjuvante endokrine Therapie.

Prognose Die Prognose ist schlecht, mit klinischen Ansprechraten auf die Primärtherapie von ca. 70–80% und einer 5-Jahres-Überlebensrate von etwa 50%. Die Verbesserung der Systemtherapie wird derzeit im Rahmen von Studien evaluiert.

Morbus Paget der Brust

Definition Der Morbus Paget der Brust ist ein intraepidermal wachsendes duktales Mammakarzinom (2–3% aller Mammakarzinome). Die Erkrankung manifestiert sich zunächst an Brustwarze und Warzenvorhof, geht aber i.d.R. mit einem intraduktalen oder invasiv-duktalen Mammakarzinom einher.

Pathologie Paget-Zellen zeigen ein histologisch charakteristisches Bild mit großen Zellen, hellem Zytoplasma und großen, runden oder ovalen Zellkernen. Sie stammen aus den terminalen Enden der Milchgänge und entsprechen einer In-situ-Läsion, da sie die Basalmembran nicht durchbrechen. Die postoperative Klassifizierung richtet sich nach dem Befund im retromamillären Gewebe. In weniger als der Hälfte aller Paget-Fälle ist gleichzeitig klinisch ein Tumor vorhanden. Ist dies der Fall, liegt meist (> 90%) ein invasiv-duktales Mammakarzinom vor. Ist kein Tumor nachweisbar, beträgt der Anteil invasiver Läsionen nur ca. 30%, es handelt sich meist (> 60%) um ein DCIS.

Symptome
Leitsymptom ist die ekzematöse Veränderung des Mamillen-Areola-Komplexes (> Abb. 26-51). Nicht selten kommt es zu einer Diagnoseverschleppung aufgrund des klinischen Bildes.

> **MERKE**
> Bei ekzematösen Veränderungen an der Brustwarze sollte immer ein Morbus Paget der Brust ausgeschlossen werden! Bei klinischem Verdacht muss neben der Standardabklärung durch Mammographie und Ultraschall eine histologische Sicherung angestrebt werden, da die Läsion mammographisch oft nicht sichtbar ist.

Diagnostik
Die Mammographie ist oft unauffällig, v.a. wenn klinisch kein Tumor nachweisbar ist. Ein MRT ist in diesen Fällen sinnvoll. Eine histologische Sicherung mittels Zytologie oder repräsentativer Stanzbiopsie ist anzustreben.

Therapie
Therapeutisches Vorgehen (operativ, Systemtherapie) und Prognose richten sich nach dem gleichzeitig bestehenden intraduktalen oder invasiv-duktalen Karzinom. Standardoperation ist die Mastektomie, in Einzelfällen (z.B. zentraler Sitz) kann brusterhaltendes Vorgehen in Erwägung gezogen werden.

Phylloides-Tumor

Definition Der Phylloides-Tumor der Brust (Cystosarcoma phylloides) ist ein seltener fibroepithelialer, meist benigner Tumor, der lokal verdrängend wächst. In etwa 30% zeigt er histologische Malignitätskriterien, und in weniger als 5% kommt es zu einer Fernmetastasierung.

Epidemiologie Phylloides-Tumoren machen ca. 0,5% der Brusttumoren aus. Der Altersgipfel liegt zwischen 40 und 50 Jahren, also etwa 10 Jahre später als bei Fibroadenomen. Phylloides-Tumoren sind aber auch bei Kindern, Jugendlichen oder alten Frauen beschrieben.

Symptome und Diagnostik
Die Patienten bemerken einen meist schmerzlosen großen Knoten in der Brust, der u.U. rasch an Größe zunimmt. Mammographisch und sonographisch ähneln die Phylloides-Tumoren benignen Fibroadenomen. Mittels Bildgebung kann ihr histologischer Malignitätsgrad (benigne, Borderline, maligne) nicht diagnostiziert werden.

Therapie
Therapie der Wahl ist die komplette Exzision, weit im Gesunden (mindestens 1 cm Randsaum), da ein hohes Lokalrezidivrisiko (20–40%) besteht. Eine axilläre Lymphonodektomie ist bei klinisch nicht suspekten Lymphknoten nicht notwendig. Die Bedeutung von Strahlentherapie und Systemtherapie ist umstritten. Sehr selten kann es zur Fernmetastasierung, v.a. in die Lunge, kommen.

Mammakarzinom des Mannes

Etwa 1% aller Mammakarzinome treten bei Männern auf. Eine Assoziation mit hereditären Mammakarzinomen (v.a. BRCA2-Mutationen) ist beschrieben. Fast alle Tumoren sind steroidhormonrezeptorpositiv. Die modifizierte radikale Mastektomie mit Axilladissektion gilt als Standardoperation. Die systemische Therapie erfolgt stadiengerecht wie beim Mammakarzinom der Frau. Für die beschriebene schlechtere Prognose ist sicherlich die Erstvorstellung in fortgeschritteneren Stadien aufgrund einer initialen Diagnoseverschleppung mitverantwortlich.

Nichtepitheliale Tumoren/Metastasen anderer Malignome in der Mamma

Selten können auch in der Brust nichtepitheliale Malignome (z.B. Sarkome, Lymphome) neu entstehen bzw. Metastasen an-

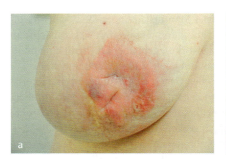 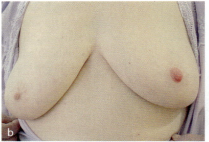 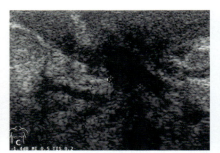

Abb. 26-51 Morbus Paget der Mamille.
a Differentialdiagnose ist die chronische Mastitis mit Mamillenbeteiligung (hier rechte Mamma).
b Klinisches Bild des Morbus Paget der linken Mamille.
c Ultraschallbild bei Morbus Paget.

derer Malignome (v.a. malignes Melanom, Lungen-, Prostatakarzinom, aber auch Ovarial-, Magen-, Nierenzell- oder Schilddrüsenkarzinom u.v.a.m.) auftreten.

Je nach Grunderkrankung ist zur Diagnosesicherung entweder eine Biopsie ausreichend oder eine operative Entfernung im Gesunden sinnvoll. Weitergehende Operationen (z.B. axilläre Lymphonodektomie) sollten jedoch nur vorgenommen werden, sofern die Grunderkrankung sie erfordert.

Eine genaue histologische Diagnose ist entscheidend, da sich die weitere Staginguntersuchungen, Therapie sowie Prognose nach der Grunderkrankung richten.

 147 Quiz zur Klassifikation des Mammakarzinoms

26.9 Psychoonkologie
M. Neises

26.9.1 Lebensqualität und Krankheitsbewältigung

Die Psychoonkologie konnte sich in den letzten 20 Jahren als relevantes eigenes Fachgebiet etablieren. Das gewachsene Interesse an psychischen Aspekten der Krebserkrankung hat in Medizin und Gesellschaft weitreichende Veränderungen im Umgang mit betroffenen Patientinnen bedingt (> Tab. 26-44).

Im Mittelpunkt der Psychoonkologie stehen Fragen zur Lebensqualität und zur Krankheitsbewältigung onkologisch erkrankter Patienten:
- Wie beeinflussen Diagnose und Verlauf der Tumorkrankheit die Lebensqualität – je nach Krankheitsstadium, Altersklasse, sozioökonomischer Gruppe?
- Inwiefern wirken sich verschiedene Tumortherapien auf die Lebensqualität aus – insbesondere wenn sie erhebliche Nebenwirkungen zeigen oder einen eher palliativen Ansatz haben?
- Wie geht eine Patientin generell mit belastenden Lebensereignissen um, und welche Ressourcen und adaptiven Möglichkeiten hat sie zur Krankheitsbewältigung?

Lebensqualität

Die Tumorkrankheit und ihre Behandlung wirken sich auf die Lebensqualität von Tumorpatientinnen in 3 Bereichen aus:

Tab. 26-44 Beachtung von psychischen Aspekten der Krebserkrankung in der Medizin und in der Gesellschaft
- Betonung der Patienten-/Patientinnenautonomie im Entscheidungsprozess
- allgemein menschliche Aspekte in der Pflege und Begleitung von Patienten/Patientinnen
- Relevanz von psychischen und Verhaltenseinflüssen auf das Krebsrisiko, die Frühdiagnostik und die Prävention
- psychoonkologische Mitbetreuung von Krebskranken unter Betonung der psychischen Probleme des somatisch erkrankten Menschen

- somatisch: Krankheitssymptome, therapiebedingte Nebenwirkungen, funktionaler Status
- psychologisch: subjektives Wohlbefinden, Belastung durch die Diagnose und die Krankheitsverarbeitung
- sozial: Partnerschaft, Familie, Freunde, Arbeitsplatz, finanzielle Situation, Wohnsituation, Freizeitgestaltung.

Es ist als Fortschritt zu bewerten, dass die Erhebung der Lebensqualität in Studienprotokollen gefordert wird.

Krankheitsbewältigung

Phasen Der mit der Krankheit verbundene psychische Stress entsteht aus der Art, wie eine Person ihre Ressourcen und adaptiven Möglichkeiten einschätzt. Krankheitsverarbeitung im Sinne eines **Coping-Prozesses** ist zielorientiert, sie schließt die Ebenen des Fühlens, Denkens und Handelns ein und hat das Ziel, Belastungen durch die Erkrankung und ihre Auswirkungen günstig zu beeinflussen. Die hinsichtlich der Krebserkrankung als vorteilhaft herausgearbeiteten Coping-Strategien stimmen mit jenen überein, die mit der allgemeinen Lebensbewältigung einhergehen. Im Coping-Prozess sind als Maß für die Stressbelastung ein sog. kritisches Lebensereignis und als potentielles Gegengewicht die soziale Unterstützung sowie verschiedene Persönlichkeitsdimensionen verknüpft.

Bei Patientinnen nach Krebserkrankung ist die Krankheitsbewältigung in 4 Phasen zu beschreiben:
- erste Phase: Verleugnung bzw. Schock (ca. eine Woche)
- zweite Phase: Angst und Hoffnungslosigkeit (1–2 Wochen)
- dritte Phase: Auseinandersetzung mit dem veränderten Körperbild, der Aufnahme von Informationen und evtl. Suche nach weiteren Informationen (bis zu 4 Monaten)
- vierte Phase: langfristige Anpassung, zu der ein neues Selbstbild gehört mit veränderten Perspektiven und Zielen, wobei die Fähigkeiten und Ressourcen, wie sie vor der Operation bestanden haben, wieder erreicht und ggf. erweitert werden (nach einem Monat).

Die Übergänge dieser Phasen variieren z.T. sehr stark, oder die Phasen verlaufen überlappend.

Bewältigungsstrategien Generell sind aktive Bewältigungsstrategien und flexible Anpassung an die Erkrankung effektivere Coping-Methoden als passives und hilfloses Verhalten. Dabei ist die Menge an verfügbarer sozialer Unterstützung eine relevante Einflussgröße für ein erfolgreiches Coping-Ergebnis. Das Ergebnis dieses Prozesses ist eine gute Lebensqualität in den relevanten Bereichen.

26.9.2 Arzt-Patientin-Beziehung

Die Arzt-Patientin-Beziehung ist immer durch Ängste und Wünsche von beiden Seiten bestimmt. Die Beschreibung des phasenhaften Krankheitsverlaufs kann Anstoß sein zu prüfen, ob Konsens über den gegenwärtigen Standort von Patientin und Arzt besteht. Die Beziehung zum Arzt sollte dazu beitragen, dass die Betroffene keinen vorzeitigen sozialen Tod stirbt, d.h., dass sie die Erfahrung des Gehaltenwerdens in sozialen Beziehungen und in der Arzt-Patientin-Beziehung machen kann.

Rahmenbedingungen

Die Begegnung zwischen Arzt und Tumorpatientin ist in besonderer Weise geprägt durch die psychische Belastung der Patientin. Sie erfordert in besonderem Maße eine Vertrauensbasis, beinhaltet aber auch Konfliktpotential. Die somatische und psychische Behandlung und Begleitung Krebskranker kann für den Arzt herausfordernd, aber auch belastend sein und an die eigenen Grenzen führen. Andererseits kann eine gelungene Begleitung, die nicht mit Heilung gleichzusetzen ist, dem Arzt Befriedigung für sein Tun insgesamt bringen. In die ärztliche Arbeit fließen dabei immer neben dem beruflichen Können auch persönliche Wertvorstellungen und unbewusste Motivationen sowie die öffentliche Meinung und gesellschaftliche Atmosphäre mit ein. In der Gesellschaft werden nach wie vor Siechtum und Tod aus dem öffentlichen Leben ausgeschlossen. Individuell wird Krebs nach wie vor assoziiert mit Tod und einer vorzeitigen Begrenzung des Lebens, aber auch mit körperlichem Siechtum und psychischem Leid. In der Begegnung mit dem krebskranken Menschen werden sämtliche Betreuer mit ihrer eigenen Einstellung zum Tod und ihrem Umgang mit dem Sterben konfrontiert. Die Rahmenbedingungen der Arzt-Patientin-Begegnung setzen sich letztlich aus einer Reihe von Faktoren zusammen (> Tab. 26-45).

Empathie und Abwehr

In der Krebsbehandlung gibt es für den Arzt in der Regel 2 Behandlungsschwerpunkte: diagnostischen und therapeutischen Bereich. Seine Handlungen werden dominiert von seinem naturwissenschaftlich geprägten Wissen über organische Vorgänge und die somatisch ausgerichteten Behandlungskonsequenzen. Psychosomatische und psychosoziale Krankheitszusammenhänge gehören für viele Ärzte in den Bereich der „weichen" Daten, d.h. eine Grauzone nicht zu objektivierender Aspekte. Dabei wird übersehen, dass die psychosoziale Begleitung eine stets wirksame Einflussgröße ist.

Tab. 26-45 Rahmenbedingungen der Arzt-Patientin-Begegnung.
- Diagnosestellung der Krebserkrankung
- Verlauf der Erkrankung
- Persönlichkeit der Patientin
- soziales Netzwerk der Patientin
- Persönlichkeitsstruktur des Arztes, ärztliche Fähigkeit zur Empathie
- Fähigkeit von Patientin und Arzt, eine vertrauensvolle Beziehung einzugehen
- individuelle vorurteilshafte Meinung
- gesellschaftliche emotionalisierte Vorurteile

> **PRAXISTIPP**
> Eine gelungene Arzt-Patientin-Beziehung ist an die Fähigkeit der Behandelnden gebunden, sich in die Lage der Betroffenen versetzen zu können. Diese Solidarität gelingt mit dem Wissen, dass jeder auch Betroffener sein könnte.

Empathie Zur Empathie gehören u.a. das Wahrnehmen
- der subjektiven Krankheitstheorie einer Patientin,
- von Wünschen und Befürchtungen bei Planung und Durchführung der Behandlung,
- von Gefühlen wie Kränkung, Enttäuschung und Wut.

Die Fähigkeit, negative Gefühle anzunehmen, stellt besonders hohe Anforderungen an den Arzt. U.U. ist es aber erst das empathische Begleiten durch den Arzt, das der Patientin hilft, einen Zugang zu ihrer inneren Gefühlswelt zu finden.

Die Empathie des Arztes kann vielfältige Störungen erfahren. Es ist wichtig, diese wahrzunehmen, um Störungen aus der Beziehung zur Patientin herauszuhalten. Probleme können für den Arzt auftreten, wenn z.B. eigene Gefühle und Ängste nicht von denen der Patientin getrennt werden können. Dies ist möglich, wenn es Ähnlichkeiten zwischen der Patientin und dem Arzt gibt. So wird die Patientin behandelt, als ob sie die gleichen Gefühle und Ängste hätte wie der Arzt selbst.

Ein weiterer schwieriger Aspekt sind heftige Gefühlsausbrüche der Patientin, vielleicht verbunden mit Angststörungen und Depressionen. Wird der Arzt selbst von solchen Gefühlen überwältigt, kann es sein, dass er darunter seiner ärztlichen Funktion nicht gerecht werden kann. Er steht dann vielleicht gerade in einer Phase, in der die Präsenz für die Patientin besonders notwendig wäre, nicht zur Verfügung.

Abwehr Gelegentlich können beim behandelnden Arzt regelrechte Abwehrmechanismen (z.B. Projektion) in Gang gesetzt werden (> Tab. 26-46). Dies kann aus der Angst vor einer dichten Beziehung und vor dem inneren Überwältigtsein heraus geschehen. Es kann aber auch aus der Einsicht resultieren, dass die Patientin nicht mehr zu heilen ist. Die Abwehr des Arztes kann sich in einer betonten Sachlichkeit im Umgang mit der Patientin, aber auch im Einsatz von diagnostischen und therapeutischen Maßnahmen und einer allgemeinen Polypragmasie äußern. Hintergrund sind oft Schuldgefühle. Das Ausweichen gegenüber der Patientin kann zur Vermeidung des Gesprächs oder zu Lügen im Gesprächskontakt führen. Abwehrmechanismen verhindern eine differenzierte Wahrnehmung der Patientin. Häufig werden solche Abwehrhaltungen rationalisiert mit den Argumenten des Zeitmangels oder der Notwendigkeit, einen Spezialisten hinzuzuziehen. U.U. ist dann die Balint-Gruppen-Arbeit notwendig, um wieder zu einem konstruktiven Gespräch mit der Patientin zurückzufinden. Letztendlich sind die Erwartungen der Krebspatientin sehr viel differenzierter als Heilung oder Tod. Wichtig ist, dass der Arzt seine Abwehrreaktionen wahrnimmt und reflektiert.

> **MERKE**
> Abwehrreaktionen vonseiten des Arztes müssen rechtzeitig wahrgenommen, reflektiert, thematisiert und ggf. in Balint-Gruppen bearbeitet werden.

Diagnosestellung

Bedeutung Die Zeit der Diagnosestellung und der Primärbehandlung gehört zu den Phasen im Laufe der Krebserkrankung, die die Patientin am meisten belasten. In dieser Phase sind die Ärzte häufig die wichtigsten Ansprechpartner.

Arzt-Patientin-Beziehung Gleichzeitig ist aber die Enttäuschung, die aus den Arzt-Patient-Kontakten resultiert, oft besonders groß: Der Arzt habe zu wenig Zeit, er spreche zu wenig, gehe dabei nicht ausreichend auf Fragen ein, höre nicht zu, erkläre nicht verständlich und entmutige die Patienten, Fragen zu stellen. Eine positive Auswirkung auf die Arzt-Patientin-Beziehung hat sicherlich die allgemeine Anerkennung der Aufklärungs- und Informationspflicht. Die Vorteile sind:

- Das Verständnis der Patientin für ihre Erkrankung und die Therapie wird vorbereitet.
- Pflege und Begleitung in Krisensituationen werden erleichtert.
- Auf der Basis ehrlicher Hoffnungsvermittlung wird die Glaubwürdigkeit des Arztes nicht in Frage gestellt.
- Die Patientin hat die Möglichkeit, die folgende Lebensphase in ihrem Sinne zu nutzen, sei es für relevante Entscheidungen in der Familie oder ihrem beruflichen Umfeld.

> **PRAXISTIPP**
> Die in der Phase der Diagnosemitteilung häufige Verleugnungsabwehr sollte als vorübergehende Anpassungsleistung der Patientin respektiert werden. Diese Verleugnung kann sich so äußern, dass die Patientin trotz Aufklärung und Wissen um ihre Erkrankung weder von einem Tumor noch von einer Krebserkrankung spricht.

Nachsorge

Bedeutung Der Übergang von der stationären Behandlung in die Nachsorge und damit in den Alltag der Patientin wird von Krebspatientinnen immer als ein kritischer Zeitraum erlebt. Trotz aller Beeinträchtigung bedeutet die stationäre Therapie auch eine Überantwortung in kompetente ärztliche und pflegerische Begleitung. Schließlich erlebt die Patientin im Krankenhaus diese alltagsenthobene Situation in mehrfacher Hinsicht noch nicht als endgültig; wie eine Patientin es formulierte: „Ich fühle mich wie unter einer Glasglocke." Mit der Rückkehr in die gewohnte Umgebung ist auch eine Rückkehr in die Eigenverantwortung für die körperliche Gesundheit und im weitesten Sinne für ihre Person verbunden. Oft werden der betroffenen Frau erst jetzt die Tragweite ihrer Erkrankung in ihrem persönlichen Lebenszusammenhang und u.U. auch die Ungewissheit des Krankheitsverlaufs bewusst. Man spricht hier auch vom **„Damokles-Syndrom"**. Gemeint ist damit die ständige latente Belastung durch die Angst vor einem Rezidiv. Diese Angst begleitet die Patientin für den Rest des Lebens und wird u.U. vor anstehenden Nachsorgeterminen immer wieder akut.

Arzt-Patientin-Beziehung Der eigenen Empfindung, gesund zu sein, von nun an nicht trauen zu dürfen, sondern sich auf die diagnostischen Aussagen der Ärzte verlassen zu müssen, kann ein ambivalentes Konfliktpotential in die Arzt-Patientin-Beziehung tragen. Diese seelische Alarmiertheit führt häufig zu Verhaltensweisen, die die Angst mindern und die Hoffnung auf Heilung stärken sollen. Im positiven Fall ist die Folge ein großes Informationsbedürfnis, das diese Ohnmachtsgefühle kompensieren und ein größtmögliches Maß an Kontrolle wiedergeben soll. Dies kann zu Veränderungen bei der Ernährung und zur Umstellung des gesamten gesundheitsorientierten Lebensstils führen. In dieser Phase haben Betroffene auch Interesse an Selbsthilfegruppen mit dem Wunsch, nicht jede Erfahrung selbst machen zu müssen. Außerdem wirkt es selbstbestätigend, Erfahrungen auch weitergeben zu können. Häufig werden in dieser Phase auch zusatztherapeutische Möglichkeiten, seien es Nahrungsergänzungsstoffe, etablierte Naturheilverfahren oder auch alternativmedizinische Methoden, in Anspruch genommen. Darin ist ein Versuch der Patientin zu sehen, den gefährdeten Behandlungserfolg zu sichern. Für die Arzt-Patientin-Beziehung ist es wichtig, über diese Maßnahmen ins Gespräch zu kommen. Keinesfalls sollte der Behandelnde darin ein Infragestellen seiner Maßnahmen sehen und die Entscheidungen der Patientin auch nicht unreflektiert entwerten.

Für die Patientin bleiben oft über Jahre die Nachsorgetermine Anlass äußerster psychischer Anspannung. Wird mit der Untersuchung die Heilung bestätigt, lassen sich damit zumindest für die nächste Zukunft die eigenen misstrauischen Beobachtungen und Besorgnisse beschwichtigen.

> **PRAXISTIPP**
> Aus diesem Blickwinkel ist Nachsorge immer ein medizinisches und menschliches Arbeits- und Beistandsbündnis, das der Arzt kompetent und persönlich engagiert eingehen sollte. Eine Patientin formulierte dies so: „Ich wünschte, ich hätte für die Nachsorge einen Arzt, mit dem ich über meine Angst sprechen könnte, und dass er bereit wäre, einen Ultraschall zu machen, auch wenn er denkt, dass es überflüssig ist."

Palliativtherapie

Bedeutung Im Stadium der Progredienz muss die Hoffnung auf Heilung endgültig aufgegeben werden, und die Begrenztheit des Lebens wird der Patientin mit besonderer Macht deutlich. Dies führt erneut zu Isolation, Trennungs- oder Verlustängsten und kann Misstrauen in die bisherige Behandlung aufkommen lassen.

Arzt-Patientin-Beziehung Diese Phase stellt neue Anforderungen an die Arzt-Patientin-Beziehung: An den Arzt verbindet sich damit der Anspruch auf eine offene und wahrhaftige Information, um auf dieser Basis die Beziehung zur Patientin aufrechtzuerhalten. Die Patientin kann sich u.U. auf Teilinformationen beschränken wollen. Diesen Schutzmechanismus sollte der Arzt wahrnehmen und respektieren, sich jedoch nicht selbst auf Teilinformationen zurückziehen. Wenn es für die Betroffene und den Behandler unerträglich wird, dass die Krankheit der ärztlichen Kontrolle entzogen ist, kann dies zum Beziehungsabbruch führen. Angst und Verzweiflung, die im Gespräch nicht mehr bearbeitet werden können, werden letztlich verstärkt. Real nimmt im Stadium der Metastasierung die Abhängigkeit der Patientin vom Arzt zu, da sie seine Unterstützung immer dringender braucht. Diese Abhängigkeit mobilisiert sehr unterschiedliche Erwartungen an den Arzt: zum einen die Erwartung an zugewandtes Verhalten und positive Mitteilungen, zum anderen die Sorge vor der schlechten Nachricht und dem Rückzug. Es bedarf einer Feinfühligkeit aufseiten des Arztes, auf diese Belastung einzugehen. Auch in dieser Phase ist eine realistisch begründete Vermittlung von Hoffnung eine wirksame und wichtige Unterstützung der Patientin.

Sterbebegleitung

Bedeutung An alle pflegerischen und ärztlichen Betreuer stellt die Begleitung von schwerstkranken und sterbenden Patientinnen höchste Anforderungen. Sie lassen sich auf einen Bereich ein, der in unserer Gesellschaft weitgehend verleugnet und tabuisiert wird. Die individuelle Erfahrung von Krankheit und Sterben wird sowohl in biografischen als auch in wissenschaftlichen Veröffentlichungen zunehmend zu einem Dokument gegen die gesellschaftliche Sprachlosigkeit. Wichtige Vorreiterin auf diesem Gebiet war Frau Kübler-Ross.

Arzt-Patienten-Beziehung Auch im Terminalstadium sind es Präsenz und Zuverlässigkeit, die für die Patientin stützend und hilfreich sind. Handeln ist in den Bereichen notwendig, in denen die Betroffene nicht mehr handlungsfähig ist. Wichtig ist auch, sich bei der Kranken nach ihren Bedürfnissen und ihrem Befinden zu erkundigen, da sie oft nicht mehr in der Lage ist, ihre Klagen vorzubringen. In dieser Phase ist der Kontakt zu den Angehörigen besonders wichtig.

26.9.3 Überbringen der schlechten Nachricht

Einflussfaktoren

Nach von Uexküll (1996) verlangt unser Zeitalter der Aufklärung die Berücksichtigung der „Bedeutung körperlicher Krankheit für die individuelle Wirklichkeit des Menschen". In dieser Forderung liegt auch ein hoher Anspruch an die kommunikative Kompetenz. In der Regel sind die Patientinnen nicht mit ihren Ärzten unzufrieden, weil diese fachlich inkompetent wären, sondern weil sie deren kommunikative Fähigkeiten als unzureichend erleben. Dazu gehören:
- bevormundendes Verhalten
- Benutzen von Fachsprache
- der Eindruck, dass Ärzte nicht hinreichend zuhören

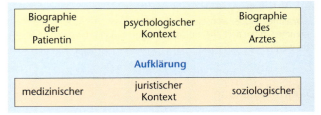

Abb. 26-52 Psychosozialer Kontext für das Aufklärungsgespräch.

Psychosozialer Kontext Für das Aufklärungsgespräch ist der psychosoziale Kontext besonders relevant, fließt neben der Biografie der Patientin doch auch immer die Biografie des Arztes ein. Außerdem beeinflussen neben den medizinischen Inhalten psychologische, soziologische und nicht zuletzt juristische Aspekte die Aufklärungssituation [22] (> Abb. 26-52).

Um die individuelle Patientin in ihrem psychosozialen Kontext verstehen zu können, sind 3 lebensgeschichtliche Bereiche für den medizinischen Handlungsalltag von Bedeutung:
- ihre familiäre Situation (Partner, Bezugspersonen)
- ihre berufliche Situation und Freizeitgestaltung
- ihre Lebensgewohnheiten, die dieses Bezugsfeld prägen.

Subjektive Krankheitstheorie Wichtig ist, in jedem Aufklärungsgespräch die Vorannahmen und deren Erklärungsmodelle, die als „Attribution" oder als „subjektive Krankheitstheorie" benannt werden, zu kennen: Häufig führen Patientinnen ihre Erkrankung auf psychische Ursachen, wie z.B. eine chronische Belastung in privaten oder in beruflichen Beziehungen, zurück. Darüber hinaus werden auch Ursachen im bisherigen Lebensstil gesucht, wie z.B. in der Ernährung. Einerseits sind diese Zuschreibungen Auslöser für Ängste, andererseits geben sie Kontrolle zurück, da die Patientin in der Zukunft die Möglichkeit hat, solche Ursachen auszuschalten oder zu vermeiden.

> **PRAXISTIPP**
> Ärzte sollten solche Erklärungsmodelle nicht voreilig abtun mit Kommentaren wie „Da gibt es keinen Zusammenhang!" oder „Sie brauchen sich darüber keine Sorgen zu machen".

Die subjektive Krankheitstheorie kann Aufschluss darüber geben, wie ängstlich eine Patientin eingestellt ist und welche Vorgeschichte das Thema Angst in ihrem Leben hat. Sie weist möglicherweise auch auf Abwehrmaßnahmen hin, wie z.B. Projektionen, die das Aufklärungsgespräch unmittelbar beeinflussen. Für die Abwehr der Angst stehen viele Mechanismen zur Verfügung, sowohl aufseiten der Patientin als auch aufseiten der Behandler (> Tab. 26-46).

Kommunikation Neben der verbalen Aufklärung ist für die Patientin auch das **nonverbale Kommunikationsverhalten** wichtig, über das oft mehr Inhalte vermittelt werden als über das gesprochene Wort. Die Patientin spürt auf der nonverbalen Ebene, wie ernst ihre Sorgen und Anliegen genommen werden. Sie selbst drückt ihre Gedanken und ihr Befinden ebenfalls durch ihre Körpersprache aus. Beide Seiten dekodieren sich permanent, was das Aufklärungsgespräch unmittelbar be-

Tab. 26-46 Abwehr bei Patient und Therapeut.

Patient	Behandler
• Verleugnung • Rationalisierung • Vermeidung • Identifizierung mit dem „Aggressor" • Projektion • kontraphobische Abwehr (aktive Überkompensation der Angst; die Angstvermeidung führt zu neuen Einschränkungen der psychischen Möglichkeiten, während das aktive Umgehen mit Ängsten in die Richtung der Selbstheilung weist und zu unterstützen ist) • Aggression/Vorwürfe/Schuldzuschreibung • Verkehrung ins Gegenteil	• Verleugnung • Delegierung • Zynismus • aggressive Distanzierung • Pathologisierung • therapeutischer Aktivismus • Polypragmasie (Ausprobieren verschiedener Therapien) • Problemverschiebung („Nebenschauplätze") • emotionaler Rückzug

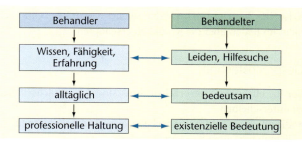

Abb. 26-53 Spezialform der asymmetrischen Kommunikation.

Tab. 26-47 Auswirkung der Aufklärung auf die Patientin und ihre Beziehung zum Arzt.

- Zuwendung und Interesse des Arztes stützen die Patientin
- Informationsgabe baut Angst vor dem Ungewissen und übermäßige Befürchtung ab
- Aufklärung lässt die Patientin am Fachwissen des Arztes teilhaben (die Krankheit wird dadurch zu etwas, über das man reden, das man behandeln, mit dem man umgehen kann)
- Verarbeitungsvorgänge im Sinne der Krankheitsbewältigung bilden ein Gegengewicht zu Passivität und Regression
- Zusammenarbeit von Arzt und Patientin wird durch Aufklärung gefördert bzw. eine Mitarbeit der Kranken überhaupt erst ermöglicht

einflusst. Außerdem handelt es sich immer um eine Spezialform der **asymmetrischen Kommunikation.** Geht der Behandler mit seinem Wissen, seinen Fähigkeiten und seinen Erfahrungen in diese Gesprächssituation, so ist die Betroffene immer die Hilfesuchende und Leidende. Entsprechend erlebt der Arzt seine professionelle Haltung als Stütze, während das Gespräch für die Betroffene eine existenzielle Bedeutung hat (> Abb. 26-53).

Wichtig ist es, die Patientinnenaufklärung nicht als einmaliges Gespräch, sondern als **Sequenz von Gesprächen** zu verstehen. So gehört zunächst einmal das Wahrnehmen des Wunsches nach Aufklärung vonseiten der Patientin dazu, wenn nicht der Arzt mit einem Aufklärungsauftrag in das Gespräch geht. Vonseiten des Arztes sollte dieser Aufklärungswunsch mit der angemessenen Informationsgabe, auch hinsichtlich des Aufklärungsumfangs, beantwortet werden. Voraussetzung für die weiteren Gespräche ist, was die Patientin von der Information verstanden und behalten hat. Oft bewegt sich dies nur im Rahmen von etwa 30%. Dessen sollte sich der Arzt durch Nachfragen rückversichern. Aufseiten der Patientin kann generell ein hohes Informationsbedürfnis vorausgesetzt werden, Informiertheit entlastet von der Schwierigkeit, mit Spekulationen und Grübeleien zu leben. Häufig ist es auch das Bedürfnis nach praktischer Orientierung. Für viele Patientinnen ist die Aufklärung einfach eine Selbstverständlichkeit, die zu ihrem Selbstbestimmungsrecht gehört. War es eine gelungene Aufklärung, wirken viele positive Aspekte auf die Arzt-Patientin-Beziehung zurück (> Tab. 26-47).

Setting und Rahmenbedingungen

Situation Das Aufklärungsgespräch, in dem der Arzt eine „schlechte Nachricht" überbringen muss, widerspricht dem grundsätzlichen ärztlichen Auftrag, Leid zu lindern oder zu heilen. Daher ist diese spezielle Situation auch eine Belastung für den Arzt, bei dem sich häufig Schuldgefühle einstellen. Er ist für diese Situation – wie Hufeland sie formuliert, „den Tod verkünden, heißt den Tod geben" – oft unzureichend ausgebildet und insbesondere in seiner kommunikativen Kompetenz nicht geschult.

> **PRAXISTIPP**
> Von ärztlicher Seite aus ist es wichtig, sich über den Kenntnisstand der Patientin Klarheit zu verschaffen. Der Ablauf des Informationsgespräches kann darauf aufbauen, z.B. durch die Frage: „Was haben Sie sich unter Ihrer Krankheit vorgestellt?"

Empfehlungen an den Arzt Der Arzt sollte wissen, dass vonseiten der Patientin der Informationswunsch meist von der Ambivalenz geprägt ist, einerseits unbedingt über die Diagnose und die Prognose ihrer Erkrankung informiert werden zu wollen, diese „Wahrheit" jedoch anschließend wieder zu verleugnen oder zu verdrängen. Empfehlungen an den Arzt sind:

- den Informationsgehalt im Gespräch an die Patientenbedürfnisse anzupassen
- der Patientin die eigene emotionale Beteiligung spürbar zu machen
- eine patientinnenzentrierte Haltung einzunehmen, d.h. Ängste, Bedürfnisse, Krankheitsvorstellungen und Fantasien zu beachten, aufzugreifen und zu besprechen.

Empfehlungen an die Patientin Voraussetzung aufseiten der Kranken ist es, dass sie Vertrauen in die Fähigkeiten und Methoden der Ärzte mitbringt und sich auf die Beziehung einlässt.

Setting Auch der Rahmen sollte bedacht sein. Das Sprechzimmer sollte ansprechend und einladend gestaltet sein. Das Gespräch sollte ungestört und in einem ruhigen Raum stattfinden. Der Zeitpunkt sollte dem Tagesablauf der Patientin angepasst sein. Im ärztlichen Gespräch sollten die Person und ihre

Krise im Zentrum stehen. Ein solches Gespräch sollte sich nicht im Reden über die Krankheit erschöpfen.

Gesprächstechnik

Für die allgemeine Gesprächstechnik sind 3 Gesprächsebenen zu unterscheiden:
- die objektive Informationsebene, also die medizinischen Fakten vonseiten des Aufklärenden
- die emotionale Reaktionsebene, d.h. die Erwartungen der Aufzuklärenden
- die szenische Information in der gegenseitigen Wahrnehmung.

Einstiegsfrage Eine Einstiegsfrage in das Gespräch kann sich z.B. auf die räumliche Situation beziehen, die die Patientin die Umsicht des Arztes spüren lässt. Zweiter wichtiger Aspekt ist der Wissensstand der Patientin. Dieser kann einfach erfragt werden, z.B.: „Was hat Ihnen Ihr/e Frauenarzt/Frauenärztin zu der Krankheit/zur Operation erzählt?" Die Antworten der Patientin geben Auskunft über ihr medizinisches Wissen, ihr kognitives Verständnis und ihr emotionales Befinden. Wichtig ist zudem, den persönlichen Aufklärungsbedarf der Patientin zu eruieren und zu befriedigen. Wenn sie z.B. über die Erkrankung weniger wissen möchte, kann sich die Besprechung auf den Behandlungsplan konzentrieren.

> **PRAXISTIPP**
> Der Aufklärungsbedarf der Patientin kann sich im Laufe der Behandlung verändern.

Informationsvermittlung Ein weiterer wesentlicher Schritt ist die Informationsvermittlung. Vier Inhalte sind für die Patientin von Bedeutung: Diagnose, Therapieplan, Prognose und Unterstützung. Der Arzt sollte sich selbst rechtzeitig das Ziel des Aufklärungsgespräches deutlich machen und die Informationen in überschaubaren Inhalten weitergeben. Patientinnen verstehen bei einfachen Sachverhalten etwa 50%, bei lebensbedrohlichen Diagnosen zunächst auch kaum noch weitere Details. Dabei ist die Rückversicherung des Arztes sehr wichtig, z.B. „Verstehen Sie, was ich meine?". Die Sorgen der Patientin haben oft andere Inhalte als die Probleme, über die der Arzt aufklären möchte. So können sie sich z.B. darauf konzentrieren, ob die Patientin für ihre Familie weiterhin wird sorgen können oder wie sich die Operation auf die Partnerschaft auswirkt. Dass die medizinische Seite der Informationsgehalte dennoch nicht vernachlässigt werden darf, ist selbstverständlich.

Abstimmung Ein wichtiger Aspekt ist die Gefühlskongruenz zwischen Arzt und Patientin. Die emotionalen Reaktionen sollten ohne eigene Bewertung wahrgenommen werden. Die inneren und äußeren Ressourcen für die nun folgenden Prozesse der Krankheitsbewältigung sollten eingeschätzt und auch thematisiert werden. Auch hinsichtlich der Compliance der Patientin bedarf es einer Übereinstimmung zwischen Arzt und Patientin bezüglich des Behandlungsplans. Dabei sollten auch konkret die Möglichkeiten der weiteren psychosozialen Unterstützung abgesprochen und die Erreichbarkeit des aufklärenden Arztes in besonders belastenden Situationen vereinbart werden.

Hoffnung vermitteln Auch bei ungünstiger Prognose besteht die Aufgabe des Arztes ganz wesentlich darin, Hoffnung zu vermitteln. Der Patientin Hoffnung geben heißt nicht, die Schwere der Situation zu verleugnen oder zu bagatellisieren. Hoffnung vermitteln heißt vielmehr, dass die Patientin nicht nur aus ihrer Krankheit besteht, sondern weiterhin eine Frau mit kreativen Möglichkeiten ist. Das therapeutische Anliegen ist, die Wahrnehmung auf die vorhandenen Freiräume zu lenken, auf das, was die Patientin noch heil an sich erfährt.

Paar- und Familiengespräche

Partner und Familie sind die wichtigsten psychosozialen Ressourcen für die Kranke. Gleichzeitig sind sie auch Betroffene, denn die Krebserkrankung betrifft als sozialer Stressor das gesamte Familiensystem. Die Diagnose Krebs bedeutet auch für die Angehörigen in der Regel einen Schock. In dieser Situation kommt Angst auf um das Leben der Patientin, aber auch Sinnfragen werden berührt und allgemeine Schuldgefühle aktiviert.

> **MERKE**
> Die Hauptsorgen sind die prognostische Unsicherheit und bei fast allen Angehörigen präsente, aber nur selten kommunizierte Angst vor dem Tod der Patientin.

Partnerschaftliche Kommunikation Häufig haben Angehörige die Sorge, keine ausreichende emotionale oder instrumentelle Unterstützung geben zu können, aber auch Sorge vor der Überforderung. In dieser Ambivalenz wird manches gern an professionelle Helfer delegiert. Die Hilflosigkeit kann zu Rückzug führen oder auch hinter der Maske des Starkseins versteckt werden. Das Verhalten kann unsensibel und distanziert wirken. Lassen sich diese Missverständnisse in der partnerschaftlichen Kommunikation nicht auflösen, können sie die Basis für weitere destruktive Emotionen wie Hass, Ekel oder offene Todeswünsche sein. Die Partner bewerten die krankheitsbedingten Veränderungen fast ausnahmslos negativ und nicht als Chance. Ihr Aufgabenspektrum erweitert sich, sei es, dass bisher gemiedene Aufgaben im Haushalt und in der Kindererziehung übernommen werden oder auch diagnostisch-therapeutische Aufgaben organisiert werden müssen. Diese fürsorglich-gebende Haltung steht oft im Gegensatz zur Beziehungsqualität vor der Erkrankung. Oft werden in der Kommunikation wichtige emotionale und krankheitsbezogene Inhalte gemieden aus vermeintlich wechselseitiger Schonungsbedürftigkeit.

Informationsstand der Angehörigen Einen wichtigen Einfluss auf die Partnerkommunikation und ihre Interaktion hat das Maß an gemeinsam erhaltener und verstandener krankheitsbezogener Information. Je selektiver Familienmitglieder vor allem über die Prognose informiert wurden, desto größer ist die kommunikative Konfusion in der Familie. Ein konspiratives Verhalten gegenüber der Patientin belastet die Beziehungen der Familienmitglieder untereinander und kann eine wichtige Chance auf Intensivierung der Beziehungsqualität gerade bei chronisch Kranken verhindern. Für den behandelnden Arzt heißt das, dass die Patientin stets Vorrang hat. Wünschenswert ist der gleiche Informationsstand aller Angehörigen.

MERKE
Für die Partnerkommunikation ist das Maß an gemeinsam erhaltener und verstandener krankheitsbezogener Information von entscheidender Bedeutung.

Reaktionen Die häufigsten Reaktionen von Angehörigen sind Ärger, Schuldgefühl und Beunruhigung:
- Ärger kann viele Ursachen haben: wenn sich die Patientin selbst mit ihrem Schicksal abzufinden scheint oder wenn ihr Partner, der zuvor die „Beschützerrolle" hatte, seine eigene Hilflosigkeit und Kontrollverlust erkennen muss.
- Schuldgefühle sind meist auf unausgesprochene und belastende Familienkonflikte zurückzuführen. Es kann hilfreich sein, wenn solche Aspekte gegenüber dem Arzt formuliert werden können, ohne dass sie der Betroffenen gegenüber direkt geäußert werden müssen.
- Beunruhigung umfasst alle weiteren Sorgen und Nöte der Angehörigen, möglicherweise auch ihre Ängste hinsichtlich ihrer eigenen Gesundheit.

Die Gefühle können in Verärgerung gegenüber dem Personal und der Behandlung umschlagen. Wenn in Aufklärungsgesprächen Vorwürfe geäußert oder auch Aggressionen spürbar werden, sollte der Arzt diese möglichst ansprechen, z.B.: „Die Situation muss sehr belastend für Sie sein, Ihre Frau ist schwer erkrankt." Wichtig ist immer abzuklären, inwieweit die Familie zusätzliche Beratungsgespräche braucht.

PRAXISTIPP
Die folgende Auflistung fasst die wichtigsten Aspekte und Handlungsanweisungen für die Aufklärung zusammen:
- Eine aufklärende Person sollte die Verantwortung haben.
- Bereiten Sie die Patientin auf die Möglichkeit einer schlechten Nachricht so früh wie möglich vor.
- Sorgen Sie für eine geschützte Atmosphäre, in der sich die Patientin wohlfühlen kann.
- Achten Sie auf Augenkontakt und Körpersprache, um der Patientin Wärme, Sympathie und Ermutigung zu vermitteln.
- Idealerweise sind Familienmitglieder oder eine andere wichtige Bezugsperson anwesend.
- Besprechen Sie mit der Patientin die Diagnose, sobald diese sicher ist.
- Fragen Sie die Betroffene, wie viel sie wissen möchte.
- Die Patientin hat ein Recht auf Information.
- Geben Sie akkurate und zuverlässige Informationen.
- Sind mehrere Untersuchungen notwendig, vermeiden Sie es, jede Untersuchung getrennt zu besprechen.
- Informieren Sie alle an der Behandlung Beteiligten über den Kenntnisstand der Patientin.
- Bei Sprachproblemen sollten Sie einen professionellen Übersetzer einschalten.
- Seien Sie feinfühlig gegenüber einer anderen Kultur, Rasse, Religion und dem sozialen Hintergrund.
- Erkennen Sie Ihre eigenen Unzulänglichkeiten und emotionalen Schwierigkeiten beim Übermitteln schlechter Nachrichten.

137 Zusammenfassungen der wichtigsten Inhalte zum Thema Tumoren in der Gynäkologie
015 Literatur Kap. 26
016 Praxisfragen Kap. 26
088 IMPP-Fragen Kap. 26

KAP. 27

G. Naumann, H. Kölbl

Urogynäkologie

27.1	Anatomie	509	27.3	Deszensus und Prolaps ... 523
27.1.1	Diaphragma pelvis	509	27.3.1	Ätiologie und Pathophysiologie ... 523
27.1.2	Diaphragma urogenitale und Perineum	510	27.3.2	Klassifizierung des Genitaldeszensus ... 524
27.1.3	Subperitoneales Beckenzellgewebe	510	27.3.3	Diagnostik des Genitaldeszensus ... 525
27.1.4	Harntrakt	510	27.3.4	Therapie des Genitaldeszensus ... 527
27.2	Inkontinenz	510		
27.2.1	Stuhlinkontinenz	511		
27.2.2	Harninkontinenz	511		

Zur Orientierung

Die Urogynäkologie beschäftigt sich mit Erkrankungen und Funktionsstörungen des weiblichen Beckenbodens, die an Auswirkungen sämtliche Organe des kleinen Beckens betreffen können (Genitale Harntrakt, Rektum, Analkanal).

Der Beckenboden der Frau ist einerseits durch seine anatomische Struktur, anderseits durch Schwangerschaft und Geburt ganz besonderen Belastungen ausgesetzt. Durch die vielfältige Funktion der Organe des kleinen Beckens und deren komplexe Steuerung kann es durch dramatische, degenerative, neurogene, hormonelle und genetische Einflüsse zu Störungen mit weitreichenden Konsequenzen kommen. Deszensus und Prolaps des weiblichen Genitale zählen bei Frauen über 50 Jahren zu den häufigsten Krankheitsbildern in der Frauenheilkunde. Bei einer zunehmend alternden Gesellschaft mit deutlich steigender Lebenserwartung und einer Prävalenz der Harninkontinenz von über 30–40 % der Frauen im mittleren Lebensalter lässt sich die wachsende Bedeutung dieser Erkrankung erkennen.

Durch vielfältige Einflüsse und Schädigungsmöglichkeiten ist der weibliche Beckenboden als Locus minoris resistentiae enormen Belastungen ausgesetzt, morphologische und funktionelle Defekte führen zu einer Störung der Beckenbodenfunktionen mit Deszensus und Prolaps.

27.1 Anatomie

MERKE
Genitaldeszensus und Harninkontinenz sind häufige Erkrankungen der Frauen ab dem 50. Lebensjahr.

Tab. 27-1 Folgen einer Funktionsstörung des Beckenbodens.
- Stuhl-(Fäkal-)Inkontinenz
- Harninkontinenz
- Deszensus und Prolaps
- Harnverhalt
- Blasenentleerungsstörung/Harnstau
- Stuhlentleerungsstörung (Obstipation)
- Kohabitationsprobleme (Dyspareunie)
- Harnwegsinfekt
- Kolpitis
- Ulzerationen der Vagina (Dehnungsulkus)

27.1.1 Diaphragma pelvis

Unter dem Diaphragma pelvis versteht man eine muldenförmige, nach kranial konkave muskuläre Platte, die an den Beckenwänden inseriert und aus dem M. levator ani und dem M. coccygeus besteht. Das Diaphragma pelvis lässt den u-förmigen Meatus urogenitalis offen, der kaudal z.T. vom Diaphragma urogenitale verschlossen wird. Der M. coccygeus bietet morphologisch starke individuelle Unterschiede und zeigt einmal eher muskuläre, einmal eher ligamentäre Strukturen. Die Funktion ist überwiegend eine statische (Typ-I-Fasern der quer gestreiften Muskulatur).

Der M. levator ani gliedert sich in den M. pubococcygeus, den M. puborectalis und den M. iliococcygeus. Hinter und unter dem Rektum bildet der Levator eine u-förmige Schlinge (M. puborectalis, „Puborectalis-Schlinge"), der bei der rektalen und vaginalen Untersuchung zwischen Anus und Steißbein als plattenhafte Struktur deutlich tastbar ist und daher auch als „Levatorplatte" bezeichnet wird.

> **MERKE**
> Das Diaphragma pelvis bildet die Grundlage der muskulären Beckenbodenplatte und besteht aus dem M. coccygeus und dem M. levator ani.

27.1.2 Diaphragma urogenitale und Perineum

Das Diaphragma urogenitale kann man sich vereinfacht als kaudal des Diaphragma pelvis gelegene plattenförmige Struktur vorstellen, die sich kulissenartig unter den Meatus urogenitalis schiebt und dessen Verschluss bewerkstelligt. Es besteht aus kollagenem und elastischem Bindegewebe sowie platten- und quer gestreiften muskulären Elementen und ist zwischen den unteren Schambeinästen bis knapp zu den Sitzbeinknochen annähernd in der Form eines Dreieckes ausgespannt. Das Diaphragma urogenitale besitzt 2 Öffnungen, um den Durchtritt von Urethra und Vagina zu ermöglichen.

> **MERKE**
> Die Aufgabe des Diaphragma urogenitale besteht in einer Fixation der hindurchtretenden Organe am Schambein.

27.1.3 Subperitoneales Beckenzellgewebe

Der Beckenboden beginnt beim viszeralen Peritoneum der Beckenorgane und endet an der Außenhaut der Dammregion. Eröffnet man im Rahmen eines operativen Eingriffs im kleinen Becken das viszerale Peritoneum, so gelangt man auf ein Netzwerk von Bindegewebe, das sich wie ein Spinnennetz überall im peritonealen Raum ausbreitet und die Organe und Beckenwände untereinander verbindet. Bei histologischer Begutachtung der Zellstrukturen findet man kollagene und elastische Fasern, aber auch glatt muskuläre Elemente und Fettzellen. Der Terminus Beckenbindegewebe ist daher nicht ganz richtig und sollte durch Beckenzellgewebe ersetzt werden. Die Verteilung der verschiedenen Elemente des Beckenzellgewebes ist regional unterschiedlich und verdichtet sich an verschiedenen Stellen zu sog. Ligamenten (Ligg. cardinalis, Ligg. sacrouterina, etc.), die jedoch in ihrem Aufbau nur wenig mit den Ligamenten des Bewegungsapparats (z.B. Kreuzbänder) gemeinsam haben, welche wesentlich kräftigere und klar definierte Strukturen besitzen.

Die Funktion des Beckenzellgewebes ist für die Stabilisierung der Beckenorgane einerseits sowie auch für deren Anpassung auf verschiedene äußere sowie auch innere Einflüsse kaum zu überschätzen.

27.1.4 Harntrakt

Nieren, Nierenbecken und der Harnleiter bis zu seinem Eintritt in das kleine Becken werden als **oberer Harntrakt** bezeichnet, während der pelvine Abschnitt des Ureters gemeinsam mit Harnblase und Harnröhre den **unteren Harntrakt** bildet. In der Gynäkologie spielt vor allem der untere Harntrakt diagnostisch und therapeutisch die Hauptrolle, während der obere Harntrakt insofern Berücksichtigung findet, als er im Rahmen einer Harnleiterstauung mitbetroffen ist (pelvine Raumforderungen, aufsteigende Harnwegsinfektionen, Komplikationen im Rahmen operativer Interventionen etc). Der untere Harntrakt hat mit der Harnspeicherung und geordneten willentlichen Harnentleerung zwei entgegengesetzte komplexe Aufgaben.

Harnblase Die Harnblase (vesica urinaria) ist ein in Schichten aufgebautes Hohlorgan, das beim erwachsenen Menschen knapp hinter dem Schambein in einem mit lockerem Beckenzellgewebe ausgefüllten Raum, dem sog. Cavum Retzii, liegt. Zum funktionellen Verständnis der Morphologie ist es sinnvoll, die Blase in einen größeren, dehnbaren Abschnitt, dem Blasenfundus, sowie in einen nicht dehnbaren, in den Bereich der Blasenbasis liegenden Abschnitt, das sog. Trigonum vesicae einzuteilen.

> **MERKE**
> Die Harnblase ist ein muskuläres Hohlorgan und dient als Reservoir zur Speicherung eines adäquaten Harnvolumens und gewährleistet die willentliche restharnfreie Entleerung.

Harnröhre (Urethra) Das Trigonum läuft nach kaudal in die bei der Frau etwa 3–5 cm langen Harnröhre aus, die das Diaphragma urogenitale passiert und mit ihrer äußeren Mündung in den Introitus, knapp 1 cm unterhalb der Klitoris mit dem Meatus urethrae externus endet. Für das Verständnis der Harnröhrenfunktion ist es sinnvoll, sich die Urethra als geschlossenes, strukturelles röhrenförmiges, in Schichten aufgeteiltes Organ vorzustellen. Die Harnröhrenschleimhaut ruht auf einer Lamina propria, die von einem äußerst stark durchbluteten arteriell-venösen Plexus (Tunica spongiosa) durchsetzt ist. Die äußere Schicht der Harnröhre wird von glatten und quer gestreiften muskulären Elementen gebildet (Tunica muscularis). Die glatt muskulären Elemente liegen innen („Lissosphinkter") und die quergestreiften Elemente außen („Rhabdosphinkter"). Harnröhre und Harnblase stellen ein zusammenhängendes Funktionssystem dar, das in der Füllungs- und Entleerungsphase diametral entgegengesetzte Aufgaben erfüllen muss.

27.2 Inkontinenz

Unter Inkontinenz versteht man den unfreiwilligen Abgang von Harn oder Stuhl. Inkontinenzbeschwerden stellen heute den zweithäufigsten Grund der Aufnahme von alten Frauen in ein Pflegeheim dar. Da die zeitgerechte Harn- und Fäkalausscheidung zu den fundamentalen Voraussetzungen der gesellschaftlichen Akzeptanz gehört, sind inkontinente Menschen in ihrem Aktionsradius massiv eingeschränkt und neigen zu depressiver Verstimmung und sozialer Isolation. Bedauerlicherweise ist die Inkontinenz weiterhin ein Tabuthema. Daher werden Kontinenzprobleme nur selten von Patientinnen angesprochen. Eine wichtige Aufgabe ärztlicherseits besteht vor allem darin, eine Atmosphäre zu schaffen, um über diese Thematik zu diskutieren, oft wird gezieltes Nachfragen notwendig sein.

27.2.1 Stuhlinkontinenz

Das anorektale Kontinenzorgan setzt sich aus zwei gegensätzlichen Funktionselementen zusammen: Dem dehnbaren speichernden und rezeptiv wirkenden Mastdarm und dem sehr sensiblen Analkanal. Die Kontinenz ist eine Folge einer koordinierten Funktion von Mastdarm, Sphinktersystem mit dem Schwellkörper und der speziell dehnbaren, sensiblen Haut des Analkanals. Das Kontinenzorgan ist in einem Regelkreis eingespannt, der durch die Bewusstseinsphäre kontrolliert wird.

Stuhlinkontinenz kann in verschiedenen Schweregraden auftreten und umfasst das Verlieren von Winden (Flatusinkontinenz), von flüssigem oder geformtem Stuhlgang. Eine komplette Inkontinenz bereitet gewöhnlich keine diagnostischen Schwierigkeiten, dagegen können leichtgradige Formen gelegentlich nur mit erheblichen Schwierigkeiten erfasst werden. Abgesehen von den aufwendigen technischen Voraussetzungen sind weder elektrophysiologische noch manometrische Testverfahren in der Lage, die Organschwäche umfassend zu bestimmen. Es können lediglich Teilaspekte erfasst werden, also eine verminderte reflektorische Reaktion oder ein erniedrigter Druck, wobei Patienten selbst bei Vorliegen dieser Befunde subjektiv kontinent sein können und umgekehrt.

Formen der Stuhlinkontinenz:
- Anorektale Abschlussstörungen nach angeborenen oder erworbenen Schäden des Kontinenzorgans
- Fehlen des anorektalen Reflexes (Ätiologie unbekannt, tritt innerhalb von Wochen bei sonst gesunden Frauen mittleren Alters ohne Vorwarnung auf),
- Angeborene und erworbene Schäden des Nervensystems
- Pseudoinkontinenz durch Kotsteine
- Funktionelle Störungen durch Klysmenmissbrauch oder Laxantienabusus.

27.2.2 Harninkontinenz

Physiologie und Pathophysiologie

Miktion Während der Füllungsphase wird unter normalen Umständen pro Minute ca. 2 ml Harn über die Ureteren in die Blase abgegeben und dort gespeichert. Dabei ändert sich zunächst der Blasendruck kaum. Mit steigender Füllung wird über vegetative Afferenzen der Füllungszustand der Blase an das sakrale Miktionszentrum weitergeleitet, das in der Lage ist, bei Erreichen einer kritischen Blasenfüllung (max. Blasenkapazität) über eine reflexartige Umschaltung die Miktion einzuleiten. Zur Koordinierung dieser Funktion ist auch zusätzlich die Steuerung über das Mittelhirn notwendig (pontines Miktionszentrum). Die wichtigste Aufgabe bei der sozialen Akzeptanz des Miktionsverhaltens hat jedoch das Großhirn. Vom pontinen Miktionszentrum werden daher Afferenzen an die Großhirnrinde weitergeleitet (zentrales Miktionszentrum), was das bewusste Erleben sowie die bewusste Hemmung des Harndranges ermöglicht.

Ebenso ist es in weiterer Folge möglich, über entsprechende Bahnen die Miktion willkürlich in Gang zu setzen (Entleerungsphase). Dabei übernehmen die Miktionszentren im Zusammenspiel mit dem vegetativen Nervensystem entgegengesetzte Aufgaben. Die Willkürhemmung der Harnausscheidung ist nicht angeboren, das Erlernen dauert im Durchschnitt 2 ½ Jahre. Die koordinierte Miktion ist in hohem Maße vom Funktionieren der Nervensteuerung des Harntrakts abhängig (> Abb. 27-1). Zahlreiche neurologische Leiden sind daher mit einer Störung des Miktionsverhaltens verbunden.

Kontinenz Um einem unwillkürlichen Abgang von Urin entgegenzuwirken, muss in der Harnröhre ein höherer Druck als in der Harnblase herrschen. In Ruhebedingung ist dazu der intrinsische Kontinenzmechanismus ausreichend (> Tab. 27-2). Alle Faktoren des intrinsischen Kontinenzmechanismus sind u.a. auch von den weiblichen Sexualhormonen abhängig.

Jeder Druckanstieg im intraperitonealen Raum wird auch an die Blase weitergegeben. Bei starken Druckschwankungen (Husten, Niesen, Sport etc.) ist der intrinsische Kontinenzmechanismus alleine nicht mehr in der Lage, einen positiven Druck aufrechtzuerhalten. Es ist daher notwendig, zusätzlich Druckkräfte auf die Harnröhre aufzubauen. Diese werden über den Beckenboden aktiviert (Extrinsischer Kontinenzmechanismus). Man unterscheidet hier eine passive Komponente, die dadurch zustande kommt, dass die Harnröhre gegen ein stabiles Widerlager komprimiert wird, andererseits werden über die muskulären Anteile des Beckenbodens auch direkt Verschlusskräfte am Harnröhrensphinkter wirksam.

Es existieren unterschiedliche Hypothesen über die Mechanismen der Harnkontinenz bei der Frau:
- In der Theorie von Enhörning 1961 ist der proximale Teil der Urethra funktionell gesehen ein intraabominales Organ und wird bei zusätzlicher Druckbelastung mit verschlossen und gewährleistet so die Kontinenz.
- 1988 beschrieb DeLancey eine Hängemattentheorie, die Urethra ist in einer intakten bindegewebigen Verankerung fixiert und wird bei zusätzlicher Belastung durch Druck wie in einer Hängematte liegend mit verschlossen.
- Anfang der 90er-Jahre entwickelten Ulmsten/Schweden und PapaPetros/Australien gemeinsam die bahnbrechende Integraltheorie. Sie beschreibt das komplexe Zusammenspiel von muskulären und bindegewebigen Anteilen des Beckenbodens. Hier wird auch die Bedeutung der pubourethralen Ligamente (von der Urethramitte zur Symphysenhinterkante ziehend) bei der Kontinenz beschrieben. Die spannungsfreien Vaginalschlingen ersetzen diese meist destruierten Strukturen.

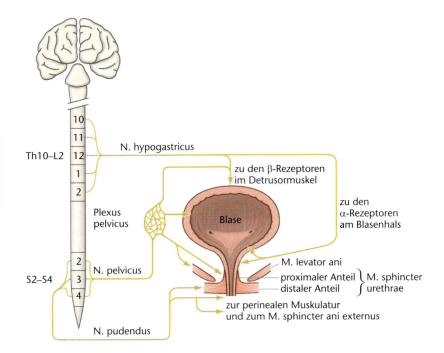

Abb. 27-1 Innervation des unteren Harntrakts und des Beckenbodens.

Tab. 27-2 **Intrinsischer Kontinenzmechanismus.** Alle Faktoren des intrinsischen Kontinenzmechanismus sind u.a. von den weiblichen Sexualhormonen abhängig.

- intaktes Urethraepithel
- Koaptation (Verklebung) des Urethraepithels
- ausreichende Durchblutung des submukösen arteriovenösen Plexus
- intakte Harnröhrenmuskulatur

Prävalenz

Unter Harninkontinenz versteht man jeden unfreiwilligen Harnabgang, der objektiv nachgewiesen werden kann und hygienisch und/oder sozial störend ist.

Abhängig vom untersuchten Kollektiv (verschiedene Altersgruppen) geben 8–80% aller Frauen in epidemiologischen Studien auf gezieltes Fragen ungewollten Harnverlust – zumindest teilweise und unter bestimmten Bedingungen – an. Eine aktuelle Studiensammlung von 2003 berichtet über eine Prävalenz der weiblichen Harninkontinenz von 27,6%, bei Männern besteht eine Prävalenz von 10,5%. Damit gehört die Inkontinenz zu einem der häufigsten Krankheitsbilder der Frauen, wobei jedoch nur ein relativ kleiner Teil (ca. 5%) der Frauen diesbezüglich in ärztlicher Behandlung steht. Durch verstärkte Aufklärungsarbeit und Einrichtung von Spezialambulanzen sowie Beratungsstellen ist es jedoch in den letzten Jahren zu einer Enttabuisierung dieses Themas und zu einem deutlichen Anstieg der Patientenzahlen gekommen.

MERKE
3 von 10 Frauen sind von einer Harninkontinenz unterschiedlichen Ausmaßes betroffen. Die Harninkontinenz gehört zu den häufigsten Erkrankungen der älteren Frau.

Formen der Harninkontinenz

Man unterscheidet verschiedene Formen der Harninkontinenz:

- Belastungs- oder Stressinkontinenz (ca. ²⁄₃ des gynäkologischen Krankengutes)
- Drang- oder Urgeinkontinenz
- Gemischte Drang- und Belastungsinkontinenz (Mischinkontinenz)
- Reflexinkontinenz
- Überlaufinkontinenz
- sonstige Inkontinenz, extraurethrale Inkontinenz (Fehlbildungen wie z.B. ektop mündende Harnleiter oder Fistelbildungen nach Operationen oder Bestrahlungsbehandlung).

Belastungsinkontinenz

Definition Die Stressinkontinenz, heute besser als Belastungsinkontinenz bezeichnet, ist laut der International Continence Society (ICS) als ungewollter Harnverlust aus der Blase durch die Harnröhre bei körperlicher Belastung (Husten, Lachen, Niesen, etc.) ohne Detrusorkontraktion definiert. Diese Formulierung schließt andere Inkontinenzformen mit Urinverlust durch Harndrang (Dranginkontinenz) oder Urinverlust extraurethral durch Fistelbildungen aus. Belastungsinkontinente Frauen verlieren typischerweise relativ geringe Harnmengen ohne Harndrang.

Ätiologie Mögliche Ursachen können sein:
- Blasenhalsinsuffizienz (Trichterbildung und Hypermobilität der Urethra, Deszensus)
- Funktionsstörungen des Beckenbodens (geburtsbedingte Muskel- und Fasziendefekte, Vernarbungen, Atrophie durch Schädigung des N. pudendus)
- Fehlbelastungen (z.B. Adipositas oder chronischer Husten)
- Erstarrte Eigenstrukturen der Urethra (durch Alterungsprozesse oder Narbenbildungen – postoperativ) mit intrinsischer Sphinkterschwäche
- Durchblutungsstörungen (Klimakterium, Gefäß- und Nervenläsionen)
- Neurohormonale Regulationsstörungen (Klimakterium, Gefäß- und Nervenläsionen)

Dranginkontinenz

Definition Die ICS-Definition der Dranginkontinenz lautet: „Unwillkürlicher Harnverlust aus der Blase durch die Harnröhre im Zusammenhang mit einem starken Harndrang."

Charakteristisch für die Dranginkontinenz ist daher vor allem der imperative Harndrang. Der Harnabgang erfolgt in Folge einer vesikalen Insuffizienz mit Harndrang (bei reduzierter Hemm- oder Reizschwelle für den Miktionsreflex), unabhängig von körperlicher Belastung und in relativ großen Mengen (auch nachts: Nykturie). Bei der motorischen Dranginkontinenz können spontane ungehemmte oder provozierte Detrusorkontraktionen nachgewiesen werden, bei der sensorischen Dranginkontinenz nicht.

Praxisfall

Eine 46-jährige Patientin beklagt seit Jahren einen gehäuften Harndrang mit Miktion aller Stunde. Zudem muss die Patientin nachts 4- bis 5-mal die Toilette aufsuchen. Die Mengen der jeweiligen Miktion sind relativ gering. Die Patientin hat ein Kind per Kaiserschnitt entbunden, ansonsten keine weiteren gynäkologischen Operationen. Sie wird seit Jahren vom Urologen aufgrund eines Steinleidens in der Harnblase behandelt.

Ätiologie:
- Lokale urethrovesikale Veränderungen (symptomatische oder sekundäre Dranginkontinenz): Steine, Tumore, Infektionen, Divertikel, Polypen, Stenosen etc.
- Neurohormonale oder psychovegetative Störungen: (Prämenstruelles Syndrom, Klimakterium)
- Arzneimitteleinflüsse: (Abusus von Psychopharmaka, Analgetika)
- Idiopathische Ursachen (neurogene Genese, myogene Genese, Alterungsprozess)

> **MERKE**
> Erstes Symptom einer Patientin mit einer multiplen Sklerose kann eine Harndrangsymptomatik sein. Daher sollte bei persistierenden Beschwerden immer eine neurologische Abklärung erfolgen.

Reflexinkontinenz

Die Reflexinkontinenz ist eine durch neurogene Ursachen (Nervenläsion, Rückenmarkverletzung, Myelodysplasien, etc.) hervorgerufene pathologische Überaktivität des Detrusors. Sie ist häufig mit Funktionsstörungen des Harnröhrenschließmuskels kombiniert (Detrusor-Sphinkter-Dyssynergie). Die Detrusorhyperreflexie führt zu einem unfreiwilligen Urinabgang.

Je nach Höhe der Läsion im Bereich der Reizleitungssysteme spricht man von einer spinalen Reflexinkontinenz (Läsion der auf- und absteigenden spinalen Bahnen) oder einer suprapontinen Reflexblase (Läsion oberhalb der den koordinierenden Zentren im Hirnstamm).

Überlaufinkontinenz

Praxisfall

Bei einer 75-jährigen Patientin kommt es immer häufiger zu einem unwillkürlichen Urinverlust bei ständigem geringen Harndrang. Die Patientin kann auf der Toilette nur gering Wasserlassen und muss die Bauchpresse mit einsetzen. Seit einigen Monaten bemerkt sie zudem ein deutliches Druckgefühl nach unten in der Scheide mit einer deutlichen Vorwölbung nach außen. Ein für 4 Jahre benutztes Pessar hat die Patientin wegen Druckstellen nicht mehr toleriert und wird seit einigen Monaten nicht mehr benutzt.

Bei der letzten gynäkologischen Vorsorgeuntersuchung wurde eine ausgeprägte Senkung mit Bildung einer Zystozele bis in die Hymenalebene und deutliche Restharnbildung bis 350 ml diagnostiziert.

Definition und Ätiologie Liegt ein Abflusshindernis vor (Knick der Harnröhre bei starkem Genitaldeszensus, Spasmus der Harnröhre bei neurologischer Grunderkrankung etc.), kommt es zu einer Überfüllung der Blase, die nach Überschreiten einer kritischen Menge (max. Blasenkapazität) durch Kontraktion des Detrusors oder durch intraabdominalen Druckanstieg zum unwillkürlichen Harnabgang eher geringer Harnmengen führt. Charakteristisch ist, dass aufgrund der chronischen Überdehnung des Detrusors die Miktion meist unvollständig bleibt und es meist zu einer Restharnbildung kommt. Das klassische Krankheitsbild ist die benigne Prostatahyperplasie beim Mann.

Weitere Ursachen bei den meist geriatrischen Patienten können Stuhlretention, eine neurogene Blase oder anticholinerge Medikamente sein.

Extraurethrale Inkontinenz

Praxisfall

▌▌ Bei einer 49-jährigen Patientin erfolgt aufgrund von Blutungsstörungen bei einem Uterus myomatosus eine abdominale Hysterektomie. Bei der Präparation der Harnblase von der Uterusvorderwand und Zervix kommt es zu verstärkten Blutungen, die durch intensive thermische Elektrokoagulation an der Blasenserosa gestoppt werden.

Nach zunächst völlig unauffälligem postoperativem Verlauf zeigt die Patientin am 7. postoperativen Tag plötzlich einen unwillkürlichen Urinverlust ohne Korrelation zu körperlicher Aktivität oder Harndrang. Die gynäkologische Untersuchung zeigt eine ca. 3 mm große Fistelbildung am Scheidenapex zur Harnblase hin. ▌▌

Definition Bei der extraurethralen Inkontinenz besteht ein unfreiwilliger Urinverlust unter Umgehung der Harnröhre. Mögliche Ursachen hierfür können angeborene Fehlbildungen (z.B. ektoper Ureter) oder das Auftreten von urogenitalen Fisteln sein. Fisteln können durch Verletzungen bzw. Nekrosen nach Operationen im kleinen Becken, nach Bestrahlungen, aber auch nach Geburtstraumen auftreten.

Diagnostik der Harninkontinenz

Während die einfache Diagnose der Harninkontinenz meist mit geringem diagnostischem Aufwand gelingt, kann eine exakte Differentialdiagnose oft einen wesentlich größeren Aufwand erfordern. Man unterscheidet zwischen einer Basisdiagnostik, die mit einfachen Mitteln in jeder Praxis durchgeführt werden kann und einer spezialisierten Diagnostik, die in entsprechend ausgerüsteten Zentren durchgeführt wird. Die Basisdiagnostik ermöglicht eine Selektion zwischen Patientinnen, die sofort einer konservativen Therapie zugeführt werden können und Patientinnen, die einer weiteren Abklärung bedürfen. Eine spezialisierte Diagnostik wird bei widersprüchlichen Befunden in der Basisdiagnostik, bei Mischinkontinenzformen, rezidivierenden Harnwegsinfekten, Miktionsstörungen und nach Scheitern einer konservativen Therapie bzw. vor geplanten Inkontinenzoperationen notwendig.

Tab. 27-3 Diagnostik der Harninkontinenz. Die Basisdiagnostik kann mit einfachen Mitteln in jeder Praxis durchgeführt werden, die spezialisierte Diagnostik nur in entsprechend ausgerüsteten Zentren.

Basisdiagnostik	Spezialisierte Diagnostik
Anamnese klinische Untersuchung Harnuntersuchung (Infektnachweis, -ausschluss) Miktionstabellen Restharnbestimmung	Urodynamik (Funktionsdiagnostik von Harnblase und Harnröhre und Objektivierung der von der Patientin geäußerten Symptome): Zystometrie, Urethradruckprofilmessung, Uroflowmetrie und Druck-Fluss-Messung bildgebende Verfahren Urethrozystoskopie neurophysiologische Abklärung

Basisdiagnostik

Anamnese Wann und unter welchen Bedingungen erfolgt der unfreiwillige Harnabgang? Gibt es Hinweise auf Vorliegen einer Belastungsinkontinenz, also Harnabgang bei Erhöhung des intraabdominalen Drucks (Husten, Lachen, Heben von Lasten). Besteht ein imperativer Harndrang mit konsekutivem Harnabgang oder liegen Pollakisurie, Dysurie oder Nykturie vor, die auf eine Dranginkontinenz hinweisen. Wichtig ist auch eine ausführliche gynäkologische Anamnese vor allem mit der Frage nach dem Modus der Entbindungen, erfolgten Operationen, Steinleiden etc.

> **MERKE**
> Eine subtile Anamnese mit Erfassung aller Symptome und Beschwerden der Patientin führt in den meisten Fällen zu einer ausreichenden Arbeitsdiagnose.

Klinische Untersuchung Die klinische Untersuchung umfasst:
- Inspektion: Ekzeme, Infektionen, Verletzungen, Fehlbildungen, Narben, Orificium urethrae externum (Polyp), Perineum (Höhe), Deszensus (Rekto/Zystozele). Bei Verdacht auf Fistelbildung ist eine spezialisierte Diagnostik notwendig.
- Palpation: Tumoren, Narben, Zysten, Rekto/Zystozele, Uterus, Beckenbodenmuskulatur. Bei Verdacht auf Tumoren im kleinen Becken ist eine spezialisierte Diagnostik notwendig.
- Klinischer Stresstest: Pressversuch und Hustenreaktion im Stehen und Liegen bei einer Blasenfüllung von 300 ml, wobei es je nach Schweregrad der Belastungsinkontinenz zu einem belastungssynchronen Harnabgang im Stehen oder bereits im Liegen kommen kann.
- Beurteilung von Deszensus und Prolaps: Neben der klinischen Beschreibung und Einteilung in drei Grade wird hier zunehmend das von der ICS standardisierte Schema verwendet, welches eine exaktere und nachvollziehbare Beschreibung der Morphologie ermöglicht.

> **MERKE**
> Die gynäkologische Untersuchung erfolgt mit zwei getrennten Spekula, damit alle 3 Kompartimente getrennt beurteilt werden können. Eine ausreichende Östrogenisierung zeigt in der Scheide einen sauren pH und kann einfach mit einem Lackmuspapier ermittelt werden.

Harnuntersuchung Harnstreifentest, Harnkultur, da Harnwegsinfekte oft Ursache für eine Drang- und letztlich auch Inkontinenzsymptomatik sind. Bei Nachweis einer Hämaturie und rezidivierenden Harnwegsinfekten ist eine spezialisierte Diagnostik notwendig.

Miktionstabelle Patientenaufzeichnungen über Miktionshäufigkeit und Miktionsvolumina, unwillkürliche Harnentleerung sowie Angabe über die Trinkmenge über jeweils 24 Stunden ermöglichen die Erkennung falscher Trink- und Miktionsgewohnheiten und Beurteilung des subjektiven Leidensdrucks. Dieses Miktionsbuch sollte 2–3 Tage geführt werden (➤ Abb. 27-2).

Restharn Bestimmung mittels Ultraschall oder Einmalkatheter ➤ (Abb. 27-3). Bei Nachweis von Restharn über 100 ml ist eine spezialisierte Diagnostik notwendig.

Zeit	Trinkmenge	Urinmenge	Inkontinenz, andere
06:30		350 ml	
07:00	400 ml		
10:30	300 ml	300 ml	
12:00		250 ml	
12:30	500 ml		
14:30		400 ml	
15:00	300 ml		
18:00	300 ml		
19:00		350 ml	
22:30		250 ml	

Urinmenge pro 24 Stunden	1900 ml	ideal: 2.000–3.000 ml
Anzahl Blasenentleerungen	6	5- bis 8-mal
Durchschnittliche Entleerungsmenge	300 ml	ungefähr 300 ml

Abb. 27-2 Beispiel eines Miktionskalenders.

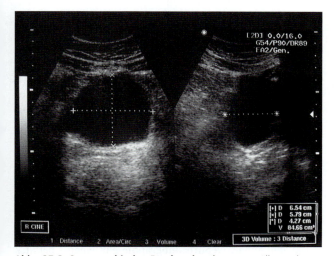

Abb. 27-3 Sonographische Restharnbestimmung. Alle modernen Ultraschallgeräte besitzen bereits voreingestellte Optionen zur Bestimmung des Urinvolumens. Dazu werden die Tiefe und Höhe der Blase in der Sagittalebene (links) und die Weite in der Transversalebene (rechts) durch Streckenmessung ermittelt. Das Ultraschallgerät ermittelt dann automatisch das entsprechende Volumen.

Werden im Rahmen der Basisdiagnostik keine Befunde erhoben, die sofort eine spezialisierte Diagnostik fordern, kann mit einer konservativen Therapie der Inkontinenz begonnen werden. Bringt die konservative Behandlung nach 3–6 Monaten nicht den gewünschten Erfolg, so ist ebenfalls eine weitere Diagnostik indiziert.

Unter einer spezialisierten Diagnostik versteht man den Einsatz verschiedener Untersuchungsmethoden, mit deren Hilfe eine exakte differentialdiagnostische Abklärung der Inkontinenz erfolgt. Die Vielfalt von Pathologien, die zu einer Inkontinenz führen können, spiegelt sich auch in der Methodik der spezialisierten Diagnostik wider.

Die Befunde einzeln auf ihre Bedeutung zu überprüfen, um schließlich eine endgültige Diagnose zu erstellen, erfordert viel Erfahrung und wird daher zunehmend von Experten verschiedenster Fachgebiete wahrgenommen.

Urodynamik

Ziel der urodynamischen Untersuchung ist eine Funktionsdiagnostik von Harnblase und Harnröhre und eine Objektivierung der von der Patientin geäußerten Symptome.

Zystometrie Die Messung des intravesikalen Drucks erfolgt über wasserführende oder elektronische Katheter mit Druckabnehmern, die an der Spitze eines Katheters angebracht sind, über den die Harnblase mit konstanter Füllrate (10–100 ml/min.) mit steriler körperwarmer Kochsalzlösung gefüllt wird. Gleichzeitig wird über einen rektalen Katheter der intraabdominale Druck (cmH$_2$O) bestimmt. Durch Subtraktion des intraabdominalen Drucks vom intravesikalen Druck lässt sich der Detrusordruck bestimmen. Die Bestimmung der intravesikalen Druckverhältnisse dient der Beurteilung der Detrusorfunktion, die durch das Blasengefühl, die Blasenkapazität, die Blasencompliance (Dehnbarkeit und Volumentoleranz) und das Vorhandensein willkürlicher oder unwillkürlicher Detrusorkontraktionen charakterisiert ist (➤ Abb. 27-4).

> **MERKE**
> Die Zystometrie liefert wichtige Informationen zur Speicherfunktion und Kapazität der Harnblase und deckt ggf. eine Detrusorinstabilität auf.

Urethradruckprofilmessung Zur Bestimmung der urethralen Druckverhältnisse wird ein Katheter mit einem Druckabnehmer mit einer konstanten Geschwindigkeit durch die Harnröhre gezogen und dabei kontinuierlich der Druck (cmH$_2$O) gemessen (➤ Abb. 27-5). Die urethrale Verschlussfunktion wird durch die Messung des Drucks in Ruhe und unter Stressbedingungen (provoziertes Husten = Steigerung des intraabdominalen Drucks) definiert. Im **Ruhedruckprofil** können der maximale Urethradruck, der maximale Urethraverschlussdruck (maximaler Urethradruck minus Blasendruck) und die funktionelle Urethralänge bestimmt werden. In das Druckprofil können die Transmission (urethraler Druckanstieg unter Belastung in Prozent des intravesikalen Druckan-

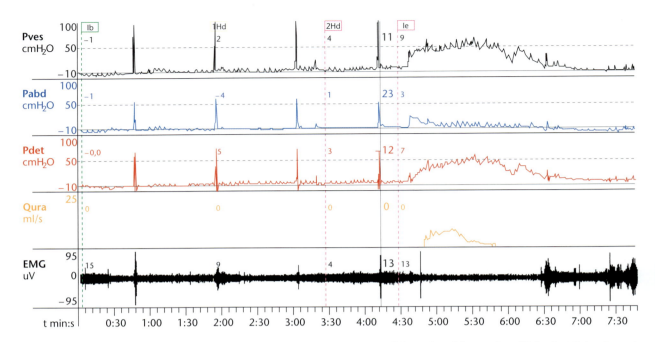

Abb. 27-4 Messprotokoll einer Zystometrie. Beispiel eines Normalbefundes mit unauffälliger Blasenfüllung und anschließender Miktion; Pves = intravesikaler Druck, Pabd = intraabdominaler Druck (durch Rektalsonde ermittelt), Pdet = Detrusordruck (wird durch Subtraktion Pves – Pabd ermittelt und zeigt den eigentlichen Druck des Detrusormuskels auf, wichtig für den Nachweis von Detrusorkontraktionen), Qura = Harnflussrate, Flüssigkeitsvolumen, das in der Zeiteinheit durch die Urethra ausgeschieden wird, EMG = Oberflächen-Elektromyogramm durch Klebeelektroden am Beckenboden ermittelt, zeigt den Kontraktionszustand des Beckenbodens (normal: zunehmende Kontraktion während der Blasenfüllung, Relaxation während der Miktion).

stiegs) und der Depressionsquotient (Verhältnis zwischen Depressionsdruck und Urethraverschlussdruck unter Stress) bestimmt werden. Wichtigster klinischer Parameter ist der **maximale Urethraverschlussdruck** in Ruhe, der mindestens 25 cmH$_2$O betragen sollte (normotone Urethra). Bei Verschlussdrücken unter 20–25 cmH$_2$O liegt eine hypotone Urethra vor, meist Folge einer intrinsischen Sphinkterschwäche. Bei Vorliegen einer hypotonen Urethraschwäche sind die Erfolgsraten aller operativen Therapien deutlich reduziert. Bei Frauen mit einem Subtotalprolaps oder Totalprolaps kann es durch die starke Senkung der vorderen Vaginalwand zu einem Abknicken der Harnröhre kommen (Quetschhahnphänomen), der hohe Verschlussdruckwerte der Harnröhre und damit eine falsche Kontinenz ergibt. Dieses Artefakt kann durch Reposition des Deszensus während der Messung behoben werden. Dies ist insbesondere bei bevorstehenden operativen Eingriffen bei Deszensus wichtig, da in diesen Fällen eine gleichzeitige Inkontinenzoperation notwendig werden kann.

MERKE
Die Urethradruckprofilmessung beurteilt den Verschlussdruck in Ruhe und unter Belastung. Von klinischer Wichtigkeit ist der Ausschluss einer hypotonen Urethra, da hier die operativen Ergebnisse einer Inkontinenzoperation schlechter ausfallen.

Uroflowmetrie und Druckflussmessung Um eine infravesikale Obstruktion oder eine ungenügende Detrusorkontraktilität erkennen und unterscheiden zu können, muss die Entleerung der Blase als Funktion der Zeit erfasst werden. Dies kann durch einfache Messung des entleerten Miktionsvolumens in einer entsprechenden Zeit ohne liegenden Katheter erfolgen (Uroflowmetrie), oder aber bei eingelegtem intravesikalem Katheter mit gleichzeitiger Ermittlung der Detrusorkontraktilität erfolgen (Druck-Fluss-Messung).

Bildgebende Verfahren

Sonographie Das am häufigsten eingesetzte bildgebende Verfahren in der urogynäkologischen Funktionsdiagnostik ist der Ultraschall, wobei hier Introitus-, Perineal- und Nephrosonographie zum Einsatz kommen. Die radiologischen Untersuchungsmethoden wurden seit Einführung des Ultraschalls etwas in den Hintergrund gedrängt, haben jedoch weiterhin ihre Berechtigung.

Der in der Gynäkologie und Urologie **routinemäßig eingesetzte Ultraschall** ist nichtinvasiv, beliebig wiederholbar und zeigt durch die modernen Geräte mit hoher Auflösung alle relevanten Strukturen des Beckenbodens und der dort befindlichen Organe.

Die abdominale **Nephrosonographie** gibt einen Überblick über den oberen Harntrakt und zeigt z.B. einen Harnstau bei massiver Prolapssymptomatik.

Die **Introitus- oder Perinealsonographie** wird zur Beurteilung der Beckenbodenarchitektur mit besonderem Blick auf Harnblase, Urethra und Fixierung des urethrovesikalen Übergangs (Blasenhals) eingesetzt (➤ Abb. 27-6a).

27.2 Inkontinenz 517

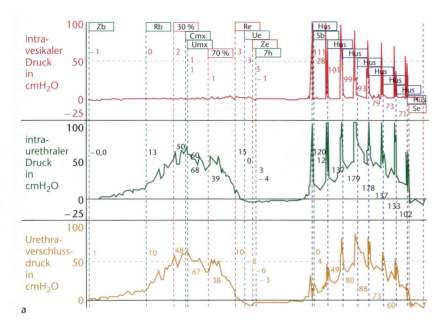

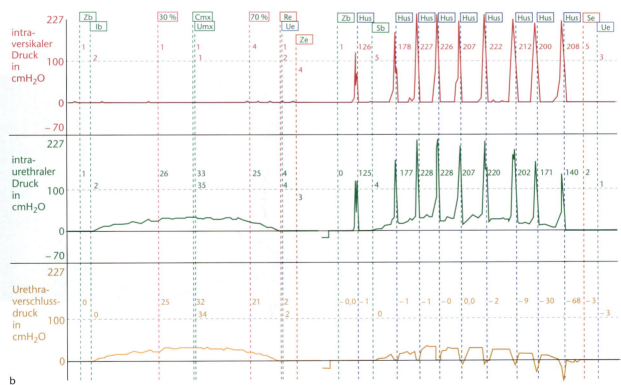

Abb. 27-5 Messprotokoll einer Urethradruckprofil-(UDP-)Messung.
a Bei einer kontinenten Patientin zeigt das UDP ein normales Druckplateau und einen ausreichenden Urethraverschlussdruck. Unter Hustenstößen kommt es zu keinem negativen Druckabfall, durch Beckenbodenkontraktion zusätzliche positive Druckspitzen.
b Bei einer belastungsinkontinenten Patientin ist das Druckplateau abgeflacht; unter Hustenstößen kommt es zu einem Druckabfall bis unter die Null-Linie und jeweils Urinverlust.

Durch weitere technische Innovationen kann die **3D-Sonographie** auch am Beckenboden eingesetzt werden und zeigt insbesondere mögliche Abrisse der Scheide/Beckenbodenmuskeln von der lateralen Beckenwand auf, die im konventionellen 2D-Ultraschall nicht zu erkennen wären (> Abb. 27-6b).

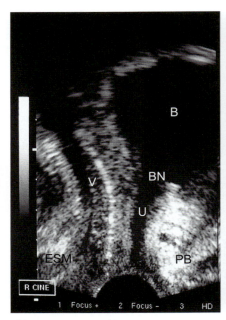
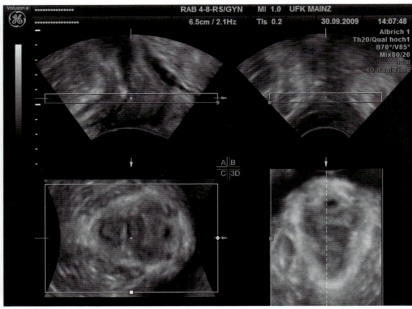

Abb. 27-6 Sonographie.
a Introitussonographie. B = Harnblase, U = Urethra, BN = „bladder neck" (Übergang Harnblase in Harnröhre), PB = „pubic bone" (knöcherne Unterkante der Symphyse), V = Vagina, ESM = M. sphincter ani externus.
b Beispiel einer 3D-Sonographie mit Darstellung einer unauffälligen Beckenbodenarchitektur, bds. gute Scheidenfixierung an der lateralen Beckenwand (re. unten).

Mit der Kernspintomographie steht seit einigen Jahren eine Methode zur Verfügung, die eine hochauflösende Darstellung von Weichteilen im Bereich des Beckens ermöglicht. Mit der Magnetresonanztomographie gelingen in Zweifelsfällen die Identifizierung von Defekten der Beckenbodenmuskulatur und eine exakte Differenzierung zwischen Entero und Rektozele.

Urethrozystoskopie Diese Untersuchungsmethode erlaubt eine Beurteilung der Blasen- und Harnröhrenschleimhaut (Entzündungen, Blasentumore, Strukturen, Divertikel, Steine, Fisteln etc.), der Lage und Form der Ureterostien und des Blasenausgangs (Trigonum vesicae), sowie die indirekte Beziehung zu Nachbarorganen oder zu Raumforderungen im kleinen Becken, die wie z.B. beim Karzinom der Cervix uteri auch in die Blase einbrechen können (➤ Abb. 27-7).

Indikationen für die Urethrozystoskopie:
- Makro-/Mikrohämaturie
- Rezidivierende Zystitis
- Funktionelle Störungen
- Genitaltumoren, vor oder im Verlauf einer Strahlen-/Chemotherapie
- Verdacht auf Blasen-/Scheidenfistel
- Komplexe Belastungs-/Dranginkontinenz
- intraoperativ bei Verdacht auf Blasen-, Urethraläsionen, Beckentraumen

Neurophysiologische Abklärung Eine orientierende neurologische Untersuchung der Versorgungsgebiete der sakralen Segmente S2–S4, die für die Innervation des unteren Harntrakts verantwortlich sind, kann bereits mögliche Störungen der Reflexbahnen aufzeigen. Die klinische Untersuchung er-

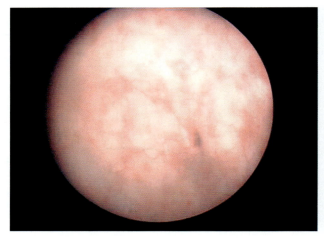

Abb. 27-7 Zystoskopie. Bei etwa 4:00 Uhr ist eine Blasen-Scheiden-Fistel dargestellt.

fasst die Sensibilität der Genitalregion und die Auslösung verschiedener Reflexe (z.B. Analreflex, Bulbokavernosusreflex). Verschiedene elekrophysiologische Untersuchungen geben über die Intaktheit bzw. Läsionsmuster verschiedener afferenter bzw. efferenter nervaler Strukturen Auskunft.

Elektrophysiologische Methoden zur Beurteilung des Beckenbodens

- Ableitung der Nervenleitungsgeschwindigkeit des Nervus pudendus (PNTML)
- Motorisch evozierte Potentiale zum Beckenboden (MEP)

- Somatosensibel evozierte Potentiale (SSEP) im Pudendus-Innervationsgebiet
- Sympathische Hautantwort
- Elektromyographie (EMG) mit Nadel- oder Oberflächenelektroden

Konservative Therapie

Die konservativen Therapieansätze zur Behandlung des Harnverlustes und der Beckenbodeninsuffizienz haben in den letzten Jahren stark an Bedeutung gewonnen. Das Ziel der Therapie und die Wahl der Methode werden durch die Art der Inkontinenz, den Grad der Beckenbodeninsuffizienz, die Compliance und den körperlichen sowie geistigen Zustand der Frau bestimmt. Konservative Maßnahmen sind praktisch nebenwirkungsfrei und sind integraler Bestandteil der Behandlung urogynäkologischer Erkrankungen. Jegliche Therapie sollte zunächst mit konservativen Maßnahmen beginnen.

Verhaltensmodifizierende Maßnahmen

Aufklärung und Erziehung Die Behandlung der Harninkontinenz wird umso erfolgreicher sein, je besser die Patientinnen über die Ursachen und Erscheinungsformen ihrer Beckenboden- und Blasenprobleme Bescheid wissen. Da die Harninkontinenz oftmals auch eine Verhaltensstörung sein kann, müssen Hinweise auf normale Entleerungsabstände und Auswirkungen zu häufiger Miktion erörtert werden. Konstitutionelle Belastungsfaktoren (Adipositas, Bindegewebsschwäche), ungünstige Lebens- und Arbeitsbedingungen, prädisponierende Erkrankungen sind ebenfalls bei Diagnose- und Therapiefindung zu berücksichtigen.

Zu den wichtigen Begleitmaßnahmen gehören Gewichtsreduktion, Verhaltensschulung bei Aktivitäten des alltäglichen Lebens wie Heben und Tragen schwerer Lasten, Stuhlregulierung oder die Modifikation negativ beeinflussender Medikamente. Eine Gewichtsreduktion von 5% kann bereits zu einer deutlichen Besserung der Inkontinenzepisoden führen.

> **MERKE**
> Die Maßnahmen der Verhaltensmodifikation sind Voraussetzung für eine erfolgreiche Therapie der Harninkontinenz und auch bei nachfolgender operativer Sanierung unabdingbar.

Miktionstraining Das Miktionstraining (bladder drill) besteht in der aktiven Verlängerung von zu kurzen bzw. der Verkürzung von zu langen Miktionsintervallen mit dem Ziel, die Kontinenz zu erreichen und durch die Blasenentleerung zum optimalen Zeitpunkt die Restharnbildung zu vermeiden. Zweck des Programms ist es, die Miktionsintervalle der Patientinnen mit einer Drangsymptomatik in kleinen Schritten zu verlängern.

> **MERKE**
> Ziel des Miktionstrainings ist ein Toilettenintervall von ca. 90–120 Minuten. Dies gewährleistet eine weitestgehend unbeeinträchtigte Teilnahme am gesellschaftlichen Leben.

Toilettentraining Das Toilettentraining ist ein passiver Vorgang, der bei Patientinnen mit Hirnleistungsschwäche durchgeführt wird. Die Betroffene wird von der Pflegeperson aufgefordert, die Blase vor Auftreten eines imperativen Dranges zu entleeren (urinieren nach der Uhr). Voraussetzung für die Optimierung des Miktions- und Toilettentrainings ist das Führen eines Miktionsprotokolls, das auch zur Therapieüberwachung dient und auch ein positives Feedback für die Betroffene darstellt.

Physikalische Therapie

Beckenbodentraining Die wichtigste Komponente der physikalischen Therapie stellt das Beckenbodentraining dar. Die sichere und suffiziente Beherrschung der Beckenbodenmuskulatur unterstützt den urethralen Verschlussapparat und reduziert drastisch mögliche Inkontinenzepisoden im Alltag.

Ziel:
- Muskelkräftigung
- Steigerung der Reaktionsfähigkeit des Beckenbodens – reflektorische Kontraktion des Beckenbodens bei Drucksteigerung im Abdomen (Husten, Niesen)
- Abschwächung des Miktionsreflexes bei plötzlich auftretendem Harndrang

Die **komplexe Konditionierung** umfasst:
- Kinästhesie-Schulung: Bewusstmachen des Beckenbodens; In der Praxis eignen sich hierzu vor allem Spannungsübungen, Kneifen und locker lassen
- Gymnastik: Bauchmuskelübungen, Wirbelsäulenmobilisierung, Haltungstraining, Alltagsübungen.

Das Beckenbodentraining muss unter Anleitung und Überwachung von Physiotherapeuten erlernt werden. Erste Erfolge sind nach 4–6 Wochen täglichem Training zu erwarten, dauerhafte Erfolge werden zumindest nach 12 Wochen (3 Monate) erreicht.

Biofeedback Falls der Beckenboden spontan nicht kontrahierbar ist (60% harninkontinenter Frauen sind nicht in der Lage, den Beckenboden anzuspannen und willkürlich zu bewegen) oder eine fehlerhafte Koordination mit anderen Muskeln besteht, wird Biofeedback als Therapieeinstieg empfohlen. Dabei lernen die Patientinnen korrekte Anspannungsübungen durch Sichtbarmachen der Beckenbodenkontraktionen mittels EMG-Signalen oder Druckmessungen in der Vaginal- oder Rektalsonde, welche auf einen Computerbildschirm übertragen werden. Moderne Geräte geben der Patientin optische oder akustische Signale bei der Kontraktion der Muskulatur. Der Vorteil dieser Methode liegt in der optisch sichtbar gemachten Kontraktion, Verbesserung des Körperbewusstseins und der Anleitung zur aktiven Mitarbeit zur besseren Koordinierung der eigenen Muskelaktivität.

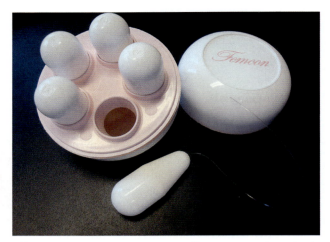

Abb. 27-8 **Konustherapie mit Femcon®-Set.** Die vaginal eingebrachten Konen rufen das Gefühl hervor, sie zu verlieren. Über eine zerebrale Gegenregulation steigt der Tonus der Beckenbodenmuskulatur.

Konustherapie Eine Sonderform des Biofeedback-Prinzips stellt die Konusbehandlung dar (➤ Abb. 27-8). Das Eigengewicht der sog. Vaginalkonen erzeugt im Beckenboden bei körperlicher Tätigkeit ein Gefühl, den Konus zu verlieren. Über die zerebrale Rückkopplung wird als Gegenregulation der Konus der Beckenbodenmuskulatur und somit die Kontraktionsbereitschaft gesteigert. Die Methode wird besonders von jüngeren Frauen gut angenommen, wobei die Übungserfolge von der Weite der Scheide abhängig sind.

Elektrostimulation Die Elektrotherapie wird sowohl zur Stärkung der Muskulatur des Beckenbodens als auch zur Hemmung des Detrusors eingesetzt, um die Drangsymptomatik zu beheben. Die Intaktheit des neuromuskulären Reflexbogens und der neuromuskulären Platte sind die Voraussetzung für die Stimulation. Eine Muskelkontraktion wird erzeugt, wenn durch den elektrischen Strom über der motorischen Endplattenentladung ein Muskelmembran-Aktionspotential ausgelöst wird. Zur Stärkung der Beckenbodenmuskulatur werden über Vaginal-, Rektal- oder Oberflächenelektroden Frequenzen von ca. 50 Hz. als Langzeitstimulation angewendet. Durch Elektrostimulation kann auch eine dämpfende Wirkung auf den Detrusor ausgelöst werden. Diese kommt durch die Aktivierung adhärenter Bahnen im N. pudendus zustande. Einerseits wird der Sympathikus erregt, zum anderen eine direkte Hemmung der Kerne des N. pelvicus im Sakralmark, und letztlich über eine supraspinale Hemmung des Detrusorreflexes eine Dämpfung des Detrusors bewirkt.

> **MERKE**
> Die Verbesserung einer geordneten Kontraktion der Beckenbodenmuskulatur senkt deutlich das Ausmaß und die Anzahl von Inkontinenzepisoden. Patientinnen, die den Beckenboden anspannen können, profitieren von einer Beckenbodengymnastik, ggf. in Kombination mit einer Biofeedbackmethode.
> Frauen mit ungenügender oder fehlender willkürlicher Anspannung müssen zunächst über eine Elektrostimulation oder Biofeedbackmethoden durch passive Beübung in die Lage versetzt werden, geordnet aktiv anzuspannen.

Medikamentöse Therapie

Hormontherapie Im gesamten Urogenitaltrakt werden Östrogen-, Progesteron- und Testosteronrezeptoren in unterschiedlicher Konzentration gefunden. Östrogenmangel führt im Gewebe der Zielorgane zur Minderung der Durchblutung, zum Verlust an Kollagen, der extrazellulären Natrium- und Wasserretention, zum Absinken der Mitosezahlen, zur Veränderung des gesamten Stoffwechsels, der Zellen und des Lipid- und Kalziummetabolismus. Obwohl der kurative Effekt der Östrogengabe nur bei rezidivierenden Harnwegsinfekten belegt ist, kommt es durch Einsatz von Hormonpräparaten zur verstärkten Proliferation des urethralen und Vaginalepithels, zu einem Anstieg der Durchblutung um die Harnröhre und zu einer Zunahme des Kollagengehalts.

Die **Auswahl des Östrogens** richtet sich nach den individuellen Bedürfnissen der Patientin. In der Urogynäkologie ist die lokale Applikation eines Hormonpräparats der ideale Zugangsweg. Zur lokalen Applikation erweist sich Estriol als Mittel der Wahl (Zäpfchen, Creme). Ist eine Hormonersatztherapie zur Behandlung klimakterischer Beschwerden indiziert, so sind zusätzlich konjugierte Östrogene, Estradiol-Präparate mit oder ohne Gestagene in den verschiedensten Darreichungsformen (Pflaster, Depotspritzen, Tabletten, Cremes) indiziert. Gegenanzeigen für Hormontherapie:
- Hormonabhängige Tumoren
- schwere Leberschädigungen
- Thrombembolische Anamnese

α-Sympatikomimetika Der Angriffspunkt dieser Medikamente ist eine Verstärkung des Sphinkter urethrae internus. Über die im Urethra- und Blasenhalsbereich befindlichen α-Rezeptoren. α-Sympatikomimetika können kurzfristig zur Verbesserung der Kontraktionskraft eingesetzt werden, werden heute aber aufgrund von Nebenwirkungen nicht mehr verwendet.

Serotonin/Noradrenalin-Wiederaufnahmehemmer In den letzten Jahren wurden neue pharmakologische Entwicklungen zur medikamentösen Behandlung der Belastungsinkontinenz vorangetrieben. **Duloxetin** als 5HT/Noradrenalin-Re-Uptake-Inhibitor wurde bislang als wirkungsvolles Antidepressivum eingesetzt, zeigte jedoch überraschenderweise auch positive Auswirkung auf die belastungsbedingte Inkontinenz. Es hemmt die Serotonin/Noradrenalin-Wiederaufnahme im Bereich des Nucleus Onuf und erhöht somit die Kontraktion des Rhabdosphinkter im Urethralbereich und die Blasenkapazität. Aktuelle Studien mit einer Dosierung von 2 × 40 mg konnten deutliche Verbesserungen der Inkontinenzsymptome und Erhöhung der Lebensqualität für die betroffenen Frauen aufzeigen. Die Nebenwirkungsrate war relativ gering, im Vordergrund standen Übelkeit und Erbrechen. Vorliegende Daten über Sicherheit und Wirksamkeit belegen den Wert von Duloxetin als ernsthafte Therapieoption für Patientinnen mit Belastungsinkontinenz.

> **MERKE**
> Zur Senkung der Nebenwirkungsrate wird Duloxetin in einschleichender Dosierung von zunächst 2 × 20 mg verordnet und kann nach ca. 4 Wochen dann auf 2 × 40 mg gesteigert werden.

Anticholinergika und muskulotrope Relaxantien Haupteinsatzgebiet der Anticholinergika ist die Dranginkontinenz oder Reizblasensymptomatik, Hauptangriffspunkt ist peripher der glatte Detrusormuskel der Harnblase. Der Wirkmechanismus von Anticholinergika bewirkt eine atropinartige Blockierung der Azetylcholin-Rezeptoren einer glatten Muskulatur. Dadurch wird der Tonus der Blasenmuskulatur herabgesetzt. Einige haben einen direkten spasmolytischen Effekt auf die glatte Muskelzelle, andere führen über die kalziumantagonistische Wirkung zur Detrusorrelaxation, indem sie den Kalziumeinstrom in die Muskelzelle blockieren. Diese Medikamente zeigen dosisabhängig mehr oder weniger starke **Nebenwirkungen** (Mundtrockenheit, Akkommodationsstörungen, Obstipation, Restharnbildung, Sedierung). Das Ausmaß der Nebenwirkungen hängt aber von der individuell erforderlichen Dosis und der individuellen Verträglichkeit ab. Neuentwicklungen zielen auf eine höhere Wirkeffektivität und eine Reduzierung der Nebenwirkungen des Präparats. Die Entwicklung von **Retardpräparaten** mit der dann möglichen täglichen Einmalgabe führte zu einer besseren Verträglichkeit mit Abnahme der Mundtrockenheit. Zum anderen wurden neue Applikationsformen wie **Pflasterpräparate** oder **intravesikale Füllungen** entwickelt. In jüngster Zeit etablieren sich Präparate mit einem selektiven Ansprechen der M_3-Rezeptoren des Detrusormuskels, die zum einen eine effektive Relaxation erbringen, zum anderen aber weniger Nebenwirkungen durch das fehlende Ansprechen der anderen muskarinergen Rezeptoren erzeugen.

Prothetische Versorgung/Inkontinenzhilfsmittel

Pessartherapie Bei bestehender Belastungsinkontinenz können Urethrapessare zur Verhinderung eines Urinverlustes eingebracht werden. Diese Ringpessare mit einer keulenartigen Verdickung werden vaginal so eingesetzt, dass der zystourethrale Übergang dadurch angehoben. Bei **kurativem Ansatz** wird der Verschlussmechanismus durch Pessarabstützung während der Beckenbodengymnastik oder Elektrotherapie soweit trainiert, dass die Patientin nach Therapieabschluss ohne weitere Hilfsmittel auskommt. Hier profitieren in erster Linie jüngere Frauen bei sportlicher Aktivität. Sie sollten trainiert werden, das Pessar selbst einsetzen und entfernen zu können. Auch in **palliativer Hinsicht** hat die Pessareinlage ihre Indikationen. Aus Altersindikation, Inoperabilität, schlechtem Allgemeinzustand oder auf Wunsch der Patientin besteht die Möglichkeit, Senkungszustände und Harninkontinenz konservativ zu beheben. Einen entscheidenden Einfluss auf die Erfolgsrate stellt die ausreichende Motivation und Compliance der Patientin dar. Voraussetzung ist ein optimaler Tragekomfort und der leichte selbstständige Umgang mit dem Pessar. Pessare stehen in unterschiedlichen Formen, Größen und Materialien zur Verfügung. Abhängig von der Fähigkeit und Mitarbeit der Patientin ist eine Schulung zum selbstständigen Wechsel bzw. zur Lagekorrektur der leicht komprimierbaren Pessare möglich.

Intravaginale-/urethrale Hilfsmittel In den letzten Jahren wurden diverse Hilfsmittel zum Einsatz in die Scheide bzw. Harnröhre entwickelt, um eine Anhebung des Blasenhalses bzw. eine Kompression der Harnröhre zu erreichen. Das betrifft z.B. die Inkontinenztampons. Zum Einführen in die Harnröhre wurden unterschiedliche Stöpsel entwickelt, die aber aufgrund einer deutlichen Harnwegsinfektionsrate nicht mehr eingesetzt werden.

Operative Therapie der Belastungsinkontinenz

Patientinnen, die für eine operative Therapie in Frage kommen, sollten unter mehreren Aspekten der Beckenbodeninsuffizienz berücksichtigt werden. So sind Belastungsinkontinenz, Deszensus und Prolaps sehr häufig miteinander kombiniert. Da die Beckenbodenschwäche eine starke Beeinträchtigung der Lebensqualität hervorruft, jedoch selten mit einer echten Gesundheitsgefährdung einhergeht oder vitale Körperfunktionen beeinträchtigt, kommt der **präoperativen Operationsplanung** – gemeinsam mit der Patientin und evtl. auch deren Angehörigen – eine ganz besondere Bedeutung zu. Die Patientin muss nach eingehender **diagnostischer Abklärung** (spezialisierte Diagnostik), die in den meisten Fällen eine Urodynamik einschließt, ausführlich über Erfolgsraten, Komplikationsmöglichkeiten und nicht operative Behandlungsalternativen informiert werden. Da es bis heute keine eindeutigen Prognosefaktoren für den Erfolg einer konservativen Behandlung gibt, wird in der Regel vor der operativen Behandlung zumindest der Versuch einer konservativen Therapie durchgeführt.

Zur operativen Sanierung der Harninkontinenz wurden in den letzen 100 Jahren über 150 verschiedene Techniken mit unterschiedlichsten Modifikationen entwickelt, von denen sich nur wenige über Jahre durchgesetzt haben. Nach einem anfänglich meist vaginalen Vorgehen wurden ab 1960 abdominale Verfahren eingeführt, die sehr gute Resultate mit langjährigem Erfolg erbrachten, jedoch durch die erforderliche Laparotomie auch eine erhöhte Morbidität mit z.T. nicht unerheblichen Nebenwirkungen erzeugte. Durch die Einführung der Integraltheorie kamen ab 1990 spannungsfreie Vaginalschlingen zum Einsatz. Keine andere Operationsmethode in der Gynäkologie hat in den letzten Jahren zu einem solch rasanten Wechsel der Technik geführt. Heute werden fast ausschließlich von vaginal spannungsfreie Schlingen zur Sanierung der Belastungsinkontinenz eingesetzt.

Abdominale Kolposuspension

Das Prinzip des Eingriffs besteht darin, durch einen queren suprasymphysären Bauchschnitt (alternativ endoskopisch) nach Dissektion der Blasenvorderwand von der Symphyse das Cavum Retzii darzustellen (> Abb. 27-9). Die Vaginalwand stellt

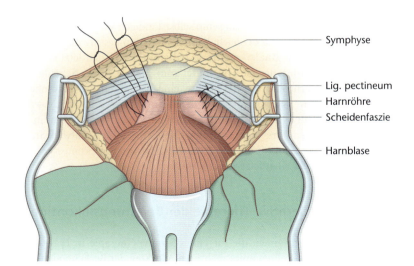

Abb. 27-9 Modifizierte Kolposuspension.
Die Vaginalwand wird beidseits dargestellt und an den Cooper-Bändern lose fixiert. Dadurch wird die Mobilität der Harnröhre eingeschränkt.

sich durch Abpräparieren der Blase beidseits auf Höhe des Blasenhalses dar, und wird mit nicht resorbierbarem Nahtmaterial beidseits an den Ligg. ilieopectinea (Cooper'sche Ligamente) lose fixiert. Dadurch wird eine übermäßige Mobilität der Harnröhre stabilisiert und auch ein vaginales Widerlager gebildet, gegen das die Harnröhre bei intraabdominalem Druckanstieg komprimiert werden kann. Diese Methode wurde erstmals ab 1961 von Burch eingesetzt und wird daher meist als **Burch-Kolposuspension** bezeichnet. Die Literatursammelstatistiken belegen **5-Jahres-Kontinenzraten** von ca. 80%.

Diese Operationstechnik kann auch laparoskopisch durchgeführt werden. Sie erfordert aber mehr technisches Geschick und ist aufgrund der geringeren Vernarbungen mit ca. 10% weniger OP-Erfolg verbunden. Indikation für das abdominale Vorgehen ist vor allem die Beseitigung eines lateralen Defektes, bei Inkontinenzoperation im Rahmen einer Laparotomie und ggf. bei Rezidivfällen.

Nadelsuspensionen

Hierbei werden beidseits paraurethral von einem vaginalen Zugang her nicht resorbierbare Fäden in der endopelvinen Faszie bzw. der Scheidenwand verankert, die anschließend mittels einer langen Nadel auf beiden Seiten, knapp hinter der Symphyse hoch geführt und suprasymphysär in der Bauchdecke (meist in der Rektusfaszie) verankert werden. Für diesen Eingriff sind zahlreiche Modifikationen angegeben worden (Pereyra, Raz, Stamey, Gittes etc.). Die primären **Erfolgsraten** von ca. 90% nehmen rasch im Langzeitverlauf auf ca. 40–50% ab. Deshalb gehören die besonders von den Urologen eingesetzten Nadelsuspensionen nicht mehr zu modernen gängigen Inkontinenzverfahren.

Schlingenoperationen

Bei der klassischen Schlingenoperation wird eine Schlinge aus autologem, heterologem oder alloplastischem Material um den Blasenhals (Übergang der Harnröhre in die Harnblase) gelegt, um ein stabiles Widerlager herzustellen. Am gebräuchlichsten sind Schlingenoperationen mit autologem Material, wobei hier Streifen aus der Bauchwandfaszie (Rektus- oder externus Aponeurose, OP nach Narick und Palmrich) oder der Faszia lata zur Anwendung kommen. Diese Operationsform wird in der Urologie hauptsächlich bei Rezidivfällen nach Burch-Kolposuspension eingesetzt.

Spannungsfreie Vaginalschlingen

Die Einführung der auf der Integraltheorie beruhenden spannungsfreien Vaginalschlingen hat zu einem Quantensprung in der Inkontinenzchirurgie geführt und die Anzahl der durchgeführten Operationen explosionsartig erhöht.

Bei der 1992 erstmals beschriebenen Methode der **Tension-Free-Vaginal-Tape-Operation** (TVT, ➤ Abb. 27-10) wird eine alloplastische Kunststoffschlinge, vorwiegend aus Polypropylen, völlig spannungsfrei in Urethramitte eingebracht, nach retropubisch ausgeführt und dort lose verankert. Die meist in Lokalanästhesie durchgeführte OP gestattet das Husten der Patientin zur genaueren Justierung des Bandes intraoperativ. Durch die spezielle Struktur des Materials können bindegewebige Strukturen rasch in das Band einwachsen und bilden damit eine sichere Verankerung. Die vorliegenden Langzeitergebnisse von aktuell 11 Jahren belegen die hohe Effektivität mit **Kontinenzraten** von ca. 80–85%. Um evtl. Komplikationen wie Blasen- oder Gefäßperforationen zu vermeiden, wurde ab 2003 zunehmend der transobturatorische Zugangsweg genutzt, hier wird das Vaginalband spannungsfrei von suburethral nach beiden Seiten durch das Foramen transobturatorium ausgeführt. Aktuell werden neue Mini-Schlingen entwickelt, die nur durch eine vaginale Inzision (sog. Single-incision-slings) suburethral eingebracht und durch verschiedene Ankersysteme im Bindegewebe der lateralen Beckenwand befestigt werden. Aufgrund der sehr guten Erfolgsraten, des mi-

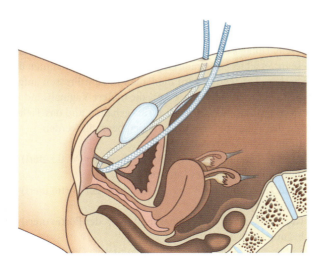

Abb. 27-10 Tension-Free-Vaginal-Tape-(TVT-)Plastik. Eine alloplastische Kunststoffschlinge wird um die Urethramitte gelegt und nach retropubisch ausgeführt.

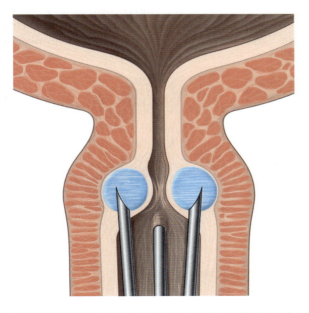

Abb. 27-11 Intraurethrale Injektion. Der mittlere Urethraabschnitt wird eingeengt und damit der urethrale Auslasswiderstand erhöht.

nimalinvasiven Zugangsweges und der geringen Morbidität sind die spannungsfreien Vaginalschlingen zu den häufigsten Inkontinenzoperationen insgesamt avanciert und werden bei **fast allen Indikationen** eingesetzt.

Periurethrale oder intraurethrale Injektionen

Diese Verfahren zielen darauf ab, am urethrovesikalen Übergang oder im mittleren Urethraabschnitt die Urethra einzuengen und damit den Schließmuskelmechanismus nachzuahmen. Dies führt zu einer Erhöhung des urethralen Auslasswiderstandes. Die Methoden unterscheiden sich hinsichtlich der injizierten Materialien (körpereigenes Fett, Kollagen, Silikon, Hyaluronsäure, Polyacrylamid) und der Applikationsart. Mittlerweile werden die Injektate via Zystoskop in die Submukosa der Urethra, oder neuerdings auch ohne Zystoskop mittels Implacer eingespritzt (➤ Abb. 27-11). Die neuen Materialien sind alle gewebefreundlich, inert und ortsständig und zeigen praktisch keine Fremdkörperreaktionen, meist fehlen aber Langzeitresultate. Die Erfolgsraten schwanken zwischen 40 und 100%, bei Nachbeobachtungen bis maximal 36 Monate. In vielen Einrichtungen werden Injektionen lediglich beim Inkontinenzrezidiv eingesetzt, oder dort, wo eine invasivere Operationstechnik kontraindiziert ist. Aktuell werden Injektionen über moderne kleine Urethroskope unter Sicht in Harnröhrenmitte appliziert.

27.3 Deszensus und Prolaps

Unter Deszensus und Prolaps versteht man Verlagerungen der Organe des kleinen Beckens, wodurch funktionelle und morphologische Störungen des Beckenbodens zustande kommen (Beckenbodeninsuffizienz). Dabei sind Deszensus und Prolaps Begriffe, die lediglich die Stärke der Ausprägung eines solchen pathologischen Zustands zum Ausdruck bringen, wobei Prolaps den totalen Vorfall der Vagina bzw. des Uterus und seiner Nachbarorgane bezeichnet. Im amerikanischen Sprachraum wird der Begriff Prolaps Syn. mit dem deutschen Begriff Deszensus verwendet. Für die klinische Beschreibung eines Deszensus hat sich die schematische Einteilung in ein vorderes, mittleres und hinteres Kompartiment bewährt, obwohl bei Deszensus- und Prolapspatientinnen meist mehrere Kompartimente betroffen sind.

27.3.1 Ätiologie und Pathophysiologie

Der Genitaldeszensus entsteht über chronische Dehnung und/oder Defekte der muskulären und bindegewebigen Anteile des Beckenbodens. **Schwangerschaft und vaginale Entbindung** können Ursache für Deszensus und Harninkontinenz sein. Die Verletzung bindegewebiger Strukturen durch mechanische Irritation, vor allem im Rahmen der ersten Vaginalgeburt, sowie die Schädigung der pelvinen Nerven und/oder Muskeln als Ergebnis der Traumatisierung durch die Geburt spielen die wichtigste Rolle für einen späteren Deszensus. Zeichen dafür ist die deutlich verlängerte Nervenleitungsgeschwindigkeit des N. pudendus postpartal. Vaginale Entbindungen von makrosomen Kindern (> 4.000 g), Multiparität, lange Austreibungsperioden, operative vaginale Entbindungen (v.a. durch Forzeps) sowie Dammrisse °III erhöhen die Inzidenz von Harninkontinenz und Genitaldeszensus. Entgegen der früheren Ansicht des protektiven Charakters einer **Episiotomie** belegen neuere Daten eindeutig das höhere Risiko einer Stuhlinkontinenz; ein restriktiver Einsatz der Episiotomie ist geboten. Prospektive und longitudinale Studien sind zur weiteren Evaluierung der Langzeitfolgen von Schwangerschaft und Geburt erforderlich.

Außerdem sind alle Faktoren, die durch eine **chronische Erhöhung des intraabdominalen Drucks** zu einer übermäßigen Belastung des Beckenbodens führen, als mögliche Ursachen zu nennen. Hierzu gehören Adipositas, die abdominopelvine Imbalance mit Zeichen der Bauchdeckeninsuffizienz, Asthma bronchiale, chronische Obstipation, schwere körperliche Arbeit oder die bestehende Konstitution mit Bindegewebsschwäche. Der zunehmende Östrogenmangel im Klimakterium führt dann über eine Atrophie und Involution zu einer Verstärkung der Symptome. Bis 35% aller postmenopausalen Frauen zeigt eine Hormonmangelatrophie im Bereich des Vaginalepithels.

27.3.2 Klassifizierung des Genitaldeszensus

Deszensus und Prolaps können klinisch oder mit bildgebenden Verfahren erfasst werden. Eine Senkung der vorderen Vaginalwand wird synonym auch als **Zystozele** bezeichnet, eine der hinteren Vaginalwand als **Rektozele** und eine Senkung im Bereich des mittleren Kompartiments als **Descensus uteri** (bzw. bei Zustand nach Gebärmutterentfernung als **Enterozele**) (> Abb. 27-12). Daneben gibt es viele andere synonyme Begriffe bzw. genauere Beschreibungen des Organinhaltes (Urethrozele, Douglasozele etc.). Je nach Stärke der Senkung kann diese in verschiedene Grade eingeteilt werden. Im Rahmen der klinischen Beurteilung wird die Patientin zum Pressen aufgefordert, während die vordere bzw. die hintere Vaginalwand jeweils getrennt mittels Spekula zurückgehalten und das Tiefertreten der Vaginalwände beim Pressen beurteilt werden.

Einteilung der Deszensusgrade:
- **Grad 1:** Senkung der Vaginalwand (bzw. der Portio uteri) bis knapp oberhalb des Introitus
- **Grad 2:** Senkung der Vaginalwand (bzw. der Portio uteri) bis in den Introitus
- **Grad 3:** Senkung der Vaginalwand (bzw. der Portio uteri) bis unterhalb des Introitus

Die über viele Jahre übliche semiquantitative Graduierung in gering-, mittel- oder hochgradig, bzw. Grad I, II oder III wurde 1996 von der International Continence Society (ICS) durch eine international gültige, metrische Einteilung, der **Pelvic Organ Prolaps Quantification** (POPQ, > Abb. 27-13) ergänzt [8]. Hier dient der Hymenalsaum als Referenzebene mit Beschreibung einzelner Punkte des vorderen, mittleren und hinteren Vaginalkompartimentes, die während der gynäkologi-

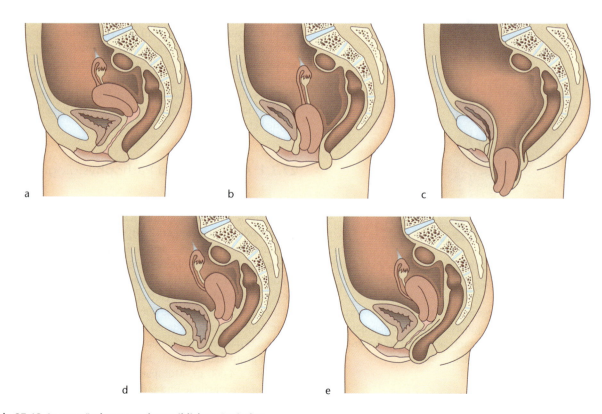

Abb. 27-12 Lageveränderungen des weiblichen Genitales.
a Normalbefund.
b Descensus uteri.
c Prolaps uteri.
d Zystozele.
e Rektozele.

27.3.3 Diagnostik des Genitaldeszensus

Allgemeine diagnostische Maßnahmen umfassen eine detaillierte Anamnese, eine standardisierte körperliche Untersuchung, die Nephro-Sonographie und Perineal- oder Introitussonographie und ggf. Funktionsuntersuchungen von Harnblase oder Enddarm mittels Urodynamik oder Rektum-Manometrie.

Durch die **gynäkologische Untersuchung** mit getrennten Spekula können das vordere, mittlere und hintere Kompartiment isoliert beurteilt werden, dies ist mit den derzeit verfügbaren bildgebenden Verfahren (Sonographie, Radiographie, MRT) kaum möglich. Dabei sollte die Patientin maximal pressen. Bei ausgeprägten Deszensusformen oder Prolaps muss eine larvierte Stressharninkontinenz durch das Quetschhahnphänomen ausgeschlossen werden. Dies erfolgt bei gefüllter Harnblase (250–300 ml) durch Reposition des Prolaps und Hustenprovokation. Zusätzlich sollte dann präoperativ eine Urodynamik unter Reposition durchgeführt werden. Wird eine larvierte Inkontinenz nachgewiesen, wird zusätzlich zur Deszensusoperation auch ein Inkontinenzeingriff erforderlich.

Die **sonographische Beurteilung** besonders der vesikourethralen Funktionseinheit liefert detaillierte Aussagen über die Blasenhalsverankerung und hat die Röntgendiagnostik weit in den Hintergrund gerückt.

Neurophysiologische Untersuchungen des Beckenbodens werden mit EMG und Ermittlung der Pudenduslatenzeit durchgeführt. Eine verlängerte Nervenleitungsgeschwindigkeit des N. pudendus ist eng mit Harninkontinenz und Deszensus assoziiert.

Bei komplexen Deszensusformen ist die dynamische MRT ein sinnvolles Zusatzverfahren, hat aber aufgrund der hohen Kosten noch keinen Eingang in die klinische Routine gefunden.

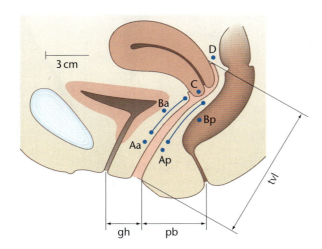

Abb. 27-13 Pelvic Organ Prolapse Quantification (POPQ) der International Continence Society (ICS). Mit Hilfe von 6 Punkten und 3 Längen wird der Genitaldeszensus beurteilt. Aa/Ap = 3 cm oberhalb des Hymenalsaums an der vorderen (a) bzw. hinteren (p) Vaginalwand gelegene Punkte (Region des urethrovesikalen Übergangs); bei einem Prolaps können sie maximal den Wert +3 annehmen; Ba/Bp = tiefste Punkte des oberen Anteils der vorderen (a) bzw. hinteren (p) Vaginalwand; ohne Deszensus haben sie jeweils den Wert –3 und sind identisch mit den Punkten Aa bzw. Ap; C = Position der Zervixspitze in Bezug zum Hymenalsaum; D = Position des Scheidengewölbes bzw. des Douglas-Raums in Bezug zum Hymenalsaum; tvl = „total vaginal length" = Länge der Vagina in cm; gh = genitaler Hiatus, Abstand von hinterer Harnröhrenwand zu hinterer Scheidenwand; pb = Abstand von der hinteren Scheidenwand zum Analsphinkter.

Tab. 27-4 Symptomatik bei Deszensus und Prolaps.
- Druckgefühl nach unten, Unterbauchbeschwerden
- Einklemmungserscheinungen in der Scheide
- Harndrang, Pollakisurie, Nykturie, Harninkontinenz
- Blasenentleerungsstörungen mit Restharngefühl
- Stuhl- und/oder Flatusinkontinenz
- Obstipation mit erschwerter Stuhlentleerung
- Sexualstörungen, Kohabitationsbeschwerden

schen Untersuchung bei maximalem Pressen der Patientin erfasst werden.

Die Prävalenz von Deszensus und Prolaps in der Bevölkerung liegt in den westlichen Industrienationen bei etwa 30%. Hauptsächliche Risikofaktoren zu dessen Entstehung gelten das Alter, der Alterungsprozess und vorangegangene vaginale Entbindungen. Die überwiegende Mehrzahl von Patientinnen, vor allem mit leichterem Deszensus, ist beschwerdefrei. Es ist daher die Aufgabe von ärztlicher Seite, im Rahmen einer gynäkologischen Abklärung asymptomatische Patienten bei der Befundmitteilung entsprechend behutsam zu betreuen und Ängste zu vermeiden, umgekehrt bei Vorliegen solcher Senkungszustände auf Funktionsstörungen im Bereich des Urogenitaltrakts sowie auch des Defäkationsorgans zu erfragen. Bei ausgeprägteren Deszensusformen sowie beim Prolaps sind selbstverständlich massive Beschwerden möglich, die in ➤ Tab. 27-4 zusammengefasst sind.

Deszensus des vorderen Kompartiments

Praxisfall

❚❚ Eine 64-jährige Patientin klagt über zunehmende Senkungsbeschwerden mit Druckgefühl in der Scheide. Sie merkt eine zunehmende Blasenentleerungsstörung mit abgeschwächtem Harnstrahl und verlängerter Miktion. Zudem stellt sich ein deutliches Restharngefühl ein.

Die gynäkologische Untersuchung zeigt eine deutliche Distensionszystozele bis in den Introitus. Bei der Urodynamik wird ein Restharn von 250 ml festgestellt. Nach vorbereitender lokaler Hormonbehandlung zur Beseitigung der Hormonmangelatrophie erfolgt eine Raffung der vorderen Vaginalwand (Colporrhaphia anterior, Zystozelenversenkung). ❚❚

Ätiologie und Einteilung Defekte der endopelvinen Faszie bzw. Abrisse am Arcus tendineus fasciae pelvis führen zu einem Deszensus der vorderen Vaginalwand. Hierbei unterscheidet man zentrale Defekte mit Ausbildung einer Distensionszystozele oder Pulsationszystozele und laterale Defekte durch Abriss der Faszie am Arcus tendineus mit Ausbildung einer Traktions- oder Dislokationszystozele ➤ (Abb. 27-14).

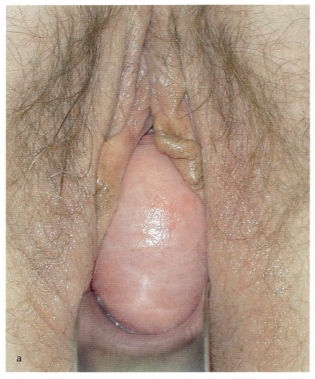
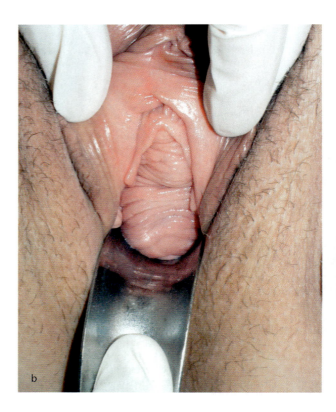

Abb. 27-14 Deszensus des vorderen Kompartiments.
a Distensions- oder Pulsionszystozele. Typische Vorwölbung mit verstrichenen Rugae, typische Blasenentleerungsstörungen mit Restharnbildung, meist Blickdiagnose.
b Traktionszystozele. Vorwölbung der vorderen Vaginalwand mit intakten Rugae, typischerweise Harninkontinenz, kaum Restharn, Diagnose schwieriger.

Symptome

Die **Distensionszystozele** als Ausdruck der zerstörten Faszie im zentralen Anteil der vorderen Vaginalwand zeigt verstrichene Rugae bei meist atropher Schleimhaut, die lateralen Vaginalsulci sind gut verankert. Distensionszystozelen sind eher miktions- als kontinenzgefährdend und oft mit Restharnbildung als Ausdruck erschwerter Blasenentleerung verbunden. Eine evtl. gleichzeitige Verschlussinsuffizienz der Harnröhre mit bestehender Belastungsinkontinenz wird durch die starke Abknickung der Harnröhre oft maskiert (larvierte Belastungsinkontinenz durch Quetschhahnphänomen). Bei der **Traktionszystozele** zeigt sich der Defekt durch ungenügende Verankerung eines oder beider lateraler Vaginalsulci bei gut erhaltenen Rugae. Hauptsymptom ist hier die beginnende Harninkontinenz.

> **M E R K E**
>
> Ursache der Distensions- oder Pulsionszystocele ist ein zentraler Defekt der endopelvinen Faszie und zeigt sich durch verstrichene Rugae und erhaltene laterale Vaginalsulci. Sie kann durch Colporrhaphia saniert werden.
> Ursache der Traktionszystocele ist der ein oder beidseitige Abriss der lateralen Scheidenaufhängung der endopelvinen Faszie am Arcus tendineous. Klinische Zeichen sind die erhaltenen Rugae der Zystocele und die fehlende laterale Verankerung. Diese Zystocele wird durch einen Lateralrepair besser von abdominal saniert.

Therapie

Obwohl beide Formen der Zystozele oft ähnlich imponieren können, bedürfen sie einer strikt getrennten operativen Therapie. Die Distensions- oder Pulsionszystozele kann durch eine Colporrhaphia saniert werden. Die Traktionszystozele wird durch einen Lateral Repair besser von abdominal saniert.

Deszensus des mittleren Kompartiments

Ätiologie   Defekte im Bereich des Parakolpiums oder Lig. sacrouterinum führen zu einem Scheidengrunddeszensus, der klinisch als Descensus uteri oder als Scheidenstumpfdeszensus oder Enterozele imponiert (> Abb. 27-15, > Abb. 27-16). Nach Hysterektomie kann es in 0,2–0,3% zu einem signifikanten Tiefertreten des Scheidenstumpfes mit Ausbildung einer Hernie des Vaginalapex kommen. Verschiedene Ursachen können zur Ausbildung einer Enterozele führen, am häufigsten treten Senkungen des Scheidenstumpfes nach Hysterektomie auf.

Diagnostik

Die Abgrenzung von einer hohen Rektozele kann gelegentlich schwierig sein und erfordert eine subtile rektale Untersuchung.

27.3 Deszensus und Prolaps

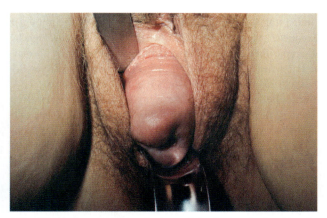

Abb. 27-15 Uterusprolaps. Portio erscheint im Introitusbereich oder außerhalb, typische Einklemmungserscheinungen mit Senkungsbeschwerden, selten isoliert auftretend.

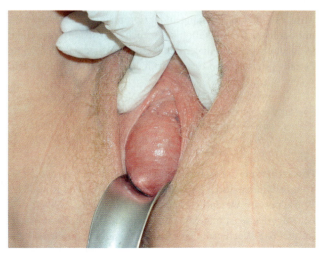

Abb. 27-17 Rektozele.

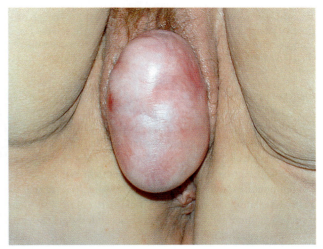

Abb. 27-16 Scheidenstumpfprolaps als Enterozele. Typischer Prolaps nach Hysterektomie, meist alle 3 Vaginalkompartimente betroffen. Die Symptomatik ist durch Senkungsbeschwerden, unspezifische Rückenschmerzen, Blasen- und Enddarmfunktionsstörungen charakterisiert.

Deszensus des hinteren Kompartiments

Ätiologie Fasziendefekte der endopelvinen Faszie im Bereich des Septum rectovaginale mit Ausdünnung der Rektumwand imponieren als Rektozele ➤ (Abb. 27-17).

Symptome
Beschwerden bestehen neben einem zunehmenden Druckgefühl in einer erschwerten Defäkation, chronisches Pressen unterhält den Prozess und verstärkt den Deszensus. Chronische Obstipation und falsches Defäkationsverhalten sind eng mit der Ausbildung einer Rektozele verbunden.

MERKE
Rektozelenbildungen sind oft mit Obstipation verbunden. Stuhlentleerungsstörungen oder Stuhlinkontinenzen sollten unbedingt proktologisch abgeklärt werden.

27.3.4 Therapie des Genitaldeszensus

Die Behandlung ist jeweils von der Symptomatik und dem Leidensdruck der Patientin abhängig. Sie umfasst eine Reihe von konservativen und operativen Möglichkeiten.

Konservative Therapie

Indikation Auch bei offensichtlich notwendiger operativer Intervention sollte jede Therapie der Genitalsenkung mit konservativen Maßnahmen starten. Dies ist bei nur mäßigen Befunden oder fehlendem Leidensdruck besonders angebracht. Das sofortige operative Angehen von Befunden, die nur im Rahmen der ärztlichen Untersuchung auffallen, der Patientin jedoch keine Beschwerden verursachen, sollte der Vergangenheit angehören. Dies trifft auch auf sogenannte prophylaktische Operationen zu („Es könnte noch schlimmer werden", „Später sind Sie vielleicht zu alt für eine OP"). Jüngere Frauen mit geringem Deszensus können konservativ gut behandelt werden. Auch die Gruppe der operationsunwilligen oder alten multimorbiden Patientinnen profitiert von nichtoperativen Maßnahmen.

Medikamentöse Therapie Unverzichtbarer Bestandteil der konservativen Therapie ist die lokale und/oder systemische Östrogensubstitution zur Behebung der Hormonmangelatrophie. So können typische Beschwerden wie vermehrte Harnwegsinfektionen, Pruritus, Ulzerationen der Vaginalschleimhaut, Reizblasensymptome deutlich gebessert werden. Zudem wirkt sich der positive trophische Effekt der lokalen Hormontherapie mit Verbesserung der Durchblutung und Gewebsproliferation deutlich auf bessere Ergebnisse der Beckenbodenrekonstruktion aus.

Zum Einsatz kommt Estriol 0,5–1 mg in Salben- oder Ovulaform. Man beginnt mit der abendlichen lokalen Applikation in der 1. Woche täglich und reduziert dann auf jeden 2. oder 3. Tag. Wegen der guten Resorption über das Vaginalepithel sind systemische Effekte nicht zu vermeiden, jedoch ohne unerwünschte Effekte. Bei mangelnder Compliance oder Problemen mit der lokalen Applikation kann auch ein Estring® verwendet werden, der nach vaginaler Einlage über 3 Monate täglich 7,5 µg Estradiol freisetzt und zusätzlich einen Repositionseffekt erzielt.

MERKE
Die lokale vaginale Östrogenbehandlung erfolgt mit einem Estriol in Salben- oder Ovulaform. Gerade in Vorbereitung auf eine operative Sanierung sollte eine Hormonmangelatrophie behandelt werden.

Pessartherapie Beschwerden durch einen ausgeprägten Deszensus können durch Reposition mittels geeigneter Ring- oder Würfelpessare wesentlich beseitigt werden (> Abb. 27-18). Günstigerweise ist man von der Dauereinlage mit Pessarwechsel aller 6–8 Wochen auf eine Selbstbehandlung durch die Patientin übergegangen. Das Pessar wird morgens selbst eingeführt und vor dem Schlafengehen entfernt, um eine Überbeanspruchung der Vaginalhaut zu vermeiden. Dies ist mit den heute zur Verfügung stehenden, weichen, elastischen Pessaren möglich. Die Reposition des Deszensus durch ein Pessar deckt meist auch eine larvierte Inkontinenz auf und ist somit wichtiger diagnostischer Bestandteil der Operationsplanung.

MERKE
Eine moderne Pessartherapie erfolgt mit weichen Silikonwürfel- oder Schalenpessaren. Diese werden von der Patientin täglich durch problemloses Einsetzen und Entfernen gewechselt und mit einer Hormontherapie kombiniert.

Elektrostimulationstherapie Elektrische Potentiale provozieren Kontraktionen der quergestreiften Beckenbodenmuskulatur und führen zu einer Hypertrophie und Hyperplasie der Muskulatur, bei der glatten Muskulatur zudem zu einer Tonisierung der Muskeln. Die Wirkung erfolgt über eine Stimulation des Reflexbogens über afferente Bahnen des N. pudendus.

Die Elektrostimulation hilft vor allem den Frauen, die den Beckenboden nicht willkürlich anspannen können. Anwendung finden tragbare Impulsgeber mit Vaginalsonden, die mit einer Frequenz zwischen 35–50 Hz arbeiten. Dabei sollte eine tägliche Therapie über 20 min für insgesamt 3 Monate erfolgen. Evidente Daten liegen vorwiegend zur Behandlung der assoziierten Belastungsinkontinenz mit 50–60% Heilung oder Besserung.

Beckenbodentraining Eine Hauptsäule der konservativen Therapie der Beckenbodeninsuffizienz bei noch möglicher willkürlicher Anspannung des Beckenbodens ist das Beckenbodentraining mit oder ohne Biofeedback. Biofeedback bedeutet die Umsetzung der Muskelaktivität in ein akustisches oder visuelles Signal. So kann die Patientin selbst Anspannung als Entspannung der Muskulatur beurteilen. Problematisch ist eine gezielte Levatorkontraktion, denn oft werden auch andere Muskelgruppen der Bauchwand/Gesäß unspezifisch aktiviert.

MERKE
Die Behandlung des Genitaldeszensus sollte stets mit konservativen Maßnahmen beginnen. Die lokale Hormongabe zur Beseitigung der lokalen Atrophie sowie die Pessartherapie zur Beseitigung der Senkungsbeschwerden und Aufdeckung einer evtl. larvierten Belastungsharninkontinenz sind wichtige Maßnahmen.

Operative Therapie

Im Folgenden werden die derzeit gebräuchlichsten Operationen der Urogynäkologie, mit Ausnahme der Hysterektomie beschrieben, wobei aus o.g. Gründen sehr häufig Kombinationen dieser Eingriffe zur Anwendung kommen. Wie in der gesamten operativen Gynäkologie kann sowohl von vaginal als auch von abdominal oder auch kombiniert operiert werden, wobei die abdominalen Eingriffe auch als endoskopische Varianten durchgeführt werden können.

Vordere Kolporrhaphie (Diaphragmaplastik, vordere Plastik) Das Prinzip dieser Operationstechnik besteht in einer Raffung des erschlafften Diaphragmas urogenitale, das über eine median geführte, vordere Kolpotomie durch Abpräparieren der Vaginalwände dargestellt wird (> Abb. 27-19). Da es nach dem Eingriff jedoch oft zu einem Absinken des Harnröhrendrucks kommt, sind bei Vorliegen einer Harninkontinenz andere Techniken zusätzlich einzusetzen. Die vordere Kolporrhaphie dient zur Beseitigung des medianen Fasziendefektes der vorderen Vaginalwand mit Beseitigung der Zystozele, sie dient nicht mehr als Inkontinenzoperation.

Da selbst bei optimaler Präparations- und Nahttechnik Rezidive nicht vermeidbar sind, wird zunehmend die Verwendung eines den Blasenboden unterstützenden Fremdmaterial-Meshs v.a. beim Rezidiv diskutiert.

Hintere Kolporrhaphie (Kolpoperineoplastik, hintere Plastik) Die hintere Kolporrhaphie beseitigt die Rektocele als zentralen Fasziendefekt im Bereich der hinteren Vaginalwand. Durch Ausschneiden einer rautenförmigen Figur im Bereich der hinteren Vaginalwand und des Perineums mit Verlängerung nach kranial im Sinne einer medianen, hinteren Kolpotomie, werden eine Rektozele sowie die Levatorschenkel auf beiden Seiten frei präpariert. Anschließend wird mit resorbierba-

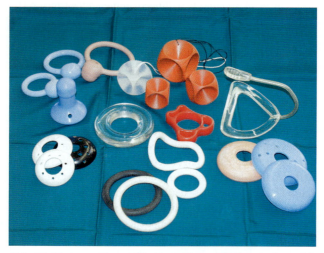

Abb. 27-18 Auswahl verschiedener Ring-, Schalen- und Würfelpessare. Die Pessare können von der Patientin selbst eingesetzt werden.

rem Nahtmaterial die Rektozele durch Nähte im Bereich des Septum rectovaginale versenkt und die beiden Schenkel des M. puborectalis zur Verengung eines erweiterten Hiatus urogenitalis in der Mitte zusammengenäht. Dadurch wird die hintere Vaginalwand stabilisiert und der Introitus und das untere Vaginaldrittel verengt.

Paravaginale Vaginopexie Ist ein Deszensus der vorderen Vaginalwand durch einen paravaginalen Defekt verursacht (erhaltene Rugae, Verlust der lateralen vaginalen Verankerung), so kann eine vordere Kolporrhaphie ineffektiv sein. Um die seitliche Verankerung der Scheide an der Beckenwand wiederherzustellen, werden, ähnlich wie bei der abdominalen Kolposuspension, das Cavum Retzii frei präpariert, anschließend die Beckenwände bis zur Spina ichiadica dargestellt und schließlich die seitliche Vaginalwand bds. mit nicht resorbierbarem Nahtmaterial an den Arcus tendineus bzw. die Obturatorius-Faszie genäht ➤ (Abb. 27-20).

Vaginale Scheidenstumpffixation Diese Operation dient der **Korrektur eines Totalprolapses** des Scheidenblindsackes nach Hysterektomie oder eines Totalprolaps des Uterus auf vaginalem Wege. Sie besteht in einer Fixierung des Scheidenblindsackes am Lig. sacrospinale (➤ Abb. 27-21). Dabei wird durch eine hintere Kolpotomie der pararektale Raum auf einer Seite (meist rechts) komplett eröffnet und der M. coccygeus dargestellt. Anschließend werden Nähte so durch das auf dem M. coccygeus liegende Lig. sacrospinale gelegt. Zum anderen werden die Nähte durch die Scheidenwand des neuen tiefsten Punktes der Scheide gelegt. Durch Knüpfen der Fäden wird das Ende der Scheide so am Lig. sacrospinale fixiert. Diese Operation wird oft mit einer vorderen und hinteren Kolporrhaphie kombiniert.

Besonders vorteilhaft ist diese Operationsmethode bei älteren Patientinnen mit einem ausreichend langen Vaginalstumpf und zeichnet sich durch eine geringe Morbidität mit einer raschen Rekonvaleszenz aus. Bei vorangegangenen Laparotomien wird gerne der vaginale Zugang gewählt, die geringe Auslenkung der neuen Scheidenverankerung nach rechts hat praktisch keinen negativen Einfluss auf die Sexualität.

Die internationale Literatur gibt eine **Erfolgsrate** von 90% an, in bis zu 25% können nach dieser Scheidenfixation erneut Zystocelen auftreten.

Abdominale Scheidenstumpffixation Bei diesem Eingriff wird das deszendierte Vaginalende bzw. der prolabierte Uterus unterhalb des Promontoriums an der sakralen Faszie in Höhe von S2 des Kreuzbeines fixiert ➤ (Abb. 27-22). Um eine spannungsfreie Aufhängung zu erreichen, ist in den meisten Fällen ein synthetisches Netz-Interponat erforderlich. Die Erfolgsra-

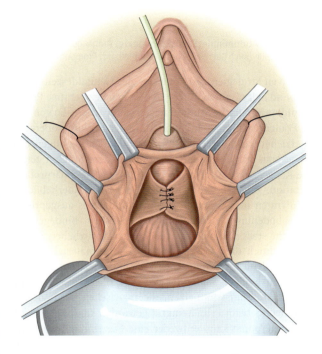

Abb. 27-19 Colporrhaphia anterior. Das erschlaffte Diaphragma urogenitale wird gerafft.

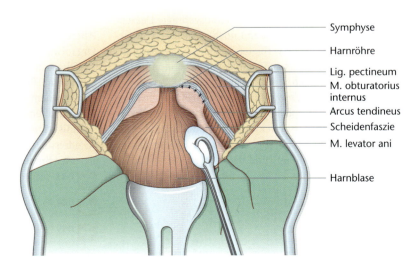

Abb. 27-20 Lateral Repair von abdominal. Fixation der abgerissenen endopelvinen Faszie an den Arcus tendineus durch Einzelknopfnähte [44].

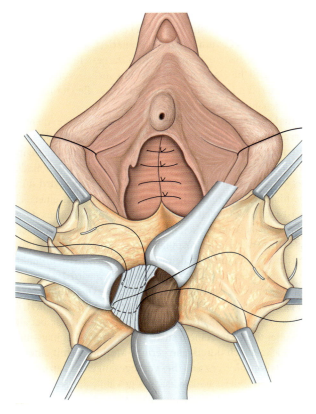

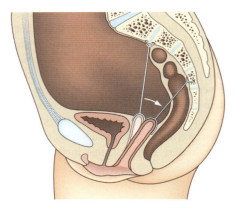

Abb. 27-22 Abdominale Sakrokolpopexie. Aufhängung der deszendierten Scheide durch Sakrokolpopexie unterhalb des Promontoriums.

Abb. 27-21 Vaginaefixatio sacrospinalis. Fixierung des Scheidenendes am sakrospinalen Ligament rechts.

ten werden ebenfalls bis zu 85% angegeben. Aufgrund unterschiedlicher Operationsstrategien mit Zusatzeingriffen existieren nur wenige vergleichende Studien zu abdominalem und transvaginalem Zugangsweg. In den letzten Jahren gibt es zunehmend Berichte über die laparoskopische Sakrokolpopexie mit ähnlich guten Erfolgen. Ziel ist die Reduktion des zeitlichen und operativen Aufwandes für die Patientin, stellt jedoch höchste Ansprüche an das laparoskopische Können des Operateurs. Studien über Langzeitergebnisse bleiben abzuwarten.

Eine besondere Problematik bildet der ausgeprägte Deszensus oder Prolaps der jungen Frau mit noch nicht abgeschlossener Familienplanung. Hier verbietet sich die Hysterektomie, stattdessen wird der Uterus auf vaginalem oder abdominalem Wege im kleinen Becken fixiert.

Kuldoplastik Die Fixierung eines vorgefallenen Scheidenblindsackes bzw. die Prophylaxe eines Scheidenblindsackvorfalles im Rahmen einer Hysterektomie kann auch durch Kürzung der Lig. sacrouterina durchgeführt werden. Diese werden mit Nähten median vereinigt (und dadurch verkürzt) und an das Scheidenende fixiert.

Meshmaterialien

Die Entwicklung neuer Meshmaterialien zum Verschluss vaginaler Bruchpforten hat zu einer deutlichen Veränderung der operativen Strategien zur Sanierung des Genitaldeszensus geführt und hält rasanten Einzug in die tägliche operative Praxis.

Epidemiologische Studien zeigen ein Lebensrisiko von 11% für Frauen, sich einer Inkontinenz- oder Senkungsoperation unterziehen zu müssen. 29,2% dieser Frauen benötigen eine zweite oder nachfolgende Operation. Andere Studien zeigen eine Reoperationsrate von 17% 10 Jahre nach Primärprolapsoperation. Angesichts der Kenntnis der nicht unerheblichen Rezidivraten und des nicht seltenen Auftretens ausgeprägter Beckenbodeninsuffizienzen mit erheblicher Bindegewebsschwäche stellt sich die Frage nach einer zusätzlichen Stabilisierung durch die Verwendung eines Meshmaterials. In der Abdominalchirurgie gibt es über viele Jahre hervorragende Erfahrungen bei der Sanierung von Bauchdeckenhernien mit Einsatz von Kunststoffnetzen, die inzwischen Methode der Wahl bereits beim Primäreingriff geworden sind. Ein Fremdkörperinterponat kann entweder eine Fasziendiplikation zusätzlich unterstützen oder als „Brücke" für eine Faszienlücke dienen.

Zur Anwendung kommen **makroporöse monofilamentäre Materialien** wie Polypropylene, die eine gute Verträglichkeit bei gleichzeitig ausreichender Festigkeit zeigen. Als Nachteile sind hier Infektionen und mögliche Arrosionen zu nennen. Alternativ kommen auch Biomaterialien zum Einsatz, die vom Organismus nach 3–12 Monaten resorbiert werden.

Neben individuell portionierbaren Netzen gibt es inzwischen eine Reihe von vorkonfektionierten **Vaginal-Kits,** die neben einem vorgeschnittenen Netz auch die dazugehörigen Einführhilfen beinhalten.

Indikationen zur Verwendung von vaginalen Netzen ist die Rezidivsituation oder der ausgeprägte Primärprolaps bei insuffizienter Bindegewebssituation.

➕ **033** Literatur Kap. 27

➕ **034** Praxisfragen Kap. 27

➕ **089** IMPP-Fragen Kap. 27

KAP. 28
M. Kiechle
Notfallsituationen in der Gynäkologie

28.1	Akutes Abdomen 531	28.3	Verletzungen des Genitales 535
28.2	Genitale Blutungen 533	28.4	Vergewaltigung 536

Zur Orientierung

Bei frauenärztlichen Notfällen ist zunächst zu klären, ob eine Schwangerschaft besteht oder nicht. Ist dies nicht der Fall, sind das akute Abdomen und Blutungen sowie Verletzungen des Genitalbereichs die häufigsten Notfallsituationen. Ein besonderes Untersuchungsvorgehen ist notwendig, wenn eine Vergewaltigung vorliegt. Wird eine Schwangerschaft nachgewiesen, sind die entsprechenden Notfälle zu berücksichtigen (➤ Kap. 19).

28.1 Akutes Abdomen

Praxisfall

Eine 28-jährige Frau wird von ihrem Freund in die Notfallambulanz des Krankenhauses gebracht. Sie kann kaum gehen und krümmt sich vor Schmerzen. Seit mehreren Wochen habe sie wiederkehrende, leicht ziehende Unterbauchschmerzen. Auch habe sie beim Geschlechtsverkehr verstärkt ziehende Schmerzen verspürt. Es besteht eine Eumenorrhö. Die letzte Periodenblutung habe sie vor 2 Wochen gehabt. Sie habe keine Kinder und sei auch noch nie schwanger gewesen. Stuhlgang und Miktion seien regelrecht. Ernsthafte Vorerkrankungen bestünden nicht.

Bei der Untersuchung tastet sich eine harte Bauchdecke, die stark druckdolent ist. Die Temperatur ist normal, das Notfalllabor zeigt keine Auffälligkeiten. In der Vaginalsonographie zeigt sich ein 5 cm großer zystischer einkammriger Tumor im Bereich der rechten Ovarialloge. Das linke Ovar, Uterus und Endometrium sind unauffällig. Es stellt sich keine freie Flüssigkeit dar. Eine Spiegeleinstellung und bimanuelle **Tastuntersuchung** sind aufgrund der starken Schmerzen nicht möglich. In der Notfalllaparoskopie sieht man einen bläulich-lividen verfärbten und torquierten linken Adnex mit einer großen, glatten Ovarialzyste. Nach Entdrehung des Adnexstieles stellt sich diese nach wenigen Minuten wieder rosarot und gut durchblutet dar. Die Ovarialzyste wird ausgeschält und das Ovar rekonstruiert. Am 2. postoperativen Tag kann die junge Frau bei Wohlbefinden nach Hause entlassen werden. Um weitere Ovarialzysten zu verhindern, wird der Patientin empfohlen, einen Ovulationshemmer einzunehmen.

Definition Das akute Abdomen stellt eine lebensbedrohliche Situation dar. Hauptsymptom ist der akute abdominale Schmerz, verbunden mit erheblicher Beeinträchtigung des Allgemeinzustands, evtl. Schock und abdominaler Abwehrspannung. Weitere Symptome können Fieber, Erbrechen, gastrointestinale Motilitätsstörungen und Miktionsstörungen sein.

Ätiologie Das akute Abdomen kann sehr verschiedene Ursachen haben und die Abklärung eines akuten Abdomens kann mehrere Fachgebiete (Gynäkologie, Chirurgie, Innere Medizin, Urologie, Orthopädie) betreffen (➤ Tab. 28-1). Je nach Begleitsymptomatik kann eine gynäkologische Ursache weiter spezifiziert werden (➤ Tab. 28-2).

Symptome

Die Hauptsymptome des akuten Abdomens sind:
- Bauchschmerzen (viszeraler oder somatischer Schmerz, s.u.)
- Abwehrspannung des Abdomens
- reduzierter Allgemeinzustand.

Weitere Symptome können sein:
- Schock
- Erbrechen
- Fieber
- Obstipation
- Miktionsstörungen
- Anämie.

Diagnostik

Schmerzdiagnostik

Dem Schmerzcharakter, den man in somatische und viszerale Schmerzen unterteilt, kommt eine besondere Bedeutung bei der Differentialdiagnose zu:

- **Viszeraler Schmerz:** Er wird über sympathische Fasern und abdominale Ganglien zum ZNS geleitet und äußert sich als ein dumpfer, quälender, bohrender und brennender Schmerz, der schlecht lokalisierbar ist und oft wellenförmig

Tab. 28-1 Häufigste Ursachen des akuten Abdomens.

Fachgebiet	Erkrankungen
Gynäkologie	• Stieldrehung • Extrauteringravidität • septischer Abort • akute Adnexitis • postoperative intraabdominale Nachblutung
Chirurgie	• Appendizitis • Divertikulitis • Peritonitis • Mesenterialvenenverschluss • Volvulus • mechanischer Ileus • Kolonkarzinom mit Stenose oder Perforation • Meckel-Divertikel • dissezierendes Aortenaneurysma • postoperative intraabdominale Nachblutung
Urologie	• Urolithiasis • akuter Harnverhalt • akuter Harnwegsinfekt
Orthopädie	• Bandscheibenprolaps • Wirbelfraktur • Osteomyelitis • Rückenmarkstumor
Innere Medizin	• akute Gastroenteritis • akute Pankreatitis • basale Lungenembolie • basale Pleuritis • Morbus Crohn • Kolitis • Porphyrie

Tab. 28-2 Gynäkologische Ursachen des akuten Abdomens.

Weiteres Symptom/Befund außer dem akuten Abdomen	Ursachen
Fieber	• akute Adnexitis • Ruptur einer Pyosalpinx oder eines Tuboovarialabszesses • infiziertes Myom • infiziertes, zerfallendes Karzinom
Kein Fieber, keine intraabdominale Blutung	• Stieldrehung (Ovarialtumor, -zyste, Hydrosalpinx, gestieltes Myom, Adnexe) • Einkeilung eines Ovarialtumors oder Myom • Myomnekrose • Dysmenorrhö • Ovulationsschmerz (Molimina menstrualia) • Hymenal- und Vaginalatresie
Intraabdominale Blutung	• Ruptur einer Zyste • Ovulationsblutung • Perforation eines Karzinoms • postoperative Nachblutung

ab- und zunimmt. Er wird ausgelöst durch Reizungen des viszeralen Peritoneums, von dem alle Bauchorgane überzogen sind. Die Patientin versucht sich durch einen Stellungswechsel Erleichterung zu verschaffen.

- **Somatischer Schmerz:** Er geht von der Körperoberfläche aus und wird über die Interkostalnerven und den N. phrenicus zum ZNS geleitet. Er wird als schneidend scharf oder brennend beschrieben, ist i.d.R. gut lokalisierbar und gleich bleibend in der Intensität. Die Patientin nimmt in der Regel eine Schonhaltung ein, um sich Erleichterung zu verschaffen.

Auch kommt der **Schmerzlokalisation** durch Palpation bei der Diagnostik eine besondere Bedeutung zu. Das Punctum maximum der Schmerzen entspricht oft, allerdings nicht immer dem Entstehungsort. Wird das Abdomen bei dieser Beurteilung in 7 Regionen eingeteilt (epigastrischer Winkel, rechter und linker Oberbauch, rechter, linker und mittlerer Unterbauch, periumbilikaler Mittelschmerz), ist eine erste Aussage im Hinblick auf die Ursache möglich (> Abb. 28-1).

> **PRAXISTIPP**
> Bei der abdominalen oder rektovaginalen Palpation sollte man sich immer erst am Ende der Untersuchung an den maximalen Schmerzpunkt herantasten, sonst wird die Untersuchung vielfältig nicht toleriert und das diagnostische Kriterium der Palpation kann nicht genutzt werden.

Die **Schmerzanamnese** lässt sich in den meisten Fällen (Beginn, zeitlicher Zusammenhang mit anderen Ereignissen und Verlauf) gut erheben, spielt jedoch für differentialdiagnostische Überlegungen eine untergeordnete Rolle. Die Erstmanifestation des Schmerzes kann in einigen Fällen hilfreich sein.

Gynäkologische Diagnostik

In der speziellen gynäkologischen Diagnostik sind folgende Sachverhalte zu klären:
- Ausschluss einer Schwangerschaft
  - Alter, Verhütung, Zyklusphase, letzte Periode
  - hCG-Schnelltest aus Urin, hCG-Bestimmung im Blut
- Ausschluss eines entzündlichen Prozesses
  - Temperatur messen
  - Fluor, Ausfluss, Blutungen
  - Blutbild, CRP-Bestimmung
- Ausschluss einer inneren Blutung
  - Blutdruck, Puls, Schockzeichen, klinische Anämie
  - Schwindel, Schulterschmerzen
  - freie Flüssigkeit im Ultraschall
  - Hämoglobinbestimmung.

Weitere Diagnostik

Das Abdomen muss palpiert und der maximale Schmerzpunkt identifiziert werden, sofern dies von der Patientin toleriert wird. Gleiches gilt für die rektovaginale Palpation, die Spiegeleinstellung sowie für die abdominale und vaginale Sonographie.

28.2 Genitale Blutungen

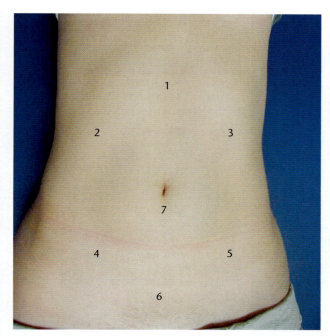

Abb. 28-1 Schmerzlokalisationen bei unterschiedlichen Ursachen des akuten Abdomens. **1** = epigastrischer Winkel: Gastroenteritis, Pankreatitis, Ulcus ventriculi/duodeni mit oder ohne Perforation, akuter Myokardinfarkt, epigastrische Hernie, Hiatushernie; **2** = rechter Oberbauch: Cholezystolithiasis, Cholezystitis, akute Hepatitis; **3** = linker Oberbauch: Gastritis, Ulcus ventriculi, Gastroenteritis, Milzruptur, beidseits im Oberbauch: Lungenarterienembolie, basale Pleuritis, Pneumothorax, Rippenfraktur, somatisierte Beschwerden (Leber- und Magenschmerzen); **4** = rechter Unterbauch: akute Appendizitis, Ileitis terminalis; **5** = linker Unterbauch: Divertikulitis, beidseits im Unterbauch: inkarzerierte Leistenhernie, Ureterkonkrement, Pyelonephritis, Nierenarterienverschluss, Stieldrehung, Zystenruptur, Adnexitis, Tubargravidität, Tubarabort; **6** = mittlerer Unterbauch: Harnverhalt, Zystitis, Colitis ulcerosa, Stenose oder Perforation eines Kolonkarzinoms, Ovulationsblutung, Dysmenorrhö, Hymenal- oder Vaginalatresie, Ovulationsschmerz, Stieldrehung, Endomyometritis, Myomnekrose; **7** = Mittelschmerz oder nicht lokalisierbar: Beginn einer akuten Appendizitis, Aortenaneurysma mit Dissekanz oder Ruptur, Mesenterialinfarkt, Ileus, Porphyrie, Hämolyse, Bleiintoxikation, Thrombosen, Abszess/Fremdkörper (perforiertes IUP), Typhus, Trauma.

Klassisches Symptom der Adnexitis ist der Portioschiebeschmerz, ausgelöst durch die rektovaginale Palpation und „Wackeln" an der Portio. Bei einer intraabdominalen Blutung kann man evtl. eine Vorwölbung des hinteren Scheidengewölbes tasten. Eine Douglas-Punktion mit Aspiration von Blut kann dann die Diagnose beweisen.

Therapie
Die wichtigsten gynäkologischen Krankheitsbilder, die ein akutes Abdomen verursachen können, werden durch Operation, Antibiose und/oder Ovulationshemmer therapiert (> Tab. 28-3).

Tab. 28-3 Therapieprinzipien bei den wichtigsten gynäkologischen Krankheitsbildern.

Operative Sanierung	• Stieldrehung (Ovarialtumor, -zyste, Hydrosalpinx, gestieltes Myom, Adnexe) • Hymenalatresie, Vaginalatresie mit Hämatokolpos und Hämatometra • Einkeilung eines Myoms oder Ovarialtumors • intraabdominale Nachblutungen (postoperativ, Zystenruptur mit Blutung, Ovulationsblutung, Karzinomblutung)
Operative Sanierung und Antibiose	• akute Adnexitis mit Tuboovarialabszessen oder Pyosalpinx • infiziertes, nekrotisches Myom • zerfallendes Karzinom
Antibiose	• akute Adnexitis ohne Organveränderung
Ovulationshemmer	• Ovulationsschmerz • Dysmenorrhö • Ovulationsblutung • Ovarialzysten

28.2 Genitale Blutungen

Praxisfall
Eine 48-jährige Frau wird mit starken vaginalen Blutungen notfallmäßig in die Frauenklinik eingeliefert. Sie beklagt neben der jetzt seit 10 Tagen bestehenden starken Regelblutung, dass ihr heute beim Aufstehen schwindlig geworden sei. Seit 12 Monaten sei die Regelblutung stärker und auch länger geworden. Zuletzt habe sie 6 Vorlagen pro Tag benötigt und sei daher während der Regelblutung kaum mehr aus dem Haus gegangen. Bei ihrem Frauenarzt sei sie zuletzt vor einem halben Jahr gewesen. Dieser habe bereits eine vergrößerte Gebärmutter diagnostiziert und einen unauffälligen Krebsvorsorgeabstrich entnommen. Sie habe 3 Kinder, 2 seien spontan geboren und eines per Sectio entbunden worden.

Blutdruck und Puls sind normal. Die Patientin ist ansprechbar. Das Hautkolorit und die Skleren sind blass. Das Notfalllabor zeigt einen Hämoglobinwert von 6,4 g%, die Blutgerinnung ist normal. Die gynäkologische Untersuchung ergibt einen kindskopfgroßen Uterus myomatosus. Nach Gabe von 2 Erythrozytenkonzentraten erfolgt am übernächsten Tag die abdominale Hysterektomie von der Sectionarbe ausgehend.

Definition Unter irregulären genitalen Blutungen versteht man eine vaginale Blutung, die sich in Stärke, Dauer und/oder Intervall von der normalen Menstruationsblutung unterscheidet oder außerhalb der normalen Zyklusblutung auftritt.

Ätiologie Irreguläre genitale Blutungen bei nicht schwangeren Frauen sind meist schwach und nur selten lebensbedrohlich. Sie sind jedoch Ausdruck einer Erkrankung, deren Ursache geklärt werden muss. Insbesondere muss eine Krebserkrankung ausgeschlossen werden. Nicht zuletzt können lange andauernde genitale Blutungen zu einer therapiebedürftigen Anämie führen. Je nach Lebensphasen der Frau sind die häufigsten Ursachen unterschiedlich (> Tab. 28-4).

28 Notfallsituationen in der Gynäkologie

> **MERKE**
> Die häufigsten Ursachen akuter, lebensbedrohlicher Blutungen sind:
> - submuköse Myome
> - Karzinome (insbesondere Zervix- und Endometriumkarzinom)
> - postoperative Blutungen, z.B. vaginale OPs (Abrasio, Hysterektomie, Konisation)
> - Traumen (Pfählungs- und Kohabitationsverletzung)
> - Antikoagulantientherapie (z.B. Marcumar®)
> - Gerinnungsstörungen.

Symptome

Als Symptom besteht eine genitale Blutung nach außen. Genitale Blutungen nach innen in die freie Bauchhöhle führen zu heftigsten Bauchschmerzen. Vaginale Blutungen sind meist schmerzlos und können zum hypovolämischen, hämorrhagischen Schock führen.

Tab. 28-4 Ursachen irregulärer Genitalblutungen bei nicht schwangeren Patientinnen.

Lebensphase	Lokalisation	Ursache
Kindheit, Pubertät		Blutungen kommen in dieser Phase nicht vor; physiologisch sind die Abbruchblutung bei neugeborenen Mädchen und die Menarche in der Pubertät
	Vulva/Vagina	organisch: • Verletzung (Unfall, sexueller Missbrauch) • Fremdkörper • Entzündung • Tumor
	Uterus	funktionell: • (Pseudo)Pubertas praecox • juvenile Blutung bei Follikelpersistenz
Geschlechtsreife Frau		Blutungen imponieren als Metrorrhagie, Hypermenorrhö oder Menorrhagie; häufigste Ursachen sind Myome, Zyklusstörungen und Malignome
	Vulva, Vagina	organisch durch Verletzung: • Unfall • Kohabitation • Masturbation • Vergewaltigung
	Cervix uteri	organisch: • Portioektopie • Karzinom • Polyp • postoperativ nach Konisation
	Uterus	funktionell: • Zyklusstörungen • endogene, exogene Hormone organisch: • Myome • Polypen • Adenomyosis • Endomyometritis • Karzinom • postoperativ nach Abrasio, vaginaler Hysterektomie

Tab. 28-4 Ursachen irregulärer Genitalblutungen bei nicht schwangeren Patientinnen. (Forts.)

Lebensphase	Lokalisation	Ursache
Postmenopause		Blutungen kommen in dieser Phase nicht vor, sie müssen immer abgeklärt werden; häufigste Ursache sind Malignome und eine Colpitis senilis
	Vulva, Vagina	organisch: • Verletzung (Unfall, Kohabitation, Masturbation, Vergewaltigung) • Colpitis senilis, atrophe Kolpitis • Druckulkus bei Pessaren • Karzinome, Karzinommetastasen (Kolon, Rektum, Blase)
	Cervix uteri	organisch: • Erosio vera • Karzinom • Polyp • postoperativ nach Konisation
	Uterus	funktionell: • Hormontherapie • hormonproduzierende Tumoren organisch: • Karzinom • Polyp • Endomyometritis • postoperativ nach Abrasio, vaginaler Hysterektomie

Diagnostik

Bei der **Anamnese** ist es wichtig, den Blutverlust annähernd zu quantifizieren. Eine verstärkte, überperiodenstarke Blutung liegt vor, wenn mehr als 3–4 Binden pro Tag verbraucht werden. Neben der allgemeinen gynäkologischen Anamnese ist zu fragen nach:
- bekannten Organveränderungen des Genitales
- der letzten Krebsvorsorgeuntersuchung
- Traumen, Voroperationen
- Medikamenteneinnahme.

Auch muss immer geklärt werden, ob die Blutung sicher aus der Vagina kommt oder aus Darm oder Harnröhre.

Zur Sicherung der Diagnose sind eine gynäkologische Untersuchung, eine Vaginalsonographie und/oder eine Abdominalsonographie notwendig. Kommt die Blutung aus dem Uterus, sind eine Abrasio (Kürettage, Ausschabung) und auch eine Hysteroskopie indiziert. Diese haben das Ziel, die Blutungsquelle darzustellen und auch entsprechende Organveränderungen als Blutungsursache festzustellen.

Laborchemisch stehen die Bestimmung eines Blutbilds und die Überprüfung der Gerinnungsparameter im Vordergrund. In einem Urinschnelltest sollte eine Schwangerschaft ausgeschlossen werden. Blutdruck und Pulsmessung dienen der Kreislaufüberwachung.

Therapie

Neben der Schockprophylaxe ist es bei starken Blutungen wichtig, die Blutungsquelle auszuschalten. Dies ist z.B. möglich durch:
- Scheidentamponade
- Umstechungsligatur
- Abrasio
- Hysterektomie
- Substitution von Gerinnungsfaktoren, FFP, Vitamin-K-Gabe.

Dysfunktionelle Blutungen werden meist durch ein Absetzen oder Umstellen der Hormontherapie und evtl. auch durch eine Abrasio behandelt. Diese wird nicht selten auch zu diagnostischen Zwecken durchgeführt, um ein malignes Geschehen auszuschließen.

Bei stark blutenden Malignomen können in seltenen Fällen folgende Maßnahmen notwendig werden:
- verschorfende Notfallbestrahlung
- angiographische Embolisation
- operative Unterbindung der A. iliaca interna.

28.3 Verletzungen des Genitales

Praxisfall

Ein 4-jähriges Mädchen wird von der Mutter in der gynäkologischen Ambulanz vorgestellt. Die Erzieherin hatte das Mädchen mit blutverschmierter Hose vorzeitig aus dem Kindergarten nach Hause gebracht.

Das kleine Mädchen ist verängstigt und umklammert weinend die Mutter. Blutdruck und Kreislauf sind stabil. Beim Entkleiden sieht man ein hellrotes Rinnsal aus Blut aus der Vagina treten. Sonst sind die äußere Untersuchung und die Abdominalsonographie unauffällig. In einer Kurznarkose wird eine Vaginoskopie durchgeführt, bei der eine kleine scharfkantige Spielzeugfigur in der Scheide entdeckt wird. Diese wird mit einer Kornzange entfernt. Eine kleine arterielle Blutung an der Scheidenhinterwand wird durch eine Umstechungsligatur versorgt. Noch am gleichen Abend kann das Mädchen nach Hause entlassen werden.

Ätiologie Ursächlich sind folgende Genitalverletzungen zu unterscheiden:
- **Kohabitationsverletzung:** Im Rahmen der Defloration kann ein straffes Hymen einreißen und eine spritzende Blutung verursachen, die in seltenen Fällen chirurgisch versorgt werden muss. Meist ist die Defloration, wenn überhaupt, nur von einer leichten Blutung durch Einreißen des Hymens begleitet. Häufiger sind hingegen Kohabitationsverletzungen bei Frauen in der Postmenopause anzutreffen, da aufgrund des physiologischen Östrogenmangels die Elastizität und Dehnbarkeit der Vagina nachlassen. Sie können auch bei Vergewaltigungen oder im Rahmen der Masturbation vorkommen, wenn Fremdkörper in die Vagina eingeführt werden. Kohabitationsverletzungen betreffen vor allem das hintere Scheidengewölbe oder auch die seitlichen Vaginalwände.
- **Verletzung durch Unfall:** Verletzungen des Genitales durch Unfälle sind ein seltenes Ereignis. Meist handelt es sich um Pfählungsverletzungen der Vagina oder stumpfe Traumen der Vulva. Letztere können zu sehr großen Hämatomen in den Labien führen. Bei Kindern kommen derartige Unfälle beim Spielen (Rutschen) häufiger vor als bei Erwachsenen.
- **Fremdkörperverletzung:** Diese sind typisch für Kinder im Vorschulalter, wenn Spielzeuge in die Vagina einführt werden. Spitze Gegenstände können zu Verletzungen und Blutungen führen, wohingegen stumpfe Spielzeuge in der Regel Entzündungen hervorrufen. Gelegentlich können vaginale Pessare, die zur Therapie eines Genitalprolapses eingelegt wurden, zu einem Druckulkus in der Vagina mit Schmerzen, putrider Kolpitis und Fistelbildung in das Rektum oder die Harnblase führen. Insbesondere wenn die Pessare zu groß sind, nicht regelmäßig gewechselt werden und die Scheide nicht mit Östrogensalben gepflegt wird.
- **Iatrogene Verletzung:** Die häufigste Verletzung durch den Arzt ist die Uterusperforation, die klassischerweise bei der Abrasio oder auch beim Einsetzen eines Intrauterinpessars zur Empfängnisverhütung vorkommt. Sie ist eine der häufigsten Komplikationen, über die jede Patientin vor dem Eingriff aufgeklärt werden muss.

Diagnostik

Zur Diagnosesicherung ist eine sorgfältige klinische und gynäkologische Untersuchung einschließlich Sonographie notwendig. Bei Kindern empfiehlt es sich in den meisten Fällen, diese Untersuchungen in einer kurzen Narkose durchzuführen. Angrenzende Organe wie Rektum, Darm, Harnblase und Harnröhre sollten mit untersucht werden, da sie bei Unfällen, Fremdkörperverletzungen und iatrogenen Verletzungen beteiligt sein können.

Therapie

Bei einer Uterusperforation sollten die Operation abgebrochen und die Patientin umgehend über den Vorfall informiert werden. Meist reichen ein abwartendes Verhalten und antibiotische Abdeckung zur Infektionsprophylaxe aus. Die zugefügte Verletzung heilt meist folgenlos ab. Gelegentlich kann bei einer Perforation auch eine Laparoskopie indiziert sein, um eine stärkere Blutung der Uteruswand auszuschließen oder chirurgisch zu versorgen. Gleichzeitige Darmläsionen kommen selten vor und werden meist durch eine sich entwickelnde Peritonitis evident, die mit einer Latenz von 1–3 Tagen auftreten kann.

Die Therapie der **Verletzungen** durch Trauma oder Kohabitation ist in der Regel chirurgisch. Eine Tetanusprophylaxe sollte nicht vergessen werden. Fremdkörper werden entfernt. Bei Pessaren, die zu Druckulzera geführt haben, oder bei Kohabitationsverletzungen der Scheide, die aufgrund einer senilen Kolpitis entstanden sind, ist die konsequente Anwendung von Östrogensalben zu empfehlen.

 096 Lerntrainer Gynäkologische Notfälle

28.4 Vergewaltigung

Definition Sexuelle Gewalt ist ein häufiges Problem. Etwa 20% aller erwachsenen Frauen in der gynäkologischen Sprechstunde haben in ihrer Kindheit oder als Erwachsene sexuelle Gewalt in unterschiedlicher Form erlebt. Der dreizehnte Abschnitt des Strafgesetzbuches regelt die Straftaten gegen die sexuelle Selbstbestimmung. Die Straftaten werden in den §§ 174 bis 184 StGB abgebildet. Für den Gynäkologen sind insbesondere der sexuelle Missbrauch von Kindern sowie die sexuelle Nötigung und Vergewaltigung von Bedeutung, die in § 176 StGB und § 177 StGB dargestellt sind.

Der **sexuelle Missbrauch** ist eine sexuelle Handlung, die an einer Person unter 14 Jahren vorgenommen wird. Geahndet werden sowohl Handlungen, die ein Täter an einem Kind vornimmt, als auch solche, die der Täter an sich vom Kind vornehmen lässt. Das Einwirken auf das Kind durch Zeigen pornographischer Bilder, durch das Abspielen von Tonträgern pornographischen Inhaltes oder durch entsprechendes Reden wird ebenfalls bestraft.

Eine **Vergewaltigung** liegt vor, wenn der Täter mit dem Opfer den Beischlaf vollzieht oder ähnliche sexuelle Handlungen an dem Opfer vornimmt oder an sich von ihm vornehmen lässt, die das Opfer besonders erniedrigen, insbesondere wenn sie mit dem Eindringen in den Körper verbunden sind. Berücksichtigt werden auch die Ausübung von Gewalt auf das Opfer und die Überwindung von Widerstand durch Drohung oder das Mitführen einer Waffe.

Epidemiologie Die polizeilich erfassten Fälle von sexuellem Missbrauch lagen im Jahr 2008 bei 12.052. 10–15% der Mädchen in einer kinder- und jugendgynäkologischen Sprechstunde werden zum Ausschluss oder Beweis eines sexuellen Missbrauches vorgestellt. Nach wie vor sind Mädchen 5-mal häufiger betroffen als Jungen. In zwei Drittel der Fälle stammen die Täter aus dem unmittelbaren Umfeld des Kindes.

Die Zahl der sexuellen Nötigungen und Vergewaltigungen lagen im Jahr 2008 bei 7.292 erfassten Delikten. Weibliche Heranwachsende und erwachsene Frauen waren am häufigsten als Opfer betroffen.

Symptome

Anlass für Untersuchungen zum Ausschluss oder Beweis eines sexuellen Missbrauches sind meist Verhaltensauffälligkeiten, sexualisiertes Verhalten oder Essstörungen, wobei die Mutter oder die Eltern häufig mit einer Anzeige zögern und die Untersuchung oft erst sehr lange Zeit nach den Vorfällen stattfindet. Erwachsene Frauen hingegen kommen nach einem sexuellen Gewaltdelikt meist akut als Notfall in eine gynäkologische Ambulanz. In etwa 10% aller angezeigten Vergewaltigungen ist diese nur vorgetäuscht.

Diagnostik

Die Untersuchung von Frauen oder Kindern, die Opfer von Sexualdelikten sind, sollte, wenn möglich, von einer gynäkologischen Fachärztin durchgeführt werden. Sie erfordert umfassende Kenntnisse, umsichtiges Handeln, großes Einfühlungsvermögen und Geduld.

> **PRAXISTIPP**
> Der behandelnde Arzt ist an die Schweigepflicht und den Datenschutz gebunden. Dennoch können bei minderjährigen Patientinnen Informationen an Polizei oder Jugendamt weitergegeben werden, wenn ein „rechtfertigender Notstand" vorliegt. Danach handelt der Arzt nicht rechtswidrig, wenn er die Gefahr für die physische und psychische Gesundheit des Kindes dringlicher als die der Schweigepflicht einstuft.
> Für die Praxis bedeutet das, dass, sofern der Arzt die Patientin zwischen 14 und 18 Jahren als geschäftsfähig einschätzt, er auf das Einschalten der Polizei oder des Jugendamtes verzichten kann. Bei Mädchen unter 14 Jahren hingegen müssen immer der Erziehungsberechtigte und die Polizei oder das Jugendamt informiert werden. Die Befragung minderjähriger Patientinnen sollte nur einmal zusammen mit der Polizei erfolgen, um durch zu häufige Befragung eine suggestive Wirkung zu vermeiden.
> In Fällen der Unsicherheit empfiehlt es sich, dem Jugendamt in anonymer Form den Kasus zu schildern, um einen entsprechenden Rat einzuholen.

Die Diagnose eines sexuellen Missbrauches kann nur dann gestellt werden, wenn beweisende Befunde vorliegen (z.B. vaginaler Spermanachweis bei einem Mädchen). Am häufigsten sind jedoch normale oder unspezifische Untersuchungsbefunde, die aber nicht der Möglichkeit eines sexuellen Übergriffs widersprechen.

Zu Beginn der Untersuchung einer Frau nach einem akuten sexuellen Übergriff ist eine ausführliche **Anamnese** über den Tathergang und die Art der Gewalteinwirkung zu erheben, um in Erfahrung zu bringen, welche Befunde und Spuren zu erwarten sind. Die wichtigste Aufgabe des Arztes hierbei ist es festzustellen, ob die von der Frau gemachten Angaben über den Tathergang mit den festgestellten Spuren und Verletzungen in Einklang zu bringen sind.

> **PRAXISTIPP**
> Alle erhobenen Befunde und Spuren sind sorgsam zu dokumentieren (Fotodokumentation) und zu asservieren. Dies gilt auch, wenn die Frau unentschlossen darüber ist, eine Anzeige zu erstatten. Körperliche Reinigung und Kleiderwechsel sollten vor der Untersuchung und der Beweißsicherung vermieden werden.

Die **Untersuchung** beschränkt sich nicht allein auf den Genitaltrakt, sondern schließt den gesamten Körper mit ein, da annähernd 80% aller Vergewaltigungen mit einer starken körperlichen Gewalteinwirkung einhergehen. Auch wenn keine genitalen Spuren und Verletzungen gefunden werden, sind damit sexuelle Übergriffe noch nicht ausgeschlossen, da es 30% der Opfer schaffen, eine vollendete Vergewaltigung abzuwehren.

28.4 Vergewaltigung

Tab. 28-5 Diagnostik und Dokumentation nach Sexualdelikten.

Personendaten	• Datum/Uhrzeit der Untersuchung • Name des Arztes und der Schwester • Vor- und Nachname der Patientin • Geburtsdatum, Anschrift, Telefon • betreuender Gynäkologe und Hausarzt
Tathergang	• Datum – Uhrzeit – Ort • Täter bekannt? • Beschreibung des Tathergangs: Art der sexuellen Handlungen/Gewaltanwendungen, Koitus stattgefunden (vaginal, oral, anal)? Ejakulation erfolgt? Verwendung von Kondomen? • körperliche Reinigung nach dem Ereignis?
Gynäkologische Anamnese	• Zyklus • letzte Periode • letzter gewollter Geschlechtsverkehr • bestehende Schwangerschaft • Antikonzeption • gynäkologische Erkrankungen • gynäkologische Operationen • Schwangerschaften und Geburten
Allgemeine Anamnese	• sonstige Erkrankungen • Allergien • Medikamente (letzte Einnahme) • Alkohol • Drogen
Allgemeiner Untersuchungsbefund	• gründliche Ganzkörperuntersuchung • Beurteilung des psychischen Zustands des Opfers • Schmerzanamnese → evtl. Röntgen • Schluckbeschwerden: Glottisödem? → HNO-Konsil! • Kleidungswechsel nach der Tat?
Spurensicherung	• Fingernägel schneiden: Sicherung von Faser und Gewebsspuren, getrennt rechts und links • Kleidung, sofern nicht gewechselt, asservieren und Zustand beschreiben (Cave: Slip, Tampons und Vorlagen ebenso), sofern gewechselt, Asservierung anstreben, falls möglich • exakte Beschreibung von Lokalisation, Größe und Farbe von Verletzungen inkl. Fotodokumentation (Cave: Parierspuren an den Unterarmen, Haltespuren, Kratzer, Bisse, Würgemale) • Sperma- und Speichelspuren mit Watteträger sichern und lufttrocknen • Täterhaare in der Schambehaarung auskämmen • sonstige Spermaspuren in Kondom oder Taschentuch etc. sichern
Gynäkologischer Untersuchungsbefund	• Schürfungen, Rötungen, Kratzer, Hämatome im Anogenitalbereich? • Verletzungen an Introitus und innerem Genitale (Scheidenrisse)? • Defloration (typisch bei 5 und 7 Uhr)? • gynäkologischer Tastbefund zur Beurteilung von Auffälligkeiten am inneren Genitale • Vaginalsonographie: Bestimmung der Zyklusphase, freier Flüssigkeit und ggf. Schwangerschaft
Abstriche zur Spurensicherung	• erst nach dem Trocknen in einen sterilen Behälter geben • Abstrichentnahme von Introitus, hinterem Vaginalgewölbe, Zervix, evtl. Rektum und Rachen, bakteriologischer Abstrich der Vagina, Chlamydienabstrich von der Zervix, zytologischer Abstrich, Entnahme eines Mundhöhlenabstrichs • Nativpräparat: Spermatozoen, Pilze, Trichomonaden, Aminkolpitis
Blutentnahmen und Urinproben	• 1 Serummonovette HIV, Hepatitis B, Chlamydien • 1 Serummonovette Lues • 1 Serummonovette hCG • 1 EDTA-Monovette für DNA-Bestimmung • 1 EDTA-Monovette für Blutalkohol • 1 Urinprobe mit Drogenscreening bei Verdacht auf Drogenabusus • 1 Urinprobe zur hCG-Bestimmung

In den meisten gynäkologischen Ambulanzen steht ein Notfallkoffer für die Untersuchung von Opfern nach Sexualdelikten bereit, welcher auch einen speziellen Dokumentationsbogen enthält, damit die Untersuchung systematisch abläuft und keine wichtigen Maßnahmen vergessen werden (➤ Tab. 28-5).

Therapie

Die Behandlung richtet sich nach Art und Ausdehnung der Verletzungen. Stark blutende Wunden müssen genäht und evtl. Knochenbrüche versorgt werden. Im Verletzungsfall ist auch an eine Tetanusprophylaxe zu denken. Bei Würgeverletzungen sollte eine Versorgung durch den Hals-Nasen-Ohren-Arzt erfolgen. Im Fall des ungeschützten Verkehrs ist eine Schwangerschaftsprophylaxe mit der „Pille danach" (Tetragynon®, Duofem®, EllaOne®) oder die Einlage eines IUP (z.B. Mirena®) zu empfehlen. Sollte der Verdacht auf eine Gonokokken- und/oder Luesansteckung bestehen, ist eine Prophylaxe mit Penicillin i.m. sinnvoll. Bei einem Hinweis auf eine Aminkolpitis, eine Trichomonaden- oder eine Pilzinfektion im Nativpräparat ist eine spezifische Therapie einzuleiten (➤ Kap. 24). Aufgrund der extremen psychischen Belastung sollte unbedingt eine psychologische Betreuung veranlasst werden.

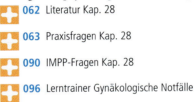

062 Literatur Kap. 28

063 Praxisfragen Kap. 28

090 IMPP-Fragen Kap. 28

096 Lerntrainer Gynäkologische Notfälle

538 28 Notfallsituationen in der Gynäkologie

➕ **058** Kap. 29 Psychosomatik in der Frauenheilkunde (nur online)

➕ **091** IMPP-Fragen Kap. 29

➕ **059** Kap. 30 Solzialmedizin (nur online)

➕ **092** IMPP-Fragen Kap. 30

➕ **060** Kap. 31 Sexualmedizinische Störungsbilder (nur online)

➕ **054** Kap. 32 Operationstechniken (nur online)

➕ **094** IMPP-Fragen Kap. 32

Abbildungs- und Quellennachweis

Der Verweis auf die jeweilige Abbildungsquelle befindet sich bei allen Abbildungen im Buch am Ende des Legendentextes in eckigen Klammern. Alle nicht besonders gekennzeichneten Grafiken und Abbildungen © Elsevier GmbH, München.

1. Abschlussbericht Weiterentwicklung des G-DRG-Systems für das Jahr 2004. Klassifikation, Katalog und Bewertungsrelationen Band II: Fallpauschalen-Katalog, Klinische Profile, Kostenprofile. Institut für das Entgeltsystem im Krankenhaus gGmbH (INEK) Siegburg, Dezember 2003: 1035–1036. http://www.g-drg.de/.
2. Bishop E. Pelvic scoring for elective induction. Obstetrics and Gynaecology 1964;266–8.
3. Black et al. for the Fracture Intervention Trial. Fracture risk reduction with alendronate in women with osteoporosis: the Fracture Intervention Trial. J Clin Endocrinol Metab 2000;85:4118–24.
4. Bump RC, Mattiasson A, Bo K, et al. The standardization of terminology of female pelvic organ prolapse and pelvic floor dysfunction. Am J Obstet Gynecol 1996;175:10–7.
5. Bundeszentrale für gesundheitliche Aufklärung; 2002.
6. Classen M, Diehl V, Kochsiek K (Hrsg.). Innere Medizin. 5. Auflage. München: Urban & Fischer; 2004.
7. Davison JM, Noble MCB. Serial changes in 24-hour Kreatinine clearance during normal menstrual cycles and the first Trimenon of pregnancy. BJOG: Am J Obstet Gynecol. 1981;88(1): 10-17.
8. Henriette Rintelen, Velbert
9. Dekker G, Sibai B. Primary, secondary, and tertiary prevention of pre-eclampsia. Lancet 2001;357:209–15.
10. Faridi A, Rath W. Differentialdiagnose des HELLP-Syndroms. Z geburtsh Neonatol 1996;200:88–95.
11. Hawighorst-Knapstein S. Operative Gynäkologie. In: Neises M, Ditz S (Hrsg.). Psychosomatische Grundversorgung in der Frauenheilkunde. Stuttgart: Thieme; 2000.
12. Heffner LJ. Advanced Maternal Age – How Old Is Too Old? New Journal of English Medicine 2004;351:1927–9.
13. Jorch G. Daten der Neonatalerhebung im Ärztekammerbereich Westfalen-Lippe; Ärztekammer Westfalen-Lippe, http://www.aekwl.de; 1992.
14. Prof. Dr. med. P. Kaufmann
15. Laumann EO, Gagnon JH, Michael RT, Michaels S. The social organization of sexuality. Sexual practices in the United States. Chicago; London: University of Chicago Press; 1994: 371.
16. Richardson AC. Transabdominal para-vaginal repair. In: Nichols DH (ed). Gynecologic and obstetric surgery. St. Louis: Mosby; 1993:pp. 465–71.
17. Scherer G. SRY, SOX9 und XY-Geschlechtsumkehr. Medgen 2001;13:16–20.
18. Schmailzl KJG, Haclöer B-J (Hrsg.). Schwangerschaft und Krankheit. Berlin: Blackwell;
19. Sobotta, Atlas der Anatomie, Bd. 2. 22. Aufl. München: Urban & Fischer; 2006
20. Stauber M, Weyerstahl T. Gynäkologie und Geburtshilfe. 2. Aufl. Stuttgart: Thieme; 2005.
21. Stauber M. Kinderwunsch, Fertilität und Sterilität. In: Stauber M, Kentenich H, Richter D (Hrsg.). Psychosomatische Geburtshilfe und Gynäkologie. Berlin: Springer; 1999.
22. University of Utah, Organ System Pathology Images.
23. Nicolino M, Bendelac N, Jay N, Forest MG, David M. Clinical and biological assessments of the undervirilized male. BJU International 2004;93:20.
24. Harris JR, et al. (eds.). Diseases of the breast. 3rd edition. Philadelphia: Lippincott, Williams & Wilkins; 2004. Umfassendes aktuelles Standardwerk zu Erkrankungen der Brust.
25. H. Eisele, Aachen

Glossar

Abort	Schwangerschaft, welche vor Erreichen der Lebensfähigkeit des Kindes zum Ende kommt. Zu unterscheiden sind dabei Frühaborte (bis 13. Schwangerschaftswoche) und Spätaborte (nach 13. Schwangerschaftswoche).
Abrasio	Ausschabung, Auskratzung; s.a. → Kürettage.
Adnexe	Beidseitige Anhänge der Gebärmutter (Eileiter und Ovarien).
Adnexitis	Entzündung der Tuben und ihrer Umgebung.
Adoleszenz	Jugendalter, oft als Lebensabschnitt nach der → Pubertät und vor dem Erwachsenenalter verstanden.
Agenesie	Vollständiges Fehlen einer Organanlage; s.a. → Aplasie.
Akzeleration	Zunahme der fetalen Herzfrequenz in der Kardiotokographie um mindestens 15 Schläge/min für die Dauer von mindestens 15 Sekunden bis maximal 10 Minuten.
Alvarez-Wellen	Lokale Kontraktionen im Rahmen von → Schwangerschaftswehen, die sich nicht über den → Uterus ausbreiten.
Amastie	Fehlende Anlage der Brust.
Amenorrhö	Ausbleiben der → Menstruation, entweder primär, d.h. bereits die → Menarche bleibt aus, oder sekundär, d.h. nachdem bereits Menstruationen stattgefunden haben.
Aminkolpitis	Durch Geschlechtsverkehr übertragene Entzündung der Scheide, Erreger ist Gardnerella vaginalis.
Aminvaginose	Massive Störung der Vaginalflora mit dünnem Ausfluss und fischartigem Geruch.
Amnion	Schafhaut, Eihaut, Hülle des → Embryos; bildet sich als Höhle entlang des → Ektoderms und schiebt sich dann über den Embryo, enthält das → Fruchtwasser.
Amniozentese	Gewinnung von Fruchtwasser durch eine transabdominale, sonographisch gesteuerte Punktion der Amnionhöhle.
Anhydramnion	Vollständiges Fehlen des Fruchtwassers; s.a. → Oligohydramnion.
Anisomastie	Ungleiche Ausbildung der Mammae.
Aplasie	Vollständiges Fehlen eines Organs, d.h. die Organanlage ist vorhanden, das Organ aber nicht ausgebildet; s.a. → Agenesie.
Asphyxie	Unter der Geburt auftretende schwere Hypoxie, metabolische Azidose und Organschädigung des Gehirns (Enzephalopathie) mit Multiorganversagen.
Asynklitismus	Scheitelbeineinstellung als Versuch des kindlichen Kopfes, sich während der Geburt im Beckeneingang an ein plattes mütterliches Becken anzupassen.
Athelie	Fehlen der Brustwarze.
Atresie	Angeborenes Fehlen einer natürlichen Körperöffnung.
Austreibungsperiode	Zeitraum von der vollständigen Muttermundseröffnung bis zur Entbindung des Kindes.
Austreibungswehen	Starke, schmerzhafte Wehen nach vollständig eröffnetem Muttermund alle 2–3 Minuten, die das Kind durch den Geburtskanal schieben.
Ballotieren	Anstoßen beim schnellen Hin- und Herbewegen z.B. während der kindlichen Untersuchung mit Hilfe der → Leopold-Handgriffe.
Bandl-Furche	Grenze vom unteren Uterinsegment zum → Myometrium des Corpus uteri.
Bartholin-Drüsen	Große Vorhofdrüsen, Glandulae vestibulares majores. Liegen im hinteren Anteil der Labien, sind in die großen Schamlippen eingebettet und münden in die Fossa vestibuli vaginae. Insbesondere bei sexueller Erregung sondern sie ein schleimiges Sekret ab.
Basalis	Die Schleimhaut des → Uterus (→ Endometrium) besteht aus 2 Schichten, dem Stratum basale endometrii (Basalis) und dem Stratum functionale endometrii (→ Funktionalis). Die Basalis verändert sich im Gegensatz zur Funktionalis nicht unter den hormonellen Einflüssen des Menstruationszyklus.
Baseline	Über einen längeren Zeitraum mit einem konstanten Mittelwert beobachtete Herzfrequenz des Kindes unter der Geburt ohne Berücksichtigung von → Akzelerationen oder → Dezelerationen.
Beckenendlage	Lage des Kindes im Mutterleib mit dem Kopf nach oben; s.a. → Längslage, Schädellage.
Bishop-Score	Semiquantitative Dokumentation zur Beurteilung der Zervixreife. Dient als Parameter für die Wahl der optimalen Methode zur Geburtseinleitung.
Blasensprung	Einreißen der Eihäute der Fruchtblase mit Entleerung des → Fruchtwassers.
Blastozyste	Keimblase mit einer inneren Zellmasse (→ Embryoblast) und einer äußeren Zellschicht (→ Trophoblast).
Borderline-Tumor	Epitheliale Veränderung an der Grenze zur malignen Umwandlung.
Bracht-Handgriff	Handgriff eines Geburtshelfers zur Geburt eines Kindes bei → Beckenendlage.
Braxton-Hicks-Kontraktionen	Vereinzelte stärkere Kontraktionen des gesamten → Myometriums im Rahmen von → Schwangerschaftswehen.
Chordozentese	Nabelschnurpunktion.
Chorion	Häutige Hülle des → Embryos und Fetus.
Conjugata vera obstetrica	Kleinster Durchmesser im Beckeneingang vom → Promotorium zum am weitesten nach innen vorspringenden Teil der Symphyse.
Coombs-Test	Nachweis inkompletter (blockierender), gegen Erythrozyten des Menschen gerichteter Antikörper durch ein gegen α-Globulin und Komplementfaktoren gerichtetes Antiserum.
Couvelaire-Syndrom	Uterusapoplexie. Schwere Form der vorzeitigen Plazentalösung mit Blutung in die Uteruswand und u.U. Schockentwicklung.
Deflexionshaltung	Ausbleibende → Flexionshaltung des kindlichen Kopfes während der Geburt (indifferente und überstreckte Kopfhaltung).
Defloration	Entjungferung; Verletzung des Hymens beim ersten Geschlechtsverkehr.
Deszensus	Absinken, Herabsteigen; physiologisch die Verlagerung des Hodens von der Bauchhöhle in den Hodensack während der embryonalen Entwicklung; pathologisch das Absinken innerer Organe, z.B. des → Uterus durch Bindegewebsschwäche.
Dezeleration	Abnahme der fetalen Herzfrequenz in der Kardiotokographie um 15 Schläge/min über 10 Sekunden bis maximal 3 Minuten (→ auch Akzeleration).
Dezidua	Schleimhaut der schwangeren Gebärmutter.
Diameter obliquus	Schräger Durchmesser der Beckeneingangsebene. Es werden der I. schräge Durchmesser (von links ventral nach rechts dorsal) vom II. schrägen Durchmesser (von rechts ventral nach links dorsal) unterschieden.
Diameter transversalis	Querer Durchmesser in der Beckeneingangsebene.
diploid	Mit dem doppelten Chromosomensatz ausgestattet; s.a. → haploid.

Döderlein-Bakterien	Normalerweise in der Scheide vorkommende Bakterien, die für den niedrigen pH-Wert verantwortlich sind.	**Fontanelle**	Angeborene natürliche Knochenlücke des Schädeldachs (Fonticulus), die von Resten des Primordialkraniums bindegewebig überdeckt ist und sich normalerweise bis zum 2. Lebensjahr schließt.
Duncan-Lösung	Lösung der Plazenta nach der Geburt vom Rand her; ca. 20% der Fälle; s.a. → Schultze-Modus.	**Fruchtwasser**	Flüssigkeit des → Amnions.
Dysmenorrhö	Schmerzhafte Menstruation mit mehr oder weniger stark ausgeprägtem Krankheitsgefühl. Davon abzugrenzen ist das → prämenstruelle Syndrom.	**Frühgeburt**	Entbindung eines lebenden Neugeborenen vor Vollendung der 37. Schwangerschaftswoche post menstruationem bzw. bei einer Tragzeit von weniger als 259 Tagen post menstruationem, unabhängig vom Geburtsgewicht.
Dyspareunie	Schmerzen während des Geschlechtsverkehrs am Introitus der Vagina oder nur beim tiefen Eindringen des Penis.	**Funktionalis**	Die Schleimhaut des → Uterus (→ Endometrium) besteht aus 2 Schichten, dem Stratum basale endometrii (→ Basalis) und dem Stratum functionale endometrii. Die Basalis verändert sich im Gegensatz zur Funktionalis nicht unter den hormonellen Einflüssen des Menstruationszyklus.
Einstellung	Verhältnis des vorangehenden Teils des Kindes zum Geburtskanal.		
Eklampsie	Sonderform der → Präeklampsie mit tonisch-klonischen Anfällen.		
Ektoderm	Äußeres Keimblatt des → Embryoblasten. Aus ihm geht die Anlage des ZNSs und der Sinnesorgane hervor.		
Ektopie	Angeborene oder erworbene Verlagerung eines Gewebes oder Organs an die Körperoberfläche oder an eine ungewöhnliche Stelle innerhalb des Körpers.	**Galakto-genese**	→ Laktogenese.
		Galaktopoese	Milchbildung, Aufrechterhaltung der Milchsekretion.
		Gameto-genese	Entwicklung und Reifung der Keimzellen, bei der Frau als → Oogenese bezeichnet.
Embryo	Bezeichnung für die Leibesfrucht von der 4. Schwangerschaftswoche an bis zum Ende des 3. Schwangerschaftsmonats.	**Geburtendefizit**	Negative Differenz zwischen Anzahl der Lebendgeborenen und Anzahl der Gestorbenen.
Embryoblast	Teil der → Blastozyste (neben dem → Trophoblast), aus dem sich der → Embryo entwickelt.	**Genotyp**	Gesamtheit der durch die Erbanlagen gegebenen Merkmale im Gegensatz zu ihrer (individuellen) Ausprägung als → Phänotyp.
Emmet-Riss	Durch Überdehnung bedingter, geburtstraumatischer Riss des Muttermundes und der → Portio, der oft bis in das Scheidengewölbe reicht.	**Geschlechtsorgane**	Fortpflanzungsorgane, Genitalien, Genitalorgane, Geschlechtsteile, Sexualorgane. Sammelbezeichnung für alle der geschlechtlichen Fortpflanzung dienenden Organe. Man unterscheidet einerseits die primären Geschlechtsorgane (= Gonaden) von den sekundären Geschlechtsorganen (dienen der Paarung, zur inneren Befruchtung und der Entwicklung und Geburt des Kindes), andererseits die inneren (bei der Frau Vagina, → Uterus, Tuben, Ovarien) und die äußeren Geschlechtsorgane (bei der Frau die Vulva); s. a. → Gonaden.
Endometritis	Entzündung des → Endometriums.		
Endometrium	Die aus dem Stratum basale endometrii (→ Basalis) und dem Stratum functionale endometrii (→ Funktionalis) bestehende Schleimhaut des → Uterus.		
Endomyometritis	Entzündung des → Endometriums und des → Myometriums gleichzeitig.		
Entoderm	Inneres Keimblatt des → Embryoblasten, aus dessen einschichtigem Epithel die Epithelien des Verdauungs-Trakts (außer Mundhöhle und After) und seiner Drüsen hervorgehen.		
		Gonaden	Keimdrüsen, Geschlechtsdrüsen. Drüsenähnliche Organe, in denen sich die Keimzellen (Ei- oder Samenzellen) und Geschlechtshormone bilden. Die Gonaden gehören zu den → Geschlechtsorganen.
Eröffnungsperiode	Zeitraum vom Geburtsbeginn bis zur vollständigen Eröffnung des Muttermundes auf 10 cm Durchmesser oder bis zum Blasensprung.	**Gonadendysgenesie**	Genetisch bedingte Fehlbildung der → Gonaden.
Eröffnungswehen	Regelmäßige schmerzhafte Wehen im Abstand von weniger als 5 Minuten, die zur Eröffnung des Muttermundes führen.	**Graaf-Follikel**	Der dominante, d.h. größte → Follikel, der das reife Ei enthält und „ovulationsbereit" ist.
		Gynäkomastie	Deutliche Vergrößerung der Brust.
Eumenorrhö	Normale Zykluslänge von 25–31 Tagen, normale Blutungsdauer (4–5 Tage) und normale Blutungsstärke (ca. 30 ml insgesamt) ohne Beschwerden.	**Haltung**	Verhältnis des kindlichen Kopfes zum kindlichen Rumpf während des Durchtritts durch den Geburtskanal.
Extrauteringravidität	Schwangerschaft außerhalb des → Uterus, weitaus am häufigsten im Eileiter.	**Hämatokolpos**	Ansammlung von (Menstrual-)Blut in der Scheide.
Extrinsisch	Von außen wirkend, außen gelegen.	**Hämatometra**	Ansammlung von (Menstrual-)Blut im → Uterus.
Fehlgeburt	Schwangerschaft, welche vor Erreichen der Lebensfähigkeit des Kindes zum Ende kommt. Zu unterscheiden sind dabei Frühaborte (bis 13. Schwangerschaftswoche) und Spätaborte (nach 13. Schwangerschaftswoche; s.a. → Abort).	**Hämatosalpinx**	Ansammlung von (Menstrual-)Blut in den Eileitern.
		haploid	Mit nur einem einfachen Chromosomensatz ausgestattet; s. a. → diploid.
Flexionshaltung	Der im Beckeneingang zunächst noch indifferente kindliche Kopf wird im Verlauf der Geburt gebeugt.	**Hegar-Zeichen**	Wahrscheinliches Schwangerschaftszeichen (→ Uteruszeichen). Durch die Auflockerung des unteren Gebärmutteranteils (unteres Uterinsegment) ist das Gewebe so weich, dass sich die Finger der inneren und äußeren Hand bei der bimanuellen Untersuchung fast berühren.
Fluor	Vermehrter Ausfluss oder Flüssigkeitsabgang aus der Vagina.		
Follikel	Säckchen, Bläschen, besteht als Eifollikel aus der Oozyte und den sie umgebenden Zellen.		

Hellin-Regel	Berechnung der Häufigkeit von Mehrlingsschwangerschaften. Zwillinge kommen bei 1 : 85 Geburten vor, Drillinge bei 1 : 85², Vierlinge bei 1 : 85³ usw.	**Kontaktblutung**	Durch Beischlaf oder Scheidenspülung ausgelöste Blutung aus der Scheide.
HELLP-Syndrom	Sonderform der → Präeklampsie. Das Akronym HELLP steht für „hemolysis, elevated liver enzymes, low platelets".	**Kontrazeption**	Empfängnisverhütung.
		Kranznaht	Quernaht am Schädel des Neugeborenen zwischen den Scheitel- und Stirnbeinen.
Hinterhauptslage	Häufigste Position des Kindes bei der Geburt: → Längslage mit Poleinstellung → Schädellage bei flektiertem Kopf (dadurch führt das Hinterhaupt mit der kleinen → Fontanelle).	**Kristeller-Handgriff**	Kräftiger Fundusdruck mit der flachen Hand zur Unterstützung der Geburt.
		Kürettage	→ Abrasio des → Uterus mit der Kürette.
		Lage	Verhältnis der Längsachse des Kindes zur Längsachse der Mutter bei der Geburt. Unterschieden werden Längs-, Schräg- und Querlage, wobei es bei der Längslage 2 Poleinstellungen (→ Schädellage und → Beckenendlage) gibt.
Hirsutismus	Verstärkte Körperbehaarung an Stellen, deren Haarfollikel androgenabhängig reagieren.		
Holzapfel-Zeichen	Wahrscheinliches Schwangerschaftszeichen (→ Uteruszeichen). Das Perimetrium des Corpus uteri fühlt sich rau an.		
		Laktogenese	Milchbildung in der Brustdrüse.
Hydrops	Wassersucht. Ansammlung seröser Flüssigkeit im Gewebe oder in Gelenken bzw. Körperhöhlen.	**Lambdanaht**	Quernaht am Schädel des Neugeborenen zwischen Scheitel- und Hinterhauptbeinen.
Hydrosalpinx	Mit klarem Sekret bzw. seröser Flüssigkeit gefüllter Eileiter, der nach entzündlichen Erkrankungen verschlossen ist, sodass das Sekret nicht abfließen kann.	**Längslage**	Längsachse des Kindes steht unter der Geburt längs zur Längsachse der Mutter. Dabei sind die → Schädellage und die → Beckenendlage zu unterscheiden; s.a. → Hinterhauptslage.
Hypermenorrhö	Verstärkte → Menstruation, Blutabgang während der Menstruation von mehr als 80 ml; s.a. → Hypomenorrhö.	**Leopold-Handgriffe**	Ab der 20. Schwangerschaftswoche eingesetzte Handgriffe zur Beurteilung des Fundusstandes, von Lage und Stellung des Kindes und vom vorangehenden Kindsteil.
Hypogonadismus	Unterentwicklung und verminderte Funktion der Geschlechtsdrüsen.		
Hypomenorrhö	Verminderte → Menstruation; s.a. → Hypomenorrhö.	**Lochien**	Wochenfluss; Absonderung des → Uterus nach der Geburt.
Hysterektomie	Operative Entfernung des → Uterus.	**Lochiometra**	Stauung der → Lochien, also der Absonderungen der Gebärmutter nach der Geburt.
Infertilität	Absolute Zeugungsunfähigkeit; s.a. → Subfertilität, → Sterilität.	**Lubrikation**	Die durch Transsudation der Scheide und Sekrete der → Bartholin-Drüsen bewirkte Gleitfähigkeit der Scheide.
Insertio velamentosa	Ansatz der Nabelschnur an den Eihäuten (statt zentral an der Plazenta).	**Makromastie**	Brustgröße über dem Normalmaß; s.a. → Mikromastie.
Intersexualität	Merkmale beider Geschlechter sind bei einem Individuum vorhanden.	**Mammogenese**	Entwicklung der Brust(-drüse).
Intrauterinpessar	Zur Empfängnisverhütung ganz oder teilweise in die Gebärmutterlichtung einzuführender Fremdkörper aus Kunststoff, evtl. mit Kupferbeschichtung.	**Mammographie**	Röntgenuntersuchung der weiblichen Brust.
		Mastalgie	→ Mastodynie.
Intrinsisch	Von innen her, in einem Organ/Zelle selbst gelegen.	**Mastektomie**	Entfernung einer Brust als eine Therapiemöglichkeit bei malignen Veränderungen der Brustdrüse. Dem steht die sog. brusterhaltende Therapie (BET) gegenüber, bei der nur die maligne Veränderung (mit einem gesunden Randsaum) entfernt wird, die Brust selbst aber erhalten bleibt.
Involution	Rückbildung eines Organs, z.B. des → Uterus nach der Geburt.		
Inzidenz	Rate der neu Erkrankten in einem definierten Zeitraum.		
Kapazitation	Der zum Durchdringen der Hüllen der Eizelle notwendige Reifungsprozess der Spermien (mit Zerfall des Akrosoms) im Genitale der Frau, wird von Östrogenen stimuliert, von Progesteron gehemmt.		
		Mastitis	Entzündung des Brustdrüsenkörpers.
		Mastodynie	Syn. Mastalgie; zyklische Schmerzhaftigkeit und Spannen der Brustdrüse, z.B. in der zweiten Zyklushälfte. Häufigste Form von Brustschmerzen.
Kardiotokographie	Überwachung von Fetus und Mutter durch Registrierung der fetalen Herzfrequenz (durch einen Ultraschallabnehmer über die Bauchdecke der Mutter) und Erfassung der mütterlichen Wehentätigkeit (Tokometrie) über einen Druckaufnehmer.	**Mastopathie**	Erkrankung der weiblichen Brust mit Veränderung des Brustdrüsengewebes.
		McRoberts-Manöver	Verfahren mit dem Ziel, die bei → Schulterdystokie ungeborene vordere Schulter unter die Symphyse gleiten zu lassen.
Karyotyp	Chromosomensatz einer Zelle.	**Meiose**	Reifeteilung, Reduktionsteilung. Form der Zellteilung, die nur in den Keimzellen stattfindet und bei der der ursprüngliche (→ diploide) Chromosomensatz der Zelle (46 Chromosomen = 23 vom Vater, 23 von der Mutter ererbt) auf einen halben (→ haploiden) Chromosomensatz (23 Chromosomen) reduziert wird; s.a. → Mitose.
Klitoris	„Kitzler". Erektiler (dem Penis entsprechender Teil) des weiblichen Genitales.		
Koitus	Heterosexueller Geschlechtsverkehr (mit Einführen des Penis in die Vagina).		
Kolpitis	Entzündung der Scheide (griechischer Begriff); s.a. → Vaginitis.		
Kolposkopie	Betrachtung der mit Spekula eingestellten → Portio mit Hilfe einer Lupenvergrößerung.	**Menarche**	Die erste Monatsblutung.
		Menopause	Letzte spontane Menstruationsblutung im Leben einer Frau.
Konisation	Kegelförmige Ausschneidung der → Portio zu therapeutischen oder diagnostischen Zwecken.	**Menorrhagie**	Verlängerte und verstärkte → Menstruation.
		Menstruation	Monatsblutung.

Mesoderm	Mittleres oder 3. Keimblatt, das als intraembryonales Mesoderm durch Einwanderung (Invagination) von Ektodermzellen in und durch die Primitivrinne und durch weitere seitliche Ausbreitung dieser Zellen zwischen → Ekto und → Entoderm gebildet wird.
Metrorrhagie	Uterine Blutung, stärker als das → Spotting, mit mindestens 1–2 blutungsfreien Tagen Abstand zu der oder den Menstruationsblutungen und anamnestisch nicht als → Kontaktblutung auftretend.
Michaelis-Raute	Bei der Frau als „Lendenraute" ein Rhombus, markiert oben durch den Dornfortsatz des letzten Lendenwirbels, seitlich beidseits durch Grübchen über dem hinteren oberem Darmbeinstachel, unten durch das obere Ende der Gesäßfurche.
Mikromastie	Brustgröße unter dem Normalmaß; s.a. → Makromastie.
Mitose	Form der Zellteilung, bei der sich eine Zelle in 2 identische Tochterzellen mit jeweils vollständigem Chromosomensatz (46 Chromosomen) teilt; s.a. → Meiose.
Mole	Windei, abgestorbene entartete Leibesfrucht.
Molimina menstrualia	Beschwerden (Molimen = Schmerzen, Beschwerden) während der → Menstruation.
Monosomie	Chromosomensatz mit (einem) einzeln bleibenden Chromosom.
Morula	„Maulbeere": Kugeliger Zellhaufen, der nach mehreren Furchungsteilungen aus der befruchteten Eizelle entstanden ist.
Multigravida	Frau, die 6-mal oder häufiger schwanger war.
Multipara	Frau, die 6 oder mehr Kinder geboren hat.
Myometrium	Glatte Muskulatur des → Uterus, die im Bereich des Fundus und der oberen Korpusabschnitte sehr stark, im Zervixanteil schwächer ausgebildet ist.
Nachgeburtswehen	Uteruskontraktionen zur Lösung und Austreibung der → Plazenta.
Nachwehen	Kontraktionen im Wochenbett zur Förderung der Uterusrückbildung (→ Involution).
Naegele-Regel	Berechnung des Entbindungstermins bei unbekanntem Konzeptionstermin. Voraussetzung ist ein regelmäßiger 28-tägiger Zyklus: Entbindungstermin = 1. Tag der letzten Menstruation plus 7 Tage minus 3 Monate plus ein Jahr. Abweichungen vom 28-Tage-Zyklus sind in der Berechnung mit der erweiterten Naegele-Regel berücksichtigt: Entbindungstermin = 1. Tag der letzten Menstruation plus 7 Tage minus 3 Monate plus ein Jahr plus/minus × Tage.
Neugeborenes	Nach der Definition der WHO ein lebend geborenes Kind, bei dem Lebenszeichen vorhanden sind (Atmung, Herzschlag bzw. Nabelschnurpulsationen), ohne Berücksichtigung von Gestationsalter und Geburtsgewicht.
Noble-Zeichen	Wahrscheinliches Schwangerschaftszeichen (→ Uteruszeichen). Seitliche Ausladung des → Uterus durch Verbreiterung und Ausdehnung des unteren Uterinsegments.
Non-Disjunction	Ausbleiben der Trennung eines Chromosomenpaares während der → Meiose, wobei Ei- bzw. Samenzellen mit einem fehlenden Chromosom entstehen. Häufigste Ursache einer → Trisomie (numerische Chromosomenaberation).
Nulligravida	Frau, die bisher noch nicht schwanger war.
Nullipara	Frau, die noch nicht geboren hat.
Oligohydramnion	Verminderte Fruchtwassermenge; s.a. → Anhydramnion, → Polyhydramnion.
Oligomenorrhö	Regelmäßiger oder unregelmäßiger Zyklus von mehr als 5 Wochen und bis zu 3 Monaten; s.a. → Polymenorrhö.
Oogenese	Weibliche → Gametogenese, d.h. Entwicklung und Reifung der weiblichen Eizelle.
Oogonie	Ureizelle, die sich durch Wachstum und → Mitose zur → Oozyte entwickelt.
Oozyte	Eizelle.
Osiander-Arterienzeichen	Wahrscheinliches Schwangerschaftszeichen (→ Uteruszeichen). Vom Scheidengewölbe aus kann an den Kanten des schwangeren → Uterus die Pulsation der aufsteigenden A. uterina gut getastet werden.
Parametrium	Seitlich des → Uterus liegendes Bindegewebe unterhalb des Lig. latum uteri, in dem Nerven und Gefäße an den → Uterus herantreten.
Parvisemie	Ejakulatmenge < 2 ml.
Pawlik-Griff	Variante des 3. → Leopold-Handgriffs, bei dem gleichzeitig der obere Pol des Kindes in Höhe des Fundus palpiert wird.
PCO-Syndrom	Syndrom des polyzystischen Ovars.
Pelviskopie	Gynäkologische Bauchspiegelung, d.h. Laparoskopie mit Betrachtung der Organe im kleinen Becken.
Perimenopause	Periode von bis zu 10 Jahren, beginnend vor der → Menopause, wenn die endokrinologischen, biologischen und klinischen Merkmale allmählich auftreten, bis zum Ende des ersten Jahres nach der Menopause.
Perimetrium	Peritonealbedeckung des → Uterus.
Peritonitis	Entzündung des Bauchfells.
Pessar	Mutterring; länglich runder, ring- oder schalenförmiger Körper aus Kunststoff oder Metall, der um den äußeren Muttermund gelegt wird; dient entweder der Reposition (und damit der Therapie) eines → Deszensus oder der Empfängnisverhütung.
Pfeilnaht	Längsnaht am Schädel des Neugeborenen zwischen den Scheitelbeinen.
Phänotyp	Erscheinungsbild eines Individuums im Gegensatz zum → Genotyp.
Pinard-Zeichen	Wahrscheinliches Schwangerschaftszeichen (→ Uteruszeichen). Ballottement der Frucht im → Uterus.
Piskaček-Zeichen	Wahrscheinliches Schwangerschaftszeichen (→ Uteruszeichen). Durch ein stärkeres lokales Wachstum und eine weichere Konsistenz des → Myometriums an der Einnistungsstelle (Progesteronwirkung) kommt es zu einer einseitigen Vorwölbung des → Uterus.
Plazenta	Mutterkuchen.
Plazentarperiode	Zeitraum von der Geburt des Kindes bis zur vollständigen Ausstoßung der → Plazenta.
Plazentese	Plazentabiopsie.
Plurigravida	Frau, die 2- bis 5-mal schwanger war.
Pluripara	Frau, die 2–5 Geburten hinter sich hat.
Pneumozystogramm	Mammographische Abbildung einer Zyste, welche durch Punktion entleert und mit Luft aufgefüllt wurde.
Pollakisurie	Häufiger Harndrang.
Polyhydramnion	Erhöhte Fruchtwassermenge; s.a. → Oligohydramnion.
Polymastie	Ausbildung zusätzlicher Brustdrüsen im Bereich der Milchleiste; s.a. → Polythelie.
Polymenorrhö	Regelmäßiger oder unregelmäßiger Zyklus von weniger als 25 Tagen Dauer; s.a. → Oligomenorrhö.
Polypragmasie	Ausprobieren verschiedener Therapien für eine Erkrankung.

Polythelie	Ausbildung zusätzlicher Brustwarzen im Bereich der Milchleiste; s.a. → Polymastie.	Senkwehen	Unregelmäßige Wehen mit einem Abstand von bis zu einigen Stunden, die meist 3–4 Wochen vor dem Geburtstermin auftreten und mit dem Absenken des Leibes und dem Eintritt des kindlichen Kopfes ins Becken einhergehen.
Portio	Teil der Gebärmutter, der in die Vagina hineinragt.		
Postmenopause	Beginnt ein Jahr nach der → Menopause und umfasst die Jahre und Jahrzehnte danach.		
Präeklampsie	Schwangerschaftsassoziierte Hypertonie mit einem Bluthochdruck von über 140/90 mmHg und eine Proteinurie mit mindestens 300 mg/24 h.	Spekulum	Lateinischer Begriff für Spiegel. Instrument zur (einfacheren) Untersuchung von Hohlräumen.
		Spotting	Geringfügige uterine Blutung; tritt typischerweise zum Zeitpunkt der Ovulation (Mittelblutung) oder prämenstruell auf; s.a. → Metrorrhagie.
Prämenstruelles Syndrom	Wechselndes Krankheitsgefühl, das vor der → Menstruation auftritt und mit der → Menstruation wieder verschwindet. Davon abzugrenzen ist die → Dysmenorrhö.	Stellung	Verhältnis des kindlichen Rückens zur Seite der Mutter bei der Geburt.
		Stellwehen	→ Vorwehen.
		Sterilität	Zeugungsunfähigkeit, Unfähigkeit eines Paares, innerhalb eines Jahres trotz ungeschütztem Geschlechtsverkehr eine Schwangerschaft miteinander zu zeugen; auch Keimfreiheit.
Prävalenz	Häufigkeitsrate einer Krankheit zu einem gegebenen Zeitpunkt oder einem definitiven Zeitraum.		
Presswehen	→ Austreibungswehen, die kombiniert mit der Bauchpresse der Kreißenden („Mitpressen") zur Austreibung des Kindes führen.		
		Stirnnaht	Längsnaht am Schädel des Neugeborenen zwischen den Stirnbeinen.
Primigravida	Frau, die erstmalig schwanger ist.	Stock-Tuch-Zeichen	Wahrscheinliches Schwangerschaftszeichen (→ Uteruszeichen). Die Umgebung der → Portio ist weicher im Gegensatz zum festen inneren Anteil der Portio.
Primipara	Frau, die erstmalig entbunden wird.		
Primordialfollikel	Primäre → Oozyten mit umgebender dünner, einlagiger Schicht aus Follikelepithelzellen zum Zeitpunkt der Geburt.		
		Subfertilität	Eingeschränkte Zeugungsfähigkeit; s.a. → Infertilität, → Sterilität.
Progression	Tiefertreten des kindlichen Kopfes durch den Geburtskanal.	Synzytiotrophoblast	Äußere vielkernige Schicht des → Trophoblasten ohne Zellgrenzen; produziert viele der von der → Plazenta abgegebenen Hormone.
Prolaps	Vorfall, Heraustreten von (inneren) Organen.		
Promontorium	Am weitesten nach ventral vorspringender Punkt des Kreuzbeins.		
		Tokometrie	Wehenmessung. Die Messung und zeitliche Registrierung von Kenngrößen, die sich mit der Wehentätigkeit ändern.
Pubertas praecox	Vorzeitige sexuelle Reifung mit Entwicklung der sexuellen Geschlechtsmerkmale vor dem 8. Lebensjahr.		
		Triple-Test	Test auf chromosomale Fehlbildung des Fetus mit Bestimmung von β-hCG, α-Fetoprotein (AFP) und unkonjugiertem Estriol zwischen der 16. und 20. Schwangerschaftswoche im mütterlichen Blut. Bei Schwangerschaften mit einem Down-Syndrom können die Werte im mütterlichen Blut von der Norm abweichen: β-hCG ist erhöht, AFP und Estriol sind erniedrigt.
Pubertas tarda	Verzögerte sexuelle Reifung mit Entwicklung der sexuellen Geschlechtsmerkmale nach dem 14. Lebensjahr oder Einsetzen der Menarche nach dem 18. Lebensjahr.		
Puerperalfieber	Kindbettfieber; postpartale Infektion, welche von den Genitalorganen ausgeht.		
Puerperalsepsis	Septisches Krankheitsbild, das von einer Geburtswunde oder Geburtsverletzung ausgeht.		
		Trisomie	Chromosomensatz mit (einem) überzähligen Chromosom, d.h. ein Chromosom kommt im → diploiden Chromosomensatz nicht 2-mal, sondern 3-mal vor; s.a. → Non-Disjunction.
Pyosalpinx	Mit Eiter gefüllter, aufgetriebener Eileiter.		
Roederer-Kopfhaltung	Ausgeprägte Beugung des kindlichen Kopfes unter der Geburt bereits am Beckeneingang.		
Rugae vaginales	Quer verlaufende Falten, Runzeln an der Vaginalhaut.	Trophoblast	Teil der → Blastozyste (neben dem → Embryoblast), der schließlich die → Plazenta und die Eihäute bildet; besteht aus dem → Synzytiotrophoblasten und dem → Zytotrophoblasten.
Salpingektomie	Operative Entfernung eines Eileiters; s.a. → Salpingotomie.		
Salpingitis	Entzündung des Eileiters (→ Tuba uterina).		
Salpingotomie	Operative Eröffnung eines Eileiters; s.a. → Salpingektomie.	Tuba uterina	Lateinischer Begriff für Eileiter.
		Tuboovarialabszess	Tumor aus Tuben, Darm und Netz mit Verwachsungen und Abszessbildung.
Schädellage	Längslage des Kindes im Mutterleib mit dem Kopf nach unten; s.a. → Hinterhauptslage, Beckenendlage.		
		Turtleneck-Zeichen	Turtleneck = Rollkragenpullover. Zeichen bei der → Schulterdystokie. Der fetale Kopf ist geboren, der Damm lässt sich nur schwer unter das kindliche Kinn schieben.
Schmierblutung	Geringfügige uterine Blutung, die zusätzlich zur Menstruationsblutung auftritt; s.a. → Spotting, → Metrorrhagie.		
Schulterdystokie	Regelwidrige Einstellung der kindlichen Schulter bei der Geburt.	Uterus	Gebärmutter.
		Uroflowmetrie	Messung des Harnflusses, d.h. der pro Zeiteinheit ausgeschiedenen Harnmenge.
Schultze-Lösung	Zentrale Ablösung der → Plazenta nach der Geburt mit Bildung eines retroplazentaren Hämatoms; kommt in ca. 80% der Fälle vor s.a. → Duncan-Modus.		
		Uteruszeichen	Veränderung der Konsistenz und Größe des → Uterus; bei der körperlichen Untersuchung das wichtigste Hinweiszeichen auf eine Schwangerschaft.
Schwangerschaftswehen	Unregelmäßige, nicht schmerzhafte und nicht muttermundswirksame Kontraktionen des → Uterus.		
		Vaginitis	Lateinischer Begriff für Entzündung der Scheide, s.a. → Kolpitis.
Second Messenger	Intrazelluläre Botenstoffe zur Übermittlung von Signalen zwischen verschiedenen Zellorganellen oder kompartimenten, z.B. cAMP, Kalziumionen.		
		Vasektomie	Operative Entfernung eines Stücks der Samenleiter des Mannes; wird zur Sterilisation des Mannes durchgeführt.

Vermix	„Käseschmiere". Gilt als Reifezeichen und sollte bei Geburt weitgehend verschwunden sein.	**Zeichnen**	Lösen eines leicht blutigen Schleimpfropfs aus dem Zervikalkanal einige Tage vor der Geburt.
Vorderhauptslage	→ Längslage mit Poleinstellung → Schädellage bei indifferentem Kopf (dadurch führt das Vorderhaupt mit der großen → Fontanelle).	**Zervixreifung**	Änderung der Bindegewebstextur der Zervix vor der Geburt, die sich in Erweichung und Muttermundsöffnung äußert.
Vorwehen	Regelmäßigere Wehen vor der Geburt, die den kindlichen Kopf fest ins Becken einstellen, jedoch noch keine Muttermundseröffnung bewirken.	**Zervizitis**	Entzündung des Gebärmutterhalses bzw. der → Portio.
		Zwischenblutung	Blutung, die zwischen 2 Monatsblutungen auftritt.
Vulva	Äußeres Genitale einer Frau.	**Zygote**	Befruchtete Eizelle nach Verschmelzung der beiden Geschlechtskerne.
Vulvitis	Entzündung des äußeren weiblichen Genitalbereichs und des Scheideneingangs.		
Wehenakme	Höhepunkt einer Wehe.	**Zystometrie**	Messung des Drucks in der Harnblase.
Zangemeister-Handgriff	5. → Leopold-Handgriff. Dient der Beurteilung eines Kopf-Becken-Missverhältnisses vor der Geburt.	**Zytotrophoblast**	Innere Schicht des → Trophoblasten aus einkernigen Zellen.

Register

Registereinträge, die mit dem Plus-im-Web-Symbol (⊞) und einer dreistelligen Ziffer gekennzeichnet sind, verweisen auf einzelne Online-Zusatzinformationen bzw. auf die Online-Kapitel 29, 30 und 31
Sie finden diese im Internet auf www.elsevier.de (zum Einloggen benötigen Sie den PIN-Code von der 2. Umschlagseite).

A

Abbruchblutung, Extrauterinschwangerschaft 63
ABCD-Regel, Neugeborene, Reanimation 386
Abdomen
– akutes 531–532
– – gynäkologische Diagnostik 532
– – Schmerzanamnese/-diagnostik 531
– Schmerzlokalisation 533
– Untersuchung 32
Abdomenquerdurchmesser/-umfang, Pränataldiagnostik 226
Abdomenübersichtsaufnahme 48
Abdominalgravidität 192, **196–197**
– s.a. Extrauteringravidität
– Plazentainsertion, Lokalisation 196
Abdominalschmerzen **57–58**
– Plazentalösung, vorzeitige 291
– Ursachen 58
Abdominalsonographie, Wehentätigkeit, vorzeitige 341
Ablatio retinae, Sectio caesarea 366
Abnabelung 382
– Neugeborene 382
Abortiva 142
Abortiva/Interzeptiva 143
– Prostaglandine 143
Abort(us) 183–197
– s.a. Früh- bzw. Spätabort
– s.a. Spontanabort
– Alter der Mutter ⊞ 30-14
– Arthritis, rheumatoide 269
– Blutungen, vaginale 63, 185
– completus 185, **188–189**
– Corpus-luteum-Insuffizienz 184
– Dialyse 263
– Differenzialdiagnostik 185
– Endometritis 272
– Epidemiologie 183
– febriler 189
– habitueller **189–190**
– – Antikardiolipinantikörper 190
– – Antiphospholipidantikörpersyndrom 190
– – Chromosomenaberration 190
– – Fruchttod, intrauteriner 190
– – HLA-Antigene 190
– – immunologische Gründe 190
– – Lupusantikoagulans 190
– – Thrombophilie 309
– – Ursachen 190
– Herpes zoster 273
– iatrogener 184
– imminens (drohender) 185–186
– – Diethylstilbestrol 186
– – Hämatom, retrochoriales 185
– – β-hCG-Test/-Wert 185, 193
– – Magnesiumtherapie, perorale 186
– – immunologisch bedingter 184
– incipiens 185, **188–189**

– incompletus 185, **188–189**
– – Blutungen, vaginale 188
– Infektionen 184
– Inzidenz 183
– Lupus erythematodes 270
– mütterliche Erkrankungen 184
– Mumpsvirus 274
– Myome 184, 447
– Noxen 184
– Salpingitis 272
– Schwangerschaften, vorausgegangene 212
– septischer **189**
– – Abdomen, akutes 531
– – Abdominalschmerzen 58
– – Infektzeichen 246
– – Peritonitis 189
– Sexualität während der Schwangerschaft ⊞ 31-5
– Synechien, intrauterine 184
– Ursachen 184
– Uterus bicornis 184
– Uterusanomalien 184
– verhaltener 185, **186–187**
– vorausgegangener, Extrauteringravidität 192
– Zervixinsuffizienz 184
Abrasio 50, **50**
– Dysmenorrhö 111
– fraktionierte ⊞ 120
– – Hypermenorrhö 109
– – instrumentelle, Missed Abortion 187, ⊞ 104
– – Zyklusstörungen 115–116
Abruptio placentae s. Plazentalösung, vorzeitige
Absaugen, Neugeborene 382–383
Absencen, pyknoleptische, Clonazepam/Diazepam 266
Abstillen 380
– Indikationen 380
Abstimmung, Aufklärungsgespräch 506
Abstrich(entnahme) **34–35**
– Erregersuche/Keimnachweis 35
– Sepsis 418
– Zervixkarzinom 441
– zytologischer **34–35**
– – Krebsfrüherkennungsuntersuchung 41
Abwehr, Arzt-Patientin-Beziehung 502–503, 505
Acanthosis nigricans, PCO-Syndrom 109
AChE s. Azetylcholinestrase
ACTH (adrenokortikotropes Hormon) 74
– Schwangerschaft 208
ACTH-Test, Zyklusstörungen 113
Adenokarzinom
– endometrioides 437
– Zervix 440

Adenom, autonomes, Hyperthyreose 252
Adenomatoidtumoren, Tube 460
Adenomyom/-myosis, Uterus s. Myome
Adenosarkome, Uterus 455
Adenosis vaginae 437
adenosquamöse Karzinome, Zervix 440
Adenylatzyklase (AC) 70
ADH (antidiuretisches Hormon, Vasopressin) 75
– Hypophyse 207
– Schwangerschaft 207
Adhäsionen
– Abdominalschmerzen 58
– Ultraschallbefunde 150
Adipositas
– Hyperinsulinismus 72
– Kontrazeptiva, hormonelle, Kontraindikationen 133
– Präeklampsie 299
– SHBG-Spiegel 72
– Thrombembolie 244
– Wendung, äußere, Kontraindikationen 349
Adiposogigantismus, Hochwuchs 88
adjuvante Therapie, Tumoren 432
Adnexbereich, Konglomerattumor, Tuberkulose 421
Adnexektomie
– Ovarialtumoren 466
– Pelviskopie 52
Adnexitis **413–414**
– s.a. Salpingitis
– Abdomen, akutes 532
– Abdominalschmerzen 58
– akute 58
– – Abdomen, akutes 532
– – β-hCG-Test, negativer 193
– – Differenzialdiagnose 414
– – Erreger 398
– – Pelviskopie 52
– – Portioschiebeschmerz 533
– – Puerperalfieber 65
Adnextorquierung, Pelviskopiebefund 52
Adnextumoren
– Ausschälung, Pelviskopie 52
– Differentialdiagnose 469
– Schwangerschaft 282
Adoleszentenalter, gynäkologische Erkrankungen 90–93
Adrenalin, Herzfrequenz, fetale 217
adrenogenitales Syndrom (AGS) **25–26**
– Kleinwuchs 86
– Late-Onset-Form 26
– Virilisierung, Prophylaxe 26
Ängste, Sterilitätstherapie 153
AFI (amniotic fluid index), Fruchtwassermenge 293
AFP (α-Fetoprotein)
– Bauchwanddefekte 220
– Dysgerminom 474
– Neuralrohrdefekte 220, 229

– Plazenta 174
– Schwangerschaft 220
– Sinustumoren, entodermale 474
– Spina bifida 178
– Trisomie 21 (Down-Syndrom) 232
Agalaktie, Stillhindernisse 378
α$_2$-Agonist, zentraler, Schwangerschaftserkrankungen, hypertensive 302
AGS s. adrenogenitales Syndrom
AIDS 420
Akne
– PCO-Syndrom 109
– Perimenopause 119
Akrosomenreaktion, Fertilisation 146, 166
Aktinomyzeten
– entzündliche Erkrankungen 398
– Tuboovarialabszess 414
Aktivierung, Uterusaktivität, geburtliche 315
Aktivin **76**
– Perimenopause 117
Aktivitätsphase, Eröffnungsperiode 317–318
Akupunktur
– Beckenendlage (BEL) 348
– Geburtseinleitung 338
– Geburtsschmerzen 324
Akzelerationen (CTG) 218, **329**
Aldosteron, Schwangerschaft 208
Aldosteronsynthase 23
Alendronat, Osteoporose 125
Algurie, Bakteriurie, asymptomatische 260
Alkalose, fetale, Asthma bronchiale, mütterliches 253
Alkoholabusus
– Abort 184
– Leberzirrhose 257
Allergien, Vulvitis 404–405
Alopezie
– androgenetische, Perimenopause 118
– Perimenopause 119
Altersmedizin, Kostenexplosion ⊞ 30-15
Alterssexualität ⊞ 31-5
Altersverteilung in Deutschland ⊞ 30-13
Alvarez-Wellen, Schwangerschaftswehen **313**, 334
Amenorrhö 106–107, 109
– anatomisch bedingte 107
– androgenproduzierende Tumoren 473
– diagnostisches Vorgehen 114
– Essstörungen 110
– Gonadendysgenesie 18
– Hirsutismus 111
– nach Hormontherapie 109
– hypergonadotrope 107
– hyperprolaktinämische 107
– hypogonadotrope 107
– hypothalamische 85, 114

- Intrauterinpessar 141
- Mikropille 109
- Missed Abortion 186
- normoprolaktinämische 107
- Osteoporose 107
- Ovarialzysten, funktionelle 462
- postpartale, Chiari-Frommel-Syndrom 391
- primäre/sekundäre 107
- Schwangerschaft 209
- Sheehan-Syndrom 391
- Stillen 376
- Ullrich-Turner-Syndrom 18
- WHO-Einteilung 107
AMH s. Anti-Müller-Hormon
Aminkolpitis/-vaginose 271, **410–411**, 413
- Amintest 35
- Clue Cells 35, 483
- Vaginalabstrich 410
5-Amino-Salizylsäure-Präparate (5-ASA), Darmerkrankungen, chronisch-entzündliche 258
Amintest, Aminkolpitis/-vaginose 35
Amnion **176**, 177
- Abfaltung 179
- Verhältnisse, Pränataldiagnostik 228
Amnionhöhle 177
Amnioninfektionssyndrom 297–298
- Amniozentese 297–298
- Blasensprung, vorzeitiger 298
- Chorioamnionitis 297
- Diagnostik 340
- Entbindung 298
- Hysterektomie 298
- Polyhydramnion 293
- Unterbauchschmerzen 62
Amnioninfusion, CTG, suspektes 403
Amniotomie
- fetofetales Transfusionssyndrom 296
- Geburtseinleitung 338
- Geburtsfortschritt, mangelnder 358
Amniozentese **235**
- Amnioninfektionssyndrom 297–298
- Risikoschwangerschaft 221
Ampulla tubae uterinae 10
Anämie
- aplastische 247
- fetale, Bilirubinmessung 178
- – Blutgruppenunverträglichkeit 294
- – Rhesus-Inkompatibilität 234
- – Ringelrötelninfektion 234
- hämolytische 247
- megaloblastäre, Schwangerschaft 246
- Myome 447
- renale, Dialyse 263
- – Niereninsuffizienz, chronische 262
- Schwangerschaft 245
Anaerobier, Sepsis 416
Analgesie/Analgetika
- Geburtsschmerzen 324
- Stillzeit 379
- unzureichende, Vakuumentbindung 362
Anamnese 31, **32**
- gynäkologische 32
- psychosoziale 32
Anastrozol, Mammakarzinom 491
Androgene 75, **76**
- Biosynthesestörungen, Laborbefunde 23
- Hochwuchs 89
- Mangel 76

- Perimenopause 118
- Schwangerschaft 208
- SHBG 72
- Thekazellen 78
- Überschuss 76
- Wachstumsschub 82
- Wirkungen 77
- Zyklusstörungen 115
Androgeninsensitivität 18, **22**
- Differentialdiagnose 21
Androgenisierung
- durch Ovulationshemmer 137
- Postmenopause/Senium 79
androgenproduzierende Tumoren, Ovarien 473
Androstendion 75, **76**
- PCO-Syndrom 109
- Postmenopause/Senium 79
Anenzephalus
- Pränataldiagnostik 228–229
- Sonographie 227, 229
Aneuploidie, Beckenendlage 348
Anfälle
- myoklonisch-astatische, Clonazepam/Diazepam 266
- psychomotorische, Carbamazepin/Phenytoin 266
- sensorische, Phenytoin 266
Angehörige, Informationsstand, Psychoonkologie 506–507
Angelman-Syndrom 146
Angiomyxom, Vulvakarzinom 435
Angiosarkom, Vulvakarzinom 435
Angiotensin-II-AT1-Autoantikörper, Schwangerschaftserkrankungen, hypertensive 299
Angulus subpubicus 4
Anhydramnion 177, **292–293**
- Fehlbildung, fetale 292
- Nabelschnurkomplikationen 292
- Transfusionssyndrom, fetofetales 292
Anisomastie 29
Anorexie, Amenorrhö 107
Anovulation 112
- Mastodynie, zyklusabhängige 111
- Pubertät 78
Antazida, Stillzeit 380
Anteflexio uteri 8
Anteversio uteri 8
Antiasthmatika, Stillzeit 380
antiatherogener Effekt, Östrogene 125
Antibiotika
- Blasensprung, vorzeitiger 340
- Stillzeit 379
Anticholinergika, Harninkontinenz 521
Anti-D-Antikörper, Rhesus-negative Frauen 187
Anti-D-Immunglobulin, Rhesus-Inkompatibilität 294
antidiuretisches Hormon s. ADH
Antiepileptika, Schwangerschaft 265–266
Antigestagene
- Kontrazeption 142
- Schwangerschaftsabbruch 191
Antihormontherapie, Tumoren 432
Antihypertensiva
- Eklampsie 303
- HELLP-Syndrom 305
- Schwangerschaftserkrankungen, hypertensive 302
- Stillzeit 379

Antikardiolipinantikörper, Abort, habitueller 190
Antikoagulanzientherapie
- Bein-/Beckenvenenthrombose, tiefe 390
- Heparin, unfraktioniertes 244
- Kumarinderivate 244
- Schwangerschaft 244
- Thrombembolie 244
Antikörpernachweis, Blutgruppeninkompatibilität 293–294
Antikörpertherapie
- Mammakarzinom, HER2-positives 491
- – metastasiertes 498
Antikonvulsiva
- Eklampsie 303
- HELLP-Syndrom 305
- Schwangerschaftserkrankungen, hypertensive 302
Anti-Müller-Hormon (AMH) 15, **76**
- Defekt, Differentialdiagnose 21
- Pseudohermaphroditismus masculinus 21
Antimykotika, Candidose 400–401
Antiphospholipidantikörper(syndrom)
- Abort 184
- – habitueller 190
- Arthritis, rheumatoide 269
- Präeklampsie 299
Antipsychotika, Stillzeit 380
antiretrovirale Therapie, HIV-Infektion 276
Antirheumatika, nichtsteroidale s. NSAR
Antiseptikum, Follikulitis 402
Anti-SS-A-/Anti-SS-B-Antikörper
- Arthritis, rheumatoide 269
- Lupus erythematodes 270
Antithrombin III
- Mangel 309
- nephrotisches Syndrom 263
- Sepsis 418
Anti-TPO-AK, Hypothyreose 251
α$_1$-Antitrypsin-Mangel, Hyperbilirubinämie 386
Antrum folliculi 98–99
Anurie, Nierenversagen, renales 262
Aortenaneurysma, dissezierendes, Abdomen, akutes 532
Aorten(isthmus)stenose, Schwangerschaft 242
APC-Resistenz 309
APECED-Syndrom, Amenorrhö 107
Apgar-Score 381
Apoplex
- Fazialisparese 267
- Lupus erythematodes 270
- Postmenopause 125
apparative Untersuchungen, Risikoschwangerschaft 286
Appendix
- Lage, Schwangerschaft 259
- vesiculosa 8, 10
Appendizitis 259, ⊞ 163
- Abdomen, akutes 532
- Differentialdiagnose 185, 414
- β-hCG-Test, negativer 193
- Kokardenphänomen 259
- McBurney-Punkt 259
- Unterbauchschmerzen 62
Appetenzphase, sexueller Reaktionszyklus ⊞ 31-6
Appetenzstörungen ⊞ 31-8

Arcus iliopectineus 4
Armplexuslähmung
- obere (Erb-Duchenne) 382
- untere (Klumpke) 382
Aromatasehemmer/-inhibitoren
- Endometriose 427, 429
- Mammakarzinom 491
- – metastasiertes 497
Arteria
- cerebri media, Doppler-Sonographie 233–234, 288
- ovarica 8
- umbilicalis, Doppler-Sonographie 233, 288–289
- uterina 8, **9–10**
- – Doppler-Sonographie 200, 233, 289, ⊞ 107, ⊞ 112
- vaginalis 8
- vesicalis inferior 9
Arterien, uteroplazentare, Adaptation 171
Arteriosklerose, Arthritis, rheumatoide 269
Arthritis, rheumatoide 269–270, ⊞ 166
- Zyklusstörungen 110
Articulatio
- coxae 4
- sacroiliaca 4
Arzneimittelexanthem, Vulva 404–405
Arzt-Patientin-Beziehung
- Abwehr 502–503, 505
- Empathie 578
- Nachsorge 503
- Palliativtherapie 503–504
- Psychoonkologie 501–504
- Rahmenbedingungen 502
- Sterbebegleitung 504
Arzt-Patientin-Gespräch **31–32**
Asherman-Syndrom 184, 190
Asphyxie, fetale, drohende, Sectio caesarea 363, 366
assistierte Reproduktion 155–161
- Fehlbildungen 159
- Infektion/Verletzung 159
- Mehrlingsschwangerschaften 159
- ovarielles Überstimulationssyndrom (OHS) 159
- Risiken 159–160
- – für das Kind 159
- – für die Patientin 159
Asthma bronchiale ⊞ 161
- Schwangerschaft 253
A-Streptokokken
- entzündliche Erkrankungen 398
- Kolpitis 409
- Peritonitis 416
- Puerperalsepsis 416
- Sepsis 416, **417–418**
- Vulvitis 401
- Wundinfektionen 415
- Zervizitis 412
Asynklitismus, hinterer/vorderer 346
Aszension, Spermien 166
Aszites
- Leberzirrhose 257
- Ovarialkarzinom 468
- Toxoplasmose, fetale 273
Ataxie-Teleangiektasie-(AT-)Syndrom, Mammakarzinom 481
Atemnotsyndrom, Neugeborene 384–385

Register

Atemwege freihalten (Airway), Neugeborene, Reanimation 386
Atemwegserkrankungen, chronisch-obstruktive, Schwangerschaft 254
Atherome, VIN 433
Atherosklerose, Östrogene 125
Atosiban, Tokolyse 342
atypische lobuläre Hyperplasie (ALH) 480
Aufklärung(sgespräch)
– Abstimmung 506
– Empfehlungen an den Arzt 505, 582
– – an die Patientin 505–506
– Hoffnung vermitteln 506
– Informationsvermittlung 506
– psychosozialer Kontext 505
– Rahmenbedingungen 506
– Sectio caesarea 364
– Setting 505
– Technik 506
Ausfluss s. Fluor
Ausräumung s. Abrasio
Ausschabung, Placenta praevia 290
Ausscheidungsurogramm 48
Austastung, vaginale 35–36
Austreibungsperiode (Geburt) 318–319
– frühe 318–319
– Geburtsdauer, abnorme 355
Austreibungswehen 314
Autoimmunerkrankungen
– Fazialisparese 267
– Schwangerschaft 269–271
autonome Regulation, Kreislauf, fetaler 328
Autosomen, Aberrationen 17
Aversion, sexuelle ✚ 31-8
Axilladissektion, Mammakarzinom 490
Azathioprin, Schwangerschaft 270
Azetonfötor, Koma, ketoazidotisches 308
Azetylcholinesterase (AChE)
– Neuralrohrdefekte 220
– Schwangerschaft 220
– Spina bifida 178
Azetylsalizylsäure (ASS), Schwangerschaftserkrankungen, hypertensive 300
Azidose, metabolische, Koma, ketoazidotisches 308

B

bakteriologische Kultur
– entzündliche Erkrankungen 399
– Vaginalabstrich 407
Bakteriurie
– asymptomatische 259–260
– Harnwegsinfektionen 421
Balint-Gruppen-Arbeit, Sterilitätstherapie 155
Ballard-Score
– Anpassungsstörungen, pulmonale 384
– Neugeborene, Beurteilung 380–381
– – Reifebeurteilung 381
– Stoffwechselumstellung 384
Ballottement, Leopold-Handgriff 322
Banana-Zeichen, Kleinhirnverformung, Pränataldiagnostik 229
Bandapparat, Lockerung, Schwangerschaft 267
Bandl-Furche 314
Barker-Hypothese 180

Baroreflex
– Herzfrequenz, fetale 217
– Kreislauf, fetaler 328
Barrieremethoden, Kontrazeption 138–141
Barr-Körperchen 14
Bartholin-Drüsen (Gll. vestibulares majores) 6
Bartholinitis 404
– Gonokokken 271
Basalfrequenz, CTG 217–218
Basalis, Endometrium 96
Basalplatte, Plazenta 172, 174
Basaltemperaturkurve/-messung
– Kontrazeption 129–130
– Pearl-Index 128, 130
– Zyklus, normaler 130
Basaltestosteron s. Testosteron
base excess s. BE
Basedow-Syndrom
– Hyperthyreose 252
– Schwangerschaft 252
Baseline, CTG 328–329
Baserate (= Basisfallwert, Basispreis) ✚ 30-7
Bauchspiegelung s. Laparoskopie
Bauchwanddefekte
– AFP 220
– Pränataldiagnostik 231
BE (base excess), Neugeborenenuntersuchung 381
Beatmung (Breathing), Neugeborene, Reanimation 386
Becken
– Formen, Geburtsfortschritt, mangelnder 356
– kleines, Druckgefühl, Frühgeburt 286
– – Geburtsweg 311–312
– – verengtes, Geburtsdauer, abnorme 355
– – Geburtsfortschritt, mangelnder 356
– Vakuumentbindung 362
– weibliches 4
Beckenausgang (Geburtsweg) 312
Beckenboden 3–5
– Anatomie 509–510
– Frontalschnitt 5
– Innervation 512
– Schließmuskelschicht 3
– von unten 5
Beckenbodentraining
– Biofeedback 519
– Genitaldeszensus 528
– Harninkontinenz 519
Beckeneingang(sebene) 311
Beckenendlage (BEL) 347–351, ✚ 149
– Ätiologie/Epidemiologie 348
– Akupunktur 348
– Bracht-Handgriff 350–351
– Diagnostik 348
– Formen 347
– Geburt, vaginale 349–350
– Hannah-Studie 348
– Knie-Ellenbogen-Lagerung 348
– Kopf/Körper, Geburt 350
– Kristeller-Handgriff 351
– Leopold-Handgriff 348
– MRT-Pelvimetrie 350
– Nabelschnurvorfall 359
– Sectio caesarea 348, 366
– Veit-Smellie-Handgriff 350–351
– Vorgehen 348

– Wendung, äußere 348
– Zwillingsgeburt 353
Beckenendometriose, Lokalisationen 425
Beckenenge (Geburtsweg) 312
Beckenenge/-höhle (Geburtsweg) 311–312
Beckenmaße 4
Beckenmitte (Geburtsweg) 311–312
Beckenring, knöcherner 3
Beckentumoren
– Beckenendlage 348
– Geburtsfortschritt, mangelnder 356
Befruchtung 167
– Fertilisation 146
Befunderhebung/-dokumentation 31, 37
Behçet-Syndrom 405–406
– Kortikosteroidsalbe 406
Beinvenen-/Beckenvenenthrombose, tiefe
– Kontrazeptiva, hormonelle, Kontraindikationen 133
– Schwangerschaft 244
– Wochenbett 390
Belastungsinkontinenz 512–513
– Kolposuspension, abdominale 521–522
– Operationsplanung/-techniken 521
Belastungstest, CTG 219
Bell-Parese 267
Berufsbild, Veränderung ✚ 30-15
Beschneidung, weibliche, Geburtsfortschritt, mangelnder 356
Beschwerdebild, aktuelles, Sexualanamnese ✚ 31-3
BET s. brusterhaltende Therapie
Betablocker
– Hyperthyreose, manifeste 252
– Schwangerschaft 252
– Schwangerschaftserkrankungen, hypertensive 302
Betamethason, Lungenreife, Induktion 287
Betriebswirtschaftskenntnisse in der Medizin ✚ 30-7
Beugekontrakturen, Polyhydramnion 293
Bewegungsapparat
– Beschwerden, schwangerschaftsassoziierte 267–268
– Erkrankungen 267–269
Bewegungseinschränkung, vorbestehende, Schwangerschaft 268–269
bildgebende Verfahren 48
Bilirubin
– Anämie, fetale 178
– HELLP-Syndrom 304
– Präeklampsie 304
Billings-Methode 130–131
– Pearl-Index 128, 131
bimanuelle Untersuchung 36–37
Bindungsproteine, Hormonwirkungen, Modulation 71–72
biochemische Parameter 40
Biofeedback
– Beckenbodentraining 519
– Harninkontinenz 519
Biologicals, Schwangerschaft 170
biometrische Parameter, Pränataldiagnostik 226
biophysikalisches Profil, fetales, Plazentainsuffizienz 289

Biopsie 41–42
– entzündliche Erkrankungen 399
– Mamma 48
Biotinidasemangel, Neugeborenen-Screening 381
biparietaler Durchmesser (BPD) 226
BIRADS-Klassifikation
– Mammakarzinom 483, 489
– Mammographie 45–46
Bishop-Score 215
– modifizierter 215
– Zervixreife 215, **322**, 338
Bisphosphonate
– Mammakarzinom 491
– – metastasiertes 498
– Osteoporose 125
Blase s. Harnblase
Blasenmole **187–188**
– Blutungen 63
– β-hCG-Wert, erhöhter 210
– hydatidiforme 456
– Chemotherapie 458
– – Therapie 458
– invasive 456
– – Chemotherapie 458
– – Präeklampsie 299
– Ultraschallbefunde 40
– Vaginalsonographie 457
Blasensprung 176
– Diagnostik 340
– Dokumentation 323
– Formen 318
– frühzeitiger **318**, 335
– Geburtsüberwachung 335
– hoher 318
– lange zurückliegender, Wochenbettfieber 389
– rechtzeitiger **318**, 335
– verspäteter 318
– vorzeitiger 176, **318**, 335
– – Amnioninfektionssyndrom 298
– – Antibiose 340
– – Einfluss auf Mutter und Kind 340
– – Entbindung 340
– – Frühgeburt 286, **340**
– – Geburtseinleitung 338
– – Gonokokken 271
– – Lungenreifeinduktion 340
– – prophylaktische Maßnahmen 340
– – Scheiden-pH-Wert 35
– – Streptokokken Gruppe B 271
– – Vaginose, bakterielle 271
– – Zwillingsschwangerschaft 296
– Wendung, äußere 348–349
Blastozyste 147, 167
– Implantation 166–167
Bleistiftstühle, Ovarialkarzinom 468
Blut
– Azidität, Herzfrequenz, fetale 217
– Fruchtwasser 335
Blutdruckmessung, Schwangerschaftserkrankungen, hypertensive 300
Blutdrucksenkung, Schwangerschaftserkrankungen, hypertensive 301
Blutdruckveränderungen, Schwangerschaft 242–243
Blutfluss
– fetaler, HELLP-Syndrom/Präeklampsie 304
– – Plazentainsuffizienz 288
– uteriner, HELLP-Syndrom 304
– – Präeklampsie 304

Blutgerinnungsstörungen s. Gerinnungsstörungen
Blutgruppenantikörper, Screeninguntersuchung, Schwangerschaft 221
Blutgruppeninkompatibilität/-unverträglichkeit **293–294**
– Anämie, fetale 294
– Antikörperbestimmung 294
– Antikörpernachweis 293
– Bluttransfusion 294
– Chordozentese 294
– Coombs-Test 293
– Doppler-Sonographie 294
– Geburtseinleitung 338
– Liley-Punktionen 294
– Sonographie 294
Blutgruppenserologie, Mutterpass 221
Blutkultur, Sepsis 418
Bluttransfusion
– Blutgruppeninkompatibilität 294
– fetomaternale, Wendung, äußere 348
Blutungen **58–59**
– s.a. Corpus-luteum-Blutung
– s.a. Placenta-praevia-Blutung
– s.a. Postmenopausenblutung
– s.a. Randsinusblutung
– s.a. Schmierblutungen
– s.a. Spotting
– Abklärung 112
– atonische, Wochenbett 388
– dysfunktionelle 58–59
– – (juvenile) 92–93
– – durch Ovulationshemmer 137
– extragenitale, nicht schwangerschaftsbedingte 63
– Frühschwangerschaft 64
– genitale s. Genitalblutungen
– Hysterektomie 371
– Insertio velamentosa 361
– intrapartale 360–361
– – Insertio velamentosa 360–361
– – Placenta praevia 360
– – Plazentalösung, vorzeitige 360
– – Uterusruptur 361
– Nachgeburtsperiode s. Blutungen, postpartale
– Ösophagusvarizen 257
– organische 58–59
– perimenopausale 118–119, 122
– – Hormontherapie 120
– Placenta praevia 291
– postmenopausale 122
– – Abklärung 112
– postpartale 63–65, 368–372
– – Ätiologie 368
– – Credé-Handgriff 371
– – Definition 368
– – DIC-Syndrom 372
– – Gerinnungsstörungen 372
– – Hämatome 370
– – Hyperfibrinolyse 372
– – Plazentalösung, manuelle 371
– – Plazentaretention 371
– – Prophylaxe 368
– – Scheidenriss 370
– – Sectio caesarea 371
– – Spontangeburt 370
– – Therapie 368
– – Uterusatonie 369–370
– – Zervixriss 370
– präpubertäre, Abklärung 112
– Schwangerschaft 63–65
– – Sexualität ✚ 31-5

– Sectio caesarea 366
– Spätschwangerschaft 64
– vaginale 58
– Abort(us) 185
– – – imminens 185
– – – incompletus 188
– – Endometriumpolypen 446
– – Frühgeburt 286
– – Korpuskarzinom 451
– – Missed Abortion 186
– – Plazentalösung, vorzeitige 291
– – Sectio caesarea 366
– – Tubargravidität 194
– – Wendung, äußere, Kontraindikationen 349
– – zervikale Gravidität 196
– – Wochenbett 63–65, 388–389
Blutungsstörungen
– Gestagensubstitution 448
– Intrauterinpessare 141
– Myome 447
– Ovarialzysten, funktionelle 462
– Uterussarkom 455
Blutungsveränderungen, Zyklusrhythmus, erhaltener 108–109
Blutzuckereinstellung, Fruchtwasseranomalien 293
B-Lynch-Naht, Spätatonie 388
Body-Mass-Index, Mammakarzinom 481
bone morphogenetic proteins (BMP) 7
Borderline-Tumoren **466**
– FIGO-Klassifikation 467
– Schwangerschaft 283
– TNM-Klassifikation 467
Borrelia burgdorferi/Borreliose 277
Bowen-Syndrom 406
Bracht-Handgriff, Beckenendlage 350–351
Brachytherapie, Vaginalkarzinom 438
Bradykardie, fetale
– CTG 218, 329
– Epilepsie 265
– Forzepsentbindung/-extraktion 362
– Uterusruptur 361
– Vena-cava-Kompressionssyndrom 243
– Wendung, äußere 348
Braxton-Hicks-Kontraktionen **313**, 334
BRCA1
– Mammakarzinom 481
– Ovarialkarzinom 467
BRCA2
– Mammakarzinom 481
– – des Mannes 500
– Ovarialkarzinom 467
BRCA-1/2-Genmutation
– Mammasonographie 46
– Mammographie **44**
breakthrough bleeding 105–106
Breast-Cancer-Gene s. BRCA
Brennen
– VIN 433
– Vulvitis 400
Bromocriptin
– Hyperprolaktinämie 151
– Mastodynie 478
– Zyklusstörungen 116
Bronchialkarzinom, Gestagene/Östrogene 126
Brust s. Mamma

brusterhaltende Therapie (BET)
– DCIS 480
– Mammakarzinom 489
– – invasives 53–54
Brustspannen
– Kontrazeptiva, hormonelle 137
– Schwangerschaft 209
Brustwarze(n)
– Anomalien, Stillhindernisse 378
– ekzematöse Veränderungen 500
– Pigmentierung, Schwangerschaft 201
– Rhagaden 379
– – Stillhindernisse 378
– Sekretion 61–62
Brustzeichen 210
BTK s. Basaltemperaturkurve/-messung
Bürstchen, Abstrichuntersuchung 34
Bulbus vestibuli 5
Bulimie, Amenorrhö 107
Buserelin
– Dosis/Applikation 74
– Endometriose 427

C
CA 19-9, Ovarialkarzinom 469
CA 72-4, Ovarialkarzinom 469
CA 125
– Ovarialkarzinom 469
– Ovarialtumoren 465
– Ovarialzysten 464
Cabergolin
– Hyperprolaktinämie 151
– Zyklusstörungen 116
Canalis cervicis uteri 8
Candidose
– Antimykotika 400–401
– Kolpitis 408, 412
– Vaginalabstrich 409
– Vulvitis 400–401
Caput succedaneum (Geburtsgeschwulst) 382
Carbamazepin
– Anfälle, fokale/psychomotorische 266
– Epilepsie 266
– Grand-Mal-Anfälle 266
– Spina bifida 265
– Trigeminusneuralgie 266
Carboplatin, Ovarialkarzinom 470
Carcinoma lobulare in situ (CLIS) 480
– pleomorphes 480
Cavum uteri 9
Cephalosporine, Follikulitis 402
Cervix uteri s. Zervix
Cetrorelix, Dosis/Applikation 74
Chemoreflexe, Kreislauf, fetaler 328
Chemotherapie
– Blasenmole, hydatidiforme/invasive 458
– Chorionkarzinom, schwangerschaftsassoziiertes 458
– Endometriumkarzinom 453
– Keimzelltumoren 475
– Mammakarzinom 491
– – metastasiertes 497
– – schwangerschaftsassoziiertes 280–281
– Ovarialkarzinom 470–471
– Tumoren 432
– Vulvakarzinom 436
– Zervixkarzinom 444
Chiari-Frommel-Syndrom 391–392
Chirurgie, fetale, offene 236

Chlamydia trachomatis/Chlamydieninfektion **421**
– Amnioninfektionssyndrom 297
– entzündliche Erkrankungen 398
– Extrauteringravidität 191–192
– Peritonitis 416
– Salpingitis, subakute 414
– Schwangerschaft 271
– Serogruppe D-K 421
– Tuboovarialabszess 414
– Zervizitis 412–413
Chloasma
– gravidarum 202
– Kontrazeptiva, hormonelle 137
– uterinum 376
Chlormadinonazetat, Kontrazeption, hormonelle 131–132
Chloroquin, Schwangerschaft 269
Cholangitis, primär sklerosierende 255
Choledocholithiasis, Schwangerschaft 255
Cholestase, intrahepatische 255–256
– Differentialdiagnose 256
Cholezystitis, Schwangerschaft 255
Cholezystolithiasis, Schwangerschaft 255
Chordozentese **235–236**
– Blutgruppeninkompatibilität 294
Chorioamnionitis
– Amnioninfektionssyndrom 297
– Geburtseinleitung 338
– Listeriose 276
Chorion **176–177**
– laeve 174, 177
– Verhältnisse, Pränataldiagnostik 226
Chorionhöhle 177
chorionic villous sampling (CVS) 236
Chorionizität, Zwillingsschwangerschaft 181
Chorionkarzinom 473
– β-hCG-Wert, erhöhter 210
– Ovarien 473
– Penetration, Unterbauchschmerzen 62
– schwangerschaftsassoziiertes 456
– – Chemotherapie 458
Chorionplatte, Plazenta 174
Chorionzotten 177
Chorionzottenbiopsie 235, **236**
– Risikoschwangerschaft 221
Chromatid 15
chromosomales Mosaik 17
Chromosomen
– Arm/Faden 15
– Bestimmung, Amniozentese 235
– Deletion 17
– Denver-Nomenklatur 15
– Karyogramm 14
– Morphologie 15
– Translokation 17
Chromosomenaberrationen/-anomalien **16–17**
– Abort, habitueller 189–190
– Chorionzottenbiopsie 236
– Ersttrimester-Screening 175
– Kleinwuchs 86
– numerische 16–17
– – Alter der Mutter 17
– – Fluoreszenz-in-situ-Hybridisierung 15
– Serummarker zur Risikoeinschätzung 220

– strukturelle 16, **17**
– Triple-Test 175, 220
Chromosomenanalyse 14–15
chronic pelvic pain, Psychosomatik ✚ 28-2
Ciclopiroxalamin, Candidose 408
Ciclosporin, Schwangerschaft 270
CIN (zervikale intraepitheliale Neoplasie) **439**
– Kolposkopie 36
– Konisation 50
– PAP 42
– Rückbildungsfähigkeit 439
Circulation, Neugeborene, Reanimation 386
Climacterium praecox
– s.a. Klimakterium
– Gonadendysgenesie 18
CLIS s. Carcinoma lobulare in situ
Clodronat, Mammakarzinom 491
Clomifentest, Zyklusstörungen 115
Clomifenzitrat, Hyperandrogenämie 152
Clonazepam
– Absencen, pyknoleptische 266
– Anfälle, myoklonisch-astatische 266
– Propulsivanfälle 266
Clotrimazol, Candidose 408
Clue Cells
– Aminkolpitis/-vaginose 35, 483
– Vaginalabstrich 35
CMV-Infektion 277
– Abort 184
– fetale 277–278
– Thrombozytopenie 250
Coitus interruptus 129
– Pearl-Index 128, **129**
Colitis ulcerosa 257–258
– Zyklusstörungen 110
Colpitis
– s.a. Kolpitis
– plasmacellularis 409
– senilis, Fluor 60
– – Korpuskarzinom 451
Colporrhaphia s. Kolporrhaphie
Computer-Testsysteme (Kontrazeption) 131
Computertomographie (CT) 48
– Mammakarzinom 487
– Osteoporose 124
– quantitative (QCT) 133
– – Knochendichtemessung, Strahlenbelastung 125
Condylomata acuminata 403, 475
– HPV-Infektion 271
conjoined twins 424
– Geburtsfortschritt, mangelnder 358
Conjugata
– diagonalis 4
– externa 5
– vera anatomica 4, 311
– – obstetrica 4, **311**
Coombs-Test
– Blutgruppenunverträglichkeit 293
– hämolytisch-urämisches Syndrom (HUS) 306
COPD (chronic obstructive pulmonary disease), Schwangerschaft 254
Corona radiata, Eizelle 167

Corpus
– albicans 102
– luteum **101–102**
– – Estradiol 101
– – Gestagene 76
– – graviditatis 376
– – Luteolyse 102
– – Progesteron 101, 165
– – rubrum 101
– uteri s. Uterus
Corpus-luteum-Blutung
– s.a. Blutungen
– Unterbauchschmerzen 62
Corpus-luteum-Insuffizienz
– Abort 184
– – habitueller 190
– Gestagene 184
– Hyperprolaktinämie 150
– Mastodynie 477
– Myome 447
– Polymenorrhö 108
Corpus-luteum-Phase, In-vitro-Fertilisation 157
Corpus-luteum-Zyste 462
– eingeblutete, Differentialdiagnose 196
– Progesteron 462
– rupturierte, β-hCG-Test 193
Corticotropin-Releasing-Hormon s. CRH
Coxsackie-B-Infektion 274
C-reaktives Protein s. CRP
Credé-Handgriff
– Blutungen, postpartale 371
– Spätatonie 388
Credé-Prophylaxe, Neugeborene 383
CRH (Corticotropin-Releasing-Hormon)
– Geburtsauslösung 317
– myometriale Kontraktilität 200
– Schwangerschaft 200
– Synzytiotrophoblasten 317
Crigler-Najjar-Syndrom, Hyperbilirubinämie 386
Crohn-Krankheit 257–258
– Schwangerschaft 257–258
– Zyklusstörungen 110
CRP (C-reaktives Protein)
– Amnioninfektionssyndrom 298
– HELLP-Syndrom 304
– Präeklampsie 304
– Sepsis 417–418
Crus clitoridis 5
CTG (Kardiotokogramm/-graphie) 217–219, **327–335**
– Akzelerationen 218, **329**, 330–331
– Aussagekraft 328
– Auswertung, computergestützte 337
– Bandbreite, vergrößerte 218
– Basalfrequenz 217
– Baseline 328–329
– Belastungs-/Stresstest 219
– Beurteilung 328
– Bradykardie, fetale 218, 329
– Dezelerationen (DIP) **218–219**, 329–330
– – variable 330
– DGGG-Leitlinie 217
– FIGO-Score 217
– Beurteilung 331, 334
– Fischer-Score 27, 275
– Floatingline 329
– Formen ✚ 138
– Herzfrequenz, fetale 217
– Hyperstimulationssyndrom 335
– Indikation 217

– Interpretation 328
– Kniebeugenbelastungstest 219
– Normalbefund 217–218
– Oszillation (Fluktuation) 331–333
– – Amplitude/Frequenz 218
– – undulatorische, eingeengte 218
– Oxytocin-Belastungstest 219
– pathologisches 335–337
– Plazentainsuffizienz 289
– Rahmenbedingungen 328
– Risikoschwangerschaft 221, 286
– Spikes, sporadische (DIP 0) 330
– Stehtest 219
– suspektes 335–337
– – Doppler-Messung 337
– – EKG, fetales 337
– – Fetalblutanalyse (FBA) 336–337
– – Hydrierung 336
– – Oxytocin 336
– – Pulsoxymetrie 337
– – Reanimation, intrauterine 336
– – Sauerstoffgabe 336
– – Seitenlagerung 336
– – Skalpstimulation 337
– – Sonographie 337
– – ST-Analyse 337
– – Tokolyse 336
– Tachykardie, fetale 218, 329
– Übertragung 343
– Überwachungsintensität 327–328
– Veränderungen, lanfristige 329
– – langfristige 328
– Wehentätigkeit 217
– – vorzeitige 341
– Wendung, äußere 349
CTG-Score, ante- und intrapartaler 334
Cubiti valgi, Ullrich-Turner-Syndrom 18
Cumulus oophorus 98–99
– Reifegrad, In-vitro-Fertilisation 157
– Sonographie 100
CUP-Syndrom, Mammakarzinom 487
Curette s. Kürettage
Cushing-Syndrom, Kleinwuchs 86
Cyclophosphamid, Schwangerschaft 270
CYP11A1, Defekt/Mangel 23
CYP11B1 23
CYP11B2 23
CYP17 23
CYP21B 23
Cyproteronazetat, Kontrazeption, hormonelle 131–132
Cystosarcoma phylloides, Brust 500
Cytochrom-P450-Gruppe 23

D

Dammmassage, Geburt 324
Dammriss
– Blutungen, postpartale 368
– Schulterdystokie 352
Dammschnitt s. Episiotomie
Dammschutz, Geburt 324
Dammverletzung, frühere, Sectio caesarea 366
Danazol
– Extrauteringravidität 195
– Mastodynie 478
Darmbakterien, Wundinfektionen 415
Darmerkrankungen, chronisch-entzündliche 257–258, ✚ 162
– 5-Amino-Salizylsäure-Präparate (5-ASA) 258
– Ernährung 258

– Immunsuppressiva 258
– Kortikosteroide 258
– Unterbauchschmerzen 62
– Zytokine/Zytokinantikörper 258
Dauerkontraktion, uterine
– Geburtsüberwachung 327
– Plazentainsuffizienz 287
– Plazentalösung, vorzeitige 291
– Wehentätigkeit 335
DCIS (duktales Carcinoma in situ) **479–480**
– brusterhaltende Therapie 480
– Mammographie 479
– Mastektomie 480
– Tamoxifen 480
Dead-fetus-Syndrom, DIC 372
Decidua
– s.a. Dezidua
– basalis 177
– capsularis/parietalis 177, **177**
Defäkationsbeschwerden, Zervixkarzinom 441
Deflexionshaltungen **343–345**
– Diagnostik 345
– Einstellung, okzipitoposteriore 343
– Geburt aus der Hinterhauptslage 315
– Risiken 344
– Rotationszange 345
– Sectio caesarea 345
– Sternengucker 343
– Therapie 345
DEGUM II/III, Ultraschalluntersuchung, Schwangerschaft 221
Dehydroepiandrosteron s. DHEA
Dehydroepiandrosteronsulfat s. DHEAS
Deletion, Chromosomen 17
demographische Entwicklung ✚ 30-13–30-15
– Einfluss ✚ 30-13
– Krankheitsspektrum ✚ 30-15
– Lösungsansätze ✚ 30-14
Denver-Nomenklatur, Chromosomen 15
Denys-Drash-Syndrom 17
– WT1-Gen 17
Depotgestagene
– Anwendung 135–136
– Kontrazeptiva, hormonelle 135–136
– Nebenwirkungen 136
Depression, Wochenbett 393
Deprivation, Kleinwuchs 87
de-Quervain-Thyreoiditis, Hyperthyreose 252
Dermatitis, perivulväre 400
Dermatosen
– Vulva 406
– Vulvitis 404–406
Dermoid(zysten)
– maligne Entartung 474
– Ovarien 474
– Schwangerschaft 283
– Ultraschallbefunde 40
DES s. Diethylstilbestrol
Descensus uteri 524
Desmolase
– 17,20-Desmolase, Defekt/Mangel 21, **23**
– 20,22-Desmolase 23
– – Defekt/Mangel 21, **23**
Desogestrel, Kontrazeption, hormonelle 131–132
Desquamationsfluor 60

Deszensus
- Beckenbodentraining   528
- Diagnostik   525
- Diaphragmaplastik   528
- Elektrostimulationstherapie   528
- Estriol   527
- Genitalorgane   523–530
- Harninkontinenz   514
- hinteres Kompartiment   527
- Kolpoperineoplastik   528–529
- Kolporrhaphie, hintere/vordere   528–529
- Kuldoplastik   530
- Mesh-Materialien   530
- mittleres Kompartiment   526–527
- operative Therapie   528
- Pelvic Organ Prolapse Quantification (POPQ)   525
- Pessartherapie   528
- Ringpessare   528
- Sakrokolpopexie, abdominale   530
- Scheidenstumpffixation, abdominale   529–530
- – vaginale   529
- Symptome   525
- Therapie   527–530
- – konservative   527
- – medikamentöse   527–528
- – operative   528–530
- Vaginaefixatio sacrospinalis   530
- Vaginopexie, paravaginale   529
- vorderes Kompartiment   525–526
- Würfelpessare   528
Detrusorhyperreflexie, Reflexinkontinenz   513
Detrusor-Sphinkter-Dyssynergie, Reflexinkontinenz   513
Dexamethason-Kurztest, Zyklusstörungen   116, 123
Dezeleration (CTG)   218–219, 329–330
- frühe (Dip I)   218, 330
- gleichförmige   218
- späte (Dip II)   219, 330
- sporadische (Dip 0)   218
- variable   218–219, 330
Dezidua
- s.a. Decidua
- Entwicklung   167
- Zytokine   167
- deziduale Reaktion, Schwangerschaft   201
DGGG-Leitlinie, CTG   217
DHEA (Dehydroepiandrosteron)   **76**
- Postmenopause/Senium   79
DHEAS (Dehydroepiandrosteronsulfat)   75, **76**
- erhöhtes, Zyklusstörungen   115
- Geburtsauslösung   317
- Hirsutismus   111
- Normalwerte   40
- Östrogene   173
- Oligomenorrhö   107
- PCO-Syndrom   110
- Wachstumsschub   82
- Zyklusstörungen   115
DHT s. Dihydrotestosteron
Diabetes mellitus   306–309
- Abort   184
- – habitueller   190
- Fehlbildungen   306
- Geburtseinleitung   338
- insulinpflichtiger, Kontrazeptiva, hormonelle, Kontraindikation   133

- Kleinwuchs   86
- Komplikationen   307
- Makrosomie   307
- Plazentainsuffizienz   287
- Plazentaverankerungsstörungen   171
- Schulterdystokie   351
- Schwangerschaft   250
- Zyklusstörungen   110
diabetische Stoffwechsellage, Nachweis, Gestationsdiabetes   307
Diagnosis Related Groups (DRGs)   ✚ 30-7–30-10
Diagnostik
- apparative   49–50
- interventionelle, Mamma   47
- operative Standardverfahren   50–56
Dialyse, Schwangerschaft   263
Diameter
- biparietalis   313
- bitemporalis   313
- frontooccipitalis   313, 343
- hypoparietalis   343
- mentooccipitalis   313, 343
- obliqua   311
- sagittalis   4
- suboccipitobregmatica   313
- transversa   311
Diaphragma
- pelvis   3, 5
- – Anatomie   509–510
- – Geburtsweg   312
- urogenitale   3–5, 510
- – Geburtsweg   312
Diaphragmaplastik, Deszensus   528
Diarrhö, blutige, hämolytisch-urämisches Syndrom (HUS)   306
Diazepam
- Absencen, pyknoleptische   266
- Anfälle, myoklonisch-astatische   266
- Eklampsie   304
- Propulsivanfälle   266
Diazylglyzerol (DAG)   70
DIC (disseminierte intravasale Koagulation)
- Blutungen, postpartale   372
- Placenta praevia   290
- Plazentalösung, vorzeitige   291
- Sepsis   418
Dienogest
- Endometriose   429
- Kontrazeption, hormonelle   131–132
Dienstleistungen   ✚ 30-12
- Kostendeckung   ✚ 30-12
- Nachkontrolle   ✚ 30-12
- Vorkalkulation   ✚ 30-12
Diethylstilbestrol (DES)
- Abortus imminens   186
- Exposition, intrauterine, Vaginalkarzinom   92
Dihydralazin, Schwangerschaftserkrankungen, hypertensive   302–303
(5α-)Dihydrotestosteron (DHT)   15, 75, 77
- Pseudohermaphroditismus masculinus   21
Disease-mangement-Programme   ✚ 30-10
Distantia
- cristarum   5
- spinarum   5
Distensionszystozele   526
Divertikulitis, Abdomen, akutes   532

Döderlein-Bakterien
- Schwangerschaft   201
- Vagina/-Vaginalabstrich   7, 35
Dopaminagonisten, Dosierung, Hyperprolaktinämie   151
Doppelanlage, Uterus s. Uterus duplex
Doppler-Sonographie
- A. cerebri media   233–234, 288
- A. umbilicalis   233, 288–289
- A. uterina   200, 233, 289, ✚ 107, ✚ 122
- Blutgruppeninkompatibilität   294
- CTG, suspektes   337
- Ductus venosus   288
- Gefäßsystem, fetales/mütterliches   233–234
- Plazentainsuffizienz   288–289
- Pränataldiagnostik   222
- Risikoschwangerschaft   221, 286
- Schwangerschaft   216–217, 225–226
- Schwangerschaftserkrankungen, hypertensive   300
- V. umbilicalis   288
- Venen, fetale   288
Dottersack   177
Dottersacktumoren   473
Douglas-Abszess, Salpingitis   415
Douglas-Obliteration, Endometriose   426
Douglas-Raum (Excavatio rectouterina)   7, 10
Down-Syndrom s. Trisomie 21
Drahtmarkierung
- Mamma   49
- Präparateradiographie   49
Dranginkontinenz   513
- Psychosomatik   ✚ 28-2
Drehung, digital-manuelle, Querstand, tiefer   346
Drei-Monats-Spritze, Kontrazeptiva, hormonelle   135–136
DRG-System   ✚ 30-7–30-10
- Abrechnungsumfang   ✚ 30-8
- Baserate (= Basisfallwert, Basispreis)   ✚ 30-9
- Beispielkalkulation Mammakarzinom   ✚ 30-9
- Kalkulationsgrundlage, eingeschränkte   ✚ 30-9
- Kostensenkung   ✚ 30-8
- Kritikpunkte   ✚ 30-8
- neue Diagnostik und Therapie   ✚ 30-9
- Unterdokumentation, systembedingte   ✚ 30-9
Drospirenon, Kontrazeption, hormonelle   131–132
Druck-Fluss-Messung, Harninkontinenz   516
Drugs, Neugeborene, Reanimation   386
Dual-Energy-X-Ray-Absorptiometry (DXA), Osteoporose   124
Dubin-Johnson-Syndrom, Hyperbilirubinämie   386
Ductus
- arteriosus, persistierender   385
- lactifer colligens   11
- lactiferi   11
- venosus, Doppler-Sonographie   288
duktales Carcinoma in situ s. DCIS
Duktoskopie, Mamma, sezernierende   478
Duloxetin, Harninkontinenz   520

Duncan-Modus, Plazentalösung   318–319
Durchbruchsblutung   78
Dysgerminome   473, **474–475**
Dysmenorrhö   **110–111**
- Abdomen, akutes   532
- Intrauterinpessare   141
- Kontrazeptiva, hormonelle   133
- durch Ovulationshemmer   137
- prämenstruelles Syndrom   104
- primäre   110
- sekundäre   110–111
Dyspareunie
- Dysmenorrhö   111
- Endometriose   426
- Koitalschmerzen   ✚ 31-9
- nichtorganische   ✚ 31-9–31-10
- Perimenopause   119
- Psychosomatik   ✚ 28-2
- nichtorganische   ✚ 31-9, 31-10
Dysurie
- Bakteriurie, asymptomatische   260
- Pyelonephritis   260

E
Early-onset-Form, Gruppe-B-Streptokokken   272
EBV-Infektion, Thrombozytopenie   250
E. coli s. Escherichia coli
Effektivitätssteigerung, Gesundheit   ✚ 30-6
EGF (epidermal growth factor)   71
Eientwicklung   166
Eigenanamnese   32
Eihäute   176–177
Eihautreste, Wochenbett   388
Eileiter s. Tuben
Eileiterschwangerschaft s. Tubargravidität
Eileitertransport, gestörter, Eizelle   166
Einnahmefehler, Kontrazeptiva, hormonelle   134–135
Einnistungsblutung, Implantation   167
Einstellung (position)   314, 343
- okzipitoposteriore, Deflexionshaltungen   343
- regelwidrige   345–346
Eins-zu-Eins-Betreuung der Gebärenden, Geburtsfortschritt, mangelnder   358
Eipollösung, Geburtseinleitung   338
Eisenbedarf, Schwangerschaft   245
Eisenmangelanämie
- Eisensubstitution   246
- Hypermenorrhö   108
- Schwangerschaft   245–246
Eisenmenger-Syndrom, Schwangerschaft   242
Eisensubstitution, Eisenmangelanämie   246
Eisprung s. Ovulation
Eiwanderung   166
Eizelle s. Oozyte(n)
Ejakulat
- Beurteilung   147–149
- laborchemische Untersuchung   149
- pH-Wert   147
- Untersuchung, Sterilität   147
Ejakulation, weibliche   ✚ 31-6
EKG (Elektrokardiogramm), fetales, CTG, suspektes   337
Eklampsie   242, **302–303**
- Antihypertensiva/Antikonvulsiva   303
- Blutungen, postpartale   64

Register

- Plazentainsuffizienz 287
- Thrombembolie 244
Ektoderm **178**
- Organentwicklung 180
Ektopieblutungen 59
- Metrorrhagie 106
- Schwangerschaft 63
Ektozervix
- Abstrichentnahme 34
- Abstrichuntersuchung 35
ekzematöse Veränderungen, Brustwarze 500
Elektromyographie (EMG), Harninkontinenz 519
elektrophysiologische Untersuchungen, Harninkontinenz 518–519
Elektrostimulation, Harninkontinenz 520
Embolie, Schwangerschaft 309
Embryo 147
- Auffälligkeiten, Pränataldiagnostik 226
- Kryokonservierung 160
- Untersuchung, Präimplantationsdiagnostik 161
Embryonalentwicklung 146–147
- gestörte 178
- In-vitro-Fertilisation (IVF) 157–158
Embryonalkörper, Ausformung 179
Embryonalzeit 178
Empathie, Arzt-Patientin-Beziehung 502–503
Empfängnisverhütung s. Kontrazeption/Kontrazeptiva
Endgröße, Berechnung, Minderwuchs 87
endokrine Erkrankungen/endokrinologische Störungen
- extragenitale 18
- Schwangerschaft 250–253
- Wochenbett 391
endokrine Therapie s. Hormontherapie
Endometriose/Endometriosis 423–429, ✚ 93
- Abdominalschmerzen 58
- Anamnese 425
- Aromatasehemmer 427, 429
- Diagnose 426
- Differentialdiagnose 469
- Douglas-Obliteration 426
- Dysmenorrhö 111
- Entstehungstheorien 424
- externa 425
- extragenitalis 425
- Extrauteringravidität 192
- genitalis interna 425
- Gestagene 423, 427, 429
- GnRH-Analoga 427, 429
- β-hCG-Test, negativer 193
- immunologische Veränderungen 425
- immunologische Veränderungen 424
- Karzinomrisiko 428
- Kontrazeptiva, hormonelle/orale 133, 427, 429
- Lokalisation 424
- medikamentöse Therapie 426–427, 429
- milde 428
- Östrogene 423
- operative Therapie 426
- Ovulationshemmer 137
- Pelviskopie 52–53
- Psychosomatik ✚ 28-3

- rAFS-Einteilung 425–426
- Schmerzen 425
- Schokoladenzysten 426
- Schwangerschaft 382
- Schwangerschaftsrate 428
- schwere 428
- Stadieneinteilung 425
- Sterilität 427–428
- Teerzysten 426
- Ultraschallbefunde 40
- Untersuchung 425–426
- - rektovaginale 426
- uteri interna 150, 428–429
- zufällig entdeckte 427
Endometriosezyste, Ovarien 462
Endometrium **9**, 96
- Basalis 96
- doppeltes, Ultraschallbefunde 40
- Funktionalis 96
- Menstruationsphase/-zyklus 96–98
- postmenstruelles 97–98
- prämenstruelle Phase 97–98
- Proliferationsphase 96
- Sekretionsphase 96–97
- Ultraschallbefunde 37–38
- - pathologisches 150
- im Zyklusverlauf 96–98
Endometriumablation, Zyklusstörungen 116
Endometriumatrophie, Androgenüberschuss 76
Endometriumbiopsie, Zyklusstörungen 115
Endometriumhyperplasie 445–446
- einfache (glandulär-zystische) mit Atypien 446
- - ohne Atypien 445
- Einteilung 445
- Granulosazelltumoren 472
- komplexe mit Atypien 446
- - ohne Atypien 445
Endometriumkarzinom 450–454, ✚ 145
- Abrasio 50
- Ätiologie 450
- Blutung, vaginale 451
- Chemotherapie 453
- Colpitis senilis 451
- Diagnostik 452
- Differentialdiagnose 452
- Epidemiologie 450
- FIGO-Klassifikation 450–451
- Fluor corporalis 451
- Genitalblutungen 534
- Gestagene 126
- Invasionstiefe, myometrane 455
- 5-Jahres-Überlebensrate 432, 454–455
- Lymphonodektomie 452
- Nachsorge 453, 455
- Östrogene 126
- operative Therapie 452
- Pathologie 451
- Prädisposition, genetische 450
- Prognose 453, 455
- Rezidivtherapie 453
- schwangerschaftsassoziiertes 281
- Stadieneinteilung 450–451
- Strahlentherapie 452–454
- - postoperative 453
- Therapie, palliative 453
- - systemische 453
- Vaginalsonographie 452
- WHO-Klassifikation 452

Endometriumpolypen 446
- Abrasio 50
- Dysmenorrhö 111
- Genitalblutungen 534
- Hypermenorrhö 108
- Hysteroskopie 446
- Ultraschallbefunde 150
Endo(myo)metritis **413**
- Blutungen, Wochenbett 64
- Erreger 398
- Fluor 60
- Genitalblutungen 534
- Ovarialvenenthrombose, puerperale, septische 244
- Placenta praevia 290
- Puerperalfieber 65
- puerperalis **389**
- Schwangerschaft 272
- Sectio caesarea 368
- Wochenbett(fieber) 388–389
β-Endorphin 74
endoskopische Verfahren 51–53
Endozervix
- Abstrichentnahme 34
- Abstrichuntersuchung 35
Entbindung
- s.a. Forzepsentbindung/-extraktion
- s.a. Sectio caesarea
- s.a. Vakuumentbindung
- Amnioninfektionssyndrom 298
- Blasensprung, vorzeitiger 340
- Fruchtwasseranomalien 293
- Frühgeburt 342
- HELLP-Syndrom 305
- Mehrlingsgeburt 354
- Nabelschnurvorfall 360
- Placenta praevia 291
- vaginale, Mehrlingsgeburt 353
- Verlauf, vorangegangener 212
- vorzeitige, Mammakarzinom, schwangerschaftsassoziiertes 280
Entbindungstermin
- Berechnung, Naegele-Regel 211, ✚ 110
- Schwangerschaft 210–211
- voraussichtlicher, Pränataldiagnostik 226
Entenschnabelspekulum 33
Enterokokken
- Amnioninfektionssyndrom 297
- Bakteriurie, asymptomatische 260
Enterozele 524
- Scheidenstumpfprolaps 527
Enthaltsamkeit, periodische 129
Entoderm **178**
- Organentwicklung 233
Entspannungsverfahren, Sterilitätstherapie 155
Entwicklung, psychosexuelle ✚ 31-3–31-5
- Erwachsenenalter ✚ 31-4–31-5
- Kindheit ✚ 31-3–31-4
- Pubertät ✚ 31-4
Entwicklungsstörungen/-verzögerung
- s.a. Wachstumsretardierung, fetale/intrauterine
- Gestationsdiabetes 307
- konstitutionelle, Kleinwuchs 86
- Rötelnembryopathie 277
entzündliche Erkrankungen 397–421
- bakteriologische Kultur 399
- Begriffsbestimmungen 397
- Biopsie 399

- Diagnostik, allgemeine 397–399
- Erreger/Kolonisationskeime 397–398
- Histologie 399
- Kolposkopie 397–398
- Kulturen 398
- Laborwerte 399
- Mikrobiologie 398–399
- Mikroskopie 398
- Partnertherapie 399
- PCR 399
- Perimenopause 119
- Pilzkultur 398
- Schwangerschaft, Medikamente 269–270
- Serologie 399
- Therapie 399
- Viruskultur 399
EPIcure-Studie, Frühgeburt 340
Epiduralanästhesie, Geburtsschmerzen 324
Epilepsie 264–266
- Antiepileptika 265–266
- Carbamazepin 266
- Fehlbildungsrisiko 265
- Folsäure 266
- genetische 265
- Herzvitien 265
- Hydantoin(-Syndrom) 265–266
- Neuralrohrdefekte 265
- Phenobarbital 266
- symptomatische 265
- Valproinsäure 265–266
- Vitamin D 266
Episiotomie 326
- Blutungen, postpartale 64, 368
- Formen 326
- Schulterdystokie 352
epitheliale Karzinome, Schwangerschaft 283
Erb-Duchenne-Lähmung 382
- Dammriss 352
ERE (östrogenresponsible Elemente) 71
Erektionsstörungen, PDE-5-Hemmer ✚ 31-3
Ernährung, Darmkrankungen, chronisch-entzündliche 258
Eröffnungsperiode
- Aktivitätsphase 317–318
- Geburt 317–318
- Geburtsdauer, abnorme 355
- Latenzphase 317–318
Eröffnungswehen 314
Erreger, entzündliche Erkrankungen 397–398
Erregernachweis, Abstrichentnahme 35
Erregersuche, Abstrichentnahme 35
Erregungsleitung, Uterusaktivität 315
Erregungsphase, sexueller Reaktionszyklus 31-6
Erregungsstörungen ✚ 31-8
Erstgravida 212
Ersttrimester-Screening, Chromosomenstörung 175
Erstversorgung, Neugeborene 381–382
Erwachsenenalter, Entwicklung, psychosexuelle ✚ 31-4–31-5
Erysipel
- A-Streptokokken 416
- Mamma 419
Erythema migrans, Borreliose 277
Erythroblastose, fetale 293–294

Register

Erythroplakie, Zervixkarzinom 441
Erziehung, Kindheit ➕ 31-3
Escherichia coli
– Bakteriurie, asymptomatische 260
– hämolytisch-urämisches Syndrom (HUS) 306
– Sepsis 416
Essigsäureprobe
– HPV-Infektion 398
– Kolposkopie 35
Essstörungen
– Amenorrhö 110
– Bulimie 107
Estradiol **75–76**
– Adipositas 72
– Corpus luteum 101
– Follikelphase 101
– follikuläres, Zweizellkonzept 100
– Graaf-Follikel 101
– Granulosazellen 78
– Klimakterium 78
– LH-Anstieg, mittzyklischer 74
– Menstruationszyklus 95, **102–103**
– Normalwerte 40
– Oligomenorrhö 107
– Ovulation 101
– Perimenopause 118
– Pubertas praecox 83
– Zyklusstörungen 115
Estriol **75–76**
– Deszensus 527
– Plazenta 174
– Trisomie 21 (Down-Syndrom) 232
Estron 75, **76**
Ethambutol, Tuberkulose 421
Ethosuximid, Petit-Mal-Anfälle 266
Etidronat, Osteoporose 125
Eumenorrhö 105
evidenzbasierte Medizin (EBM), Ergebnis ➕ 30-13
evozierte Potenziale, Multiple Sklerose (MS) 264
Evra® 136
Excavatio rectouterina (Douglas-Raum) **7**, 10
Exemestan, Mammakarzinom 491
Exfoliativzytologie, Mamma 43
Extrasystolen, ventrikuläre, Schwangerschaft 242
Extrauteringravidität **191–193**, **195–197**
– s.a. Abdominalgravidität
– s.a. Ovarialgravidität
– s.a. Tubargravidität
– s.a. Zervixgravidität
– Abbruchblutung 63
– Abdomen, akutes 531
– Abdominalschmerzen 58
– Ätiologie/Pathogenese 191–192
– Chlamydieninfektion 191
– Danazol 195
– Differentialdiagnose 414
– Gravidität, erneute, Prognose 195
– β-hCG 192
– intramyometrane 191
– intrauterine Pessare 192
– Kaliumchlorid 195
– Laborbefunde 193
– Methotrexat 195
– Mifepriston 195
– Progesteronspiegel 193
– Prostaglandin 195
– Schock, hämorrhagischer 193
– Sonographiebefunde 193
– Ultraschallbefunde 40
– Ursachen 192
Extremitas tubaria/uterina (Ovarium) 10

F

Facies ovarica, Ovarialkarzinom 468
Fadenpilze, Dermatitis, perivulväre 400
Faktor-II-Prothrombin-Mutation, Bein-/Beckenvenenthrombose, tiefe 390
Faktor-V-Leiden-Defekt/-Mutation 309
– Bein-/Beckenvenenthrombose, tiefe 390
Fallgewicht, relatives ➕ 30-8
Fallpauschalenänderungsgesetz (FPÄndG), DRG-Einführung 92
Familienanamnese 32
Familiengespräche, Psychoonkologie 506
Familienplanung 127–142
Farb-Doppler, Schwangerschaft 226
Farnkrautphänomen, Zervixsekret 103
Fascia uterovaginalis 5
fatty streaks 125
Fazialisparese 267
– idiopathische 267
– – Prednisolon 267
– Neugeborene 382
Feedback-Funktion, modulierende des Ovars 73
Fehlbildungen
– Beckenendlage 348
– Doppler-Sonographie 217
– fetale, An-/Oligohydramnion 292–293
– – Borreliose 277
– – Diabetes mellitus 306
– – Epilepsie 265
– – Geburtseinleitung 338
– – Lageanomalien, geburtswidrige 346
– – Mehrlingsschwangerschaft 285
– – Präeklampsie 299
– – Pränataldiagnostik 226
– Geburtsfortschritt, mangelnder 357–358
– Mamma 29
– Polyhydramnion, idiopathisches 293
– Ultraschalluntersuchung 216
– Uterus 29
– Vagina **27–28**
Fehlernährung, Zyklusstörungen 110
Fehlgeburt s. Abort(us)
Feinnadelaspirationszytologie/-biopsie, Mamma 48
Femidom® 139
Femurlänge, Pränataldiagnostik 226
Fenoterol, Tokolyse 342
Ferguson-Reflex, Übertragung 342
Fertilisation 146–147, 166
– Akrosomenreaktion 146
– Befruchtung 146
– Implantation 147
– Kapazitation 146
– Oozyte 146
– Spermien 146
Fertilität
– Perimenopause 118
– Tubargravidität 195
Fertilitätsraten, Alter der Mutter ➕ 30-14
Fetalblutanalyse (FBA)
– CTG, suspektes 336–337
– vorausgegangene, Forzepsentbindung/-extraktion 362

fetale Erkrankungen, Sectio caesarea 366
fetale Reife, Bestimmung, Schwangerschaft 219
fetale Therapie 236
– (in)direkte 236
fetale Transfusion, intrauterine 236
Fetalzeit 178–180
– Reifung/Wachstum 178
fetofetales Transfusionssyndrom (FFTS) **295–296**
– Amnionpunktionen 296
– Anhydramnion 292
– Fetoskopie 296
– Mehrlingsschwangerschaft 295–296
– Oligohydramnion 292, 296
– Zwillingsschwangerschaft 182, 296
Fetopathia diabetica 306
fetoplazentare Zirkulation 169
α-Fetoprotein s. AFP
Fetoskopie 296
– fetofetales Transfusionssyndrom 296
Fettleber
– akute, Differentialdiagnose 256
– Schwangerschaft 256
– Zwillingsschwangerschaft 295
Fettverteilung, Pubertätsentwicklung 81
Fetus
– bereits verstorbener, Vakuumentbindung 362
– CMV-Infektion 278
– Entwicklung 197
– – im 1. Trimenon ➕ 151
– – im 2. Trimenon ➕ 170
– – im 3. Trimenon ➕ 171
– Fehlbildungen, Wendung, äußere, Kontraindikationen 349
– Herz-Farb-Doppler 231
– Herzsonographie 230
– 3-Hydroxyacyl-CoA-Dehydroxygenase, Mutation, homozygote 256
– mortuus, Beckenendlage 348
– muskuläre Hypotonie, Beckenendlage 348
– Reifungsbedingungen, suboptimale 180
– Retardierung, Wendung, äußere, Kontraindikationen 349
– Scheitel-Steiß-Länge 180
– Versorgung, plazentale 173
– Wachstum 180
Fibrinoid, Plazenta 176
Fibroadenom
– Mamma 477
– Mammasonographie 47
Fibrome, Ovarien 472–473
– Alter/Charakteristika 472
– Häufigkeit 472
Fieber, Wochenbett 65–66, **389**
FIGO-Klassifikation
– Borderline-Tumoren 467
– Endometriumkarzinom 450–451
– Ovarialkarzinom 467
– Trophoblasttumoren 457
– Tubenkarzinome 461
– Tumoren 432
– Vaginalkarzinom 437
– Vulvakarzinom 434
– Zervixkarzinom 440
FIGO-Score, CTG, Beurteilung 217, **331, 334**
Filzläuse 398

Fimbria(-ae)
– ovarica 10
– tubae uterinae 10
Fischer-Score, CTG 217
Fisteldarstellung 49
Flankenschmerzen
– Myome 448
– Pyelonephritis 260
Flexion, Geburt aus der Hinterhauptslage 315
Floatingline, CTG 329
Floppy-infant-Syndrom, Diazepam/Clonazepam 266
Fluchtreflex 381
Flüssigkeitsabgang, Schwangerschaft 65
Fluor
– Beurteilung, klinische 60
– corporalis, Korpuskarzinom 451
– fleischwasserfarbener, Zervixkarzinom 441
– genitalis **59–60**
– korporaler 60
– Psychosomatik ➕ 28-2
– Schwangerschaft 65
– tubarer 60
– übel riechender, Uterussarkom 455
– vaginaler 60
– – Kontrazeptiva, hormonelle 137
– – Schwangerschaft 209
– vulvärer/vestibulärer 60
– zervikaler 60
Fluoreszenz-in-situ-Hybridisierung (FISH), Chromosomenaberrationen, numerische 15
Follikel 98–100
– antraler 99
– dominanter **100**
– Selektion 100
– Wachstum 150
– Endokrinologie 99
– Entwicklung 98–99
– Sonographie 100
– meiotischer Arrest 101
– präantraler 149
– Veränderungen, charakteristische 165
Follikelatresie 99
– PCO-Syndrom 109
Follikelepithel, Oozyten 98
Follikelpersistenz, Myome 447
Follikelphase
– Dauer 104
– Estradiol 101
– GnRH 102
– Hormonbefunde 40
– Inhibin 101
– LH-Sekretion 74
– Menstruationszyklus 95
– Progesteron 103
Follikelpunktion, In-vitro-Fertilisation (IVF) 156
Follikelreifung 165
– FSH/LH 98, **100–101**
– Regulation 99–100
Follikelruptur, LH-Peak 101–102
Follikelzysten 462
– Sonographie 38, ➕ 117
Follikulitis 402
– Antiseptikum 402
– Cephalosporine 402
– Vulvitis 402

Folsäure, Epilepsie 266
Folsäuremangel
– Anämie, megaloblastäre 246
– Gaumenspalten 246
– Schwangerschaft 246
– Spina bifida 246
Fontanelle(n), große/kleine 312–313
Foramen
– ischiadicum majus/minus 4
– obturatum 4
Forzepsentbindung/-extraktion 361–362, 365, ✚ 141
– s.a. Entbindung
– Indikationen 362
– Nabelschnurvorfall 360
Fragmentozyten, hämolytisch-urämisches Syndrom (HUS) 306
Frankenhäuser-Plexus (Plexus lumbosacralis) 319
Frasier-Syndrom 17
Fremdkörper(verletzungen), Genitalblutungen 535
Fruchtblase
– Durchmesser, Gestationsalter 215
– geschlossene/gesprungene, Geburtsfortschritt, mangelnder 358
– Prolaps, Muttermundverschluss 297, ✚ 130
Fruchttod
– Epilepsie 265
– intrauteriner 183
– – Abort, habitueller 190
– – Doppler-Sonographie 216
– – Geburtseinleitung 338
– – Gestationsdiabetes 307
– – Leberzirrhose 257
– – Mehrlingsschwangerschaften 296–297
– – Nabelschnurkomplikationen 177
– – Parvovirus B19 276
– – Plazentainsuffizienz 287
– – Thrombophilie 309
– – Zwillingsschwangerschaft 182, 296–297
Fruchtwasser 177
– blutiges 335
– Diagnostik 178
– Funktionen 178
– Geburtsüberwachung 335
– mekoniumhaltiges 335
– Menge, veränderte 177–178
– Osmolalität 177
– Punktion 236
– Resorption 177
– Volumen/Zusammensetzung 177
Fruchtwasseranomalien 292–293
– Blutzuckereinstellung 293
– Entbindung 293
Fruchtwasserembolie
– Blutungen, postpartale 64
– DIC 372
Fruchtwassermenge
– AFI (amniotic fluid index) 293
– Beurteilung, sonographische 293
– Plazentainsuffizienz 289
– Pränataldiagnostik 226
– Übertragung 343
– Ultraschalluntersuchung 216
Frühabort
– s.a. Abort(us)
– Zwillingsschwangerschaft 181–182, 296

Frühgeborene, Definition 380
Frühgeburt 183, 286–287, **339–342**
– Arthritis, rheumatoide 269
– Beckenendlage 348
– Blasensprung, vorzeitiger 340
– Colitis ulcerosa/Crohn-Krankheit 258
– Definition 339–340
– drohende, Sexualität während der Schwangerschaft ✚ 31-5
– Entbindung 342
– EPIcure-Studie 340
– Epidemiologie 340
– Forzepsentbindung/-extraktion 362
– Gestationsdiabetes 307
– Gruppe-B-Streptokokken 272
– Hypertonie 287
– kardiovaskuläre Erkrankungen 287
– Kolpitis 272
– Lageanomalien, geburtswidrige 346
– Leberzirrhose 257
– Lungenreife, Induktion 287
– Lupus erythematodes 270
– Maßnahmen 340
– medizinisch indizierte 340
– Mehrlingsschwangerschaft 295
– Mumpsvirus 274
– Niereninsuffizienz, chronische 262
– pH-Werte, vaginale 286
– Präeklampsie 287
– Pyelonephritis 260
– Reifung, suboptimale 180
– spontane 340
– Tokolytika 287
– Typ-1-Diabetes 287
– vorhergegangene 340
– Wehentätigkeit 286
– – vorzeitige **341–342**
– Wendung, äußere, Kontraindikationen 340
– Zervix(er)öffnung 286
– Zervixlänge 227
Frühschwangerschaft
– s.a. Schwangerschaft
– Blutungen 64
– Nabelschnurumschlingung 360
– Trisomie 21 (Down-Syndrom), Diagnostik 232
– Ultraschalluntersuchung 39, 215–216
FSH (Follikel-stimulierendes Hormon) 74
– Follikelreifung 98, **100**, 102
– Gonadotropinrezeptoren 70
– Granulosazellen 99
– Hypogonadismus, hypergonadotroper 150
– – hypogonadotroper 150
– Hypophyse, Hormonproduktion 207
– In-vitro-Fertilisation (IVF) 156
– Klimakterium 78
– Menstruationszyklus 95, **102**
– Normalwerte 40
– Ovarialfunktion 75
– Ovulation 101
– pathologische Veränderungen 150
– PCO-Syndrom 110
– Perimenopause 118–119
– Pseudohermaphroditismus masculinus 21
– Pubertät 78
– Pubertas praecox 83
– Schwangerschaft 207
– Sterilität 148

– Steuerung 74
– Zyklusstörungen 115, 120
FSH-Rezeptoren, Granulosazellen 100
fT_3/fT_4
– Hypothyreose 252
– Schwangerschaft 208
Fulvestrant, Mammakarzinom, metastasiertes 497
Fundus uteri **8**, 10
Fundusstand 213
– Gestationsalter 213
– Leopold-Handgriff 322
– normaler 213
– zu großer/zu kleiner 213
Funktionalis (Endometrium) 96
– postmenstruelle 98
Funktionsdiagnostik, hormonelle
– Vaginalzytologie 35
– Zyklusstörungen 112
Furchung 167
Fußlage 347–348
– intermediäre 347
– Sectio caesarea 366

G
Galaktographie 45
– Mamma, sezernierende 478
– pathologische Befunde 46
Galaktopoese, hormonelle Faktoren 378
Galaktorrhö 478
– Chiari-Frommel-Syndrom 391
Galaktosämie
– Amenorrhö 107
– Neugeborenen-Screening 381
Galant-Reflex 381
Gallengangsatresie, Hyperbilirubinämie 386
Gallensteine, Schwangerschaft 255
Gallenwege, Entzündungen, Schwangerschaft 255
Gametogenese 14
Gangataxie, multiple Sklerose 264
Ganirelix, Dosis/Applikation 74
Gardnerella-Infektion, Fluor 60
Gartner-Gang-Karzinome 437
Gartner-Gang-Zysten 434
Gasaustausch, fetomaternaler, Terminalzotten 169
gastrointestinale Fehlbildungen, Pränataldiagnostik 231
Gastropathie, Gestationsdiabetes 307
Gastroschisis, Pränataldiagnostik 231
Gaumenspalten, Folsäuremangel 246
G-DRGs (German Diagnosis Related Groups) ✚ 30-8
Gebärmutterhals 8
Geburt 311–319
– Anpassungsvorgänge, uterine 315
– Austreibungsperiode 318, **318–319**
– Beurteilung bei der Klinikaufnahme 321–322
– bevorstehende, Zeichen 321
– Blutungen 360–361
– Dammmassage 324
– Dammschutz 324
– Dokumentation 323–324
– Eröffnungsperiode 317, **317–318**
– Haltung, regelwidrige 343–345
– Hinterhauptslage 315
– Kindsbewegungen 315
– körperliche Komplikationen, seelische Reaktionen ✚ 28-3

– Leopold-Handgriffe 322–323
– Mehrlinge 353–355
– – höhergradige 355
– Nachgeburtsperiode 319
– normale 311–319
– Phasen 317–318
– Plazentarperiode 319
– Pressperiode 386
– Schmerzbegrenzung 324
– Sexualität ✚ 31-5
– Untersuchung, vaginale 322
– vaginale, Beckenendlage 349–350
– Verletzungen, Prophylaxe 324
– Zangemeister-Handgriff 322–323
– zweizeitige, Zwillingsschwangerschaft 296
– Zwillinge, monoamniote 354
– Zwillingsschwangerschaft 354–355
Geburtenrate, Rückgang ✚ 30-13
Geburtsauslösung 315–317
– endokrine 317
Geburtsbett 326
Geburtseinleitung 338
– Amniotomie 338
– Eipollösung 338
– hormonelle Maßnahmen 338
– mechanische Methoden 338
– Misoprostol 338
– Oxytocin 338
– Prostaglandin E_1 338
– Schulterdystokie 352
– Schwangerschaftserkrankungen, hypertensive 301
– Stripping, membranes 338
– Zervixdehnung 338
Geburtsfortschritt
– Dokumentation 324
– Geburtsüberwachung 326
– mangelnder 355–358
– – Amniotomie 358
– – Austreibungsperiode 355
– – Beckenformen 356
– – Blasenentleerung 358
– – Eins-zu-Eins-Betreuung der Gebärenden 358
– – Eröffnungsperiode 355
– – fetale Faktoren (passenger) 356–358
– – Fruchtblase, geschlossene/gesprungene 358
– – Hydration, Gebärende 358
– – Kopf-Becken-Missverhältnis 356
– – Lageanomalien 358
– – Mobilisierung 358
– – mütterliche Faktoren (passages) 356–357
– – Oxytocin 358
– – Schmerzbehandlung 358
– – Schmerztherapie 358
– – Wehentätigkeit, ineffiziente 358
– Partogramm 324–325
Geburtsgeschwulst (Caput succedaneum) 382
Geburtsgewicht
– niedriges, Colitis ulcerosa/Crohn-Krankheit 258
– – Präeklampsie 299
– Reifezeichen, Neugeborene 179
Geburtshilfe
– Grundbegriffe 314
– psychosomatische Erkrankungen ✚ 28-3
– vaginal-operative 361–362

Geburtshindernis, Myome   448
Geburtskräfte   313–314
Geburtsmechanik/-mechanismus   311–315
– Einstellung (position)   343
– Haltung (attitude)   343
– Lage (lie)   343
– Poleinstellung (presentation)   343
– regelrechte, Geburtsdauer, abnorme   355–358
– regelwidriger   343–353
– – Sectio caesarea   363
Geburtsobjekt   312–313
Geburtspositionen   326
Geburtsschmerzen
– Akupunktur   324
– Analgetika   324
– Epiduralanästhesie   324
– Homöopathie   324
– Intubationsnarkose   324
– Opiate/Opioide   324
– physikalische Verfahren   324
– Psychoprophylaxe   324
– Pudendusanästhesie   324
– Regionalanästhesie   324
– Scopolaminbutylbromid   324
– Spasmolytika   324
– Spinalanästhesie   324
Geburtsstatus der Mutter   212
Geburtsstillstand
– Eröffnungsperiode, Sectio caesarea   363
– Sectio caesarea   366
Geburtstermin, Berechnung, Naegele-Regel   180
Geburtstrauma s. Geburtsverletzungen
Geburtsüberwachung
– Blasensprung   335
– CTG-Ableitung   327–335
– Dauerkontraktionen   327
– Fruchtwasser   335
– Geburtsfortschritt   326
– Herzaktionen, fetale   327–334
– Hypoxie, fetale   327
– Mutter   326–327
– Oxygenierung, fetale   327
– peripartale   326–338
– Vaginaluntersuchungen   327
– Vena-cava-Kompressionssyndrom   327
– Wehentätigkeit   334–335
Geburtsverlauf   322–326
– Einflussfaktoren   222
– protrahierter/verzögerter, Blutungen, atonische   388
– Wehentätigkeit   335
– – Wochenbettfieber   389
Geburtsverletzungen
– Blutungen, postpartale   64, 368, **370**
– Neugeborene   382
– Sectio caesarea   371
– übersehene, Wochenbett   388
Geburtsvorbereitung   **222–223**, 322
– individuelle   222–223
– Kurse   223
– Periduralanästhesie (PDA)   322
– präventive Maßnahmen   322
– Vertrauensbasis   322
Geburtsweg   311–312
– Becken, kleines   311–312
– Beckenausgang, -enge   312
– Interspinalebene   311
– Schließmuskelschicht, äußere   312
– Veränderungen, Geburtsfortschritt, mangelnder   356
– Weichteilrohr   312
Gefäßsystem, fetales/mütterliches, Doppler-Sonographie   233–234
Gehirnarterienaneurysma, Sectio caesarea   366
Gelbkörper s. Corpus luteum
Gelbkörperinsuffizienz s. Corpus-luteum-Insuffizienz
Gelenkbeschwerden, Perimenopause   119
Genitalblutungen   **533–535**
– Fremdkörperverletzung   535
– Gerinnungsstörungen   92
– irreguläre, Ursachen   534
– Kindesalter   91–93
– – Verletzungen   91–92
– Kindheit/Pubertät   534
– Kohabitationsverletzung   92, 535
– nicht schwangerschaftsbedingte   63
– Postmenopause   534
– Unfallverletzungen   535
Genitaldeszensus s. Deszensus Genitale
– äußeres   6
– – Inspektion   33
– inneres   6–11
– – Entzündungen   411–419
– – Virilisierung   15
– Lageveränderungen, Abdominalschmerzen   58
– Verletzungen   535, 🞥 132
Genitalfehlbildungen   18, 27–29
Genitalinfektionen
– Kindesalter   89–91
– Schwangerschaft   270–272
Genitalorgane
– Deszensus/Prolaps   523–530
– Entwicklung, gemeinsame   15
– – männliche   15
– – normale   15–16
– – weibliche   15–16
– Halteapparat   6
– Veränderungen, Pubertät   82
– Sexualhormone   82–83
– weibliche, Anatomie   3–12
– – Fehlbildungen   27–29
– – Gefäßversorgung   8
– – Lymphabfluss   8
Genitalverletzungen, Blutungen   59
Genmutationen   16
Geradstand, hoher   345
– Knie-Ellenbogen-Lage   345
– Tokolyse   345
– Zangemeister-Handgriff   345
Gerinnungsfaktoren, Östrogene   70
Gerinnungshemmer, Stillzeit   380
Gerinnungsstörungen
– Blutungen, postpartale   64, **372**
– Genitalblutungen, Kindesalter   92
– HELLP-Syndrom   304
– Kontrazeptiva, hormonelle, Kontraindikationen   133
– Sepsis   418
– Wochenbett   388
German Diagnosis Related Groups (G-DRGs)   🞥 30-8
Geschlecht
– chromosomales   14–15
– gonadales   13
– Identitätsstörungen
    🞥 31-10–31-11
– männliches/weibliches, Entwicklung   16
– phänotypisches   13
Geschlechtsdeterminierung/-differenzierung   13
– chromosomale   13
– männliche   16
Geschlechtsentwicklung
– normale   13–16
– physische   13
– Störungen   16–26
– Testosteron   15
Geschlechtsidentität, Entwicklung, Kindheit   🞥 31-4
Geschlechtsorgane s. Genitalorgane
Geschlechtsreife, Sexualhormonstatus   78
Gesichtsanomalien/-fehlbildungen, Pränataldiagnostik   229, **230**
Gesichtslage   343–344
– Diagnostik   345
– mentoanteriore, Forzepsentbindung   362
– Sectio caesarea   366
Gespräche, Psychoonkologie   506
Gestagene   75, **76**
– Bronchialkarzinom   126
– Corpus-luteum-Insuffizienz   184
– Depotinjektion, Pearl-Index   128
– Endometriose   423, 427, 429
– Endometriumkarzinom   126
– Herz-Kreislauf-System   71
– Hypermenorrhö   108
– Kolonkarzinom   126
– Kontrazeption, hormonelle   131–132
– Mammakarzinom   126
– – metastasiertes   497
– Melanom, malignes   126
– orale, Pearl-Index   128
– Ovarialinsuffizienz   85
– Ovarialkarzinom   126
– Perimenopause   120–121
– Substitution, Blutungsstörungen   448
– – Myome   448
– – Zyklusstörungen   116
– Ullrich-Turner-Syndrom   19
– Vaginalepithel   7
– Wirkungen   77
– Zervixkarzinom   126
Gestagenimplantat, Pearl-Index   128
Gestagentest, Zyklusstörungen   114–115
Gestationsalter
– Berechnung   211
– Bestimmung   210–211
– Fruchtblasendurchmesser   215
– Fundusstand   213
– Gravidogramme   211
– Scheitel-Steiß-Länge   216
– Schwangerschaft   210–211
Gestationsdiabetes   202, 306–309
– Diät   307
– Entwicklungsstörungen   307
– Fruchttod, intrauteriner   307
– Frühgeburt   307
– Harnwegsinfekte   306
– Hypoglykämie   308
– Insulintherapie   308
– Mehrlingsschwangerschaft   295
– Polyhydramnion   307
– Präeklampsie   306
Gestationshyperthyreose, transiente   251
Gestationshypertonie   298, 300–301
– Charakteristika   300
Gestoden, Kontrazeption, hormonelle   131–132
Gesundheit   🞥 30-4–30-6
– Definition   86
– Effektivitätssteigerung   🞥 30-6
– Kosten   🞥 30-5
– rationierte   🞥 30-5
– Ressourcenverteilung   🞥 30-6
– Sozialgesetzbuch V (SGB V)   🞥 30-5
– als staatliches Gut   🞥 30-4
Gesundheitsökonomie   🞥 30-4–30-13
– Betriebswirtschaftkenntnisse in der Medizin   🞥 30-7
– Dokumentation   🞥 30-11
– ethische Aspekte   🞥 30-7
– Grundsätze   🞥 30-5
– marktwirtschaftliche Situation, der Patientinnen   🞥 30-6
– Perspektive der Medizin
    🞥 30-12–30-13
– Strukturberichte, strukturierte   🞥 30-10
– Umsetzung   🞥 30-6
– Versorgungsformen, neue   🞥 30-11
Gewichtszunahme
– Kontrazeptiva, hormonelle   137
– Lutealphase   103
GH (growth hormone)   74
Glandulae vestibulares majores (Bartholin-Drüsen)   6
glomeruläre Filtrationsrate, Schwangerschaft   206
Glomerulonephritis, Niereninsuffizienz, chronische   262
Glukokortikoide   75
– HELLP-Syndrom   305
– Hyperandrogenämie   152
– Nebennierenrindeninsuffizienz, Neugeborene   253
Glukose, Teststreifen, Gestationsdiabetes   307
Glukose-6-Phosphat-Dehydrogenase-Mangel, Hyperbilirubinämie   386
Glukosetoleranztest, oraler (oGTT)
– Gestationsdiabetes   307
– Polyhydramnion   293
Glukosurie, Schwangerschaft   206
GnRH (Gonadotropin-Releasing-Hormon)   **72–73**
– Follikelphase   102
– Luteaphase   102
– Menstruationszyklus   96
– Östrogene   70
– Pubertätsentwicklung   81
– pulsatile Sekretion, Ovulation   101
– – Pubertät   78
– Pulsgenerator, Hypothalamus   73
– Ruhephase, infantile   78
GnRH-Agonisten, In-vitro-Fertilisation (IVF)   156
GnRH-Analoga   73
– agonistische   73–74
– antagonistische   73–74
– Endometriose   427, 429
– Gonadotropinsekretion, hypophysäre   73
– klinischer Einsatz   74
– Mammakarzinom   491
– – metastasiertes   496
– Myome   448
– pulsatile Gabe, Zyklusstörungen   116

GnRH-Analogon-Test s. Nafarelin-Test
GnRH-Neurone, Kapillaren 72
GnRH-Test
- Pubertas praecox 83
- - tarda 84
- Zyklusstörungen 113, 115
Gold, Schwangerschaft 270
Goldtherapie, Schwangerschaft 270
Gonadendysgenesie **17–19**, 20
- Ätiologie und Pathogenese 18
- Ätiologie/Pathogenese 17–18
- Amenorrhö 107
- Definition 17
- Differentialdiagnose 18
- Hypogonadismus, hypergonadotroper 84
Gonadoblastome 461, 473, **474**
Gonadotropine
- erhöhte, Zyklusstörungen 115
- Follikelreifung 98
- Hyperandrogenämie 152
- In-vitro-Fertilisation (IVF) 156
- Kindheit 78, 81
- Klimakterium 78
- Membranrezeptoren 71
- Pubertät 81–82
- Resistenz, Klimakterium 79
- Rezeptoren 70–71
- Ruhephase, infantile 78
- Sekretion, hypophysäre, GnRH-Analoga 73
- - Östrogene 70
- Zyklusstörungen 115
Gonadotropin-Releasing-Hormon-Test s. GnRH-Test
Gonokokken/Gonorrhö
- entzündliche Erkrankungen 398
- Fluor 60
- Schwangerschaft 271
- Tuboovarialabszess 414
- Vulvitis, Kindesalter 90
- Zervizitis 412
Goserelin
- Endometriose 427
- Mammakarzinom 491
G-Protein (GTP-bindendes Protein) 70
G-Protein-gekoppelte Rezeptoren 70
Graaf-Follikel 98–99
- Entwicklung 100
- Estradiol 101
- Rückkopplung, negative 101
Grand-Mal-Anfälle 266
Granulosa-Theka-Luteinzysten 462
Granulosazellen
- Corpus luteum 101
- Estradiol 78
- FSH 99
- FSH-Rezeptoren 100
- Östrogene 99
Granulosazelltumor
- Häufigkeit, Alter und Charakteristika 472
- Östrogenbildung 472
- Perimenopause 119
Gravidität, abdominale s. Abdominalgravidität
Gravidogramme, Gestationsalter, Berechnung 211
Greifreflex 381
Gruppe-B-Streptokokken
- Early-/Late-onset-Form 272
- Frühgeburt 272

G-Spot ✚ 31-6
GTP-bindendes Protein (G-Protein) 70
Gummen, Lues 420
Guthrie-Test
- 21-Hydroxylase-Defekt/-Mangel 26
- Neugeborene 381
gynäkologische Diagnostik, Abdomen, akutes 532
gynäkologische Erkrankungen
- Kindes- und Adoleszentenalter 89–93
- seelische Reaktionen, Psychosomatik ✚ 28-3
Gynandroblastom 472

H

Haarausfall s. Alopezie
Hämagglutinationshemmtest (HAH), Röteln 277
Hämangiome, Tube 460
Haemangiosis carcinomatosa, Uterussarkome 456
Hämatokolpos
- Abdominalschmerzen 58
- Ultraschallbefunde 40
Hämatokrit
- HELLP-Syndrom 304
- Präeklampsie 304
hämatologische Erkrankungen
- Schwangerschaft 245–250
- Zyklusstörungen 110
Hämatom
- Blutungen, postpartale 64, **370**
- infiziertes, Fieber 389
- retroamniales, Pränataldiagnostik 226
- retrochoriales, Abortus imminens 185
- - Plazentainsuffizienz 289
- retroplazentares, Pränataldiagnostik 226
Hämatometra
- Abdominalschmerzen 58
- Ultraschallbefunde 40
Hämatosalpinx 459
- Sonographie 459
Hämochromatose, Leberzirrhose 257
Hämolyse
- antikörperinduzierte 247
- HELLP-Syndrom 304
- Lebererkrankungen 256
- Präeklampsie 304
hämolytisch-urämisches Syndrom (HUS) 250, **305–306**
- Differentialdiagnose 305
- Hämolyse 247
- Nierenversagen, renales 262
- Symptome 305
Hämorrhagien, Hypoxie, fetale 327
Haftstiel 177
Haftzotten 169
Haltung (Geburt) **314**, 343
- regelwidrige 343–345
Hamilton-Handgriff, Spätatonie 388
Hannah-Studie, Beckenendlage 348
Hantavirus-Infektion, Thrombozytopenie 250
Haptoglobin
- hämolytisch-urämisches Syndrom 306
- HELLP-Syndrom 304
- Präeklampsie 304
Harnblase 510
- Sonographie 38, ✚ 117

Harnblasenentleerung, Geburtsfortschritt, mangelnder 358
Harnblasenentleerungsstörungen
- multiple Sklerose 263
- Symphysenlockerung 268
Harnblasen-Mastdarm-Störungen, multiple Sklerose 264
Harninkontinenz 511–523
- s.a. Inkontinenz
- Anticholinergika 521
- Beckenbodentraining 519
- bildgebende Verfahren 516–519
- Biofeedback 519
- Blasenfüllung 511
- Deszensus 514
- Diagnostik 514–519
- Duloxetin 520
- Elektromyographie (EMG) 519
- Elektrostimulation 520
- extraurethrale 514
- Formen 512–514
- Harnuntersuchung 514–515
- Hilfsmittel, intravaginale/urethrale 521
- Hormontherapie 520
- Injektionen, peri-/-intraurethrale 523
- Inspektion 514
- Introitussonographie 516
- Kolposuspension, abdominale 521–522
- - modifizierte 522
- Konustherapie 520
- Miktion 511
- Miktionskalender 515
- Miktionstraining 519
- motorisch-evozierte Potenziale (MEP) zum Beckenboden 518
- MRT 518
- muskulotrope Relaxanzien 521
- Nadelsuspensionen 522
- Nervenleitgeschwindigkeit des N. pudendus 518
- neurophysiologische Abklärung 518
- Östrogene 520
- Palpation 514
- Perimenopause 119
- Pessartherapie 521
- physikalische Therapie 519
- Prävalenz 512
- Prolaps 514
- prothetische Versorgung 521
- Quetschhahnphänomen 516
- Restharnbestimmung 515
- Ruhedruckprofil 515
- Schlingenoperationen 522
- Serotonin-Noradrenalin-Wiederaufnahme-Hemmer 520
- somatosensibel evozierte Potenziale (SSEP), Pudendusinnervationsgebiet 519
- Sonographie 516–518
- - dreidimensionale 516–517
- Stresstest, klinischer 514
- α-Sympathomimetika 520
- Tension-Free-Vaginal-Tape-(TVT)-Plastik 522
- Toilettentraining 519
- Untersuchung, elektrophysiologische 518–519
- - gynäkologische 514
- - klinische 514
- Urethra, hypotone 516
- Urethradruckprofilmessung 515, 517

- Urethrozystoskopie 518
- Urodynamik 515–516
- Uroflowmetrie 516
- Vaginalschlingen, spannungsfreie 522
- verhaltensmodifizierende Maßnahmen 519
- Wochenbett 392
- Zystometrie 515
- Zystoskopie 518
Harnleiter s. Ureter
Harnröhre s. Urethra
Harnsäure
- HELLP-Syndrom 304
- Präeklampsie 304
Harnsteine s. Urolithiasis
Harntrakt 510
- Dilatation, physiologische, Schwangerschaft 260
- Innervation 512
Harnuntersuchung, Harninkontinenz 514–515
Harnverhalt
- Abdomen, akutes 532
- Wochenbett 392
Harnwege, ableitende, Erkrankungen 259–263
Harnwegsinfektionen 421
- Abdomen, akutes 532
- Bakteriurie 421
- Fieber 389
- Gestationsdiabetes 306
- komplizierte 421
- Myome 447
- Präeklampsie 299
- Schwangerschaft 206
- Sectio caesarea 368
- Vulvitis, Kindesalter 90
- Wochenbett 392–393
Harnwegsobstruktionen
- Schwangerschaft 260–261
- Spasmolytika 261
Haut, Reifezeichen, Neugeborene 179
Hautdurchblutung, Schwangerschaft 202
Hauteinziehung, Mamma 44
Hautmetastasen, Mammakarzinom 494, 497
Hautveränderungen 210
HbA_{1c}-Bestimmung, Gestationsdiabetes 307
HBsAG-positive Schwangere 275
hCG (humanes Choriongonadotropin)
- Chorionkarzinom 210
- Dysgerminom 474
- Extrauteringravidität 192
- Ovarialtumoren 210
- Plazenta 174, 229
- Schwangerschaft 174, 208–210, **220**
- Sinustumoren, entodermale 474
- Trisomie 21 (Down-Syndrom) 232
- Trophoblast 165
- Trophoblasttumoren 457–458
- Wochenbett 376
hCG-RIA, Schwangerschaft 219
hCG-Test
- Abortus imminens 185
- erhöhter, Blasenmole 210
- Minderwuchs 88
- positiver/negativer, Differentialdiagnose 193
- Unterbauchschmerzen, akute 193

558 Register

HDL-Cholesterin, Östrogene 125
Hefepilzinfektionen, pH-Wert, Vagina 407
Hegar-Schwangerschaftszeichen 210
Hellin-Regel, Zwillingsschwangerschaft 294
HELLP-Syndrom 242, 250, **256–257**, 298, 300, **303–305**
– antihypertensive Therapie 305
– Antikonvulsiva 305
– Blutungen, postpartale 64
– Differentialdiagnose 256, 305
– Entbindungskriterien 305
– Epidemiologie 303
– Gerinnungsstörungen 304
– Glukokortikoide 305
– Hämolyse 247
– Heparin 305
– Hypertonie 303
– Laborveränderungen 304
– Leberzellverfall 304
– Lupus erythematodes 270
– Niereninsuffizienz 304
– – chronische 262
– Oberbauchschmerz 303
– Plazentainsuffizienz 304
– Proteinurie 303
– Schwangerschaftsverlängerung 305
– Symptome 303–305
– Thrombophilie 309
– Überwachung 305
– Unterbauchschmerzen 62
Heparin
– HELLP-Syndrom 305
– unfraktioniertes, Antikoagulanzientherapie 244
Hepatitis A 274
Hepatitis B 275
– Screeninguntersuchung, Schwangerschaft 221
– Stillen 378
– Übertragung, diaplazentare 275
Hepatitis-B-positive Mütter, Neugeborene 275
Hepatitis C 275
– Abstillen 380
– Stillen 378
Hepatitis D 275
Hepatitis E 375
Hepatoblastom, Kindesalter 92
Hepatosplenomegalie, Toxoplasmose, fetale 273
HER2
– Mammakarzinom 487, 491
– – schwangerschaftsassoziiertes 281
Hermaphroditismus verus 20–21
Herpes genitalis 278, **402–403**
– Sectio caesarea 366
Herpes labialis 278
Herpes simplex 278
– Fazialisparese 267
– Stillen 378
– Typ 1/2 278
– Zervizitis 412
Herpes zoster 273–274, ✚ 167
– Fazialisparese 267
Herzdruckmassage, Neugeborene 386
Herzerkrankungen
– mütterliche 240–241
– nichtrheumatische 241–242
– rheumatische 241
– Schwangerschaft 240–242
Herz-Farb-Doppler, Fetus 231

Herzfrequenz, fetale
– Doppler-Sonographie 217
– Einflussfaktoren 217
– Geburtsüberwachung 327–334
– Kardiotokographie 217
– Plazentainsuffizienz 289
Herzinfarkt, Schwangerschaft 242
Herzinfarktrisiko, Postmenopause 125
Herzinsuffizienz, NYHA-Klassifikation 240
Herzklappenersatz, Schwangerschaft 242
Herz(klappen)fehler ✚
– angeborene, Pränataldiagnostik 230
– Epilepsie 265
– Schwangerschaft 241–242
Herzklappenveränderungen, Arthritis, rheumatoide 269
Herz-Kreislauf-Erkrankungen
– Frühgeburt 287
– Kleinwuchs 87
– Kontrazeptiva, hormonelle, Kontraindikationen 133
– Postmenopause 125
– Schwangerschaft 240–245
– Mortalitätsrisiko 241
Herzrhythmusstörungen
– fetale, Pränataldiagnostik 230
– supraventrikuläre, Schwangerschaft 242
Herzsonographie, Fetus 230
Heultage
– Progesteronabfall 393
– Wochenbett 393
Hexenmilch, Mamillensekretion 62
Hinterhauptslage 315
– Geburtsablauf 315
– hintere 346
Hirnanomalien, Pränataldiagnostik 228–229
Hirsutismus **111**, 112, ✚ 101
– Amenorrhö 111
– Androgenspiegel 111
– Androgenüberschuss 76
– DHEAS 111
– Hyperandrogenämie 111
– PCO-Syndrom 109, 111
– Perimenopause 118
– Testosteron 111
Histiozytom, fibröses, malignes, Vulvakarzinom 435
Histologie/Histopathologie, entzündliche Erkrankungen 399
Hitzeschockproteine (HSP) 71
Hitzewallungen, Perimenopause 118
HIV-Infektion 276, **420**
– Abstillen 380
– antiretrovirale Therapie 276
– Sectio caesarea 366
– Stillen 378
HIV-Test, Schwangerschaft 276
HLA
– Abort, habitueller 190
– Plazenta 176
HLA-DR4, Arthritis, rheumatoide 269
hMG-Therapie, In-vitro-Fertilisation (IVF) 156
Hochdruckkrankheiten s. Hypertonie
Hochwuchs 86–89
– Androgene 89
– Östrogene 89
– primärer/sekundärer 88
– Sexualhormone 89

Hoden, Reifezeichen, Neugeborene 179
Hörrohr nach Pinard 327
Hofbauer-Zellen (Zottenmakrophagen) 170
Holzapfel-Zeichen 210
Homans-Zeichen, Bein-/Beckenvenenthrombose 390
Homöopathie
– Geburtseinleitung 338
– Geburtsschmerzen 324
Homozysteinämie, Präeklampsie 299
Hormonbestimmungen/-diagnostik 39
– Zyklusstörungen 113–115
Hormone 69–79
– Hypophysenhinterlappen (HHL) 75
– Hypophysenvorderlappen 74–75
– hypothalamisch-hypophysär-ovarieller Regelkreis 72–75, ✚ 97
– Hypothalamus 72–73
– Membranrezeptoren 70
– Menarche 78
– Menopause 78
– Menstruationszyklus 102–104, 108
– Normalwerte 40
– Perimenopause 118–119
– Rezeptoren, intrazelluläre 70–71
– Signalbotenstoffe 69
– Signalwege 70–72
– weibliche, pathologische Veränderungen 150
– Wirkungen 70
– – an den Erfolgsorganen 76–77
– – Modulation durch Bindungsproteine 71–72
Hormonimplantat, Kontrazeption 136
Hormonpflaster, Anwendung 136
hormonresponsible Elemente (HRE) 71
Hormonrezeptoren, Phosphorylierung 71
Hormon-Rezeptor-Komplex 71
Hormontherapie
– Harninkontinenz 520
– Mammakarzinom 491
– – metastasiertes 496–497
– – schwangerschaftsassoziiertes 281
– Osteoporose 125
– Perimenopause 120–122
– – Nebenwirkungen 120–121
– Zyklusstörungen 109, 115–116
Hormonumstellung, postpartale 376
Hospitalisierung, präventive, Placenta praevia 291
hPL (humanes Plazentalaktogen) 174
HPV-Infektion/-Diagnostik 402
– Essigsäure 398
– Kolposkopie 43
– Schwangerschaft 271
– Vulvakarzinom 434
– Zervixkarzinom 440–441
Hüftluxationen, Schwangerschaft 268
humanes Choriongonadotropin, hCG (humanes horiongonadotropin)
humanes Menopausengonadotropin s. hMG
humanes Plazentalaktogen s. hPL
Humeruslänge, Pränataldiagnostik 226
HVL-Insuffizienz, Kleinwuchs 86
Hydantoin(-Syndrom), Epilepsie 265
Hydatiden 460
Hydramnion
– Beckenendlage 348
– Lageanomalien, geburtswidrige 346
– Unterbauchschmerzen 62

Hydratation
– CTG, suspektes 336
– Gebärende, Geburtsfortschritt, mangelnder 358
Hydrocephalus internus
– s.a. Hydrozephalus
– Toxoplasmose, fetale 273
Hydronephrose, Myome 447–448
Hydrops fetalis **231**, 293–294
– nichtimmunologisch bedingter (NIHF) **231–232**
– Parvovirus B19 276
– Präeklampsie 299
– Pränataldiagnostik 231
Hydrosalpinx 459
– Abdomen, akutes 532
– Salpingitis 415
– Sonographie 459
– Ultraschallbefunde 40
3-Hydroxyacyl-CoA-Dehydrogenase, Mutation, homozygote 256
Hydroxychloroquin, Schwangerschaft 269
17α-Hydroxylase-Defekt/-Mangel 23
– AGS 25
– Differentialdiagnose 21
18-Hydroxylase-Defekt/-Mangel 23
– AGS **25**
21-Hydroxylase-Defekt/-Mangel 23
– AGS **25**
– Guthrie-Test 26
17α-Hydroxyprogesteron 75
– Kontrazeption, hormonelle 131
3β-Hydroxysteroid-Dehydrogenase (3β-HSD) 23, 25
– Defekt/Mangel 21
– – AGS 25
11β-Hydroxysteroid-Dehydrogenase-Mangel, AGS 25
Hydrozephalus
– s.a. Hydrocephalus internus
– Lageanomalien, geburtswidrige 346
– Pränataldiagnostik 228
Hygroma colli, Ullrich-Turner-Syndrom 18
Hymen (Jungfernhäutchen) 7
Hymenalatresie 18, **27**
– Abdomen, akutes 532
– Abdominalschmerzen 58
– Amenorrhö 107
– Ultraschallbefunde 40
Hymenaleinrisse, Kohabitation 92
Hyperandrogenämie
– Clomifenzitrat 152
– Einteilung, ätiologische 112
– Formen 112
– Glukokortikoide 152
– Gonadotropine 152
– Hirsutismus 111
– Ovarialzysten, funktionelle 462
– PCO-Syndrom 76, 109
– Sterilität 152
– Testosteron 150
Hyperbilirubinämie
– Neugeborene 385
– Phototherapie 385
Hypercholesterinämie, Kontrazeptiva, hormonelle, Kontraindikationen 133
Hyperfibrinolyse, Blutungen, postpartale 372
Hypergonadismus, hypergonadotroper, Gonadendysgenesie 84

Register

Hyperinsulinismus, Adipositas 72
Hyperlipoproteinämie, nephrotisches Syndrom 263
Hypermenorrhö 59, 106, **108–109**
– Intrauterinpessare 141
– Kontrazeptiva, hormonelle 137
– Myome 447
– Uterotonika 116
Hyperöstrogenämie
– Granulosazelltumoren 472
– Ovarialzysten, funktionelle 462
Hyperparathyreoidismus
– Differentialdiagnose 110, 120
– Schwangerschaft 208
Hyperplasie s. Endometriumhyperplasie
Hyperprolaktinämie 18
– Amenorrhö 107
– Corpus-luteum-Insuffizienz 150
– Differentialdiagnostik 85
– Dopaminagonisten, Dosierung 151
– Hypothyreose 75
– Mamillensekretion 62
– persistierende, Chiari-Frommel-Syndrom 391
– Sterilität 150
– Stilltätigkeit 376
Hyperstimulation, Wehentätigkeit 335
Hyperstimulationssyndrom, CTG 335
Hyperthyreose ✚ 160
– Betablocker 252
– Hochwuchs 88
– Ovarien, Funktionsstörungen 150
– Propylthiouracil 252
– Schilddrüsenhormone 251
– Schwangerschaft 252
Hypertonie
– arterielle, Dialyse 263
– chronische, Charakteristika 300
– – Plazentaverankerungsstörungen 171
– – Präeklampsie 299
– – Schwangerschaft 298, 300–301
– Doppler-Sonographie 216
– Frühgeburt 287
– HELLP-Syndrom 303–304
– Lebererkrankungen 256
– Lupus erythematodes 270–271
– Präeklampsie 304
– schwangerschaftsassoziierte 298–305
– Geburtseinleitung 338
– schwangerschaftsbedingte 242
Hypertriglyzeridämie, Kontrazeptiva, hormonelle, Kontraindikationen 133
Hypogalaktie, Stillhindernisse 378
Hypoglykämie
– Gestationsdiabetes 308
– Neugeborene 385
– Sheehan-Syndrom 391
Hypogonadismus
– hypergonadotroper, FSH 150
– – Pubertas tarda 85
– hypogonadotroper 84, 148
– – FSH 150
– Pubertas tarda 84
– Sterilität 148
Hypogonadotropinämie, Sterilität 148
Hypomenorrhö 106, 109
hypophysäre Störungen, Gonadotropine, Sterilität 151
Hypophyse(nfunktion), Hormone 39, 74–75
Hypophysenhinterlappen (HHL) 75
– Hormone 75

Hypophysenvorderlappen (HVL)
– Hormone 74–75
– Wochenbett 376
Hypopituitarismus 88
– Differentialdiagnostik 85
Hypoproteinämie, nephrotisches Syndrom 263
hypothalamisch-hypophysär-ovarieller Regelkreis, Hormone 72–75, ✚ 97
Hypothalamus
– GnRH-Pulsgenerator 73
– Hormone 72–73
– Reifung, Pubertät 81
– Zyklussteuerung 73
Hypothyreose
– Hyperprolaktinämie 75
– Kleinwuchs 86
– kongenitale 251
– Neugeborenen-Screening 381
– Schilddrüsenhormone 251
– Schwangerschaft 251–252
Hypothyreose 72, ✚ 159
Hypotonie, Schwangerschaft 242
Hypoxämie, Fetus, Asthma bronchiale, mütterliches 253
Hypoxie
– fetale, Geburtsüberwachung 327
– Herzfrequenz, fetale 217
Hysterektomie 51
– Amnioninfektionssyndrom 298
– Blutungen, postpartal 371
– Indikationen 51
– laparoskopisch assistierte, vaginale (LAVH) 51
Hysterektomie ✚ 121
– Sepsis 418
– Spätatonie 388
– Zervixkarzinom 442
– Zugänge 51
Hysterosalpingographie, Kathetersystem 151
Hysteroskopie 51, 52, ✚ 155
– Abort, habitueller 190
– diagnostische 51
– Endometriumpolypen 446
– operative 51
– Zyklusstörungen 115

I

Ibandronat, Mammakarzinom, metastasiertes 498
ICSI (intrazytoplasmatische Spermieninjektion) 157–158
Icterus
– neonatorum 385–386
– prolongatus 385
IGF-1, Wachstumsschub 82
IgG
– Borreliose 277
– Toxoplasmose 273
IgG-Mangel, nephrotisches Syndrom 263
IgM
– Borreliose 277
– Röteln 277
Ikterus
– HELLP-Syndrom 304
– Lebererkrankungen 256
– Präeklampsie 304
Ileus
– mechanischer, Abdomen, akutes 532
– Unterbauchschmerzen 62

Immunisierung, passive, Schwangerschaft 220
Immunität, Muttermilch 377
Immunmodulation, Kondylome 404
Immunmodulatoren, Multiple Sklerose (MS) 264
immunologische Störungen, Abort, habitueller 190
Immunsuppression, Plazenta 176
Immunsuppressiva, Darmerkrankungen, chronisch-entzündliche 258
Immuntherapie, Sepsis 418
Immunthrombozytopenie 249
Impetigo contagiosa
– A-Streptokokken 416
– Vulvitis, Kindesalter 90
Impfungen, Schwangerschaft 220
Implanon®, Kontrazeptiva, hormonelle 136
Implantation 166, 167
– Blastozyste 166–167
– Einnistungsblutung 167
– Fehlimplantatrion 167
– Fertilisation 147
Implantationsmetastasen, peritoneale, Tubenkarzinome 460
Implantationsstörungen, Abort, habitueller 190
Indomethacin, Tokolyse 342
Infektanfälligkeit, Gestationsdiabetes 307
Infektionen
– Abort 184
– assistierte Reproduktion 159
– Ausschluss, Wehentätigkeit, vorzeitige 341
– chronische, Kleinwuchs 87
– fetale, CMV 278
– Hyperbilirubinämie 386
– intrauterine, Kleinwuchs 87
– Plazentainsuffizienz 287
– postoperative 415–418
– Scheiden-pH-Wert 35
– Sexualität während der Schwangerschaft ✚ 31-5
– Stillen 378
– Vulvitis, Kindesalter 90
Infertilität
– anovulatorische, PCO-Syndrom 109
– Definition 145
– Ovarialkarzinom 467
– psychische Aspekte 152–155
Infibulation, Geburtsfortschritt, mangelnder 356
Influenza, Fazialisparese 267
Informationsvermittlung, Aufklärungsgespräch 506
Infundibulum tubae uterinae 8, 10
Inhibin, Ovulation 101
Inhibin A/B **76**
– Follikelphase 101
– Perimenopause 117–118
Injektionen, peri-/intraurethrale, Harninkontinenz 523
Inkontinenz 510–523
– s.a. Harninkontinenz
– s.a. Stuhlinkontinenz
– extraurethrale 514
– Hilfsmittel 521
Inositoltriphosphat (IP$_3$) 70–71
Insemination
– heterologe, Präeklampsie 299
– intrauterine (IUI) 155–156
– In-vitro-Fertilisation (IVF) 156

Insertio velamentosa
– Blutungen 360, **361**
– Nabelschnur 172–173
Insler-(Zervix-)Score 104
– Sterilität 149
Inspektion
– Genitale, äußeres 33
– Mamma 42
Insulinresistenz
– Präeklampsie 299
– Schwangerschaft 203
Insulin(therapie)
– Bedarf, Schwangerschaft 203
– Gestationsdiabetes 308
– Koma, ketoazidotisches 309
Intentionstremor, multiple Sklerose 264
Intermediärzotten, unreife 169
Interruptio s. Schwangerschaftsabbruch
Intersexualität 19–26
– psychogene 16
Interspinalebene, Geburtsweg 311
intervillöser Raum (Plazenta) **174**, 177
Interzeptiva 15
intrauterine Insemination (IUI) 155–156
Intrauteringravidität s. Schwangerschaft
Intrauterinpessar (IUP) **140–141**
– Extrauteringravidität 192
– Genitalblutungen 59
– gestagenbeschichtete, Zyklusstörungen 116
– Indikationen 140
– Komplikationen 141
– Kontraindikationen 140–141
– mit Kupfer 140
– liegendes, Polymenorrhö 108
– Nebenwirkungen 141
– Pearl-Index 128
– postkoitales 142
– sexueller Missbrauch 537
– Ultraschallbefunde 39
– Vergewaltigung 537
Intrauterinsystem (IUS) 140–141
– gestagenhaltiges, Pearl-Index 128
– Mirena® 140
intravaginale Hilfsmittel, Harninkontinenz 521
intrazerebrale Verkalkungen, Toxoplasmose, fetale 273
intrazytoplasmatische Spermieninjektion s. ICSI
Introitus vaginae 5
Introitussonographie, Harninkontinenz 516
Intubationsnarkose, Geburtsschmerzen 324
Inversio uteri, Blutungen, postpartale 64
In-vitro-Fertilisation (IVF) **156–157**
– Antagonistentherapie 156
– Corpus-luteum-Phase 157
– Cumulus oophorus, Reifegrad 157
– embryonale Entwicklung 157–158
– Embryotransfer (ET) 157
– Erfolgschancen 157
– Follikelpunktion 156
– FSH-Therapie 156
– GnRH-Agonisten 156
– Gonadotropine 156
– hMG-Therapie 156
– Insemination 156
– Mehrlingsschwangerschaft 180–181

- Schwangerschaftskontrolle 157
- Zykluskontrolle 156
Involutio uteri 375
- Uterusaktivität 315
Isochromosom 17
Isoniazid, Tuberkulose 421
Isosthenurie, Niereninsuffizienz, chronische 262
isthmozervikale Insuffizienz 215
Isthmus
- tubae uterinae 10
- uteri 10
IUGR-Situation (intrauterine growth retardation) s. Wachstumsretardierung, fetale/intrauterine
IUP s. Intrauterinpessar
IUS s. Intrauterinsystem
IVF s. In-vitro-Fertilisation

J

Jackson-Phänomen, Mammakarzinom 482
Jodidbedarf, Schwangerschaft 250
Jodlösung, Kolposkopie 35
Jodmangel, Hypothyreose 251
Jodstoffwechsel, Schwangerschaft 208
Juckreiz (Pru, VIN 433
Juckreiz (Pruritus)
- Psychosomatik ⊞ 28-2
- Vulvakarzinom 434
- Vulvitis 400
Jungfernhäutchen (Hymen) 7

K

Kachexie, Ovarialkarzinom 468
Käseschmiere, Reifezeichen, Neugeborene 179
Kaiserschnittentbindung s. Sectio caesarea
Kalendermethode 129
- Pearl-Index 128–129
Kaliumchlorid, Extrauteringravidität 195
Kaliumverlust, Koma, ketoazidotisches 308
Kallmann-Syndrom **85**
- Amenorrhö 107
Kalzium, Schwangerschaftserkrankungen, hypertensive 301
Kalziumantagonisten
- Schwangerschaftserkrankungen, hypertensive 302
- Tokolyse 342
Kalziumoxalatsteine 261
Kalziumphosphatsteine 261
kampomele Dysplasie 17
- SOX9-Gen 17
Kapazitation, Fertilisation 146
Kapillaren, GnRH-Neurone 72
Kaposi-Sarkom, Vulvakarzinom 435
kardiale Anpassungsstörungen, Neugeborene 385
Kardiotokogramm/-graphie s. CTG
kardiovaskuläre Erkrankungen s. Herz-Kreislauf-Erkrankungen
Karpaltunnelsyndrom 267
Karyogramm 14, **15**
Karyotyp, pathologischer
- fetaler, Plazentainsuffizienz 287
- Mehrlingsschwangerschaft 295
- Präeklampsie 299
Karyotypisierung, Chorionzottenbiopsie 236

Karzinoide, Ovar 473
Karzinome/Krebserkrankungen
- s.a. Tumoren/tumorartige Veränderungen
- s.a. unter den einzelnen Organkarzinomen
- Genitalblutungen 534
- invasive, Schwangerschaft 283
- Perforation, Abdomen, akutes 532
- Postmenopause 125
- Psychosomatik ⊞ 28-3
- Ultraschallbefunde 40
Karzinosarkome
- Tuben 461
- Uterus 455–456
Katecholamine, Schwangerschaft 208
Kayser-Fleischer-Kornealring, Wilson-Syndrom 257
Keimaszension, Intrauterinpessar 141
Keimblätter, Entwicklung 178
Keimentwicklung 179
Keimscheibe, Organe, Entwicklung 180
Keimstrang-Stroma-Tumoren 461, **472–473**
- Einteilung 472
- Schwangerschaft 283
Keimzelltumoren 461, **473–475**
- gutartige 473
- Kindesalter 92
- maligne 473, **474**
- Pubertas praecox 84
- Schwangerschaft 283
- Vulvakarzinom 435
- Zuordnung ⊞ 144
Kephalhämatom 382
17-Ketosteroidreduktase-Defekt, Differentialdiagnose 21
Kindbettfieber 65–66, **389**
Kinder, frühere, Entwicklung 212
Kinderspekula 40–41
Kinderwunsch
- Beziehung zwischen Kind und Eltern 153
- Motivation 152–153
- unerfüllter, Endometriose 425
Kindesalter
- Entwicklung 178–180
- - psychosexuelle ⊞ 31-3-30-4
- Erziehung ⊞ 31-3
- Genitalblutungen 91–93
- genitale Infektionen 89–91
- Geschlechtsidentität, Entwicklung ⊞ 31-4
- Gonadotropinausschüttung 81
- gynäkologische Erkrankungen 90–93
- Kolpitis 91
- Sexualhormonstatus 78
- Untersuchung, gynäkologische 40
- Vulvitis 90–91
- Vulvovaginitis 90–91
Kindsbewegungen (Geburt) 315
- Leopold-Handgriff 322
Kineto-CTG 336
Klavikulafraktur, Neugeborene 382
Klebsiellen, Bakteriurie, asymptomatische 260
Kleinwuchs 86–88
- Anamnese 87
- anoxämischer 86
- Chromosomopathien 86
- Deprivation 87
- Endgröße, Berechnung 87
- endokriner 86

- familiärer 86, 88
- Formen 87–88
- gastrointestinale Störungen 87
- hCG-Test 88
- hypophysärer 18
- Infektionen, chronische 87
- - intrauterine 87
- intestinaler 86
- intrauteriner (primordialer) 86
- kardiovaskuläre Störungen 87
- Knochenalter 87
- Laboruntersuchungen 88
- Lungenerkrankungen 87
- Mangel-/Unterernährung 87
- Messungen 87
- Nierenerkrankungen 87
- psychosoziale Störungen 87
- renaler 86
- Skeletterkrankungen 86
- Speicherkrankheiten 86
- Stoffwechselstörungen 86–87
- Ullrich-Turner-Syndrom 18
- Wachstumsverzögerung 86
klimakterische Symptome, Perimenopause 118–119
Klimakterium
- s.a. Climacterium praecox
- Bewertungswandel, sozialer ⊞ 31-5
- organische Veränderungen ⊞ 31-5
- psychosoziale und soziokulturelle Faktoren ⊞ 31-5
- Rollenanforderungen ⊞ 31-5
- Sexualhormonstatus 78–79
- Sexualität ⊞ 31-5
Klitoris 5
- sexuelle Reaktion ⊞ 31-5
Klitorishypertrophie
- AGS 26
- Androgenüberschuss 76
Klumpke-Lähmung **382**
KM-MRM s. Magnetresonanzmammographie
Kniebeugenbelastungstest, Kardiotokographie (CTG) 219
Knie-Ellenbogen-Lage
- Beckenendlage (BEL) 348
- Geradstand, hoher 345
- Nabelschnur, Vorliegen 359
Knielage 348
Knipsbiopsie, Zyklusstörungen 115
Knochenalter, Minderwuchs 87
Knochendichte(messung), Osteoporose 124–125, 133
Knochenmetastasen, Mammakarzinom 499
Knorksen, Neugeborene 385
Körper, Geburt, Beckenendlage 350
Körperfunktionsstörungen (Krankheit) ⊞ 28-1
Körperkonturen, fetale, Pränataldiagnostik 226
Körperlänge, Reifezeichen, Neugeborene 179
Kohabitationsverletzungen 535
- Genitalblutungen 534–535
- - Kindesalter 92
- Hymenaleinrisse 92
Kohlenhydratstoffwechsel, Erkrankungen, Kontrazeptiva, hormonelle, Kontraindikationen 133
Koitalschmerzen, Dyspareunie ⊞ 31-9
Kokardenphänomen, Appendizitis 259

Kokarzinogenese, Kontrazeptiva, hormonale 138
Kollagenosen, Plazentainsuffizienz 287
Kolonisationskeime, entzündliche Erkrankungen 397
Kolonkarzinom
- Abdomen, akutes 532
- Gestagene 126
- Östrogene 70, **126**
- Postmenopause 125
Kolonkontrasteinlauf 48
Kolostrum 201
Kolpitis 406–408
- s.a. Colpitis
- A-Streptokokken 409
- atrophische 410
- - Postmenopause 123
- bakterielle 410–411
- - Fluor 60
- Schwangerschaft 271
- Blutungen 63
- Candidose 408, 412
- Erreger 398
- Kindesalter 91
- Phählungsverletzungen 92
- Schwangerschaft 272
- Trichomonaden 271
Kolpoperineoplastik, Deszensus 528–529
Kolporrhaphie 49
- hintere/vordere, Genitaldeszensus 528–529
Kolposkopie 35
- CIN (zervikale intraepitheliale Neoplasie) 36
- entzündliche Erkrankungen 397–398
- HPV-Läsionen 43
- Krebsfrüherkennungsuntersuchung 41–42
- Normalbefunde 43
- Terminologie, internationale 43
- Zervixkarzinom 441
- - Klassifikation 442
- Zyklusstörungen 115
Kolposuspension
- abdominale, Belastungsinkontinenz 521–522
- - Harninkontinenz 521–522
- modifizierte, Harninkontinenz 522
Koma, ketoazidotisches
- Azetonfötor 375
- Azidose, metabolische 308
- Gestationsdiabetes 308–309
- Insulin 309
- Kaliumverlust 308
- Lungenreife, fetale, Induktion 308
- Natriumbikarbonat 309
Kombinationspräparate
- Einnahme(fehler) 134–135
- Kontrazeptiva, orale 133
- Nebenwirkungen 136
Kommunikation
- asymmetrische, Psychoonkologie 505
- nonverbale, Psychoonkologie 505
- Psychoonkologie 504–505
- Sexualität ⊞ 31-2
Kompartiment
- hinteres, Deszensus 527
- mittleres, Deszensus 526–527
Kondom 138–139
- für den Mann 138–139
- - Pearl-Index 128, 139

– für die Frau 139
– – Pearl-Index 128, 140
Kondylome 402–404
– Erstmanifestation 403
– Immunmodulation 404
– Podophyllotoxin 403
– Trichloressigsäure 403
– VIN 433
Konglutination (Verklebung), Geburtsfortschritt, mangelnder 356
Konisation 50
– Geburtsfortschritt, mangelnder 356
Kontaktblutungen 59, **106**
– Abklärung 112
– Postmenopause 123
Kontaktekzem, Vulva 404–405
Kontakttherapie, Zervixkarzinom 444
Kontinenz 511
– Mechanismus, intrinsischer 512
Kontraktion, Steuerung, Uterusaktivität 315
Kontrazeption/Kontrazeptiva 127–142, ✚103
– Antigestagene 142
– Barrieremethoden 138–141
– Basaltemperaturmessung 130
– Billings-Methode 130–131
– chirurgische 141–142
– Computer-Testsysteme 131
– demographische Gesichtspunkte 127
– hormonelle 131–138, 142
– – Applikationsformen 133–136, 138
– – Ausfluss, vaginaler 137
– – Brustspannen 137
– – Chloasma 137
– – Einnahmefehler 134–135
– – Endometriose 427, 429
– – Gestagene 131–132
– – Gewichtszunahme 137
– – Hypermenorrhö 137
– – Indikationen 132–133
– – injizierbare bzw. implantierbare 135–136
– – Kokarzinogenese 138
– – Kopfschmerzen 137
– – Libidoabnahme 137
– – Mammatumoren 138
– – Minimalanforderungen 135
– – Nebenwirkungen 136–137
– – – Therapie 137–138
– – Östrogene 131
– – östrogenfreie **134–135**, 136
– – Ovarialtumor 138
– – Pearl-Index 127–128
– – Pillenamenorrhö 137
– – Post-Pill-Amenorrhö 137
– – Risiken 138
– – synergistischer Effekt 131–132
– – Übelkeit 137
– – Uterustumor 138
– – Verordnung 137
– – Wechselwirkung mit anderen Medikamenten 138
– – Wirkung 132
– – Zervixkarzinom 138
– – Zwischenblutungen 137
– – Zyklusverlauf, Dosisverteilung, hormonelle 134
– Mammakarzinom 281
– Methoden 127
– – natürliche 129–131
– – orale 72, **133–135**
– – – Hypermenorrhö 108

– – Kombinationspräparate 134
– – Pharma-Info ✚99
– – Pearl-Index **127–128**
– – Pflaster 136
– – – Pearl-Index 129
– – Sexualanamnese ✚31-3
– – Sicherheit 127–128
– – Stillen 131
– – Stufenpräparate 134
– – Zervixschleim, Beobachtung 130–131
– – Zweiphasenpräparate 134
Konustherapie, Harninkontinenz 520
– Femcon®-Set 520
Konzeption, Schwangerschaft 212
Konzeptionstermin, (un)bekannter 211
Koordinationsstörungen, multiple Sklerose 264
Kopf
– Geburt, Beckenendlage 350
– kindlicher, Maße 313
Kopf-Becken-Missverhältnis, Geburtsfortschritt, mangelnder 356
Kopfschmerzen, Kontrazeptiva, hormonelle 137
Koplik-Flecken, Masern 274
Korepressoren, Steroidhormone 72
koronare Herzerkrankung, Postmenopause 126
Korpuskarzinom s. Endometriumkarzinom
Kortikosteroide
– Darmerkrankungen, chronisch-entzündliche 258
– Schwangerschaft 269
– Stillzeit 380
Kortikosteroidsalbe
– Behçet-Syndrom 406
– Lichen sclerosus 433
Kortisol
– Geburtsauslösung 317
– Schwangerschaft 208
Kortisondauertherapie, Osteoporose 123
Kosten, Explosion, Altersmedizin ✚30-15
Kotyledonen, Plazenta 172
Kraniopharyngeom, Amenorrhö 107
Krankenhausarbeit, tägliche, klinisch-praktische Bedeutung ✚30-12
Krankenhausplanwirtschaft ✚30-11
– Dienstleistungen, Beurteilung ✚30-12
– Folgen ✚30-11
– Kosten ✚30-12
– Profit-Center ✚30-11
– Vergütung ✚30-12
Krankheit
– Körperfunktionsstörung ✚28-1
– psychische Störung ✚28-1
Krankheitsanamnese, spezielle 32
Krankheitsbewältigung, Psychoonkologie 501
Krankheitsspektrum, demographische Entwicklung ✚30-15
Krankheitstheorie, subjektive 504
Kranznaht 313
Kreatinin(clearance)
– HELLP-Syndrom 304
– Präeklampsie 304
– Schwangerschaft 206
– Schwangerschaftserkrankungen, hypertensive 299

Krebsfrüherkennungsuntersuchung 41–42
– Kolposkopie 41–42
– Zytodiagnostik 41
Krebsfüßchen, Mammographie 46
Krebszellen, Östrogene 70
Kreislauf
– fetaler, Einflussfaktoren 328
– Umstellung, postpartale, Neugeborene 384, ✚131
Kreuzschmerzen, Myome 447
Kristeller-Handgriff
– Beckenendlage 351
– Geradstand, hoher 345
Krukenberg-Tumoren 475
Kryokonservierung, Embryonen 160
Küretttage
– Missed Abortion 187
– stumpfe 50
– Uterusperforation 187
– vorausgegangene, Extrauteringravidität 192
– Zervixverletzung 187
Kuldoplastik, Genitaldeszensus 530
Kulturen, entzündliche Erkrankungen 398
Kumarinderivate, Antikoagulanzientherapie 244
Kupfer-IUP/-T 140
Kystom(e)
– multimolekuläre 465
– Schwangerschaft 282
– Ultraschallbefunde 40
– Vaginalsonographie 465

L
Labia/Labien
– majora/minora 5–6
– Reifezeichen, Neugeborene 179
Laborwerte, entzündliche Erkrankungen 399
Lacuna musculorum 4
Lage (Geburt) 314
Lageanomalien 346–347
– Geburtsfortschritt, mangelnder 358
– Geburtsmechanismen 343
Lagerung, Unterkörper, Untersuchung 32
Laktatdehydrogenase s. LDH
Laktationsstörungen, Sheehan-Syndrom 391
Laktobazillen (Döderlein-Bakterien)
– Vagina/-Vaginalabstrich 7, 35
– – pH-Wert 407
– – Schwangerschaft 201
Laktogenese, hormonelle Faktoren 378
Lakunen, Plazenta 168
Lambdanaht 313
Laminaria-Stifte, Zervix, Vordehnung 187
Laparoskopie 52
– Ovarialtumoren 465
Laparotomie, Ovarialtumoren 465
Latenzphase, Eröffnungsperiode 317–318
Late-Onset-Form
– adrenogenitales Syndrom 26
– Gruppe-B-Streptokokken 272
Lateralflexion, Kopf, kindlicher 346
Latissimus-dorsi-Muskulokutanlappen, Mastektomie-Rekonstruktion 55
LAVH (laparoskopisch assistierte vaginale Hysterektomie) 51

Laxanzien, Stillzeit 380
LDH (Laktatdehydrogenase) 474
– Dysgerminom 474
– HELLP-Syndrom 304
– Präeklampsie 304
LDL-Cholesterin, Östrogene 125
LDL-Rezeptoren, Östrogene 70
Lebendimpfstoffe, Schwangerschaft 220
Lebensqualität, Psychoonkologie 501
Lebererkrankungen
– Schwangerschaft 255–257
– schwangerschaftsunabhängige 257
Leberzellzerfall, HELLP-Syndrom 304
Leberzirrhose 257
– primär biliäre 257
Leflunomid, Schwangerschaft 270
Leiomyome
– Schwangerschaft 283
– Tuben 460
– Uterus 447
Leiomyosarkome
– Tuben 461
– Uterus 455
– Vulvakarzinom 435
Leistungsbegrenzung, staatliche ✚30-6
Leistungssport, Amenorrhö 107
Leitsymptome 57–66
Lemon-Zeichen, Kopffehlbildungen, Pränataldiagnostik 229
Leopold-Handgriff(e)
– Ballottement 322
– Beckenendlage 348
– Geburt 322–323
– Querlage 347
– Schräglage 347
– Schwangerschaft **213–214**, ✚111
Letrozol, Mammakarzinom 491
Leukämie, akute
– lymphatische/myeloische (ALL/AML) 247–248
– Schwangerschaft 247
Leukoplakie, Portio 44
Leukosen, Schwangerschaft 247–248
Leukozytose
– Appendizitis 259
– Lebererkrankungen 256
Leuprorelin
– Dosis/Applikation 74
– Endometriose 427
– Mammakarzinom 491
Levatorentrichter/-spalt 312
Levonorgestrel
– Endometriose 429
– Kontrazeption, hormonelle 131–132
Leydig-Zell-Hypoplasie 24
Leydig-Zell-Tumoren, Kleinwuchs 86
Leydig-Zwischenzellen, Testosteron 15
LH (luteinisierendes Hormon) 74
– Follikelreifung 98, **100–101**
– Geschlechtsorgane, Entwicklung 15
– Gonadotropinrezeptoren 70
– Hypophyse, Hormonproduktion 207
– Menstruationszyklus 95, **102**
– Normalwerte 40
– Ovarialfunktion 75
– Ovulation 101
– PCO-Syndrom 110
– Perimenopause 118–119
– Pseudohermaphroditismus masculinus 21
– Pubertät 78
– Pubertas praecox 83

- Schwangerschaft 207
- Sterilität 148
- Steuerung 74
- Thekazellen 99
- Zyklusstörungen 115, 120
LH-Peak
- Follikelruptur 101–102
- mittzyklischer, 17β-Estradiol 74
- Ovulation 101
- Ovulationstermin, Bestimmung **104**
LH-Pulsatilität, Blutungen, dysfunktionelle (juvenile) 93
LH-Resistenz, gonadale, Differentialdiagnose 21
LHRH-Test s. GnRH-Test
Libidoabnahme, Kontrazeptiva, hormonelle 137
Libidoverlust, Perimenopause 118
Lichen
- planus (erosivus) 405, 478
- sclerosus **433–434**
- – Differentialdiagnose 405
- – et atrophicans (LSA) 91
- – kortikoidhaltige Salben 433
- – Pimecrolimus 433
- – Tacrolimus 433
- – VIN 433
- – Vulvitis 404–405
- simplex, Differentialdiagnose 405
- – VIN 433
Li-Fraumeni-Syndrom, Mammakarzinom 481
Ligamentum
- cardinale uteri (Mackenrodt-Band) 5, **6**, 9–10
- iliofemorale 4
- iliolumbale 4
- inguinale 4
- latum uteri 5, **6**, 10
- ovarii proprium (Lig. uteroovaricum) 5, **6**, 8, 10
- pubicum inferius/superius 4
- pubovesicale 6
- sacroiliacum anterius 4
- sacrospinale 4, 311
- sacrotuberale 4
- sacrouterinum 6
- suspensorium ovarii (Lig. infundibulopelvicum) 5, **6**, 8, 10
- teres uteri (Lig. rotundum) 5, **6**, 8–9
- vesicouterinum 6
Liley-Punktionen, Blutgruppeninkompatibilität 294
Lipidstoffwechselerkrankungen, Kontrazeptiva, hormonelle, Kontraindikationen 133
Lippen-Kiefer-Gaumen-Spalte
- Pränataldiagnostik 230
- Praxisfall 238
- Stillhindernisse 378
Liquorpunktion, Multiple Sklerose (MS) 264
Listeria monocytogenes/Listeriose 276–277
- Abort 184
- Sepsis 416
Lisurid, Hyperprolaktinämie 151
LMP-Tumoren, Ovarien 464
lobuläre Neoplasie, Mamma 480
Lochialstau 387–388
- Puerperalfieber 65
Lochien (Wochenfluss) 375
- Wochenbett 376

Lochiometra 387
Lösungsansätze, demographische Entwicklung ✚ 30-14
Lösungsblutung, verstärkte 64
Lokalanästhesie, Geburtsschmerzen 324
lost IUP, Hysteroskopie 51
Low-Dose-Heparinisierung, Puerperalsepsis 390
Lowenberg-Zeichen, Bein-/Beckenvenenthrombose, tiefe 390
β-LPH 74
L/S-Quotient, Schwangerschaft 219–220
Lubrikationsmangel, Östrogenmangel ✚ 31-8
Lues 278, **420–421**
- Abort 184
- angeborene 278
- Gummen 420
- Latenzstadium 420
- Primäraffekt 420
- Primärstadium 420
- Screeninguntersuchung, Schwangerschaft 221
- Spät- oder Tertiärstadium 420
- TPHA-Test 420
- VDRL-Test 420
Lungenembolie ✚ 158
- Differentialdiagnose 259
- Schwangerschaft **245**
- Sectio caesarea 368
- Wochenbett 391
Lungenerkrankungen
- interstitielle, Schwangerschaft 254
- Kleinwuchs 87
- Schwangerschaft 253–255
Lungenhypoplasie
- Neugeborene 385
- Polyhydramnion 293
Lungenmetastasen, Mammakarzinom 499
Lungenödem
- Frühgeburt 286
- Mehrlingsschwangerschaft 295
Lungenreife, fetale, Phospholipide 178
Lungenreifeinduktion
- Betamethason 287
- Blasensprung, vorzeitiger 340
- Frühgeburt 287
- Koma, ketoazidotisches 308
- Placenta praevia 291
Lupus erythematodes
- Anti-SS-A-/Anti-SS-B-Antikörper 270
- Schwangerschaftsplanung 271
- systemischer (SLE) 270–271
- – Plazentainsuffizienz 287
- – Zyklusstörungen 110
Lupusantikoagulans, Abort, habitueller 190
Lupusnephritis 271
Lustdimension, Sexualität ✚ 31-2
Lutealphase
- Dauer 104
- Gewichtszunahme 103
- GnRH 102
- Hormonbefunde 40
- Menstruationszyklus 95
- Ödeme 103
luteinisierendes Hormon s. LH
Luteolyse, Corpus luteum 102
17,20-Lyase 23

Lymphabflussgebiete
- Genitalorgane, weibliche 8
- Mamma 11
Lymphangiome, Tuben 460
Lymphangiosarkom, Vulvakarzinom 435
Lymphangiosis carcinomatosa
- Mammakarzinom, duktales, invasives 484–485
- – metastasiertes 498
Lymphknotenlevel, Mamma 11–12
Lymphknotenmetastasierung, Zervixkarzinom 442
Lymphödem, Ullrich-Turner-Syndrom 18
Lymphome, maligne
- Differentialdiagnose 469
- Schwangerschaft 247–248
Lymphonodektomie
- axilläre 55
- – Mammakarzinom 490, ✚ 153
- Endometriumkarzinom 452
- pelvine, Zervixkarzinom 442
Lymphszintigraphie, Sentinel-Lymphknoten 280
Lynestrenol
- Endometriose 429
- Kontrazeption, hormonelle 131–132
Lyse, Schwangerschaft 244

M

Mackenrodt-Band (Lig. cardinale uteri) 5, **6**, 9–10
Magen-Darm-Passage 48
Magersucht, Pubertas tarda 85
Magnesium
- Abortus imminens 186
- Schwangerschaftserkrankungen, hypertensive 301
- Tokolyse 342
Magnesiumammoniumphosphatsteine 261
Magnesiumsulfat 304
Magnetresonanzmammographie (MRM) 47
- Mammakarzinom, schwangerschaftsassoziiertes 280
Magnetresonanztomographie (MRT) 49
- Harninkontinenz 518
- Mammakarzinom 486–487
- Pelvimetrie, Beckenendlage 350
Mahler-Zeichen, Bein-/Beckenvenenthrombose 390
Makroangiopathie, Gestationsdiabetes 307
Makrohämaturie, Nephrolithiasis 261
Makrohydrozephalus, Geburtsfortschritt, mangelnder 357
Makromastie 29
Makrophagen, Zervixreifung 201
Makrosomie
- Beckenendlage 348
- Diabetes mellitus 307
- Geburtsfortschritt, mangelnder 357
- Schulterdystokie 351
Mamillensekretion 61–62
Mamma **11–12**
- Anatomie 11
- Biopsie 48
- Cystosarcoma phylloides 500
- Diagnostik, interventionelle 47
- Drahtmarkierung 49

- Eingriffe 53–56
- Entwicklung, Tanner-Stadien 82
- Entzündungen s. Mastitis
- Erysipel 419
- Fehlbildungen 29
- Fibroadenom 477
- Gefäßversorgung 11
- Hauteinziehung 44
- Histologie 11
- Inspektion 42
- lobuläre Neoplasie 480
- Lymphabflussgebiete 11
- Lymphknotenlevel 11–12
- Mikrokalk 49
- MRT 47
- Paget-Syndrom 499–500
- Palpation 43
- Schwangerschaft 201
- Schwellungen 61
- Segmentresektion 53–54
- Selbstuntersuchung 43–44, ✚ 118
- – Mammakarzinom 482
- sezernierende 478
- – Duktoskopie 478
- – Galaktographie 478
- – Prolaktin 31
- Tastbefunde 61
- Tumoren 61
- Untersuchung, apparative 44–47
- – interventionelle 47–48
- – klinische 42–49
- Veränderungen, Menstruationszyklus 103
- Zyste 476
- Zystenpunktion 48
- Zytologie 43
Mammaerkrankungen, gutartige, durch Ovulationshemmer 137
Mammakarzinom **480–501**
- Ätiologie/Pathogenese 481
- Anastrozol 491
- Antikörpertherapie 491
- apparative Diagnostik 486–487
- Aromataseinhibitoren 491
- Ausbreitung 482
- Axilladissektion 490
- BET (brusterhaltende Therapie) 53–54
- BIRADS-Klassifikation 483, 489, 561
- Bisphosphonate 491
- Body-Mass-Index 481
- BRCA1/2 481
- Breast-Cancer-Gene (BRCA1/2) 481
- brusterhaltende Therapie (BET) 489
- Brustselbstuntersuchung 482
- Chemotherapie 491
- Computertomographie 487
- CUP-Syndrom 487
- Definition 481
- duktales, invasives, Lymphangiosis carcinomatosa 484–485
- endokrine Therapie 491
- Epidemiologie 481
- Ernährung 481
- Exemestan 491
- Früherkennung, Mammographie 44
- Gesamtüberleben 497
- Gestagene 126
- GnRH-Analoga 491
- Goserelin 491
- Hautmetastasen 494, 497

Register

- – HER2 281, 487, 491
- – hereditäres 481
- – Histologie 483–485
- – hormonelle Einflussfaktoren 481
- – Hormontherapie, Perimenopause 121
- – inflammatorisches 498–499
- – Inspektion 482
- – invasives 53–54
- – – duktales 482
- – – Lymphonodektomie, axilläre 55
- – Jackson-Phänomen 482
- – 5-Jahres-Überlebenszeit 432
- – klinische Befunde 482
- – Knochenmetastasen 499
- – Kontrazeption 281
- – Kontrazeptiva, hormonale 138
- – Lebensstil 481
- – Letrozol 491
- – Leuprorelin 491
- – Lokalisation 482
- – Lungenmetastasen 499
- – Lymphonodektomie, axilläre 490, ✚ 153
- – Magnetresonanztomographie (MRT) 47, 486–487
- – Mammasonographie 47
- – Mammographie 482–486
- – des Mannes 500
- – Mastektomie 489
- – modifizierte/radikale 491
- – metastasiertes 493–498
- – – Antikörpertherapie 498
- – – Aromataseinhibitoren 497
- – – Bisphosphonate 498
- – – Chemotherapie 497
- – – endokrine Therapie 496–497
- – – Fulvestrant 497
- – – Gestagene 497
- – – GnRH-Analogon 496
- – – Lymphangiosis carcinomatosa 498
- – – Medroxyprogesteronazetat 497
- – – Megestrolazetat 497
- – – Östrogenrezeptor-Downregulator 497
- – – Re-Staging 495
- – – Tamoxifen 496
- – – Therapie 494–498
- – minimalinvasive Diagnostik 487–489
- – Mortalität 481
- – Multifokalität 482
- – Multizentrizität 482
- – Nachsorge 492
- – Östrogene 126, 481
- – Östrogenrezeptor 484–485, 491
- – Ovarialkarzinom 467
- – PAI-1 487
- – Palpation 482
- – Pathologie 482
- – peau d'orange 43, 482
- – prädiktive Faktoren 487
- – Prävention 490
- – primäres 480–481
- – Progesteronrezeptor 484–485, 491
- – Prognose 487, 493
- – Rezidivtherapie 492
- – Risikofaktoren 481
- – Routinebefund, histopathologischer 487
- – schwangerschaftsassoziiertes 279–281
- – – Chemotherapie 280–281
- – – endokrine Therapie 281
- – – Entbindung, vorzeitige 280
- – – HER-2/neu-Überexpression 281
- – – Mammographie 280
- – – Metastasen 281
- – – MR-Mammographie 280
- – – palliative Therapie 281
- – – Sentinel-Lymphknoten-Biopsie 280
- – – Sonographie 280
- – – Stanzbiopsie 280
- – – Wachstumsretardierung, fetale 280
- – – Wehen, vorzeitige 280
- – Sentinel-Lymphknoten-Biopsie (SLNB) 280, 493
- – Sentinel-Lymphonodektomie 490
- – Skelettszintigramm 499
- – Sonographie 486, 489
- – sporadisches 481
- – Stanzbiopsie, ultraschallgestützte 487
- – Stillen 281
- – Strahlentherapie 490
- – Systemtherapie 490–491
- – Tamoxifen 491
- – Therapie 490
- – lokoregionäre 489–490
- – neoadjuvante 491–492
- – TNM-Klassifikation 482, 485–486
- – Trastuzumab 491
- – Triple-Diagnostik 482
- – tubuläres 484–485
- – uPA 487
- Mammasonographie 45–47
- – Befunde ✚ 119
- Mammatumoren
- – Metastasen anderer Tumoren 500–501
- – nichtepitheliale 500–501
- Mammogenese 378
- Mammographie 44–45, 482–486
- – Auswertung 45
- – Befunde 46, ✚ 119
- – BIRADS-Einteilung 45–46
- – Brustkrebsfrüherkennung 44
- – DCIS 479–480
- – Fibroadenom 477
- – Kompression der Brust 45
- – Krebsfüßchen 46
- – Mammakarzinom 482–486
- – schwangerschaftsassoziiertes 280
- – Mastopathie 475
- – Mikrokalk 46
- – pathologische Befunde 46
- – Röntgentechnik 45
- – Strahlendosis 45–46
- – Symptome, Abklärung 45
- – Vorgehen 45
- – Zeitpunkt 45
- Mangelentwicklung s. Wachstumsretardierung
- Mangelernährung, Kleinwuchs 87
- Marfan-Syndrom, Schwangerschaft 242
- Masern 274
- – Abort 184
- – Koplik-Flecken 274
- Masken-Beutel-Beatmung, Neugeborene 386
- Mastektomie 54–55
- – DCIS 480
- – Mammakarzinom 489
- – radikale, modifizierte 491
- Mastitis 419
- – Abstillen 380
- – Mamillensekretion 62
- – nonpuerperalis 419
- – puerperalis 379, **419**, ✚ 128
- – – Fieber 389
- – – Puerperalfieber 65
- – – Stillen 379
- Mastodynie 111, **477–478**
- – Therapie, medikamentöse 478
- – – symptomatische 477
- – zyklusabhängige, Anovulation 111
- – – Prolaktin 111
- Mastopathie 475–477
- – histologische Einteilung ✚ 136
- – Mammographie 475
- – prämenstruelle 107
- – Sonographie 476
- Masturbation, Genitalblutungen 534
- Matrixtyp-Fibrinoid, Plazenta 176
- Mayer-Rokitansky-Küster-Syndrom s. Rokitansky-Küster-Mayer-Hauser-Syndrom
- McBurney-Punkt, Appendizitis 259
- McCune-Albright-Syndrom, Pseudopubertas praecox 84
- McRoberts-Manöver, Schulterdystokie 352–353
- Meckel-Divertikel, Abdomen, akutes 532
- Medroxyprogesteronazetat
- – Endometriose 429
- – Mammakarzinom, metastasiertes 497
- Medulloblastom, Kindesalter 92
- Megestrolazetat, Mammakarzinom, metastasiertes 497
- Mehrgebärende 212
- – Beckenendlage 348
- Mehrlinge/Mehrlingsschwangerschaft 180–182, **294–297**
- – assistierte Reproduktion 159
- – Beckenendlage 348
- – Epidemiologie 294
- – Fruchttod, intrauteriner 296–297
- – Frühgeburt 295
- – Gestationsdiabetes 295
- – höhergradige, Geburtsmodus 355
- – In-vitro-Fertilisation (IVF) 180–181
- – Inzidenz 294
- – Lageanomalien, geburtswidrige 346
- – Lungenödem 295
- – Perimenopause 118
- – Placenta praevia 290
- – Plazentainsuffizienz 295
- – Plazentalösung, vorzeitige 295
- – Plazentation 181
- – Präeklampsie 295, 299
- – Pränataldiagnostik 226
- – Schwangerschaftsrisiken 295
- – Sectio caesarea 366
- – Thrombembolierisiko 295
- – Tokolysetherapie 295
- – Wendung, äußere, Kontraindikationen 349
- Mehrlingsgeburt 353–355
- – Ablauf 354
- – Blutungen, atonische 388
- – Entbindung 354
- – – vaginale 353–354
- – Geburtsmodus 353–354
- – Nachgeburt 355
- – Sectio caesarea 353–354
- Meigs-Operation s. Wertheim-Meigs-Operation
- Meigs-Syndrom 473
- Meiose, Oozyten 165
- meiotischer Arrest, Follikel 101

- Mekonium, Fruchtwasser 335
- Melanom, malignes, Gestagene/Östrogene 126
- Membranrezeptoren, Gonadotropine/Hormone 70
- Menarche 82
- – Hormonverlauf 78
- Meningitis, neonatale, Coxsackie-Virus-B-Infektion 274
- Menopause, Hormonverlauf 78
- Menorrhagie 106, **108**
- – Endometriumpolypen 446
- – Myome 447
- – Uterotonika 116
- – Uterussarkom 455
- Menstruationsanomalien/-störungen s. Zyklusstörungen
- Menstruationszyklus 95–104
- – Beschwerdebilder, zyklusabhängige 110–112
- – Blutung, ausbleibende 106, 108
- – – Verschiebung 106, 108
- – Dauer 104
- – Endometrium 96
- – Estradiol 95, **102–103**
- – Follikelphase 95
- – FSH 95, **102**
- – Gesamtorganismus, Veränderungen 103
- – GnRH 96
- – Hormonspiegel 102–104, 108
- – körperliche Veränderungen 103–104
- – Kontrazeptiva, Dosisverteilung 134
- – Kontrolle, In-vitro-Fertilisation (IVF) 156
- – – Sterilität 150
- – LH 95, **102**
- – Lutealphase 95
- – Mammae, Veränderungen 103
- – Menstruationsphase 95, 97
- – – Endometrium 97
- – normaler 98
- – Basaltemperaturkurve 130
- – Ovarien, zyklische Veränderungen 149–150
- – Ovulationsphase 95
- – Perimenopause 118
- – Progesteron 95, **103**
- – Qualität 104
- – Rhythmusveränderungen 105–106
- – Stabilisierung nach der Pubertät 81
- – Steuerung, Hypothalamus 73
- – Störungen s. Zyklusstörungen
- – Tuben, Veränderungen 103
- – Vagina/Zervix, Veränderungen 103
- Mesenterialvenenverschluss, Abdomen, akutes 532
- Mesh-Materialien, Genitaldeszensus 530
- Mesoderm **178**
- – Organentwicklung 180
- Mesosalpinx 10
- metabolische Anpassungsstörungen, Neugeborene 385
- metabolisches Syndrom, PCO-Syndrom 109
- Metastasen
- – Mammakarzinom, schwangerschaftsassoziiertes 281
- – Ovarien 461, 475
- Meteorismus, Ovarialkarzinom 468
- Methotrexat
- – Extrauteringravidität 195

- Missed Abortion 187
- Resistenz, Trophoblasttumoren 458
- Schwangerschaft 270
- Tubargravidität 195
α-Methyldopa, Schwangerschaftserkrankungen, hypertensive 302
Methylenblaulösung, Nativabstrich 35
Metoprolol, Schwangerschaftserkrankungen, hypertensive 302
Metrorrhagie 59, **106**
- Abklärung 112
- Endometriumpolypen 446
- Myome 447
- Uterussarkom 455
- Zervixkarzinom 106
Michaelis-Raute, Schwangerschaft 212–213
Mifepriston (RU 486, Mifegyne®) 142
- Extrauteringravidität 195
- Missed Abortion 187
- Schwangerschaftsabbruch 191
Migräne
- Kontrazeptiva, hormonelle, Kontraindikationen 133
- zyklusabhängige, Kontrazeptiva, hormonelle 133
Mikroangiopathie
- Gestationsdiabetes 307
- thrombotische 250
- – Niere 305–306
Mikrobiologie, entzündliche Erkrankungen 398
Mikrohämaturie, Nephrolithiasis 261
Mikrokalk
- Mamma 49
- Mammographie 46
Mikromastie 29
Mikropille 134
- Amenorrhö 109
- Spotting 109
Mikroskopie
- Candidose 409
- entzündliche Erkrankungen 398
- Vaginalabstrich 407
Mikrozephalie, Toxoplasmose, fetale 273
Miktion 511
Miktionskalender, Harninkontinenz 515
Miktionsstörungen, Psychosomatik ✚28-2
Miktionstraining, Harninkontinenz 519
Miktionszentrum
- pontines 511
- sakrales 511
Miktionszysturethrogramm 49
Milcheinschuss
- Fieber 389
- Mamillensekretion 62
- Puerperalfieber 65
Milchgänge 11
Milchleiste 29
Milchsäckchen 11
Milchstau 379
- Puerperalfieber 65
- Stillhindernisse 378
Minderwuchs s. Kleinwuchs
Mineralokortikoide 75
minimalinvasive Diagnostik, Fibroadenome, Mamma 477
Minipille 134–135
- Einnahme(fehler) 134–135
- Nebenwirkungen 136
- Pearl-Index 128

Mirena® 140
Misgav-Ladach-Sectio 366
Misoprostol
- Geburtseinleitung 338
- Missed Abortion 187
Missed Abortion 64, 185, **186–187**
- Amenorrhö 186
- Ausräumung, instrumentelle 187, ✚104
- Blutungen, vaginale 186
- Kürettage 187
- Methotrexat 187
- Mifepriston 187
- Misoprostol 187
- Prostaglandine 187
- Ultraschallbefunde 40
Missverhältnis, absolutes, Sectio caesarea 366
Mitralinsuffizienz, Schwangerschaft 241
Mitralklappenprolaps
- Kontrazeptiva, hormonelle, Kontraindikationen 133
- Schwangerschaft 241
Mitralstenose, rheumatische 241
Mittelschmerz, Abdominalschmerzen 58
Mittelstrahlurin, Schwangerschaft 212
M-Mode, Schwangerschaft 225
Molimina menstrualia 27
- Abdomen, akutes 532
Mondor-Syndrom, Mastodynie 477
Mononukleose, Fazialisparese 267
Mononukleose-ähnlicher Verlauf, CMV 278
Monosomie 16
Mons pubis 6
Morbus
- s. unter den Eigennamen bzw. Eponymen
- haemolyticus neonatorum 293–294
Moro-Reflex 381
Mortalität, kindliche 372
Morula 167
Moschcowitz-Syndrom 305–306
motorisch-evozierte Potenziale (MEP) zum Beckenboden, Harninkontinenz 518
MRT s. Magnetresonanztomographie
α-/β-MSH 74
Müller-Gänge (paramesonephric ducts) 15
- Entwicklung 16
- Rückbildung 16
- Verschmelzung, Sterilität 147, 150
Müller-Mischtumoren, Uterussarkome 456
Münchner Nomenklatur, zytologischer Befund 42
Müttersterblichkeit 372–373
Multigravida 212
Multiload® CU 250 (short) 140
Multipara 212
Multiple Sklerose (MS) 263–264
- evozierte Potenziale 264
- Fazialisparese 267
- Liquorpunktion 264
- schubweiser Verlauf 264
- Wochenbett 264
Mumps 274
Musculus
- bulbospongiosus 5
- gluteus maximus 5

- ischiocavernosus 5
- levator ani 5
- obturatorius internus 5
- rectouterinus 10
- sphincter ani externus 5
- transversus perinei profundus/superficialis 5
- muskulotrope Relaxanzien, Harninkontinenz 521
Muttermilch
- Immunität 377
- Nährstoffwerte/-zusammensetzung 377
Muttermund **8**
- innerer 8
Muttermunderöffnung
- Blutungen 63
- Frühgeburt 286
- Wehentätigkeit, vorzeitige 341
Muttermundverschluss, Fruchtblasenprolaps 361, ✚130
Muttermundweite, Schwangerschaft 215
Mutterpass 221, ✚37
- Blutgruppenserologie 221
- Risikofaktoren, Dokumentation 221
- Schwangerschaft, vorangegangene 221
- serologische Befunde, Dokumentation 221
- Untersuchungen, laufende, Dokumentation 221
Mutterschaftsrichtlinien 220–222
- Bedeutung 220
- Palpationsuntersuchung, abdominale 221
- Screeninguntersuchungen, serologische 221
- Untersuchungen, vaginale 221
- Vorsorgeuntersuchungen 221
Mutterschutzgesetz 222
Mycobacterium tuberculosis 421
Mycoplasma hominis, Amnioninfektionssyndrom 297
Myelin-Oligodendrozyten-Glykoprotein, multiple Sklerose 263
Myokarditis, neonatale, Coxsackie-Virus-B-Infektion 274
Myome 428–429, **446–450**
- s.a. Zervixmyome
- Abdomen, akutes 532
- Abort 184
- – habitueller 247
- Adenomyosis 428–429
- Blutungen, atonische 388
- druckbedingte Symptome 447–448
- Dysmenorrhö 111
- Follikelpersistenz 447
- Geburtshindernis 448
- Gelbkörperinsuffizienz 447
- Genitalblutungen 534
- Gestagensubstitution 448
- gestielte, Differentialdiagnose 469
- GnRH-Analoga 448
- Hypermenorrhö 108
- infizierte, Abdomen, akutes 533
- intraligamentäre 447
- – Differentialdiagnose 469
- intramurale 447
- nekrotisierende, Abdominalschmerzen 58
- Östrogendominanz 447
- Perimenopause 118

- Plazentainsuffizienz 287
- Psychosomatik ✚28-3
- Schmerzen 448
- Schwangerschaft 448
- submuköse 447
- Symptome 447
- Ultraschallbefunde 39–40, 150
- Unterbauchschmerzen 62
- Wachstumsformen 447
Myomembolisation, Zyklusstörungen 116
Myomenukleation
- laparoskopische 448–449
- Pelviskopie 52
- Placenta praevia 290
- Zyklusstörungen 116
Myometritis, Blutungen, Wochenbett 64
Myometrium **9**, 96
- Infiltration, Uterussarkom 455
- Kontraktionen, Abortus imminens 185
- – Schwangerschaft 200
- Oxytocin-Rezeptoren 317
- Prostaglandin-Rezeptoren 317
- Sonographie 38
- Ultraschallbefunde, pathologische 150

N
Nabelarterien 177
Nabelarterien-pH 381
Nabelpflege 383
- Neugeborene 382
Nabelschnur 172, **176**
- Anlage 179
- Ansatz 172
- Insertio velamentosa 172–173
- Vorliegen 359
- – Knie-Ellenbogen-Lage 359
- – Wehenbeginn 359
Nabelschnurdurchblutung, verminderte, Plazentainsuffizienz 287
Nabelschnurknoten 360
- Plazentainsuffizienz 287
Nabelschnurkomplikationen 177, 359–360
- Anhydramnion 292
- Fruchttod, intrauteriner 177
- Oligohydramnion 292
Nabelschnurkompression, Hypoxie, fetale 327
Nabelschnurumschlingung/-wicklung 360
- Wendung, äußere, Kontraindikationen 360
- Zwillingsschwangerschaft 296
Nabelschnurvorfall **359–360**
- Beckenendlage 359
- Entbindung 360
- Forzeps 360
- Schädellage 359
- Sectio caesarea 366
- β-Sympathomimetika 360
Nabelvene 177
- Katheterisierung, Neugeborene 386
Nachblutungen
- intraabdominale, Abdominalschmerzen 58
- postoperative, intraabdominale, Abdomen, akutes 532
Nachgeburt(speriode) 319
- Blutungen 63–65
- Mehrlingsgeburt 355

Register

– vorangegangene, Anamnese 212
– Zwillingsschwangerschaft 355
Nachgeburtswehen s. Nachwehen
Nachräumung
– instrumentelle 50
– Uterus 50
Nachsorge
– Arzt-Patientin-Beziehung 503
– Endometriumkarzinom 453
– Keimzelltumoren 475
– Mammakarzinom 492
– Ovarialkarzinom 471
– Trophoblasttumoren 458
– Tumoren 432
Nachwehen 314
Nackenödem/-transparenz
– Pränataldiagnostik 226
– Trisomie 21 (Down-Syndrom) 232–233
Nadelsuspensionen, Harninkontinenz 522
Naegele-Forzeps 363
Naegele-Regel
– Entbindungs-/Geburtstermin, Berechnung 180, 211, ✚ 110
– erweiterte 211
Nährstoffwerte/-zusammensetzung, Muttermilch 377
Nähte, Kopf, kindlicher 312
Nävi, Ullrich-Turner-Syndrom 18
Nafarelin(-Test), Dosis/Applikation 74
Nahtinsuffizienz, Blutungen, Wochenbett 64
Nasenflügeln, Neugeborene 385
Nativabstrich 35
– Methylenblaulösung 35
Natriumbikarbonat, Koma, ketoazidotisches 309
Natriumrestriktion, Schwangerschaftserkrankungen, hypertensive 301
Nebennierenrindeninsuffizienz, Neugeborene, Glukokortikoide 253
Nephritis, interstitielle, Niereninsuffizienz, chronische 262
Nephroblastom, Kindesalter 92
Nephrolithiasis 261
Nephrolithiasis ✚ 164
Nephropathie
– diabetische, Niereninsuffizienz, chronische 362
– Gestationsdiabetes 307
Nephrosklerose, hochdruckbedingte, Niereninsuffizienz, chronische 262
Nephrosonographie, Harninkontinenz 516
nephrotisches Syndrom 263
Nervenläsionen, periphere 266–267
Nervenleitungsgeschwindigkeit des N. pudendus, Harninkontinenz 518
Neugeborene 380–387
– Abnabelung 382
– Absaugen 383
– Abtrocknen 383
– Adaptationsstörungen 454
– – kardiale 385
– – pulmonale 384–385
– Anpassungsstörungen, kardiale 385
– – metabolische 385
– Atemnotsyndrom 384–385
– Beurteilung 380–381
– – Ballard-Score 380–381
– Credé-Prophylaxe 383
– Definition 380

– Ductus arteriosus, persistierender 385
– Einziehungen, interkostale 385
– Erb-Duchenne-Lähmung 382
– Erstkontakt mit der Mutter 383
– Fazialisparese 382
– Geburtsgeschwulst (Caput succedaneum) 382
– Geburtsverletzungen 382
– Guthrie-Test 381
– Hepatitis-B-positiver Mütter 275
– Herzdruckmassage 386
– Hyperbilirubinämie 385
– Hypoglykämie 385
– Hypothyreose 251
– hypotrophe 380
– kardiopulmonale Umstellung 383–384, ✚ 131
– Kephalhämatom 382
– Klavikulafraktur 382
– Klumpke-Lähmung 382
– Knorksen 385
– Kreislaufumstellung, postpartale 384
– Lungenhypoplasie 385
– Masken-Beutel-Beatmung 386
– Mortalität 372
– Nabelpflege 382–383
– Nabelvenenkatheterisierung 386
– Plexusparese 382
– pulmonale Zirkulation, persistierende 385
– Reanimation 386
– reife, Beurteilung 381
– – Erstversorgung 381–383
– – Zeichen 178–179
– Reifezeichen 380–381
– Stöhnen, exspiratorisches 385
– Tachypnoe 384
– Temperaturregelung 384, 454
– Umstellung, postnatale, Störungen 384–385
– Untersuchung 380–381
– Warmhalten 383
– wet lung 385
– Zerebralparese 327
– Zyanose 384–385
Neugeboreneniktterus, physiologischer 385–386
Neugeborenenperiode/-phase 380
– Genitalblutungen 91
– Sexualhormonstatus 77–78
Neugeborenenreflexe 381, ✚ 129
– Blutuntersuchung, Tandem-Massenspektroskopie 381
– Nabelarterien-pH 381
– Screeninguntersuchungen 381
Neugeborenenuntersuchung, U1 und U2 380
Neuralrohrdefekte
– AFP 220, 229
– Azetylcholinesterase 220
– Epilepsie 265
– Pränataldiagnostik 228
Neuroblastom, Kindesalter 92
neurologische Erkrankungen, Schwangerschaft 263–267
Neuropathie
– Arthritis, rheumatoide 269
– Niereninsuffizienz, chronische 262
neurophysiologische Abklärung, Harnkontinenz 518

Neurosyphilis 421
Neutrophile, Zervixreifung 201
Nidationsblutung 63, 211
Nidationsstörungen, Abort, habitueller 190
Nieren 510
– Anomalien/Fehlbildungen, Pränataldiagnostik 230
– Mikroangiopathie, thrombotische 305–306
– Sonographie 49
Nierenbecken 510
Nierendysplasie, multizystische, Geburtsfortschritt, mangelnder 358
Nierenerkrankungen 259–263
– chronische, Präeklampsie 299
– Kleinwuchs 87
Nierenfunktionsstörungen 262–263
Niereninsuffizienz
– chronische 262, ✚ 165
– Frühgeburt 286
– HELLP-Syndrom 304
– maternale, Plazentainsuffizienz 287
Nierenlager, klopfschmerzhaftes, Harnwegsobstruktion 261
Nierenstau(ung)
– Einteilung 261
– fetale 237
Nierentransplantation, Schwangerschaft 263
Nierenversagen
– akutes 262
– hämolytisch-urämisches Syndrom (HUS) 306
– Lebererkrankungen 256
– (prä-/post-)renales 262
Nifedipin, Schwangerschaftserkrankungen, hypertensive 302–303
Nikotinabusus
– Placenta praevia 290
– Plazentainsuffizienz 287
– Schwangerschaftserkrankungen, hypertensive 301
– Zervixkarzinom 440
NK-Zellen, Unterdrückung, Plazenta 176
Noble-Schwangerschaftszeichen 210
NO-Donatoren, Tokolyse 342
Non-Disjunction 16
Non-stress-Kardiotokographie, Übertragung 343
Norethisteron(azetat)
– Endometriose 429
– Kontrazeption, hormonelle 131–132
Norgestimat, Kontrazeption, hormonelle 131–132
Norgestrelgruppe, Kontrazeption, hormonelle 131
NO-Synthese, Schwangerschaftserkrankungen, hypertensive 299
Notfälle/Notfallsituationen 531–537, ✚ 98
– Schwangerschaft 285–309
Nova T® 140
NovaRing® 136
Noxen, Abort 184
NSAR (nichtsteroidale Antirheumatika)
– Arthritis, rheumatoide 269
– Schwangerschaft 269
– Symphysenlockerung 268
Nulligravida 212
Nullipara/-parität 212
– Ovarialkarzinom 467

NYHA-Klassifikation, Herzinsuffizienz 240
Nykturie
– Dranginkontinenz 513
– Niereninsuffizienz, chronische 262
Nystatin, Candidose 408

O

OAT-Syndrom 148
– Insemination, intrauterine 155–156
Oberbauchschmerzen
– HELLP-Syndrom 303–304
– Präeklampsie 304
Oberbauchsonographie 48
Oberkörper, Untersuchung 31
Obstipation, Myome 447
Ödeme
– Lutealphase 103
– nephrotisches Syndrom 263
– Schwangerschaft 205
Ösophagusvarizen, Blutungen 257
Östrogene 75, 75–76
– antiatherogener Effekt 125
– Atherosklerose 125
– Bronchialkarzinom 126
– DHEAS 173
– Endometriose 423
– Endometriumkarzinom 126
– Geburtsauslösung 317
– Genitaldeszensus 527
– Granulosazellen 99
– Harninkontinenz 126
– HDL-Cholesterin 125
– Herz-Kreislauf-System 71
– Hochwuchs 89
– Kolonkarzinom 126
– Kontrazeptiva, hormonelle 131
– LDL-Cholesterin 125
– Lubrikation, mangelnde ✚ 31-8
– Mammakarzinom 126, 481
– Mastodynie 477
– Melanom, malignes 126
– Myome 447
– myometriale Kontraktilität 200
– Neugeborenenphase 78
– Ovarialinsuffizienz 85
– Ovarialkarzinom 126
– Perimenopause 118, 120–121
– Plazenta 173–174
– Postmenopause 122
– Synthese 75
– Ullrich-Turner-Syndrom 19
– Vaginalepithel 7
– Wachstumsschub 82
– Wirkungen 69–70, 77
– – auf das Gefäßsystem 121
– Wochenbett 376
– Zervixkarzinom 126
Östrogenentzug, Blutungen, dysfunktionelle (juvenile) 92
östrogenfreie Ovulationshemmer 134
Östrogen-Gestagen-Substitution/-Therapie, Zyklusstörungen 116
Östrogen-Gestagen-Test, Zyklusstörungen 114–115
Östrogenmangel, Perimenopause 119
östrogenproduzierende Tumoren, Ovarien 472
Östrogenrezeptoren 70, 72
– A-/B-Form 72
– Downregulator, Mammakarzinom, metastasiertes 497

– Mammakarzinom 484–485, 491
– Urogenitaltrakt 520
Östrogenrezeptor-Modulatoren, selektive (SERMs) 72
– Osteoporose 125
OHS s. ovarielles Überstimulationssyndrom
Okklusivpessare 139
olfaktogenitales Syndrom, Amenorrhö 107
Oligo-Astheno-Terato-Spermie-Syndrom 148
– Insemination, intrauterine 156
Oligohydramnion 178, **292–293**
– Fehlbildung, fetale 292–293
– fetofetales Transfusionssyndrom 296
– HELLP-Syndrom 304
– Nabelschnurkomplikationen 292
– Präeklampsie 304
– Transfusionssyndrom, fetofetales 292
– Wendung, äußere, Kontraindikationen 349
Oligomenorrhö 106, **107**
– androgenproduzierende Tumoren 473
– Gonadendysgenesie 18
– Hirsutismus 111
– Hyperandrogenämie 111
– PCO-Syndrom 107
Oligurie, Nierenversagen, renales 262
OMIM (Online Mendelian Inheritance in Man) 21
Omphalozele, Pränataldiagnostik 231
Oogenese **13–14**, 165
Oogonien **13**, 98
Oozyte(n) **98**
– befruchtete, Transport 220
– Eileitertransport, gestörter 166
– Entwicklung 99
– – nach der Ovulation 14
– Fertilisation 146
– Follikelepithel 98
– Meiose 165
– Polkörperchen 14
– Polyspermieblock 166
– Reifungsteilung 14
– Ruhephase 13
– Wanderung 167
Operationen/operative Gynäkologie
– Diagnostik/Therapie 50–55
– vorangegangene, Frühgeburt 340
Opiate/Opioide, Geburtsschmerzen 324
Optikusneuritis, multiple Sklerose 264
organische Veränderungen, Klimakterium ✚ 31-5
Organogenese, Zeitplan 179
Orgasmus, klitorale Stimulation ✚ 31-5
Orgasmusphase, sexueller Reaktionszyklus ✚ 31-6
Orgasmusstörungen ✚ 31-9
orofaziale Defekte, Epilepsie 265
Osiander-Arterienzeichen 210
Osteoklastenfunktion, Inhibition, Östrogene 70
Osteopenie 123
– T-Score 125
Osteoporose **123–125**, 268
– Amenorrhö 107
– Bisphosphonate 125
– Computertomographie, quantitative (QCT) 124
– Definition 123

– Dual-Energy-X-Ray-Absorptiometry (DXA) 124
– Epidemiologie 123
– Frakturrisiko 124
– Hormontherapie 125
– Knochendichte(messung) 124–125
– Kortisondauertherapie 123
– Milchunverträglichkeit 123
– Östrogenrezeptor-Modulatoren, selektive (SERMs) 125
– Postmenopause 123–125
– Prävention 125
– Prednisonäquivalent 123
– Röntgendiagnostik 124
– Sinterungsfrakturen 123
– Therapie 125
– T-Score 125
– Wirbelstauchungsfraktur 123
Ostium
– abdominale tubae uterinae 8–10
– uteri externum 9
– uteri internum 8–9
Oszillationen (CTG) **331–333**
– eingeengte 332
– saltatorische 331–332
– silente 331
– sinusoidale 331
– undulatorische (normale) 331
– – eingeengte 218
Ovarialdurchblutung, Schwangerschaft 201
Ovarialfibrom 473
Ovarialfunktion
– FSH 75
– Hormonanalyse 39
– LH 75
Ovarialgewebe, Kryokonservierung 160
Ovarialgravidität 192, **196**, 253
– s.a. Extrauteringravidität
Ovarialinsuffizienz
– Amenorrhö 107
– hyper-/hypogonadotrope, Sterilität 151–152
– normoproktinämische, normogonadotrope, Blutungen, dysfunktionelle (juvenile) 92
Ovarialkarzinom 466–472
– Ausbreitung, intraperitoneale/lymphogene 468
– CA 19-9 469
– CA 72-4 469
– CA 125 469
– Carboplatin 470
– Chemotherapie 470–471
– Diagnostik 468–469
– Differentialdiagnose 469
– endometrioides 468
– entdifferenziertes 468
– extraovarielles 467
– FIGO-Klassifikation 467
– fortgeschrittenes 471
– – Tumorentfernung 469–470
– – Tumorrest 470
– Gestagene 126
– 5-Jahres-Überlebenszeit 432, 471
– klarzelliges 468
– Mortalität 470
– muzinöses 468
– Nachsorge 471–472
– Östrogene 126
– Risikofaktoren 467
– Schwangerschaft 283–284
– seröses 468

– Staging, chirurgisches 469
– Strahlentherapie 471
– systemische Therapie 470–471
– TNM-Klassifikation 467
– transitionalzelliges 468
– Tumorausbreitung 468–469
– Ultraschallbefunde 39–40
– Vaginalsonographie 468–469
Ovarialkystom s. Kystom(e)
Ovarialmetastasen, Differentialdiagnose 469
Ovarialtumoren **464–475**
– Abdomen, akutes 532
– Adnexektomie 466
– CA 125 465
– epitheliale 465–472
– – benigne 465–466
– – maligne 466–472
– β-hCG-Wert, erhöhter 210
– Kontrazeptiva, hormonale 138
– Laparoskopie 465
– Laparotomie 465
– metastatische 475
– Unterbauchschmerzen 62
– WHO-Klassifikation 461
– zystisch-solide, Ultraschallbefunde 40
Ovarialvenenthrombose
– puerperale, septische 244
– Wochenbett 391
Ovarialzysten
– CA 125 464
– Differentialdiagnose 185, 414
– Dysmenorrhö 111
– funktionelle 461–464
– – Blutungsstörungen 462
– – Differentialdiagnose 5
– – Schwangerschaft 283
– Sonographie 38, 463, ✚ 117
– Laparoskopie ✚ 156
– durch Ovulationshemmer 137
– Pelviskopiebefund 53
– Perimenopause 137
– rupturierte, β-hCG-Test, negativer 193
– Sterilität 149–150
– Stieldrehung 464, ✚ 157
ovarielles Überstimulationssyndrom (OHS)
– assistierte Reproduktion 159
– Laborwerte 159
Ovarien 5, 8, **10–11**, 474
– androgenproduzierende Tumoren 473
– Endometriosezyste 462
– Feedbackfunktion, modulierende, Ovulation 101
– Fibrome 472, **473**
– – Alter/Charakteristika 472
– Follikelreifung, Koordination 100
– Follikelstadien 98
– funktionelle Störungen, Androgenüberschuss 76
– Sterilität 147
– Funktionsruhe, Pubertät 81
– Gefäß-/Nervenversorgung 10
– Histologie 10
– Karzinoide 473
– Menstruationszyklus 98–102
– Metastasen 461
– Neubildungen, echte 461
– östrogenproduzierende Tumoren 472
– polyzystische s. PCO-Syndrom

– Schwangerschaft 201
– Sonographie 38, ✚ 117
– Tastuntersuchung, bimanuelle 36
– Teratome 473–474
– Tumoren/Veränderungen 461–475
– Wochenbett 376
– zyklische Veränderungen 149–150
– Zysten, funktionelle 461–464
Ovarsyndrom, polyzystisches s. PCO-Syndrom
Ovulation 165, 167
– Auslösung 101
– Estradiol 101
– FSH 101
– GnRH-Ausschüttung, pulsatile 101
– Inhibin 101
– LH 101
– LH-Peak 101
– Ovarien, Feedbackfunktion, modulierende 101
– pelvic clock 101
– Progesteron 101, 103
– Rückkopplung, negative 101
– Wochenbett 376
Ovulationsblutung 59
– Abdomen, akutes 532
Ovulationshemmer, östrogenfreie 134
Ovulationspeak, Hormonbefunde 40
Ovulationsphase
– Hormonbefunde 40
– Menstruationszyklus 95
Ovulationsschmerz, Abdomen, akutes 532
Ovulationstermin, Bestimmung
– LH-Peak 104
– Zervix-Score 104
18-Oxidase 23
Oxygenierung, fetale, Geburtsüberwachung 327
Oxytocin 73, 75, **317**
– CTG, suspektes 336
– Geburtseinleitung 338
– Geburtsfortschritt, mangelnder 358
– myometriale Kontraktilität 200
– Schwangerschaft 207–208
– Stillen 378
– Wehentätigkeit **317**
Oxytocin-Belastungstest, Kardiotokographie (CTG) 219
Oxytocinrezeptorantagonisten, Tokolyse 342
Oxytocinrezeptoren
– Geburtsauslösung 317
– Myometrium 317
– Schwangerschaft 200

P
P450aldo 23
P450C17 23
– Defekt 22–23
P450C21 23
P450SCC-Defekt/-Mangel 22–23
Paargespräche, Psychoonkologie 506
Paget-Syndrom, Brust 499–500
Palliativtherapie
– Arzt-Patientin-Beziehung 503–504
– Psychoonkologie 503–504
Palpation(suntersuchungen) 35–37
– abdominale, Mutterschaftsrichtlinien 221
– äußere, Schwangerschaft 213

Register 567

– Mamma 43
– rektovaginale 37
– – bimanuelle 36
Pamidronat, Mammakarzinom, metastasiertes 498
Pankreatitis
– biliäre, Schwangerschaft 255
– Differentialdiagnose 259
PAP (plazentare alkalische Phosphatase), Dysgerminom 474
PAP-Abstrich/-Einteilung
– Konisation 50
– zytologischer Befund 35, 41–42
Papillomaviren, humane s. HPV-Infektion
PAPP-A
– Plazenta 174
– Schwangerschaft 220
Parakolpium 7
Parametritis, Puerperalfieber 65
Parametrium/-metrien 6, 9
Paraovarialzysten 460, 462
– Schwangerschaft 283
– Sterilität 150
Parathormon (PTH), Schwangerschaft 208
Paresen, multiple Sklerose 264
Partnerbeziehung/-kommunikation
– Psychoonkologie 506
– Sterilitätstherapie 154
Partnertherapie, entzündliche Erkrankungen 399
Partograph 324, **325**
– Geburtsfortschritt 324
Partusisten® s. Fenoterol
Parvisemie, Insemination, intrauterine 155
Parvovirus B19 276
– Hydrops fetalis 276
Patient Clinical Complexity Level (PCCL)
➕ 30-8
Pawlik-Griff 322
Payr-Zeichen, Bein-/Beckenvenenthrombose, tiefe 390
PCCL s. Patient Clinical Complexity Level
PCO-Syndrom **109–110**, 462
– Abort, habitueller 190
– Amenorrhö 107
– Androgenüberschuss 76
– Hirsutismus 111
– Hyperandrogenämie 76
– Kinder-/Kontrazeptionswunsch 110
– Oligomenorrhö 107
– Sonographie 462
– Sterilität 150
– Ultraschallbefunde 40
PCR (Polymerasekettenreaktion), entzündliche Erkrankungen 399
PDE-5-Hemmer, Erektionsstörung
➕ 31-3
peak bone mass, Pubertas tarda 85
Pearl-Index **127–128**
– Basaltemperaturmessung 128, 130
– Billings-Methode 128, 131
– Coitus interruptus 128, **129**
– Computer-Testsysteme 131
– Gestagendepotinjektion 128
– Gestagene, orale 128
– Gestagenimplantat 128
– Intrauterinpessar 128
– Intrauterinsystem, gestagenhaltiges 128
– Kalendermethode 128–129

– Kondom 128, 139
– Kontrazeptionspflaster 128
– Minipille 128
– Ovulationshemmer 128
– – östrogenfreie 128
– Portiokappe 128, 139
– Scheidendiaphragma 128, 139
– Spermizide 128, 140
– Sterilisation 142
– symptothermale Methode 128, 131
– Tubensterilisation 128
– Vaginalring 128
– Vasektomie 128
peau d'orange 43, 482
pelvic clock, Ovulation 101
pelvic inflammatory disease (PID) 414
– Differentialdiagnose 414
– Dysmenorrhö 111
Pelvic Organ Prolapse Quantification (POPQ), Deszensus 525
Pelvic Organ Prolapse Quantification (PQPQ), Deszensus 524–525
Pelvipathia spastica, Psychosomatik
➕ 28-2
Pelviskopie 52
D-Penicillamin
– Schwangerschaft 270
– Wilson-Syndrom 257
Penicillin G, Sepsis 418
Periduralanästhesie (PDA)
– Geburtsvorbereitung 322
– Herz-Kreislauf-Erkrankungen 241
– Schulterdystokie 352
Perihepatitis, Salpingitis 414
Perikarditis
– Arthritis, rheumatoide 269
– Lupus erythematodes 270
perimenopausale Beschwerden, Differentialdiagnose 120
Perimenopause 117–122
– Aktivin 117
– Anamnese 119
– Androgene 118
– Anovulation 119
– Blutungen 118–119, 122
– FSH 119
– Gestagene 120–121
– Gestagen-Östrogen-Therapie 121–122
– Granulosazelltumor 119
– Hitzewallungen 118
– Hormonbestimmungen 119
– Hormone 117–119, 126
– Hormontherapie 120–122
– – Blutungen 120
– – Brustkrebsrisiko 121
– – Thrombose 121
– Inhibin A/B 117–118
– klimakterische Symptome 118–119
– LH 119
– Medikamente, nichthormonelle 120
– Menstruationszyklus 118
– Östrogene 118, 120–121
– Ovarialzysten 119
– Phasen 118
– Phytoöstrogene 120
– Polymenorrhö 108
– Schweißattacken 118
– Vaginalsonographie 119
Perimetrium 9
Perinatalmortalität 372
– Mehrlingsschwangerschaft 295

Perinealsonographie, Harninkontinenz 516
Peritonitis 416
– Abdomen, akutes 532
– Abort, septischer 189
– A-Streptokokken 416
– Chlamydieninfektion 416
– Erreger 398
– Puerperalfieber 65
Personenstandsänderung, Transsexuellengesetz ➕ 31-11
Pessartherapie, Harninkontinenz 521
Petit-Mal-Anfälle, Ethosuximid 266
Pfeilnaht, Kopf, kindlicher 313
Pflege, Stillen 378
Pfropfgestose 298
Pfropfpräeklampsie 298, 301
– nephrotisches Syndrom 263
– Niereninsuffizienz, chronische 262
– Plazentainsuffizienz 287
PGE... s.a. Prostaglandine
PGE_1, Geburtseinleitung 338
PGE_2
– Schwangerschaft 200
– Uterusdurchblutung, Schwangerschaft 199
– Zervixreifung 201
PGF_2^α
– Dysmenorrhö, primäre 110
– Menstruationsphase 97
Phählungsverletzungen, Kolpitis 92
Pharyngitis, eitrige, A-Streptokokken 416
Phenobarbital
– Epilepsie 266
– – fokale 266
– Grand-Mal-Anfälle 266
Phenylketonurie, Neugeborenen-Screening 381
Phenytoin
– Anfälle, sensorische und psychomotorische 266
– Epilepsie/Status epilepticus 265–266
Phlebographie 49
Phlegmone, A-Streptokokken 416
Phosphatase, alkalische, Schwangerschaft 207
Phospholipase C (PLC) 70
Phospholipide, Lungenreife, fetale 178
Phosphorylierung, Hormonrezeptoren 71
Phototherapie, Hyperbilirubinämie, Neugeborene 385
Phthiriasis, Dermatitis, perivulväre 400
pH-Wert
– Vagina 407
– – Frühgeburt 286
Phylloides-Tumor 500
physikalische Therapie
– Geburtsschmerzen 324
– Harninkontinenz 519
Phytoöstrogene, Perimenopause 120
PID (pelvic inflammatory disease) 414
Pigmentierung, Schwangerschaft 202
Pille danach 134, 142
– sexueller Missbrauch 537
– Vergewaltigung 537
Pillenamenorrhö 137
Pilzinfektion
– Schwangerschaft 271
– Vulvitis, Kindesalter 90

Pilzkultur, entzündliche Erkrankungen 398
Pimecrolimus, Lichen sclerosus 433
Pinard-Hörrohr 327
Pinard-Zeichen 210
Piskacek-Schwangerschaftszeichen 210
Placenta accreta, increta bzw. percreta 371
– Blutungen, postpartale 64, 368
– Unterbauchschmerzen 62
Placenta praevia **290–291**
– Beckenendlage 348
– DIC 290
– Entbindung 291
– hämatologische Diagnostik 290
– Hospitalisierung, präventive 291
– Lageanomalien, geburtswidrige 346
– Lungenreifung, fetale 291
– marginalis, partialis bzw. totalis 290
– Sectio caesarea 291, 366
– Tokolyse 291
– Wendung, äußere, Kontraindikationen 349
– Zwillingsgeburt 354
placental growth factor (PLGF), Uterusdurchblutung, Schwangerschaft 199
Placenta-praevia-Blutung 63
– s.a. Blutungen
– Frühgeburt 286
– intrapartale 360
– Plazentainsuffizienz 287
Planwirtschaft, Krankenhaus ➕ 30-11
Plaqueformation, Hemmung, Östrogene 70
plastisch-rekonstruktive Verfahren, Vaginalkarzinom 438
Plateauphase, sexueller Reaktionszyklus
➕ 31-6
Plattenepithelkarzinom
– vaginales 436
– Zervix 440
Plazenta 170
– AFP 174
– Architektur/Form 172
– Basalplatte 172
– Blutungen 63
– Chorionplatte 174
– Dicke, Plazentainsuffizienz 289
– Entwicklung 167–176
– – frühe 167, 169
– Estriol 174
– extravillöse 169–171
– fetale Versorgung 173
– Fibrinoid 176
– Funktionen 173–176, 179
– Gestagene 76
– Größe 172
– hCG 174
– HLA, fehlendes 176
– Hormone, Pränataldiagnostik 174
– Hormonproduktion 173–175
– hPL 174
– immunologische Funktion 175–176
– Immunsuppression 176
– Insertionslokalisation, Abdominalgravidität 196
– intervillöser Raum 174
– Kotyledonen 172
– Lakunen 168
– Makroskopie 172
– maternale Oberfläche 172
– NK-Zellen, Unterdrückung 176
– Östrogene 173–174

– PAPP-A 174
– Primärzotten 169
– Progesteron 174
– reife, Zottenbäume 172
– Sekundär-/Tertiärzotten 169
– Septum 174
– Sinusoide 170
– Teillösung, Plazentainsuffizienz 289
– Transport-/Sekretionsleistungen 175
– trophoblast glue 171
– Ultraschalluntersuchung 216
– uteroplazentare Arterien, Adaptation 171
– Verankerung(sstörungen) 171
– Zotten 169
– Zottenmakrophagen (Hofbauer-Zellen) 170
Plazentagängigkeit, THS-Rezeptor-Antikörper (TRAK) 252
Plazentainfarkt, Plazentainsuffizienz 289
Plazentainsuffizienz 287–289
– akute/chronische 289
– Blutfluss, fetaler 288
– Diagnostik, Parameter 289
– Doppler-Sonographie 288–289
– HELLP-Syndrom 304
– Hypoxie, fetale 327
– IUGR-Situation 288
– Mehrlingsschwangerschaft 295
– nutritive, Mangelentwicklung, intrauterine 172
– SGA-Situation 288
– Übertragung 342
– Ursachen 287
– Zwillingsschwangerschaft 295
Plazentalage
– Pränataldiagnostik 226–227
– Schwangerschaft 216
Plazentaleistung, angepasste 169
Plazentalösung
– Formen 319
– manuelle 371
– – Blutungen, postpartale 371
– – nach Duncan 319
– – nach Schultze 319
– partielle 292
– Thrombembolie 243
– unvollständige, Blutungen, postpartale 368
– vollständige 292
– vorzeitige **291–292**, 430
– – abdominale Schmerzen 291
– – Blutungen, intrapartale 360
– – – vaginale 291
– – Dauerkontraktion, uterine 291
– – DIC 291, 372
– – Hypoxie, fetale 327
– – Mehrlingsschwangerschaft 295
– – Plazentainsuffizienz 287
– – Unterbauchschmerzen 62
Plazentapolypen, Blutungen, Wochenbett 64, 388
Plazentaprotein A s. PAPP-A
Plazentareste
– Blutungen, postpartale 64
– Hypermenorrhö 108
– Wochenbett 388
Plazentaretention, Blutungen, postpartale 64, 368
Plazentarperiode, Geburt 319
Plazentation 167–176
– Mehrlingsschwangerschaft 181
– Zwillingsschwangerschaft 181

Plazentese 236
Pleuritis
– Arthritis, rheumatoide 333
– Lupus erythematodes 270
Plexus
– lumbosacralis (Frankenhäuser-Plexus) 319
– venosus vaginalis 7
Plexusparese, Neugeborene 382
Plica rectouterina 10
Plurigravida 212
Pluripara 212
Pneumokokken, Sepsis 416
Pneumonie, Differentialdiagnose 259
Pneumozystogramm 45
Pockenschutzimpfung, Vulvitis, Kindesalter 90
Podophyllotoxin, Kondylome 403
Poleinstellung (presentation)
– Geburtsmechanismus 343
– regelwidrige 347–351
Polkörperchen
– Oozyten 14
– Untersuchung, Präimplantationsdiagnostik 160–161
Pollakisurie
– Myome 447
– Pyelonephritis 260
– Schwangerschaft 209
Polychemotherapie s. Chemotherapie
Polyembryome 473
Polyhydramnion 177, **292–293**
– Blutungen, atonische 388
– Gestationsdiabetes 307
– Glukosetoleranztest, oraler 293
– idiopathisches, Fehlbildungsdiagnostik 293
Polymastie 29
Polymenorrhö 59, 106, **108**
Polyneuropathie, Gestationsdiabetes 307
Polypen, Endometrium s. Endometriumpolypen
Polyspermieblock, Eizelle 166
Polysystolie, Wehentätigkeit 335
Polythelie 29
Polyurie, Niereninsuffizienz, chronische 262
polyzystisches Ovarsyndrom s. PCO-Syndrom
POPQ (Pelvic Organ Prolapse Quantification) 525
Porphyrien, Zyklusstörungen 110
portale Hypertension, Leberzirrhose 257
Portio
– Konsistenz, Schwangerschaft 215
– Länge/Stand, Schwangerschaft 215
– Leukoplakie 44
– supravaginalis cervicis 10
– vaginalis uteri 5, 8–9
– Veränderungen, dysplastische 44
– – physiologische 42
Portioektopie, Genitalblutungen 534
Portiokappe 139
– Pearl-Index 128, 139
Portioschiebeschmerz 533
Positronenemissionstomographie (PET) 49
postinfektiöse Krankheitsbilder, A-Streptokokken 417
Postkoitalpille 134
Postkoitaltest 149

Postmenopause 122–126
– Apoplex 125
– Genitalblutungen 534
– Herzinfarktrisiko 125
– kardiovaskuläre Erkrankungen 125
– Karzinomerkrankungen 125–126
– Kolpitis, atrophische 123
– Kontaktblutungen 123
– koronare Herzerkrankung 126
– Osteoporose 123–125
– Physiologie 122
– Schmierblutungen 122
– Sexualhormonstatus 79
– Untersuchung, gynäkologische 123
– zerebrovaskuläre Erkrankungen 125
Postmenopausenblutung **59**, 122, 534
– s.a. Blutungen
– s.a. Postmenopausenblutung
– Abrasio 50
– Endometriumpolypen 446
– Ovarialkarzinom 468
– Uterussarkom 455
Post-partum-Thyreoiditis 252–253
Post-Pill-Amenorrhö 137
Postplazentarperiode, Geburt 319
PPROM (preterm premature ruptures of membranes) 340
PQPQ (Pelvic Organ Prolapse Quantification) 524–525
Prader-Klassifikation, Urogenitalsysteme, intersexuelle 21
Prader-Labhart-Willi-Syndrom, Kleinwuchs 86
Präeklampsie 242, **250**, 298, 300–301
– Charakteristika 300
– Frühgeburt 286–287
– Geburtseinleitung 338
– Gestationsdiabetes 306
– Mehrlingsschwangerschaft 295
– Niereninsuffizienz, chronische 262
– Risikofaktoren 299
– Thrombembolie 243
– Thrombophilie 309
– uteroplazentare Durchblutung 172
– Wendung, äußere, Kontraindikationen 349
– Zwillingsschwangerschaft 181
Präimplantationsdiagnostik 160–161
– Embryonen/Polkörper, Untersuchung 160–161
– gesetzliche Vorgaben 160
Präkanzerosen
– Vagina 437
– Vulva 406
prämenstruelle Phase, Endometrium 97–98
prämenstruelles Syndrom (PMS) **103–104**
– durch Ovulationshemmer 137
Pränataldiagnostik 225–236
– biometrische Parameter 226
– Doppler-Flussmessung 228
– Fruchtwassermenge **226**
– Gastrointestinalfehlbildungen 231
– Gesichtsfehlbildungen 230
– Herzfehler, angeborene 230
– Herzrhythmusstörungen, fetale 230
– Hydrops fetalis 231
– invasive 235–236
– Körperkonturen, fetale 226
– Lippen-Kiefer-Gaumen-Spalte 230
– Nierenanomalien/-fehlbildungen 230
– Plazentahormone 174

– Plazentalage 226–227
– Skelettanomalien 231
– Zervixlänge 227
pränatale Medizin 225–238
– in der Praxis 236–238
Präparateradiographie 45
– Drahtmarkierung 49
PRE (Progesteron-responsible Elemente) 71
Prednisolon, Fazialisparese, idiopathische 267
Prednisonäquivalent, Osteoporose 123
Pregnenolon 75
Pressen/Pressperiode (Geburt) 319
– Anleitung 326
Presswehen 314
Primäraffekt, Lues 420
Primärfollikel 98–99, 167
Primärzotten, Plazenta 169
Primidon
– Epilepsien, fokale 266
– Grand-Mal-Anfälle 266
Primigravida 212
Priming, Geburtseinleitung 338
Primipara 212
Primordialfollikel **13**, 98–99, 165
Progesteron 75, **76**
– Corpus luteum 101, 165
– Corpus-luteum-Zyste 462
– Derivate, Kontrazeption, hormonelle 131
– Extrauteringravidität 193
– Follikelphase 103
– Geburtsauslösung 317
– Gelbkörper 165
– Heultage 393
– Klimakterium 78
– Kontrazeption, hormonelle 131–132
– Menstruationszyklus 95, **103**
– Normalwerte 40
– Ovulation 101, 103
– Perimenopause 118
– Plazenta 174
– Wochenbett 376
Progesterongel, Mastodynie 478
Progesteronrezeptoren
– Mammakarzinom 484–485, 491
– Urogenitaltrakt 25
Progression, Geburt aus der Hinterhauptslage 315
Prokalzitonin, Puerperalfieber/-sepsis 390
Prolaktin 74, **75**
– erhöhtes, Zyklusstörungen 114–115
– Hirsutismus 111
– Mammae, sezernierende 31
– Mastodynie, zyklusabhängige 111
– Normalwerte 40
– pathologische Veränderungen 150
– Wochenbett 376
– Zyklusstörungen 115
Prolaktinhemmer, Zyklusstörungen 116
Prolaktinom
– Amenorrhö, hyperprolaktinämisch bedingte 107
– Differentialdiagnose 85
– Mamillensekretion 62
Prolaps
– Diagnostik 525
– Genitalorgane 523–530
– Harninkontinenz 514

– Symptome 525
– Uterus 524, 527
Proliferationsphase, Endometrium 96
PROM (preterm rupture of membranes) 340
PROM-Test 65
Proopiomelanocortinabkömmling 74
Propulsivanfälle, Clonazepam/Diazepam 266
Propylthiouracil, Hyperthyreose, manifeste 252
Prostaglandine
– s.a. PGE...
– Abortiva /Interzeptiva 143
– Extrauteringravidität 195
– Menstruationsphase 97
– Missed Abortion 187
– myometriale Kontraktilität 200
– Schwangerschaftsabbruch 191
Prostaglandinrezeptoren, Myometrium 317
Prostaglandinsynthesehemmer, Tokolyse 342
Prostata, weibliche ✚ 31-6
Protein-C/S-Mangel 309
Proteinkinase A 71
Proteinkinase C 70–71
Proteinurie
– HELLP-Syndrom 303–304
– Lebererkrankungen 256
– nephrotisches Syndrom 263
– Präeklampsie 304
– Schwangerschaft 206
– Schwangerschaftserkrankungen, hypertensive 300
Proteus mirabilis, Bakteriurie, asymptomatische 260
prothetische Versorgung, Harninkontinenz 521
Prothrombinmutation G20210A 309
Protozoen, Abort 184
Pruritus s. Juckreiz
Pseudohermaphroditismus
– femininus **25**
– – Differentialdiagnose 21
– masculinus **21–22**
– – Differentialdiagnose 21
– – Laborbefunde 22
Pseudomenstruation, Blutungen 63
Pseudomonas, Bakteriurie, asymptomatische 260
Pseudomyxoma peritonei 465
Pseudopubertas praecox 84
– McCune-Albright-Syndrom 84
psychische Belastungen, Sterilitätstherapie 153–154
psychische Störungen/Veränderungen
– Krankheit ✚ 28-1
– Pubertät 83
– Wochenbett 393–394
Psychoonkologie 501–507
– Angehörige, Informationsstand 506–507
– Arzt-Patient-Beziehung 501–504
– Diagnosestellung 503
– Gesprächstechnik 506
– Kommunikation 505
– – asymmetrische 505
– – nonverbale 505
– – partnerschaftliche 506
– Krankheitsbewältigung 501
– Lebensqualität 501

– Nachrichten, schlechte, Überbringen 504–505
– Palliativtherapie 503–504
– Sterbebegleitung 504
Psychopharmakologie, Sterilitätstherapie 155
Psychoprophylaxe, Geburtsschmerzen 324
Psychose, Wochenbett 393
psychosexuelle Entwicklung ✚ 31-3–31-5
Psychosomatik ✚ 28-1–28-5
– Definition ✚ 28-2
– Sterilitätstherapie 154–155
– Wochenbett 394
psychosomatische Erkrankungen/Störungen ✚ 28-2
– Geburtshilfe ✚ 28-3
– Psychotherapie ✚ 28-2
– Schwangerschaft ✚ 28-3
psychosomatische Maßnahmen, Wochenbett 394
psychosoziale Beratung, Sterilitätstherapie 155
psychosoziale Störungen, Kleinwuchs 87
psychosozialer Kontext, Aufklärungsgespräch 505
Psychotherapie
– psychosomatische Erkrankungen ✚ 28-2
– somatopsychische Erkrankungen ✚ 28-2
– Sterilitätstherapie 155
Pterygium colli (Flügelfell), Ullrich-Turner-Syndrom 18
Pubarche 82
Pubertät
– Alter, durchschnittliches 81
– anovulatorische Zyklen 78
– Entwicklung 81
– – psychosexuelle ✚ 31-4
– Entwicklungsstörungen, Disposition, familiäre 81
– Fettverteilung 81
– Genitalblutungen 91
– Genitalorgane, Veränderungen 82–83
– GnRH-Sekretion, pulsatile 78
– Gonadotropinausschüttung 81–82
– Hypothalamus, Reifung 81
– Induktion 81–82
– ovarielle Funktionsruhe 81
– Phasen 82
– psychische Veränderungen 83
– Sexualhormonstatus 78
– Störungen 83–89
– Wachstumsschub 82
Pubertas
– praecox 83–84
– – idiopathische, hypothalamische 84
– – Keimzelltumoren 84
– – Kleinwuchs 86
– – organisch bedingte 84
– tarda 18, **84–85**
– – Amenorrhö 107
– – Differenzialdiagnostik 85
– – Hypogonadismus, hypergonadotroper 84
– – – hypogonadotroper 84
– – – hypothalamisch-hypophysäre 85
– – idiopathische 84
– – Kallmann-Syndrom 85
– – konstitutionelle 84

– – Magersucht 85
– – Ovarialinsuffizienz 85
– – peak bone mass 85
Pudendusanästhesie, Geburtsschmerzen 324
Puerperalfieber/-sepsis 65–66, **389–390**
– Prokalzitonin 390
Pulsionszystozele 526
Pulsoxymetrie, CTG, suspektes 337
Punktionszytologie, Mamma 43
Purpura
– Differentialdiagnose 372
– thrombotisch-thrombozytopenische (TTP) 305–306
– – Hämolyse 247
– thrombozytopenische (TP) 250
– – idiopathische (ITP) 249
Pyelogramm, retrogrades 49
Pyelonephritis
– chronische, Niereninsuffizienz, chronische 262
– Fieber 389
– Puerperalfieber 65
– Schwangerschaft 260
– Spasmolytika 260
Pyosalpinx **459**
– Abdomen, akutes 532
– Salpingitis 415

Q
Querlage 346–347
– Diagnostik 347
– dorsosuperiore 347
– Leopold-Handgriff 347
– Terminnähe 347
Querstand, tiefer 346
– Vakuumentbindung 362
Quetschhahnphänomen, Harninkontinenz 516
Quinagolid
– Hyperprolaktinämie 151
– Zyklusstörungen 116

R
Radiochemotherapie, Zervixkarzinom 444
Rahmenbedingungen, Aufklärungsgespräch 505
Raloxifen 72
– Osteoporose 125
Ramus(-i)
– helicini (A. uterina) 8, **9**
– ovaricus/tubarius (A. uterina) 8, 10
– vaginales (A. pudenda) 8
– – (A. uterina) 8, **9**
Randsinusblutung 63
– s.a. Blutungen
– Plazentainsuffizienz 287
Rauchen s. Nikotinabusus
Real-Time-(B-Bild-)Untersuchung, Schwangerschaft 225
Reanimation
– intrauterine, CTG, suspektes 336
– Neugeborene 386
α-Reduktase 15
5α-Reduktase 23, 77
– Defekt/Mangel 23, **24**
– – Differentialdiagnose 21
17-Reduktase 23
Reflexe, Neugeborene 381, ✚ 129
Reflexinkontinenz 513
– Detrusorhyperreflexie 513
– Detrusor-Sphinkter-Dyssynergie 513

Regelanamnese, Sexualanamnese ✚ 31-3
Regelblutung 106
– letzte, Schwangerschaft 212
Regionalanästhesie
– Geburtsschmerzen 324
– Hypoxie, fetale 327
Reifezeichen, Neugeborene 178–179, 381
Reifungsbedingungen, suboptimale, Fetus 180
Rektoskopie 52–53, 532
Rektovaginalfistel, Sectio caesarea 366
Rektozele 524, 527
Rektum, Tastuntersuchung 37
Rektus-abdominis-Muskulokutanlappen, transverser, Mastektomie-Rekonstruktion 55
Renin-Angiotensin-Aldosteron-System 77
Reproduktion
– assistierte **155**, 156–161
– – Risiken für das Kind 159
– – Risiken für die Patientin 159
– Physiologie 146–147
Reproduktionsmedizin
– gesellschaftspolitische Bedeutung 145
– gesetzliche Regelungen 145
reproduktive Dimension, Sexualität ✚ 31-2
Ressourcenverteilung, Gesundheitsbereich ✚ 30-6
Re-Staging, Mammakarzinom, metastasiertes 495
Restharnbestimmung
– Harninkontinenz 515
– Sonographie 515
Restharnbildung, Myome 448
Retinoblastom, Kindesalter 92
Retinopathie
– Gestationsdiabetes 307
– Lupus erythematodes 270
Rezeptoren
– enzymgekoppelte 70
– G-Protein- gekoppelte 70
– intrazelluläre 70–71
– ionenkanalgekoppelte 70
– Steroidhormone 72
rhabdoider Tumor, maligner, Vulvakarzinom 435
Rhabdomyosarkom
– embryonales, Vulvakarzinom 435
– Kindesalter 92
Rhagaden, Brustwarzen 379
Rhesus-Inkompatibilität **293–294**
– Anämie, fetale 234
– Anti-D-Immunglobulin 294
Rhesus-negative Frauen, Anti-D-Antikörper 187
rheumatoide Arthritis 269
Rifampicin, Tuberkulose 421
Ringelrötelninfektion, Anämie, fetale 234
Ringpessare, Deszensus 528
Risedronat, Osteoporose 125
Risikoabschätzung, Schwangerschaft 286
Risikogeburt 339–373, 417
Risikoschwangerschaft 285–309
– apparative Untersuchungen 286
– Betreuung 221
– CTG 286
– Doppler-Untersuchung 286

- Sonographie 286
- Ultraschalluntersuchung 221
Risikostrukturausgleich ✚ 30-10
Rizinusöl, Geburtseinleitung 338
Roederer-Kopfhaltung 345
Röntgendiagnostik, Osteoporose 124
Röteln
- Abort 184
- Screeninguntersuchung, Schwangerschaft 221
Röteln 277, ✚ 169
Rötelnembryopathie 277
- Entwicklungsverzögerungen 277
Rokitansky-Küster-Mayer-Hauser-Syndrom 18, 29
- Amenorrhö 107
- Müller-Gänge, Fehlbildungen 147
rooming in, Wochenbett 394
Rooting-Reflex 381
Rotation, äußere/innere, Geburt aus der Hinterhauptslage 315
Rotationszange, Deflexionshaltungen 345
Rotor-Syndrom, Hyperbilirubinämie 386
Rubin-Manöver, Schulterdystokie 352
Rückbildungsphase, sexueller Reaktionszyklus ✚ 31-6
Rückbildungsstörungen, Wochenbett 376, 387
Rückbildungsvorgänge, Wochenbett 375–376
Rückenschmerzen
- Frühgeburt 286
- Schwangerschaft 268
Ruhedruckprofil, Harninkontinenz 515
Ruhephase
- präpubertäre, Genitalblutungen 91
- Uterusaktivität, geburtliche 315

S
Sakrokolpopexie, abdominale, Genitaldeszensus 530
Saktosalpinx 459–460
Salpingitis **413–414**
- s.a. Adnexitis
- akute 413
- Douglas-Abszess 415
- Eileiterschwangerschaft 295
- Erreger 398
- Folgeschäden 415
- Hydrosalpinx 415
- isthmica nodosa 460
- Perihepatitis 414
- Pyosalpinx 415
- Schwangerschaft 272
- subakute 414
Sarcoma botryoides, Vulvakarzinom 435
Sarkom
- Differentialdiagnose 469
- epitheloides, Vulvakarzinom 435
- Uterus 453–456
Sauerstoffgabe, CTG, suspektes 336
Saugreflex 381
Schädellage, Nabelschnurvorfall 359
Schädelnähte 313
Schambehaarung, Entwicklung, Tanner-Stadien 83
Schamberg 6
Schambogenwinkel 4
Schamlippen, große/kleine 6
Scharlach, A-Streptokokken 416
Scheide s. Vagina

Scheiden... s.a. Vaginal...
Scheidendiaphragma 139–140
- Pearl-Index 128, 139
Scheidengewölbe 9
Scheidenstumpffixation
- abdominale, Genitaldeszensus 529–530
- vaginale, Genitaldeszensus 529
Scheidenstumpfprolaps, Enterozele 527
Scheinzwitter, männliche 21–22
Scheitelbeineinstellung, vordere/hintere 346
Scheitel-Steiß-Länge (SSL)
- Fetus 180
- Gestationsalter 216
- Plazentainsuffizienz 288
- Pränataldiagnostik 226
Schilddrüse
- fetale, Hormonproduktion 208
- Schwangerschaft 208
Schilddrüsenerkrankungen/-funktionsstörungen
- Abort 184
- - habitueller 190
- Differentialdiagnose 120
- Schwangerschaft 250–251, 253
- Sterilität 151
- Zyklusstörungen 110
Schilddrüsenhormone
- Hyperthyreose 251
- Hypothyreose 251
Schlafmittel, Stillzeit 380
Schließmuskelschicht
- äußere, Geburtsweg 312
- Beckenboden 3
Schlingenoperationen, Harninkontinenz 522
Schmerzanamnese, Abdomen, akutes 532
Schmerzbegrenzung
- Geburt 324
- Geburtsfortschritt, mangelnder 358
Schmerzen
- Abdomen, akutes 532
- Myome 448
- somatische, Abdomen, akutes 532
- viszerale, Abdomen, akutes 531–532
- Vulvitis 400
Schmetterlingserythem, Lupus erythematodes 270
Schmierblutungen 106
- s.a. Blutungen
- Intrauterinpessare 141
- Postmenopause 122
- prämenstruelle 106
Schnittentbindung s. Sectio caesarea
Schock
- hämorrhagischer, Extrauteringravidität 193
- - Tubargravidität 194
- septischer 417
Schokoladenzysten
- Endometriose 427
- Ovar 462
Schräglage 346–347
- Diagnostik 347
- Leopold-Handgriff 347
- Nabelschnurvorfall 359
- Terminnähe 347
Schreitphänomen 381
Schulterdystokie 351–353, 423, ✚ 150
- Dammriss 352
- Diabetes mellitus 351

- Diagnose 352
- Episiotomie 352
- Geburtseinleitung 352
- Komplikationen 352
- Makrosomie, fetale 351
- McRoberts-Manöver 352–353
- Periduralanästhesie 352
- Rubin-Manöver 352
- Scheidenriss 352
- Symphysiotomie 353
- Turtle-neck-Zeichen 352
- Woods-Manöver 352
- Zavanelli-Manöver 353
Schultze-Modus, Plazentalösung 318–319
Schwangere, HBsAG-positive 275
Schwangerscaft, Thalassämie/Thalassaemia major/minor 247
Schwangerschaft 165–181
- s.a. Früh- bzw. Spätschwangerschaft
- Aborte, vorausgegangene 212
- ACTH 208
- ADH 207
- Adnextumoren 282
- ärztliche Betreuung 209–223, 275
- AFP 220
- Aldosteron 208
- Anämie 245
- - aplastische 247
- - hämolytische 247
- - megaloblastäre 246
- Anamnese, allgemeine 211–212
- - geburtshilfliche/gynäkologische 212
- - psychische 211
- Androgene 208
- Antiepileptika 265–266
- Antikoagulanzientherapie 244
- Appendix vermiformis, Lage 207, 259, ✚ 135
- Arbeitsanamnese 211–212
- Asthma bronchiale 253
- Asthmatherapie 253
- Atemwegserkrankungen, chronisch-obstruktive 254
- Atmung 205–206
- Autoimmunerkrankungen 269–271
- Azetylcholinesterase 220
- Bakteriurie, asymptomatische 259–260
- - Zystitis 259–260
- Bandapparat, Lockerung 267
- Basedow-Syndrom 252
- Beckenhöhlenuntersuchung 215
- Beinvenenthrombose, tiefe 244
- Betablocker 252
- Bewegungseinschränkung, vorbestehende 268–269
- Bishop-Score 215
- Blasenkapazität 206
- Blutdruckveränderungen 242–243
- Blutungen 63–65
- Blutvolumen 203
- Brustwarze, Pigmentierung 201
- Cholestase, intrahepatische 255–256
- Chromosomenanomalien, Serummarker zur Risikoeinschätzung 220
- Colitis ulcerosa 257–258
- COPD 254
- CRH 256
- Crohn-Krankheit 257–258
- CTG 217–219

- Darmpassage 207
- Dauer 180
- deziduale Reaktion 201
- Diabetes mellitus 250
- Diagnose 209–211
- - biochemische 219–220
- Dialyse 263
- Doppler-Sonographie 216–217
- Druck, intragastrischer 207
- Eisen 203
- Eisenbedarf 245
- Eisenmangelanämie 245–246
- EKG 204
- Embolie 309
- endokrine Erkrankungen 250–253
- endokrines System 207–208
- Endometriumkarzinom 281
- Entbindungstermin 210–211
- Entstehung, Störungen 183–196
- entzündliche Erkrankungen, Medikamente 269–270
- Erkrankungen 239–283, 317
- - kardiovaskuläre 240–245
- - psychosomatische ✚ 28-3
- Erythrozyten 203
- Familienanamnese 212
- fetale Reife, Bestimmung 219–220
- Fettleber 256
- Flüssigkeitsabgang 65
- Flüssigkeitsmenge, interstitielle 202
- Fluor 65
- Folsäuremangel 246
- FSH/LH 207
- fT_3/fT_4 208
- Fundusstand 213
- Geburtsvorbereitung 222–223
- Gefäßwiderstand 204
- Genitalinfektionen 270–272
- Gerinnung, plasmatische 203
- Gestationsalter 210–211
- Gewichtszunahme, physiologische 202
- glomeruläre Filtrationsrate 206
- Glukosurie 206
- hämatologische Erkrankungen 245–250
- hämatologische Veränderungen 203–204
- Hämoglobin 203
- Harntraktdilatation, physiologische 260
- Harnwege, ableitende, Erkrankungen 259–263
- Harnwegsinfekte 206
- Harnwegsobstruktionen 260–261
- Hautdurchblutung 201
- (β-)hCG 174, 193, 208–210, 219, **220**
- (β-)hCG-RIA 219
- Herzerkrankungen 240–242
- Herzinfarkt 242
- Herzklappenersatz 242
- Herzkontur, Veränderungen 204
- Herz-Kreislauf-Erkrankungen/-Veränderungen 240–245
- - Betreuung 241
- Herz-Kreislauf-System 204–205
- Herzmorphologie 204
- Herztöne 204, ✚ 108
- Herzzeitvolumen (HZV) 204
- heterotope, Zwillingsschwangerschaft 191
- HIV-Test 276

Register 571

- hormonelle Überwachung 278
- Hüftluxationen 268
- Hyperglykämie, postprandiale 203
- Hyperparathyreoidismus 208
- Hyperthyreose 252
- Hypertonie 298–305
- – chronische 298, 300
- Hyperventilation 205
- Hypophyse, Hormonproduktion 207
- Hypophysengröße 207
- Hypothyreose 251–252
- Hypotonie 242
- Immunisierung, passive 220
- Immunmodulatoren 264
- Impfungen 220
- Insulinbedarf 203
- Insulinresistenz 203
- Jodidbedarf 250
- Jodstoffwechsel 208
- Katecholamine 208
- Keimzelltumoren 283
- Körpergewicht 202
- körperliche Komplikationen, seelische Reaktionen ✚ 28-3
- Kohlendioxidtransport 205–206
- Kohlenhydrate 203
- Koma, ketoazidotisches 309
- Komplikationen, Ultraschalluntersuchung 228
- Kontrolle, In-vitro-Fertilisation 157
- Konzeption 212
- kornuale 194–195
- Kortisol 208
- Kreatininclearance 206
- L/S-Quotient 219–220
- Labordiagnostik 221
- Laborwertveränderungen 207
- LDL-Anstieg 203
- Lebererkrankungen 255–257
- Leberveränderungen 207
- Leopold-Handgriffe **213–214**, ✚ 111
- Leukämie, akute 247
- Leukosen 247–248
- Leukozyten 203
- Lipide 203
- Lordosierung 202
- Lungenembolie 245, ✚ 158
- Lungenerkrankungen, interstitielle 254
- Lungenfunktion 205
- Lungenvolumina/-kapazitäten 205
- Lymphome, maligne 247–248
- Lyse 244
- Magen 207
- Mammae 201
- Mammakarzinom 279–281
- nach Mammakarzinomtherapie 281
- Michaelis-Raute 212–213
- Mittelstrahlurin 212
- Mundhöhle 207
- Muttermundweite 215
- Mutterpass 221, ✚ 37
- Mutterschaftsrichtlinien 220–222
- Myome 448
- myometriale Kontraktilität 200
- Nebennierenmark 208
- Nebenschilddrüse 208
- neurologische Erkrankungen 263–267
- Nierenerkrankungen 259–263
- Nierenfunktion 206
- Nierentransplantation 263

- Notfälle 285–309
- Ödeme 205
- Ösophagus 207
- Ovarialdurchblutung 201
- Ovarialkarzinom 283–284
- Ovarien 201
- Oxytocin 207–208
- Oxytocinrezeptoren 200
- Palpation, äußere 213
- Parathormon (PTH) 208
- PGE_2 200
- Phosphatase, alkalische 207
- Pigmentierung 202
- Planung, Lupus erythematodes 271
- Plazentalage 216
- Plazentaprotein A (PAPP-A) 220
- Portio, Konsistenz 215
- Portiostand/-länge 215
- Proteine 202
- Proteinurie 206
- Pyelonephritis 260
- Regelblutung, letzte 212
- Regurgitation 207
- Residualkapazität, funktionelle 205
- Risiken, Mehrlingsschwangerschaft 229
- Risikoabschätzung 286
- Risikofaktoren, Mutterpass 221
- Rückenschmerzen 268
- Sauerstoffbindungskurve, Linksverschiebung 226
- Sauerstofftransport 205–206
- Schilddrüse 208
- Schilddrüsenerkrankungen 250–251, 253
- Sexualität ✚ 31-5
- Sichelzellanämie 246–247
- Skelett/Bindegewebe 202
- Sodbrennen 207
- Sozialanamnese 211–212
- Spekulumuntersuchung 214
- Status asthmaticus 253
- – der Mutter 212
- Stoffwechsel 202–203
- Striae distensae/gravidarum 201, **202**
- Symphysenlockerung/-ruptur 268
- T_3/T_4 208
- TBG 208
- Thrombembolie, venöse 243
- thrombembolische Erkrankungen 243–245
- Thrombophilie 244
- Thrombose 309
- Thromboseprophylaxe 244
- Thromboserisiko 203
- Thrombozyten 203, 248
- Thrombozytopenie 249
- – heparininduzierte 244
- Triple-Test 220
- Trophoblastinvasion, vaskuläre 199–200
- TSH 208
- Tuberkulose 254–255
- Tumoren, gynäkologische 278–283
- Ultraschalluntersuchung 210, 215–217, 221
- – Fragen, häufig gestellte 234–235
- – große 226–228
- Unterbauchschmerzen 62
- Untersuchung, allgemeine 212–213
- – innere/äußere, kombinierte 214
- – vaginale 214–215
- Ureterkompression 206

- Uterus, Durchblutung 199
- – Untersuchung 215
- – Wachstum 199
- Uteruszeichen 209–210
- Vaginalveränderungen 201
- Varikose 205, 243
- Vena-cava-Kompressionssyndrom 205, 242–243
- Verlauf, bisheriger 212
- vorangegangene, Mutterpass 221
- Vorerkrankungen, allgemeine 212
- Vorsorgeuntersuchungen 221
- Vulvaveränderungen 201
- Zeichnen 200
- Zervixkarzinom 282
- Zervixreifung 201
- Zervixuntersuchung 214–215
- Zervixveränderungen 200–201
- Schwangerschaftsabbruch 190–191
- – Antigestagene 191
- – Durchführung 191
- – Gesetzestext § 218 ✚ 106
- – Komplikationen 191
- – medikamentöser 191
- – Mifepriston 191
- – Prostaglandine 191
- – Sexualstörungen 191
- – Uterusperforation 191
- – Zervixverletzungen 191
- Schwangerschaftsalter, Pränataldiagnostik 226
- schwangerschaftsassoziierte Beschwerden, Bewegungsapparat 267–268
- Schwangerschaftserkrankungen, hypertensive 298–305
- – $α_2$-Agonist, zentraler 302
- – antihypertensive Therapie 301
- – antikonvulsive Therapie 302
- – Azetylsalizylsäure (ASS) 300
- – Betablocker 302
- – Blutdruckmessung 300
- – Blutdrucksenkung 301
- – Charakteristika 300
- – Doppler-Sonographie 300
- – Geburtseinleitung 301
- – Kalzium 301
- – Kalziumantagonisten 302
- – Klassifikation 298
- – Kreatinin(clearance) 299
- – Magnesium 301
- – Natriumrestriktion 301
- – Nikotin 301
- – Plazentainsuffizienz 287
- – Prognose 302
- – Prophylaxe 300
- – Proteinurie 300
- – Schwangerschaftsverlängerung 301
- – Therapie 300–302
- – Thrombophilie 301
- – Vitamin C/E 301
- – Volumengabe 301
- – Zwillingsschwangerschaft 181
- Schwangerschaftshindernis, Myome 447
- Schwangerschaftstests 219
- Schwangerschaftsverlängerung 301
- – HELLP-Syndrom 305
- – Schwangerschaftserkrankungen, hypertensive 301
- Schwangerschaftswehen 313
- Schwangerschaftszeichen 209–210
- – biochemische 210
- – sichere 210

- – unsichere 209
- – wahrscheinliche 209–210
- Schweißattacken, Perimenopause 118
- Schwellungen
- – Mamma 61
- – Unterbauch 60–61
- Scopolaminbutylbromid, Geburtsschmerzen 324
- Screeninguntersuchungen, serologische, Mutterschaftsrichtlinien 221
- Second-Messenger-Systeme 71
- Sectio caesarea s.a. Entbindung
- Sectio caesarea 362–368, ✚ 142
- – Ablauf 364–366
- – Aufklärung 364
- – Beckenendlage 348
- – Blutungen 366
- – Deflexionshaltungen 345
- – Endomyometritis 368
- – Epidemiologie 363
- – frühere, Wendung, äußere, Kontraindikationen 349
- – Harnwegsinfekte 368
- – Herz-Kreislauf-Erkrankungen 241
- – Indikationen 363–364, 366
- – Komplikationen 366–368
- – Letalität 372
- – Lungenembolie 368
- – Mehrlingsgeburt 353–354
- – Mortalität 372
- – Placenta praevia 290–291
- – sanfte 366
- – Thrombembolie 243
- – Übertragung 342
- – Vena-cava-Kompressionssyndrom 364
- – Verletzungen 366
- – – Blutungen, postpartale 371
- – vorhergegangene 363
- – Wundinfektionen 368
- – Zwillinge, monochoriale 353–354
- – Zwillingsgeburt 354
- Sectionaht, sekundär heilende, Fieber 389
- seelische Reaktionen/seelisch bedingte Störungen ✚ 28-1
- – gynäkologische Organerkrankungen ✚ 28-3
- Segmentresektion, Mamma 53–54
- – Defektrekonstruktion 54
- – Schnittführung 54
- Seitenlagerung, CTG, suspektes 336
- Sekretionsphase, Endometrium 96–97
- Sekretzytologie, Mamma 43
- Sekundärfollikel 98–99, 167
- Sekundärzotten, Plazenta 169
- Selbstuntersuchung, Mamma 43–44, ✚ 118
- – Mammakarzinom 482
- Selbstwertgefühl, Sterilitätstherapie 154
- selektive Östrogenrezeptor-Modulatoren s. SERMs
- self demand feeding
- – Stillen 378
- – Wochenbett 394
- Senium, Sexualhormonstatus 79
- Senkwehen 314
- Sensibilitätsstörungen, multiple Sklerose 264
- Sentinel-Lymphknoten, Lymphszintigraphie 56

Sentinel-Lymphknoten-Biopsie (SLNB) 56
– Mammakarzinom 493
– – schwangerschaftsassoziiertes 280
– Vulvakarzinom 435
Sentinel-Lymphonodektomie, Mammakarzinom 490
Sepsis **416–418**
– Ablauf 417
– Abstrich 418
– Antithrombin-(AT-)III-Konzentration 418
– A-Streptokokken 416, **417–418**
– bakterielle, DIC 372
– Blutgerinnung 418
– Blutkultur 418
– CRP-Werte 417–418
– DIC 418
– Entzündungsparameter 417–418
– Erreger 398
– – unbekannte 418
– Erregernachweis 418
– Hyperbilirubinämie 386
– Hysterektomie 418
– Immuntherapie 418
– Kontrollen 418
– Laborparameter 418
– neonatale, Coxsackie-Virus-B-Infektion 274
– Pathogenese 416–417
– Penicillin G 418
– puerperale s. Puerperalfieber/-sepsis
– Schweregrade 417
Sequenzpräparate, Nebenwirkungen 136
SERMs (selektive Östrogenrezeptor-Modulatoren) 72
– Osteoporose 125
Serologie/serologische Befunde
– Dokumentation, Mutterpass 221, 🞧 37
– entzündliche Erkrankungen 399
Serosazysten, Tuben 460
Serotonin-Noradrenalin-Wiederaufnahme-Hemmer, Harninkontinenz 520
Sertoli-Leydig-Zell-Tumor
– Alter/Charakteristika 472
– Bartwuchs 473
– Häufigkeit 472
Serum-LDL-Spiegel, Östrogene 70
Setting, Aufklärungsgespräch 505
Sexualanamnese 168, 🞧 31-2, 31-2
– Anknüpfungspunkte 🞧 31-3
– Beschwerdebild, aktuelles 🞧 31-3
– Kontrazeption 🞧 31-3
– Regelanamnese 🞧 31-3
– Sozialanamnese 🞧 31-3
Sexualdelikte 536–537
– Diagnostik/Dokumentation 537
sexualhormonbindendes Globulin s. SHBG
Sexualhormone/-hormonstatus
– Genitalorgane, Veränderungen 82
– Geschlechtsreife 78
– Kindheit 78
– Klimakterium 78–79
– Neugeborenenphase 77–78
– Postmenopause 79
– Pubertät 78
– Senium 79
– Veränderungen 77–79
– Wachstumsschub 82
– Wirkungen 77

Sexualität 🞧 31-2
– Dimension, kommunikative 🞧 31-2
– nach der Geburt 🞧 31-5
– Klimakterium 🞧 31-5
– Lustdimension 🞧 31-2
– Schwangerschaft 🞧 31-5
sexualmedizinische Diagnostik 🞧 31-2
sexualmedizinische Störungsbilder 🞧 31-7
Sexualsteroide 75–76
Sexualtherapie, Sterilitätstherapie 155
sexuell übertragbare Infektionen 419–421
sexuelle Aversion 🞧 31-8
sexuelle Befriedigung 🞧 31-8
sexuelle Funktionsstörungen 🞧 31-5–31-9
– Appetenzphase 🞧 31-8
– Erregungsphase 🞧 31-8
– Orgasmusphase 🞧 31-9
– Psychosomatik 🞧 28-2
– Schwangerschaftsabbruch 191
– Sterilitätstherapie 154
sexuelle Reaktion 🞧 31-5
– Klitoris 🞧 31-5
– Psychophysiologie 🞧 31-5–31-6
sexueller Missbrauch 536
– Diagnostik/Dokumentation 537
– IUP 537
– Pille danach 537
– Therapie 537
– Vulvitis 91
sexueller Reaktionszyklus 🞧 31-6–31-8
– Appetenzphase 🞧 31-6
– Erregungs-/Orgasmusphase 🞧 31-6
– Plateau-/Rückbildungsphase 🞧 31-6
sexuelles Verlangen, Mangel oder Verlust 🞧 31-8
SF1 15
SGA-Situation, Plazentainsuffizienz 288
SHBG (sexualhormonbindendes Globulin) 71
– Adipositas 72
– Androgene 72
– Normalwerte 40
– Perimenopause 118
– Postmenopause/Senium 79
Sheehan-Syndrom 391
– Amenorrhö 107
Shigellen, hämolytisch-urämisches Syndrom (HUS) 306
Siamesische Zwillinge 181
– Sonographie 227
Sicca-Syndrom, Arthritis, rheumatoide 269
Sichelzellanämie, Schwangerschaft 246–247
Signalbotenstoffe, Hormone 69
Signalwege, Interaktion 71
Sildenafil, Erektionsstörung 🞧 31-3
Silver-Russell-Syndrom 86
Sims-Huhner-Test 149
– Insemination, intrauterine 155
Sinterungsfrakturen, Osteoporose 123
Sinus lactiferi 11
Sinusoide, Plazenta 170
Sinustumoren, entodermale 473, **474–475**
– Vulvakarzinom 435
Sinusvenenthrombose, Fieber 389
Sjögren-Syndrom, Zyklusstörungen 110
Skalpstimulation, CTG, suspektes 337

Skelettanomalien, Pränataldiagnostik 🞧 31-7
Skelettszintigramm, Mammakarzinom 499
Skene-Drüsen, Zysten 434
Skinning-Vulvektomie 435
Sklerodermie, Zyklusstörungen 110
small for gestional age 380
Softmarker, sonographischer, Trisomie 21 (Down-Syndrom) 233
Somatomammotropin 74
somatopsychische Erkrankungen
– Diagnostik und Therapie 🞧 28-3
– Psychotherapie 🞧 28-2
somatosensibel evozierte Potenziale (SSEP), Pudendusinnervationsgebiet, Harninkontinenz 519
Sonographie 37–40, 🞧 117
– –Befunde, pathologische 40
– Blutgruppeninkompatibilität 294
– CTG, suspektes 337
– dreidimensionale, Harninkontinenz 516–517
– – Schwangerschaft 226
– Extrauteringravidität 193
– Fehlbildungsdiagnostik 216
– Fibroadenome, Mamma 477
– Follikelzysten 38
– Frühschwangerschaft 215–216
– Hämatosalpinx 459
– Harnblase 38
– Harninkontinenz 516–518
– Hydrosalpinx 459
– Mamma 45–47, 🞧 119
– Mammakarzinom 486, 489
– – schwangerschaftsassoziiertes 280
– Mastopathie 476
– Ovar 38
– PCO-Syndrom 462
– Placenta praevia totalis 291
– Pränataldiagnostik 225–233
– Restharnbestimmung 515
– Risikoschwangerschaft 221, 286
– Schwangerschaft 210, 215–217, 221, 226–228
– – DEGUM II/III 221
– Schwangerschaftskomplikationen 228
– im 1./2. Trimenon 216
– Tuben 38
– Tubenkarzinome 460–461
– Uterus 38
– vaginale s. Vaginalsonographie
Soorkolpitis, Fluor 60
SOX9 15
– kampomele Dysplasie 17
Sozialanamnese 🞧 31-3
Sozialgesetzbuch V (SGB V), Gesundheit 🞧 30-5
Spätabort
– s.a. Abort(us)
– Unterbauchschmerzen 62
– Zwilling 296
Spätatonie
– B-Lynch-Naht 388
– Credé-Handgriff 388
– Hamilton-Handgriff 388
– Hysterektomie 388
– Uterustamponade, prostaglandingetränkte 388
– Wochenbett 388
Spätschwangerschaft, Blutungen 64

Spasmolytika
– Geburtsschmerzen 324
– Harnwegsobstruktion 261
– Nephrolithiasis 262
– Pyelonephritis 260
Speicherkrankheiten, Kleinwuchs 86
Spekula, geteilte 33
Spekulumuntersuchung 33–34
– Schwangerschaft 214
– Spiegeleinstellung 34
– Wehentätigkeit, vorzeitige 341
Spermatogenese 14, 165–166
Spermatozoenaszension **166**
Spermien
– Anzahl 147–148
– Beweglichkeit 147–148
– Eindringen in die Eizelle 166
– Fertilisation 146
– Morphologie 148
– Zona pellucida 146
Spermienaszension 146
– Postkoitaltest 149
Spermieninjektion, intrazytoplasmatische (ICSI) 157–158
Spermiogramm, Laborprotokoll 148
Spermizide 139–140
– Pearl-Index 128, 140
Sphärozytose 247
Spiegeleinstellung, Spekulumuntersuchung 34
Spikes, sporadische (DIP 0), CTG 330
Spina bifida
– AChE 178
– AFP 178
– Beckenendlage 348
– Carbamazepin 265
– Folsäuremangel 246
– Pränataldiagnostik 228
– Sectio caesarea 366
Spina iliaca anterior superior 4
Spinalanästhesie, Geburtsschmerzen 324
Spinnbarkeit, Zervixschleim 130
Spironolacton
– Derivat 131
– Kontrazeption, hormonelle 131
Spontanabort
– s.a. Abort(us)
– Epidemiologie 183
– Inzidenz 183
Spontangeburt, Verletzungen, Blutungen, postpartale 370
Spotting 105–106
– s.a. Blutungen
– Mikropille 109
SRY-Gen 14–15
Stammzotten 169
ST-Analyse, CTG, suspektes 337
Stanzbiopsie
– Mamma 48
– Mammakarzinom, schwangerschaftsassoziiertes 280
– ultraschallgestützte, Mammakarzinom 487
Staphylococcus aureus
– Bakteriurie, asymptomatische 260
– entzündliche Erkrankungen 398
– Sepsis 416
– Tuboovarialabszess 414
– Wundinfektionen 415
Status
– asthmaticus, Schwangerschaft 253
– epilepticus, Phenytoin 266

Register

Stehtest, Kardiotokographie (CTG) 219
Steiß-Fuß-Lage 347
– Entbindung, vaginale 348
– intermediäre 347
– vollkommene 347
Steißlage
– Entbindung, vaginale 348
– reine 347
Steißteratome, Geburtsfortschritt, mangelnder 358
Stellung (Geburt) 314
Stellwehen 314
Sterbebegleitung
– Arzt-Patientin-Beziehung 505
– Psychoonkologie 504
Sterbefälle, gestationsbedingte 372–373
Sterilisation 142
– bei der Frau 142
– Komplikationen 142
– Kontraindikation 142
– beim Mann 142
– Pearl-Index 142
– Pelviskopie 52
– vorausgegangene, Extrauteringravidität 192
Sterilität 147–152
– Ätiologie 147
– Definition 145
– Diagnostik, endokrinologische 148
– – bei der Frau 149–150
– – beim Mann 147–149
– – ovarielle 149
– – psychosomatische 154
– – tubare 149
– – uterine 149
– – vaginale/zervikale 149
– Ejakulat, Diagnostik 147
– Endometriose 427–428
– Epidemiologie 147
– FSH 148
– Hypogonadismus 148
– – hypogonadotroper 148
– Hypogonadotropinämie 148
– hypophysäre Störungen, Gonadotropine 151
– LH 148
– Ovarialzysten 149–150
– Paraovarialzysten 150
– psychische Aspekte 152–155
– psychogene 153
– TSH 148
– zervikales Sekret 149
– Zyklusverlaufskontrolle 150
Sterilitätstherapie
– Ängste 153–154
– Balint-Gruppen-Arbeit 155
– Diagnostik 154–155
– Entspannungsverfahren 155
– Erstgespräch 154
– Gesprächsvoraussetzungen 155
– Informationsangebote 155
– Partnerbeziehung 154
– psychische Belastungen 153–154
– Psychopharmakologie 155
– psychosoziale Beratung 155
– Psychotherapie 155
– Selbstwertgefühl 154
– Sexualanamnese 154
– Sexualtherapie 155
– sexuelle Funktionsstörungen 154

Sternengucker, Deflexionshaltung 343
Sternenhimmel, Herpes zoster 273
Steroidhormone
– Biosynthese 23
– gewebespezifische Effekte 72
– Koaktivatoren 72
– Korepressoren 72
– ovarielle, Serumspiegel 102
– Rezeptoren 71–72
Steroidstoffwechsel, Störungen 22–24
Stickstoffmonoxid (NO), Uterusdurchblutung, Schwangerschaft 199
Stieldrehung
– Abdomen, akutes 532
– Abdominalschmerzen 58
Stillamenorrhö 376
Stillen/Stillzeit 376–380
– emotionale Bindung 377
– Hyperprolaktinämie 376
– Infektionen 378
– kontrazeptive Wirkung 131
– Mamillensekretion 62
– Mammakarzinom 281
– Mastitis 379
– Medikamente 378–379
– Oxytocin 378
– Pflege 378
– Physiologie 377
– Position 378
– praktische Tipps 377
– self demanding feeding 378
– Uterusrückbildung 377
– Vorteile 377
Stillstörungen 378
– Milchstau 378
– Wochenbett 394
Stimulationsphase, Uterusaktivität, geburtliche 315
Stirnkopfschmerz, Lochialstau 387
Stirnlage 315, 343
– Diagnostik 345
Stirnnaht 313
Stock-Tuch-Zeichen 210
Stoffwechselstörungen, Kleinwuchs 87
Strahlen, ionisierende, Abort 184
Strahlenbelastung/-dosis
– Mammographie 45
– QCT-Knochendichtemessung 125
Strahlentherapie
– Endometriumkarzinom 452–454
– Keimzelltumoren 475
– Mammakarzinom 490
– Ovarialkarzinom 471
– postoperative, Endometriumkarzinom 453
– Tumoren 432
– Vaginalkarzinom 438
– Vulvakarzinom 436
– Zervixkarzinom 443–444
Streak-Gonaden 17
– Swyer-Syndrom 19
– Ullrich-Turner-Syndrom 18
Streptokokken
– Amnioninfektionssyndrom 297
– Gruppe A, Erkrankungen 416
– Gruppe B, Schwangerschaft 271–272
– Sepsis 416
– Vulvitis 401
– Zervizitis 412
Stress, psychosozialer, Präeklampsie 299
Stressinkontinenz, Psychosomatik
✚ 28-2

Stresstest
– CTG 219
– Harninkontinenz 514
Striae
– distensae 201
– gravidarum 201, **202**
Stripping membranes, Geburtseinleitung 338
Stromazelltumoren, endometriale, Uterus 455
Struma, multinoduläre, Hyperthyreose 252
Stufenpräparate
– Einnahme(fehler) 134–135
– Kontrazeptiva, orale 134
– Nebenwirkungen 136
Stuhlinkontinenz 511
– s.a. Inkontinenz
Subfertilität
– Definition 145
– gynäkologische 150
– männliche 150
– Myome 447
Subinvolutio uteri
– Blutungen, Wochenbett 64
– Wochenbett 387
submentobregmatic diameter 343
Suchreflex 381
Sulfasalazin, Schwangerschaft 269
Swyer-Syndrom 17, **19**
– Amenorrhö 107
α-Sympathomimetika, Harninkontinenz 520
β-Sympathomimetika
– Nabelschnurvorfall 360
– Tokolyse 342
Symphysenlockerung/-schäden
– Blasenentleerungsstörungen 268
– NSAR 268
– Schwangerschaft 268
– Wochenbett 392
Symphysiotomie, Schulterdystokie 353
symptothermale Methode 131
– Pearl-Index 128, 131
Synechien, intrauterine, Abort 184
Synzytiotrophoblasten **167**, 168
– Corticotropin-Releasing-Hormon (CRH) 317
systemische Therapie
– Endometriumkarzinom 453
– Mammakarzinom 490–491
– Ovarialkarzinom 470–471
– Vaginalkarzinom 438
– Vulvakarzinom 436
– Zervixkarzinom 444
Szintigraphie 49

T

T_3/T_4, Schwangerschaft 208, **251**
Tachykardie
– Bein-/Beckenvenenthrombose, tiefe 390
– fetale, Kardiotokographie (CTG) 218, 329
– paroxysmale, Schwangerschaft 242
Tachypnoe, Neugeborene 384
Tacrolimus, Lichen sclerosus 433
Taldalafil, Erektionsstörung ✚ 31-3
Tamoxifen
– DCIS 480
– Mammakarzinom 491
– – metastasiertes 496
– Mastodynie 478

Tanner-Stadien
– Mamma, Entwicklung 82
– Schambehaarung, Entwicklung 83
Tastbefunde/-untersuchung
– bimanuelle 36–37
– Mamma 61
– rektale 37
– rektovaginale 37
– Unterbauch 60–61
TBG (Thyroxin-bindendes Globulin), Schwangerschaft 208
Teerzysten
– Endometriose 427
– Ovar 462
Tension-Free-Vaginal-Tape- (TVT-)Plastik, Harninkontinenz 522
Teratome
– Ovarien 473–474
– unreife, Ovarien 474–475
Terminalzotten 169
– Bau 170
– Gasaustausch, fetomaternaler 169
Terminüberschreitung, Geburtseinleitung 338
Tertiärfollikel 98–99, 167
Tertiärzotten, Plazenta 169
testikuläres Regressionssyndrom 24–25
– Differenzialdiagnose 24
testisdeterminierender Faktor (TDF) 14–15
Testosteron 75, **76**
– Adipositas 72
– Geschlechtsentwicklung 15
– Hirsutismus 111
– Hyperandrogenämie 150
– Leydig-Zwischenzellen 15
– Normalwerte 40
– pathologische Veränderungen 150
– PCO-Syndrom 109
– Postmenopause/Senium 79
– Pseudohermaphroditismus masculinus 21
– Zyklusstörungen 115
Testosteronrezeptoren, Urogenitaltrakt 520
Tetrahydro-11-desoxykortisol, AGS 25
TGFβ 117
Thalassämie/Thalassaemia major/minor 247
Theca
– externa 99
– folliculi 98–99
– interna 99
Thekazellen
– Androgene 78
– Corpus luteum 101
– LH 78
Thekazelltumor/Thekom 472
– Östrogenbildung 472
Thelarche 82
Thoraxaufnahme 48
Thoraxumfang, Plazentainsuffizienz 78
Thrombektomie, Bein-/Beckenvenenthrombose 390
Thrombembolie
– Antikoagulanzientherapie 244
– Mehrlingsschwangerschaft 295
– Perimenopause, Hormontherapie 121
– Schwangerschaft 243–245
– venöse, Schwangerschaft 243
– Wochenbett 390

Thrombolyse, Bein-/Beckenvenenthrombose 390
Thrombophilie
– Abort 184
– – habitueller 309
– Fruchttod, intrauteriner 309
– HELLP-Syndrom 309
– hereditäre 309
– Präeklampsie 309
– Schwangerschaft 244
– Schwangerschaftserkrankungen, hypertensive 301
Thrombophlebitis
– Fieber 389
– Kontrazeptiva, hormonelle, Kontraindikationen 133
– Wochenbett 390
Thrombose
– Fieber 389
– Lupus erythematodes 270–271
– Perimenopause, Hormontherapie 121
– Plazentainsuffizienz 287
– Prophylaxe, Schwangerschaft 244
– Schwangerschaft 309
– Wochenbett 390
Thrombozytenzahl, Schwangerschaft 248
Thrombozytopenie
– Erkrankungen, systemische 250
– hämolytisch-urämisches Syndrom (HUS) 305
– HELLP-Syndrom 304
– heparininduzierte (HIT) 249–250
– – Schwangerschaft 244
– Lebererkrankungen 256
– Niereninsuffizienz, chronische 262
– Präeklampsie 304
– Schwangerschaft 249
Thymidylatsynthese, Störung, Anämie, megaloblastäre 246
Thyreoidea-stimulierendes Hormon s. TSH
Thyreoiditis
– postpartale 252–253
– subakute de Quervain, Hyperthyreose 252
Thyreostatika, Stillzeit 379
Tietze-Syndrom, Mastodynie 477
Tinea inguinalis, Dermatitis, perivulväre 400
TNF-α, Schwangerschaft 270
TNF-α-Fusionsproteine, Schwangerschaft 270
TNM-Klassifikation
– Borderline-Tumoren 467
– Mammakarzinom 485–486
– Ovarialkarzinom 467
– Tumoren/tumorartige Veränderungen 432
– Zervixkarzinom 440
Toilettentraining, Harninkontinenz 519
Tokolyse/Tokolytika 342
– CTG, suspektes 336
– Frühgeburt 287
– Geradstand, hoher 345
– Kontraindikationen 342
– Medikamente 342
– medikamentöse, Indikationen 341
– Mehrlingsschwangerschaft 295
– Placenta praevia 291
– Wehentätigkeit, vorzeitige 341
Tokometrie, Wehenmessung 314
Tonsillitis, A-Streptokokken 416

TORCH/TORCHL 273
Totgeburt 183
– Abstillen 380
– Arthritis, rheumatoide 269
Totimpfstoffe, Schwangerschaft 220
toxic shock-like syndrome (TSLS), A-Streptokokken 417
Toxoidimpfstoffe, Schwangerschaft 220
Toxoplasmose 273
– Abort 184
– fetale 273
TPHA-Test, Lues 420
Traktionszystozele 526
TRAM-Lappen, Mastektomie-Rekonstruktion 55
Transaminasen
– HELLP-Syndrom 304
– Lebererkrankungen 256
– Präeklampsie 304
Transfusion, fetale, intrauterine 236
Transfusionssyndrom, fetofetales s. fetofetales Transfusionssyndrom
Transkriptionsfaktoren 71
Translokation, Chromosomen 17
Transposition der großen Gefäße, Praxisfall 237
Transsexualität 16, ✚ 31-10–31-11
– Transformationsbehandlung, chirurgische ✚ 31-11
Transsexuellengesetz (TSG) 177
Transsudationsfluor 60
Trastuzumab
– Mammakarzinom 491
– – metastasiertes 498
Treponema pallidum 278
– Schwangerschaft 271
TRH-Test, Zyklusstörungen 113
Trichloressigsäure, Kondylome 403
Trichomonas vaginalis/Trichomoniasis 408–409
– Fluor 412
– Kolpitis, Fluor 60
– Schwangerschaft 271
– Vaginalabstrich 411
Trigeminusneuralgie, Carbamazepin 266
Trinkschwäche, Stillhinderisse 378
Triple-Test 232
– Chromosomenanomalien 220
– Chromosomenstörungen 175, 220
– Schwangerschaft 220
Triptorelin
– Dosis/Applikation 74
– Endometriose 427
Trisomie 13 (Patau-Syndrom), Triple-Test 220
Trisomie 18 (Edwards-Syndrom) 174
– Triple-Test 220
Trisomie 21 (Down-Syndrom) 174, 233, 292–293
– AFP 232
– Estriol 232
– β-hCG 232
– Kleinwuchs 86
– Nackentransparenz 232, 233
– Praxisfall 237
– Softmarker, sonographischer 233
– Triple-Test 220, 232
Trisomie(n) 16
Trophoblast 168
– hCG-Produktion 165
trophoblast glue 171

Trophoblasterkrankungen 456–458
– maligne, Therapie 458
– prognostische Kriterien 457
– Stadieneinteilung 457
Trophoblastinvasion, vaskuläre, Schwangerschaft 199–200
Trophoblastpersistenz, Tubargravidität 195
Trophoblasttumoren
– FIGO-Klassifikation 457
– hCG 457–458
– Methotrexatresistenz 458
– Nachsorge 458
– Plazenta 456, 458
– Therapieentscheidung, WHO-Punktesystem 458
Trophoblastzellen
– extravillöse 169
– Invasionspotenz, Plazentaverankerungsstörungen 171
Trypsininhibitor, urinärer (UTI)
– Schwangerschaft 200
– Zervixreifung 201
TSH (Thyreoidea-stimulierendes Hormon) 74
– pathologische Veränderungen 150
– Schwangerschaft 208, 251
– Sterilität 148
TSH-Rezeptor-Antikörper (TRAK), Plazentagängigkeit 252
Tuba uterina (Salpinx) 9–10
Tubargravidität 166, 192, 193–194
– s.a. Extrauteringravidität
– ampulläre 194
– Blutungen, vaginale 194
– Differenzialdiagnose 185
– Fertilität 195
– isthmische 194
– kornuale (interstitielle) 194–195
– Methotrexat 194
– Pelviskopie 52
– Salpingitis 415
– Schock, hämorrhagischer 194
– Trophoblastpersistenz 195
– Tubarabort/-ruptur 194
– Unterbauchschmerzen 194
Tuben 5, 9–10
– Adenomatoidtumoren 460
– Anatomie 9–10
– Gefäß- und Nervenversorgung 11
– Hämangiome 460
– Histologie 10
– Karzinosarkome 461
– Leiomyome 460
– Leiomyosarkome 461
– Lymphangiome 460
– Sonographie 8
– Tastuntersuchung, bimanuelle 37
– Veränderungen, Menstruationszyklus 103
Tubendurchgängigkeit, Pelviskopie 52
Tubenhydrops, Tubenkarzinom 460
Tubenkarzinom 460–461
– FIGO-Klassifikation 461
– Fluor 60
– Implantationsmetastasen, peritoneale 460
– Sonographie 460–461
Tubenkoagulation 142
Tubensterilisation, Pearl-Index 128
Tubenveränderungen, benigne 459–460
Tubenverschluss, Sterilität 147

Tuberkelbakterien, Tuboovarialabszess 414
Tuberkulose 254–255
Tuberkulostatika, Stillzeit 379
Tuboovarialabszess 414
– Abdomen, akutes 532
– Differenzialdiagnose 469
– β-hCG-Test, negativer 193
– Ultraschallbefunde 40
Tumorektomie, Mamma 53–54
Tumoren/tumorartige Veränderungen s.a. Karzinome/Krebserkrankungen
Tumoren/tumorartige Veränderungen 431–507, ✚ 137
– Antihormontherapie 432
– Chemotherapie 432
– echoarme, glatt begrenzte, Ultraschallbefunde 40
– FIGO-Klassifikation 432
– Genitalblutungen 535
– – Kindesalter 92
– genitale/gynäkologische, Abdominalschmerzen 58
– – Schwangerschaft 279–283
– Mamma 61
– mütterliche, Lageanomalien, geburtswidrige 346
– Nachsorge 432
– Strahlentherapie 432
– Therapie, adjuvante/systemische 432
– TNM-Klassifikation 432
– Unterbauch 60–61
Tumorulkus, Vulvakarzinom 434
Turner-Mosaik, Differenzialdiagnose 21
Turner-Syndrom, Kleinwuchs 86
Turtle-neck-Zeichen, Schulterdystokie 352
Typ-1-Diabetes
– Frühgeburt 287
– Plazentainsuffizienz 287
– Präeklampsie 299

U
Übelkeit, Kontrazeptiva, hormonelle 137
Überernährung, Zyklusstörungen 110
Überlaufinkontinenz 513–514
Übertragung 180, 342–343
– Ferguson-Reflex 342
– Fruchtwassermenge, sonographische Bestimmung 343
– Non-stress-Kardiotokographie 343
– Sectio caesarea 343
– Überreifesyndrom 342
– Zervixbefund 343
Überversorgung, Gesundheit ✚ 30-6
Ulkusmittel, Stillzeit 380
Ullrich-Turner-Syndrom 17, 18–19
– Gestagene 19
– Östrogene 19
– Streak-Gonaden 18
Ultraschalluntersuchung s. Sonographie
Unfallverletzungen, Genitalblutungen 535
Unterbauch
– Schwellungen 60–61
– Tastbefunde 60–61
Unterbauchschmerzen 57–58
– Abortus imminens 185
– akute, Differenzialdiagnose 193
– – β-hCG-Test, positiver/negativer 193

Register

- chronische, Psychosomatik ✚ 28-2
- Endometriose 426
- Pelviskopie 52
- Schwangerschaft **62**
- Tubargravidität 194
- Ursachen 58
- Uterussarkom 455
- zervikale Gravidität 196

Unterbauchtumor(en) 60–61
- palpabler, Differenzialdiagnose 61

Unterernährung
- Kleinwuchs 87
- Zyklusstörungen 110

Unterkörper, Untersuchung 31, **33–34**, **36–37**

Untersuchung(en)
- apparative, Mamma 44–46
- bimanuelle 36–37
- gynäkologische 31–41, 371
- – Ablauf 31–32
- – Befunddokumentation 37
- – Kindesalter 40
- – Postmenopause 123
- – Zyklusstörungen 113
- klinische, Mamma 42–49
- laborchemische 39–40
- spezielle 31
- vaginale, Geburt 321
- – Geburtsüberwachung 327
- – Mutterschaftsrichtlinien 221
- – Schwangerschaft 214–215

UPD-Glukuronyltransferase, Hyperbilirubinämie, Neugeborene 385

Urapidil, Schwangerschaftserkrankungen, hypertensive 303

Uratsteine 261

Ureaplasma urealyticum, Amnioninfektionssyndrom 297

Ureter 5, 510

Ureterkompression, Schwangerschaft 206

Urethra 5, 510
- hypotone, Harninkontinenz 516

Urethradruckprofilmessung, Harninkontinenz 515, 517

urethrale Hilfsmittel, Harninkontinenz 521

Urethralkarunkel, VIN 433

Urethritis
- Chlamydien 271
- Gonokokken 271

Urethrozystoskopie 52
- Harninkontinenz 518

Urkeimzellen 13

Uroflowmetrie, Harninkontinenz 516

Urogenitaltrakt
- intersexueller, Prader-Klassifikation 21
- Östrogenrezeptoren 520
- Progesteronrezeptoren 520
- Testosteronrezeptoren 520

Urogynäkologie 509–523

Urolithiasis 261
- Abdomen, akutes 532
- β-hCG-Test, negativer 193

Urosepsis, Pyelonephritis 260

uterine Anpassungsvorgänge, Geburt 315

uteroplazentare Arterien, Adaptation 171

uteroplazentare Durchblutung, Störung 171–172

Uterotonika
- Hypermenorrhö 116
- Menorrhagie 116

Uterus 5, **8–9**, 10
- Adenomyom 447
- Anatomie 8, 96
- Aplasie 18
- arcuatus 28
- – Beckenendlage 348
- bicornis, Abort 240
- – – unicollis 28
- Blutversorgung 96
- duplex 28
- – bicornis 28
- – Sterilität 147
- – Ultraschallbefunde 40, 150
- – Durchblutung, Schwangerschaft 199
- Fehlanlagen, Sterilität 147
- Fehlbildungen 28–29
- – Abort 184
- – Frontalschnitt 9
- – Gefäß-/Nervenversorgung 9
- – Histologie 9
- – Leiomyomatose, diffuse 447
- – myomatosus s. Myome
- – Nachräumung 50
- – Rückbildung, Stillen 377
- – septus 28
- – Sonographie 38, ✚ 117
- – subseptus 28
- – Beckenendlage 348
- – Tastuntersuchung, bimanuelle 36
- – Überdehnung, Frühgeburt 340
- – Ultraschallbefunde, pathologische 150
- – unicollis 28
- – Wachstum, Schwangerschaft 199
- – Wachstums-/Dehnungsschmerz 62

Uterusaktivität
- Erregungsleitung 315
- Kontraktion, Steuerung 315

Uterusanomalien s. Uterusfehlbildungen

Uterusatonie, Blutungen, postpartale 64, 368, **369–370**

Uterusfehlbildungen
- Abort 184
- – habitueller 247
- – Frühgeburt 340
- Lageanomalien, geburtswidrige 346–347
- Sterilität 147
- Wendung, äußere, Kontraindikationen 349

Uteruskompression nach Hamilton, Spätatonie 388

Uteruslageanomalien, Dysmenorrhö 110

Uterusmyom s. Myome

Uterusoperationen, Wendung, äußere, Kontraindikationen 349

Uterusperforation
- Kürettage 187
- Schwangerschaftsabbruch 191
- Vergewaltigung 537

Uterusrückbildung, verzögerte, Blutungen, Wochenbett 64

Uterusruptur
- Blutungen, intrapartale 361
- – postpartale 64, 368
- Bradykardie, fetale 361
- drohende 361
- eingetretene 361
- Lupus erythematodes 270

- Sectio caesarea 366
- Unterbauchschmerzen 69

Uterussarkome 453–456
- Haemangiosis carcinomatosa 456
- Metastasierung 455
- Müller-Mischtumoren 456
- myometrane Infiltration 455

Uterustamponade, prostaglandingetränkte, Spätatonie 388

Uterustumoren, Kontrazeptiva, hormonale 138

Uterusveränderungen
- benigne 445–450
- maligne **450–456**

Uteruszeichen, Schwangerschaft 209

UTI (urinärer Trypsininhibitor), Schwangerschaft 200

V

Vagina 5, **7**
- Atresien 18
- Austastung 35–36
- Durchblutung 210
- Entzündungen 406–411
- Fehlbildungen **27–28**
- Gefäß-/Nervenversorgung 7–8
- Histologie 7
- Östrogen-/Gestageneinfluss 7
- pH-Wert 7, 407
- – Blasensprung, vorzeitiger 35
- – Infektionen 35
- Präkanzerosen 437
- trockene, Vulvakarzinom 434
- Veränderungen, Menstruationszyklus 103
- – schwangerschaftsbedingte 201

Vaginaefixatio sacrospinalis, Genitaldeszensus 530

Vaginal... s.a. Scheiden...

Vaginalabstrich
- Aminvaginose 410
- bakteriologische Kultur 407
- Candidose 409
- Mikroskopie 407
- Trichomoniasis 411

Vaginalaplasie 18, 28–29
- Amenorrhö 107

Vaginalatresie
- Abdomen, akutes 532
- Abdominalschmerzen 58
- Ultraschallbefunde 40

Vaginalblutungen s. Blutungen, vaginale

vaginale intraepitheliale Neoplasie s. VAIN

vaginale Schürfung, Blutungen, postpartale 64

Vaginalepithel, Östrogen-/Gestageneinfluss 7

Vaginalgeburt, Beckenendlage 349–350

Vaginalhämatom, Blutungen, postpartale 64

Vaginalkarzinom 436–438
- Brachytherapie 438
- Diethylstilbestrol (DES), Exposition, intrauterine 92
- endometrioides 437
- FIGO-Klassifikation 437
- Histologie 437
- 5-Jahres-Überlebensrate 438
- Komplikationen, postoperative 438
- kondylomatöses 437
- Lokalisation 437
- mesonephrogenes 437

- Pathogenese 437
- plastisch-rekonstruktive Verfahren 438
- Prognose 438
- Strahlentherapie 438
- Therapie 438
- – systemische 438
- verruköses 437

Vaginalovula, Candidose 408

Vaginalring 136
- Anwendung 136
- Pearl-Index 128

Vaginalriss
- Blutungen, postpartale 368, **370**
- Schulterdystokie 352

Vaginalschlingen, spannungsfreie, Harninkontinenz 522

Vaginalseptum 28

Vaginalsonographie
- Blasenmole 457
- Endometriumkarzinom 452
- Kystom 465
- Ovarialkarzinom 468–469
- Perimenopause 119
- Postmenopause 122
- Schwangerschaft 226
- Wehentätigkeit, vorzeitige 341

Vaginalvarizen, Schwangerschaft 201

Vaginalzytologie 34–35
- Funktionsdiagnostik, hormonelle 35

Vaginismus ✚ 31-10
- Psychosomatik ✚ 28-2

Vaginitis 406–411

Vaginopexie, paravaginale, Genitaldeszensus 529

Vaginose s. Kolpitis

Vaginoskop mit Lichtquelle 41

Vagusreiz, Herzfrequenz, fetale 217

VAIN (vaginale intraepitheliale Neoplasie) 437–438
- Therapie 437–438

Vakuumbiopsie, Mamma 48

Vakuumentbindung 361–362, 364, ✚ 140
- s.a. Entbindung

Vakuumglocke 363
- soft cap 363

Vakuuminstrument, Kiwi-System 363

Valproinsäure, Epilepsie 265–266

Vardenafil, Erektionsstörung ✚ 31-3

Varikose
- Kompressions-/Sklerosierungstherapie 243
- Kontrazeptiva, hormonelle, Kontraindikationen 243
- Schwangerschaft 205, 243

Varizellensyndrom, fetales 273

vascular endothelial growth factor (VEGF), Uterusdurchblutung, Schwangerschaft 199

Vasektomie, Pearl-Index 128

Vasodilatation, Östrogene 70

Vasopressin s. ADH

VDRL-Test, Lues 420

Veit-Smellie-Handgriff, Beckenendlage 350–351

Venaumbilicalis, Doppler-Sonographie 288

Venacava-Kompressionssyndrom **242–243**
- Bradykardie, fetale 243
- Geburtsüberwachung 327
- Hypoxie, fetale 327

– Plazentainsuffizienz 287
– Schwangerschaft 205
– Sectio caesarea 364
– Wendung, äußere 349
Venen, fetale, Doppler-Sonographie 288
Verbrauchskoagulopathie, Blutungen, postpartale 64
Vergewaltigung 536–537
– Diagnostik/Dokumentation 537
– Genitalblutungen 534
– IUP/Pille danach 537
– Therapie 537
Verletzungen
– Genitalblutungen, Kindesalter 91–92
– Prophylaxe, Geburt 324–326
– Sectio caesarea 366
– Vulva 406–407
Vestibulumzysten 434
Vierzellstadium 167
VIN (vulväre intraepitheliale Neoplasie) 432–433
– Therapie 435
Virchow-Trias, Bein-/Beckenvenenthrombose 390
virilisierende Tumoren, Differenzialdiagnose 21
Virilisierung
– AGS 26
– Genitale, inneres 15
– Prophylaxe, adrenogenitales Syndrom 26
Virostatika, Stillzeit 379
Virushepatitis, Differenzialdiagnose 256
Viruskultur, entzündliche Erkrankungen 399
Visusstörungen, multiple Sklerose 264
Vitamin-B$_{12}$-Mangel, Anämie, megaloblastäre 246
Vitamin C, Schwangerschaftserkrankungen, hypertensive 301
Vitamin D, Epilepsie 266
Vitamin E, Schwangerschaftserkrankungen, hypertensive 301
Vitium cordis
– komplexes, Schwangerschaft 242
– konnatales, Stillhindernis 378
Volumengabe, Schwangerschaftserkrankungen, hypertensive 301
Volvulus, Abdomen, akutes 532
Vorderhauptslage 315, 343
– Diagnostik 345
Vorderwandplazenta, Wendung, äußere, Kontraindikationen 349
Vorhofseptumdefekt, Schwangerschaft 242
Vormilch 201
Vornamensänderung, Transsexuellengesetz ✚ 31-1
Vorsorgeuntersuchungen, Schwangerschaft 221
Vorwehen 314
Vulva
– Dermatosen 406
– Durchblutung 210
– Lichen planus erosivus 405
– – sclerosus et atrophicans 91, 405
– Präkanzerosen 406
– Veränderungen, Schwangerschaft 201
– Verletzungen 406–407
Vulvadystrophie, atrophische 433–434

Vulvaendometriose, VIN 433
Vulvahämatom, Blutungen, postpartale 64
Vulvakarzinom 434–436
– Chemotherapie 436
– FIGO-Klassifikation 434
– HPV-negatives 434
– HPV-positives 434
– 5-Jahres-Überlebensrate 436
– Lymphonodektomie 436
– – bilaterale, inguinofemorale 436
– Metastasierung 436
– operative Empfehlungen 436
– postoperative Probleme 436
– Rezidiv 436
– Sentinel-Lymphknoten-Biopsie 435
– Strahlentherapie 436
– systemische Therapie 436
– Vulvektomie, radikale 435
Vulvavarizen, Schwangerschaft 201
Vulvazysten 434
– epidermale 434
Vulvitis 400–406
– A-Streptokokken 401, 416
– Blutungen 63
– Brennen 400
– Candidose 400–401
– Dermatosen 404–406
– Diagnostik 400
– Erreger 398
– Follikulitis 402
– Juckreiz 400
– Kindesalter 90–91
– Lichen sclerosus 404–405
– pustulosa, Candida albicans 401
– Schmerzen 400
– sexueller Missbrauch 91
– Symptome 400
– Verlauf 400
Vulvovaginitis, Kindesalter 90–91

W

Wachstum, fetales 178, 180
Wachstumshormonmangel, Kleinwuchs 86
Wachstumsretardierung, fetale/intrauterine
– s.a. Entwicklungsstörungen/-verzögerung
– Beckenendlage 348
– Colitis ulcerosa/Crohn-Krankheit 258
– Doppler-Sonographie 216
– Frühgeburt 286
– Geburtseinleitung 338
– HELLP-Syndrom 304
– Lupus erythematodes 270
– Mammakarzinom, schwangerschaftsassoziiertes 280
– Niereninsuffizienz, chronische 262
– Plazentainsuffizienz 172, 287–288
– Präeklampsie 304
– Praxisfall 237
– Reifung, suboptimale 180
– Zwillingsschwangerschaft 182
Wachstumsschub
– IGF 1 82
– Pubertät 82
– Sexualhormone 82
Wachstumsstörungen 86–89
– Kleinwuchs 86
Wassergeburt 326
Watteträger, Abstrichuntersuchung 34

Wechseljahre 118–119
Wehenentwicklung, Listeriose 276
Wehenfrequenz/-stärke 334
Wehenhemmung s. Tokolyse
Wehenmessung, Tokometrie 314
Wehenschwäche, sekundäre, Blutungen, atonische 388
Wehen(tätigkeit)
– Ablauf 314
– Arten 313–314
– Dauer 314
– – zu kurze 335
– Dokumentation 323–324
– Formen 314
– – pathologische 335
– Frühgeburt 286
– Geburtsüberwachung 334–335
– Geburtsverlauf, protrahierter 335
– Hyperstimulation 335
– Hypoxie, fetale 327
– ineffiziente, Geburtsfortschritt, mangelnder 358
– Kardiotokographie 217
– Nabelschnur, Vorliegen 359
– Oxytocin 317
– Regulation, endokrine 317–318, ✚ 127
– Stärke 314
– Unterbauchschmerzen 62
– vorzeitige, Blutungen 63
– – B-Streptokokken 271
– – Frühgeburt 341–342
– – Mammakarzinom, schwangerschaftsassoziiertes 280
– – Muttermunderweiterung 341
– – Tokolyse 341
– – Vaginose, bakterielle 271
– – Zervixverkürzung 341
– – Zervizitis 272
– Wendung, äußere, Kontraindikationen 349
Weichteile, Flexibilität, Geburtsdauer, abnorme 355
Weichteilrohr, Geburtsweg 312
Weichteilsarkom, alveoläres, Vulvakarzinom 435
Wendung, äußere
– Beckenendlage (BEL) 348
– Blasensprung 348–349
– Bluttransfusion, fetomaternale 348–349
– Vena-cava-Kompressionssyndrom 349
Wertheim-Meigs-Operation
– Komplikationen 444
– Zervixkarzinom 443
wet lung, Neugeborene 385
Wharton-Sulze 176
WHO-Klassifikation
– Amenorrhö 107
– Endometriumkarzinom 452
– Ovarialtumoren 461
wide excision, Mamma 53–54
Wiedemann-Beckwith-Syndrom 146
von-Willebrand-Syndrom, Hypermenorrhö 108
Wilson-Syndrom 257
– Kayser-Fleischer-Kornealring 257
– Leberzirrhose 257
– D-Penicillamin 257
Windei 187, 188
– s.a Blasenmole

Windeldermatitis 89, ✚ 123
– Clotrimazol/ Nystatin 90
Wirbelstauchungsfraktur, Osteoporose 123
Wirtschaftlichkeit, Gesundheit ✚ 30-5
Wochenbett 375–394
– Befunde, klinische 376
– Bein-/Beckenvenenthrombose 390
– Belastungen 376
– Blutungen 63–65
– Depression 393
– Erkrankungen/Störungen 393
– – endokrinologische 391
– – psychische 393–394
– Fieber 389
– Fundusstand 376
– Harninkontinenz 392
– Harnverhalt 392
– Harnwegsinfektionen 392–393
– Heultage 393
– hormonelle Umstellungen 376
– Hypophysenvorderlappen 376
– Komplikationen 387–394
– Lochien 376
– Lungenembolie 391
– Lupus erythematodes 271
– multiple Sklerose (MS) 264
– Ovar 376
– Ovarialvenenthrombose 391
– Ovulation 376
– Psychose 393
– psychosomatische Aspekte 394
– rooming in 394
– Rückbildungsverzögerung 376
– Rückbildungsvorgänge 375–376
– – extragenitale 376
– self demand feeding 394
– Spätatonie 388
– Stillstörungen 394
– Symphysenschäden 392
– Thrombembolie 390
– Thrombophlebitis 390
– Thrombosen 390
– Verlauf, normaler 375–376
– – pathologischer 387–394
– Zervix 376
Wolff-Gänge (mesonephric ducts) 15
– Entwicklung 16
– Rückbildung 16
Woods-Manöver, Schulterdystokie 352
WT1 15
WT1-Gen, Denys-Drash-Syndrom 17
Würfelpessare, Deszensus 528
Wundgefühl, VIN 433
Wundinfektionen
– postoperative 415–416
– Sectio caesarea 368

X

X0-Gonadendysgenesie 17
X0-Mann **26**
– Differenzialdiagnose 21
X-Chromosomen 14
XX-Gonadendysgenesie 17, **19**
XX-Mann **26**
– Differenzialdiagnose 21
XY-Gonadendysgenesie 17, **19**
– Differenzialdiagnose 21

Y

Y-Chromosom 14

Register

Z

Zangemeister-Handgriff 214
– Geburt 322–323
– Geradstand, hoher 345
Zavanelli-Manöver, Schulterdystokie 353
Zeichnen, Geburt, bevorstehende 200, **321**
Zeichnungsblutung 63
Zentromer 15
zephalopelvines Missverhältnis, Sectio caesarea 366
Zerebellumdurchmesser, Plazentainsuffizienz 288
Zerebralparese, Neugeborene 327
zerebrovaskuläre Erkrankungen, Postmenopause 125
Zerklage, Geburtsfortschritt, mangelnder 356
zervikale intraepitheliale Neoplasie s. CIN
zervikale Sekretion
– Spermien, Aszension 146
– Sterilität 149
Zervikalgravidität 192
Zervix 8
– Dehnung, Geburtseinleitung 338
– Remodeling, Geburtsdauer, abnorme 355
– Veränderungen, Menstruationszyklus 103
– Vernarbungen, Geburtsfortschritt, mangelnder 356
– Vordehnung, Laminaria-Stifte 187
– Wochenbett 376
Zervixabstrich, Abort, habitueller 190
Zervixatresie 18
– Ultraschallbefunde 40
Zervixbefund, Übertragung 343
Zervixblutung, Schwangerschaft 63
Zervixdrüsen, Beeinträchtigung, Sterilität 147
Zervixdysplasie, HPV-Infektion 271
Zervix(er)öffnung
– Frühgeburt 286
– stille, Frühgeburt 286
Zervixgravidität 166, **196**
– s.a. Extrauteringravidität
– Blutungen, vaginale 196
– Unterbauchschmerzen 196
Zervixinsuffizienz
– Abort 184, 240
– Bishop-Score, modifizierter 215
Zervixkarzinom **439–444**
– Abstrich 441
– adenosquamöses 440
– Ausfluss, fleischwasserfarbener 441
– Chemotherapie 444
– Defäkationsbeschwerden 441
– Erythroplakie 441
– Fernmetastasierung 444
– FIGO-Klassifikation 440
– Fluor 60
– frühinvasives 439
– Genitalblutungen 534
– Gestagene 126
– Histologie 440
– HPV-Diagnostik 440–441
– Hysterektomie 442
– invasives 439
– – Differenzialdiagnose 185
– – 5-Jahres-Überlebenszeit 432
– jodnegative Areale 441

– Klassifikation, kolposkopische 442
– Kolposkopie 441
– Kontakttherapie 444
– Kontrazeption, hormonale 138
– Lymphknotenmetastasierung 442
– Lymphonodektomie, pelvine 442
– Metrorrhagie 106
– Östrogene 126
– Piver-Operation 442
– Radikaloperation, abdominale 443–444
– Radiochemotherapie 444
– Rauchen 440
– Schwangerschaft 282
– Staging, prätherapeutisches 442
– Standardoperation 442
– Strahlentherapie 443–444
– systemische Therapie 444
– TNM-Klassifikation 440
– Trachelektomie 443
– Wertheim-Meigs-Operation 443
– Zytodiagnostik 441
Zervixlänge
– Frühgeburt 227
– Pränataldiagnostik 227
Zervixmyome
– Geburtsfortschritt, mangelnder 356
– Sectio caesarea 366
Zervixpessar 139
Zervixreifung
– Beurteilung, Bishop-Score 322
– Schwangerschaft 201
– Zervizitis 272
Zervixriss, Blutungen, postpartale 64, 368, **370**
Zervix-Score nach Insler 104
– Ovulationstermin, Bestimmung 104
Zervixsekret
– Beobachtung, Kontrazeption 130–131
– Farnkrautphänomen 103
– Insler-Score 149
– Spinnbarkeit 130
Zervixuntersuchung, Schwangerschaft 214–215
Zervixveränderungen/-tumoren 438–444
– Schwangerschaft 200–201
Zervixverkürzung
– Frühgeburt 286
– Wehentätigkeit, vorzeitige 341
Zervixverletzungen
– Kürettage 187
– Schwangerschaftsabbruch 191
Zervizitis **412–413**
– Aszension 412
– Blutungen 63
– Chlamydien 271
– Erreger 398
– Fluor 60
– Frühgeburt 286
– Gonokokken 271
– Metrorrhagie 106
– Schwangerschaft 272
ZNS-Fehlbildungen, Pränataldiagnostik 228–230
Zoledronat
– Mammakarzinom 491
– – metastasiertes 498
Zona pellucida 99, 146, 167

Zotten
– mesenchymale 169
– Plazenta 169, 173
Zottenmakrophagen (Hofbauer-Zellen) 170
Zottenreifungsstörungen 169
Zusatzleistung/Zuzahlung/IGEL-Leistungen ✚ 30-6
Zweiphasenpräparate
– Einnahme(fehler) 134–135
– Kontrazeptiva, orale 133–134
Zweizellstadium 167
Zwerchfelldefekte, Pränataldiagnostik 231
Zwillinge/Zwillingsschwangerschaft 181
– Blasensprung, vorzeitiger 296
– Chorionizität 181
– Doppler-Sonographie 217
– fetofetales Transfusionssyndrom (FFTS) 182, **296**
– Fettleber 295
– Fruchttod, intrauteriner 182, **296**
– Frühabort 181–182, 296
– Geburt, zweizeitige 296
– Hellin-Regel 294
– Inzidenz 294
– mono-/dizygote 181
– monoamniote 182
– – Geburtsmodus 353–354
– – Sectio caesarea 366
– monochoriale, Sectio caesarea 354
– Nabelschnurumschlingung 296
– Nachgeburt 355
– Plazentainsuffizienz 295
– Plazentation 181
– Risiken/Verlauf 181–182
– Schwangerschaft, heterotope 191
– siamesische 181, 354
– – Sonographie 227
– Spätabort 296
– Wachstumsretardierung, intrauterine 182
Zwillingsgeburt 354–355
– Beckenendlage 353
– conjoined twins 354
– Entbindung 354
– Placenta praevia 354
– Sectio caesarea 354
Zwillingsplazenta
– dichoriale 181
– monoamniale 181
Zwischenblutungen 105–106
– Intrauterinpessare 141
– Kontrazeptiva, hormonelle 137
Zyanose, Neugeborene 384–385
Zygote 166–167
Zyklus s. Menstruationszyklus
Zyklusstörungen 104–116
– abklärungsbedürftige 112
– Abrasio 50, 115, **116**
– ACTH-Test 113
– Allgemeinmaßnahmen 115
– anovulatorische 112
– Clomifentest 115
– Dexamethason-Kurztest 116, 123
– DHEAS, erhöhtes 115
– Einschätzung 112–116
– Endometriumablation 116
– Endometriumbiopsie 115
– Estradiol, erniedrigtes 115

– Formen 106
– FSH 115
– Funktionstests, hormonelle 112–113
– Genitalblutungen 534
– GnRH-Test 113, 115
– Gonadendysgenesie 18
– Gonadotropine 115
– Hormonbestimmungen 114
– Hormontherapie 109, 115–116
– Hysteroskopie 115
– Intrauterinpessare, gestagenbeschichtete 116
– Knipsbiopsie 115
– Kolposkopie 115
– LH 115
– Myomembolisation 116
– Myomenukleation 116
– Östrogen-Gestagentest 114–115
– perimenopausale 110
– Prolaktin 114–115, 151
– pubertäre 110
– Sterilität 150
– Testosteron, erhöhtes 115
– Therapie, medikamentöse 115–116
– TRH-Test 113
– Untersuchung 112–115
– Vaginalsonographie 113
Zyklusuntersuchung, Abort, habitueller 190
Zyklusveränderungen, Perimenopause 118
Zystadenome
– muzinöse 465
– seröse 465
Zysten
– funktionelle, Ovar s. Ovarialzysten
– kleine, perlschnurartige, Ultraschallbefunde 40
– Mamma 476
– Mammasonographie 47
Zystenpunktion, Mamma 48
Zystenruptur
– Abdomen, akutes 532
– Abdominalschmerzen 58
Zystitis
– Abdominalschmerzen 58
– Puerperalfieber 65
– Schwangerschaft 259–260
Zystometrie
– Harninkontinenz 515
– Messprotokoll 516
Zystoskopie, Harninkontinenz 518
Zystozele 524
Zytodiagnostik
– Krebsfrüherkennungsuntersuchung 41
– Zervixkarzinom 441
Zytokinantikörper, Darmerkrankungen, chronisch-entzündliche 258
Zytokine
– Darmerkrankungen, chronisch-entzündliche 258
– Dezidua 167
– Zervixreifung 201
zytologischer Befund
– Mamma 43
– Münchner Nomenklatur 45
– PAP-Einteilung 42
Zytomegalie s. CMV-Infektion
Zytotrophoblast 168

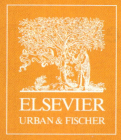

Ganz nah dran

Bestellen Sie in Ihrer Buchhandlung oder unter www.elsevier.de bzw. bestellung@elsevier.de

Tel. (0 70 71) 93 53 14
Fax (0 70 71) 93 53 24

www.elsevier.de

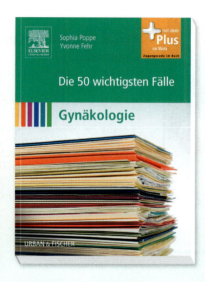

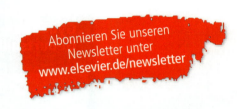

2009
224 S., 51 farb. Abb., kart.

Sophia Poppe, Yvonne Fehr
Die 50 wichtigsten Fälle Gynäkologie
mit Zugang zum Elsevier-Portal

Wenn Sie ganz nah am Geschehen in der Klinik sein wollen und außerdem vor Professor und Chefarzt glänzen möchten, bitte sehr: Jetzt gibt es die ultimative Fälle-Reihe für alle, die sich besonders systematisch und lösungsorientiert vorbereiten wollen:

- Die Fälle: 50 Fälle, die Ihnen garantiert in der Klinik begegnen werden - wir haben's geprüft und auf Sonderfälle verzichtet.
- Das 4-Seiten-Prinzip: 1 Seite Fall und dazu 3 Seiten Lösung. Systematisch nach farbig markiertem Frage-Schema - von der Verdachtsdiagnose zur Therapie
- Der Clou: Nachschlagen braucht's nicht mehr - wir liefern die Repetitoriumskapitel und farbige Bilder bei den Lösungen gleich mit
- Die Autoren: Wir sind junge Mediziner, die wissen wie in Tutorials und mündlichen Prüfungen gefragt wird

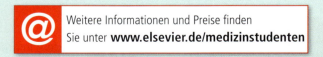

Medizinstudenten
Wissen was dahinter steckt. Elsevier.

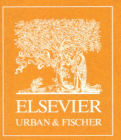

Ihre zuverlässigen Begleiter für die Facharztprüfung und im klinischen Alltag!

Bestellen Sie in Ihrer Buchhandlung oder unter www.elsevier.de bzw. bestellung@elsevier.de

Tel. (0 70 71) 93 53 14
Fax (0 70 71) 93 53 24

www.elsevier.de

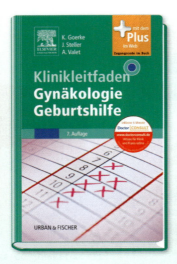

K. Goerke, J. Steller, A. Valet
Klinikleitfaden Gynäkologie und Geburtshilfe
Umfassend, praxisnah und kompakt:

- Alle für Klinik und Praxis wichtigen gynäkologischen Themen in organbezogener Darstellung
- Kapitel zur Geburtshilfe: Schwangerschaft, Geburt, Geburtshilfliche Operationen und Wochenbett
- Inklusive Genetik und Pränataldiagnostik
- Spezialkapitel: Neonatologie, Gynäkologische Endokrinologie, Kontrazeption, Urogenitale Erkrankungen, Kinder- und Jugendgynäkologie und Sexuelle Störungen

2010
842 S., 238 Tab., 151 Abb., Kst./PVC.
ISBN 978-3-437-22213-9

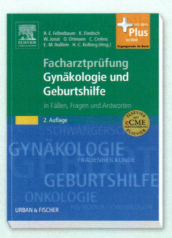

Ricardo Enrique Felberbaum et al.
Facharztprüfung Gynäkologie und Geburtshilfe

Das gesamte Facharztwissen für Gynäkologie und Geburtshilfe in Fallbeispielen, Fragen und Antworten ist in diesem Buch für Sie von einem namhaften Herausgeber- und Autorenteam zusammengestellt und übersichtlich aufbereitet.

Inhalte werden spannend vermittelt, Prüfungssituationen realitätsnah simuliert: Ausgehend von Fallbeispielen erarbeiten Sie sich Frage für Frage das relevante Facharztwissen. Mit weiterführenden Literaturangaben zu ausgesuchten Themengebieten.

2009
334 Seiten, 20 s/w Abb., kart.
ISBN 978-3-437-23041-7

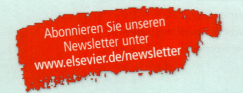

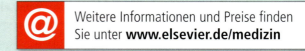

Medizin
Wissen was dahinter steckt. Elsevier.